INFECTIOUS DISEASES

# 감염학

김숙향·김영복·신정제·허성윤·강현경·궁화수·김경선·김동열
김 선·양진영·이명선·이정화·장영호·정유선·최정미 지음

군자출판사

# 감염학

첫째판 1쇄 인쇄 | 2011년 3월 5일
첫째판 1쇄 발행 | 2011년 3월 10일
첫째판 2쇄 발행 | 2012년 3월 10일

지 은 이 김숙향, 김영복, 신정제, 허성윤, 강현경, 궁화수, 김경선
김동열, 김 선, 양진영, 이명선, 이정화, 장영호, 정유선, 최정미
발 행 인 장주연
출판기획 이윤희
편집디자인 이은경
표지디자인 이지선
발 행 처 군자출판사
등 록 제 4-139호(1991. 6. 24)

본 사 (110-717) 서울특별시 종로구 인의동 112-1 동원회관 BD 6층
Tel. (02) 762-9194/5 Fax. (02) 764-0209
부산지점 Tel. (051) 893-8989 Fax. (051) 893-8986



ISBN 978-89-6278-391-9

정가 30,000원

# 강학염 집필진

## 편집위원

김 숙 향(한서대학교 치위생학과)

김 영 복(Doi MSO 치과 컨설팅)

신 정 제(네오치과)

허 성 윤(신구대학교 치위생과)

## 저자진

강 현 경(신라대학교 치위생학과)

궁 화 수(건양대학교 치위생학과)

김 경 선(전주기전대학 치위생과)

김 동 열(서라벌대학 치위생과)

김 선(삼육보건대학 치위생과)

양 진 영(혜천대학교 치위생과)

이 명 선(서영대학교 치위생과)

이 정 화(춘해보건대학교 치위생과)

장 영 호(안동과학대학 치위생과)

정 유 선(백석문화대학교 치위생과)

최 정 미(부산과학기술대학교 치위생과)

# 머리말

선진국에서는 이미 오래 전부터 감염관리 전담인력의 배치는 물론 효과적인 감염관리방법에 대한 지침을 마련하는 등, 정부차원에서 제도적으로 뒷받침을 지원하고 있다.

최근 전국적으로 확산된 조류(AI)인플루엔자 방어와 예방관리 및 매몰 등으로 돌출된 제2의 토양오염 및 비산으로 인한 전파 등 방법론 재계와 체계에 관한 새로운 문제점들이 드러나게 되었다.

이처럼 감염예방 관리와 처치 후 관리문제가 부각된 문제는 단순한 문제로 치부하기엔 국가 경제적 · 사회적 · 정신적인 문제로까지 해석할 수 있고, 국가적인 차원에서는 인력과 의료자원의 낭비와 행정공백 등 많은 문제점들을 야기하게 된다.

치과에서의 포괄적인 감염학 접근과 이해에는 여러 모형의 유형적 도구가 필요하다고 본다. 맹목적으로 주입식 감염관리는 현실적으로 장애가 있고 장벽이 높아 이를 교과서적으로 실천하는 데에는 많은 무리가 따른다.

병원의 공중보건 전체와 친환경 생태계 문제의 고민, 감염경로의 발견과 방안, 병원의 지속적 성장성 등이 유추되어 체계적인 실용성을 우리 스스로가 진보적인 학문탐구로 진화시켜야 한다.

임상에서 치과위생사로서 병원의 친환경 오염전파 체계와 교차 감염경로 요소를 종래에 소개되지 않은 근본적인 부분을 탐색하여 감염의 침습적 예방과 점검, 돌발적 사고를 사전에 조치하여 치과 병(의)원에 의료의 질적 품질관리를 접목한 특징이 본서의 강조된 부분이다.

병(의)원의 임상중심과 이해를 돕기 위해 많은 양의 임상사진을 수록하였고, 각 분야의 전문 교수님들의 고견과 경험중심을 통해 근래의 유사한 책들과 다른 각도로 표현하였다. 임상에서의 사실접근과 감염관리 표준화를 중심으로 전개하였고, 장비의 위생관리와 멸균검사의 신뢰, 안전성 검증이 시대적으로 요구되고 있으며 한국적 치과실정과 국제적 요건충족에 맞도록 집필하여 감염관리의 업무 표준화를 유추하도록 하였다. 또한 의료경영기법을 접목하였다.

집필과정에서 발견한 여러 개선점과 점진적인 발전성 바탕에는 업무표준화(행정과 관리)와 습관화란 행동인자가 숨어 있음을 발견하고 관찰되었다.

결국은 동일하고 반복적인 업무에서 어느 정도만큼의 유효적절한 대응과 속도에 따라 병원 감염관리 습관화와 서비스 제공, 진료적 생산성, 감염공정관리, 해결과 처리가 순환되고 그 속에 부각되는 교차 감염관리체계가 유기적으로 움직인다.

의료 전문가로서 치과위생사로서 병원 운영과 감염관리의 안내자로 필요한 현실적인 학습도구로 '5S운동' 의 팁을 권장한다. 이는 선진의료 병원의 건설적인 방향을 시사하고 감염관리를 병원에서 쉽게 습관화할 수 있도록 적용하는 방법이다.

탈고와 교정을 반복했음에도 미흡한 부분이 있음을 인정하며, 이는 지속적인 연구를 통해 수정 · 보완할 것이며, 성숙한 감염학 도서로 자리매김 하기를 기원한다.

끝으로 감염학을 공부하는 학생들과 임상실무에서 치과 감염관리를 담당하는 치과위생사와 장비감염 관리자에게 본서가 도움이 된다면 더 없는 기쁨이고 영광이 될 것이다.

본서가 출간되기까지 바쁘신 업무에도 집필에 참여해 주신 여러 교수님들, 원고작업과 촬영에 도움을 주신 명치과 김준환 원장님, 김지영 치과위생사, 네오치과 신정제 원장님과 드림메디컬 송용국 사장님, 이하 협조해주신 대한치과의료장비관리자협회 회원분께 감사드리며, 매일 밤늦은 시간까지 출판을 맡아주신 이윤희 차장님과 편집부 임직원분들의 노고에 깊은 감사를 드린다.

2011년 02월

저자대표

# 감염학 목 차

## PART 01 치과감염 관리의 **기초이론**

# PART 01

# 치과감염 관리의 **기초이론**

CHAPTER 01

| PART 01 | 치과감염관리의 기초이론

# 감염

## 1. 감염(infection)

### 1) 감염의 정의

infection

감염이란 사람, 동물, 환경 등에 존재하는 세균, 바이러스, 진균, 원생동물 등이 인체에 접촉되어 침입, 증식하는 것을 말한다. 체내의 면역과 감수성에 따라 병적인 증상이 나타날 수도 나타나지 않을 수도 있다. 이에 감염원(infeclion source)이나 독소(toxin)에 의해 감염이 되어 임상 증상이 나타나는 것을 감염병(communicable disease)이라 하며, 여러 사람에게 퍼지는 것을 전염병(infectious disease)이라 한다.

### 2) 병원감염(원내 감염)의 정의

nosocomial infection, hospital-acquired infection

입원 당시 증상이 없었거나 잠복기가 아니었던 질병이 입원 후 또는 퇴원 후에 생긴 것을 말한다.

> CDC(Centers for Disease Control and Prevention, 질병관리센터)에 의하면 퇴원 후 30일 이내에 나타나는 질병을 포함한다고 정의한다.

## 2. 감염관리의 예방과 대상

의료행위에서 감염관리는 가장 기본적인 사항이며, 철저한 감염관리를 통하여 교차 감염(cross contamination, cross infection)을 최소화시키는 것을 원칙으로 해야 한다. 치과 내에서는 환자에서 환자, 의료진에서 환자, 환자에서 의료진간의 감염을 막기 위한 병원체의 전파 위험성을 충분히 숙지하여 예방하여야 한다. 만약 병원체에 노출이 되면 기본적인 원칙과 행동을 철저히 지켜 일정한 프로토콜에 따라 처치해야 한다. 이 대상은 환자와 직접 접하는 의료진뿐만 아니라 행정요원, 환자보호자 등 의료기관에 접근하는 모든 사람이 대상이 되어야 한다.

## 3. 감염성 질환의 발생

감염은 감염원, 감염경로, 숙주 이 세 가지가 있어야 발생한다. 이 세 가지를 감염성립요인이라 하며, 감염이 되지 않기 위해서는 이들 중 어느 하나라도 차단해야 한다. 병원체 제거(removal of pathogens), 침입경로 차단(block the disease transmission routes), 숙주의 저항력 증가(increasing the resistance of a host) 등을 통하여 감염을 예방할 수 있다. 이러한 방법 중 치과 내에서 감염방지를 위하여 감염경로를 차단하는 방법에 대하여 철저한 준비를 갖추고 있어야 한다.

### 1) 감염원

infection source, reservoir

감염성 질병을 앓고 있는 환자 또는 보균자에 의해 감염이 될 수 있으며 그 이외의 오염된 치과 내 기구, 장비, 환경 등에 의해 감염이 될 수 있다.

### 2) 치과에서의 감염 발생원

치과는 타 진료에 비해 좁은 구강 내의 환경에서 진료가 이루어지며 또한 진료진과 환자의 얼굴이 상당히 근접되어 감염을 일으킬 확률이 높다. 또한 치과 기구 역시 날카롭고 뾰족한 것이 많으며, 핸드피스나 초음파 스켈러 등의 사용으로 인하여 진료실 공기의 오염원인이 된다. 이러한 진료 시 발생하는 dental aerosol, 혈액, 타액, 파편, 오염된 술자의 손, 기구, 장비, 기타 오염된 공기 등을 통해 피부, 점막, 안구 또는 호흡기 등을 통해 감염될 수 있다.

### 3) 치과에서 숙주간의 감염경로

치과에서 숙주간의 감염경로는 크게 3가지로 분류하여 접근해야 한다.

① 환자에서 환자로의 감염

② 의료진에서 환자로의 감염

③ 환자에서 의료진의 감염

### 4) 감염 경로

infection route

① 치과에서 환자에서 의료진으로의 감염은 감염된 환자 처치 후 생기는 오염된 주사바늘 등 날카로운 물체에 찔림(needle stick injury)에 의한 혈액매개체감염(blood-borne infection)이 대부분 차지한다.

② 상처 부위에 감염원의 미생물이 접촉되어 감염을 일으킬 수 있다(접촉전파).

③ 오염된 dental aerosol에 의해 감염이 될 수 있다.

④ 오염된 술자의 손 또는 오염된 치과기구나 장비로 인하여 의료진에서 환자에게 감염을 일으킬 수 있다(접촉전파).

⑤ 기타 생물(vector borne) 및 무생물 매개체(common vehicle) 전파(transmission)가 있다.

### 5) 감염의 경로 종류

① **접촉감염**(contagion, contact infection) 감염된 주사기 등에 직접 찔리는 경우에 감염된다.

> **blood-borne pathogen(혈액매개성 병원체, 혈인성 병원균)**
> 주사바늘, 수혈, 검체 등의 부적절환 취급으로 인하여 감염되며 대표적인 질환으로 HBV, HCV, HIV 등이 있다.

② **공기감염**(airborne infection) 5u 이하의 입자, 분진 등이 공기 중으로 떠돌아 다니며 호흡기로 감염되는 것을 말하며 비말감염에 비하여 먼거리까지 이동된다.

③ **비말감염**(droplet infection) 5u 이상의 입자를 말하며 재채기, 기침, 대화 시에 단거리(약 1m 정도)로 비산한다.

④ **경구감염**(oral infection) 음식물이나 물을 통해 감염(장티푸스, 이질)된다.

### 6) 감염 예방

prevention of infection

① 병원성 미생물(pathogenic microbes)의 확산(spread)과 증식(proliferation)을 막아야 한다.

② 감염의 중요성을 인식할 수 있는 교육 및 계몽이 필요하다(손세척 등).

③ 철저한 작업자의 감염 예방행동이 필요하다(날카로운 기구 사용 시 주의, 개인용 방호장비

착용 등).

④ 치과 진료실, 처치실, 소독실, 대기실 등이 청소 정돈 장비, 기구 등의 올바른 세척 소독 및 멸균 등을 통하여 감염을 막을 수 있는 청결한 위생환경(environ mental hygiene)되어야 한다.

⑤ 전신의 건강상태를 유지하여 사전에 필요한 예방백신을 맞을 수 있도록 해야 한다.

⑥ 항생제(antibiotics)의 오남용을 막아야 한다.

> ⚠ 항생제 사용은 내성균이 생기지 않게 복용하여야 한다. 내성균을 줄이기 위해 항생제를 처방받은 환자는 반드시 시간과 용량을 용법에 맞추어야 한다. 또한 중도에 항생제를 임의적으로 중단하지 않고 처방받은 날짜 전체를 투여하여야 한다.

### Superbacteria

일반적으로 박테리아에 감염되면 항생제(antibiotics)를 이용하여 치료한다. 그러나 처방받은 대로 투여하지 않고 오남용을 하면 병원균자체의 내성이 생겨 그 항생제에 저항할 수 있도록 균주는 더 강해지게 된다. 페니실린(penicillin) 계열 항생제의 일종인 메티시린에 내성이 생긴 MRSA (methicillin-resistant Staphylococcus aureus)가 대표적이다. 페니실린에 내성이 생긴 균주를 치료하기 위해 반코마이신을 개발하였으나 이 반코마이신에 내성이 생긴 VRSA(vancomycin-resistant Staphylococcus aureus)와 VRE(Vancomycin Resistant Enterococci, 반코마이신 내성 장구균)가 출현했다. 이것의 가장 큰 문제점은 다른 항생제도 거의 듣지 않아 저항력이 약한 사람에게 감염이 되면 치명적이 된다.

- **보편적 주의지침(universal precaution)**

  혈액 및 체액 등으로 전염, 전파되는 것을 막으려는 지침

- **표준 주의지침(standard precaution)**

  ① 병원 내에 존재하거나 확인되지 않은 모든 미생물을 1차적으로 막으려는 지침이다.

  ② 혈액과 체액의 접촉을 최소화하여 모든 환자의 땀을 제외한 혈액, 체액, 점막 및 손상된 피부를 감염가능성이 있는 대상으로 생각하고 대처하는 것으로, 환자와 의료종사자 쌍방에서 원내 감염의 위험성을 줄이는 예방책이다.

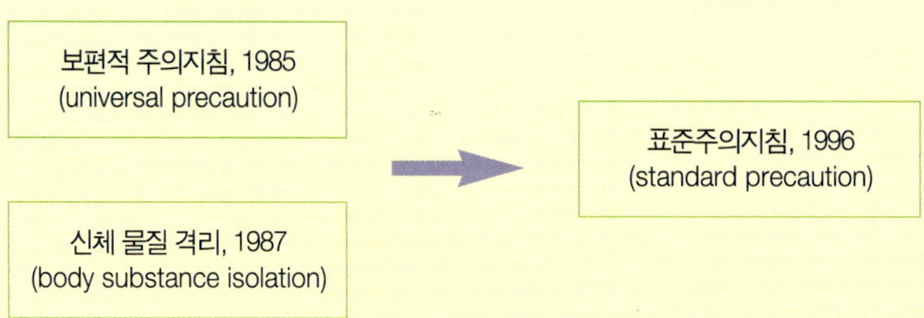

## 보편적 주의지침(universal precautions)

보편적 주의지침은 혈액 및 체액으로 인하여 질병이 사람들에게 퍼지는 것을 막기 위하여 감염관리에 대한 가이드라인을 설계하였다. 항상 '혈액이나 체액'은 HBV(B형 간염), HCV(C형 간염), HIV(인간면역결핍바이러스)처럼 혈액매개성 질병으로 감염될 가능성이 있다고 간주해야 한다.

### 혈액이나 어떤 체액에 노출되었을 때 보편적 주의지침을 적용하는 것

- Semen(정액)
- Vaginal secretions(질분비물)
- Body tissues(신체조직)
- Cerebrospinal fluid(뇌척수액)
- Synovial fluid(활막액)
- Pleural fluid(흉막액)
- Peritoneal fluid(복막액)
- Pericardial fluid(심낭액)
- Amniotic fluid(양막액)

### 보편적 주의지침에 적용되지 않는 것

- Saliva(타액, 치아 settings 시 혈액에 오염된 타액은 제외)
- Feces(분변)
- Nasal secretions(콧물)
- Sputum(객담)
- Sweat(땀)
- Tears(눈물)
- Urine(소변)
- Vomitus(구토물)

※ 어떤 특정한 체액이나 혈액에 오염되었는지 알 수 없을 때에는 항상 보편적 주의지침을 적용한다.

### 혈액이나 체액에 노출되었을 때 방어하는 방법

–혈액이나 체액에 노출되었을 때 이를 막기 위해 보호장비를 착용한다.

- Gloves(장갑)
- Protective eyewear when necessary(필요하다면 보안경)

보호를 하기 위하여 다음 사항을 인지하여야 한다.

1. 다음은 잠정적인 위험물로 인식해야 한다.
   - 혈액과 체액
2. 개인안전을 위하여 역할과 책임을 정확히 한다.
   - 방어물 사용(장갑 등)
   - 청결(clean up)
   - 폐기 처분(disposal)
3. 적절한 기술로 처리하여야 한다.
   - 혈액과 체액을 엎질렀을 때 처리하는 방법
   - 오염된 물질을 처리하는 방법
   - 적절하게 손씻는 방법

### 혈액과 체액을 깨끗이 처리하는 법

- 일회용 장갑을 사용한다.
- 흡수용 종이 타올을 이용하여 혈액과 체액을 닦는다.
- 플라스틱 폐기물통에 오염된 종이 타올을 버린다.
- 일상적인 소독제로 씻어 깨끗하게 한다.
- 집에서 사용하는 표백제를 1:10으로 희석하여 표면을 닦는다. 이는 9온스의 수돗물에 1온스의 표백제를 넣어 섞으면 희석액이 된다(1:10 희석액). 이러한 소독제는 보존기간동안 한 번만 사용할 수 있도록 한다.
- 플라스틱 폐기물통에 넣어 처리한다(닦을 때 사용한  장갑, 벗어 놓은 장갑, 착용한 옷).
- 폐기물을 묶어서 안전하게 처리한다.
- 지도를 하며 폐기물이 든 플라스틱 통을 처리한다.
- 손세척을 한다.
- 물과 비누를 이용하여 5분간 철저히 손을 씻는다.
- 흐르는 물에 씻는다.
- 손을 말린다.

## 4. 숙주의 방어 시스템(defense system of host)

인체는 외부병원체의 침입에 대하여 어느 정도의 방어 능력이 있다. 외상 및 이물질의 침입 등에 대하여 자기 자체를 지키고 방어하며, 질병 시에는 자연적인 치유력(spontaneous healing)을 발휘한다. 이러한 방어 시스템은 건강한 사람이라면 외부의 공격에 대하여 즉각적으로 활성화하여 방어한다. 직접적인 탐식작용을 하는 백혈구와 면역반응을 맡은 림프계열의 백혈구가 있다. 대표적인 방어 장기로는 림프절, 비장, 간, 골수 등이 있으며 백혈구와 세망세포(reticulum cell)을 만들어 감염이나 질병을 예방한다.

## 1) 백혈구

WBC, leukocyte

백혈구는 정상적으로 말초혈액 1 ml에 약 5,000~10,000개가 존재한다.

백혈구의 종류는 산성과 염기성의 염색에 따라 친화성을 갖는 것으로 호산구, 호중구, 호염기구로 나뉘며 이는 과립이 있어 과립구(granulocyte)라 불리며 핵이 3~5개 정도이다. 림프구와 단핵구는 과립이 없어 무과립구(agranulocyte)라고 불리며 핵이 1개이다.

정상적인 말초혈액 1ml에 적혈구 350~550만/혈소판 15~40만개가 존재한다.

### (1) 호중구(neutrophil)

백혈구 중 40~70% 정도로 존재하며 말초혈액 내 백혈구 중 가장 많은 비중을 차지하며 PMLN(다형핵 백혈구)이라 불린다. 염증반응에 가장 먼저 나타나 직접적으로 세균을 호중구 내에 가두어 탐식작용을 한다. 세균의 증가 시 골수에 정보를 전달하여 호중구의 생산을 증가하게 한다. 심한 염증으로 인한 농(pus, 고름)을 현미경 상으로 보면 호중구가 대부분을 차지한다. 또한 격한 운동, 과로, 수술 후에 호중구가 증가한다.

### (2) 호산구(eosinophil)

백혈구 중 2~5% 정도 차지하며 알레르기(allergy), 기생충감염, 천식, 자가면역질환(autoimmune disease) 등일 때 증가한다.

### (3) 호염기구(basophil)

백혈구 중 1~2% 정도 차지하며 히스타민, 세로토닌, 헤파린 등의 물질을 저장, 분비한다. 또한 염증 시 치유를 돕는다. 히스타민이 과량 분비되면 아나필락시스 쇼크(과민성 쇼크, anaphylaxis shock)에 빠질 수도 있다.

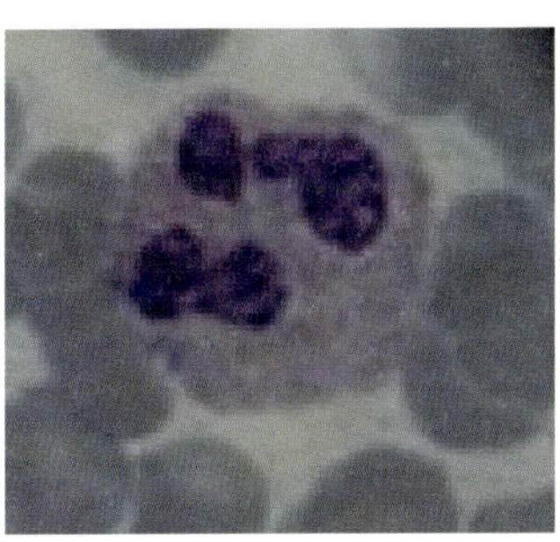
호중구

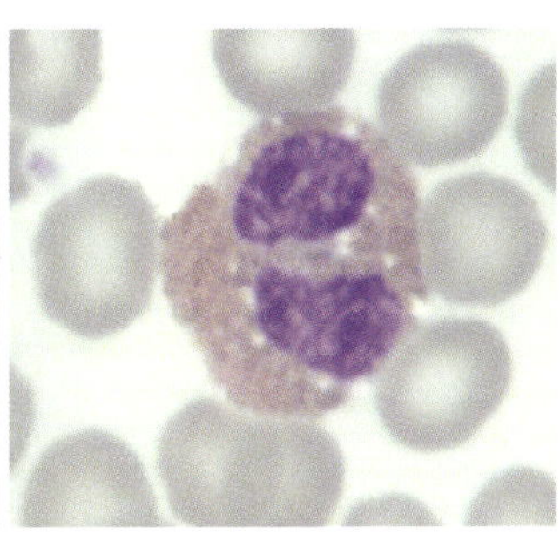
호산구

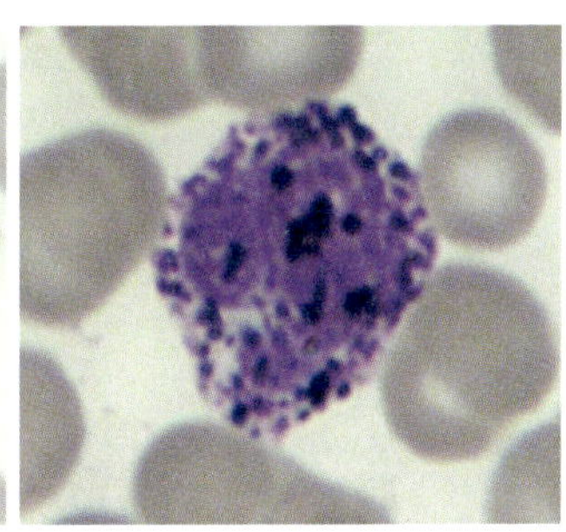
호염기구

Wright' s stain / 사진제공 네오딘 의학연구소

### 과민성 쇼크(anaphylaxis shock)

외부에서 들어온 항원이 비만세포(mast cell)에서 유리된 항체인 IgE 항체간의 급격한 항원-항체반응으로 일어난다. 이는 히스타민(histamin)을 유리하여 급성 알레르기반응(acute allergy reaction)으로 즉시형 과민반응을 일으킨다. 즉각 치료하지 않으면 매우 위급한 상황을 초래하여 생명이 위독할 수도 있다.

### 비만세포(Mast cell)

비만세포라 불리는 mast cell은 혈관 밖의 결합조직에 분포하며 호염기구(basophil)와 역할이 비슷하여 헤파린과 히스타민 등을 유리하는 면역세포이다. IgE는 비만세포와 강하게 결합되어 비만세포를 활성화시킨다. 활성화된 히스타민은 주로 알레르기의 원인이 된다.

## (4) 림프구(lymphocyte)

백혈구 중 25~45% 정도 차지하는 무과립 백혈구로 대표적인 면역방어 시스템으로 세포매개성 면역(cell-mediated immunity)인 T림파구와 체액성 면역(humoral immunity)인 B림프구가 있으며 항체를 생성한다.

### T림프구(T-lymphocyte)

흉선에서 분화되며 면역반응을 조절하는 림프구를 생산한다.
바이러스에 감염된 세포, 암세포, 이질적인 세포를 공격하여 감염으로부터 보호한다.

세포매개성 면역(cell-mediated immunity)에 관여한다.

### B림프구(B-lymphocyte)

골수(bone marrow)에서 만들며 구개편도(tonsil), 림프절(lymph node) 등에서 발견된다. 항원에 대한 기억을 전달하여 항체를 생성한다. IgD가 B림프구 표면에 다량으로 존재하여 항원을 인식하고 항체의 합성에 관여한다.

체액성 면역(humoral immunity)에 관여한다.

### NK세포(natural killer)

림프구의 일종으로 종양세포를 공격하고 박테리아에 대해 보호해 준다. 이 NK세포는 병원체에 감염된 세포를 공격하여 병원체와 세포를 동시에 파괴한다. 또한 어떠한 자극과 특정한 자극이 없어도 병원체를 공격하고 죽이는 세포로 불특정 면역방어망(nonspecific immune defense system)을 형성하고 있는 면역체계이다.

### (5) 단핵구(monocyte)

말초혈액 내 백혈구 중 4~7% 정도 차지하며 백혈구 중 크기가 가장 크다. 호중구보다 큰 세포까지 탐식하며 혈관 밖으로 빠져나가서 대식세포(macrophage)로 작용을 한다. 결핵, 말라리아 감염 시 증가하며 재생불량성빈혈(aplastic anemia) 등에서 감소한다.

### (6) 형질구(plasmocyte)

B림프구가 활성화하여 분화되며 항체형성에 관여한다.

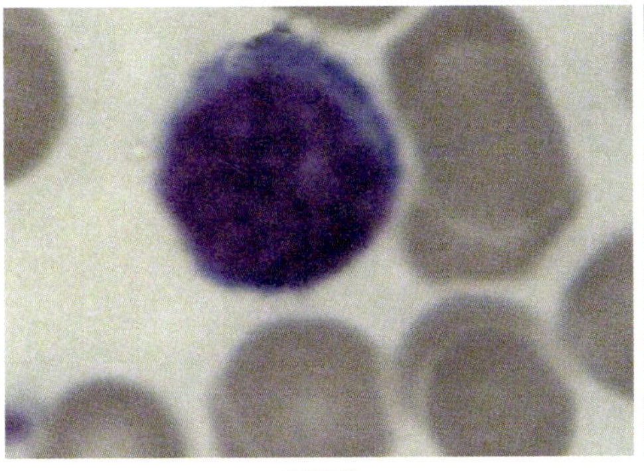

림프구

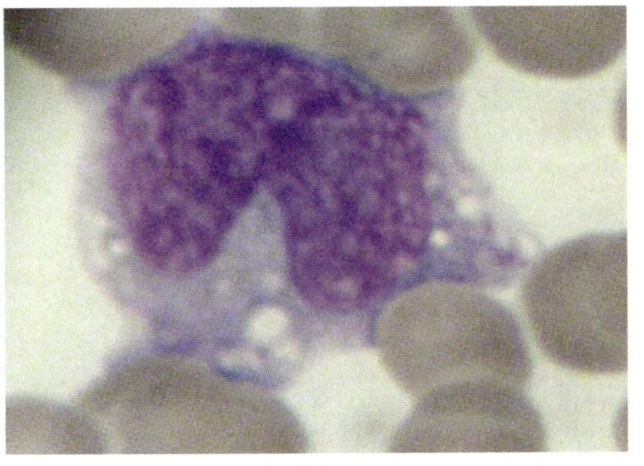

단핵구

Wright's stain / 사진제공 네오딘 의학연구소

## 2) 림프기관

lymphatic organ

1차 림프기관과 2차 림프기관으로 나뉘며 주로 면역을 담당한다. 1차 림프기관인 흉선(thymus)에서 T림프구가 성숙되고 골수(bone marrow)에서 B림프구가 성숙된다. 2차 림프기관으로 림프절(lymph node), 비장(spleen), 편도(tonsil) 등이 있으며 림프구가 상주하여 항체형성 등 면역기능이 일어난다.

### (1) 림프절(lymph node, 임파선, 임파절)

림프절은 크기, 모양 등이 다양하며 인체에 약 500~600개 정도 존재한다. 겨드랑이, 사타구니, 목, 가슴, 배, 간장, 장관, 편도선, 등 다양하게 분포하며 림프액을 운반한다. 이들은 전신에서 오는 조직액 중 이물질, 박테리아 등을 여과(filtering)하고 혈관에 침입하는 것을 방지하는 역할을 한다. 세망섬유(reticular fiber)의 망상구조(net structure)에 대식세포(macrophage)와 다량의 림프구(lymphocyte)가 존재한다. 그러나 이곳에 방어보다 손상이 크면 림프절염(lymphadenitis), 림프관염(lymphangitis)이 발생하기도 한다.

#### (2) 비장(spleen, 지라)

림프기관 중에서 가장 크며 수명을 다한 적혈구는 비장, 간장, 골수에서 파괴되어 철분을 재활용할 수 있도록 한다. 림프구를 생성하며 혈소판(thrombocyte) 저장기능을 한다. 또한 혈액 내의 이물질과 박테리아를 여과(filtering) 또는 식작용(phagocytosis)을 하며 항원항체 반응을 하도록 한다.

#### (3) 간(liver, hepar)

가장 큰 장기(viscera)이며 흡수된 영양소를 저장하고 인체에 필요한 물질을 생산, 전환시키는 기능을 한다. 혈액응고인자(coagulation factor)를 생성하며 혈액 내 노폐물과 독성물질을 제거한다. 여러 관으로 형성되어 있고 이관에는 세망세포(reticular cells), 고정 대식세포(fixed phagocyte)가 있어 균이나 독소를 해독한다.

**쿠퍼세포(Kupffer's cell)**

간의 동양혈관(sinusoid) 내벽에 있는 성상세포(astrocyte)를 일컫는 말로 이물질, 노화된 혈구, 세균 등에 대하여 잠재적인 식균작용(potential of phagocytosis)을 하며 항체형성을 한다.

#### (4) 골수(bone marrow)

대표적인 조혈조직(hemopoietic tissue)으로 T-세포를 제외한 모든 혈구를 생성(hematopoietic stem cell, 조혈모세포)하며 골을 생성(mesenchymal stem cell, 중간엽줄기세포)한다. 골수는 장골상단(epiphyses of the long bone), 골반(pelvis), 늑골(ribs), 척추(vertebrae), 흉골(sternum), 두개골(skull), 견갑골(scapular), 쇄골(clavicle) 등에 분포한다.

### 3) 피부(skin), 점막(mucous membrane) 등

피부, 점막 등은 물리적 장벽을 형성함으로 외부와의 차단하여 상처 등이 없으면 미생물이 침투하지 못하게 방어한다. 이러한 피부는 지방산에 의해 세균을 방어하거나 건조, 상피 박리, 가질화(cornification) 등을 통해 미생물의 침입을 막는다. 또한 점막은 일정한 막으로 되어 있으며, 점막 내 상주하는 정상세균총들은 다른 미생물의 침입을 막는다. 머리카락(hair), 눈썹(eyebrow), 콧털(the hairs of the nostril) 등은 이물질에 대하여 침입을 하지 못하게 밖으로 밀어내는 작용을 한다. 눈물(tear), 타액(saliva), 땀(sweat) 등에 IgA(immunoglob-ulin)이 존재하며 비특이적 방어(nonspecific defenses of the host)를 한다.

## 4) 염증

inflammation

① 염증은 조직의 손상에 대한 국소적 반응으로 발열(heat), 발적(redness), 동통(pain), 종창(swelling), 조직 기능상실(functional disturbance)의 5가지 징후가 나타난다. 염증은 손상에 대하여 희석, 해독, 국소화시키는 작용을 한다.

② 염증이 생기면 손상부위에 일시적으로 혈관이 수축(transient vasoconstriction)되다가 혈관이 확장(vasodilation)되어 손상 부위에 더 많은 혈액이 지나가게 된다. 이에 증가된 혈액량으로 인하여 충혈(hyperemia)되어 붉게 된다. 이후 혈관 내 혈액은 혈관 외로 유출되어 점성(viscosity)이 심해지고 혈액의 흐름이 느려진다(stasis). 이 때 혈액성분이 빠져나와 삼출액(exudate)이 형성되고 삼투압이 감소된다. 이에 혈관투과성(permeablility)이 증가되며 조직은 팽창되어 통증을 유발한다. 염증조직의 섬유소원(fibrinogen)에 의하여 삼출액이 응고(fibrin)되어 감염을 방지하고 국소화 시킨다. 삼출액에 들어있는 항체 및 보체는 항균작용을 한다.

③ 백혈구는 손상된 혈관벽에 계속적으로 접촉하여 혈소판, 섬유소(fibrin)과 더불어 혈관벽을 막는 덩어리를 형성한다(pavement). 혈관벽에 부착된 백혈구는 세포사이로 위족(pseudopod)을 돌출하여 기저막(basement membrane)을 침투한 후 혈관의 외부로 유주한다(emigration). 이어 세균 및 opsonin의 화학주성으로 유인되어 식균작용(phagocytosis)을 한다. 염증 초기에는 호중구(neutrophil)가 우세하나 시간이 지남에 따라 단핵구(monocyte)가 증가한다.

④ 혈청 옵소닌은 세균의 세포벽에 붙어 세균을 인식하여 유인하는 작용이 있다. 옵소닌은 보체(complement)를 활성화하여 세균을 둘러 쌓는다. 이에 식세포인 백혈구는 화학주성으로 유인되어 C3와 결합하여 탐식작용을 한다.

## 5) 항체

Immunoglobulin, 면역글로불린, Antibody, 항체

### (1) IgG

분자량이 150,000 정도로 가장 작아 태반을 통과할 수 있다. 혈액 내의 면역글로블린 중 약 75% 이상(8~16 ng/dl)이 존재하며 체액에도 다량 존재한다. 보체를 결합하여 탐식세포에 부착한다. 체액성 면역의 주항체이며 면역의 2차반응(2nd encounter)에서 더 많이 생성된다.

### (2) IgM

분자량이 800,000 정도로 크며 IgG 다음으로 혈액 내의 양이 많아 약 20% 정도를 차지한다. 면역반응의 초기에 작용(first encounter)하며 항원에 결합하는 능력이 아주 좋다. 보체를 활성화하며 항독소 작용을 하며 일차 체액성 면역의 주항체이다.

### (3) IgA

혈액 내 순환하면서 존재하는 IgA와 체액(콧물, 눈물, 타액 땀, 모유, 소변 등)에 존재하는 IgA 2가지 유형이 있다. 이중 체액에 더 많이 존재하며 주기능은 미생물 부착과 침입 차단(to guard antigen)이다.

### (4) IgE

0.002%의 극소량이 존재하며 혈액 내 순환하여 호염기구나 조직 내 비만세포를 활성화시킨다. 알레르기반응(아토피, 천식)의 증상을 일으키며, 기생충감염 시 증가하여 방어기능을 하고, 아나필락시스반응을 일으키기도 한다.

### (5) IgD

성숙된 B림프구의 세포막에 존재하여 활성과 분화를 하여 항원(Ag)의 수용체기능을 한다.

# 5. 치과에서의 기구 사용 시 주의사항

## 1) 주사바늘

① 혈액전파로 인한 감염 중 주사침 찔림(needle stick injury)에 의한 감염이 많다.

> 치과에서 마취주사바늘, 항생제주사 등

② 보통 캡을 다시 끼우면서 찔리는 경우가 많아 주의해야 한다.

> 감염방어 측면에서는 캡을 다시 끼우지 않는 것을 권장

③ 주사바늘을 캡에 다시 끼워야 하는 경우라면 한 손으로 캡을 다시 씌우도록 한다(one hand technique).

④ 주사바늘을 recapping 장치를 이용하여 다시 끼운다.

⑤ 손으로 주사바늘을 만지거나 구부리지 않아야 한다.

⑥ 사용 후에는 하드케이스로 된 손상성 폐기물 상자에 넣어 처리한다.

### 주사침에 찔렸을 때는 일정한 프로토콜에 따라 처리한다.

- 흐르는 물에 씻는다.
- 피가 상처에서 나오도록 한다.
- 부위를 문지르거나 입으로 빨지 말아야 한다.
- 특정 환자라는 것을 알 수 있는 경우 환자와 동행하여 프로토콜에 의한 지침대로 처치한다.
- 내과의사 또는 감염 담당의사와 상의하여 단회적 또는 계속적인 추적조사를 하여 관리 처치하도록 한다.

### 주사침에 찔렸을 때

주사침에 찔렸을 때에는 혈액 매개성 전염병인 HBV, HCV, HIV 등의 위험가능성이 높다. HBV는 오염된 주사바늘에 찔렸을때 20~30%(10~40%)가, HCV는 찔렸을 때 1.8%나 3~10%가 감염된다고 보고된 논문이 있다. 그러나 HCV는 유효한 예방백신은 없다. HIV는 주사바늘에 찔렸을때 통계적으로 0.3%가 감염된다는 논문이 있다. 따라서 주사바늘에 찔렸을 때 질병이 판명되지 않으면 모든 환자의 혈액은 간염(hepatitis)이나 에이즈(AIDS) 등 감염성이 있는 질환이 있다고 간주하여 취급해야 한다.

## 2) 유리병

glass bottle

유리병 등 날카로운 물질이 깨졌을 때 일반쓰레기와 같이 처리하지 않고 반드시 하드케이스에 넣어서 처리 중에 제3자가 다치는 일이 없도록 해야 한다.

## 3) 수술용 칼

blade

① 블레이드 제거 시 손으로 하지 말고 반드시 기구를 이용하여 삽입 제거해야 한다.
② 사용한 블레이드 처리는 반드시 전용 폐기물 통에 넣어 처리한다.

## 4) 치과용 파일

endodontic file

① 세척 전에 소독액에 담가둔다.
② 초음파를 이용하여 세척한다.
③ 낱개 또는 필요한 것끼리 포장하여 멸균(autoclave)을 한다.
④ 부식과 변형이 생긴 것은 과감히 버린다.

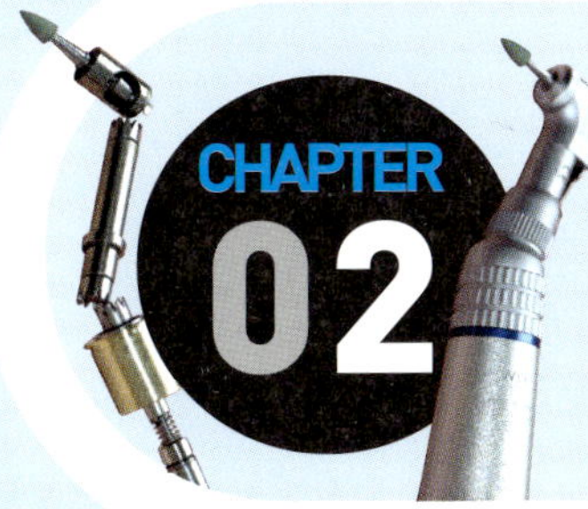

| PART 01 | 치과감염관리의 기초이론

CHAPTER 02

# 치과 감염관리의 임상지침

감염관리는 진료를 포함한 일상 업무에서 접촉을 통해 오염되거나 전염될 수 있는 병원체를 효과적으로 차단함으로써 질병을 예방하는 것이다.

## 1. 치과 감염관리를 위한 일반적 준수사항

### 1) 치과 감염방지를 위한 기본지침

① 매 환자마다 병력조사를 한다.
② 진료 시 보호장구를 착용한다.
③ 진료 시 가능한 러버댐과 고성능 강력 흡인기를 사용한다.
④ 노출된 표면에 일회용 덮개를 사용한다.
⑤ 일회용 바늘을 사용한다.
⑥ 날카로운 기재는 잘 뚫어지지 않는 의료용 폐기물함에 버린다.
⑦ 바늘에 찔리지 않도록 주의하고, 바늘 뚜껑을 다시 끼우지 않는다.
⑧ 모든 생검한 표본은 주의하여 포장하고 운반한다.
⑨ 감염성 폐기물은 전용용기에 수거하고 재사용해서는 안된다.
⑩ 매 환자 진료 시, 진료사이, 진료지를 떠날 때, 오염된 기구를 만졌을 때 등은 손씻기를 한다.
⑪ 모든 진료 기재를 멸균하고 멸균을 증명한다.
⑫ 오염될 수 있는 모든 표면은 표면소독과 덮개를 한다.
⑬ 환자 구강내에서 나온 모든 기구는 닦고 소독한다.
⑭ 제조사의 지시에 따라 핸드피스를 멸균 · 소독한다.

### 2) 진료인을 보호하기 위한 기본지침

① 예방접종(vaccination)을 한다.

② 진료에 참여하는 모든 사람은 진찰용 장갑을 착용해야 한다.

③ 치료 중에 치과진료대를 벗어날 때에는 오염된 장갑을 벗는다.

④ 오염된 장갑을 착용한 채로 눈, 코, 피부, 머리카락 등을 만지지 않는다.

⑤ 개인방호를 위해 보호장구는 반드시 착용한다. 진료복, 보안경, 안면보호대, 보호용 마스크, 머리덮개(수술시, 위험한 환자군) 등

⑥ 단정한 두발상태를 유지해야 하며 긴머리일 경우는 묶고, 수염은 상처 나지 않게 면도하고, 마스크로 완전히 가린다.

⑦ 진료 시 장신구를 착용해서는 안된다.

⑧ 항균용 소독제 로션이나 크림을 사용하는 것이 효과적이다.

### 3) 진료 시 감염방지를 위한 지침

① 환자 치료 전에 필요한 모든 기구들을 미리 준비한다.

② 타액 또는 혈액이 묻은 손으로 물체의 표면과 접촉되는 것을 최소화한다.

③ 환자의 구강을 항균용액(클로로헥시딘)으로 소독한다.

④ 가능한 러버댐을 사용하여 치료한다.

⑤ 일회용 진료 기재를 적극 활용한다(멸균하기 어려운 물품).

⑥ 에어로졸이 발생하는 진료를 할 때, 강력한 흡인기를 이용하여 에어로졸의 확산을 감소시킨다.

⑦ 유니트의 수관(공기-물 분사기, 핸드피스 등)은 매일 아침 3분간, 매 환자 진료 시마다 15초간 물을 빼낸 후 진료한다.

⑧ 오염된 날카로운 기구에 찔리거나 손상되지 않도록 세심한 주의를 기울인다.

⑨ 모든 진료 기재는 멸균한다. 멸균할 수 없으면 소독한다.

⑩ 기구 세트에 대한 화학적 지시제는 열처리가 된 것과 되지 않은 것을 구분한다.

⑪ 사용한 기구는 즉시 소독액(세척전 용액 : hoiding solution)에 넣어 소독한다. 기구를 세척할 때에는 반드시 두껍고 잘 뚫어지지 않는 고무장갑을 착용한다.

⑫ 멸균 세트는 개수대로부터 떨어져 취급하고 건조한 지역에 보관한다.

### 4) 표면관리 지침

① 주변환경을 표면 소독할 때 표백제를 사용하지 않는다(표백제는 세제 성질이 없고 일부 표면을 부식시킬 수 있다).

② 액체 화학 멸균제/고도의 소독제(예 : 과산화수소가 기제된 제품, 과초산, 글루탈알데하이드)는 주변 환경 표면(임상 접촉)에 사용하지 않는다.

③ 분무병은 연무나 에어로졸을 발생시키므로 사용하지 않는 것이 좋다(분배기를 물총형으로 사용하거나 분무가 술자 쪽으로 퍼지지 않도록 수건으로 분무기 뒤쪽을 가린다).
④ 면섬유가 소독제의 유효성분을 비활성화 할 수도 있기 때문에 소독제에 거즈를 담그거나 소독제를 적신 거즈로 기재를 싸지 않는다.
⑤ 주변 환경 표면을 세척하고 소독할 때에는 장갑(잘 뚫어지지 않는 내화학성 다용도), 보호의류, 보호장구, 마스크 등 개인보호 장구를 착용한다.

## 5) 기구관리에 대한 지침

① 사용한 기구를 사용 즉시 준비한 소독용액(세척전 용액)에 담근다.
② 세척시 두껍고 질긴 잘 뚫어지지 않는 가사용 고무장갑을 착용한다.
③ 대부분의 오염된 기구를 더운 물로 헹구며, 혈액이 묻은 기구는 찬물로 헹군다.
④ 덮개를 닫고 초음파 세척기에서 5분 이상 세척한다(미세한 오염물질제거).
⑤ 기구에 묻은 세제나 세척액을 헹군다.
⑥ 기구를 건조시킨다.
⑦ 멸균할 기재는 적당한 포장재를 선택하여 포장한다.
⑧ 기재 및 포장재에 따라 분류하여 멸균지시테이프를 붙이고, 적절한 멸균기로 멸균한다(멸균 불가능한 기재는 소독한다).
⑨ 적절한 온도, 습도가 유지되고 먼지나 에어로졸로부터 차단된 기구장에 유효기간을 지켜 보관한다. 사용 전에 보관기간을 확인하여 유효기간이 지났다면 다시 멸균한다.

## 6) 폐기물 처리에 대한 지침

① 폐기물 관리법에 따른다.
② 개폐식 쓰레기통은 가능한 사용하지 말아야 한다.
③ 하루에 한번씩 폐기해야 한다.
④ 위험한 폐기물은 즉시 멸균하고 처리한다.
⑤ 날카로운 기구는 뚫어지지 않는 용기에 수거한다.

## 2. 치과 감염관리를 위한 점검사항

### 1) 일과/수술 시작 전에

① 멸균기가 적절히 작동하는지 확인한다.
② 멸균 조건은 적절히 설정되었는지 확인하고 기록한다.
③ 멸균 조건이 제조사에서 권장사항과 동일한지 확인한다.

### 2) 진료 시작 전에

① 모든 장비가 적절히 소독, 멸균되었는지 확인한다.
② 적절한 방책을 사용한다.
③ 진료 유니트에는 꼭 필요한 기구만 비치한다.
④ 모든 진료재료와 기구를 배열한다.
⑤ 환자의 병력을 주기적으로 조사한다.

### 3) 진료 중에

① 모든 환자는 감염 가능성이 있다고 간주한다.
② 장갑 착용전에 손을 씻는다.
③ 장갑, 마스크, 보안경 및 보호의를 착용한다.
④ 장갑이 손상되면 즉시 교체한다.
⑤ 필요할 경우 러버댐을 사용한다.
⑥ 고속 흡인기를 사용한다.
⑦ 진료실 환기에 유의한다.
⑧ 날카로운 기구의 사용에 유의하고, 특히 바늘뚜껑을 다시 끼울때는 적절한 도구를 사용한다.

### 4) 진료 후에

① 날카로운 기재는 지정 폐기물 통에 버린다.
② 진료 후 폐기물은 분리수거한다.
③ 초음파 세척기나 소독기에 넣기 전에 기구를 세척한다.
④ 오염된 주변환경의 표면을 세척, 소독, 덮개를 한다.

### 5) 매 수술 후에

① 수술장에서 발생한 의료폐기물은 관련 법규를 따라 처리한다.

② 진료실 환경을 철저히 세척, 소독한다.
③ 흡인기, 흡인관 및 타구를 소독한다.
④ 치과 유니트를 청소한다.
⑤ 초음파 세척기를 세척하고 건조시킨다.

## 3. 보철치료에서의 감염관리

① 인상재를 환자구강에서 빼내자마자 바로 흐르는 물에 부드럽게 씻고 지퍼백에 넣기 전에 소독제로 스프레이한다.

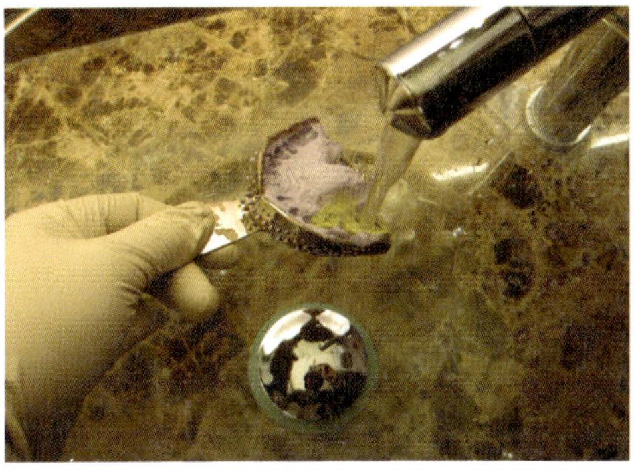

② 소독된 알지네이트 인상을 지퍼백에 조심스레 담는다.

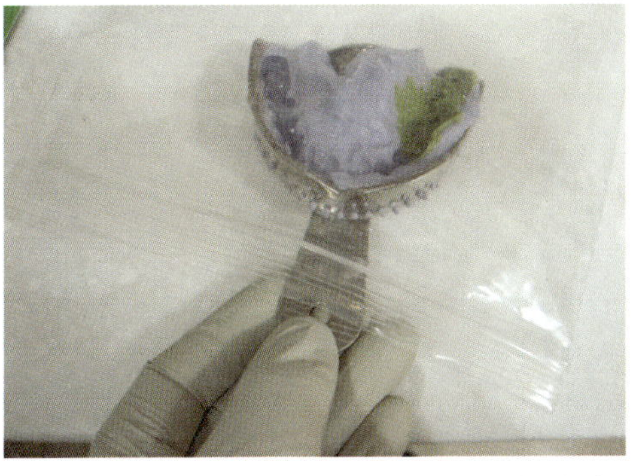

③ 구강 내에서 사용된 물건에서 혈액과 타액이 완전히 제거되어야 한다.
인상물은 환자의 혈액이나 타액으로부터 오염되어 있고 교차감염을 유발할 가능성을 가지고 있다.

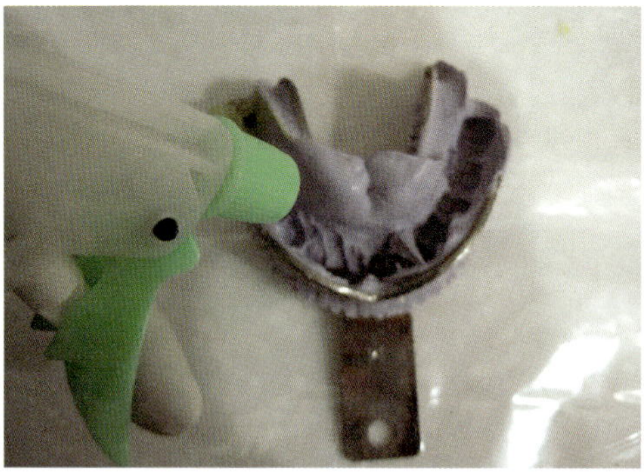

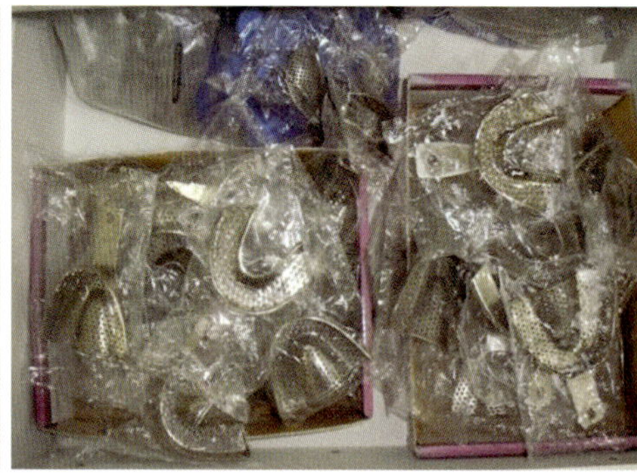

④ 인상물은 환자 구강 내에서 빼낸 즉시 오염물을 제거하고 소독한다.
일회용 플라스틱 컵이나 지퍼 백에 보철물을 넣고 글루타르알데히드, 아이오오도포로 차아염소산나트륨등의 소독제에 충분히 뿌린다.

⑤ 인상을 뜨고 난 후의 트레이는 세척하고 포장한 뒤 멸균 소독한다(8장 기구감염관리 중 166p 8) 기본메탈트레이 세정관리 참조).

## 4. 임플란트 수술 전 준비

### 1) 수술상 차리기

외과적 손씻기, 가운입기, 장갑착용이 완료되었으면 드레싱카에 준비한 외과적 수술기구 및 임플란트에 사용되는 기구를 술자가 사용하기 편하도록 배열하도록 한다.

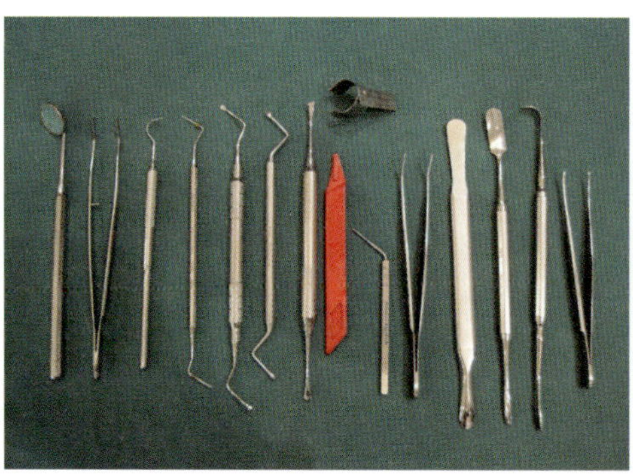

술자쪽 기구세트

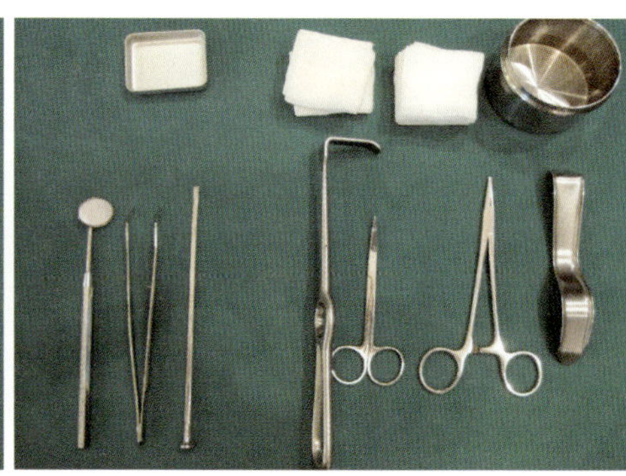

어시스트쪽 기구세트

## 2) 환자 피부소독하기

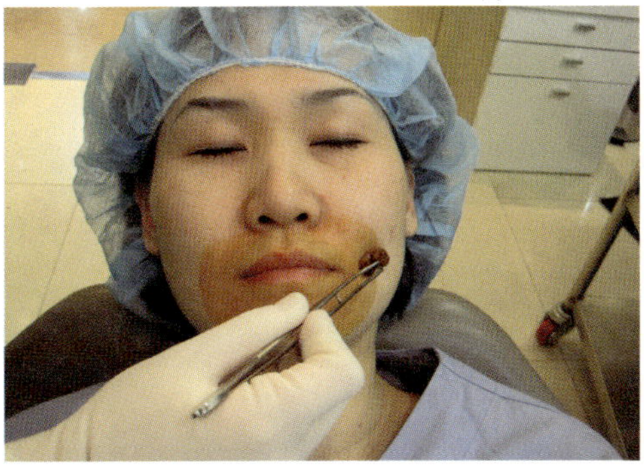

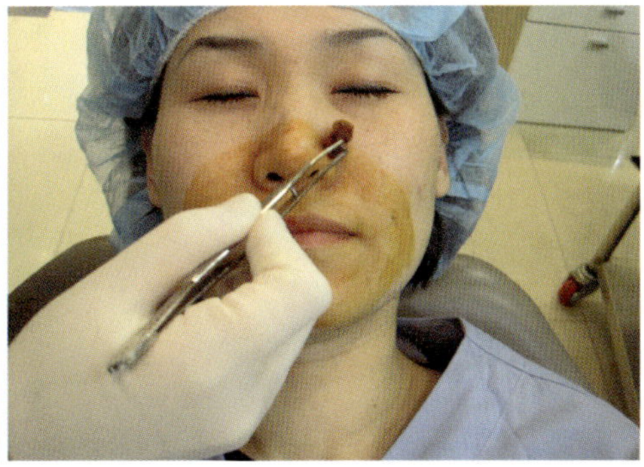

환자의 피부에 있는 미생물을 제거하여 감염의 발생경로를 줄이기 위한 방법으로 멸균보다는 소독에 가깝다. 수술할 부위에 사용할 베타딘 솜은 반드시 멸균처리된 것으로 사용해야 하며, 수술부위 중앙에서 시작하여 시계방향으로 돌려 가장자리 쪽으로 점점 이동시킨다. 사용했던 솜은 중앙에서 다시 접촉해서는 안되며 적어도 4회 정도는 피부소독을 해준다.

## 3) 방포사용법

방포는 수술에 필요한 멸균된 부위를 확보하여 수술절개 부위가 오염되는 것을 막기 위한 것이다. 반드시 멸균된 방포를 사용하며 젖은 방포는 사용하지 않아야 한다.

### (1) 방포펴기

① 방포에 가능한 손을 대지 않는다.

② 방포가 자리잡기 전에 접히지 않도록 조심히 방포를 잡는다.

③ 멸균장갑을 낀 손은 방포 아래 환자의 몸과 접촉하지 않도록 주의한다.

④ 한 번 자리하고 나면 방포는 옮기거나 재배치하지 않는다.

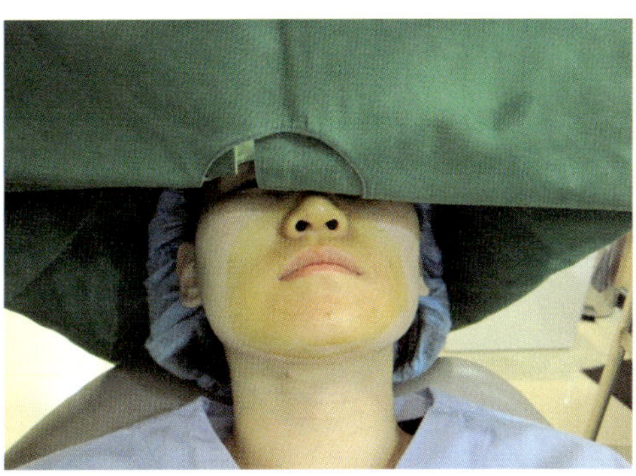

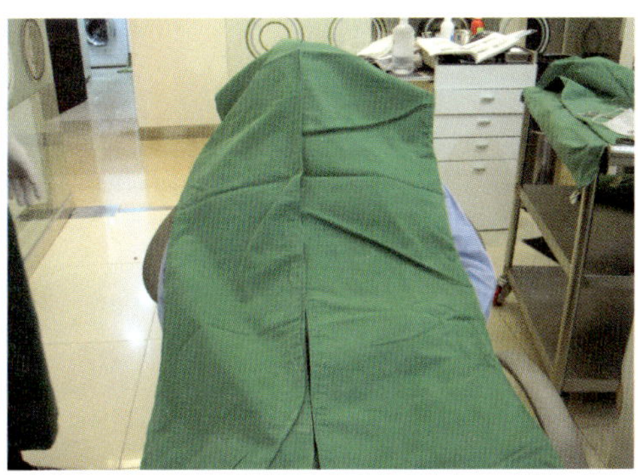

⑤ 환자의 구강위치와 방포의 구멍이 맞도록 위치를 확인한 후 방포를 펼치도록 한다.

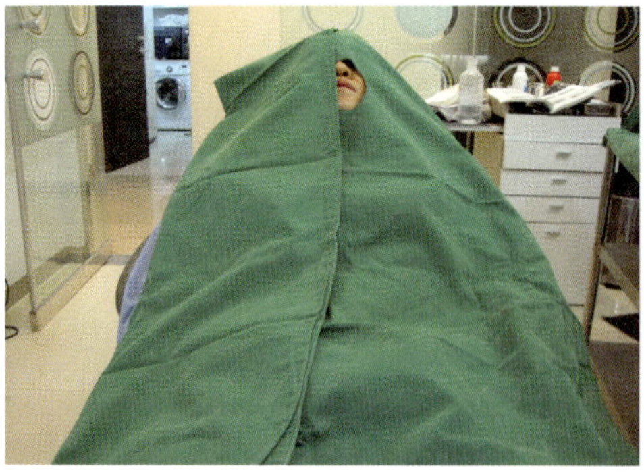
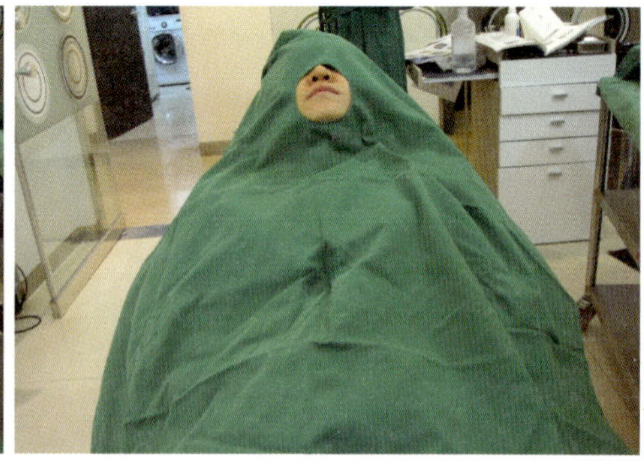

⑥ 방포는 소독부위부터 먼저 내린다. 부소독 부위를 먼저 하다보면 멸균가운이 환자의 옷에 닿아 오염될 수 있다.

⑦ 소독부위의 방포를 내렸으면 부소독 부위의 방포를 내려준다.

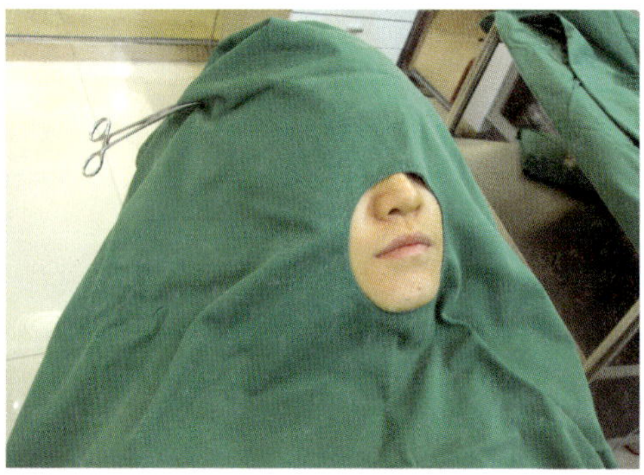

⑧ 방포가 제위치에 맞도록 타올클립을 이용하여 고정시킨다.

# 5. 수술실 기본 구성

## 1) 구강 내 흡입기

고성능 흡입기(suction motor)와 타액 흡입기(saliva ejector)가 있으며 구강 내 액체와 이물질을 제거한다.

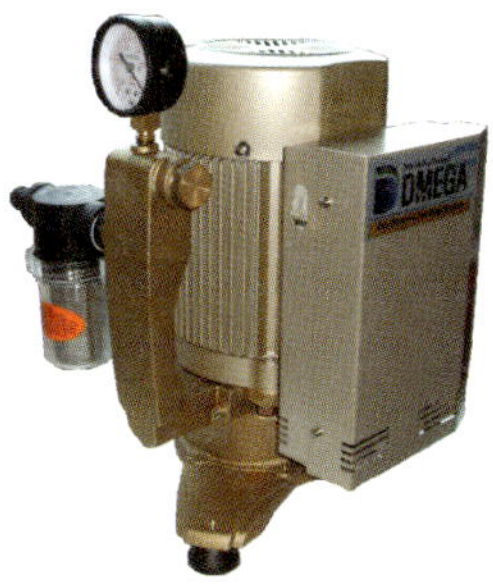

고성능 흡입기

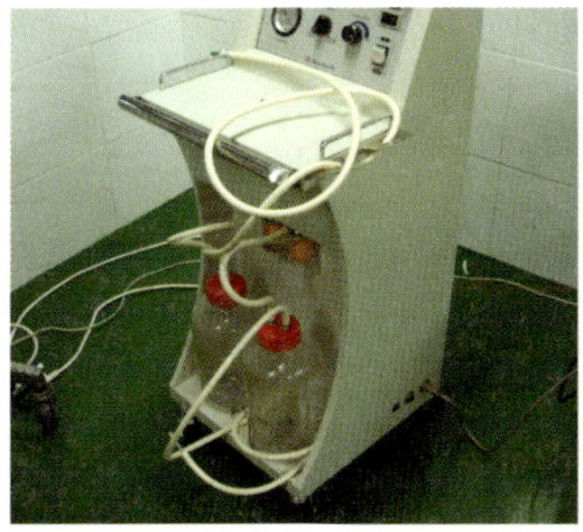

타액 흡입기(이동용)

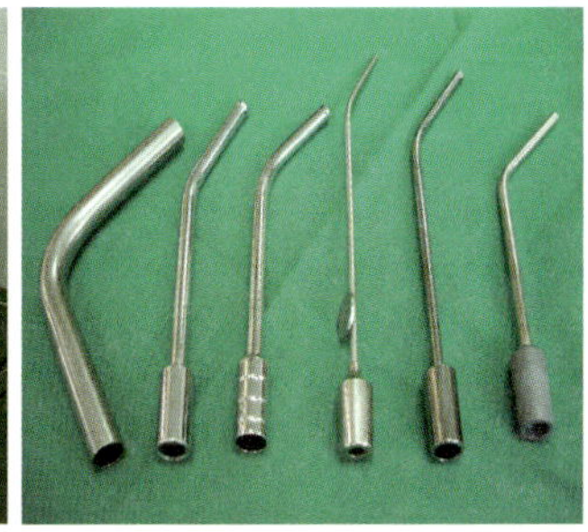

메탈 석션 팁

### (1) 목적 및 용도

시술과정에서 발생하는 분진 및 세균을 포함한 이물질을 구강 외부로 비산 및 확산을 최소한으로 억제하기위한 장치이다. 입 안 타액, 물 혈액, 잔사 등이 고이지 않게 한다. 또한 시술부위로부터 석션 팁를 이용하여 혀, 뺨 등을 격리하고 젖혀 시야 확보 때 도구화 할 수 있다.

## 2) 무영등

눈에 피로감을 최소화하고 자연광에 가깝게 평균 100,000~160,000 Lux를 구현할 수 있다.

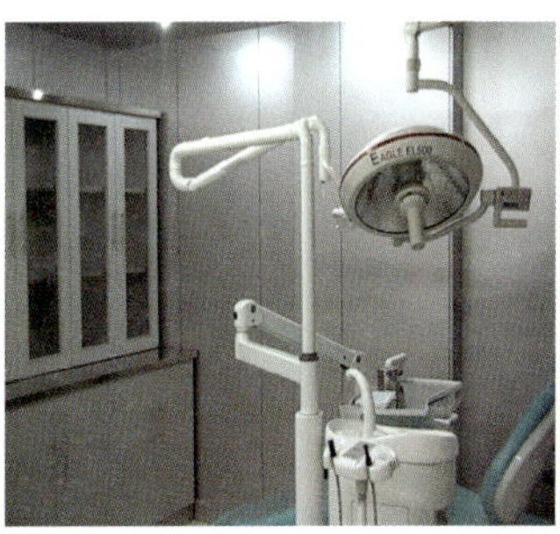

무영등 1

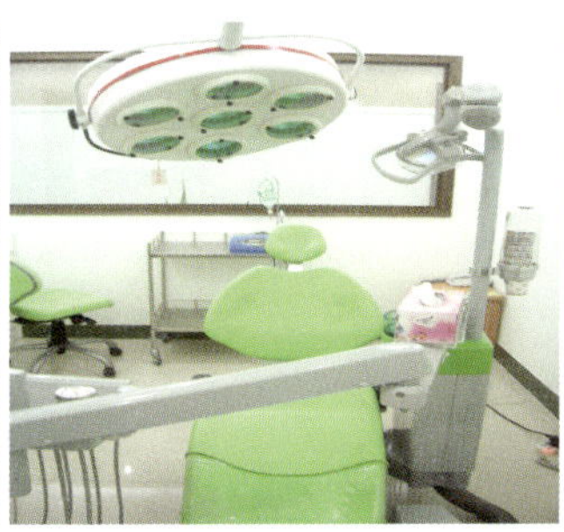

무영등 2

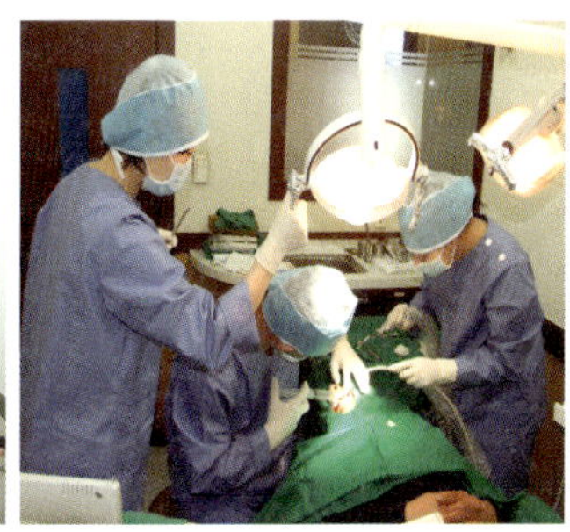

2-head light

# 6. 임플란트 기본장비 준비

## 1) 핸드피스 튜브연결법

임플란트에 사용되는 엔진의 모터, 핸드피스, 이리게이션 튜브를 수술 전에 미리 멸균처리한다. 멸균처리가 된 것은 소독영역이므로 멸균 가운을 입은 퍼스트 어시스트가 연결하고 비소독 영역의 범위는 세컨드 어시스트가 시행한다.

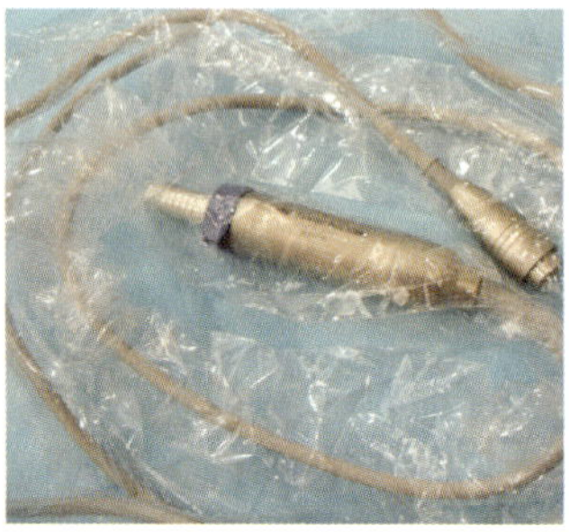
sani sleeve

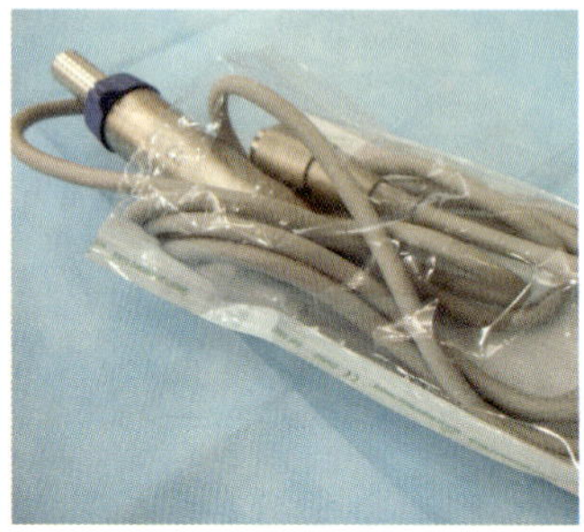
멸균된 마이크로 모터(코드선 포함)

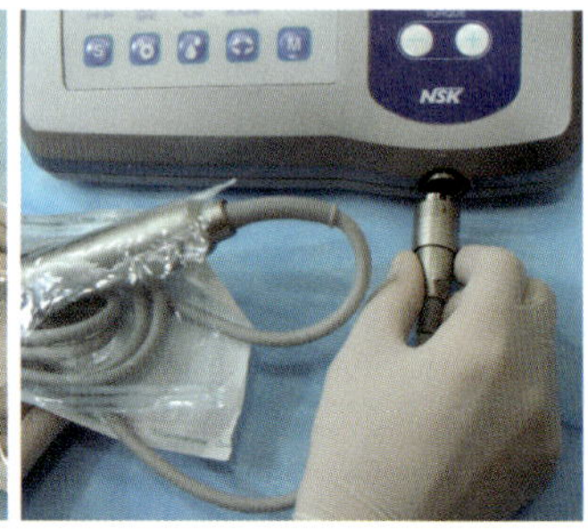

커넥터 연결(퍼스트 어시스트 담당)

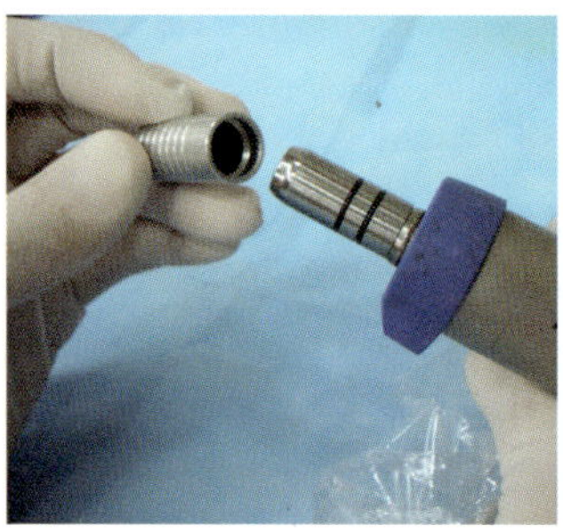
증기방지 캡 분리

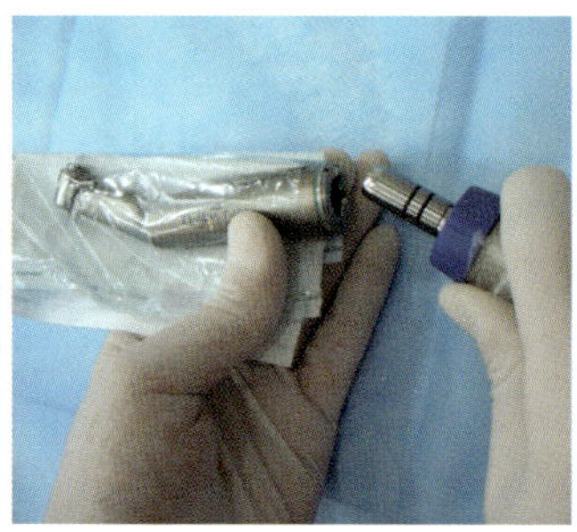
임플란트용 핸드피스 결합

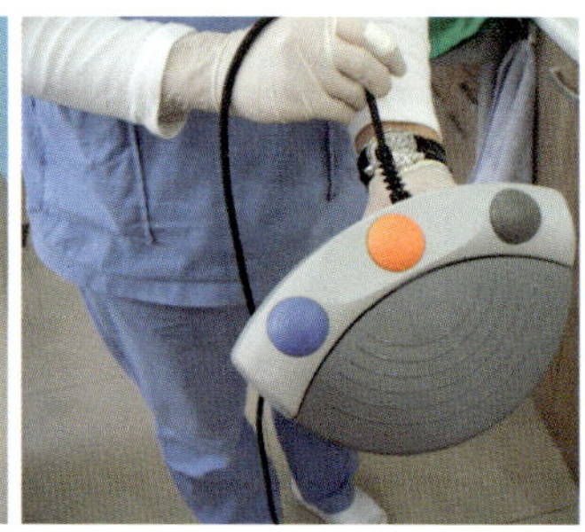
풋 페달 취급주의(수술 후 과정)

- 마이크로 모터와 연결된 코드 선은 멸균처리를 할 수 있다.
- 멸균처리가 어려울 경우 sani sleeve를 삽입하여 사용할 수 있다.
- 파우치에 마이크로 모터와 연결된 코드선을 넣을 때는 반드시 '증기방지 캡' 을 끼워 멸균공정을 시행하여야 한다(만약 이를 수행하지 못할 경우 마이크로 모터 내부에 문제가 발생할 수 있다).
- 풋 페달을 이동시킬 때는 연결된 케이블을 잡고 들고 다니거나 매달아 놓지 않는다(내부 부속품과 일체형이므로 조립되어, A/S가 발생할 경우 전체를 교환하는 불상사가 발생할 수 있다).

## 2) 이리게이션 튜브연결법

① 냉장 보관된 생리식염수를 인출하여 행거에 건다.

② 식염수에 소캣 커버를 제거하고 이리게이션 플러그 부분을 깊숙이 삽입하도록 한다.

## (1) 수술 전 준비과정

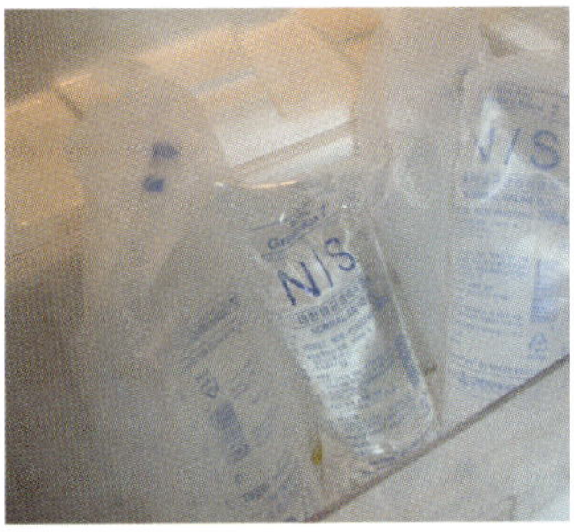

냉장 보관된 식염수

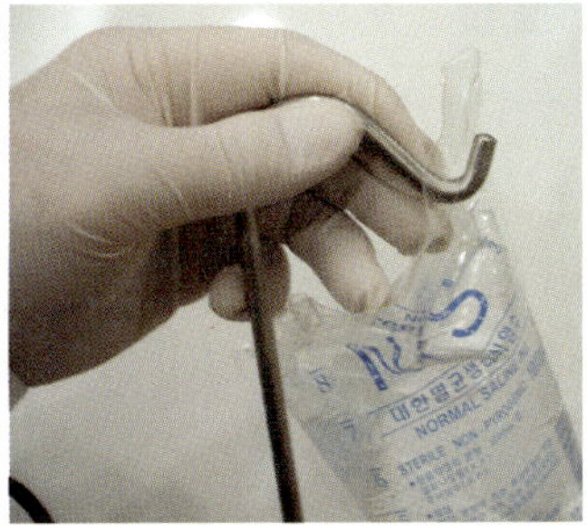

행거 고정

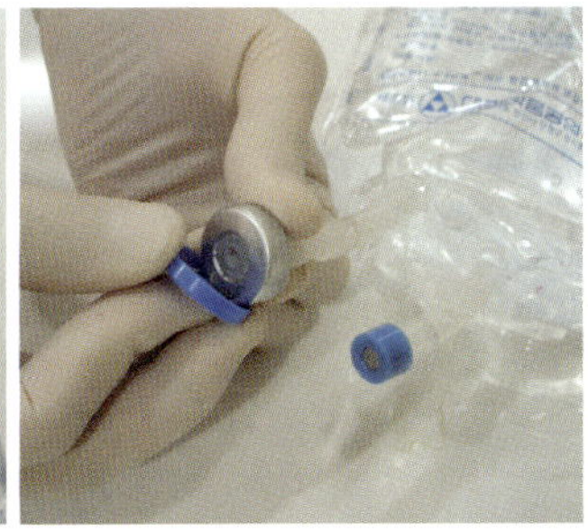

소갯 커버 분리

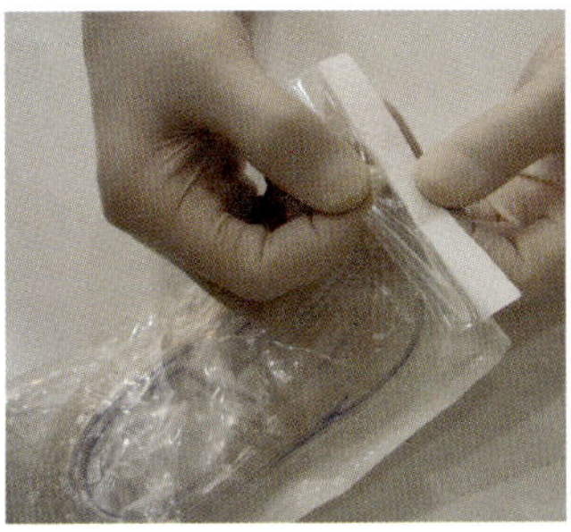

이리게이션 개봉

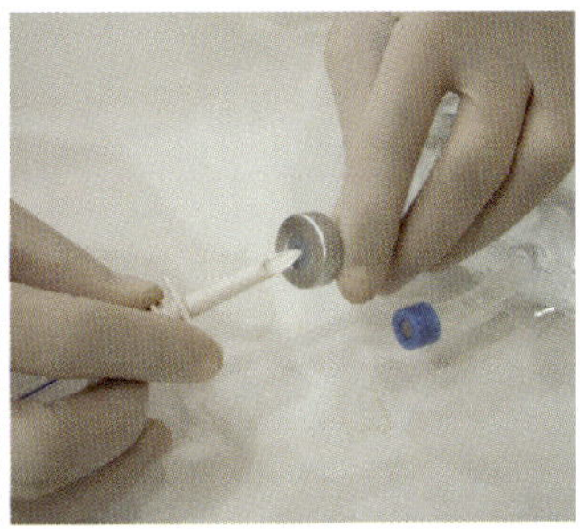

플러그 카테터 삽입

① 플러그가 잘 안 들어가거나 실수로 만질 수가 있으므로 주의하도록 한다.

② 플러그는 멸균된 영역이므로 손으로 만지게 되면 오염된 상태로 간주한다.

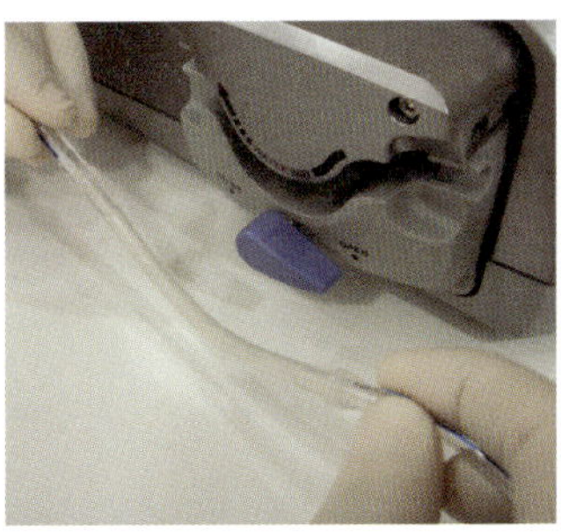

범퍼 실리콘튜브 연결1

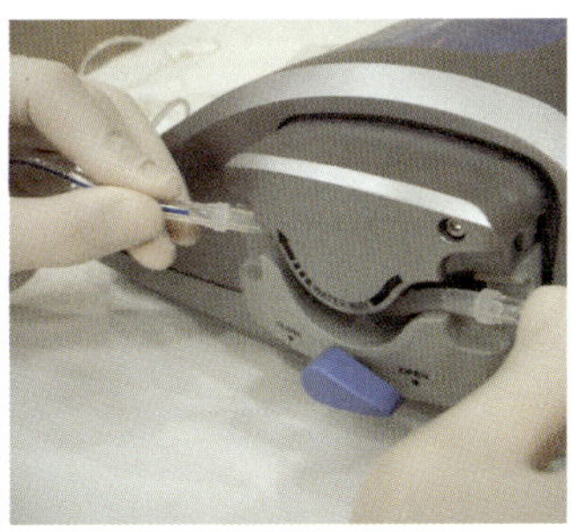

주수펌프 홀더 장착

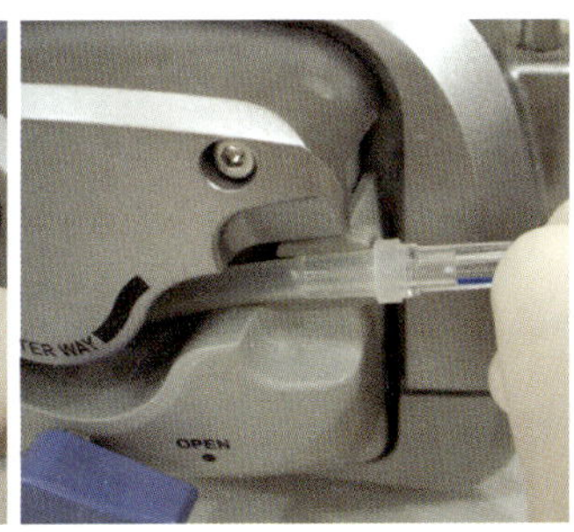

범퍼 실리콘튜브 매듭 확인

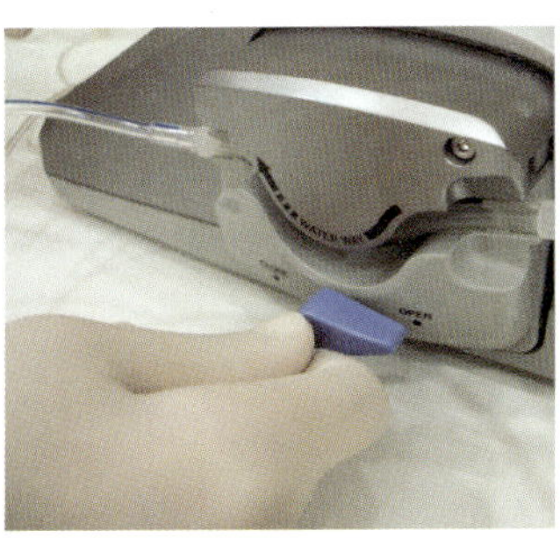

주수펌프 홀더 고정 1(open)

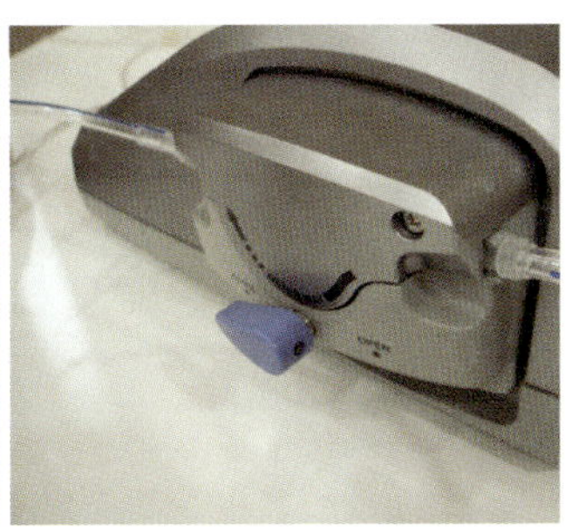

주수펌프 홀더 고정 2(close)

③ 이리게이션의 범퍼 실리콘 튜브부분을 양쪽으로 약간 당기면서 신축성을 확인하도록 한다.

④ 주수펌프 홀더에 장착을 하고 양쪽 매듭부분을 홀더 바깥쪽으로 걸쳐 연결한다.

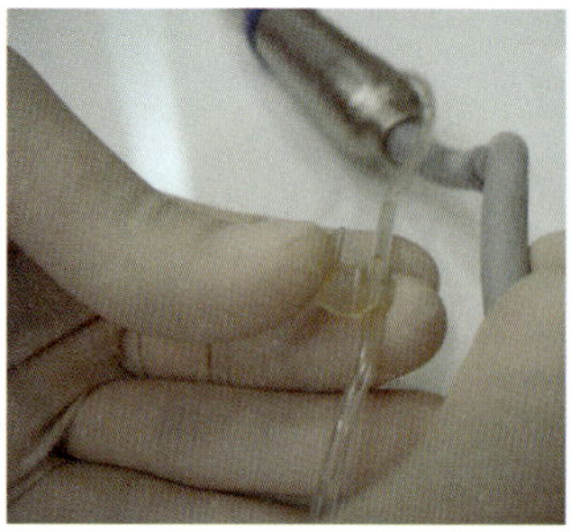

클립 고정

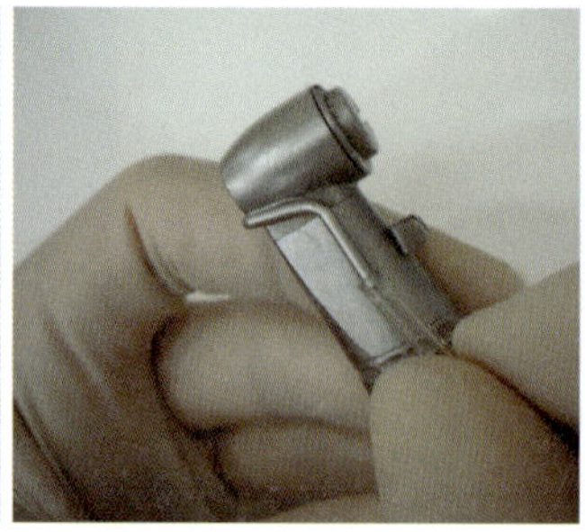

이리게이션 튜브 삽입

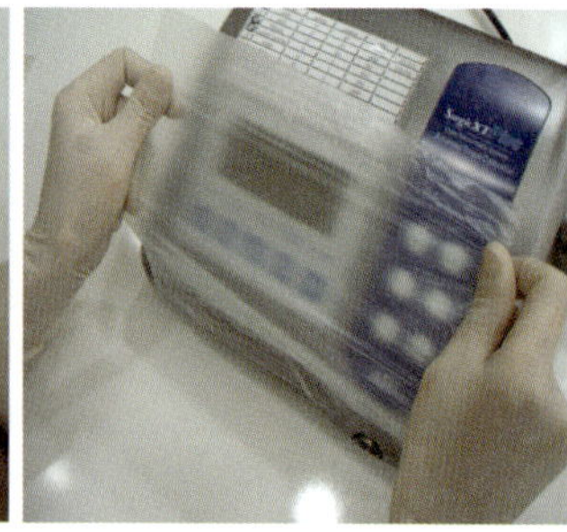

멸균비닐패드 마감

⑤ 마이크로 모터 통일 선에 이리게이션 처짐 방지용 클립을 적당한 간격으로 고정한다.

⑥ 마이크로 모터 코드 선에 sani sleeve를 마감하였을 경우 비닐 외부로 클립을 고정하도록 한다.

⑦ 감속 핸드피스 주수 파이프에 이리게이션 튜브를 연결한다.

⑧ 엔진 스위치 패널전면에 멸균비닐패드를 마감하도록 한다.

⑨ 전원 확인 및 감속 핸드피스에 주수파이프에 식염수가 분출하는지 확인한다.

## 3) 석션 팁 무균처리법

- 환자의 타액 및 혈액을 흡입하여 시술부위의 시야를 확보하기 위해 석션을 시행한다.
- 수술과정에 사용되는 모든 것은 멸균 및 무균처리가 되어 있어야 한다.
- 석션 튜빙이 유니트에 연결되어 무균처리를 하기 위해서는 멸균 처리된 sani sleeve나 멸균된 호일을 이용한다.

### (1) 수술 전 준비단계

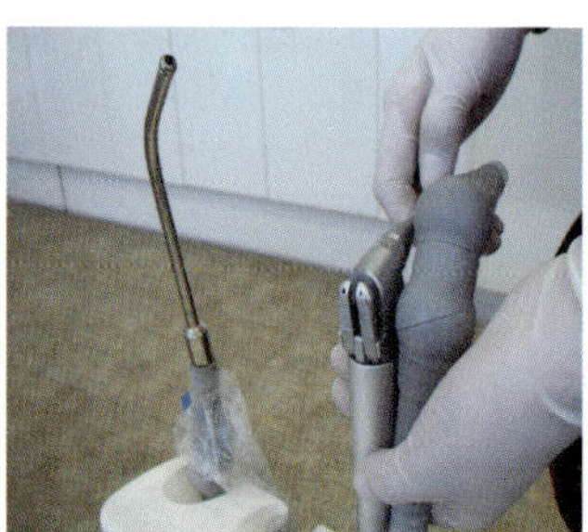

불필요한 시린지류 제거

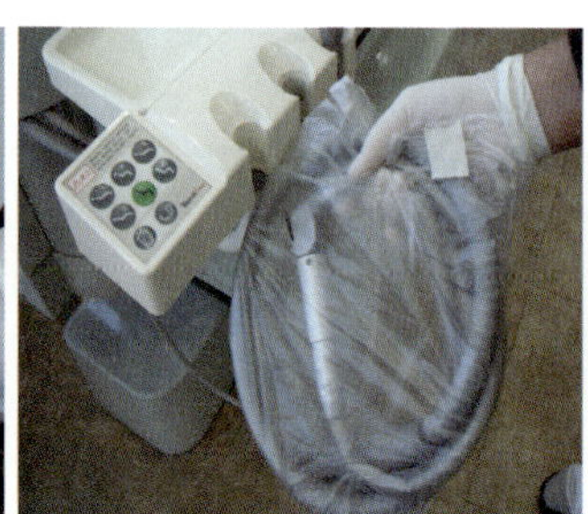

지퍼 팩에 별도관리

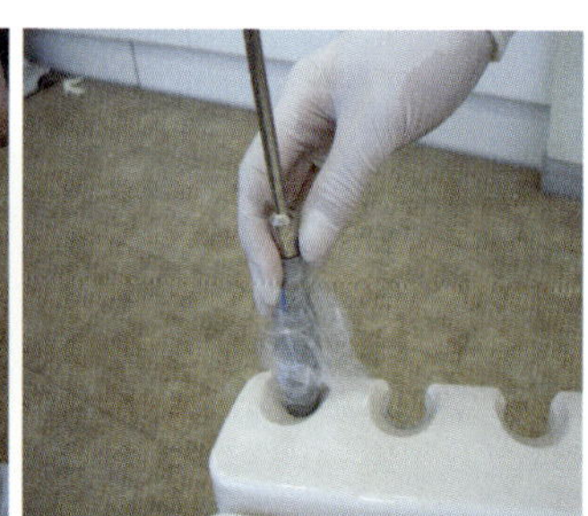

수술 준비상태

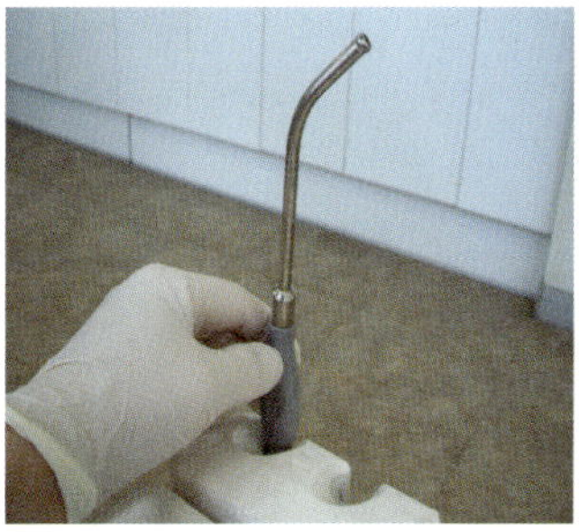

메탈 팁 삽입

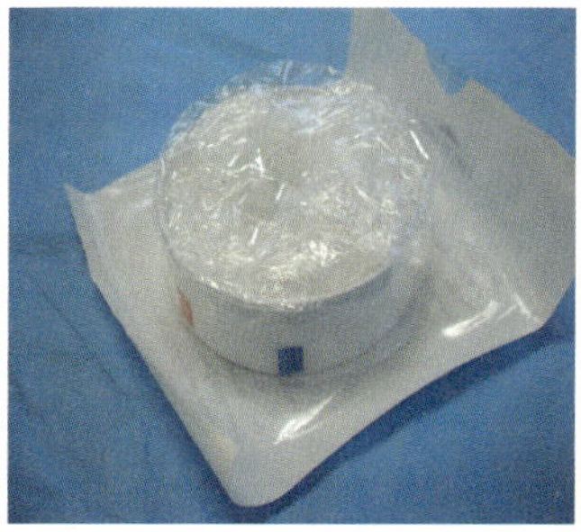

개봉 전 sani sleeve

## (2) 수술 준비단계

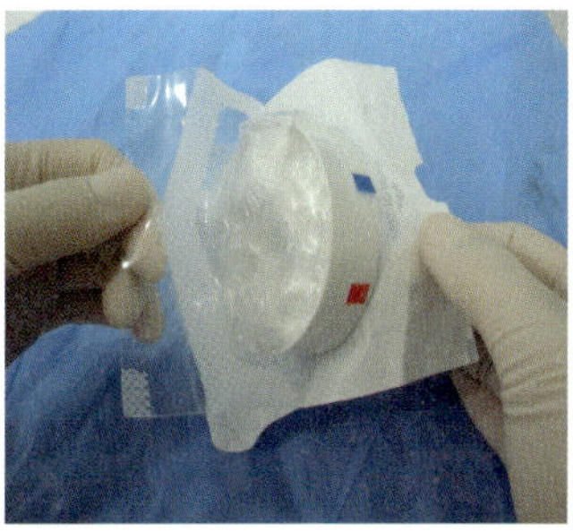

개봉과정

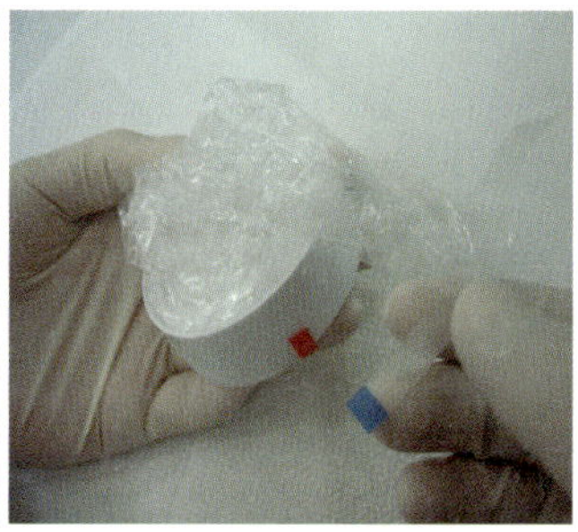

sani sleeve 인출(청색부분)

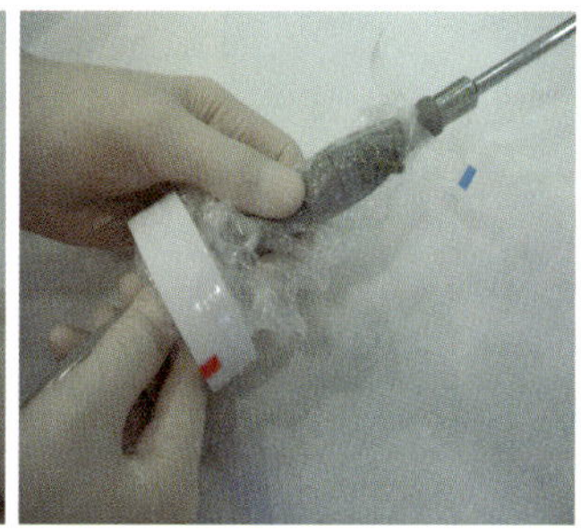

sani sleeve 삽입과정

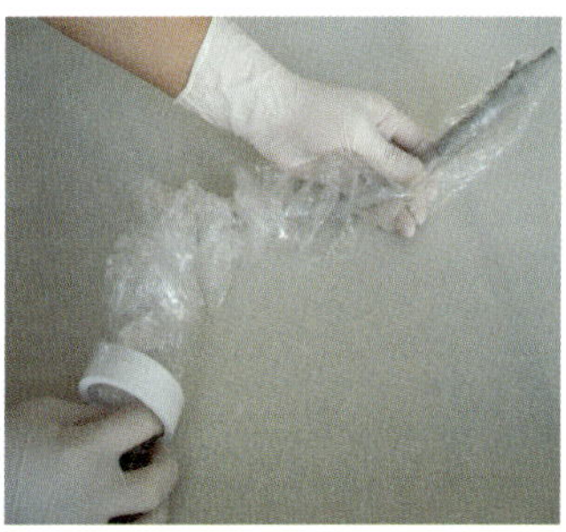

sani sleeve 전체 삽입과정

- 멸균된 메탈 팁을 석션 튜브에 연결한다. 이때 멸균장갑이 비 소독영역에 닿지 않도록 주의한다.
- sani sleeve의 테이프을 뜯어 석션 팁이 들어갈 수 있도록 한다.
- sani sleeve를 석션 팁에 끼운 후 석션 튜브를 통과시킨다. 이때 석션 팁 부분만 잡도록 한다.

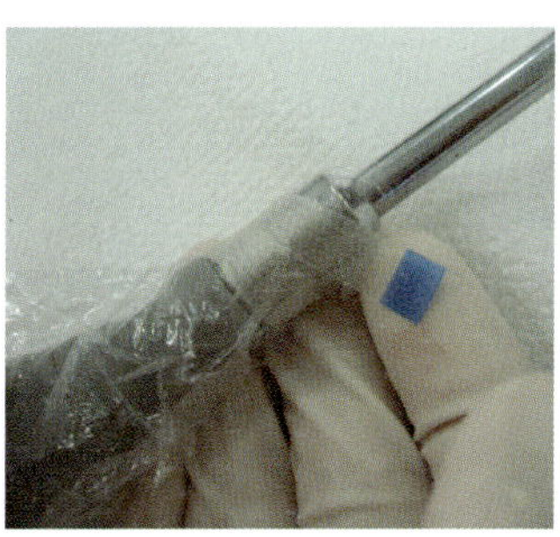

청색 테입 마감처리

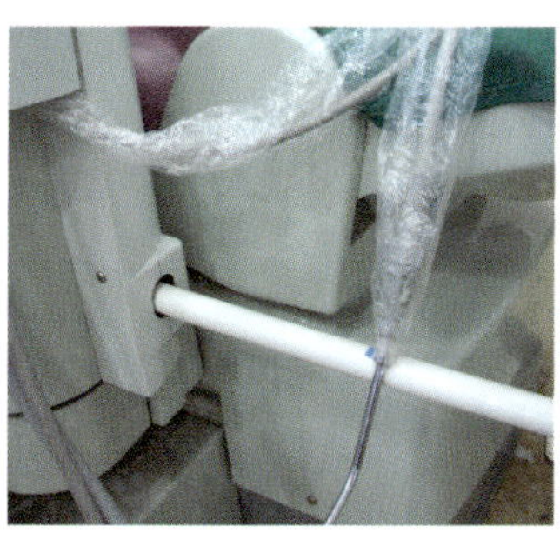

석션 튜빙 이탈방지

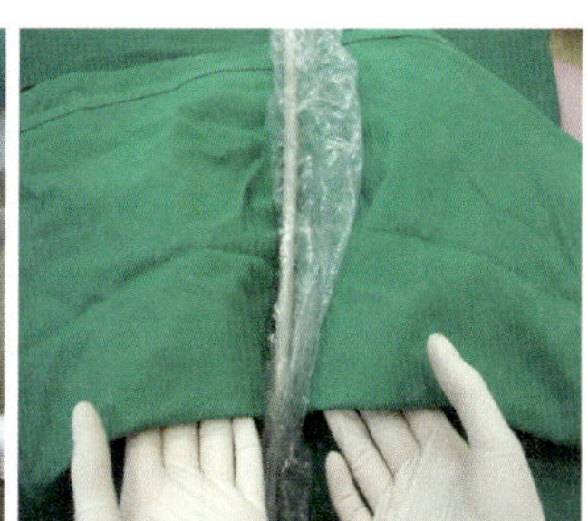

린넨으로 석션 튜빙 고정

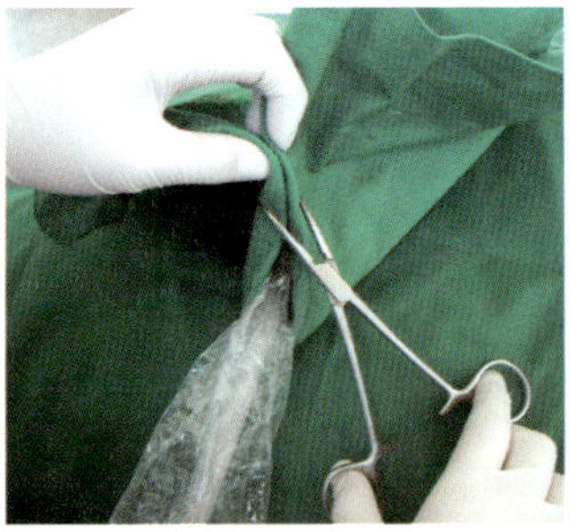

'모스키토' 린넨 고정

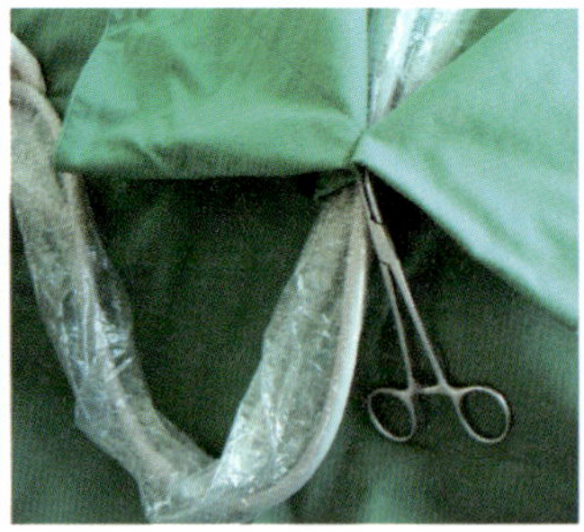

고정 상태

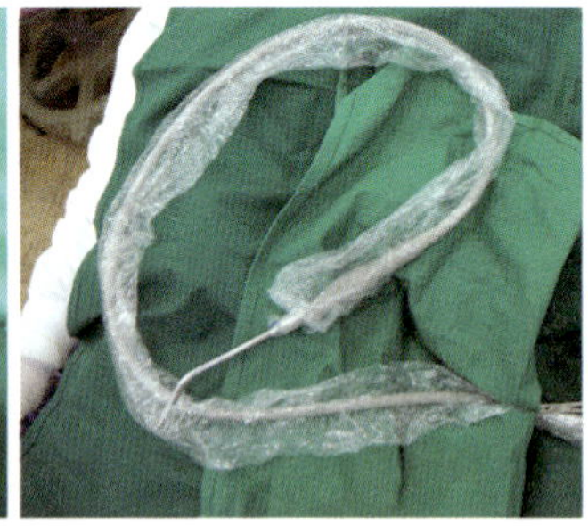

석션 튜빙 흉부에 올려놓기

• 부주의로 석션 튜빙을 놓치거나, 홀더에 끼우는 과정에서 타 스크럽에 접촉되는 사항을 방지하기 위해 환자의 흉부에 전개된 린넨 위에 별도의 린넨에 고정한다.
• 흉부에 전개된 린넨에 직접 고정할 수 있으나, 석션 튜빙 이동성을 감안하여 별도의 린넨에 고정하여야 한다.
• 모스키토 선택은 가능한 경량의 것을 이용하여 무게를 줄이도록 한다.
• Sani sleeve의 테이프를 석션 팁에 붙인다. 이때 소독 영역에서 벗어나지 않도록 주의한다.
• 무균준비가 완료되었으면 수술용 스탠드 위에 올려놓도록 한다. 만약 수술용 스탠드가 없을 경우 환자의 흉부 위에 석션 튜브를 올리고 떨어지지 않도록 클립으로 고정시킨다.

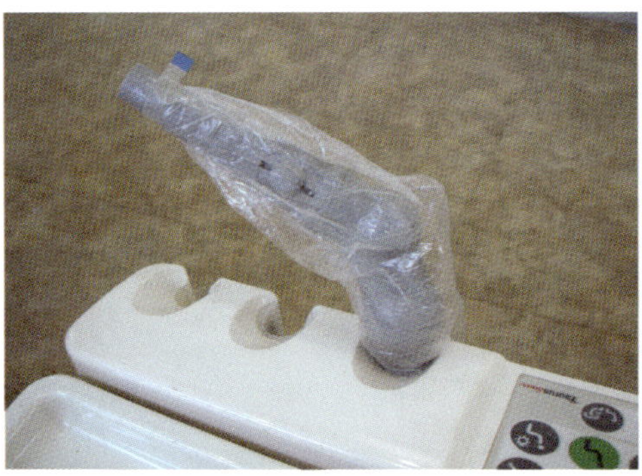

배큠 시린지

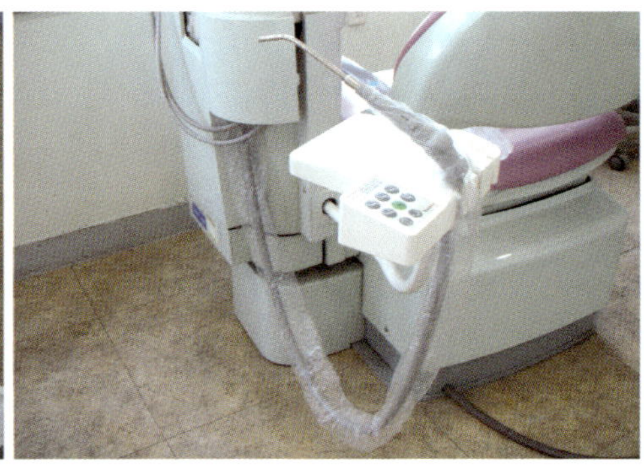

sani sleeve 마감

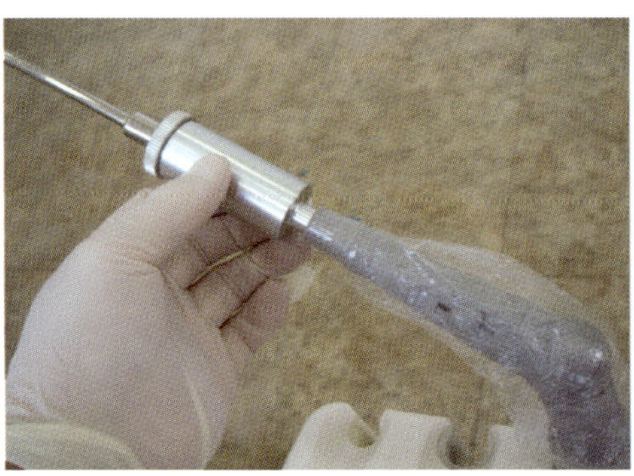

bone collector 삽입

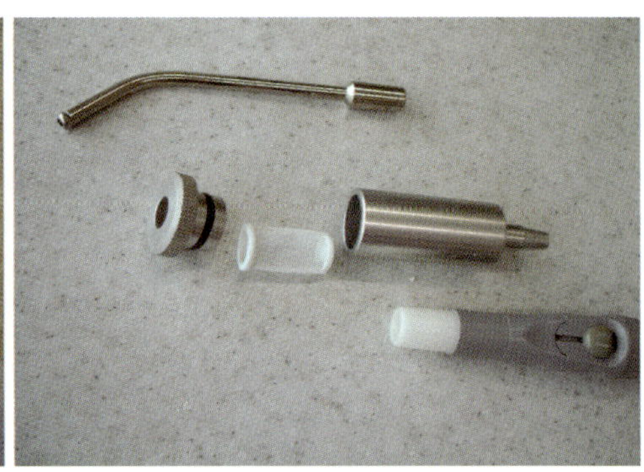

bone collector 내부 부속품

• 자가골 이식수술일 경우 배큠 튜빙에 sani sleeve를 마감하도록 한다.
• 삽입 순서는 석션 튜빙 삽입과 동일하다.

• 배큠 시린지에 bone collector를 삽입하여 drilling 과정에서 삭제되어 나오는 자가골을 수집한다.

## 7. 임플란트 기구세척 및 보관

### 1) 기구(instrument) 세척 및 보관방법

#### (1) 기구세척

① 환자의 혈액이나 조직찌꺼기가 묻혀 있는 것을 완벽하게 제거하기 위해 기구세척제재를 이용하여 솔로 깨끗이 씻어낸다.

② 닦은 기구는 타월로 물기를 완전히 제거한다.

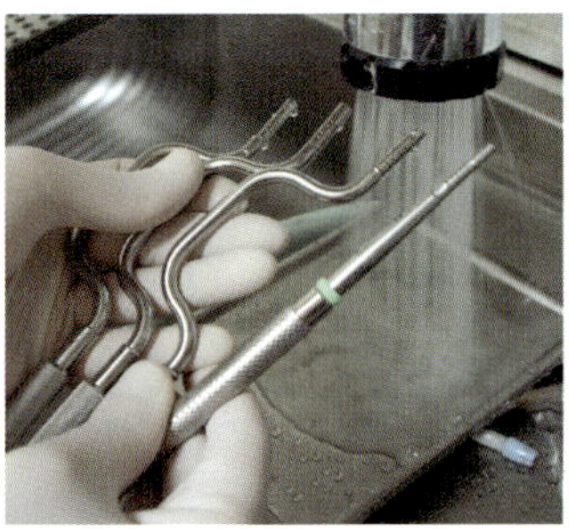

오스테오톰 세척과정

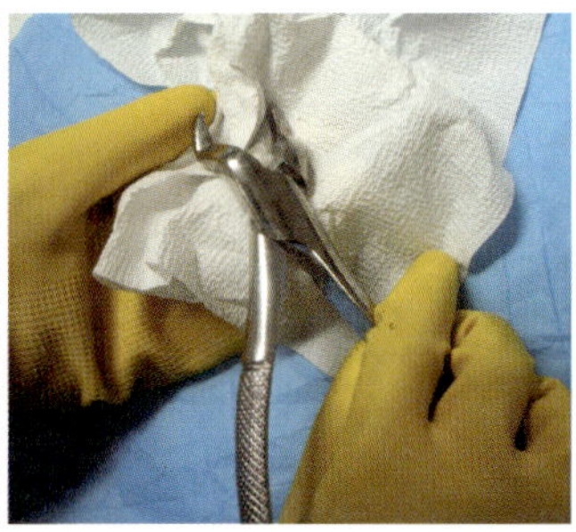

포셉 건조과정

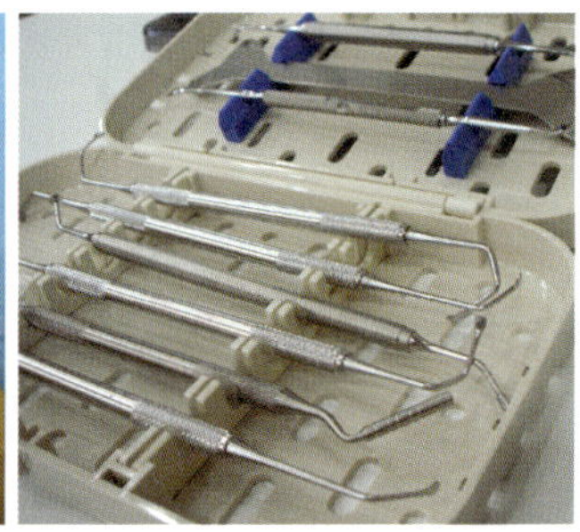

카세트 보관

③ 대부분의 오염된 기구는 더운 물로 헹구며 혈액이 많이 묻은 기구는 찬물로 헹군다.

④ 솔을 이용할 때는 수돗물에서 손잡이가 긴 솔로 바깥쪽으로 쓸어 닦도록 한다. 그래야 신체의 손상 및 전파를 피할 수 있다.

⑤ 마른 타월이나 흡수성 종이를 이용하여 부식이 발생하지 않도록 완전히 물기를 제거한다. 멸균 과정에서 건조는 매우 중요하다.

#### (2) 포장 및 보관방법

카세트에 보관하고 내부에는 화학적 인디케이터를 넣는다. 포장하기 전 기구에 물기, 부식 등을 확인한다.

## 2) 키트 드릴(kit drill) 세척 및 보관방법

### (1) 드릴(drill) 세척

① 드릴에 묻어 있는 bone이나 혈액을 깨끗이 제거하기 위해 초음파세척기를 이용한다.

② 철망 또는 플라스틱 타공으로 된 바스켓에 드릴을 넣은 후 소독제를 넣어 초음파세척기를 작동시킨다.

③ 초음파 세척은 솔로 닦는 것보다 수배 이상의 세척효과가 있으며 미세한 오염물질을 제거하여 멸균, 소독의 효율을 높일 수 있다.

④ 세척액이 증발하지 않도록 뚜껑은 반드시 닫아 준다.

⑤ 병원에 초음파세척기가 없을 때는 알코올 또는 해당하는 소독제에 담근 후 솔로 깨끗이 닦아 준다.

⑥ 충분히 건조가 되지 않으면 부식이 발생한다.

**주의**

소독 및 세척제로 사용되는 과산화수소($H_2O_2$)는 tincoating, laser marking, color coding이 손상 또는 변색이 발생할 수 있으므로 사용을 하지 않도록 한다.

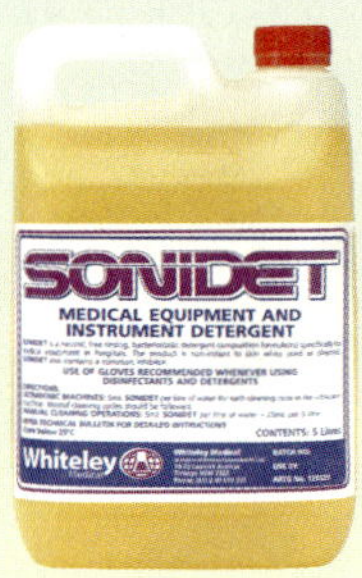


초음파세척기 세제

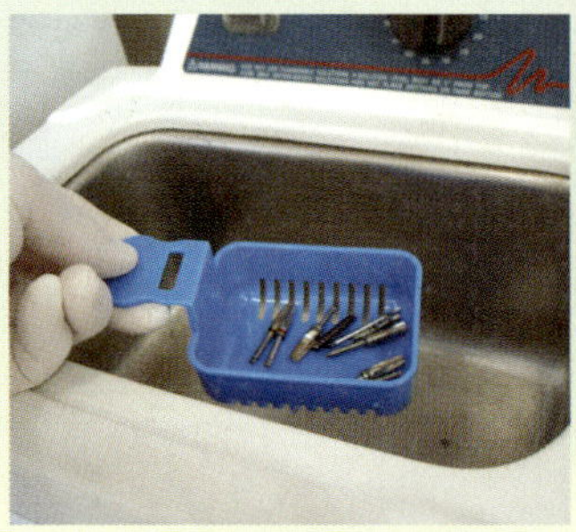

바스켓에 물품(drill류)넣기

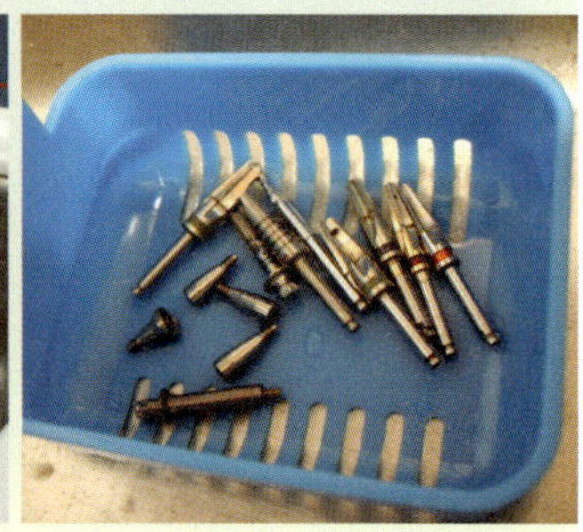

초음파세척기 챔버에 침전

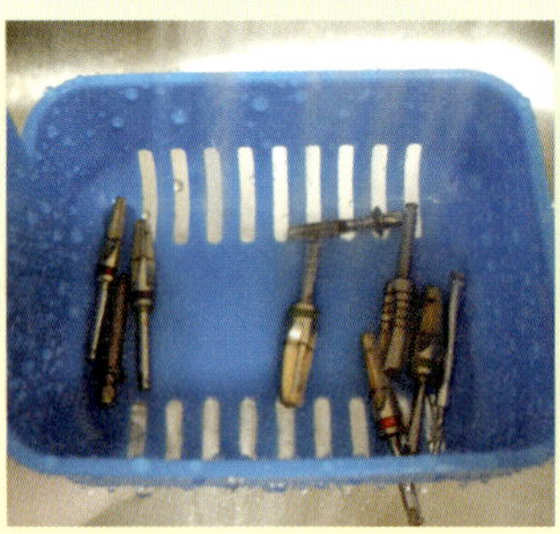

바스켓 내 물품 세척과정

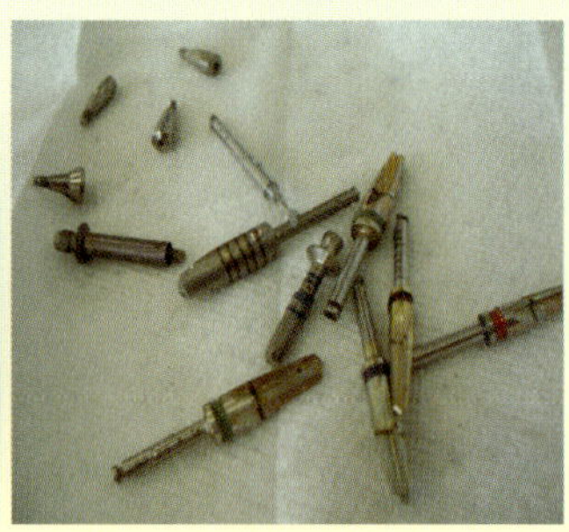

건조과정

⑦ 세척이 완료되면 찬물(증류수)로 헹군 후 건조한다. 건조를 소홀히 하면 부식이 발생하므로 완전히 건조시킨 후 제 위치에 꽂아놓는다.

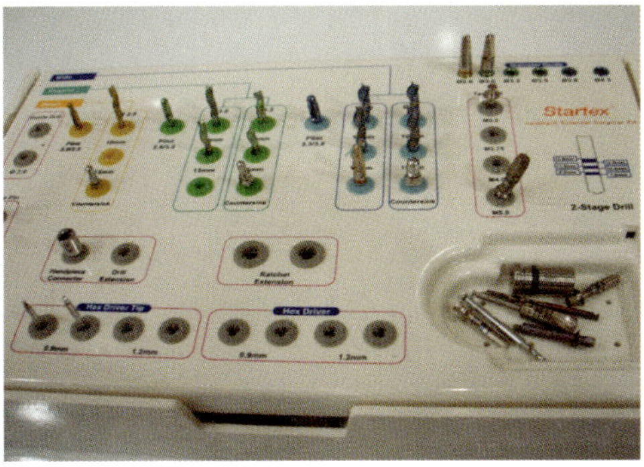


⑧ 서지컬키트(surgical kit)판은 물수건으로 깨끗이 닦는다.

⚠ 드릴의 위치가 올바르지 않으면 드릴링 시 문제가 발생되므로 marking된 수치를 확인하여 꼽도록 한다.

### (2) 포장 및 보관방법

① 이때는 멸균장갑을 착용하여 다시 제위치에 정리한다.

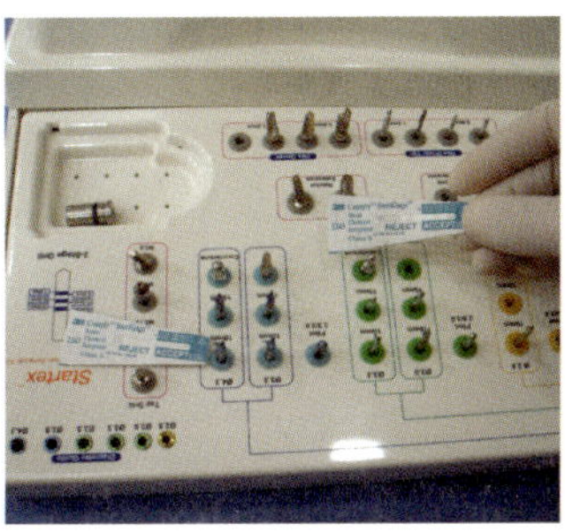


화학적 인디케이터 삽입(내부)
(11장 멸균과 소독 참고)

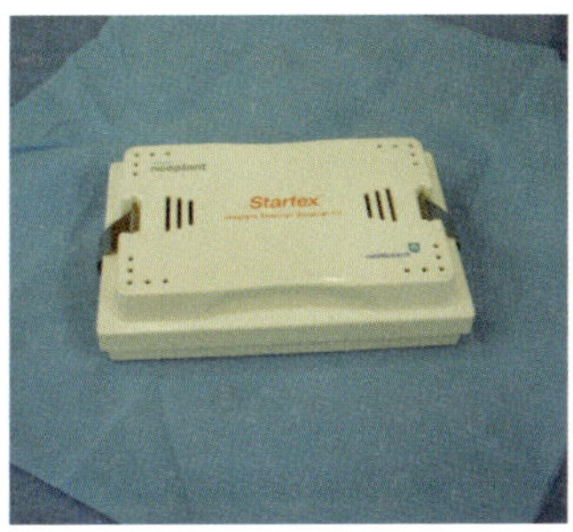


베이스에 린넨 2장을 놓기

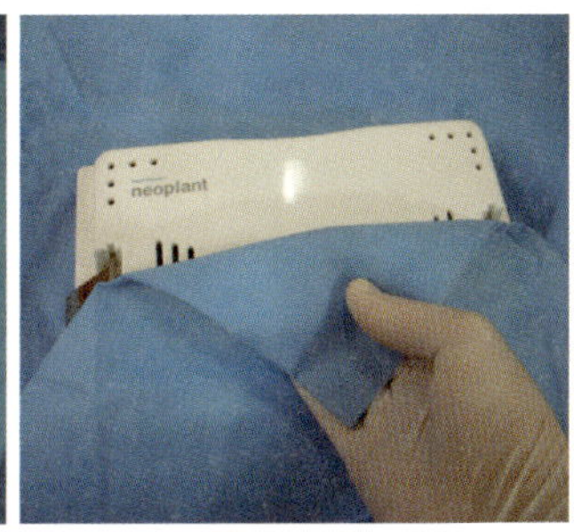


린넨 포장(아랫단)

② 린넨 가운데에 서지컬키트를 올려놓고 아랫단, 우측단, 좌측단, 순서대로 포장한다(우측, 좌측은 다를 수 있다).

③ 반드시 단을 잡아 펼 수 있도록 끝부분을 접어 잡을 수 있도록 한다.

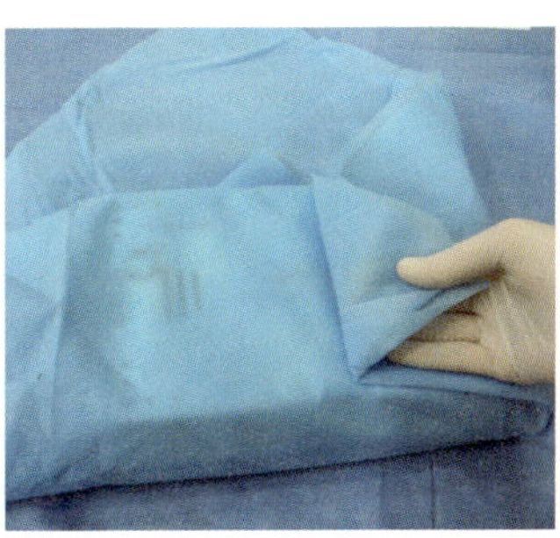

린넨 포장(우측단)

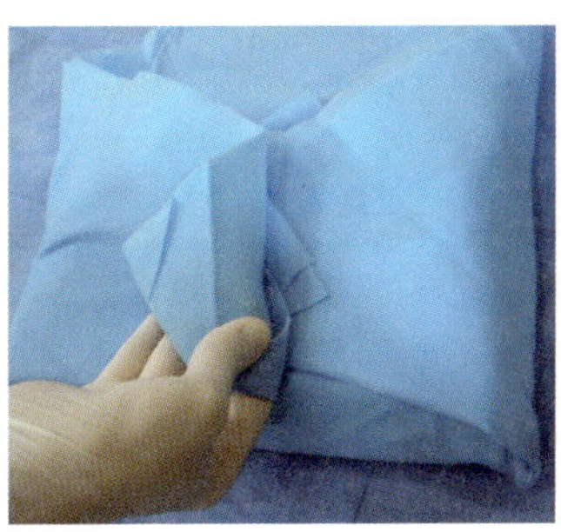

린넨 포장(좌측단)

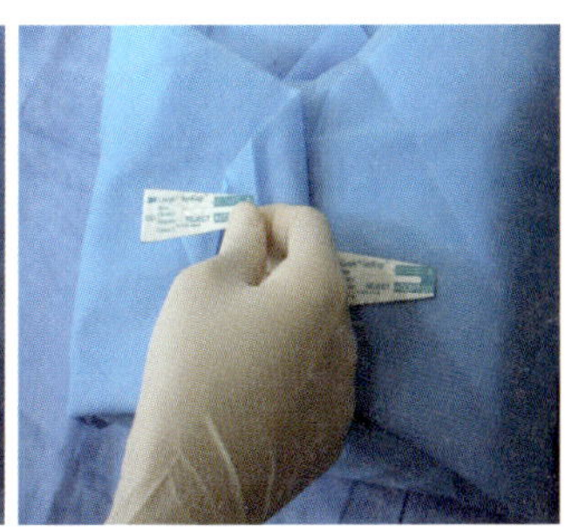

화학적 인디케이터 삽입(외부)

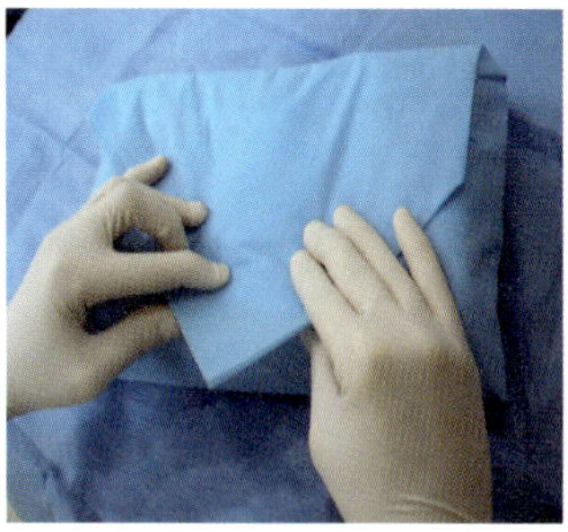

린넨 포장 (위단)

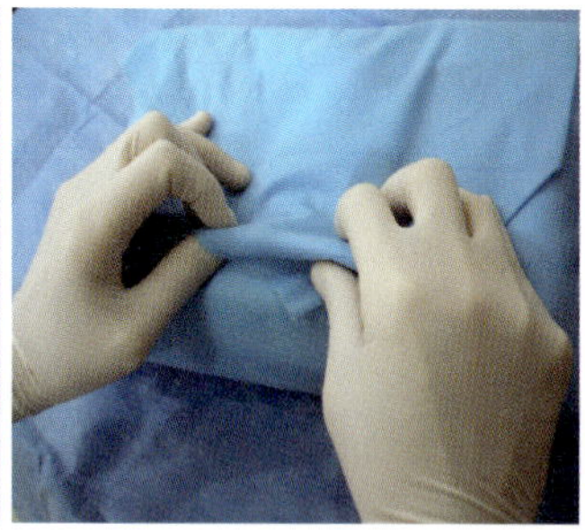

린넨 포장(모서리 접기)

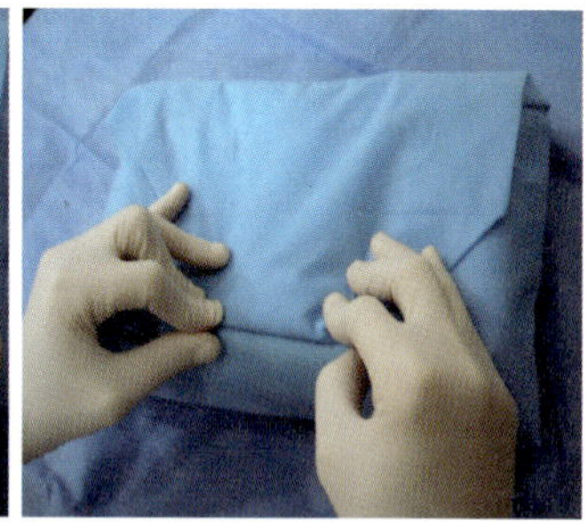

린넨 포장(모서리 끼우기)

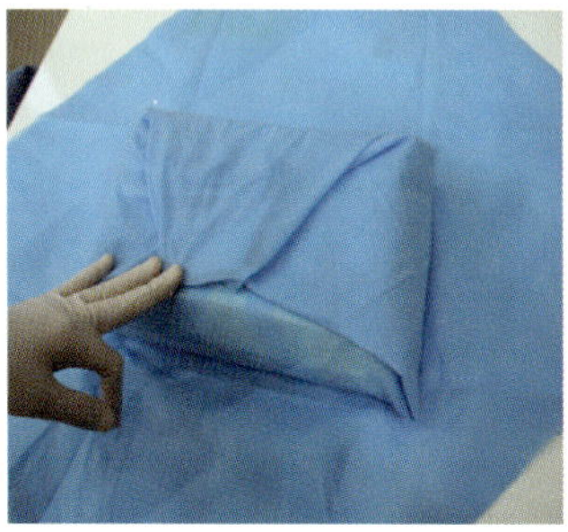

린넨 재 포장

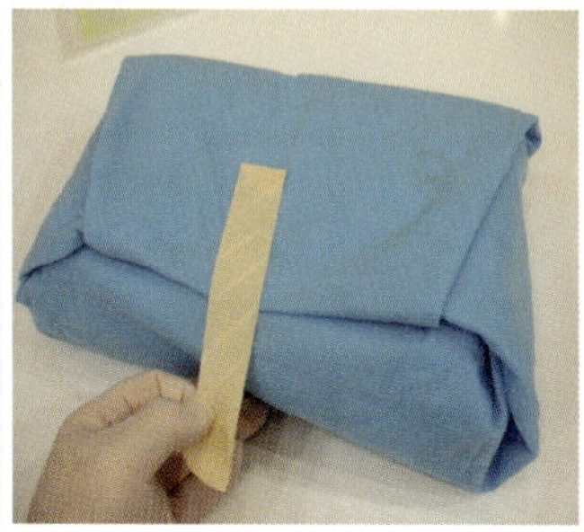

테입 접착 또는 밴딩

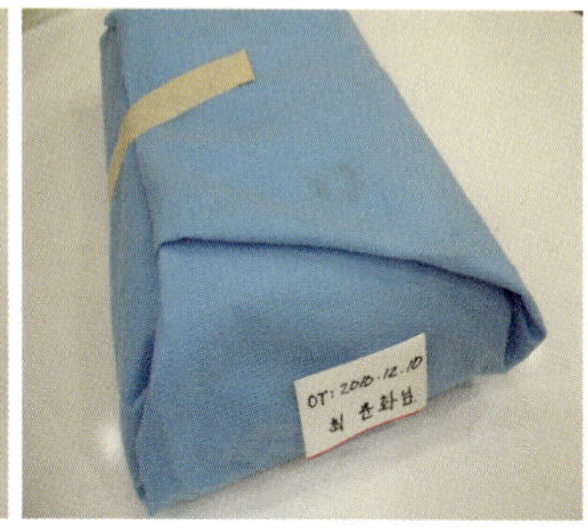

식별표 또는 RFID 라벨부착

④ 포장이 완료되면 인디케이터 tape에 멸균되는 날짜 또는 보관되는 날짜를 기록한다.

CHAPTER 03

# 치과와 미생물

## 1. 미생물(microorganism)의 종류

미생물이란 육안으로 볼 수 없는 지름 0.1 mm 이하의 미세한 생물체를 의미하며, 세포성 미생물과 비세포성 미생물로 구분한다. 세포성 미생물에는 원핵생물인 진정세균(bacteria)과 고세균(archaea) 및 진핵생물(eucarya)이 있으며, 비세포성 미생물에는 바이러스(virus)가 있다. 진핵생물은 원생생물(protist)과 진균류(fungi)로 구분하여, 원생생물에는 조류(algea), 원생동물(protozoa) 등이 있으며, 진균류에는 효모(yeast), 곰팡이(mold) 등이 있다. 원핵세포 생물은 핵막이 없어 유전물질인 DNA가 세포질에 산재되어 있으며, 리보솜(ribosome)만 존재한다. 진핵생물은 원핵세포 생물보다 크기가 크고, 핵막으로 둘러싸인 핵을 갖고 있으며, 미토콘드리아, 용해소체 등 세포소기관이 발달되어 있다.

### 1) 세포성미생물

#### (1) 진정세균(bacteria)

진정세균은 단세포의 원핵세포 생물로, 대부분 펩티도글리칸을 포함하는 세포벽을 갖고 있으며, 토양, 물, 공기 등 지구상에 널리 분포하고 있다. 또한 사람의 피부, 구강, 소장, 대장 등에 서식하는 주요 미생물로 인간생활과 관계가 깊다.

진정세균은 형태에 따라 둥근 공 모양의 구균(coccus), 막대기 모양의 간균(bacillus) 및 나선형 세균(spirillum)으로 구분한다.

구균은 분열한 다음 따로 떨어져 있는 단구균(monococci), 한 방향으로 분열한 구균이 떨어지지 않고 쌍을 이루는 쌍구균(diplococci)과 긴 사슬모양을 이루는 연쇄상구균(streptococci), 두 방향으로 분열하여 4개의 세포가 정사각형을 이루는 사연구균(tetracocci), 세 방향으로 분열하여 8개의 세포가 정육면체를 이루는 팔연구균(sarcinae), 여러 방향으로 분열한 세포가 그대로 뭉쳐서 포도송이 모양을 이루는 포도상구균(staphylococci) 등이 있다.

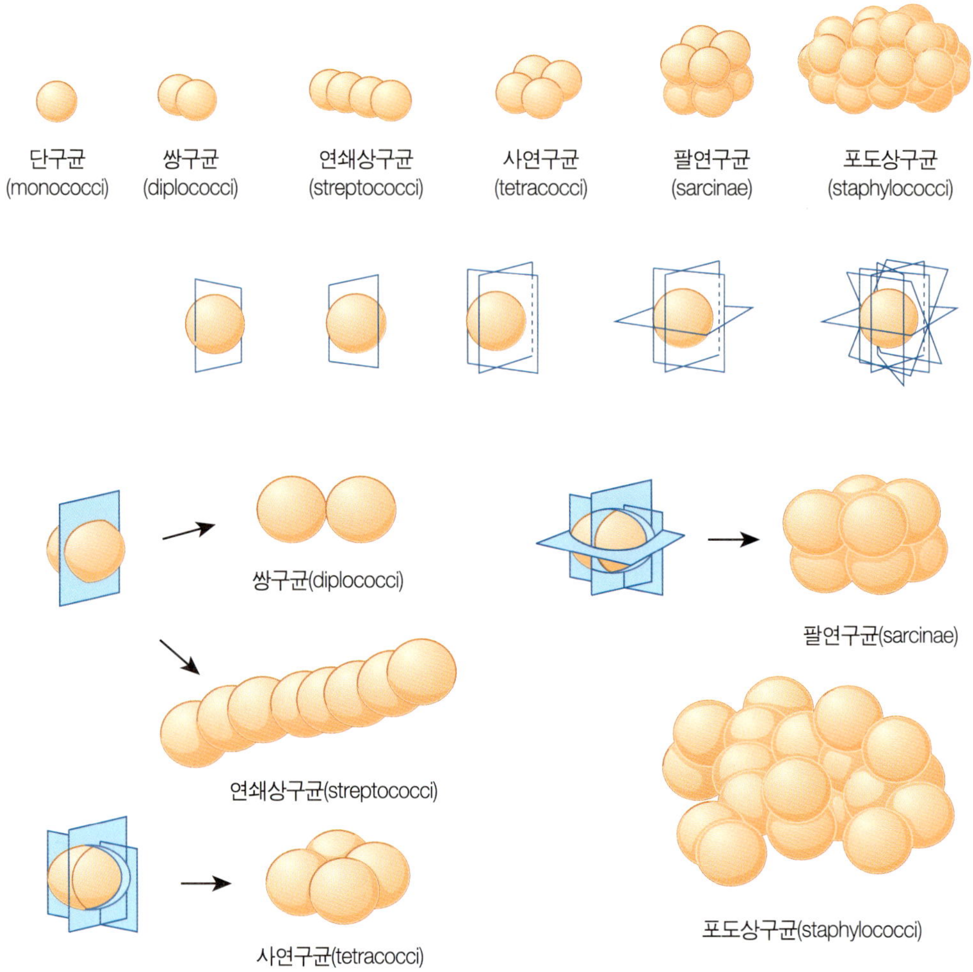


구균의 형태에 따른 분류

간균은 대부분 따로 떨어져서 존재하지만, 분열 후 떨어지지 않고 쌍을 이루는 쌍간균(diplobacillus)과 긴 사슬모양을 이루는 연쇄상간균이 있으며, 세포의 길이가 짧고 폭이 넓은 구형간균(coccobacillus)도 있다.

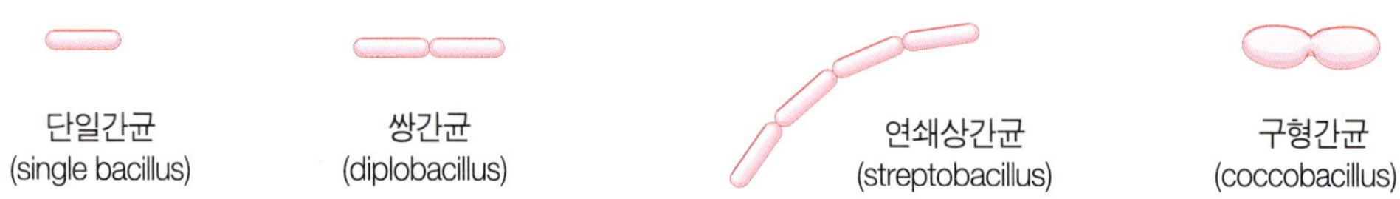


간균의 형태에 따른 분류

나선형 세균에는 긴 간균이 2~4번 회전한 나선균(spirillum)과 나선의 수가 더 많은 스피로헤타(spirochaete), 짧은 간균이 콤마 모양을 가진 비브리오(vibrio)가 있다.

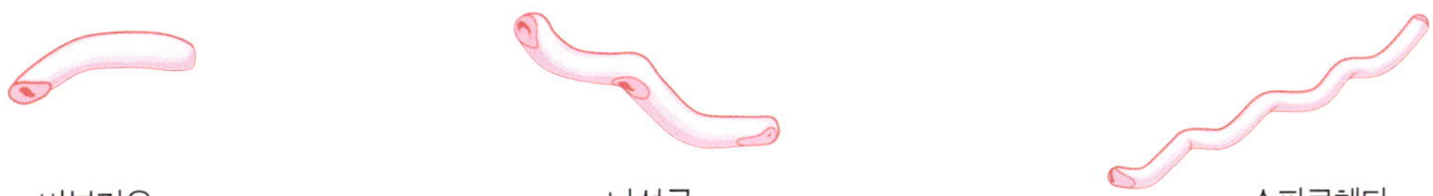


**나선형 세균의 종류**

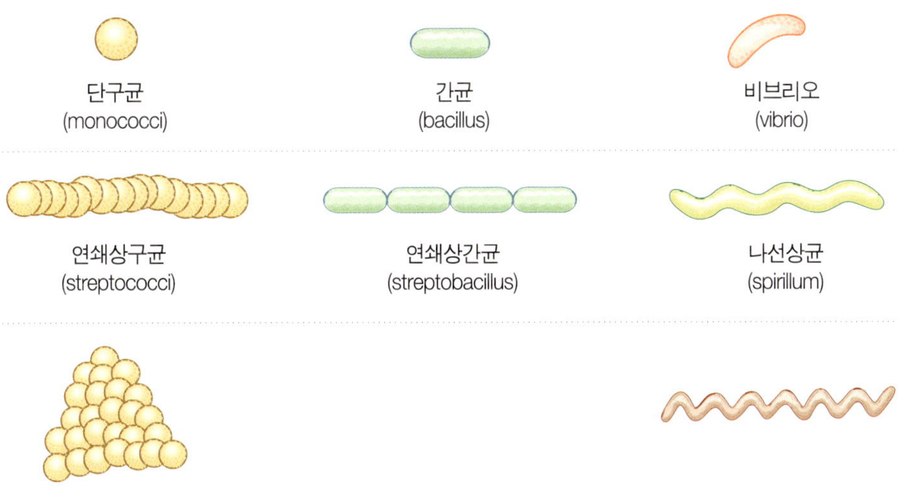

| 구균 | 간균 | 나선균 |
|---|---|---|
| 단구균 (monococci) | 간균 (bacillus) | 비브리오 (vibrio) |
| 연쇄상구균 (streptococci) | 연쇄상간균 (streptobacillus) | 나선상균 (spirillum) |
| 포도상구균 (staphylococci) | | 스피로헤타 (spirochaete) |

### (2) 고세균(Archaea)

고세균은 원핵세포 생물이지만 진정세균과는 다르게 rRNA 서열이 독특하며, DNA에서 RNA를 전사할 때 사용되는 RNA중합효소의 구조가 더 복잡하다. 그리고 세포벽에는 펩티도글리칸이 없으며, 막지질이 에테르 결합을 하고 있어 에스테르 결합을 한 진정세균과 진핵생물의 막지질과 다르다.

고세균은 진정세균에 비해 분자생물학적 특징이 다르기 때문에 온도나 pH가 매우 높거나 낮은 곳, 염분 농도가 매우 높거나 산소가 전혀 없는 곳에서 발견되고 있다. 현재까지 발견된 고세균은 메탄생성균, 고도호염균, 황산환원고세균, 황대사호열고세균 등 100여 종이지만 병원성 고세균은 확인되지 않고 있다.

### (3) 진균류(fungi)

진균류는 핵막과 세포소기관이 발달한 진핵생물로, 단세포인 효모와 다세포인 곰팡이, 버섯으로 분류하며, 자연계에 광범위하게 분포되어 있다. 생물학적으로 식물과 비슷하지만 엽록소가 없어서 광합성을 하지 못하는 종속영양생물이다.

효모(yeast)는 구형 또는 타원형의 단세포성 진균으로, 출아법과 이분법의 무성생식과 포자를 형성하는 유성생식으로 증식한다. 대부분 토양에는 살지 않고 꽃의 꿀샘이나 과일의 표면처럼 당농도가 높은 곳에 많이 존재한다. 당을 발효시켜 에탄올과 이산화탄소를 생산할 수 있어서 포도주, 맥주, 빵, 식초 및 치즈 등의 제조에 많이 사용된다.

곰팡이(mold)는 가지가 있는 긴 관상형의 균사(hyphae)로 구성된 다세포성 진균이다. 곰팡이는 포자를 형성하는 무성생식과 유성생식으로 증식하며, 포자에서 발아한 균사가 분열·증식하여 균사체(mycelium)를 형성한다(아래 그림). 곰팡이는 술, 간장, 된장 및 치즈 등의 제조에 많이 사용될 뿐 아니라 유기산, 항생제 및 면역억제제 등의 제조에도 중요한 역할을 한다.

진균 포자는 영양물질이 고갈되거나 건조 또는 극한 온도에서 잘 견딜 수 있으며, 작고 가볍기 때문에 공기를 통해 전파되기 쉽다. 병원성 진균에는 구강 캔디다증을 일으키는 *C.albicans*, 전신성 진균성을 일으키는 *Coccidioides*와 *Histoplama*, 피부, 모발, 손톱 등에 침투하는 피부사상균 등이 있다.

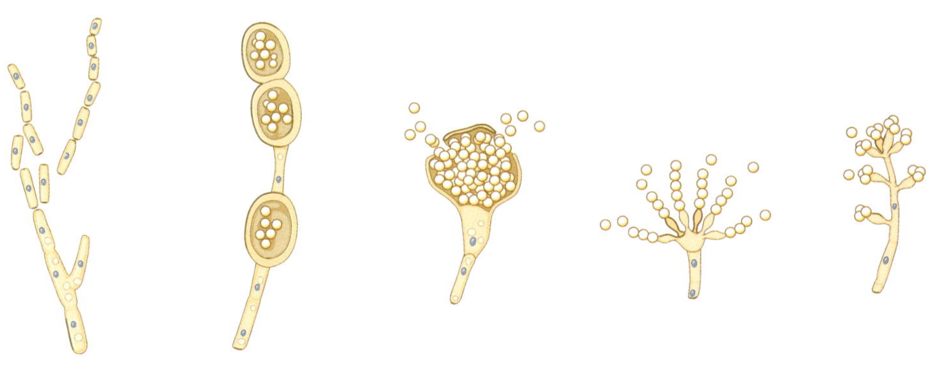

분절포자 (Arthrospores) | 후벽포자 (Chlamydospores) | 포자낭포자 (Sporangiospores) | 분생포자 (Conidiospores) | 분아포자 (Blastospores)

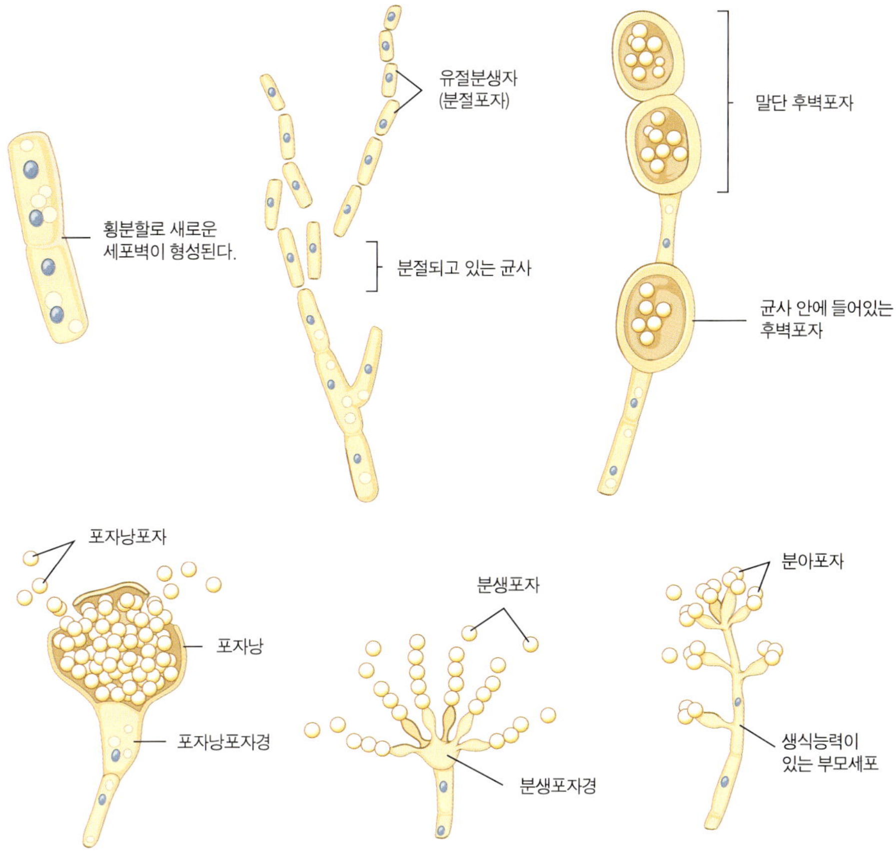


진균의 포자

### (4) 원생동물(protozoa)

원생동물은 미생물 중에서 유일하게 동물에 속하는 단세포성 진핵생물이다. 하나의 세포가 생물의 모든 기능을 수행하기 위해 세포질이 분화하여 운동을 하는 섬모(cilia), 편모(flafella)와 위족(pseudopodia), 식작용을 하는 세포구(cytostome), 소화작용을 하는 식포(phagocytic vacuole), 삼투조절을 하는 수축포(contractile vacuole) 등의 세포기관을 형성한다. 대부분의 원생동물은 이분법과 출아법의 무성생식을 하며, 생활사 중 어느 단계에서 유성생식을 한다. 대부분 담수나 해양에서 자유롭게 서식하며, 아메바, 트리코모나스, 톡소플라즈마 등은 사람이나 동물에 기생하여 질병을 일으킨다.

## 2) 비세포성 미생물

### (1) 바이러스(virus)

바이러스는 전형적인 세포 구조를 갖지 않고, 핵산이 캡시드(capsid)라는 단백질껍질로 둘러싸인 매우 작은 생명체로, 살아있는 숙주세포 내에서만 증식한다. 바이러스의 핵산은 단일 또는 이중가닥으로 된 선형 또는 원형의 DNA 또는 RNA 중 한 가지만 가지며, 핵산과 캡시드를 합쳐서 뉴클레오캡시드(nucleocapsid)라고 한다. 대부분의 바이러스는 뉴클리오캡시드에 의해 정20면체 또는 나선형 구조로 이루어지지만 폭스바이러스(poxvirus)를 비롯한 일부 바이러스는 머리와 꼬리 등의 복잡한 구조를 갖는다. 뉴클레오캡시드는 완성된 바이러스 입자(virion)이지만 일부 바이러스는 캡시드 바깥에 외피(envelope)를 갖고 있으며, 외피는 숙주세포 부착에 중요한 역할을 한다.

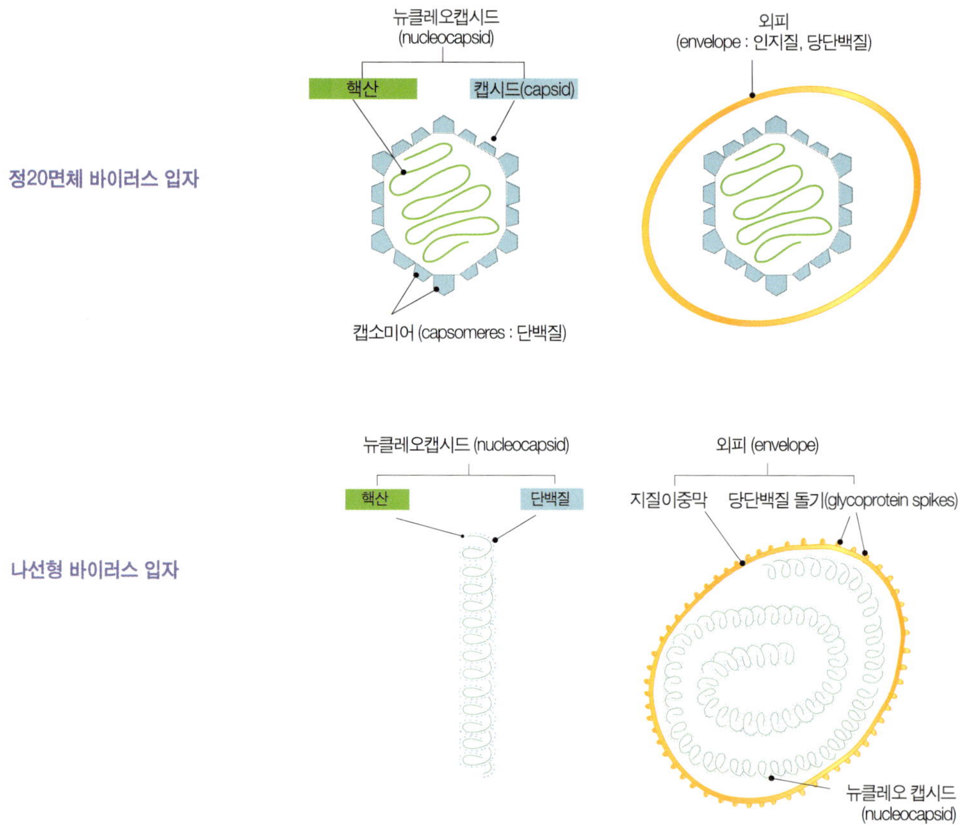


**바이러스의 기본 구조**

바이러스는 분류방법이 다양하지만, 감염되는 숙주에 따라 동물바이러스(animal virus), 식물바이러스(plant virus), 세균바이러스(bacteriophage)로 분류하고, 핵산 형태에 따라 DNA 바이러스와 RNA 바이러스로 분류한다.

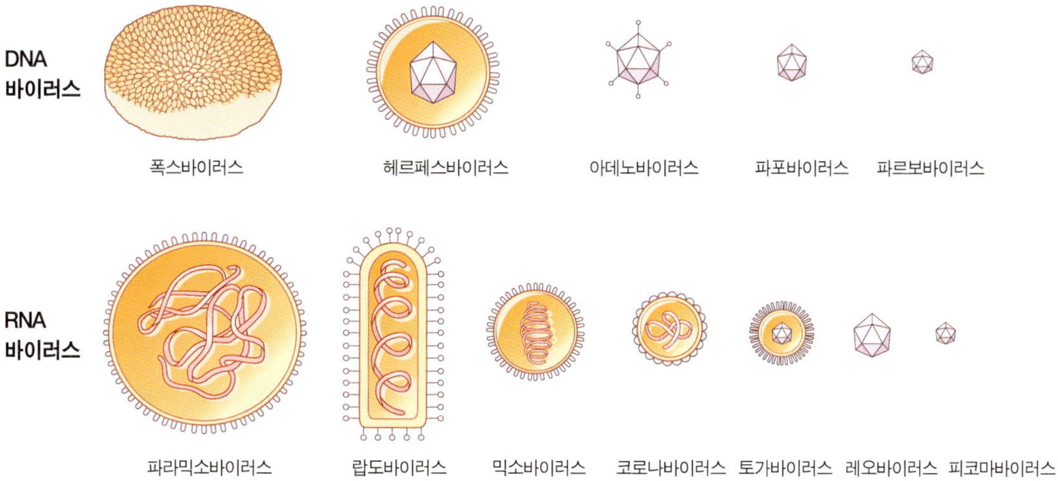


**바이러스의 핵산의 형태에 따른 분류**

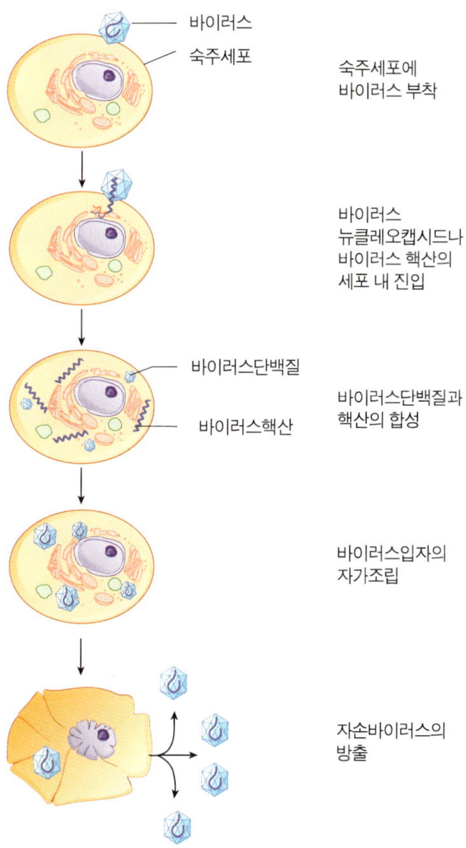


**바이러스의 증식**

바이러스는 효소가 거의 없어 그 자체로 증식할 수 없으므로 숙주세포에 침입하여 숙주세포의 대사를 유도하여 증식한다. 바이러스의 증식은 ① 바이러스의 숙주세포에 흡착(adsorption) ② 바이러스의 침입(penetration)과 탈외피 ③ 핵산과 캡시드가 분리되는 탈외각(uncoating) ④ 핵산의 복제(replication)와 구성성분의 합성 ⑤ 핵산과 구성성분에 의한 뉴클레오캡시드 조립(assembly) ⑥ 완성된 바이러스의 방출 및 숙주세포 사멸의 과정으로 진행된다.

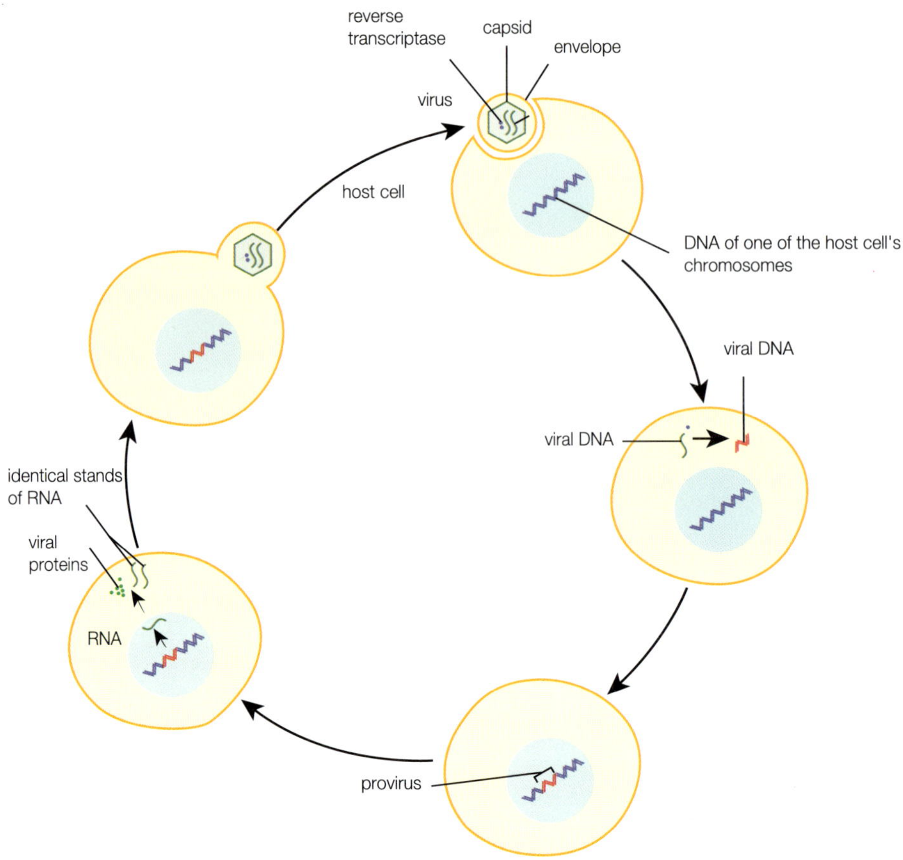


독감바이러스를 비롯한 많은 바이러스는 급성감염을 일으키며, B형 간염바이러스와 면역결핍바이러스는 만성감염을, 단순허르페스바이러스 · 수두-대상포진바이러스 · 엡스타인-바바이러스는 잠복감염을 일으킨다.

## 2. 미생물과 감염관리

감염된 후 병원균에 대한 숙주의 방어기전이 약하여 임상적 증상이 나타나는 경우를 감염질환(infectious disease)이라 한다. 감염질환은 치아우식증, 치주질환, 방선균증처럼 생체 내부 또는 표면에 존재하는 미생물에 의해 발생하는 내인성(endogenous) 감염질환과 B형 간염, 후천성 면역결핍증, 매독처럼 생체 외부에서 침입한 미생물에 의해 발생하는 외인성(exogenous) 감염질환으로 구분한다. 그리고 항생제 투여, 면역체계 변화 등에 의해 정상균총이 영향을 받아 비병원성미생물이 질병을 일으키는 것을 기회감염(opportunistic infection)이라 한다.

감염질환이 병원균에 의해 발생하는 것을 최초로 증명한 사람은 독일 외과의사인 코흐(R. Koch)이며, 특정한 병원균이 특정한 질병의 원인임을 밝히는 기준으로 사용되고 있는 코흐의 가설(Koch's postulate)은 다음과 같다.

1. 어떠한 질병이라도 예외없이 감염된 숙주에는 동일한 병원균이 존재해야 한다.
2. 질병에 걸린 숙주로부터 병원균을 분리하여 순수배양할 수 있어야 한다.
3. 순수배양한 병원균을 다른 건강한 숙주에 접종할 때 동일한 질병을 일으켜야 한다.
4. 실험적으로 감염시킨 숙주로부터 최초의 병원균과 동일한 병원균이 분리되어야 한다.

### 1) 발병 기전

병원균이 질병이나 감염질환을 일으키는 능력을 병원성(pathogenicity) 또는 독력(virulence)이라 하며, 여기에는 정착성(adherence), 침습성(invasiveness), 전염성(communicability), 증식성(multiplicity) 및 독소생산성(toxogenicity) 등의 결정인자가 있다.

감염질환 = 병원균의 독력 × 병원균의 수 / 숙주의 방어능력

감염질환은 ① 병원균의 독력, ② 숙주에 있는 병원균의 수, ③ 숙주의 방어능력의 세 가지 요인에 의해 발병 여부가 결정된다. 즉, 숙주 내 병원균의 수가 많으면 발병되기 쉽지만 병원균의 수가 적더라고 병원균의 독력이 강하거나 숙주의 방어능력이 저하되면 발병되기 쉽다.

감염질환이 전파되기 위해 병원균의 감염원(source), 감염원으로부터 탈출(escape), 새로운 숙주로 확산(spread), 숙주내로 유입(entry), 숙주 감염(infection), 숙주 손상(disease)의 여섯 단계가 필요하며, 반대로 전파과정의 어떤 단계를 파괴하면 감염질환의 전파를 억제할 수 있다. 예를 들면 구강으로부터 병원균의 탈출을 억제하기 위해 상처를 소독하거나 마스크를 사용하며, 탈출한 병원균이 새로운 숙주로 확산되지 않기 위해 장갑, 마스크, 고글의 착용, 무균적 시술, 손

씻기 등이 필요하다. 그 외에도 감염질환을 관리하기 위해 특정 감염질환에 대한 예방접종을 실시하거나 진료실에서 환자와 병원종사자 사이의 교차감염을 예방하기 위해 세척, 멸균, 소독 등을 철저히 해야 한다.

## 2) 방어 기전

숙주의 방어능력에는 비특이적 방어와 특이적 방어가 있다. 비특이적 방어는 선천적으로 발생하는 것으로, 피부나 점막에 의한 물리적 장벽, 분비물, 배설물, 세포박리 등의 기계적 장벽, 라이소자임, 락토페린, 인터페론 등의 화학적 장벽, 보체에 의한 체액성 장벽, 호중구와 대식세포에 의한 세포성 장벽 등이 있다.

특이적 방어는 항원(세균, 바이러스, 대사산물 등)에 대해 선택적으로 작용하는 면역반응으로, 항원이 인체에 들어오면 이에 대응하여 T림프구(세포성 면역)와 B림프구(체액성 면역)가 생성되어 서로 연합하여 방어작용을 한다. 이러한 면역성을 얻는 방법에는 감염질환에 걸려서 얻는 획득면역(자연능동면역), 백신을 투여해서 얻는 인공능동면역, 태아가 모체로부터 항체를 전달받는 자연수동면역, 다른 숙주가 만든 항체를 투여받는 인공수동면역이 있다.

## 3. 미생물과 항생제

항생제(antibiotics)는 다른 미생물의 성장을 억제하거나 사멸시키기 위해 미생물이 생산하는 대사산물을 말한다. 1928년 스코틀랜드 의사인 플레밍(A. Fleming)에 의한 푸른곰팡이(Penicillium)가 생산하는 페니실린의 발견은 감염질환을 치료할 수 있는 획기적인 치료제의 발견이라고 할 수 있다. 그 후 많은 연구자에 의해 발견된 다양한 항생제는 세균, 바이러스, 진균 등에 의해 발생하는 감염질환의 치료에 중요한 역할을 한다. 항생제를 사용하여 질병을 치료하는 것을 화학요법(chemotheraphy)이라고 하며, 가장 흔하게 사용하는 항생제는 세균이나 진균에 의해 생산되는 것이다.

미생물이 생산하는 주요 항생제

| 항생제 | 생산 미생물 |
|---|---|
| Amphotericin B | *Streptomyces nodosus* |
| Carbomycin | *Streptomyces halstedii* |
| Chloramphenicol | *Streptomyces venezuelae* |
| Erythromycin | *Streptomyces erythreus* |
| Kanamycin | *Streptomyces kanamyceticus* |
| Neomycin | *Streptomyces fradiae* |
| Novobiocin | *Streptomyces niveus, S. spheroides* |
| Nystatin | *Streptomyces noursei* |
| Oxytetracycline(teramycin) | *Streptomyces rimosus* |
| Rifampin | *Streptomyces mediterranei* |
| Streptomycin | *Streptomyces griseus* |
| Tetracycline | *Streptomyces bacterium* |
| Vancomycin | *Amycolaptosis orientalis* |
| Bacitracin | *Bacillus licheniformis* |
| Polymyxin B | *Bacillus polymyxa* |
| Cephalosporin | *Cephalosporium acremonium* |
| Griseofulvin | *Penicillium griseofulvin, P. janczewski* |
| Penicillin | *Penicillium notatum, P. chrysogenum* |
| Gentamicin | *Micromonospora purpureochromogenes* |

### 1) 항생제의 선택

화학요법에 사용하는 항생제는 모든 미생물에 유효한 것이 아니라 특정 미생물에 대해 선택적인 효과를 나타낸다. 이와 같이 항생제가 항균효과를 나타내는 유효성의 범위를 항균범위(antibacterial spectrum)라고 한다. 그 중에서 특정 미생물에만 항균효과가 있는 항생제를 좁은 범위 항생제(narrow spectrum antibiotics), 여러 종류의 미생물에 대해 항균효과가 있는 항생제를 광범위 항생제(broad spectrum antibiotics)라고 한다.

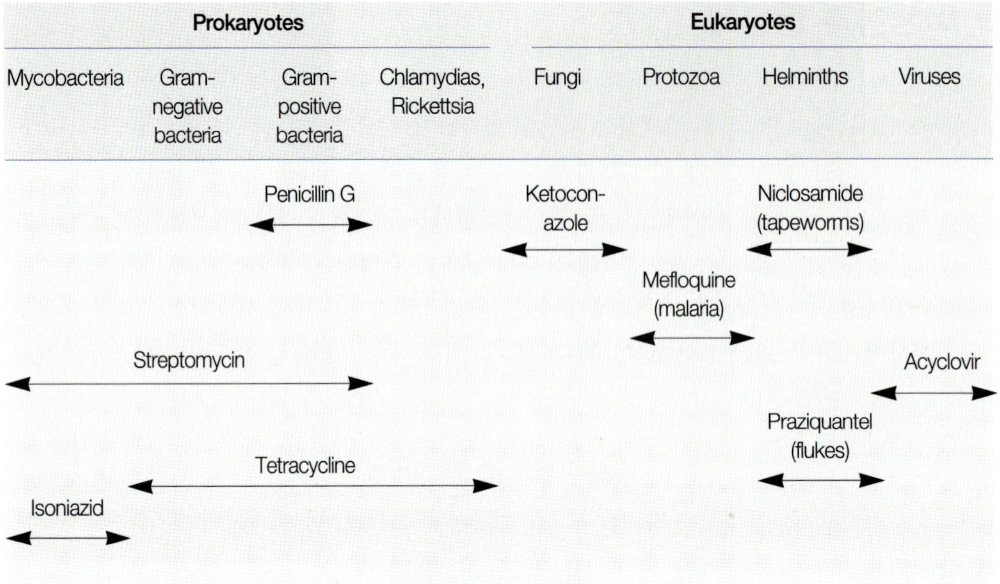


**항생물질의 항균범위**

항생제를 선택하기 위한 기준은 ① 가장 중요한 선택적 독성(selective toxicity)으로, 숙주조직에 독성이 낮아야 하며, ② 숙주 과민반응을 일으키는 부작용이 없어야 하며, ③ 넓은 항균범위를 가져야 하며, ④ 정균작용보다 살균작용을 하고, ⑤ 쉽게 항생제 내성을 나타내지 않는 것을 고려해야 한다.

항생제 선택할 때의 주의사항으로는 ① 특정 항생제에 대한 감수성이 높아야 하며, ② 인체의 정상 상재균총에 영향이 없어야 하며, ③ 항생제가 일정기간동안 활력을 유지해야 하며, ④ 항생제가 감염 부위에 도달할 수 있어야 하며, ⑤ 알레르기와 부작용이 가급적 없어야 한다.

## 2) 항생제의 작용 기전

항생제는 대상 미생물에 따라 항세균제(antibacterial agent), 항진균제(antifungal agent), 항바이러스제(antiviral agent)로 구분하며, 작용 기전은 다음과 같다.

### (1) 항세균제

항세균제는 세균의 대사과정을 방해하거나 파괴하는 작용을 하며, 작용 기전은 다음과 같다.

#### ① 세포벽 합성 억제

세균은 세포막(cell membrane) 밖에 세포벽(cell wall)이 존재하지만 사람이나 동물의 세포에는 세포벽이 존재하지 않는다. Penicillin, cepharosporin, vancomycin 등은 세균의 세포벽 구성성분인 펩티도글리칸(peptidoglycan)의 합성을 저해하여 용균현상이 일어난다.

따라서 세포벽에 작용하는 항생제는 사람과 동물에는 거의 장애가 없고, 감염세균에 대하여 선택적 독성이 높다.

② **세포막 기능 억제**

세포막은 세포 내부와 외부를 차단할 뿐 아니라 세포 내외로 이동하는 물질을 선택적으로 투과시킨다. Polymixin B는 세포막에 결합하여 막 투과성을 증가시키므로 세포 내의 중요한 물질을 유출시켜 세균이 죽게 된다. 그러나 사람이나 동물의 세포에도 세포막이 존재하므로 세포막 기능 억제 항생제에 의해 사람이나 동물도 장애를 받을 수 있다.

③ **단백질 합성 억제**

단백질 합성은 모든 생명체에서 기본적으로 일어나는 과정으로, 세포질 내의 리보솜(ribosome)에서 이루어진다. 그러나 세균의 리보솜은 사람 또는 동물의 리보솜과 크기와 구조가 다르고, streptomycin, tetracycline, chloramphenicol, erythromycin 등은 이를 구분할 수 있다. 따라서 단백질 합성 억제 항생제는 세균의 리보솜에 선택적으로 작용하여 단백질 합성을 억제하므로 세균이 죽게 된다.

④ **핵산 합성 억제**

Rifampin과 nalidicix acid는 RNA 중합효소를 억제하고, Quinolone류는 DNA 중합효소를 억제하므로 핵산이 합성되지 않아 항균작용을 한다.

⑤ **대사 억제 : Sulfamethazine, Sulfathiazole, Sulfadimetoxin 등**

세포분열에 필요한 엽산의 합성에 p-amino benzoic acid(PABA)가 필요한데 PABA와 유사한 구조를 갖는 sulfoamide류는 엽산 대사시 PABA와 경쟁적으로 작용하여 엽산 합성을 억제하므로 정상적인 세포분열이 이루어지지 않아 항균 작용을 한다.

### (2) 항진균제

진균은 사람과 동일한 진핵세포이므로, 항진균제를 사용할 때 부작용이 나타날 수 있으므로 선택적 독성을 갖는 항진균제는 매우 적다. 항진균제는 polyene계와 azole계가 많이 사용되고 있으며, 대부분 세포막의 스테롤(sterol)과 결합하여 세포막의 투과성을 붕괴시키거나 스테롤 합성을 억제한다. 그 외에 griseofulvin은 방추사를 파괴하여 세포분열을 억제한다. 치과에서는 polyene계의 amphotericin B와 azole계의 fluconazole과 itraconazole이 구강 캔디다증의 치료에 이용된다.

### (3) 항바이러스제

바이러스는 숙주세포 내에서 복제하므로 바이러스의 증식을 억제하기 위해 사용하는 항바이러스제는 바이러스뿐만 아니라 사람에게도 부작용을 초래할 수 있으므로 실제로 사용할 수 있는 항바이러스제는 매우 적다. Amantadine은 독감바이러스의 침투와 탈외피 과정을 억제하며, acyclovir는 단순포진바이러스의 DNA 중합효소를 억제한다. 인터페론은 사람이 만들어낸 항바이러스 단백질로 숙주의 자연면역에 중요한 역할을 한다.

### 3) 항생제에 대한 내성

항생제는 자연적으로 존재하던 것이므로, 이에 대한 저항성을 갖는 것을 당연하다고 할 수 있다. 항생제에 내성을 가진 미생물은 자연적으로는 많지 않았지만 페니실린의 개발과 사용 증가에 따라 그 비율이 증가하였다. 이에 따라 페니실린이 아닌 다른 항생제가 필요하게 되었으며, 대체 항생제에 내성을 갖는 미생물이 발생되면서 위험성이 증가하고 있다.

어떤 항생제에 감수성을 갖던 미생물이 동일한 약제를 반복 사용하면서 내성을 획득할 경우 약제내성균(drug-resistant organism)이라고 하며, 복수 이상의 약제에 내성을 가질 경우는 다제내성균(multidrug-resistant organism)이라 한다. 최근 메티실린 내성 포도상구균(methicillin-resistant Staphylococcus auresus, MRSA), 반코마이신 내성 포도상구균(cacomycin-resistant Staphylococcus auresus, VRSA), 반코마이신 내성 장구균(vancomycin-resistant enterococci, VRE)이 분리되어 감염질환의 치료와 원내 감염의 문제가 대두되고 있다.

미생물은 여러 가지 방법으로 항생제에 대해 내성을 가지며, 내성균은 자연적으로 발생된다. 항생제에 대한 내성을 갖는 기전은

첫째, 항생제가 표적으로 하는 세포소기관이나 특정효소의 작용부위를 변화시켜 항생제가 작용하지 못해 내성을 갖는 방법으로, 23S rRNA를 바꾸거나 대사저해제(antimetabolite)가 작용한다.

둘째, 항생제가 미생물 내부로 들어오는 것을 막거나 들어온 항생제를 세포 밖으로 배출하여 작용부위에 도달하는 항생제의 양을 줄이는 방법으로, 세균의 외막에서 페니실린을 통과하지 못하게 하거나 유출펌프(efflux pump)라고 하는 세포막 운반효소(translocase)가 작용하여 항생제를 밖으로 내보낸다.

셋째, 항생제를 화학적으로 불활성화시키는 효소를 생산하여 저항하는 방법으로, $\beta$-lactamase, aminoglycoside modifying enzyme, chloramphenicol acetyl transferase 등이 작용한다.

**세균이 항균제에 대해 내성을 가지게 되는 일반적인 과정**

| 항균제 | 내성이 생기는 기전 | | |
|---|---|---|---|
| | 작용부위의 변화 | 유입경로의 변화 | 약제의 불활성 |
| Beta-lactams | − | + | ++ |
| Glycopeptides | − | | |
| Aminoglycosides | − | + | ++ |
| Tetracyclines | − | + | |
| Chloramphenicol | | + | + |
| Macrolides | ++ | | |
| Lincosamides | ++ | | |
| Fusidic acid | ++ | | |
| Sulfonamides | ++ | − | |
| Trimethoprim | ++ | − | |
| Quinolones | + | + | |
| Rifampicin | ++ | | |
| Metronidazole | | − | |

- 드물다, + 흔하다, ++ 매우 흔하다

항생제에 대한 내성유전자는 염색체, 플라스미드(plasmid), 전위인자(transposon), 인테그론(integron)에 존재하며, 이들에 의해 내성유전자가 다른 세균으로 전파되어 내성균이 퍼질 수 있다. 가끔 염색체의 자연돌연변이(spontaneous mutation)에 의해서도 내성균이 발생하기도 한다.

감염질환을 치료할 때 항생제 투여가 이상적인 치료방법이지만 항생제를 사용할 때 약제 알레르기, 조혈기능장애, 간장장애, 신장장애 등의 부작용이 일어날 수 있을 뿐 아니라 부적절한 항생제 처방과 항생제의 과용은 내성균의 출현을 가속시키고 있다는 점을 고려해야 한다. 또한 항생제를 장기 투여할 경우 상재균총 중에서 항생제에 감수성이 높은 미생물이 감소하고 항생제에 저항성을 가진 미생물이 상대적으로 증식하여 구강 캔디다증(candidiasis)과 같은 새로운 질병을 일으키는 균교대현상이 발생할 수 있으므로 적절한 항생제 처방이 필요하다.

최근 내성균의 발생을 줄이기 위하여 지금까지 미생물이 접하지 못했던 새로운 항생제 개발이 진행되고 있으며, β-lactamase 또는 항생제 유출펌프(efflux pump)의 작용을 방해하는 내성-변조 약물(resistance modifying agents)가 개발되고 있다. 그 외에도 살아있는 미생물인 생균제(probiotics)를 이용하는 방법과 세균의 바이러스인 박테리오파지(bacteriophage)를 이용한 파지치료법도 개발되고 있다.

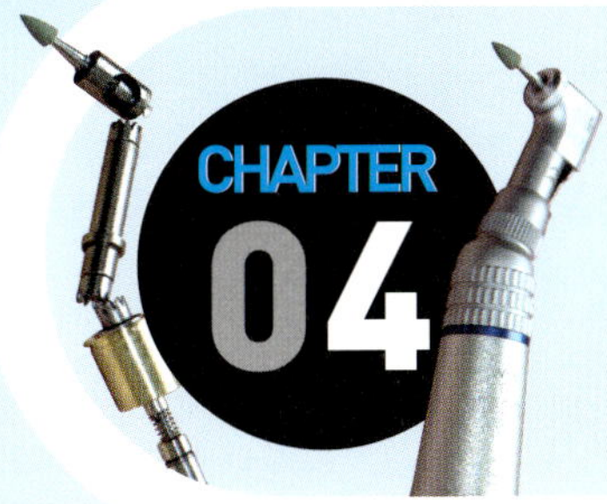

CHAPTER 04

| PART 01 | 치과감염관리의 기초이론

# 균주별 감염관리

## 1. 구강 내 상재 미생물

### 1) 구강 미생물의 연구

여러 가지 구강 질환의 원인을 연구하기 위해 임상적 검사물의 미생물학적 분석 및 구강 내 존재하는 미생물들에 대한 지식이 중요하다. 검사물을 채취하는 방법과 문제점들이 아래 표에 나타나 있다. 미생물학적 관찰에 있어서는 초기의 검사물 수집단계가 가장 중요하며 이는 결과에 중대한 영향을 미친다.

**구강으로부터 미생물 검사물의 채취, 분석**

| 구강 미생물군의 분석 | | | |
|---|---|---|---|
| 단계 | 예 | 비고 | 문제점 |
| 검사물 채취 | 치성 농양의 채취, Paper point를 사용해 치주낭에서 검사물 채취, 캔디다를 확인하기 위해 구강세척 | 채취 방법은 부위와 찾고자 하는 미생물에 따라 다르다. | 검사물 채취방법이 규격화되어야 하고, 재현성 있고, 정상균총의 오염이 없어야 한다. |
| 실험실로 운반 | 까다로운 혐기성 세균과 같은 경우 적절한 운반 배지를 사용 | 운반시간이 짧을수록 좋다. | 적절한 방법을 사용하지 않을 경우 세균이 살아남지 못하므로 이 단계가 결정적이다. |

| 구강 미생물군의 분석 | | | |
|---|---|---|---|
| 단계 | 예 | 비고 | 문제점 |
| 육안 관찰 | 암시야 현미경 | 스피로헤타와 같이 배양이 어려운 미생물을 관찰 | 관련 미생물에 대한 세부적인 정보를 얻기 어렵다. |
| | 그람염색 | 미생물에 대한 개략적인 정보 제공 | 동정 |
| | 형광염색 | 동정이 될 수도 있음 | |
| 검사물의 처리 | 필요한 경우 작은 유리알을 넣고 격렬하게 교반하여 분산시킨다. | 치태와 같은 검사물에 있는 각 미생물들을 분리시키는 필수적 단계 | 치태에 붙어있는 모든 미생물을 분산시키기는 어렵다. 약한 미생물은 파괴되거나 죽을 수 있다. |
| 배양 | 캔디다의 경우 Sabouraud' s agar. Mutans 연쇄상구균의 경우 Mitis Salivarius Bacitracin (MSB) agar 등의 준선택성 배지. 혐기성 미생물의 경우 혐기배양법 사용 | 배양법은 조사대상 미생물에 따라 크게 변한다. | 많은 미생물들은 특수한 성장인자와 산소환경을 필요로 한다. 성장이 빠른 미생물이 느린 미생물을 뒤덮는다. |
| 동정 | 효소 분포, 당 발효능, 세포 지질, 항원-항체 분포, DNA 프로브, PCR | 연쇄상구균의 동정을 위한 API 32 Strep kit와 같은 신속한 도구가 시판되고 있다. | 다양한 종류의 미생물을 동정할 경우 많은 시간과 노력이 필요하다. |

## 2) 구강 미생물의 구성

구강 내에 존재하는 대부분의 세균은 그람양성 또는 그람음성으로 분류된다. 그람 양성 구균인 연쇄상구균은 구강미생물의 주요한 부분을 차지하고 있으며 치아우식, 화농성 구강감염, 감염성 심내막염 등에 있어서 중요한 역할을 하고 있다.

특정한 종의 스피로헤타, 원생동물, 마이코플라즈마들도 정상적으로 구강에 존재하는 미생물들이지만 이들을 배양하는 것은 매우 어렵다. 스피로헤타는 암시야 현미경으로 가장 잘 관찰할 수 있다. 대장균군 대장균(coliform Escherichia coli)과 같은 세균들은 건강한 사람의 구강 내에서는 일시적으로 존재하지만 노인이나 면역학적으로 결핍된 사람에게서는 항시 존재한다. Candida albicans(이하 C. albicans)는 가장 흔히 구강에서 발견되는 진균이며 아무런 증상을 나타내지 않는 성인의 약 40%정도가 이들을 보유하고 있는 것으로 나타난다. 캔디다(Candida)는 면역 결핍환자, 보철물 착용자 또는 항생물질 복용자에서 그 수가 증가한다. 엡스테인-바 바이러스(Epstein-Barr virus)와 사람 헤르페스 바이러스 6형(Human Herpesvirus type 6)과 같은 몇몇 바이러스들도 건강한 사람의 타액에서 종종 발견된다.

### 구강에서 발견되는 중요한 그람양성 미생물

| 속 (Genus) | 형태 | 산소 요구성 | 비고, 예 |
|---|---|---|---|
| *Streptococcus spp.* | 구균 | 통성 혐기성 | 구강미생물의 가장 많은 부분을 차지함. 타액과 혀로부터 분리한 미생물총 중 거의 50%가 연쇄상구균이나, 치은열구와 치은연상 치태에서는 30%에 불과하다(예 : *S. oralis*). |
| | | 절대 혐기성 | 혐기성 연쇄상구균은 입안에 존재하지만 일반적으로 화농성 감염으로 부터 분리된다. |
| *Staphylococcus spp.* | 구균 | 통성 혐기성 | *S. epidermidis*와 같은 coagulase음성 포도상구균은 정상세균에 속한다. *S. aureus*는 전신질환이 있는 어린이와 노인에게서 자주 분리된다. |
| *Actinomyces spp.* | 간균 | 통성 혐기성 | 특히 접합부위(approximal) 치태에서 발견되는 세균의 대부분. 치은염과 치근 표면 치아 우식인 경우에 수가 증가함(예 : *A. naeslundii*). |
| *Lactobacillus spp.* | 간균 | 통성 혐기성 | 정상세균총의 일부분을 차지한다. 우식병변에 증가(예 : *L. acidophilus*) |
| *Eubacterium spp.* | 간균 | 절대 혐기성 | 치주염, 농양부위에서 발견됨(예 : *E. brachy*). |

### 구강에서 발견되는 중요한 그람음성 미생물

| 속 (Genus) | 형태 | 산소 요구성 | 비고, 예 |
|---|---|---|---|
| *Neisseria spp.* | 구균 | 호기성 | 치아에 초기 집락형성. 대부분의 구강에서 적은 수가 분리됨.<br>예 : *N. subflava* |
| *Veillonella spp.* | 구균 | 절대혐기성 | 대부분의 구강에서 적은 수가 분리됨. 혀, 치태에서 많은 수가 분리됨.<br>예 : *V. parvula* |
| *Haemophilus spp.* | 간균 | 통성혐기성 | 타액, 상피표면의 치태에 일반적으로 존재함.<br>예 : *H. aphrophilus* |
| *Eikenella spp.* | 간균 | 통성혐기성 | 주로 치은연하 치태에서 발견됨.<br>치은염의 경우 증가함.<br>예 : *E. corrodens* |
| *Capnocytophaga spp.* | 간균 | 호이산화탄소성 | 치주염에서 자주 발견<br>예 : *C. gingivalis* |
| *Actinobacillus spp.* | 간균 | 호이산화탄소성 | 치주낭에서 발견되며 유년기 치주염과 관련됨.<br>예 : *A. actinomycetemcomitans* |
| *Porphyromonas spp.* | 간균 | 절대혐기성 | 주로 치은연하 치태에서 발견<br>성인 치주염의 원인과 관련됨.<br>예 : *P. gingivalis* |
| *Prevotella spp.* | 간균 | 절대혐기성 | 주로 치은연하 치태에서 발견<br>성인 치주염의 원인과 관련됨.<br>예 : *P. intermedia* |

| 속 (Genus) | 형태 | 산소 요구성 | 비고, 예 |
|---|---|---|---|
| *Fusobacterium spp.* | 간균 | 절대혐기성 | 주로 치은연하 치태에서 발견<br>성인 치주염의 원인과 관련됨<br>예 : *F. nucleatum* |
| *Spirochetes* | 나선균 | 절대혐기성 | 주로 치주낭에서 발견됨. 배양, 유지하기 매우 어려움.<br>암시야 현미경에서 가장 잘 보임.<br>예 : *Treponema denticola* |

## 3) 구강미생물의 획득

태아의 구강은 멸균상태이며, 출산 중 신생아가 산모의 질 세균에 노출되어도 일반적으로 미생물들은 자리 잡지 못한다. 구강은 세균이 집락을 형성하기에 매우 선택적인 특수한 환경으로서 신생아의 구강 내에서는 극히 몇 종의 세균들만이 집락을 형성할 수 있다. 초기의 수유를 통하여 산모의 피부 및 타액 또는 수유기구 등과 같은 주변 환경으로부터 미생물들이 옮겨진다.

생후 24시간 이후부터 첫 미생물들이 자리잡기 시작한다. *Streptococcus* salivarius(이하 *S. salivarius*)와 같이 상피세포에 부착을 하는 연쇄상구균들이 보통 처음으로 집락을 형성한다. 이렇게 초기에 형성된 집락들에 의하여 생성된 물질들은 주변 환경을 변화시켜 또 다른 종들이 자랄 수 있는 환경을 만들게 된다. 예를 들어 S. salivarius는 설탕(자당)으로부터 세포외 다당체를 만들어 *Actinomyces spp.*와 같은 다른 세균들이 부착을 할 수 있도록 한다. 이러한 일련의 세균의 증식 및 다양성을 통하여 결국에는 집락의 안정기에 도달한다.

생후 1년이 지나 치아가 형성될 때 종을 이루는 두드러지는 미생물들로는 연쇄상구균, *Neisseria*, *Veillonella*, 포도상구균 등이며, 소량 발견되는 젖산균, *Actinomyces*, *Prevotella*, *Fusobacterium* 등이 있다.

치아 표면과 잇몸 조직은 미생물이 집락을 형성할 수 있는 새로운 서식지를 제공하며 결과적으로 치태의 형성을 초래하게 된다. 일생동안 미생물군의 변화가 일어나기도 하는데, 예를 들어 5세 어린이의 경우 약 18~40%만이 스피로헤타와 흑색 색소 형성 혐기성 미생물을 가지고 있는 반면 13~16세의 어린이들 90%가 가지고 있다. 성인의 미생물 분포는 비교적 안정적이지만 보철물 착용자의 경우는 C. albicans의 수가 증가한다. 보철물을 착용하지 않는 사람도 대략 70세를 전후로 타액 내에 젖산균과 포도상구균의 수가 증가하기 시작하며, 80세 이후에는 효모의 수가 증가한다.

## 4) 치태의 형성

세균의 생육에는 구강의 표면에 부착하는 것이 필수적이다. 치은연하의 치태가 형성될 때 미생물들은 법랑질(enamel)에 직접 부착을 하는 것이 아니라, 치아 표면의 '획득피막(acquired pellicle)' 이라고 불리는 얇은 층에 결합한다. 획득피막은 뮤신, 타액의 당단백질, 미네랄, 면역글로부린 등을 함유하고 있다. 획득피막은 깨끗한 법랑질 표면에서 수 초안에 형성되며 90~120분이 경과하면 최대로 두꺼워진다.

## 5) 세균의 부착

세균의 부착은 복잡한 과정을 거치며, 이는 아래와 같이 4단계로 구분할 수 있다.

### (1) 1단계 : 이동

먼저 세균이 액체의 흐름, 브라운 운동, 세균의 운동에 의하여 부착할 위치로 이동하여야 한다.

### (2) 2단계 : 초기 부착

이 단계에서는 2가지의 힘이 작용하는데, 10~100 nm의 거리에서는 van der Waal's 힘과 같은 약한 힘과 정전기적 힘이 효과를 나타낸다. 이러한 힘들은 매우 동적이며, 주변의 타액에 함유되어 있는 이온 농도에 의해서 영향을 받는다. 따라서 서로 가역적이다.

세균이 더욱 접근하게 됨에 따라(2 nm) 획득피막의 수산화기와 세균의 인산기 사이의 수소결합과 같은 강력한 힘이 작용한다.

### (3) 3단계 : 부착

초기 부착 단계에 이어서 공유결합, 이온결합, 정전기적 결합 등에 의하여 더욱 영구적인 결합이 형성된다. 이들 결합은 숙주의 표면에 있는 리간드라는 특정 수용체와 세균의 부착소(adhesin)라는 물질과의 사이에서 일어난다. 후자는 보통 섬모와 같은 세균의 부속기관에 위치한다. 구강세균의 부착과 그에 따른 치태의 형성은 숙주와 미생물간의 여러 가지 요인과 타액에 의하여 영향을 받는다.

### (4) 4단계 : 집락형성

일단 세균이 표면에 부착을 하게 되면 부착된 상태에서 분열을 하며, 세포 외 물질들을 생산하며 세균집락을 형성하게 된다. 타액의 당단백질과 포도당, 자당, 맥아당, 유당과 같은 당들을 대사하여 세균의 세포벽과 세포 내 다당체를 만들게 된다. 이 세포 내 다당체는 미생물의 영양분의 저장소로 사용되며 이들을 분해하여 에너지를 생성하고 유기산을 배출하게 된다. Strep. sanguis와 Strep. mutans 등은 자당으로부터 주로 글루칸(glucan)을 형성한다. 글루칸은 보통 불용성이며 글루코스 전이효소(glucosyltransferase)라는 효소에 의해 생성된다.

점차 미생물들이 연합하여 얇은 막(biofilm)을 형성하게 된다. 세균 상호간의 부착이 일어나 더욱 복잡해지며 치태(dental plaque)를 형성하게 된다. 치태는 세균 또는 타액에서 유래된 중합체에 의해 덮여 있는 치아면에 부착한 미생물의 집합체이다. 구강점막에는 이들을 덮고 있는 피막의 형태에 의하여 다른 상황을 나타낸다. 초기에는 부착한 세균의 수가 적고 규칙적인 표피탈락에 의하여 부착한 미생물의 수가 적다. 연쇄상구균의 경우 유사한 종간의 응집이 일어난다.

*Strep. sanguis*와 *A. naeslundii* 또는 *Streptococcus spp.*와 *Porphyromonas spp.*같이 서로 다른 종간의 응집도 일어날 수 있다.

또한, 유지력과 제거하려는 힘 간의 평형이 이루어진다. 거친 표면에서는 부착할 수 있는 표면적이 증가하며, 제거하려는 힘으로부터 방어하는 역할을 수행하므로 더 많은 치태를 형성하게 된다. 또한 법랑질과 같이 표면장력이 큰 곳보다 teflon과 같이 표면장력이 적은 곳에서는 적은 수의 미생물이 부착을 하게 된다. 그러므로 치태의 축적을 최소화하기 위하여 표면장력이 적은 구강 내 기구들이 고안되어야 한다.

치태가 성숙함에 따라 치아표면에 존재하는 미생물의 종류가 변하면서 미생물의 양도 증가하게 된다. 7일이 경과한 후에도 연쇄상구균이 주요한 부분을 차지하지만 14일이 경과하면 배양가능한 미생물들 중 연쇄상구균은 15%에 불과하게 되어 혐기성 간균과 사상균들의 수가 증가한다.

치면세균막 형성 1

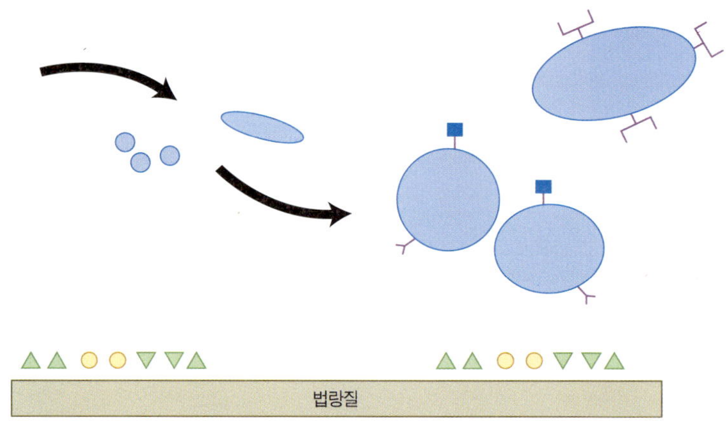


치면세균막 형성 2

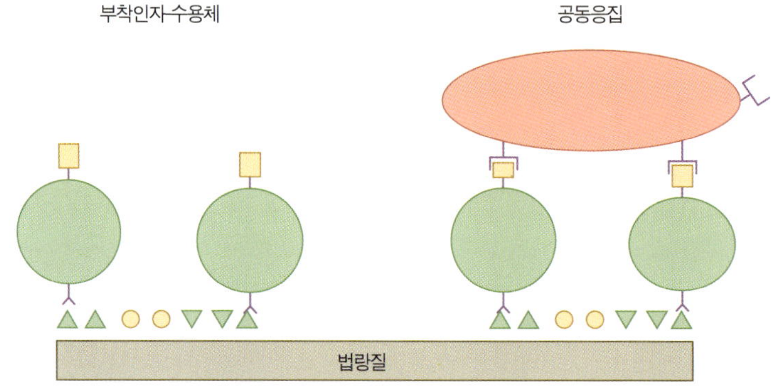

치면세균막 형성 3

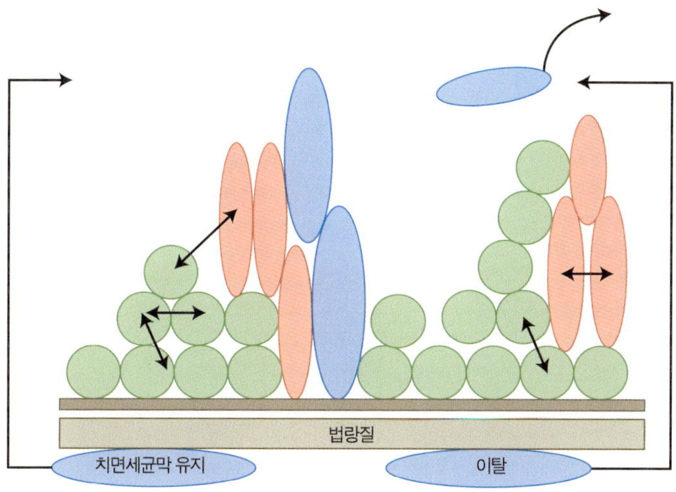


**치면세균막 형성을 위한 세균집락의 과정**

## 6) 치석

dental calculus

치태는 석회화될 수 있다. 타액은 칼슘 및 인산이온으로 과포화되어 있어 치태의 깊숙한 부분에까지 이를 퇴적시킬 수 있다. 이온들이 치태 내의 사멸된 미생물들로부터 불순물과 함께 축적되고, 치태 내의 인산화 효소와 단백질 분해효소들이 타액 내에 존재하는 미량의 석회화 억제물질(statherin, prolin이 많은 단백질)을 분해하게 된다. 이러한 과정을 통해 불용성의 인산칼슘 결정으로 이루어진 치석이 형성된다. 많은 치석제거용 치약은 과량으로 존재하는 칼슘을 흡수하고 치태 내 미네랄의 축적을 감소시키는 pyrophosphatase를 함유하고 있다. 성숙된 치석은 80%(건조중량)에 달하는 광물질(대부분 hydroxyapatite)과 20%의 유기물을 함유하고 있으나, 정확한 조성은 개인, 연령, 치태, 치아의 위치에 따라 다르다.

치석에 함유되어 있는 세균의 분포는 일정하지 않으며, 치태가 형성된 부분의 세균의 구성에 따른다. 그러므로 치은연하 치석의 초기(2일)에는 그람양성 구균이 함유되어 있는 반면 성숙된 치은연하 치석에는 그람음성의 간균이 함유되어 있다. 치석은 거칠고 다공질의 표면을 갖고 있어서, 세균 또는 세균의 생산물이 흡수될 수 있고 숙주에게 해를 입힐 수 있는 물질들이 저장될 수 있는 이상적인 장소가 된다. 그러므로 조직 손상을 막고 치주질환을 회복하기 위하여 치아의 표면으로부터 치석을 제거하여야 한다.

## 7) 구강 미생물의 생육에 영향을 미치는 요소

미생물 집단의 유지는 미생물과 숙주사이의 어느 정도의 공생관계가 필요하다. 이것은 생육을 촉진시키는 인자와 억제하고자 하는 인자들 사이의 평형관계를 나타낸다. 특히 구강 미생물들은 음식물, 타액, 치은열구액, 미생물 생산물, 기체환경, 숙주인자 등의 광범위한 요소들에 의해 영향을 받는다.

**구강 미생물의 분포에 영향을 미치는 중요한 인자**

| 인자 | 예 |
|---|---|
| 음식 | 화학적 조성, 물리적 성질, 섭취 빈도 |
| 타액 | 분비량, pH 균형, 항균인자(예 : lysozyme ) |
| 치은열구액 | 많은 항균성분을 함유하고 있다(예 : IgG). |
| 미생물 상호작용 | 일부는 유익하며, 일부는 해롭다. |
| 기체 환경 | 상대적 산소 농도가 종의 분포를 구분하는데 도움이 된다. |
| 숙주인자 | 전신질환, 항생제 복용, 구강위생지수 |

### (1) 음식

큰 분자량을 갖는 식이 섬유들은 대사되기 전에 먼저 타액 내에 존재하는 효소들에 의해 분해되어야 하므로, 섭취되는 식품의 화학적 구성성분은 영양소의 사용가능성 여부에 영향을 준다. 자당, 맥아당, 유당, 포도당과 같이 발효에 직접 사용될 수 있는 탄수화물은 치태의 형성을 증가시키며, 유기산과 덱스트란(dextran)과 같은 미생물 대사산물을 축적하게 한다. 그러므로 자당(설탕)의 잦은 섭취는 높은 치아우식 이환율과 관련이 있다. 전분, 단백질과 같이 분자량이 큰 물질은 그들이 분해되기 전에 구강으로부터 제거된다는 물리학적 성질 때문에 세균이 사용하는데 있어서 제약이 있다. 그러나 일부 음식은 치아 사이에 끼이거나 열구에 보다 쉽게, 오래 달라붙어 세균들이 이들을 사용하여 대사하고, 성장하여 젖산(lactic acid)과 같은 부산물들을 만들 수 있도록 한다.

### (2) 타액

타액의 필수적인 역할 중 하나는 대부분의 표면에서 pH를 조절하는 완충역할이다. 자극에 의하지 않은 정상적인 타액의 평균 pH는 6.75에서 7.25 사이이다. 건강한 치태에 존재하는 세균의 구성성분들은 낮은 pH에 일시적으로 노출되었을 때에는 이를 견딜 수 있으나 지속적인 노출에는 사멸하거나 성장이 억제된다. 잦은 설탕의 섭취로 인한 규칙적인 pH의 저하는 Strep. mutans와 젖산균(Lactobacillus)의 증식을 유도하고 치석형성을 증가시킨다. 분비량의 변화도 석회화와 탈회에 있어서 중요한 역할을 하는 중탄산염, 요소, 암모늄, 칼슘, 인산염 등의 농도에 영향을 준다.

타액은 당단백질, 단백질, 미네랄과 같이 세균의 부착과 대사에 사용될 수 있는 주요한 성장인자들을 포함하기도 한다. 그러나 미생물들이 이들 물질을 완전히 분해하기 위해서는 서로 상승적인 작용을 해야 한다. 세균의 집단사이에서 서로 다른 종간의 상호작용은 여러 가지 현상으로 나타나며, 어떤 것은 이롭고 어떤 것은 해롭다. *Fusobacterium spp.*에 의하여 생성된 세포벽 지방산인 isobutyrate가 Treponema microdentium에 의해 사용되는 것처럼 어떤 한 종에 의해 세포 외로 생산된 최종 생산물이 다른 종의 성장에 필수적이기도 하다. 마찬가지로, Veillonella parvula가 생산하는 비타민 K는 *Porphyromonas spp.*의 성장에 필수적이다. 반대로 Streptococcus oralis에 의해 생산된 과산화수소 또는 Porphyromonas gingivalis에 의해 생성된 butyrate는 다른 세균의 성장을 억제하기도 한다.

타액에는 타액성 과산화효소, 수액성 과산화효소(세균의 대사를 억제하는 과산화효소), lysozyme(몇몇 세균의 세포벽을 용해하는 효소), 히스티딘을 다량 함유하는 펩타이드(C. albicans를 억제), 면역 글로블린 등의 항생물질도 존재한다.

### (3) 치은열구액(Gingival crevicular fluid, GCF)

이것은 알부민, 면역글로부린, 아미노산, 미네랄, 비타민, 포도당 등을 함유하는 혈청 유래 물질이다. GCF는 세척효과와 더불어 많은 수의 다형핵 백혈구, 항체, 보체 등에 의하여 보호 역할을 한다.

### (4) 공기

대부분의 구강 미생물은 산소가 있을 때는 호기적 호흡을 더 선호하지만, 대부분은 통성혐기성이다. 그러나 일부 미생물은 편성 혐기성으로서 산소에 의해서 사멸한다.

구강의 상대적 산소 농도가 특정 종의 분포를 결정하는데 도움이 되기도 한다. 정상적인 공기는 20%의 $O_2$를 함유하고 있으며, 혀의 전방에는 16%, 후방에는 12%, 볼 부분에는 0.3%이다. 이러한 현상은 각 부위에서 분리되는 혐기성 미생물의 숫자에 영향을 준다. 때로는 세균이 사용할 수 있는 조건이 산화-환원 정도로 표시되기도 하며 보통 mV의 단위를 갖는 산화-환원 전위(redox potential, Eh)로 일컬어진다. 따라서 깨끗한 법랑질 표면의 산화-환원 전위는 +200mV이며, 치태 축적 후 7일이 경과한 후에는 -141mV로 떨어진다.

초기에 집락을 형성하는 치태는 $O_2$를 사용하여 $CO_2$를 생산하며, Streptococcus milleri와 같은 호이산화탄소성 세균이 정착할 수 있도록 한다. 후기에 집락을 형성하는 치태는 $H_2$, 황화합물과 같은 환원제를 생산하여 ph를 낮추고, Prevotella spp.와 같은 혐기성 세균들이 집락을 형성할 수 있도록 해 준다. 그리하여 치주낭의 전위차는 건강한 치은(+73mV)보다 더 감소(-48mV)하게된다.

### (5) 숙주

숙주의 요인 중 음식이나 타액의 흐름과 더불어 전신질환, 광범위한 항생물질의 사용, 항암치료 등도 숙주와 미생물간의 상호작용을 파괴할 수 있다. 숙주가 구강 미생물군에 영향을 줄 수 있는 가장 쉬운 것 중 하나는 칫솔질과 같은 구강 위생용품의 사용이다. 이는 많은 통성혐기성 그람양성 세균과 건강한 구강에서도 존재하는 미량의 편성 혐기성 세균이 함유되어 있는 젊은 치태를 형성하게 한다. 그러나 치태제거를 쉽게 하기 위하여 치태의 형성을 감소시키는 화학약품들이 개발되었다.

### (6) 치태형성 억제제

치태의 형성을 억제하기 위하여 사용되는 화학요법은 3가지로 분류될 수 있다.

#### ① 항생물질

이것은 치아 표면에 세균이 증식하지 못하도록 하는 방법이다. 현재 가장 효과적인 치태형성 억제제는 클로로헥시딘(chlorhexidine)이다. 항생물질에 사용하는 것은 양 끝 부분이 양극으로 하전되어 있는 분자로서 법랑질 피막, 점막세포, 세균의 세포벽 등의 음극으로 하전된 부분과 용이하게 결합할 수 있도록 되어 있다. 일단, 클로로헥시딘이 결합하면 미생물의 세포막에 손상을 입히고, 세포 내용물을 침전시킴으로써 항균효과를 나타낸다. 클로로헥시딘은 또한 표면에 흡수되어 서서히 방출되어 항균력을 유지하는 영속성을 가지고 있기 때문에 미생물의 부착을 억제한다. 국소적 또는 전신적 항생제와 같은 다른 항균물질은 종종 내성균주의 발현이라는 문제 때문에 구강미생물의 조절을 위하여 장기사용을 금한다.

#### ② 치태 파괴물질

Sodium laurylsulfate(SLS)는 치약과 구강 세척액에 일반적으로 사용되는 음이온성 세정제로써 치태가 축적되는 것을 막는다. 또한 SLS는 클로로헥시딘보다는 약하지만 약간의 지속성과 항균성을 갖는다. 치아에 부착된 치태를 떨어뜨리기 위하여 delmopinol과 같은 아민 알코올 치환체를 사용한다. Delmopinol은 세균 위에 막을 형성함으로써 부착부위를 차단하여 치태가 치아표면으로부터 떨어져 나가도록 한다. 덱스트란 분해효소(dextranase), 아밀로글루코시다아제(amyloglucosidase)와 같은 효소를 사용하여 치태를 감소시키려는 새로운 방법도 시도되었으나 효과는 미미하다.

#### ③ 부착 억제제

부착억제제는 구강 내 표면의 부착부위를 변형하여 세균과 구강환경과의 상호작용을 차단하거나 방해하도록 고안된 것이다. 많은 방법들이 아직 시험단계에 있거나, 구강 위생제재로 상업화되지 못하고 있다. 불화나트륨(NaF)과 불화주석(stannous fluoride)과 같은 불소화합물이 부착을 억제하는 능력을 갖고 있는 것으로 알려져 있으나 그 기작은 아직 불분명하다. 부착억제제의 사용은 앞으로의 구강 위생제재 개발에 밝은 전망을 주고 있다.

치태 형성 억제제

| 작용기작 | 예 |
|---|---|
| 항균작용 | 클로로헥시딘(부착억제효과도 있음) |
| 치태 파괴 | Sodium lauryl sulfate(세정작용)<br>Delmopinol(치태를 느슨하게 한다)<br>Dextranase 등의 치태 분해효소 |
| 부착억제 | 실험실적 화합물<br>불소화합물 |

## 2. 치과에서 노출되기 쉬운 감염

### 1) B형 간염(Hepatitis B Virus , HBV)

B형 간염이란 간에 염증을 일으키는 질환으로 간기능 부전증, 간암을 유발하여 사망에 이르게 할 수 있다.

#### (1) 발생

치과에서 가장 많이 노출되며 인간면역결핍바이러스(Human immunnodeficiency virus, HIV)보다 전파력이 매우 강하고, 주로 혈액이나 체액을 통하여 전파된다.

#### (2) 직무 상 감염 시 대처

면역이 없는 직원이 B형 간염환자에게 사용한 주사바늘에 찔리면 감염 확률은 25~30%로 보고되고 있으므로 가능한 빨리 B형 간염면역글로블린(HBIG)을 투여하고 동시에 예방접종을 시작해야 한다.

#### (3) 예방접종

B형 간염 예방접종은 초기 1회 접종 후 2차 접종은 첫 회 접종 1개월 후, 3차 접종은 첫 회 접종 6개월 후에 상부근육(deltoid muscle)에 근육주사 한다. 예방접종을 해도 항체가 생기지 않는 경우가 드물지 않게 있는데 이런 경우에는 예방접종을 다시 1~3차까지 실시한다. 그래도 생기지 않으면 또 다시 예방접종을 할 필요는 없다. 치과의 작업환경 상 5년에 한 번씩 항원-항체 검사를 받을 필요가 있다.

#### (4) 예방

B형 간염 바이러스는 주로 주사바늘에 찔리거나 칼에 베이는 경우나 눈이나 입속의 점막, 손

상된 피부에 혈액이 묻는 경우에 감염될 수 있다. 따라서 B형 간염환자 접촉 전후 손 씻기와 장갑, 마스크, 보안경 등의 보호장구 착용을 해야 하며 특히 주사바늘이나 수술도구 등을 다룰 때는 주의한다.

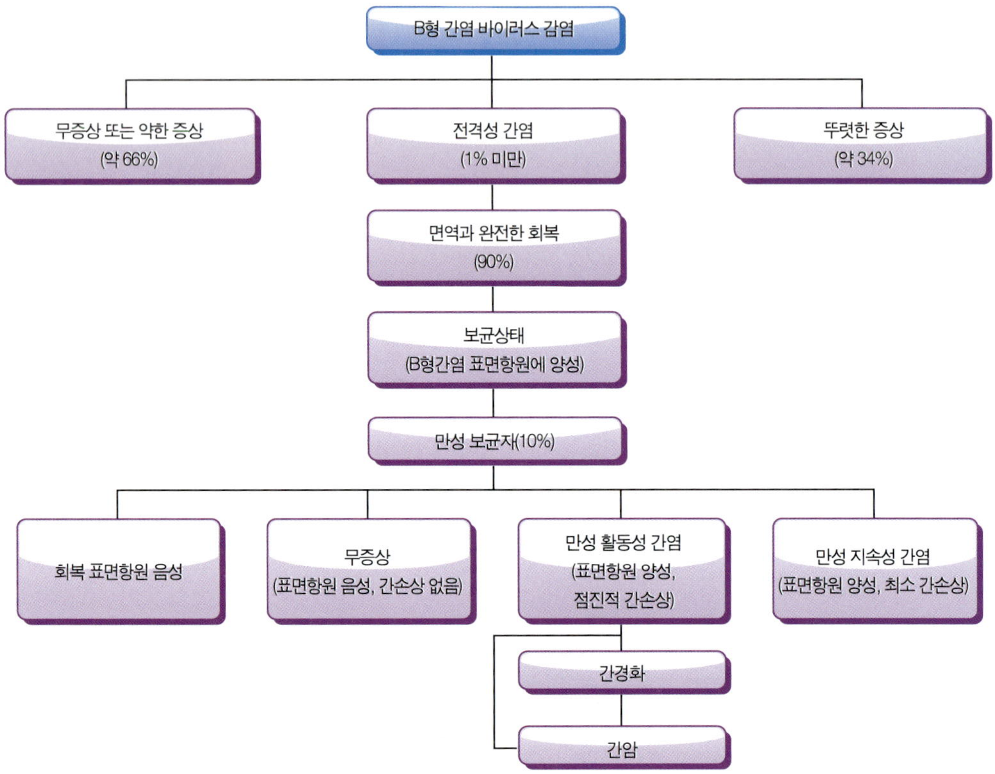


**B형 간염 모식도**

## 2) 결핵

tuberculosis

결핵은 전 세계적으로 발생하는 만성전염병으로 우리나라 법정 전염병 제3군에 속하며 이는 후진국형 질병이다. 결핵으로 인한 연간 사망률은 세계적으로 300만 명에 이르는 것으로 보고되고 있다. 우리나라는 인구 10만 명당 남자 10.5명, 여자 3.7명이 결핵으로 사망하고 있으며, 경제협력개발기구(OECD) 회원국 중 가장 높은 사망률을 보이고 있다. 북한에서는 매년 인구 10만 명당 80명이 결핵으로 목숨을 잃은 것으로 보고되어 결핵사망률이 세계 1위인 것으로 나타났다. 결핵은 신체의 모든 부분에 침범할 수 있는 전염병으로 특히 산소분압이 높은 허파에 많이 감염되는 세균성 만성 전염병이다.

### (1) 병원체

병원체는 Mycobacterium tuberculosis로 그람양성의 항산성막대균인 결핵균은 건조에 강하나, 직사광선, 일광 및 열에 약하다.

### (2) 병원소

감염된 사람이 주요한 전파경로이나 때로는 감염소로부터 온다.

### (3) 전파

결핵환자에서 나오는 비말핵을 흡입하여 감염되며, 점막과 상처난 피부를 통해 직접감염이 일어날 수도 있지만 이런 경우는 매우 드물다.

### (4) 감수성

전반적으로 도시가 농촌보다 유병률이 많으며, 연령별로는 3세 이하의 소아가 가장 감수성이 높고 3~12세가 가장 낮으며 그 후 청년기에 다시 높아진다. 감염 후 첫 6~12개월이 가장 악화되는 기간이다.

### (5) 증상

가벼운 기침 등의 증상을 수반하지만 대부분의 환자들이 만성적 증상으로의 경과를 밟으며, 병변이 상당히 진행될 때까지 뚜렷한 증상이 없으며 설령 증상이 있어도 비특이적이라 발견하기 어렵다. 일단 증세가 나타나기 시작하면 병감, 피로감, 식욕감퇴, 체중감소가 있고, 열은 39~40℃까지도 나지만 오후에는 높고 야간에는 해열되면서 땀이 많이 흐른다. 국소적인 증세로는 기침과 가래가 나오지만 병소가 작으면 뚜렷하지 않으며 공동이 많이 생기는 가래가 나오고 점액농성이던 것이 화농성이 된다. 각혈은 공동이나 기관지의 미란(erosion)이 있을 때 생기고 보통은 소량이다. 흉통은 병변이 흉막으로 파급했을 때 생긴다.

### (6) 진단

결핵의 진단은 객담을 이용한 결핵균 도말 및 배양검사를 실시하고 흉부 X선 검사를 실시한다. 최근 분자생물학적 기법을 이용한 진단 및 결핵균 항원 또는 항체를 혈액 등에서 측정하는 방법 등이 개발되어 결핵의 진단율을 높이고 있다.

### (7) 치료

항결핵제(INAH, ethambutol, PAS, rifampin 등)를 투여한다. 치료를 시작하면 객담에서 결핵균이 나오지 않고 전염력도 없어 환자는 특별한 불편이 없는 한 직장생활을 포함하여 어떠한 사회활동도 제한받을 필요가 없다.

### (8) 예방대책

예방의 가장 좋은 방법은 BCG 예방접종을 받는 것인데, 국내에서는 생후 4주 이내에 접종하고 늦어도 첫 번째 생일 이전까지는 접종을 받도록 권장하고 있다. 아울러 객담 속에 결핵을 배출하는 개방성 환자를 격리하는 것이 감염을 방지하는 첫째 요건이지만, 무자각성이 많으므로 완전한 격리는 어렵다. 따라서 감염되지 않도록 몸을 건강하게 하고 영양섭취를 잘해서 자연적으로 저항력을 높이도록 노력한다. 투베르쿨린 반응의 양성전이 후 1년간은 특히 조심스럽게 생활하면서 경과를 면밀히 관찰해야 하며, 이 때 이소니코틴산히드라지드(isonicotinic acid hydrazide)를 약 6개월 간 복용하면 예방효과가 있다.

**결핵 유병률 추이**

| 연도 | 1965 | 1975 | 1985 | 1995 | 2002 |
|---|---|---|---|---|---|
| 연간 감염위험률 | 5.3 | 2.3 | 1.2 | 0.5 | 0.3 |
| 활동성 유병률 | 5.1 | 3.3 | 2.2 | 1.0 | 0.5 |
| 환자수(천명) | 1,240 | 1,014 | 798 | 429 | 219 |
| 균 양성 유병률 | 0.94 | 0.76 | 0.44 | 0.22 | 0.18 |
| 환자수(천명) | 226 | 235 | 164 | 91 | 85 |

보건복지부 주요업무 참고자료 2003.6

**결핵 사망률 추이**

| 연도 | 2000 | 2001 | 비고 |
|---|---|---|---|
| 전결핵 | 7.2 | 6.7 | • 2001년 전체 질환 사망순위 :10위<br>• 전년대비 5.6% 감소 |
| 호흡기 | 6.8 | 6.3 | |
| 기타결핵 | 0.4 | 0.4 | |

보건복지부 주요업무 참고자료 2003.6

## 3) 매독

syphilis

매독은 서인도제도의 지방병으로 존재하던 질환인데, 1493년 C. 콜럼버스의 원정 때 일행이 유럽으로 가져와, 훗날 동양으로 전파되었다는 설과, 구대륙에 그전부터 존재했었다는 설이 있다. 1905년 Schandin과 Hoffmann에 의해서 발견된 병원체(Spiro-chaeta pallida)가 성교나 키스에 의해 피부 조직 내로 침입하여 생기는 질환으로 신체의 모든 부위를 침범할 수 있다. 감염된 후 경과함에 따라 증세는 달라지는데, 제1기, 제2기, 제3기 및 변성매독 등으로 구분되며, 태아가 자궁 내에서 감염된 경우를 선천성 매독이라고 한다. 매독의 진단은 혈청검사를 통하여 진단한다.

### (1) 병원체와 병원소

병원체는 매독 트레포네마(Treponema pallidium)이다. 건조와 온도 변화에 민감한 혐기성 나선균으로 병원소는 환자(사람)이다.

### (2) 전파

성적 접촉에 의해 발생하며, 또한 수혈을 통해 전파될 수 있다.

### (3) 감수성

폭로 후 10%만 감염되지만 감수성은 누구나 가지고 있다. 자연면역은 존재하지 않으며 1기 혹은 2기 초에 치료하면 면역 형성을 못할 수도 있다. 3기에 중감염이 일어나면 피부, 뼈, 점막에 파괴적 병변을 유발할 수 있다.

### (4) 증상

매독은 제1기, 제2기, 제3기로 나누어지는데, 기별 증상은 다음과 같다.

① **제1기** : 제1기(primary syphilis)는 감염 후 3주일이 지났을 때 시작된다. 감염 부위에 통증이 없고 가장자리가 딱딱한 궤양(경성하감, hard chancre)이 형성되는데, 남자의 경우 귀두부(glans)나 포피(prepuce)에 여자의 경우 음순과 요도구 주변에 생기는데 입술이나 혀, 유방에 생기기도 한다. 감염 후 6주쯤 지나면 양쪽 서혜부(inguinal region)의 림프선이 부어 오르는데, 이 때 증상이 나타나지 않아 치료된 것으로 착각할 수도 있다. 이 시기는 병균이 몸 속으로 파고드는 과정이다.

② **제2기** : 제2기(secondary syphilis)는 감염된 지 약 2개월 후에 발생하는 것으로 스피로헤타가 전신에 퍼지고 수가 증가하여 전신불쾌감, 식욕부진, 메스꺼움, 발열, 두통, 탈모증, 고관절 통증, 가렵지 않은 마진상(morbilliform)의 피진(rash)의 출현, 입과 인후에 편평한 백색무늬 궤양, 피부의 습기있는 부분에 편평콘딜로마형의 구진(papule)이 특징이다. 이 시기에는 입맞춤에 의해 전파될 수 있으며 접촉전염성이 높다. 증상은 보통 3주에서 3개월 정도 지속되나 2년 후 재발할 수 있다.

③ **제3기** : 제3기(tertiary syphilis)는 감염 후 3년쯤 지나면 몸의 여러 곳에 고무종(gumma)이라는 단단하고 탄력있는 종기가 나타나 보기 흉한 상처를 남긴다. 이 종기는 혈관이나 장기 깊숙이까지 파고들어 심각한 부작용을 일으킨다. 최근 매독은 걸려도 고무종이 나타나지 않고 숨는 경우가 많아 이때는 근육이나 골격이 파괴되고 심장이나 신경, 뇌까지 침범하여 불구가 되는 경우도 있다. 모든 매독 환자가 3기까지 진행되는 것은 아니며 매독 환자 개개인의 면역성의 차이에 따라 증상이 다르다.

④ **치료** : 매독은 1기에 치료하는 것이 이상적이며, 오래되었을수록 치유되기 어렵다. 현재 페니실린 요법이 주류를 이루며, 합성 페니실린의 내복요법은 치료를 쉽게 이끌어간다. 에리스로마이신(erythromycin)을 내복하기도 한다. 사용량과 치료기간은 증세와 경과 등에 의해서 결정되어 의사의 지시에 따라 치료를 받아야 한다.

⑤ **예방대책** : 무분별한 성생활을 자제하고 부득이한 경우에는 반드시 콘돔을 사용한다. 성병의 감염이 의심스러우면 즉시 병원이나 보건소에 가서 진단과 치료를 받아야 한다. 성행위 전후 예방을 위해 임의로 항생제를 투여하는 것은 항생제 내성을 일으킬 위험이 있으므로 바람직하지 않다. 치료가 완전히 끝날 때까지 성행위를 삼가한다.

# 3. 구강질환

## 1) 구강 진균 감염

oral fungal infections

진균은 진핵세포이며, 다수의 염색체를 가지고 있고 막으로 둘러싸인 핵을 가지고 있다. 원형질에는 미토콘드리아, 리보솜 및 봉입체(inclusion body)가 있다. 진균은 어디에서나 볼 수 있으며 제빵, 양조, 제약산업에서 매우 중요하다. 약 500,000종의 진균이 있다고 추정되지만 그 중 200여 종만이 사람에게 병원성을 나타낸다.

구강과 구강 주변의 진균감염은 일차적 국소적 병변 또는 전신성 진균증의 증상으로 유발된다. 치과 개업의가 가장 많이 진단하고 치료하는 진균감염은 캔디다종에 의한 것이다. 히스토플리스마증(histoplasmosis)과 같이 구강발현을 나타내는 드문 진균증은 거의 미국에서만 발견되고, 모균병(mucormycosis)과 같은 감염은 면역성이 저하된 사람에게 발견된다. 따라서 이 장에서는 주로 캔디다 감염에 대해 다루고, 드물게 오는 다른 몇 가지 진균감염에 대해서는 간단히 언급하기로 한다.

## 2) 진균의 구조와 성장

전형적으로 진균은 타원형의 효모(yeast)세포 또는 가는 필라멘트 균사(hyphae)형태로 자라며, 균사 필라멘트 덩어리를 균사체라고 한다.

효모는 출아법으로 증식하며 원형과 난형의 모양을 하고 있는 단세포 균류이다. 어떤 종은 이형성(dimorphism, 예를 들어 효모나 균사로 성장) 또는 다형성(많은 다른 세포모양으로 성장)을 나타낸다. 효모세포(분아포자, blastospore)가 균사로 바뀌는 것은 발아관(germ-tube) 형성을 통해 일어나는데, 발아관은 모세포와의 접합부분이 격리되지 않은 매끄러운 관으로 되어 있다. 캔디다는 또한 생체 내외에서 가(위)균사(pseudohyphae)를 만들며, 가균사는 길어진 효모세포에 가지가 있는 필라멘트 모양을 하고 있는데 서로 격리된 채로 연결되어 있다. 어떤 조건에서는 균사로부터 후막포자(chlamydospore)를 만드는데, 이는 둥글고 두꺼운 벽구조를 하고 있으며 균사보다 크다. 이것의 기능은 분명하지 않다.

효모세포는 호기성이며 주위로부터 성장에 필요한 영양분을 얻는다. 대부분은 포도당(glucose)을 탄소원으로 하고 암모니아나 질산염을 질소원으로 하는 단순배지에서 자란다. 어떤 종은 필수 성장요소를 필요로 하는데, 예를 들어 *C. albicans*는 비오틴(biotin)을 필요로 한다. 캔디다종은 20~40℃, pH 2~8에서 성장이 가능하다.

## 3) 구강의 캔디다 보균

구강에 캔디다종이 있을 확률은 상대적으로 높지만 그 중 소수에서만 구강 캔디다증이 나타난다. 보균상태에서 감염으로의 전환은 숙주방어력의 상태와 병원성인자를 발현하게 만드는 환경에 달려 있다. 건강한 사람의 약 35%에서 캔디다종이 구강에서 발견되지만 입원환자 또는 보철물을 낀 사람에게는 캔디다 보균율이 약 55%로 증가한다. 캔디다는 또한 인후, 질, 항문직장에 있는 상재균 중 하나이다. 캔디다는 치태와 구강 내 장치에서 발견되지만 주된 구강 보균 장소는 설배(dorsum of tongue)이다. 의학적으로 7가지 중요한 캔디다종이 있는데 그 중 *C. albicans, C. tropicalis, C. glabrata, C. parapsilosis, C. krusei*가 가장 흔히 분리 된다. *C. albicans*는 다른 종보다 성장이 쉽고, 건강한 사람과 환자에서 훨씬 더 자주 검출된다.

**사람의 구강에 존재하는 캔디다종**

| | 빈도수 | 점막부착 | 단백분해효소 생성 | Fluconazole에 대한 감수성 |
|---|---|---|---|---|
| *C. albicans* | ++++ | ++++ | +++ | +++* |
| *C. tropicalis* | ++ | ++ | +++ | +++ |
| *C. glabrata* | ++ | + | + ± | |
| *C. parapsilosis* | + | + | + +++ | |
| *C. krusei* | + | ± | - - | |

*내성 획득균주 출현

## 4) 캔디다종의 병원성인자

현재 병원성인자를 중요한 순서대로 나열하는 것은 불가능하며, 병을 유발하는 잠재력은 이러한 인자들의 복합작용에 의한 것이다.

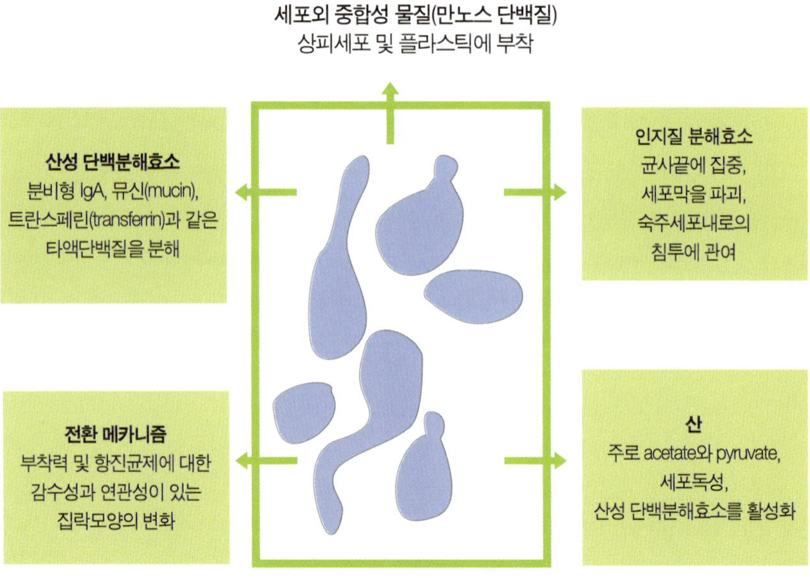


***C. albicans*의 병원성 인자**

### (1) 부착

캔디다세포가 타액의 기계적 세척작용이나 타액의 삼킴에 의해 제거되거나 또는 위산에 의해 파괴될 수 있으므로 이 진균이 구강표면에 부착하는 능력은 발병기전에 있어서 중요하다. 구강표면에 부착하면 세포는 거기에서 증식하여 집락을 형성하는데 이때 증상이 나타날 수도 있고 그렇지 않을 수도 있다. *C. albicans*와 다른 캔디다종이 점막표면과 플라스틱표면에 부착한다는 사실을 보고한 많은 문헌이 있다. 종과 균주에 따라 구강상피세포와 아크릴제품의 의치에 붙는 정도가 다양한데 *C. albicans*의 부착력이 가장 높다. *C. albicans*의 표면을 둘러싸고 있는 세포외 중합체, 특히 만노스(mannose)를 함유한 만노스 단백질(mannoprotein)이 부착에 중요한 것으로 여겨지고 있다.

### (2) 단백분해효소(proteases) 및 인지질분해효소(phospholipase)

*C. albicans*는 분비형 IgA, 락토페린(lactoferrin), 뮤신(mucin), 케라틴(keratin)과 같은 타액단백질을 분해할 수 있는 다양한 단백분해효소를 만든다. 이들의 작용은 pH에 달려있는데, pH 6.0에서는 제한된 가수분해가 일어나는 반면, pH 3.0~3.5에서는 무차별적 가수분해가 일어난다. 비단백분해성 C. albicans가 동물실험에서 병원성이 약하게 나타나므로 단백분해효소가 캔디다증의 발병기전(pathogenesis)과 관련이 있을 것으로 보고 있다.

*C. albicans*는 성장조건이 산성(pH 3.5~5.0)일 때 인지질 분해효소를 생산하며, 생산된 인지질 효소는 특히 균사(fungal hyphae) 끝에 집중되어 있다. 이 효소는 세포막을 파괴하며 따라서 숙주세포를 침범하는데 중요하다.

### (3) 전환 메카니즘(Switching mechanism)

*C. albicans* 배양 시 주의 깊게 관찰하면 종종 집락의 모양이 다양한 것을 볼 수 있는데, 특히 AIDS 환자의 시료를 배양할 때 이러한 현상을 볼 수 있다. 표면이 '거친(rough)' 집락과 '매끄러운(smooth)' 집락이 있으며 색깔이 흰 집락과 불투명한 집락이 있다. 이러한 전환은 효모성 세포가 자라는데 적합하지 않은 환경, 예를 들어 항진균제가 존재할 경우 일어나는 것 같다. 효모세포가 전환하는 것은 효모의 병원성에 영향을 미치는데 흰색 집락이 불투명한 집락보다 부착성이 더 강하다. 그러므로 캔디다의 전환 메카니즘이 발병기전에 있어서 첫째, 효모세포가 항진균제의 작용을 피하도록 할 수 있을 것이며, 둘째, 표면항원을 변형시켜 면역체계를 피하게 하고, 셋째, 다양한 숙주표면에 부착하여 집락을 형성하고 조직 내로 침범하는 것을 극대화시킨다.

### (4) 세포방어 메카니즘

숙주는 캔디다증에 대해 특이 및 비특이적 방어를 나타내는데, 숙주와 기생물의 균형이 깨질 때만 감염이 일어난다.

### (5) 항진균제

치과에서는 nystatin, amphotericin B, miconazole이 국소적 약제로 처방되고 있으며, 이들은 구강점막에 활성인자를 전달하고 방출하는 여러 가지 다른 조제방식으로 사용이 가능하다. fluconazole과 itraconazole은 전신적으로 투여할 수 있는 새로운 triazole 계통의 항진균제이다. itraconazole은 정제(tablet)로 사용할 수 있으며, 또한 최근에는 cyclodextrin 용액으로 사용이 가능한데, 후자는 일단 삼키면 흡수가 되기 때문에 국소적 및 전신적으로 모두 효과가 있을 것으로 생각된다. Fluconazole은 국소적으로는 사용하지 않고 전신적 목적으로 사용한다. 면역이 저하된 환자에서 fluconazole을 오랫동안 사용하면 fluconazole에 내성을 나타내는 *C. albicans*균주가 생기며, 따라서 어떤 경우 임상적 치료에 어려움이 있다는 보고가 있다. *Candida glabrata*와 *C. krusei*는 fluconazole에 자연내성이 있고 fluconazole을 장기간 사용한 환자에게 병원체로 작용할 수 있다. Chlorhexidine은 항캔디다 활성이 있으며 구강 캔디다 감염을 통제하고 막기 위해 국소적으로 사용될 수 있다.

**향진균 약제**

| 약제 | 조제 | 활성 |
|---|---|---|
| Nystatin<br>Amphotericin | 국소적 : 현탁액, 정제, 연고 | 모든 Candida종이 민감함<br>내성은 드물고 항(세)균<br>작용은 없음 |
| Miconazole | 국소적 : 구강 젤 또는 크림 | Candida 종 : 다양한 민감성<br>항포도상구균 활성을 가짐 |
| Fluconazole | 전신적 : 캡슐 | 일반적으로 C. albicans는<br>민감하지만 내성이 생길 수 있음<br>C. krusei와 C. glabrata는<br>자연내성이 있음 |
| Itraconazole | 전신적 : 캡슐<br>전신적 및 국소적 :<br>cyclodextrin 용액 | 일반적으로 Candida종은 민감함<br>현재까지 내성획득에 대한<br>징후는 없음 |
| Chlorhexidine | 국소적 : 용액 | 항균 및 항캔디다성 |

## 5) 구강 캔디다증

구강 내에 국한된 캔디다 감염은 비교적 흔한 현상이다.

**구강 캔디다증의 분류**

| 구강 캔디다증의 분류 |
|---|
| **구강에 국한됨**<br>위막성 - 아구창<br>홍반성 - 위축성 (예 : HIV-연관성)<br>- 의치 연관성<br>증식성 - 캔디다성 백반증<br>구각염 |
| **구강징후를 갖는 일반적 캔디다증**<br>만성 점액피부성 |

## 6) 위막성 캔디다증

Pseudomembranous candidosis, PMC

아구창이라고도 일컫는 이러한 형태의 캔디다증은 유아, 노인, 당뇨병 환자에게 호발하며 급성 또는 만성으로 올 수 있다. 소인자로는 악성종양, 당뇨병, 두경부 방사선 치료, 연무제(aerosol) 형태의 스테로이드 흡입기 사용 등이다. PMC는 또한 AIDS 환자에게 흔하며, 징후와 증상이 수 개월간 지속될 수 있다. AIDS로 사망한 모든 환자는 질병을 앓는 과정 중 어느 땐가는 PMC에 걸렸을 것으로 추정된다. PMC는 표면 점막세포, 중성구 그리고 효모세포로 이루어진 크림처럼 흰 플라그(위막)를 특징으로 한다. 위막은 혀, 연구개, 협, 치은 또는 인두의 표면에서 볼 수 있고 쉽게 문질러져 붉고 위막 하방에는 출혈성 부분을 남긴다. 병소의 크기는 다양하여 분명한 지점을 보이는 작은 병소에서부터 넓은 부분에 걸쳐 단편이 합쳐진 상태로 나타난다. 증상은 드물지만 특히 병소가 인두와 식도까지 퍼지면 때로 환자들이 점막의 건조 및 거칠어짐 그리고 통증을 호소한다.

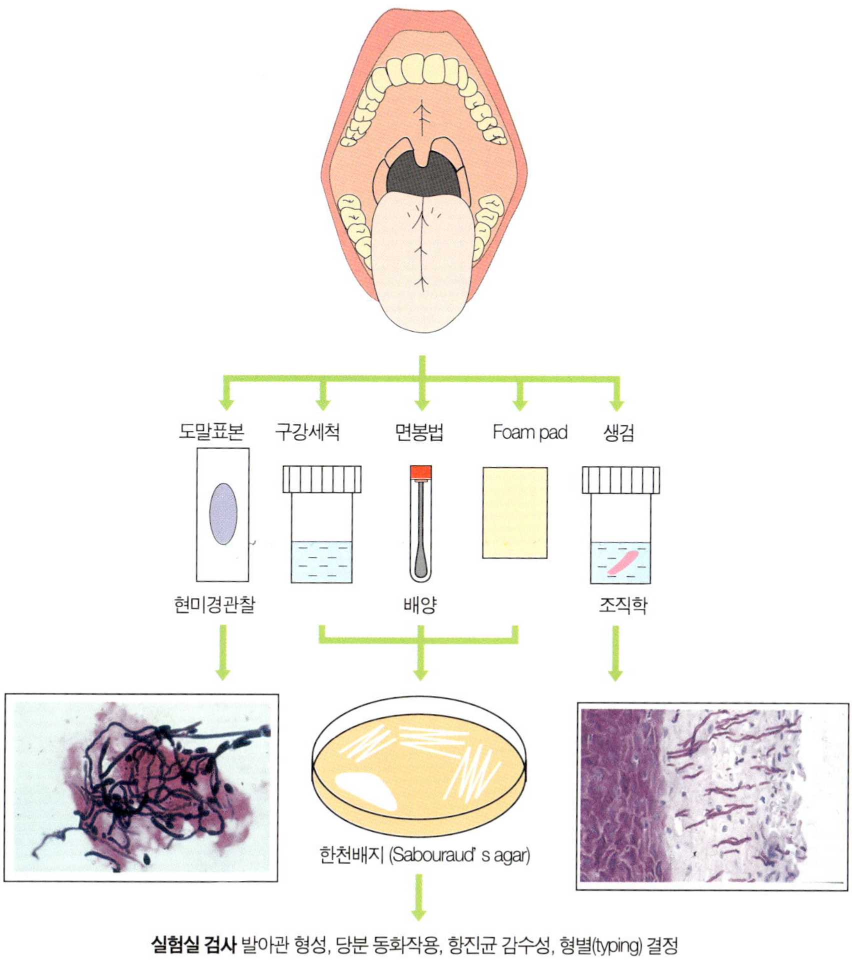


| 질환 | 도말표본 | 면봉법 | 생검 |
|---|---|---|---|
| 위막성 캔디다증 | + | + | — |
| 홍반성 캔디다증 | ± | + | — |
| 의치 구내염 | | | |
| 구개 | + | + | — |
| 의치 | + | + | — |
| 구각염 | + | + | — |
| 증식성 캔디다증 | + | ± | + |

+ = 유용함 ± = 유용가능함 — = 부적절

**구강 캔디다증의 실험실 진단을 위한 방법.** 위막성 캔디다증환자의 도말표본을 그람염색하여 관찰한 균사및 포자와 증식성 캔디다증 환자의 점막 생검에 보이는 캔디다 균사 (Biopsy courtesy of Prof. D. G. MacDonald)

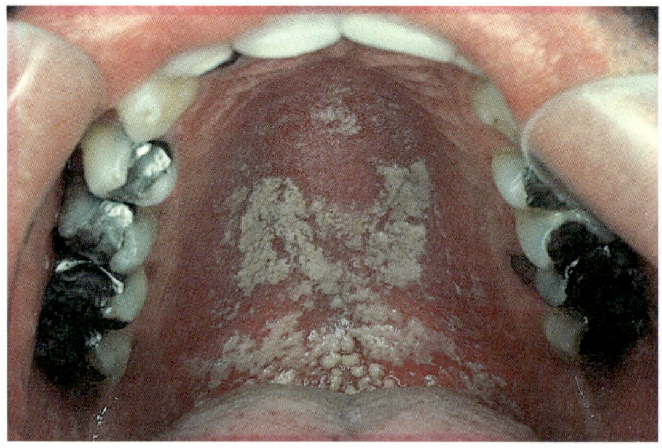

급성 위막성 구강 캔디다증 (Courtesy of Prof. D. Wray)

## 7) 홍반성 캔디다증 및 의치 연관성 캔디다증

- AIDS 환자
- 장기간 국소적 스테로이드제나 광범위한 항생제와 같은 약물치료를 받은 환자
- 가장 흔한 경우는 의치와 관련

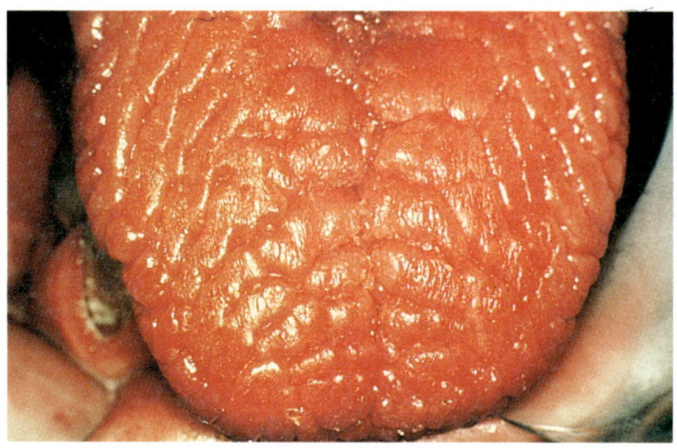

Sjögren증후군 환자에서 혀에 생긴 홍반성 구강 캔디다증

홍반성 캔디다증의 병소는 크기가 다양한 붉은 병소로 나타나며 구강점막의 어떤 부분에라도 생길 수 있다. 의치 연관성 캔디다증이 아닌 경우에는 설배(dorsum of tounge)가 호발 부위이며 병소는 통증이 있으며 불타는 듯 붉고, 현저한 유두상실로 인해 광택이 난다. 어떤 홍반성 병소는 위축성 변화(atrophic change)를 보이지만 이것은 일반적인 특성은 아니다. 따라서 홍반성 캔디다증을 분류하는 데 있어서 '위축성' 이라는 용어는 여기서는 사용하지 않는다. 홍반성 캔디다증의 지속기간과 심각도는 매우 다양하며, 치료하지 않을 경우 수 주일에서 수 개월간 지속될 수 있으며 이 때의 병소를 급성 또는 만성으로 진단내리는 것은 별 의미가 없다.

의치와 연관성이 있는 홍반성 캔디다증은 가장 흔한 구강 캔디다증으로서 의치를 착용하는 경우 약 50%에서 볼 수 있으며, 또한 치과교정용 장치나 구개열 밀폐장치를 낀 환자에서도 나타날 수 있다. 이것을 때로 'denture sore mouth'라 부르지만 환자들은 일반적으로 상태를 모르고 지나기 때문에 이름이 잘못 붙여진 것이다. 감염부위는 붉게 부어 오른 점막 염증으로 나타나며 완전 또는 국소의치 하방의 구개점막에 흔히 생긴다. 하악에는 잘 발생하지 않는다. 구개병소는 병의 심각도에 따라 세 가지 형으로 나누어진다.

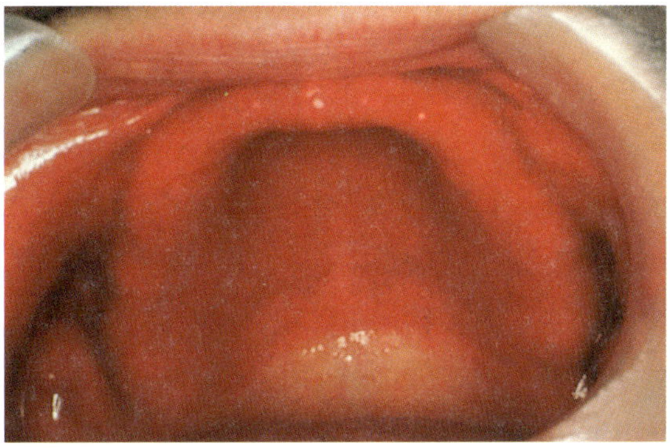

의치를 장착한 구개점막에 생긴 의치 연관성 홍반성 캔디다증

- 1형 : 뾰족한 것에 찔린 듯한 충혈
- 2형 : 국소적 의치를 장착한 구개점막 부위의 광범위한 홍반과 부종상태
- 3형 : 염증성 증식성 상피

의치 연관성 캔디다증을 유발하는 인자는 주로 외상, 구강위생불량, 탄수화물이 많은 음식물 섭취와 같은 국소적인 것이다. 때로 구강건조증(xerostomia), 철분과 엽산염(folate) 결핍, 당뇨병과 같은 다른 요인도 관련이 될 수 있다.

홍반성 캔디다증의 치료로 항진균제의 처방이 필요하며 원인에 관련된 인자를 바로 잡아야 한다. 예를 들어 현재 사용하고 있는 항생제 또는 스테로이드 약제 사용을 수정하는 것을 고려하고 혈액학적 결핍을 바로 잡으며 의치에 대한 위생수칙 교육을 실시한다. 그러나 원인인자들을 수정하는 것이 항상 가능한 것은 아니며 장기간의 항진균제 사용이 필요하기도 하다. 의치 연관성 캔디다증에서는 의치를 낀 자리가 캔디다종의 주요 저장고가 되므로 환자는 매일 밤 의치를 칫솔로 충분히 닦아주고 아크릴재질의 의치는 희석한 차아염소산염, 금속제품은 2% chlorhexidine과 같은 방부제에 밤새 담가 놓아야 한다. 환자는 수면 시 의치를 끼지 않도록 하고, 또한 적어도 3~4주일간 지속되는 국소적 항진균요법을 시행하여야 한다.

## 8) 구각염

angular cheilitis

이 질병은 어떠한 형태의 구강 캔디다증과도 연관성이 있을 수 있지만 대부분 무치환자에서 의치 때문에 생기는 합병증으로 발병한다. 그러나 치아가 있는 젊은 성인에게도 나타날 수 있다. 비록 여러 인자의 상대적인 중요성에 대해서는 불분명하지만 구각염은 모든 형태의 구강 캔디다증처럼 다인성 원인을 갖는다. 점막이 접힌 부위에 모인 타액으로 인한 구각상피의 침연(maceration)이 특히 의치 연관성 질병에 있어서 중요한 인자로 생각된다.

임상적 징후는 구각에 염증을 보이는 부분에서부터 궤양성 및 가피성 열구(fissure)까지 다양하다. 전형적 농가진(impetigo)과 유사한 특이한 노란색 가피가 생기면 Staphylococcus aureus가 관여하고 있다는 의미일 수 있다. 일반적으로 병소에 아주 미미한 자극이 있으므로 대부분의 환자는 의과나 치과치료를 찾지 않는다. 캔디다종, S. aureus 및 베타(b) 용혈성 연쇄상구균(Streptococcus agalactiae)이 병소의 원인인지는 분명하지 않지만, 많은 경우 특이적 항미생물제의 사용으로 질병을 상당히 호전시킬 수 있다. 이러한 미생물의 근원은 주로 구강이며 S. aureus 경우 코 또한 근원지이다.

성공적인 질병관리를 위해서 감염원 및 질병에 대한 소인자를 제거하는 것이 필요하다. 구내 캔디다증이 있는 경우 구각에 항진균 연고를 바르는 동시에 적당한 국소적 항진균요법을 써야 한다. S. aureus가 배양분리되면 항포도상균제, 예를 들어 neomycin/chlorhexidine을 처방해야 한다. S. aureus가 비공 전방(anterior nares)에 존재할 경우, 코의 포도상구균을 제거하기 위해 mupirocin을 사용한다. 혼합감염이거나 감염 미생물에 대해 아는 바가 없을 경우, 항진균 및 항포도상구균 활성을 갖고 있는 miconazole겔을 사용할 수 있다.

정상적인 치료법으로 질병이 회복되지 않을 경우, 환자가 치료요법에 잘 순응을 했는지와 또한 잠재해 있는 전신질환의 가능성을 고려해야 한다. 게다가 포도상구균의 만성적 비구강 전이(nose-mouth transfer) 가능성도 고려되어야 한다. 구각염 환자는 정상적으로 일을 할 수 있지만, 병소에 독소생산능이 있는 S. aureus가 존재할 경우 환자의 직업 상 관계된 포도상구균 감염이 일어날 수 있다. 예를 들자면 간호사가 교차감염 통제 수칙에 대해 소홀히 함으로써 상처를 통해 감염될 수 있고 혹은 음식물 취급자에 의해 포도상구균성 장염이 발생할 수 있다.

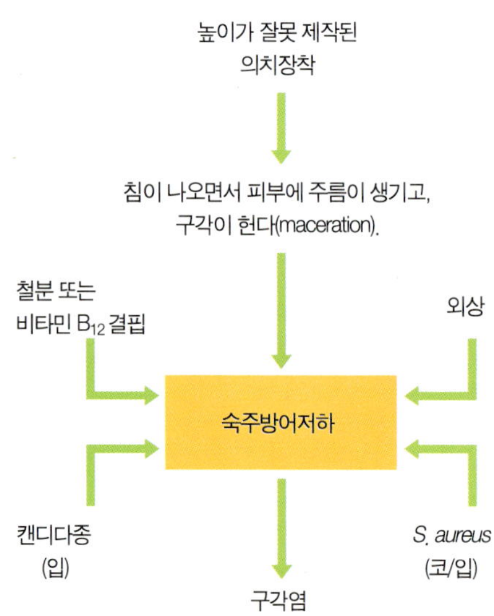


**구각염의 병인론에 관련된 인자**

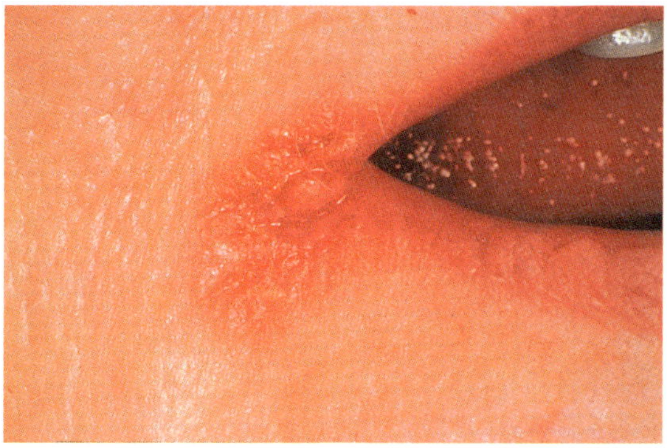

**구각염.** 이 질병은 캔디다성, 포도상구균성 또는 균류와 세균의 혼합감염일 수 있다.

### 9) 만성 증식성 캔디다증(캔디다성 백반증, leukoplakia)

이러한 형의 캔디다증은 일반적으로 교차연결 근처의 협점막, 구각, 또는 혀의 표면에 나타난다. 위막성 캔디다증과는 반대로 흰색의 얼룩은 문질러도 없어지지 않으며, 백반증과 구별을 할 수 없다. 병소에서 볼 수 있는 작은 반점으로 붉고 희게 보이는 부분이 임상적으로 중요한데, 이는 이러한 양상이 악성으로 변형될 가능성이 매우 높기 때문이다. 조직학적으로 표면상피가 이상각화되고(parakeratinize) 현저하게 증식된다. 캔디다 균사가 이상각화층을 침범하지만 이는 비교적 표면에만 머무른다. 이러한 상피변화의 원인에 대한 *C. albicans*의 역할은 아직 밝혀지지 않았다. 캔디다종이 상피과증식(epithelial hyperplasia)에 보조인자로 작용하거나 또한 세포가 악성으로 변형하는 데 있어서 한 역할을 담당할 수도 있다. 아니면 이미 존재하고 있는 두꺼운 층의 비정상상피에 단순히 중복 감염된 것일 수도 있다. 장기간 항진균제를 사용할 경우 병소가 호전되는 사실로 보아 캔디다가 적어도 어떤 경우에는 원인일 수 있다. 병소의 5~11%가 악성으로 변형되므로 캔디다성 백반증의 정확한 진단은 매우 중요하다.

실험실 진단이 확인되면 흡연, 엽산 또는 철분 결핍과 같은 소인을 줄이는 일반적인 조치를 취해야 한다. 수술, 저온요법, 레이저와 같이 상황에 맞는 방법으로 병소를 제거할 때까지는 장기간의 항진균 요법이 행해져야 한다. 악성으로 변형되는 위험성 때문에 장기간동안 환자를 관찰하는 것이 필수적이다.

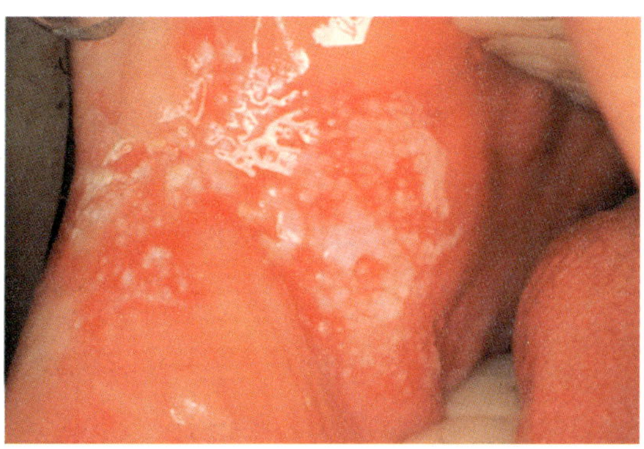

**만성 증식성 캔디다증.** 교차연결 부위가 흔한 감염장소이다.

## 10) 기타 구강 캔디다증

임상적으로 항진균요법에 잘 반응하는 것으로 보아 캔디다종이 주된 역할을 한다고 생각되는 구강 및 구강주위 병소가 많이 있다. 여기에는 구순 캔디다증(cheilo-candidosis), 유년성 juxtavermillion candidosis, 만성 구강 다병소성 캔디다증 그리고 median rhomboid 설염이 속한다.

## 11) 만성 점액피부형 캔디다증

Chronic mucocutaneous candidosis

이 병은 입, 다른 점막표면, 피부, 손톱 및 발톱에 생기는 표재성 캔디다 감염을 특징으로 하는 희귀한 질병군이다. 구강병소는 만성 증식성 캔디다증과 유사하며 점막의 어떤 부위에도 생길 수 있다. 증상의 임상적 패턴은 많은 방법으로 분류될 수 있지만 임상적 특징과 발병연령에 근거하여 4가지 주요 소군(subgroup)으로 나누어진다. 만성 점액피부형 캔디다증은 병소로부터 면봉법과 도말표본을 얻어 검사하고 생검 조직검사로 확인하여야 한다.

만성 점액피부형 캔디다증은 캔디다감염증 중 근절하기가 가장 어렵다. 복잡한 병인으로 인해 처방은 소인을 제거하고 캔디다종을 근절할 수 없다면 적어도 그 수를 감소시키기 위해 계획된 방법으로 접근한다. 비록 이 질병과 관련있는 내분비질환은 보편적 내분비 요법으로 호전되지만 candida-specific transfer factor로 면역결함을 교정하는 것은 장기적으로는 이점이 없다고 판단된다. 모든 전신성 항진균제가 만성 점액피부형 캔디다증에 효과가 있다.

## 12) 전신형 진균증의 구강 증상

다양한 전신형 진균감염에 대한 구강증상은 이형 균류(dimorphic fungi)가 원인이며 유럽에서는 매우 드물지만 아메리카의 여러 지역에서는 지역 유행병으로 흔하다. 대부분의 경우 구강병소는 전형적으로 폐와 피부에서 볼 수 있는 육아종 병소에 따른 이차감염으로 온다. 그러나 히스토플라하스마증(histoplasmosis)에서와 같이 구강병소가 최초의 질병징후인 경우도 있다. 일반적으로 이러한 기생물의 주된 서식지는 토양이며 흡입(inhalation)에 의해 감염되어 폐에 원발성 병소가 생긴다. 대부분의 경우 병을 앓지 않고 치유가 되지만 병이 진전될 경우 감염은 피부, 점막, 내장기관으로 파급된다. 병소는 쉽게 만성 육아종으로 되고, 진단은 객담의 도말표본이나 생검조직에서 효모형태의 균류를 확인하여 내린다. 임상 검사물로부터 병원체를 배양하여 동정하는 것이 진단에 유용하며 어떤 경우는 혈청학검사도 도움이 된다. 병소의 5~11%가 악성(예 : 히스토플라스마증 및 South American blastomycosis)으로 진행되기 때문에 이 질병의 정확한 진단이 중요하다. 많은 이형 균류가 amphotericin B에 민감하지만 어떤 경우에는 fluconazole과 같은 azole계 약제로 대체하여 사용한다.

## 4. 호흡기 질환

공기 중에는 미생물을 포함한 많은 입자들을 포함하고 있으나, 대부분 숙주가 가지고 있는 호흡기관의 방어기작에 의하여 감염이 예방된다. 상부 호흡기관에서의 비특이적 방어기작에는 기계적인 세척작용, 기침, 점액, 섬모 등이 있다. 하부 호흡기관에는 이에 부가적인 방어기작이 존재한다. 그러나 많은 수의 병원체가 흡입된 공기에 포함되거나 숙주의 방어체계가 손상된다면 감염이 일어나게 될 것이다.

### 1) 상부 호흡기관 감염

약 70%의 급성 인후통(sore throat)은 대부분 바이러스에 의한 감염이지만, 세균과 바이러스 모두 인두염, 편도선염을 일으킬 수 있다. 인두염은 대부분 일상적 감기 또는 인플루엔자에 의한 증상의 일부분으로서 발생한다.

일반적인 감기는 100여 가지의 다른 혈청형을 갖는 리노바이러스(rhinovirus)와 같은 몇몇 과(family)의 바이러스에 의해 일어난다. 증상은 보통 가볍고 제한적이지만 그럼에도 불구하고 직장 또는 학교의 결근, 결석의 중대한 원인이 되기도 한다. 환자는 콧물, 코막힘과 함께 재채기, 인후의 통증, 기침 등을 나타낸다.

Streptococcus pyogenes는 인후통의 가장 중요한 원인균이다. 편도선 조직과 인두가 엷은 붉은색을 띠기도 하나, 전형적 특징은 급성 여포성 편도선염을 동반한 인두와 연구개의 감염이다. 감염은 어린이(특히 5~8세)에게 흔하며, 어른에게서는 드물다. 심한 경우, 합병증으로는 편도주위 농형성이 있으며, 상악동 및 중이로 감염이 확산되기도 한다. 치료되지 않은 감염의 합병증은 현재 개발국가에서는 드물지만, 류마티스성 심장병(rheumatic heart disease)은 치과의사에게 중요한 문제이다.

궤양성 편도선염(Vincent's angina)은 편도선 소낭선(crypt) 안에 내재되어 있는 스피로헤타와 fusobacteria의 과증식과 연관이 있다. 감염은 드물게 일어나며 때로는 의학적으로 결핍이 있는 환자에게서 일어난다.

### 상부 호흡기관 감염의 원인

| 미생물 | 예 | 비고 |
|---|---|---|
| 바이러스 | 리노바이러스 (Rhinovirus)(100가지의 항원형) | 보통 감기의 가벼운 증상 |
| | 코로나바이러스 (Coronavirus) | |
| | 아데노바이러스 (Adenovirus) | 인두결막의 열 |
| | 파라인플루엔자바이러스 (Parainfluenza virus) | 보통 감기와 하부 호흡기관 감염 |
| | 인플루엔자바이러스 (Influenza virus) | 인두염과 하부 호흡기관 감염 |
| | 콕삭키 A와 기타 엔테로바이러스 (Coxsackie A/Enterovirus) | 포진성 구협염과 같은 소낭 |
| | 엡스테인-바르 바이러스 (Epstein Barr virus) | 선열 환자의 70~90% |
| | 단순포진바이스 1 형, 2 형 (Herpes simplex type 1/2) | 구개소낭 또는 궤양, 심한 경우도 있음 |
| 세균 | *Streptococcus pyogenes* | 급성인두염의 10~20%의 원인 |
| | *Corynebacterium diphtheriae* | 대부분 5~10세의 어린이, 갑작스런 발병 |
| | *Haemophilus influenzae* | 가벼운 인두염이지만 독성증상이 심각할 수 있다. 후두개염 |
| | 구강 스피로헤타 + Fusobacteria | Vincent' s angina, 청소년기 및 성인에서 호발 |

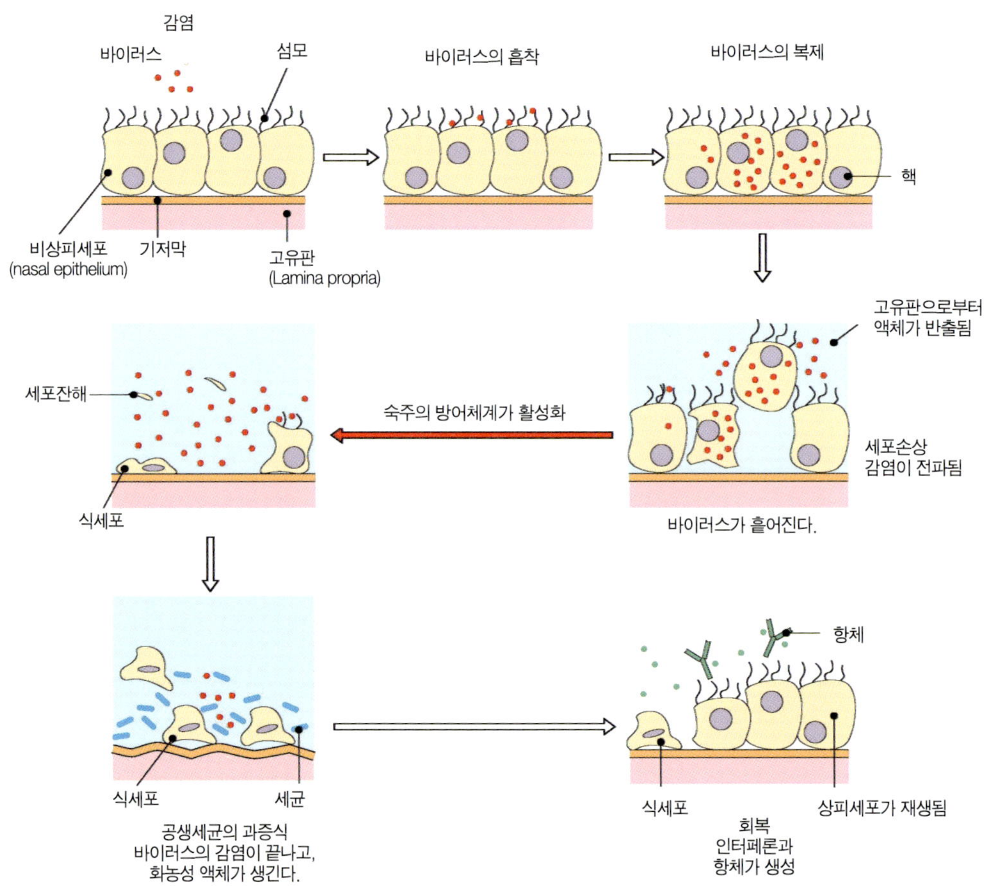


감기의 발병기전

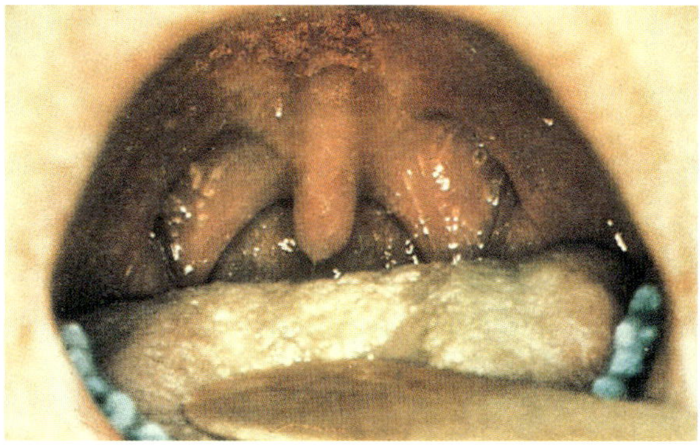

그룹 A의 β-용혈성 연쇄상구균에 의한 연쇄상구균성 편도선염 (Courtesy of Dr C. Gemmell.)

연쇄상구균성 인후염의 합병증

| 합병증 | 비고 |
|---|---|
| 편도주위의 농양 (편도농양) | 감염이 치료되지 않은 경우 올 수 있다. 드물다. |
| 중이염, 부비강염 | 국소적으로 전파된다. |
| 성홍열 | 전신적 점상 홍반성 발진, 안면에서 시작하여 대부분의 신체로 전파된다.<br>초기에 혀에 백태가 끼고 점차 붉어진다.<br>발적독소(erythrogenic toxin)에 의해 매개된다. |
| 류마티스열 | 간접 합병증<br>연쇄상구균 세포벽 유래의 항원에 대한 항체가 인간 심장의 근섬유초(sarcolemma)와 교차반응 한다. |
| 류마티스성 심장병 | *Streptococcus pyogenes*의 반복된 공격에 의해 심장판막의 손상이 올 수 있다.<br>Penicillin예방법으로 어린이의 발병을 예방할 수 있다. |
| 급성 사구체신염 | 연쇄상구균의 성분과 결합하는 특정 항체가 순환성 면역복합체를 형성한다. 사구체에 축적되어 국소적 염증을 일으킨다.<br>4, 5종의 신염 유발성 균주에 의한다.<br>2차 발병은 드물다. |

## 2) 류마티스성 열

Rheumatic fever

이 질병은 A 그룹 연쇄상구균(Streptococcus pyogenes)에 속하는 특정한 균주에 의해서 일어난다. 이들은 인체의 심장조직 항원과 교차 반응을 할 수 있는 항체의 생산을 유발시키도록 하는 세포막 항원을 가지고 있다. 교차반응은 조직의 면역학적 손상을 일으키며, 심장의 직접적 감염은 아니다. 심각한 류마티스성 열은 일반적으로 5~15세의 젊은 나이층에 나타난다. 현재, 선진국가에서 이 질병은 매우 드물며, 이 현상은 페니실린(penicillin)의 사용 때문이라고 추정된다.

전형적으로 이 질병은 발병 1~4주 전에 연쇄상구균성 편도선염으로 나타난다. 연쇄상구균의 감염은 성홍열, 인두로부터 Streptococcus pyogenes를 분리, 또는 혈액의 antistreptolysin

O(ASOT) 등으로 확인할 수 있다.

임상적인 증상은 열, 유주성의 다발성 관절염, 피하결절, Sydenham's chorea(의지와 관계없이 일어나는 머리, 얼굴, 팔, 다리의 움직임)와 심장의 모든 부분(심장내막, 심근, 심외막)의 염증이 있다. 특징적으로 이러한 전층심염(pancarditis)은 중심부가 섬유모세포와 염증세포로 둘러싸여진 괴사성 콜라겐으로 이루어져 있는 aschoff node라는 육아종을 형성하게 한다. 손상이 치유되면 이들은 흉터조직으로 치환된다. 심장 판막 표면에 작은 섬유소혈전이 생기며 염증이 생겨 부풀어 오른다. 치유되면서 판막은 두꺼워지며, 수축과 함께 섬유화된다. 질병의 심각성에 따라 판막의 손상은 미약하거나 혹은 좁아지고(협착증) 기능이 상실되는 정도로 심각할 수도 있다. 이 정도로 판막이 손상된 사람은 현저한 심잡음이 생기게 되며 평생 감염성 심내막염에 걸리게 될 위험성이 높다.

급성 류마티스성 열은 일반적으로 페니실린 처방과 휴식을 취함으로서 치유된다. 그러나 이 질병은 재발하여 승모판 협착증(mitral stenosis)과 함께 더 큰 심장병을 일으키는 경향이 있다. 장기간의 페니실린 예방법으로 재발이 예방될 수 있다. 이러한 임상적 과정 중에 감염성 심내막염을 예방하기 위하여 부가적인 항생제의 사용이 요구된다.

## 3) 디프테리아

Diphtheria

디프테리아는 독소생산 그람양성 간균인 Corynebacterium diphtheriae에 의하여 일어난다. 독소를 발현하는 유전자는 박테리오파지에 존재한다. Toxoid를 이용한 예방접종에 의해 선진국가에서는 감염이 드물어졌으나, 아직 많은 국가에서 보편적으로 널리 퍼져있다. 독성을 갖는 균주는 인두, 후두와 코에 집락을 이룬다. 독소는 상피세포와 다형핵 백혈구를 파괴하며, 괴사성 삼출물(위막)로 둘러싸인 궤양을 형성한다. 국소적인 염증과 붓기가 생기며 경부 림프절이 부풀어 오르기도 한다. 후두가 관련되었을 때에는 생명에 위험을 주는 호흡기 장애를 가져올 수 있다.

국소적인 영향에 더하여, 디프테리아 독소는 림프액과 혈액에 흡수되어 다음과 같은 증상을 나타낸다.

## 4) 심부전증을 초래할 수 있는 심근염

종종 발병 수 주 후에 나타나는 다발성 신경염(polyneuritis), 설인신경(glossopharyngeal nerve)이 관여될 경우 연구개의 마비를 가져올 수 있다.

디프테리아는 치명적인 질병이기 때문에 신속한 진단이 요구된다. 일단 임상적으로 의심이 되면 환자를 격리시키고, 항독소를 사용한 치료를 시작하여야 한다. 페니실린 또는 erythromycin을 보조제로 사용한다. 기도를 확보하기 위하여 기관절개술을 할 수도 있다.

## 5) 이염 및 부비강염

Otitis and sinusitis

상부 호흡기관에 관련된 통기 부분은 부비동(sinus), 중이, 유양돌기 등을 포함한다. 중이나 부비동(sinus)의 심각한 감염은 홍역 바이러스와 같은 바이러스의 감염 이후에 이차적인 감염으로 발생한다. 호흡기 세포융합 바이러스(respiratory syncytial virus)나 호흡기의 멈프스 바이러스(mumps virus)에 의한 일차 감염은 때때로 전정염(vestibulitis)이나 일시적인 난청(deafness) 현상의 원인이 된다.

급성 이염의 매개체는 신생아와 어린이에서 이통의 일반적인 원인이다. 농이 분비되고 고막이 파열될 수도 있다. 일반적인 증상이 나타날 수 있으며 어린이에서 원인을 알 수 없는 열, 설사 또는 구토증상을 보이는 경우 중이염을 의심해야 한다. 50% 이상이 바이러스성이다. 세균성 침입자는 대부분 Streptococcus pneumoniae, Haemophilus influenzae, Streptococcus pyogenes이며 치료는 amoxycillin에 의한다.

감염은 만성적일 수 있으며, 다른 세균, 예를 들면 Staphylococcus aureus 또는 장내 그람음성 간균은 외이를 통해, 절대혐기성 그람음성 간균은 구강을 통해 중복감염되기도 한다. 만성감염의 경우 때로는 항생제의 치료로 어려운 경우도 있다.

## 6) 급성 부비강염

Acute sinusitis

병인론과 병원균 측면에서 볼 때 이염과 비슷하나 임상적인 증상은 안면통증과 국소적인 마비현상을 가져온다. 치료는 일반적으로 경험을 바탕으로 하여 amoxycillin과 같은 항생제와 보조적인 요법을 사용한다.

## 7) 인두염의 실험실적 진단

광범위한 세균과 바이러스의 실험실적 진단은 복잡하고 이 책에서 다룰 내용의 범주에서 벗어난다. 좋은 임상적 검사물이 필수적이며, 배양을 위한 인두를 문지른 면봉법, 구강세척, 코 분비물, 혈청검사를 위한 혈액 등이 있다. 일반적으로 검사물은 바이러스 검사를 위하여 조직배양을 하며, 세균 검사를 위하여 고체 영양배지를 사용한다. Streptococcus pyogenes는 혈액한천배지에서 분리하며, lancefield 분류법에 따라 동정하지만, corynebacterium diphtheriae는 선택배지(blood tellurite)를 사용하여 배양하고, Elek test라고 알려진 젤 확산 침전법(gel-diffusion precipitation reaction)으로 독소생산성을 통하여 동정한다. 그러나 스피로헤타는 배양이 쉽지 않으므로 빈센트 후두염(Vincent' s angina)의 경우는 염색을 통하여 진단한다.

## 8) 하부 호흡기 감염

하부호흡기 감염에 관련된 미생물은 매우 광범위하며, 이 장에서는 그 중 일부분만 선택적으로 다루기로 한다. 감염은 급성, 만성 모두 가능하며 폐포(pneumonia, 폐렴), 기관지(bronchitis, 기관지염)에 국한되거나 복합적(bronchopneumonia, 기관지폐렴)으로 나타난다. 결핵과 같이 어떤 질병은 항상 같은 세균에 의해서 발병하는 반면에, 다른 질환들은 광범위하게 다른 세균들에 의해 유발된다.

폐의 감염은 미생물이 숙주의 방어체계를 통과한 후에야 일어난다. 상부 호흡기관의 비특이적 방어기작에는 기계적인 세척기작, 기침, 해부학적 장벽, 점액, 섬모가 있다. 하부 호흡기관의 부가적인 장벽으로는 폐기관지의 복잡한 가지(공기역학적 여과효과)와 좁은(0.3~0.5 ㎛) 폐포 입구 등이 있다. 만일 미생물이 폐포에 도달하려면 그들은 식작용, 면역 세포 및 다른 항미생물 방어기작에 대항하여야 한다.

## 9) 백일해

**Whooping cough**

백일해(whooping cough 또는 pertussis)는 Bordetella pertussis에 의하여 어린이에게 발생하고, 비말에 의해 전파되는 심각한 질병이다. 미생물에 의해 호흡기관의 섬모가 있는 상피층이 감염되어 급성 기관기관지염(tracheobronchitis)이 유발된다. 조직의 손상은 다양한 독성인자에 의하여 일어난다. 그러나 증상의 진단은 짧은 기침이 발작성으로 나고 심각한 호흡장애를 수반하여, 식식거리는 소리(whooping sound)가 나는 것이다. 구토는 일반적이고, 이환율은 높지만 사망률은 낮다. 질환은 주로 영아에게 국한된다. 기관지 확장증과 같은 만성 흉부질환을 유발할 확률이 매우 높다.

진단은 주로 임상적인 증상과 징후에 따른다. 호흡기관의 검사물을 선택배지인 charcoal blood agar에 배양하고, 특정 항체를 사용하여 동정한다. 항생제 치료는 주로 진단으로 알아내기 어려운 카타르성 단계(catarrhal stage)인 감염 초기 10일 이내일 때에 가장 효과적이다. 치료는 erythromycin을 선택할 수 있으며 활성면역법으로 예방할 수 있다.

**백일해의 주요 특징**

| 백일해 | |
|---|---|
| 원인체 | *Bordetella pertussis* :<br>섬모성 상피에 부착하는 부착소<br>adenylate cyclase, 백일해 독소와 같은<br>독성인자 방출 |
| 임상적 특징 | 잠재적 발병<br>일반 감기증상의 카타르성 (catarrhal) 단계(2주)<br>발작성 기침(2주)<br>잔류기침(4~6주) |

## 10) 급성 기관지염

급성 기관지염은 기관분지(tracheobronchial tree)의 염증상태이며, 보통 감염이 수반된다. 건강한 호흡기관을 가진 환자에서 이 질환은 보통 인플루엔자(influenza) 및 아데노바이러스(adenovirus)와 같은 덜 흔한 바이러스뿐만 아니라 리노바이러스(rhinovirus)와 코로나바이러스(coronavirus)와 같은 흔한 바이러스에 의한 상부 호흡기관 감염의 가벼운 합병증이다. 호흡기관 상피세포의 손상은 감염매체에 따라 변하고, Streptococcus pneumoniae, Haemophilus influenzae와 같은 이차 세균감염도 병원성에 중요한 역할을 담당한다. 초기의 고통스러운 마른 기침에서 후기의 녹색의 가래를 토하게 하는 기침은 두드러지게 나타나는 증상이다. 치료는 대부분 증상에 따라 이루어지며, 가벼운 질환인 경우 항생제를 처방할 수 있으나 원인균의 정체와 민감도가 확인되기 전에는 효과가 불확실하다.

## 11) 만성 기관지염

만성 기관지염은 기관 분지에 다량의 점액이 분비되고 기침을 일으키는 질병이지만 결핵, 천식과 같은 특정질병과는 무관하다. 병인론적 요인은 감염, 흡연, 유독성 먼지나 연기를 흡입하여 발생한다. 감염에 의하여 질병이 유발되지는 않는 것으로 보이나 지속되면 급성 악화되어 사망으로까지 이를 수 있는 폐조직의 손상을 일으킨다. 감염에 의한 급성 발작에는 바이러스와 세균이 모두 관련된다 . 그러나 이 질병의 많은 매개체가 상부 호흡기관의 미생물 분포에 존재하고 가래를 채취하는 과정에서 오염되므로 급성 발작환자의 가래로부터 미생물학적 분석의 해석이 어렵다. 처방은 복잡하며, 발작의 심각성과 원인체에 따라 이루어진다.

**만성기관지염의 감염성 악화 원인**

| 만성기관지염의 악화 | |
|---|---|
| 세균성 | *Haemophilus influenzae*(캡슐이 없는 형)<br>*Streptococcus pneumoniae*<br>*Moraxella*(*Branhamella*) *catarrhalis* |
| 바이러스성 | 인플루엔자 A(Influenza A),<br>파라인플루엔자 (Parainfluenza),<br>코로나바이러스(Coronavirus),<br>리노바이러스(Rhinovirus),<br>단순포진바이러스(Herpes simpex virus) |

## 12) 폐렴

Pneumonia

폐렴은 폐의 폐포가 삼출액으로 가득 차고 폐의 실질조직의 염증을 수반하는 것이다. 구강인두액을 흡입하거나 호흡함으로써 세균이 폐조직에 접근할 수도 있다. 후자가 폐의 세균 감염의 주요한 경로로 여겨지고 있다. 항생제 처방에 의해 많은 증례의 현상이 변화하였지만, 폐렴은 아직도 신생아(보통 바이러스성), 노인, 면역저하증 환자(세균성이 흔함) 사망의 중요한 원인이다. 폐렴은 엽성(폐조직이 한 구역에 국한된 경화), 기관지 폐렴(폐가 전반적으로 경화되어 있으나 주로 기저부에 집중), 비정형(군데 군데 작은 부위로 나타나는 경화)으로 분류할 수 있다.

폐렴은 일반공중(약 90%의 경우) 또는 드물게 병원에서부터도 얻어질 수 있다. *Streptococcus pneumoniae*, 바이러스 또는 *Mycoplasma pneumoniae*에 의한 폐렴이 건강한 사람에게서 가장 일반적이며, 다른 세균에 의한 경우도 가끔 있다. 잠재적인 질병을 가진 환자들도 공중집단으로부터 위에 언급한 미생물 또는 *Staphylococcus aureus*, *Haemophilus influenzae*, *Klebsiella pneumoniae* 또는 *Pneumocystis carinii* 등을 포함한 다른 세균을 획득함으로써 발병할 수 있다. 병원에서 얻어진 폐렴은 일반적으로 호기성 또는 통성 그람음성 간균이 관련되어 있다. 병원에서 걸린 폐렴의 전염경로는 의료 종사자의 오염된 손과 기구, 기계 등이다.

**폐렴의 임상적 특징**

| 폐렴의 임상적 특징 |
|---|
| • 돌발적이거나 잠행성 발병<br>• 열, 오한, 권태감<br>• 짧고, 급히 들이마시는 호흡, 청색증 (Cyanosis)<br>• 가래를 많이 함유한 기침<br>• 임상적 방사선 검사에 의해 나타나는 폐의 경화 |

**집단성 폐렴과 병원 유래 폐렴의 주요 원인**

| 결핵의 원인 | |
|---|---|
| 집단성 폐렴 | *Streptococcus pneumoniae*<br>바이러스<br>*Mycoplasma pneumoniae*<br>*Haemophilus influenzae*<br>*Legionella pneumophila*<br>*Chlamydia pneumoniae*<br>*Moraxella (Branhamella) catarrhalis*<br>*Pneumocytis carinii* |
| 병원 내 획득 폐렴 | *Staphylococcus aureus*<br>*Pseudomonas* 종과 같은 그람음성 간균<br>*Klebsiella pneumoniae*<br>*Escherichia coli*<br>*Legionella pneumophila* |

## 13) 폐렴구균성 폐렴

*Pneumococcal pneumoniae*

*Streptococcus pneumoniae*(폐렴구균, *pneumococcus*)는 공중에서 얻어지는 폐렴의 1/3, 노인 감기의 후유증에서 유래한 폐렴의 1/2의 원인이 된다. 구균성 폐렴이 모든 연령층에서 발병할 수 있음에도 불구하고 65세 이상의 노인의 발병률이 젊은 사람들보다 3~5배 이상 높다. 폐렴구균의 가장 중요한 병원론적 특징은 81가지의 다른 항원형을 가지고 있는 다당체로 이루어진 두꺼운 협막(capsule)을 가지고 있어 식균작용을 방해하는 것이다. 폐렴구균은 아무런 증상 없이 어린이나 어른의 인두를 통하여 운반되며 다른 사람에게로 전파된다. 대부분의 폐렴구균성 또는 그람양성 세균성 폐렴은 세균집락이 함유된 구강인두액을 흡입함으로써 얻어진다.

일반적인 첫 번째 증상은 약 3일간 지속되는 고열과 함께 가슴의 통증이 수반된 후 뒤따르는 급격한 고통이다. 오한이 올 수도 있으며 대부분 다량의 가래가 생긴다. 가래에 함유되어 있는 다량의 총알모양의 그람양성 구균 · 쌍구균과 특히 이들 세포가 협막 팽창(capsular swelling)을 나타내는 것이 진단에 도움이 된다. 이러한 현상은 폐렴구균이 다가의 항협막 혈청에 노출이 되거나 메틸렌블루 염색을 통하여 현미경으로 관찰하였을 때 나타난다. 폐렴구균의 혈액한천배지 위에서의 집락은 알파용혈성(alpha-hemolytic)이며, 점막의 염색을 통하여서는 잘 나타나지 않지만 특징적인 '도공(draughtsman) 모양'을 나타낸다. 폐렴구균은 optochin에 민감하며 담즙에 용해되므로 다른 구강 연쇄상구균과 구분된다. 약 25%의 경우 균혈증이 발생하며 혈액배양이 진단에 도움이 된다.

페니실린 내성균주를 검사하고 적절한 처방을 하기 위하여 항생제 감수성 실험이 이루어져야 한다. 폐렴구균의 가장 흔한 23개의 병원성 캡슐형에서 유래된 다당체로 이루어진 백신이 사용 가능하다. 일반적으로, 비장 기능장애, 당뇨 또는 만성 심폐질환 환자와 같이 감염의 위험성이 높은 환자에게 유용하다.

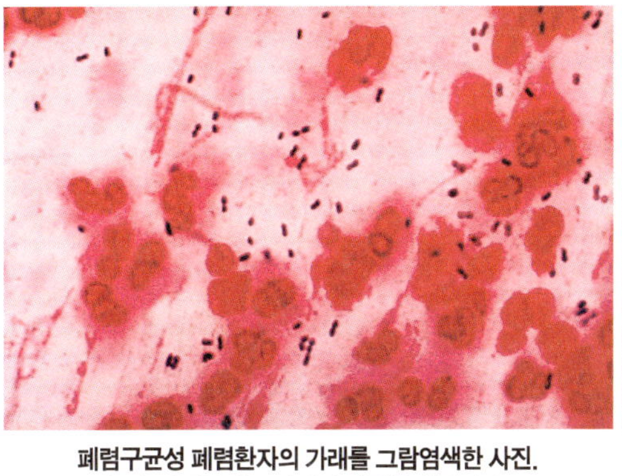

**폐렴구균성 폐렴환자의 가래를 그람염색한 사진.**
농 (pus)세포와 그람양성 쌍구균이 보인다.

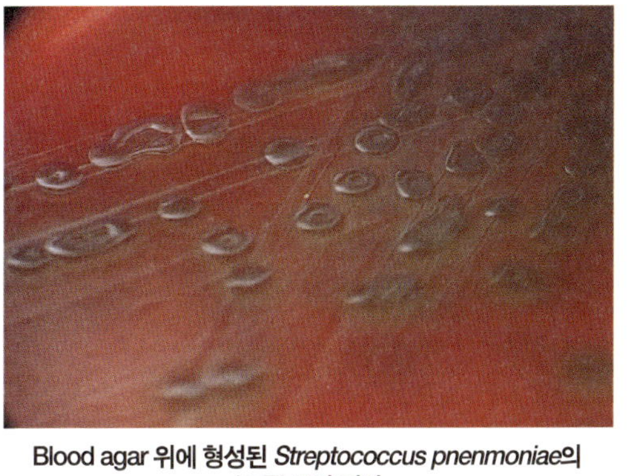

**Blood agar 위에 형성된 *Streptococcus pnenmoniae*의 '도공' 모양 집락.**
α-용혈성을 나타낸다.(Courtesy of Dr C. Gemmell)

## 15) 레지오넬라 폐렴

*Legionella pneumophila*

*Legionella pneumophila*라는 그람양성 간균이 레지오넬라병(Legionnaires' disease)이라고 불리는 비정형의 폐렴의 원인이다. 생명에까지 위험을 줄 수 있는 이 질병은 1976년 미국 펜실바니아주의 필라델피아에 있는 한 호텔에서 있었던 미국 재향군인회 모임(American Legion convention)에 참석했던 사람들 사이에서 폭발적으로 일어난 폐렴에서 처음 알려졌다.

*Legionella pneumophila*와 33종의 다른 Legionella는 자연계에 널리 퍼져 있고 때로는 살아있는 아메바 속에 존재하는 수생 미생물이다. 그러나 대부분의 레지오넬라병(약 70%가 *Legionella pneumophila*에 의한 것임)은 *Legionella*가 오염된 물을 에어로졸화시키는 냉각탑, 가습기, 호흡기관 치료기구에 의해 파급된다. 세균의 흡입과 호흡을 통하여 폐의 질병이 일어날 수 있다. 레지오넬라병에 있어서 사람과 사람 간의 직접적인 전염에 대하여 보고된 바는 없다.

치과의 관점에서 다른 Legionella 종과 함께 *Legionella pneumophila*는 미국, 오스트리아, 영국, 독일 등의 의료기관의 조사에 의해 치과기구용 물에서 관찰되었다. 예를 들어 미국의 경우 4개의 주에 걸친 28개의 사무실의 치과기구용 물의 시료 중 8%에서 *Legionella pneumophila*가 관찰되었으며 또한 이러한 결론을 뒷받침할 만한 감염의 위험성에 대한 이론과 간접적인 증거들이 보고되었다. 그러나 치과 기구용 물이 레지오넬라병의 원인이라는 과학적인 증거는 아직 없다.

**재향군인병의 중요한 특징**

| | 재향군인병 |
|---|---|
| 전염 | 오염된 에어로졸 흡입<br>구강인두 집락세균의 흡입 |
| 증상 | 초기의 감기유사 증상이 심각한 폐렴으로 진전됨<br>정신적 혼란, 신부전증, 위장증상 등 |
| 진단 | 조직과 체액의 배양 및 동정 또는 면역형광법, DNA 표식자를 이용한 검사<br>항체가 측정<br>흉부 방사선 촬영 |
| 치료 | Erythromycin을 사용<br>Penicillin에는 반응이 없음 |
| 사망률 | 5% 치료받은 환자<br>20~30% 치료하지 않은 정상적인 환자<br>24% 치료받은 면역 결핍환자<br>80% 치료받지 않은 면역결핍환자 |

## 16) 비정형 폐렴

*Atypical pneumonia*

*Mycoplasma pneumoniae*보다 좀 더 낮은 정도이지만 chlamidia 종과 같이 비정형 폐렴의 다

른 원인들도 있다. 일반적으로 어른에서의 비정형 폐렴은 두통, 비인두의 증상, 기침이 없거나 거의 없는 형태이다. *Mycoplasma pneumoniae*는 모든 연령층에서 호흡기관 감염을 일으키는 세포벽이 없는 세균이지만, 취학아동과 젊은이들에게서 가장 일반적으로 발생한다. *Mycoplasma pneumoniae*가 감염된 대부분의 환자들은 인후염과 기관지염을 일으킨다. 세균은 40대 이상에서 나타나는 모든 폐렴의 15%를 차지하고 대학생, 죄수, 군인 등의 '수용시설'에 있는 사람에게서 나타난다. 이러한 형태의 폐렴은 주로 감염된 사람의 비말을 흡입함으로써 얻어진다. Mycoplasma성 폐렴의 치료는 tetracycline 또는 erythromycin을 사용한다.

**결핵의 주요한 역학적 및 임상적 특징**

| 결핵 (TB) | |
|---|---|
| 전염 | 활동형 폐결핵 감염자의 호흡기에서 나오는 에어로졸의 흡입<br>일상적인 접촉에 의해서는 감염률이 적다.<br>밀폐된 공간 또는 군중들이 밀집된 곳에서 장기간 접촉할 때 감염률이 높다. |
| 위험요소 | 활동형 결핵환자와의 근접접촉<br>감옥, 요양시설, 정신병원, 의료기관 등에 거주할 때<br>HIV 감염<br>주사제 남용<br>알콜중독<br>결핵이 널리 유행하는 지방(아프리카, 아시아, 라틴아메리카)의 사람과의 접촉 |
| 증상 | 권태감<br>3주 이상의 감염성 기침<br>두통, 열<br>체중감소, 밤에 땀 흘림<br>피 섞인 가래 |
| 진단 | 가래의 AFB(항산성 간균) (Ziehl-Neelsen)<br>가래로부터 Mycobacterium tuberculosis 배양(Lowenstein-Jensen 배지)<br>정제된 단백질 유도체(PPD)를 사용한 피부 검사(tuberculin 검사)<br>가슴 방사선 촬영 |
| 예방법 | BCG 백신(미국에서는 일상적으로 실시하지 않음)<br>PPD 양성, X-선 음성환자 : 6~12개월간 매일 isoniazid (INH)처방 |

## 17) 결핵

### Tuberculosis

1995년에 Mycobacterium tuberculosis에 의해 전 세계적으로 3백 10만명이 사망하였으며 결핵(tuberculosis, TB)은 어떠한 감염성 질병보다도 가장 큰 사망의 원인으로 남아있다. 전 세계 인구의 1/3이 Mycobacterium tuberculosis에 감염되어 있는 것으로 추정되고 있으며, 다행스럽게도 이들 중 10%만이 생존 시 결핵으로 발전한다. 그러나 위험요소가 결부되는 경우에는 발병율은 늘어날 수 있는데, 예를 들어 HIV에 감염된 사람의 경우 TB 발병률은 일생의 10%에서 일년에 8%로 증가한다.

## 5. 간염 바이러스

### 1) A형 간염바이러스

A형 간염바이러스는 엔테로바이러스군(Enteroviridae)에 속하며 입자는 대칭성이다. A형 간염은 세계적인 풍토병이며 대부분은 증상이 없으나 심할수록 황달과 복통이 나타난다. HAV는 초기에 장에서 증식을 하며, 그 후 바이러스 혈증이 유발된다. 바이러스는 바이러스 혈증 시, 간(liver)에 들어가는 것으로 생각된다.

A형 간염의 예방 및 치료는 분비물의 위생적인 처리와 철저한 위생관리에 달려 있다. 인간 면역글로블린를 이용한 수동면역은 장기간 유효하여 3~6개월간은 보호작용이 있다. 최근에는 간세포에서 배양된 HAV를 포르말린으로 처리하여 얻은 불활성화 백신으로 예방접종을 할 수 있게 되었다. 이는 보다 지속적이며 확고한 예방법이다. 치과수술 시 교차감염을 일으킬만한 바이러스는 아니다.

**A형 간염바이러스의 중요한 생물학적 및 임상적 특징**

| A 형 간염바이러스 | |
|---|---|
| 생물학 | 구형이며 외피(envelope)가 없음(27 nm)<br>한가닥의 RNA 게놈<br>안정함. |
| 전이 및 역학 | 배변-구강<br>사람간의 접촉, 음식물, 식수<br>선진국 : 성인의 20~50%가 항체 지님<br>개발도상국 : 성인의 90% 이상이 항체 지님 |
| 임상적 특징 | 잠복기 : 2~7주<br>대부분이 무증상 감염<br>짧은 기간 앓음, 자연적으로 치유됨.<br>사망률 < 0.2%<br>만성 없음. |
| 진단 | 변에서 HAV 항원 검출<br>혈청학적 : IgM anti-HAV 검출 |

### 2) B형 간염바이러스

B형 간염바이러스는 헤파드나바이러스(hepadna virus family)에 속한다. 이 바이러스에 감염된 환자의 말초혈액에서는 세 가지의 다른 입자들을 관찰할 수 있다. 덴입자(Dane particles)는 가장 큰 입자로서 완전한 비리온(virion)이다. 외피(envelope)는 B형 간염바이러스 표면항원(HBs항원)을 가지고 있으며, B형 간염바이러스의 핵심(core) 항원(HBc항원)을 둘러싸고 있다. DNA 중합효소 및 protein kinase를 지니고 있으며 DNA는 원형(circular)이며 일부분이 한 가닥

으로 되어 있는 이중나선이다. 덴입자 이외에 직경이 22 nm의 구형의 입자가 있으며 동일한 크기의 막대기형도 있다. 이들 작은 입자들은 HBs 항원으로 이루어져 있으며 비감염성이다.

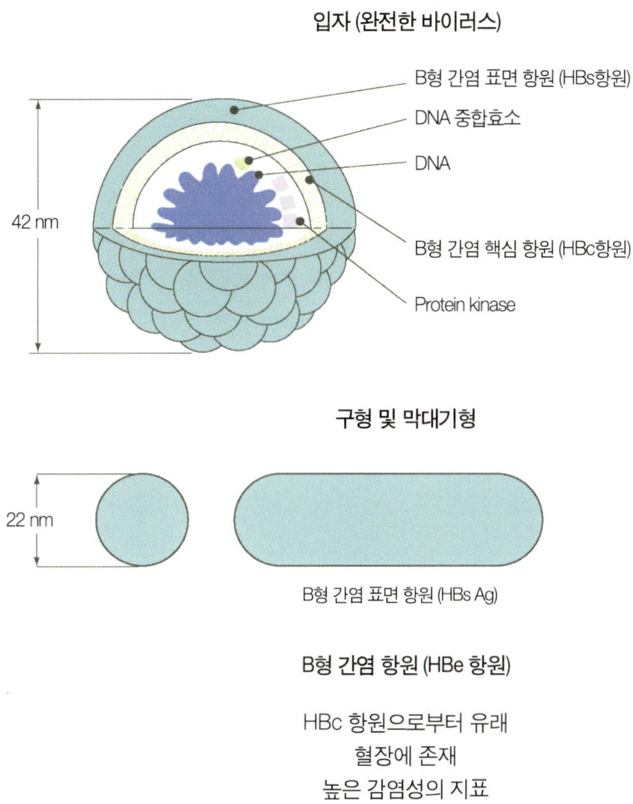


**B형 간염바이러스의 입자 및 항원.** HBe 항원은 감염성의 지표이다.

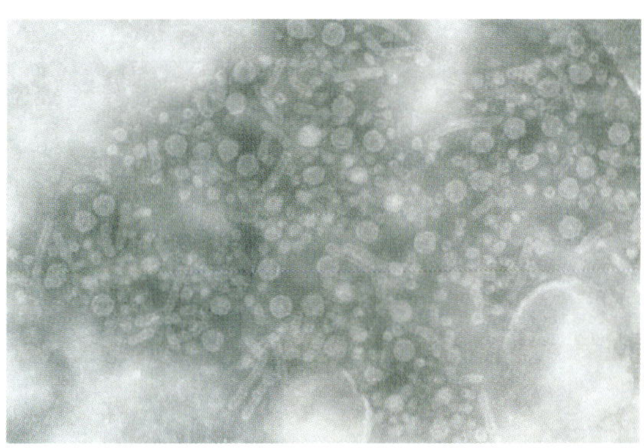

**B형 간염바이러스에 감염된 환자 혈청의 전자 현미경 사진.**
커다란 구형의 입자들은 완전한 입자(Dane 입자)이며 좀더 작은 막대기형 및 구형은 HBs항원으로 이루어져 있다.

## (1) 역학 및 전이

B형 간염바이러스는 혈액, 질 분비액 및 정액에 있다. 타액을 포함한 체액에도 적은 수가 발견되기도 한다. 바이러스는 비경구적으로 전염이 되며 접촉 및 성적 접촉을 통해 전파되기도 하나, 호흡기를 통해 감염되지는 않는다. 무증상 보균자들도 있으며, HBV에 감염된 환자는 덴입자를 혈액 ml당 1010개 지니고 있을 수 있어 소량의 혈액(0.0001 ml)으로도 타인을 감염시킬 수 있다. 이와 같이 쉽게 전염이 될 수 있으므로 적절한 예방대책이 없다면 의사 · 환자간의 교차감염이 야기될 위험성이 높다.

## (2) 감염결과

잠복기는 다양한 차이를 보이나 일반적으로 길며 보통 2~3개월이다. 30%는 급성 B형 간염에 걸리며 65%는 무증상 감염이다. 성인의 9%는 바이러스의 보균자가 될 수 있으며 이들의 일부는 간경화, 간기능 장애 및 간암으로 이환될 수 있다. 특히 이들이 HBe항원 양성인 경우 다른 병원내 종사자나 환자들을 감염시킬 위험성이 있다.

비경구 감염은 동부, 동남아시아, 태평양섬 및 열대아프리카와 같은 일부지역에서 심각한 문제로 여겨지고 있다. HBe항원 양성인 산모의 신생아가 감염될 확률은 95%이며, 거의 모든 신생아가 HBe항원 보균자가 되며, 말기에는 간경화 또는 간암으로 사망하는 경우가 자주 발생한다.



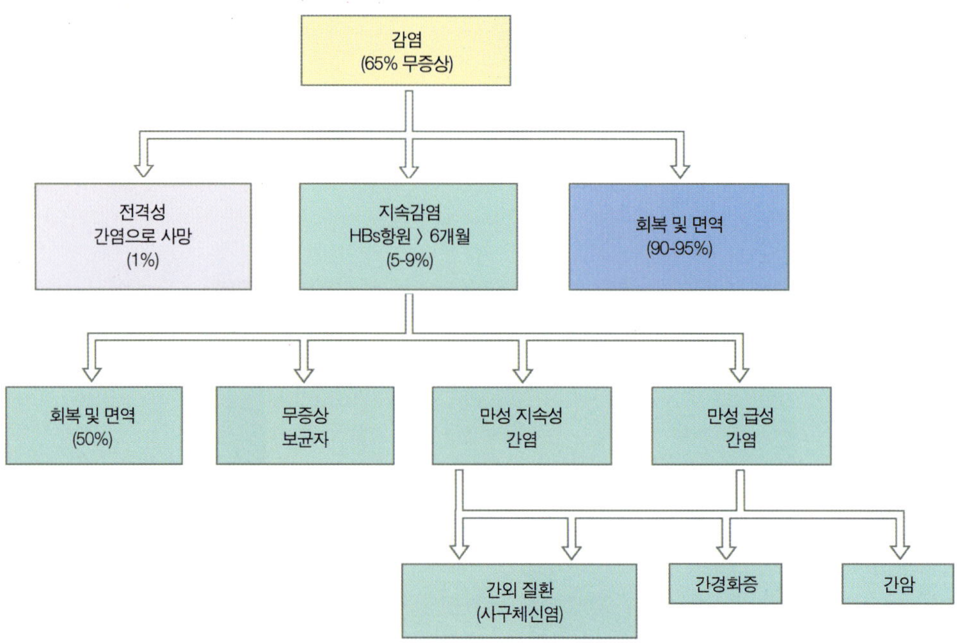


**B형 간염바이러스 감염의 임상적 결과.** 대부분이 무증상 감염이다(노란 상자).

### (3) 진단

B형 간염바이러스는 실험실 배양이 불가능하여 혈청학적인 방법으로 진단한다. 여러 항원 및 항체에 대해 검사를 해야 하며 처음에는 HBs항원에 대해서 검사를 한다. 만약 HBs항원이 양성으로 나오면 HBV에 감염되었음을 의미한다.

HBV 감염 후 정상적으로 회복을 보인 경우의 혈청학적 소견이며 회복 후 HBs항원 및 HBe항원은 음성이다. HBV 보균자는 지속적으로 HBs항원 양성을 보이며, 특히 HBe항원 양성인 환자는 감염력이 높은 위험한 보균자이다.

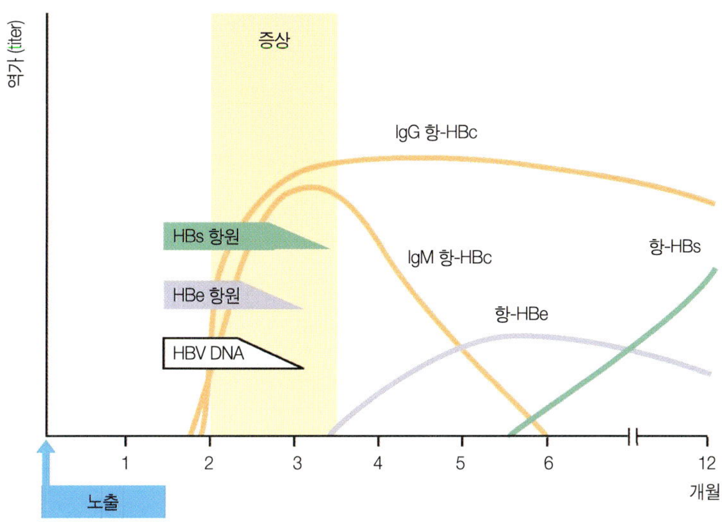


**B형 간염 회복 환자의 혈청학적 소견**

### (4) 감염의 예방

여러 방법으로 HBV 감염 예방이 가능하다. 행동의 변화는 감염 위험성을 줄이며 임상에서는 교차감염 예방법으로 예방이 가능하다.

수동면역은 B형 간염 면역혈청으로 가능하며 보호받지 않은 개체가 한 번 노출되었을 경우에 이용된다. 면역글로블린은 노출 후 48시간 내 투여해야 효과적이다.

현재 B형 간염 백신을 이용한 능동면역이 사용되고 있다. 이들 백신은 유전공학 방법으로 생산되고 있다. 20 ㎍/ml의 HBs항원을 3번(첫 접종 후 1개월 및 6개월 후) 근육주사한다. 영국에서는 5년 간격으로 추가 접종을 할 것을 추천한다. B형 간염 백신의 접종을 받은 대부분의 사람들은 B형 간염에 대한 면역이 생기나 약 5%에서는 보호항체가 형성되지 않아 면역이 되지 않는다. 따라서 백신 후 혈액을 채취하여 항체형성여부를 확인해야 한다. 보호항체가 형성이 되지 않은 의료업 종사자들은 계속 혈청학적인 검사를 실시하여 HBV 감염여부를 검사해야 한다.

수 많은 항바이러스제제가 만성 HBV 감염의 치료에 사용되어 왔으며, 이중 인터페론(interferon)이 가장 효과적인 것으로 입증되었다.

## 3) C형 간염바이러스

C형 간염바이러스(HCV)는 A형도 B형도 아닌 간염(non-A, non-B hepatitis)의 원인 바이러스 중 하나이다. HCV는 분자생물학적 방법으로 발견되었으며, 조직배양으로 배양이 되지 않고 또한 전자현미경 상으로도 관찰이 되지 않는다. 최소한 6개의 유전자형이 있으며, 지역에 따라 발견되는 유전자형이 다르다.

**C형 간염바이러스의 생물학적 특징**

| C형 간염바이러스 |
| --- |
| • 1989년 혈액에서 발견<br>• 외피를 지닌 RNA 바이러스<br>• 30~38 nm<br>• 동물 페스트바이러스(pestivirus) 및 사람플라비바이러스(flavivirus)와 연관<br>• 여러 유전형<br>• 형태 모름<br>• 조직배양 불가능 |

### (1) 역학 및 전파

전 인구집단에서 HCV 감염의 역학은 분명하지 않으나 영국에서 헌혈자의 HCV 항체 이환율은 낮았다(0.1~0.3%). 혈청학적 이환율은 수혈을 받은 경우와 마약중독자들에서 높았으며(80% 이상) 이는 비경구감염의 중요성을 의미한다.

주요한 경로는 아니나 HCV 감염은 성적접촉을 통해서도 일어날 수 있다. 이 바이러스가 HBV보다는 감염력이 약하나 의료업 종사자들이 주사바늘에 찔려 전이되었다는 예도 보고된 바 있다. HCV 항체가 양성인 경우 40%에서는 감염경로가 밝혀지지 않았으며 이는 전파기전이 명확히 알려지지 않았음을 의미한다.

HCV 감염의 임상적 경로는 다음 표에 요약되어 있다. 26주간의 긴 잠복기가 있으며 혈청전환(seroconversion)이 일어나기까지는 오랜 시간이 걸려 임상적 진단이 어려울 수 있다. 급성질환은 급성 B형 간염보다 경미하며 많은 경우 무증상이다. 그러나 중요한 문제는 만성 HCV 감염으로 진행될 가능성이 높다는 것이다. 즉 간경화증, 자가면역성 간염 및 간암형태의 장기간의 간질환에 걸릴 위험이 있다.

**C형 간염바이러스의 전이**

| C형 간염바이러스의 전이 | |
| --- | --- |
| 혈청역학 | 헌혈자(영국) : 0.1~0.3%<br>혈우병환자들이 수혈받음<br>불활성화된 factor VIII : 60~100%<br>마약 중독자 : 70~92% |
| 전이 | 마약 중독자<br>혈액 및 혈액제제<br>장기 및 조직이식<br>성적 전이<br>수직전파(산모-태아/유아)<br>직업적 전이<br>모르는 경로(타액 등) |

### (2) 진단

HCV 감염은 혈청학적 방법으로 진단한다. 일차검사에서 항 HCV항체가 양성으로 나타나면 중합효소연쇄반응법(polymerase chain reaction, PCR)으로 HCV RNA의 존재를 재확인해야 한다.

**C형 간염바이러스 감염 진단법**

| C형 간염바이러스 진단법 |
| --- |
| • HCV 항체 측정<br>선별검사법 : 면역효소측정법(ELISA)<br>추가검사 : recombinant immunoblot assay(RIBA)<br>• 바이러스게놈 측정<br>HCV RNA 중합효소연쇄반응(PCR)<br>• 간생검의 조직학적 특징 |

### (3) 감염의 예방

HCV 감염의 예방은 행동의 변화 및 최근에 소개된 헌혈자의 선별법을 통해 가능하다. 이들 바이러스의 급속한 돌연변이형성과 다양한 유전형 때문에 백신의 개발이 어려워 현재 예방접종은 불가능하다. HCV는 비경구적으로 확산되며, 타액에서도 분리가 되므로 치과의사로의 감염에 크게 관련되어 있다.

## 4) D형 간염바이러스

D형 간염바이러스(HDV)는 독립적으로 전이되나 자신의 복제를 위해서 HBV를 필요로하는 결손바이러스이다. HDV는 한가닥의 RNA를 지닌다. 주로 비경구적으로 전이되며 HBV와 같이

혼합감염(coinfection)을 하거나 HBV에 감염된 환자에 중복감염(superinfection)된다.

일반적으로 HDV는 HBV 감염을 악화시키며, 특히 중복 감염 후, 자주 전격성 간염을 일으킨다.

바이러스는 전세계적으로 퍼져 있으며, 이환율은 특히 이태리, 일부 중동지역 및 라틴아메리카지역에서 높다. 서부에서는 마약중독자들에서 문제가 된다. HBV 없이는 병을 일으키지 않으므로 B형 간염의 백신이 효과적이다.

**D형 간염바이러스 (Delta virus)**

**작은 결손 RNA바이러스**

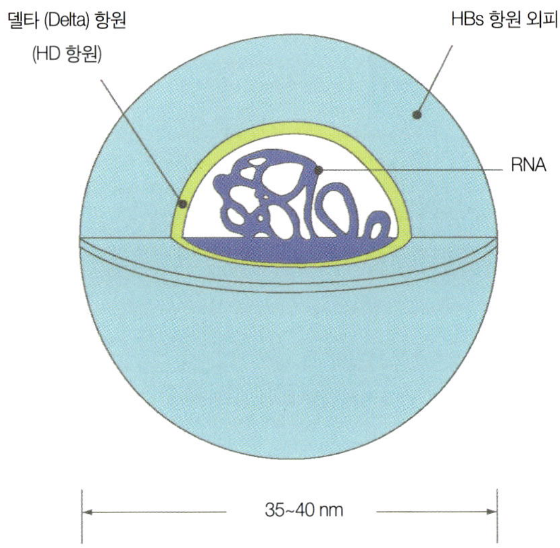


**전이**

혈액 유래 바이러스
비경구, 성적접촉
단독으로 전이
B형 간염바이러스와 혼합감염 또는 중복감염
지속성 감염이 흔함

**B형 간염바이러스와의 연관성**

B형 간염바이러스가 있어야 증식한다.
HBs 항원이 있는 외피가 있어야 간세포에 결합한다.
B형 간염바이러스의 백신은 D형 간염바이러스 감염을 예방한다.

**D형 간염바이러스(delta virus)의 중요한 특징**

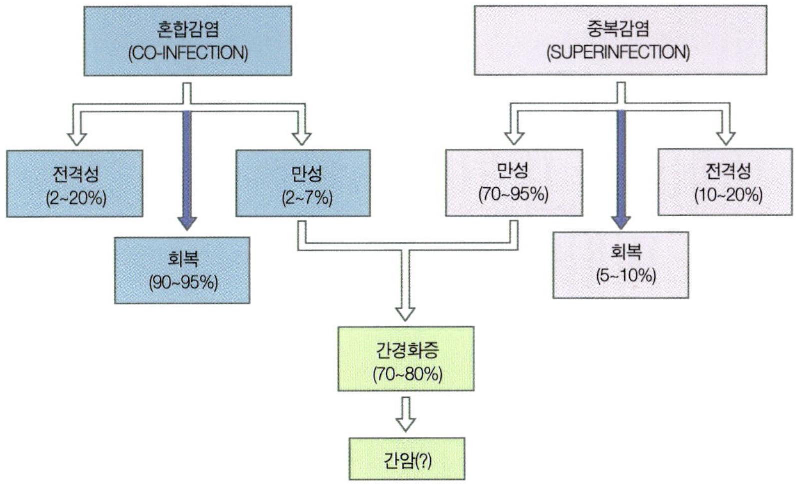


**D형 간염바이러스의 임상적 결과.**
임상적 특징은 일반적으로 B형 간염바이러스에 감염된 환자의 중복감염시 임상적 증상이 심하다.

## 5) E형 간염바이러스

E형 간염바이러스(HEV)는 최근에 발견된 또 다른 형태의 바이러스이며 이전에는 경구적으로 전이되는 A형 및 B형이 아닌 바이러스 간염(non-A, non-B hepatitis)의 원인 바이러스로 알려져 있었다. 임상적으로 HEV에 의해 야기되는 질환은 HAV 감염과 여러 면에서 유사하나 사망률은 임산부에서 높다. 치과수술 시 교차감염될 위험성은 없다.

**E형 간염바이러스의 중요한 특징**

| E형 간염바이러스 | |
|---|---|
| 생물학적 특성 | 구형, 외피를 지니지 않음(32~34 nm)<br>한가닥 RNA 게놈<br>칼리시바이러스(calicivirus)와 유사<br>조직배양으로는 배양이 안됨 |
| 전이 및 역학 | 변으로 오염된 식수<br>유행성 및 산발성 형태<br>인도, 아시아 및 아프리카에 호발 |
| 임상적 특징 | 잠복기 : 2~9주<br>주로 성인(15~40년)<br>보통 자연적을 치유되는 급성질환<br>임산부에서 높은 치명률(20%)<br>만성질환은 없음 |

## 6) G형 간염바이러스

G형 간염바이러스(HGV)는 1995년 처음 만성 간염환자의 혈장으로부터 분리된 플라비바이러스(flavivirus)이다. HGV의 게놈은 HCV게놈과 25% 유사성을 지니고 있다. 혈청이환률은 미국 헌혈자에서는 1.7%, 영국에서는 3%로 보고되었다. 또한 혈우병환자의 18%, 마약중독자의 33%가 HGV에 감염된 것으로 보고되었으며 혈액투석 및 산모에서 신생아로 전이된다는 증거도 있다. HGV와 관련된 질환의 특성은 명확히 밝혀져 있지 않다. HGV 감염 후 급성 및 만성간염에 걸릴 수 있으며, 무증상의 보균자도 있을 가능성도 있다. 그러나 대부분 경우 간 손상은 없거나 경미한 것처럼 보인다.

치과영역에서 HGV바이러스의 중요성이 확실히 밝혀져 있지는 않으나, 비경구적으로 감염이 되므로 감염 예방법을 지키는 것이 중요하다.

## 7) Retrovirus의 특징

Retrovirus는 RNA바이러스들로 이루어진 그룹으로서 이들은 모두 RNA 의존성 DNA 중합효소(RNA-dependent DNA polymerase)인 역전사효소(reverse transcriptase)를 지니고 있다. 모든 retrovirus는 지질로 이루어진 외피와 바이러스 단백질을 지니고 있다.

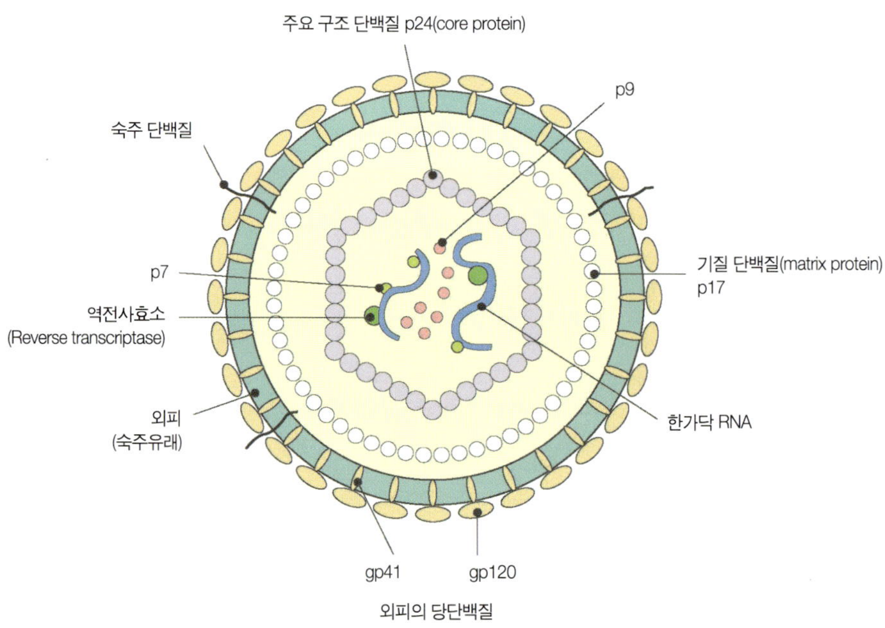


**HIV의 구조**

### (1) 분류

Retrovirus는 종양바이러스(oncoviruses), 렌티바이러스(lentiviruses), 스프마바이러스(spuma-viruses) 3개의 아과(subfamily)로 분류된다.

종양바이러스(oncovirus)는 면역을 억제하기보다는 종양을 일으키는 retrovirus이다. Lentivirus는 서서히 진행되는 질환과 관련이 있으며 HIV-1 및 HIV-2가 이에 속한다. 이들은 세포병변을 일으키며 감염된 세포를 파괴한다. 배양 시 감염된 세포를 거품처럼 보이게 해서 이름이 붙혀진 spumavirus는 병원성 바이러스는 아니다.

**사람에 감염하는 레트로바이러스(Retrovirus)의 분류**

| 사람에 감염하는 레트로바이러스 (Retrovirus) | | |
|---|---|---|
| 아과(subfamily) | 관련된 질환 | 자연숙주 |
| 종양바이러스(Oncovirus) | | |
| 사람 T 세포 백혈병바이러스 I (Human T cell leukemia virus I, HTLV-I) | 성인상 T 세포 백혈병-림프종(ATLL) | 사람 |
| 사람 T 세포 백혈병바이러스 II (Human T cell leukemia virus II, HTLV-II) | 모발성 세포 백혈병(Hairy cell leukemia) | 사람 |
| 렌티바이러스(Lentivirus) | | |
| 사람 면역결핍 바이러스-1 (Humman immunodeficiency virus-1, HIV-1) | 면역결핍, AIDS | 사람 |
| 사람 면역결핍 바이러스-2 (Humman immunodeficiency virus-2, HIV-2) | 면역결핍, AIDS | 사람 및 영장류 |
| 스프마바이러스(Spumavirus) | 불현성 지속성 감염 | 사람 및 영장류 |

### (2) 복제

Retrovirus는 다른 RNA바이러스와는 달리 역전사효소(reverse transcriptase)를 이용해 바이러스 RNA로부터 DNA를 합성하며, 합성된 DNA로부터 바이러스 RNA를 만들어 증식한다.

HIV-1 외피의 당단백질 120(gp 120)은 특이적으로 보조 T림프구의 CD4분자에 결합하며, 소량의 CD4분자를 발현하는 것으로 생각되고 있는 거대세포, 수상돌기(dentritic) 세포 및 뇌세포에도 결합할 수 있다. 결합 후 바이러스는 세포막 융합에 의해 숙주의 세포 내로 들어가 RNA를 유리한다. 역전사효소(reverse transcriptase)를 이용하여 두가닥의 DNA가 합성된다. 합성된 DNA는 원형이며 핵 내로 들어가 provirus로써 숙주세포의 DNA에 삽입되며 이러한 기전으로 영구적으로 감염되게 된다. 바이러스는 잠복기나 증식기로 들어갈 수 있다. 숙주의 RNA중합효소(RNA polymerase)는 provirus로부터 mRNA를 만들어 바이러스 mRNA 및 RNA를 합성한다. 새로운 바이러스 입자는 외피와 core단백질이 있는 세포막에서 조합된다. 바이러스 입자는 출아과정을 통해 유리되며 이러한 증식과정을 통해 숙주세포는 파괴된다.

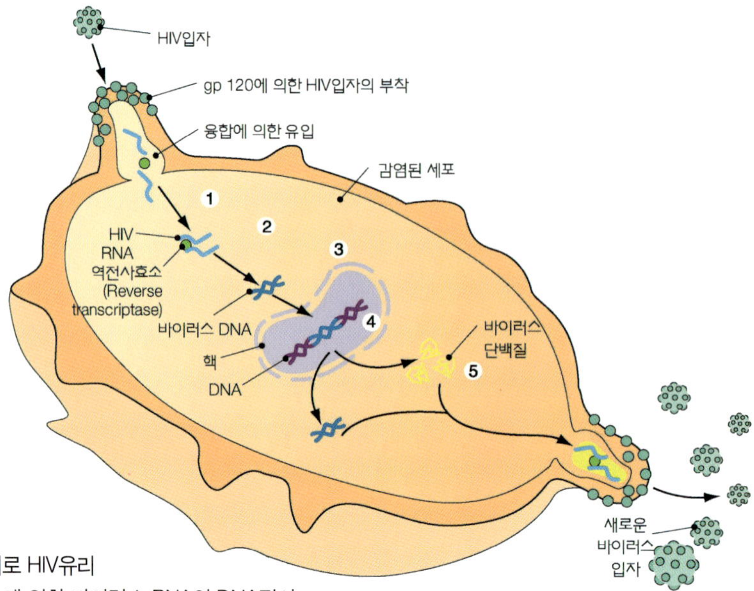


① 표적세포내로 HIV유리
② 역전사효소에 의한 바이러스 RNA의 DNA전사
③ 세포 DNA로 바이러스 DNA의 삽입
④ 바이러스 RNA 및 단백질 합성
⑤ 새로운 바이러스 입자의 조합 및 출아, 세포사멸

**HIV 증식**(Redrawn from Nowak and McMichael 1995 ; with permission)

## 8) HIV 및 AIDS

### (1) 전이

선진국에서는 남성동성애자가 가장 위험한 그룹으로 분류된다. 마약중독자 또한 위험한 그룹이며 혈우병 환자는 HIV에 오염된 factor VIII에 의해 감염될 수 있다.

성적으로는 주로 남성에서 남성으로 그리고 남성에서 여성으로 전이된다. 그러나 아프리카에서는 여성에서 남성으로 전이되는 경우를 포함한 이성간의 성적접촉을 통한 전이가 자주 일어난다. 중앙 및 동부아프리카의 일부지역에서는 인구의 40%가 감염되어 있으며 주로 젊은 성인층이 감염되어 있다.

신생아가 감염된 산모로부터 전이되는 수직감염률은 20%이며, 자궁에서 주산기(perinatal) 또는 후산기(postnatal)에 감염될 수 있다. 접촉, 비말 및 입맞춤에 의한 전이는 없는 것으로 판단되고 있다.

**HIV 전이의 주요 경로**

| HIV 전이 | |
|---|---|
| 혈액 전이 | 혈액 및 혈액제제<br>마약중독자간의 주사기 공용<br>의료업 종사자들의 주사기 찔림 및 상처노출 |
| 성적 전이 | 남성 동성연애자<br>이성간의 성적접촉 |
| 주산기 전이 | 자궁내<br>출산시<br>모유 |

**영국의 HIV감염자 수**

| 감염경로 | 남성 | 여성 | 총 |
|---|---|---|---|
| 남성동성연애자 | 17,660 | - | 17,660 |
| 이성간의 성적접촉 | 2,551 | 3,058 | 5,609 |
| 위험성이 있는 배우자 | 113 | 538 | 651 |
| 국외감염 | 2,116 | 2,048 | 4,164 |
| 국내감염 | 189 | 292 | 481 |
| 검사중 | 133 | 180 | 313 |
| 마약중독자 | 2,075 | 957 | 3,032 |
| 혈액제제 | 1,249 | 11 | 1,260 |
| 혈액/조직 이식(수혈) | 101 | 107 | 208 |
| 수직감염 | 203 | 212 | 415 |
| 기타/불명확 | 737 | 171 | 908 |
| 총 HIV감염자 수 | 24,576 | 4,516 | 29,092 |
| 총 AIDS 감염자 수 | 12,614 | 1,468 | 14,082 |
| 총 사망자 수 | 9,477 | 887 | 10,364 |

### (2) 병인론

HIV에 의하여 야기되는 병인 및 질환에서 결정적인 요인은 HIV가 CD4를 표현하는 세포, 즉 거대세포, 뇌세포, 보조 T세포, 지연형 과민성 T세포에 감염한다는 것이다. HIV와 면역계간의 상호작용은 과학자들이 처음에 생각한 것보다 역동적(dynamic)인 것으로 현재 알려졌다. 처음에는 HIV가 CD4세포에 감염되어 복제된 후 잠복하고 있다가 어떤 자극(예 : 항원과의 접촉)에 의하여 CD4 T세포가 활성화되면 바이러스에 의해 세포가 죽는 것으로 생각하였으나 최근의 실험결과에 의해 HIV는 무섭게 증식하여 매일 많은 면역계 세포들을 죽인다는 것이 밝혀졌다. 그러나 이러한 HIV의 증식은 보통 수 년동안 숙주방어기전에 의하여 조절된다. CD4 T세포의 파괴는 세포독성 T세포, 자연살해세포(NK세포) 및 항체매개세포독성(ADCC)과 같은 여러 기전을 통해 이루어진다. 그러나 최종적으로는 HIV가 우세해져 AIDS라는 심한 면역결핍증상을 보이게 된다.

CD4 T세포는 식세포, T세포, B세포 및 NK세포의 활성화에 필요한 림포카인(lymphokine)을 유리하여 면역반응의 중심적 역할을 한다. HIV에 의하여 CD4 T세포의 수가 점차적으로 감소할 경우, 항원 특이 면역반응, 즉 세포매개 및 체액성 면역반응이 저하된다.

면역반응 약화능 그리고 반복된 돌연변이에 의한 항원성의 변화를 통해 HIV는 면역반응을 회피하며 질환의 치유를 방해한다.

HIV는 신경계에도 영향을 미친다. HIV는 뇌의 거대세포에서 주로 발견이 되며, 뇌의 소교세포(microglial cell), 핍지교세포(oligodendroglial cell) 및 모세혈관내피세포(capillary endothelial cell)에도 존재한다. 대부분의 AIDS 환자는 신경성질환으로 이행되며 이는 거대세포에 의해 바이러스가 뇌로 전이됨을 시사한다.

### (3) 임상적 특징

① **경로** : 감염된 사람의 60%에서 나타나는 급성 혈청전환 질환은(Group I) 잠복기가 약 1달 정도이며 경미한 선열(glandular fever)증상을 보인다. 항체는 몇 달 후 나타나며 세포독성 T세포가 형성이 된다. 그 후 질환은 잠재성이 된다(group II). 무증상 환자의 30%에서 지속성 전신성 림프절 종대를 보인다(group III). 질환이 진행되면서 체중감소, 고열, 구강캔디다증 및 설사를 포함한 여러 증상이 나타난다(group IV). 바이러스는 계속 증식하여 HIV양성이며 AIDS로 정의되는 두 가지 이상의 질환을 보이는 AIDS로 진행된다. Group IV와 관련된 질환으로는 Kaposi's sarcoma 및 Pneumocystis carinii 폐렴이 있다. AIDS로 진단된 환자의 반 이상은 사망한다. 치료를 하지 않으면 진단 후 평균 생존율은 1년이며 95%는 진단 5년 이내에 사망한다.

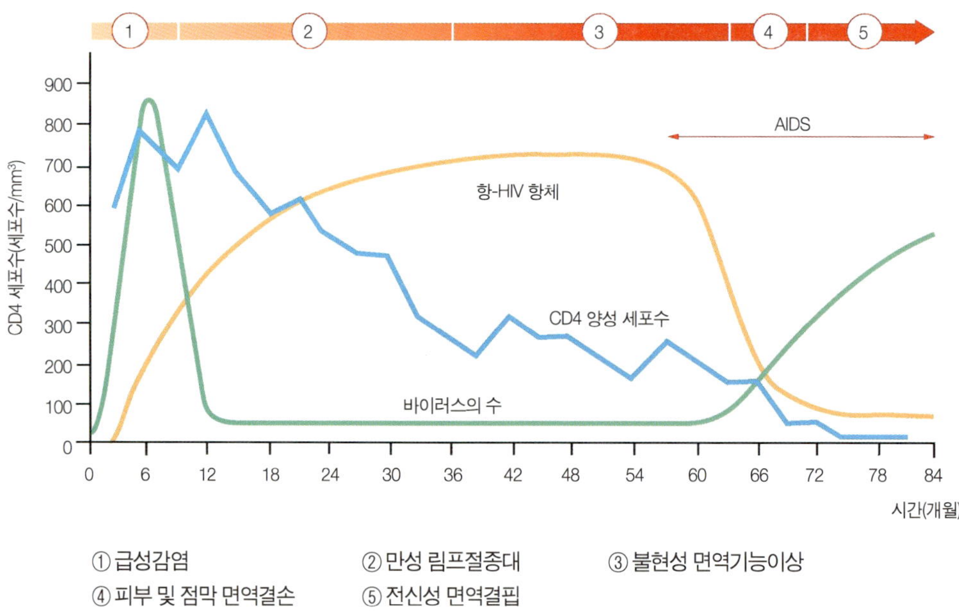


**HIV감염의 진행 및 항-HIV 항체반응 양상.**
감염초기 및 말기에 바이러스 수가 증가하며, CD4 양성 세포의 수는 점차적으로 감소한다.

**미국 질병 관리 센터에서 제안한 HIV 분류법**

| HIV감염 단계 | |
|---|---|
| • Group I | 혈청전환 질환 |
| • Group II | 무증상 |
| • Group III | 지속성 전신성 림프절종대 |
| • Group IV | A- 전신질환 |
| | B- 신경계질환 |
| | C- 이차 감염성 질환 |
| | D- 이차 종양 |
| | E- 다른 증상들 |

② **말기 감염의 임상적 특징** : AIDS는 유행성 면역억제 바이러스성 질환이다. 임상적 특징으로써 생명을 위협하는 감염, 종양이 있으며, 흔히 치매를 동반하는 아급성 뇌염과 같은 신경계질환에 대한 감수성이 높아진다.

③ **HIV의 구강증상** : 구강증상은 HIV 감염과의 연관성 정도에 따라 분류되었다.

구강 캔디다증(candidosis)은 HIV 감염의 매우 흔한 특징이다. 주로 경구개, 연구개, 협점막 및 혀에 홍반성 캔디다증이 붉게 나타난다. 위막성 캔디다증(아구창)은 크림색의 흰색 플라그(plaque)로써 점막을 벗기면 과립상의 홍반성 기저부가 나타난다. 구각구순염(angular cheilitis)도 자주 볼 수 있는 증상으로써 보통 구강 내 캔디다증에 대해 이차적으로 나타난다.

구강 모발성 백반증(hairy leukoplakia)은 무증상의 흰색 과각화병소이다. 보통 혀의 측면에 자주 발생하며 수직 주름이 있다. 분자생물학적 방법으로 Epstein-Barr 바이러스가 항상 이들 병소에 있는 것이 입증이 되어 이러한 증상이 Epstein-Barr 바이러스에 의해 유발되는 것으로 여겨지고 있다.

Kaposi's sarcoma는 혈관의 내피세포로부터 유래되며 보라색의 구진 또는 결절을 보이며 주로 구개에서 자주 발생한다. Kaposi's sarcoma는 HIV 감염의 다른 그룹보다 남성 동성애자에서 호발하며, 최근에 보고된 사람 헤르페스바이러스 8(human herpesvirus 8, HHV-8)이 중요한 원인으로 생각되고 있다.

Non-Hodgkin's lymphoma는 급격히 성장하는 부종 또는 난치성 궤양의 형태를 보이며 구강의 모든 부위에 나타날 수 있다.

HIV 감염의 치주증상은 세 그룹으로 분류된다. 선상의 치은홍반(linear gingival erythema)은 치은변연(marginal gingiva)에 붉은 띠를 보이는 경우로써 구강의 위생상태가 좋은 경우에도 자주 나타난다. 괴사성 궤양성 치은염(necrotizing ulcerative gingivitis)은 통증과 출혈을 동반하는 치은의 국소적 궤양성 손상이다. 괴사성 궤양성 치주염은 골조직을 포함한 치주조직의 급격한 궤양성 파괴를 보인다.

다른 구강병소로는 재발성 구강내 헤르페스성 감염, 거대바이러스(cytomegalovirus)에 의한 구강 궤양 그리고 이하선(parotid gland) 종대가 있으며 후자는 종종 구강건조증과 관련이 된다.

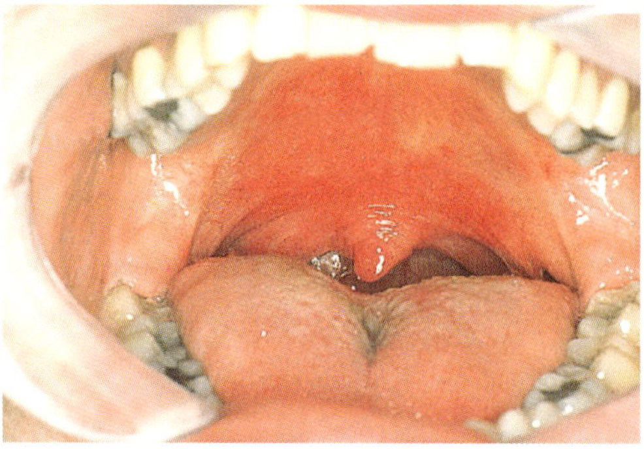

HIV 양성 환자의 구개점막에 형성된 홍반성 캔디다증
(Courtesy of Dr D. Felix)

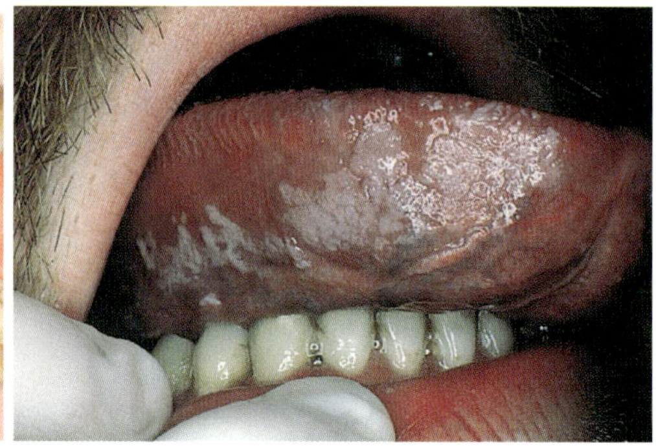

AIDS 환자의 구강에 형성된 hairy leukoplakia
(Courtesy of Dr D. Felix.)

④ **HIV 감염의 실험실 진단** : HIV 감염의 특이 바이러스성 진단은 여러 방법으로 가능하나 실제로 현재 사용되는 검사법은 항체를 검출하는 방법이다. 혈액 검사 전 환자는 항상 임상가 또는 훈련된 상담원과 상담을 해야 한다. 먼저 효소면역측정법(enzyme-linked immunosorbent assay, ELISA)으로 HIV항체를 검사한다. 검사 시 양성반응을 보이면 다시 동일한 환자의 혈액을 채취하여 방사선면역측정법(radioimmunoassay) 또는 면역형광법(immunofluorescence)과 같은 다른 검사법으로 재확인하여 위양성(false positive)을 배제한다.

⑤ **HIV 감염의 예방** : HIV 감염 예방에서 강조되는 것은 위험성을 줄이는 것이다. 교육프로그램을 통해 콘돔의 사용(barrier contraceptive) 등 성습관 개선을 강조해야 한다. 또한 마약중독자들에게는 소독된 주사기 및 바늘의 사용을 권장한다.
의료업 종사자들의 전이 위험성은 낮으나, 바늘에 찔리지 않도록 주의하고 보호복을 착용하는 것으로 감염 가능성을 줄일 수 있다.
집중적인 연구 노력에도 불구하고 효능이 있는 백신이 개발되지 않고 있다. 사백신은 세포독성 T세포 유도능이 약하며 약독화백신은 독성약화에 대한 평가의 어려움으로 현재 개발이 잘 진행되지 않고 있다. 바이러스의 외피 단백질(gp160, gp120 또는 gp41) 또는 중화항체에 대한 중요한 항원결정인자로 알려진 합성 펩타이드로 이루어진 백신이 현재 가장 전망있다. 그러나 HIV의 빠른 변이로 효과적인 백신을 개발하는데 또 다른 어려움이 있다.

⑥ **치료** : 진행된 HIV 감염 환자의 관리는 복잡하나, 치료의 주안점에 있어 특이 항바이러스제제인 azidothymidine(AZT)은 AIDS치료제로서 승인을 받은 일차 항HIV약제이다. 이 약제는 일부에서는 부작용을 일으키지만 AIDS 환자의 증상을 완화시키며 생존율도 높힌다.

3TC와 같은 nucleotide 동족체, ritonavir와 같은 단백분해효소 억제제를 포함한 여러 약제들이 현재 개발 중에 있다. AZT 단독치료보다는 2개 또는 3개 약제의 혼합사용이 더 효과적이므로 이들 약제의 혼합사용을 권장한다. 그러나 약제들이 매우 비싸며 치료의 장기간 효과는 아직 알려져 있지 않다.

# 6. 법정전염병

## 1) 법정전염병 분류 및 종류

### (1) 제1군 전염병

전파속도가 빠르고 국민건강에 미치는 위해 정도가 너무 커서 발생 또는 유행 즉시 방역 대책을 수립하여야 하는 전염병으로 페스트를 제외하면 모두 대변-경구 경로로 감염되는 식수 및 식품매개성 전염병이다.

### (2) 제2군 전염병

예방접종을 통하여 예방 또는 관리가 가능하여 국가예방접종사업의 대상이 되는 전염병이다. 2002년 5월 17일에 필수예방접종대상 법정전염병으로 수두가 추가되었다.

### (3) 제3군 전염병

간헐적으로 유행할 가능성이 있어 지속적으로 그 발생을 감시하고 예방대책의 수립이 필요한 전염병이다.

### (4) 제4군 전염병

국내에서 새로 발생한 신종전염병증후군, 재출현전염병 또는 국내 유입이 우려되는 해외유행전염병으로써 방역대책의 긴급한 수립이 필요하다고 인정되어 보건복지부령이 정하는 전염병이다. 두창과 보툴리눔 독소증이 생물테러의 위험증가로 인해 2002년 5월 17일 신규로 지정되었다.

### (5) 지정 전염병

제1군 내지 제4군 전염병 외에 유행여부의 조사를 위하여 감시활동이 필요하다고 인정되어 보건복지부장관이 지정하는 전염병이다.

**법정전염병 분류 및 종류**

| | 제1군 | 제2군 | 제3군 | 제4군 | 지정 |
|---|---|---|---|---|---|
| 특성 | 발생즉시 환자 격리필요(6종) | 예방접종 대상(10종) | 모니터링 및 예방 홍보 중점(18종) | 방역대책 긴급 수립(16종) | 유행여부 조사 및 감시(9종) |
| 질환 | 콜레라<br>페스트<br>장티푸스<br>파라티푸스<br>세균성 이질<br>장출혈성대장균 감염증 | 디프테리아<br>백일해<br>파상풍<br>홍역<br>유행성이하선염<br>풍진<br>폴리오<br>B형간염<br>일본뇌염<br>수두 | 말라리아<br>결핵<br>한센병<br>성병<br>성홍열<br>수막구균성수막염<br>레지오넬라증<br>비브리오패혈증<br>발진티푸스<br>발진열<br>쯔쯔가무시증<br>렙토스피라증<br>브루셀라증<br>탄저<br>공수병<br>신증후군출혈열 (유행성출혈열)<br>인플루엔자<br>후천성면역결핍증 (AIDS) | 황열<br>뎅기열<br>마버그열<br>에볼라열<br>라싸열<br>리슈마니아증<br>바베시아증<br>아프리카수면병<br>크립토스포리디움증<br>요우스<br>핀타<br>주혈협충증<br>두창<br>보툴리누스중독증<br>신종전염병증후군<br>조류인플루엔자 | A형 간염<br>C형 간염<br>반코마이신내성 황색포도상구균 감염증(VISA/VRSA)<br>샤가스병<br>광동주혈선충증<br>유극악구충증<br>사상충증<br>포충증<br>크로이츠펠트야콥병 |
| 신고주기 | 발생 즉시 전원이나 퇴원 시 변경신고 | 발생즉시, 일본뇌염만 변경 신고 | 7일 이내 | 즉시 | 7일 이내 |
| 보고주기 | 즉시 | 매주 | 매주 | 즉시 | 매주 |

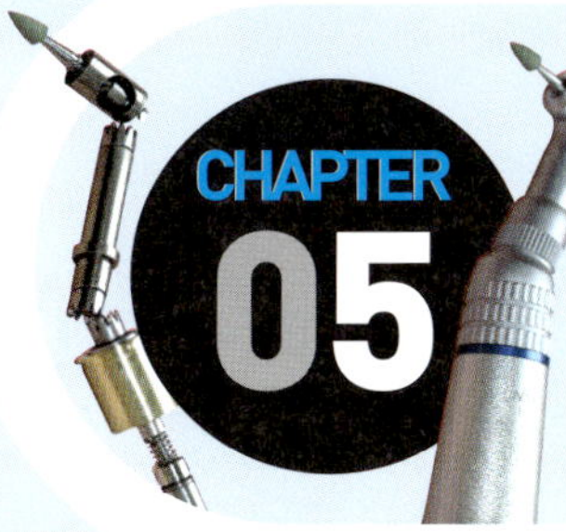

CHAPTER 05

| PART 01 | 치과감염관리의 기초이론

# 면역과 방어

## 1. 인체의 방어 작용과 저항력

면역(immunity)이란 외부에서 미생물(이물질포함)이 침입했을 때 우리 몸 스스로가 저항성을 가지는 것이다. 이 저항성은 우리 몸을 보호하기 위해서 다양한 세포, 조직과 효소들이 유기적으로 연계되어 효율적으로 작용하고 있다.

면역반응은 우리 몸을 침입한 세균, 진균, 바이러스와 같은 병원체에만 국한되어 일어나는 것은 아니다. 우리 몸안의 암세포와 같이 비정상적인 세포를 찾아내어 제거하는 역할도 면역반응이다. 꽃가루, 진드기, 이식된 타인 조직, 화학물질 등 같이 다양한 이물질에 대해서 반응이 과민하게 일어나는 것이 알레르기의 원인이 되기도 한다. 어떤 경우에는 면역계가 자기 몸의 세포를 공격하여 류머티즘성 관절염, 홍반성 낭창, 갑상선 기능 항진증 같은 자가면역질환(autoimmune disease)을 유발하기도 한다.

우리 몸의 면역은 자연면역과 획득면역이 있다. 1차적 방어는 피부, 점막, 타액, 섬모, 효소, 염증작용 등을 통하여 미생물을 포함한 이물질에 우선적 방어가 일어나는 것이며, 2차적 방어는 항체(Ig, 면역 글로블린)를 형성하여 방어를 수행하는 것이다.

### 1) 자연면역

natural immunity, innate immunity

자연면역은 피부나 점막 등에서 적의 침입을 막고 있을 때 재채기나 기침을 통하여 코나 목에 침입한 바이러스를 쫓아내고 콧속은 콧물로 눈 속은 눈물로 씻어내는 것이다. 코나 목을 통과한 적(바이러스 등)은 기관지의 솜털, 섬모 등이 잡아서 가래의 형태로 뱉어내게 된다. 입안을 통과한 병원체는 위에서 위산에 의하여 살균되며 장까지 살아서 오게 되면 장내 세균들에 의하여 번식하지 못하게 되지만, 강한 병원균이 장 내에서 번식하면 설사를 통하여 장 밖으로 쫓아낸다. 피부는 땀이나 피지를 배설하는데 살균작용을 하는 성분이 있어 병원균의 침입을 방해한다. 이

외 라이조자임, 락토페린 같은 효소나 우리 몸에 상주해 있는 정상 상주균에 의하여 자연 면역이 이루어진다.

병원체가 일차 방어선을 통과하여 인체 내로 침입하면 감염부위에 염증 매개물질(보체, 키닌, 인터루킨, 종양괴사인자 등)을 만들어 방어한다. 이 물질들은 병원체의 침입을 알려 감염부위의 혈관을 확장시켜 혈액 공급량을 증가시키고 모세혈관의 투과성을 증가시켜 백혈구와 염증매개물질을 불러모아 들인다. 이때 감염부위가 붓고 붉어지며, 통증이 생기며, 열이 나게 되는데 이것을 염증이라 한다. 이때 활동하는 주요 백혈구는 호중구(neutrophil), 대식세포(macrophage), NK세포(자연 살생세포, natural killer cell)인데 호중구는 감염초기에 나타나 아메바운동으로 혈관 밖으로 나와 감염부위의 이물질(병원체 등)을 잡아먹고 죽는다. 염증의 결과로 생기는 고름은 주로 죽은 병원체와 죽은 호중구로 이루어져 있다. 호중구가 열심히 우리 몸을 방어해도 역부족일 때는 대식세포가 병원체를 잡아 라이조자임, 락토페린 같은 효소를 이용하여 적을 분해한다. NK세포는 림프구의 일종으로 어디서나 병원체나 이물질(암세포를 포함)을 만나면 강하게 살생력을 발휘하는 백혈구이다.

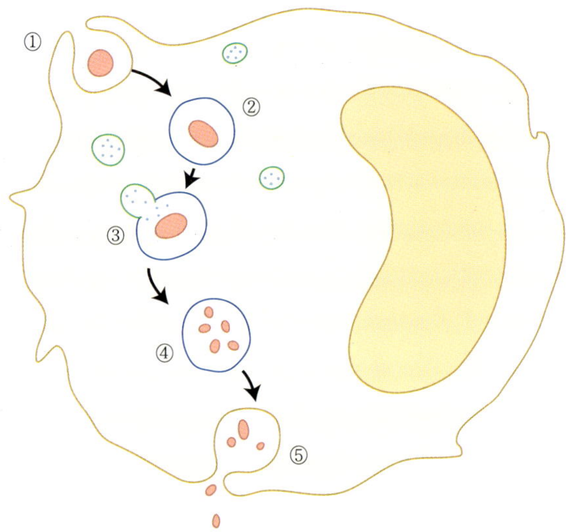


**포식작용의 단계**

① 세포막이 팽출하여 위족형성
② 세균이 포식된 포식소체 형성
③ 포식소체와 리소솜 융합
④ 리소솜 효소에 작용하여 세균분해
⑤ 분해산물 배출

보체는 불활성화 상태로 순환하는 혈청 단백이며 여러 경로로 활성화되어 세균, 진균, 바이러스 등에 의해서도 활성화된다. 보체가 활성화되면 백혈구의 포식작용을 돕고, 염증반응을 일으키며, 병원체의 세포막을 직접 손상시키거나 파괴할 수 있다.

인터페론(interferon)은 바이러스에 감염된 세포가 합성하는 단백으로 주변의 세포에 작용하여 바이러스 감염되었을 때 저항을 돕는 싸이토카인이다.

**인터페론의 종류와 기능**

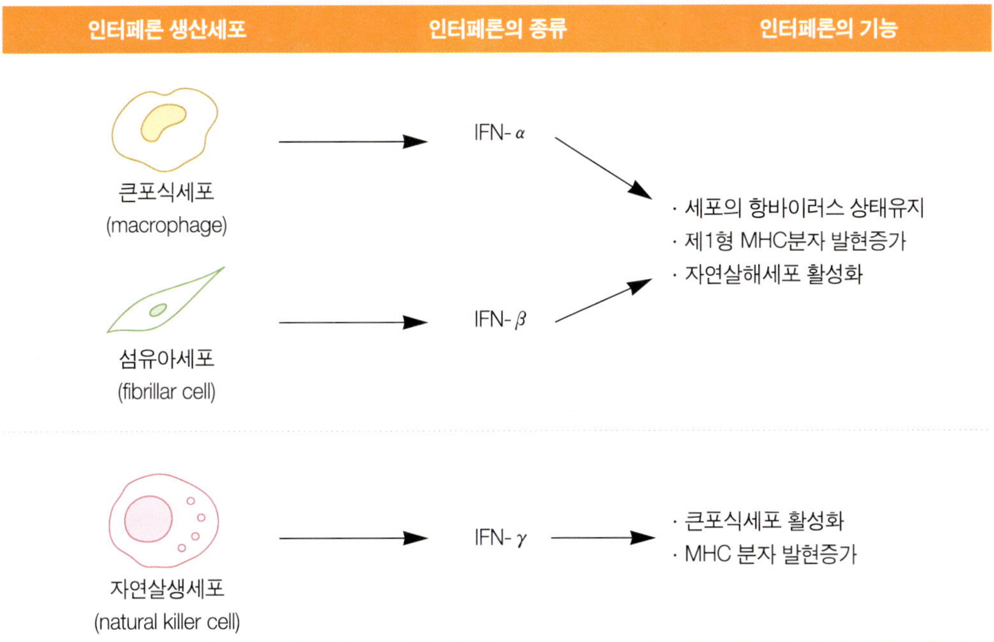


## 2) 획득면역

acquired immunity, adaptive immunity

획득면역은 항원(병원체와 이물질 등)에 노출된 후 5~6일이 지난 후에야 항원에 대한 반응을 보인다. 획득면역반응은 항원에 매우 특이적이며, 동일한 항원에 다시 노출되면 두 번째 침입에 대해서는 처음보다 더 빠르고 강력하며 보다 효과적으로 항원을 제거한다. 이런 현상을 면역학적 기억이라고 한다. 항원이 림프기관에 도달하여 림프구가 항원을 인식하게 되었을 때 비로소 획득면역이 개시된다. 항원(antigen)이란 특이적인 면역반응을 유발하는 미생물이나 이물질을 말한다. 림프구(limphocyte)는 골수와 흉선에서 생성되며 혈액과 림프계를 순환하고 있는데 획득 면역의 주요 세포이다. 면역에 관여하는 세포들의 우리 몸 안에서 분포도를 보면 B세포는 골수, 비장, 말초혈액, 림프절 순이며 T세포는 흉선, 림프절, 말초혈액, 비장 순으로 분포하고 있다. 림프구는 B림프구(B세포), T림프구(T세포) 그리고 NK세포 등으로 구성되어 있으며 항원과 특이적으로 결합하는 수용체를 세포막에 가지고 있으며, 획득면역은 B림프구와 T림프구에 의해서 일어나며 체액성 면역과 세포성 면역 두 유형으로 나눌 수 있다. 체액성 면역은 주로 B림프구가 관련하여 항체(antibody)를 형성하여 항원을 제거하는 면역반응이며, 세포성 면역은 대식세포와 킬러 T세포가 직접 항원을 제거하는 면역반응이다. 획득면역이 일어나는 단계는 우선 항원인지인데 림프구 표면에 발현된 항원 수용체에 특이 항원이 결합하면 림프구는 활성화된다. 활성화된 림프구는 싸이토카인, 싸이토카인 수용체 등의 새로운 단백을 합성하고 증식하면서 작동림프구로 분화된다. B림프구는 항체를 생산하는 형질세포로 분화하고 T림프구는 다른 세포를 활성화시키는 싸이토카인을 생산하는 헬퍼T세포 혹은 바이러스에 감염된 세포나 종양세포를 죽일 수 있는 세포독성 T세포로 분화한다. 생산된 항체와 T림프구는 대식세포를 활성화시켜 항원을 제거한다. B림프구에서 생산된 항체는 세포 외 항원을 제거하고 T림프구는 세포 내 항원을 제거한다. 항원이 제거되어 면역반응이 끝날 때 많은 수의 활성화된 림프구가 세포 자멸사(Apoptosis)를 겪게 된다. 작동 림프구는 수명이 짧으며 항원이 제거되면 죽음을 맞이한다. 기억세포로 분화한 림프구는 항원 부재 하에서도 장기간 생존한다. 따라서 사람이 나이가 많아지면 기억 림프구의 수도 증가하게 된다. 기억 림프구는 기능적으로 불활성화된 상태이지만 동일한 항원을 다시 만나면 증식과 분화가 일어나면서 이차면역반응을 일으키게 된다.

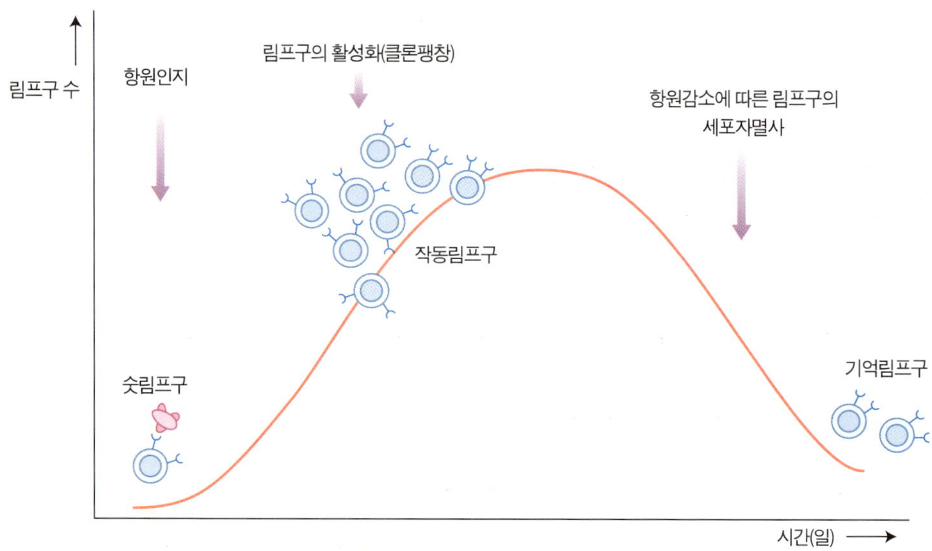


적응면역반응의 단계

### (1) 체액성면역(humoral immunity, antibody-mediated immunity)

특정 항원과 반응한 B림프구는 형질세포로 분화하여 항체를 분비하고 혈액 속에 들어간 항체는 항원을 찾아서 제거한다. 즉, 항체는 항원과 결합하여 항원을 제거하는 작동기능을 수행한다. B림프구 세포표면의 항체(surface antibody)는 특이항원과 결합하는 항원수용체 역할을 한다. 분비된 항체는 체액면역에서 주된 작동분자로 작용하여 점막표면이나 혈액 내의 미생물과 미생물 독소를 중화하고 제거한다. 체액면역은 세포 외 미생물을 제거하는 역할을 담당한다.

**적응면역의 두 유형**

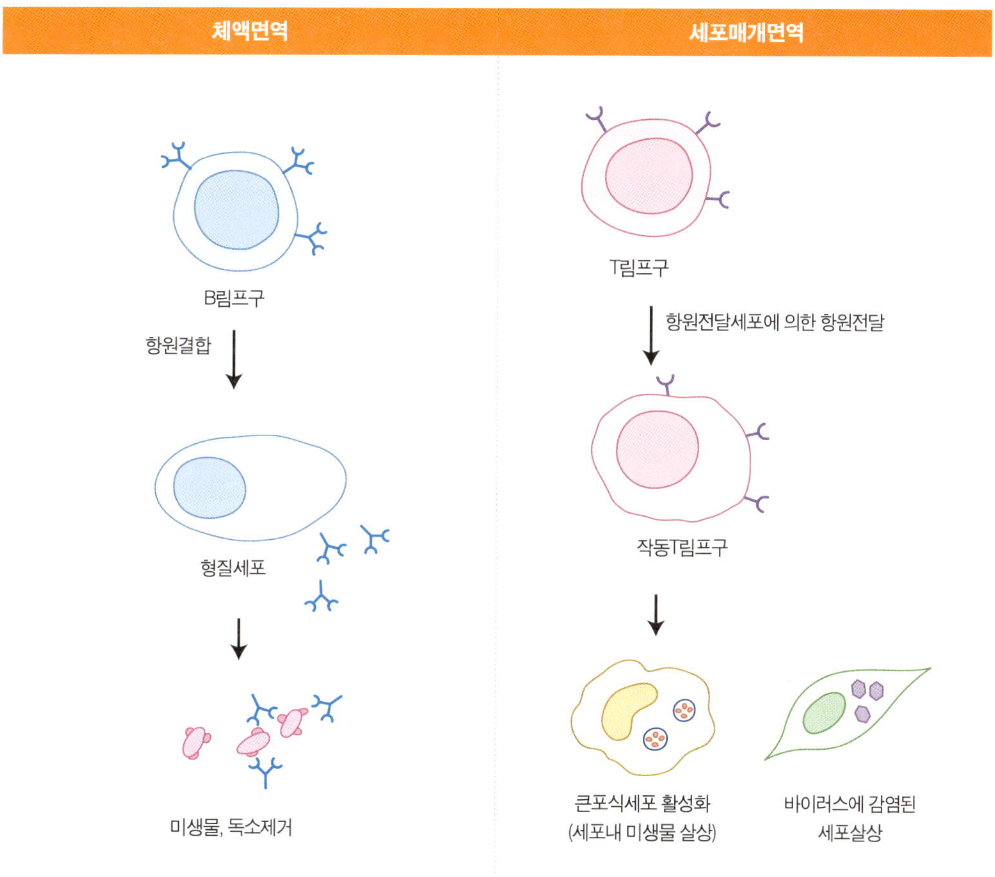


혈액을 응고시키면 고체는 가라앉고 액체성분이 위로 뜨는데 이것을 혈청(serum)이라고 한다. 이중 혈액에는 혈청단백의 감마 글로블린에 항체가 존재하는데 다른 감마 글로블린 성분과 구분하기 위해서 항체를 면역 글로블린(Ig, immunoglobulin)이라고 부른다.

① **항체(immunoglobulin)**

항체의 구조는 네 개의 단백질(peptide)사슬로 구성되어 있다. 두 개의 동일한 짧고 가벼운 펩티드 사슬(light chain)과 두 개의 동일한 길고 무거운 펩티드 사슬(heavy chain)들이 디설피드 결합으로 연결되어 Y자형을 하고 있다. 다양한 항원과 특이적으로 결합하는 변화가 매우 큰 부분을 가변부위(V, variable region)라고 하며 짧고 가벼운 펩티드 사슬(경쇄) 가변부위를 VL이라고 하며, 길고 무거운 펩티드 사슬(중쇄)의 가변부위를 VH라고 부른다. 고정된 아미노산 서열을 보이는 부위를 불변부위(C, constant region)라고 부르며 경쇄의 불변부위를 CL로, 중쇄의 불변부위를 CH로 표시한다. 항체의 팔 부분을 Fab(fragment, antigen binding)부위라고 하는데 팔의 끝에는 항원을 인지하는 가변부위(variable region, vregion)가 있다. 항체의 꼬리부분을 Fc(fragment, crystallizable)라고 하는데 Fab부위는 항원과 결합하는 곳이며, Fc부위는 생물학적 활성과 항원제거기능을 하는 곳이다.

항체는 항원과 결합하지 않는 꼬리부분의 모양에 따라 IgM, IgD, IgG, IgE, IgA 다섯 클래스로 분류한다.

a. 면역글로블린 M(IgM)

IgM은 항원자극에 의해서 가장 빨리 만들어지는 면역글로블린 클래스이다. 이 항체의 검출로 초기 감염의 진위를 진단해 낼 수 있다. 보체를 활성화시키며 혈청 내 면역글로블린의 5~10%를 차지한다. IgM은 분자량이 커서 확산이 잘 안되기 때문에 체액에서는 아주 낮은 농도로 존재하며, IgG와 함께 순환기 계통 감염 예방에 중요한 역할을 차지한다.

b. 면역글로블린 G(IgG)

IgG는 처음 항원인식 후 IgM보다는 늦게 생성되나 두 번째 항원 노출에서는 보다 빨리 다량으로 생산된다. 전체 혈청 면역글로블린의 75%를 차지하며 혈청 내에서 가장 많은 양으로 존재한다. IgG는 보체를 활성화시키고, 미생물과 독소를 중화시키고, 항체의 존성세포매개 세포독성에 관여하며, 옵소닌으로 작용한다. 또한 태반을 통과하여 태아를 보호하는 역할을 한다.

c. 면역글로블린 A(IgA)

IgA은 혈청 내 면역글로블린의 10~15%를 차지하며 체외로 분비되는 분비물(모유, 타액, 기도, 소화관, 비뇨 생식기)에 존재한다. IgA를 분비하는 형질세포는 점막아래부위에 많이 모여있으며, 분비형 IgA는 단백 분해효소 작용을 막아주며 세균이나 바이러스 항원에 붙어 감염을 예방하는데 점막방어면역의 주역이다. 분비형 IgA는 많은 양이 모유에 존재하며 신생아를 감염으로부터 보호한다.

d. 면역글로블린 E(IgE)

IgE는 혈청 내에서 극히 미량의 농도로 존재한다. 그럼에도 불구하고 IgE 항체는 즉시형 과민증(allergy)에 관계하며 고초열(hay fever), 천식, 아나필락시스(anaphylaxis) 등의 증상을 일으킨다. IgE는 호염구와 비만세포 세포막에 있는 Fc 수용체에 결합하는데 항원이 결합되면 세포질 과립에 갖고 있던 히스타민 등이 세포 밖으로 분비되어 알레르기 증상을 일으킨다.

e. 면역글로블린 D(IgD)

IgD는 혈중에 매우 소량으로 존재하며 그 생물활성은 알려지지 않고 있다. B림프구 표면에 존재하며 B림프구 분화에 기여한다.

### (2) 세포성 면역(cellular immunity, cell-mediated immunity)

세포성 면역은 T림프구가 주체로 하는 지연형 과민반응, 동종이식 면역반응 등이 이에 속한다. 항원을 대식세포가 처리하여 T림프구에 인계하면 T세포의 세포막에 있는 T세포 수용체(T cell receptor, TCR)는 항원전달세포가 보여주는 단백 항원만을 인식하고 T림프구를 자극하여 분화와 분열을 촉진시킨다. 항원에 반응하여 분화된 감작 T림프구는 대식세포를 활성화시켜 포식소체내의 미생물을 파괴하고(헬퍼T림프구) 바이러스에 감염된 세포를 죽인다(세포독성 T림프구). CD8+ 세포독성 T림프구는 바이러스에 감염에 관련이 있고, CD4+ 조력 T림프구는 큰 대식세포를 활성화시켜 포식된 미생물을 살상한다. 헬퍼 T림프구는 CD8+ T림프구가 세포독성 T림프구로 분화하는 것을 돕는다. 세포성 면역반응은 세포 내 미생물과 바이러스 감염으로부터 우리 몸을 방어하는데 중요한 역할을 한다.

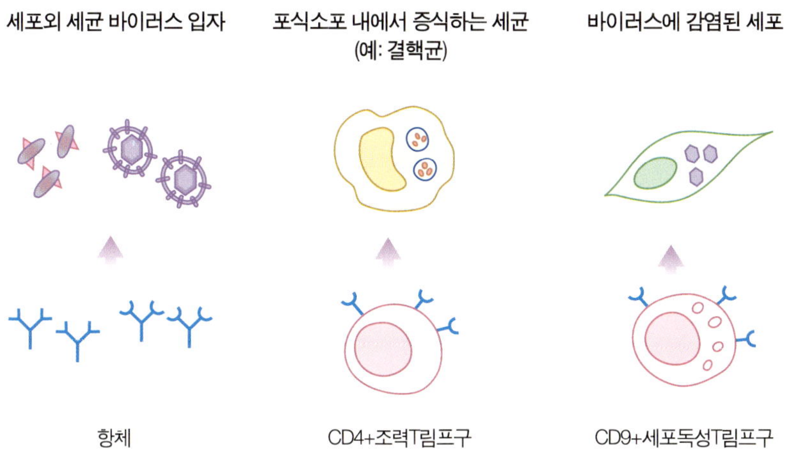


미생물 종류에 따라 다른 면역반응의 유형

### ① T림프구의 항원인식

T림프구는 T림프구 수용체(TCR)만 이용하여 항원을 인지하는데 항원전달세포가 주조직적합복합체(major histocompatibility complex, MHC)에 붙여서 보여주는 항원만을 알아볼 수 있다. 그러므로 T림프구가 인지할 수 있는 것은 단백 항원뿐인데 T림프구 수용체(TCR)는 오직 항원전달세포에 붙어있는 아미노산으로 구성된 펩티드항원하고만 결합할 수 있다. 12개 이상 아미노산으로 구성된 펩티드는 제2형 MHC분자에 붙어 CD4+ 보조 T세포에 항원을 전달하고 8~9개의 아미노산으로 구성된 펩티드 제1형 MHC분자에 붙어 CD8+ 세포독성 T세포에 항원을 전달한다.

### ② 세포성면역에 관여하는 항원전달세포

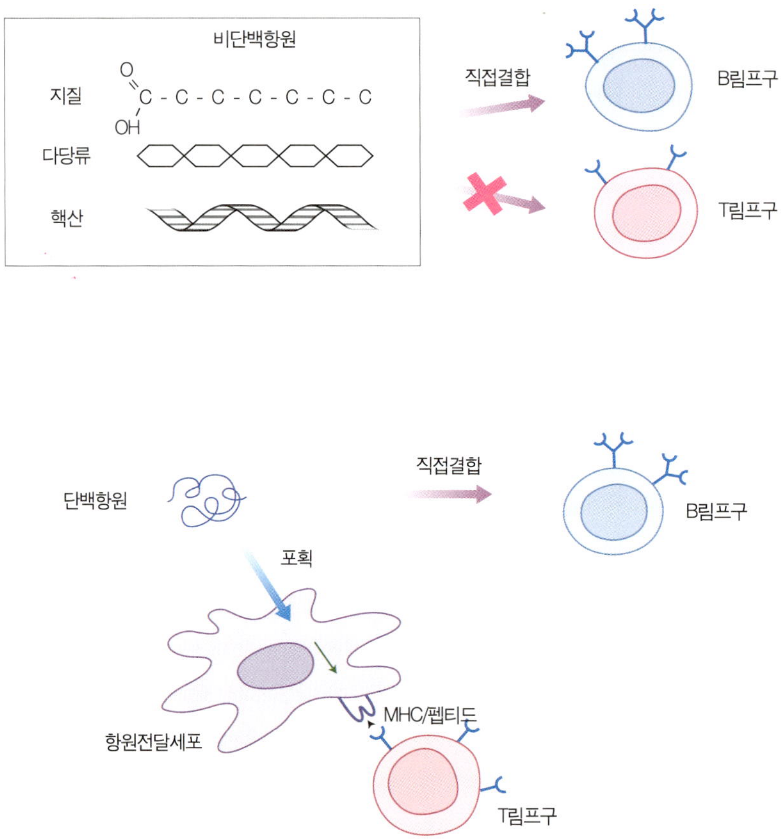


**림프구의 항원인식**

- **수지상세포** 수지상세포는 우리 몸의 거의 모든 장기에 존재하며 상피와 조직 내의 항원을 포획하여 T림프구에 그 항원을 전달한다. 수지상세포는 수지상세포의 그물망을 형성하기 때문에 미생물 항원이 신체의 어느 부위로 들어오던지 12~18시간 내에 T림프

구가 인식하게 한다. 수지상세포는 강력한 항원전달세포로 T림프구 반응이 시작되게 하는 작용을 한다.

- **큰대식세포** 모든 조직에 존재하는 큰대식세포는 포식한 항원을 감작 T림프구에 전달하고 감작 T림프구는 큰 대식세포를 활성화시켜 병원체를 살생시킨다. 세포매개면역반응의 한 부분을 담당한다.
- **B림프구** 표면 항체를 통하여 세포내부로 들어간 항원을 T림프구에 제시한다. 헬퍼T림프구가 B림프구 항체의 생산을 돕는다.

| | 수지상세포 | 활성화된 큰포식세포 | B림프구 |
|---|---|---|---|
| 전문적인 항원전달세포 | 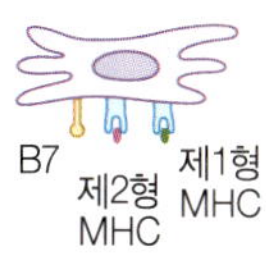  | 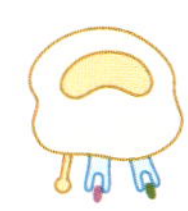 | 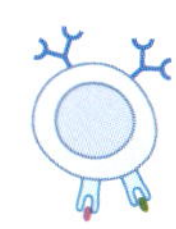 |
| 항원포획 | 세포내 이입 포식작용 | 포식작용 | 수용체매개 세포내이입 |
| 제2형 MHC | +++ | ++ (유도됨) | ++ (항상발현) |
| 보조자극 B7 | +++ | ++ (유도됨) | — |
| T림프구 활성화 | 숫림프구<br>작동림프구<br>기억림프구 | 작동림프구<br>기억림프구 | 작동림프구<br>기억림프구 |

**미생물 종류에 따라 다른 면역반응의 유형**

③ 과민반응(allergy)

정상적인 획득면역이 과도하게 일어나면 숙주가 상해를 입는데 이런 부적절하고 비정상적인 면역반응을 알레르기반응 혹은 과민증(hypersensitivity)이라고 부른다. 항원에 노출된 후 수 분 혹은 수 시간 내에 증상이 나타나는 것을 아나필락시스 반응이라 하며, 즉시형 과민반응이라고도 한다. 한편, 반대로 지연형 과민반응은 항원 노출 후 수 일이 지난 후에야 증상이 나타나는 과민반응이다.

과민면역반응의 대표적인 예는 전신적 아나필락시스(anaphylaxis)반응으로 벌 독, 페니실린, 땅콩 등의 항원에 감수성이 있는 사람이 항원(allergen)에 노출하게 되면 호흡곤란과 함께 혈압이 떨어지는 매우 치명적인 아나필락시스 쇼크 상태에 빠지게 된다.

- **제I형 과민반응-아나필락시스, 아토피** 제I형 과민반응은 즉시형 과민반응으로 IgE-매개성 과민반응이라고 부른다. IgE는 조직의 비만세포와 호염구 표면의 Fc 수용체에 부착되어 있다가 동일한 알레르기 항원에 반복 노출되면 이들 세포에서 탈과립을 유도하고 히스타민과 같은 약리학적 활성 물질을 유리하여 주변 조직의 혈관확장과 평활근 수축

을 유발시켜 재채기나 콧물, 설사 같은 증상뿐만 아니라 호흡 곤란과 쇼크 같은 심각한 증상을 일으킨다. 임상적으로 아토피성 피부염, 벌 독, 페니실린, 알레르기성 비염, 천식, 식품알레르기 등이 제I형 과민반응에 포함된다.

- **제II형 과민반응-세포독성 과민반응** IgG 또는 IgM이 관여하며 세포표면 항원에 항체가 결합하면 보체를 활성화시켜서 세포막에 구멍을 뚫어 세포를 용해시키거나 대식작용 등으로 세포를 파괴한다. 제II형 과민반응의 대표적인 예는 혈액형을 맞지 않게 수혈했을 경우의 부작용이다. 혈액형 A형의 사람이 혈액형 B형의 사람에게 혈액을 수혈하면 수혈된 적혈구가 수혈받은 사람의 항체와 보체에 의해 혈관 내에서 대량으로 용혈 되어 발열과 오한, 오심, 혈관 내 혈액응고 등의 부작용이 나타난다. Rh 부적합 신생아적 아구증, 자가면역성 용혈성 빈혈, 류마티스성열도 제II형 과민반응에 해당된다.

- **제III형 과민반응-면역 복합형 과민반응** 가용성 항원에 항체가 결합하면 면역복합체를 형성하고 이러한 복합체는 대식세포가 항원을 제거하기 쉽게 만든다. 제III형 과민반응은 혈액 속의 면역복합체는 특히 혈관벽이나 신장 사구체에 잘 침착되어 보체를 활성화시키고 혈관의 투과성을 항진되어 중성구를 유인한다. 염증반응이 진행되면서 중성구에서 나오는 단백 분해 효소가 조직을 파괴한다. 이것을 arthus반응이라 한다. 사구체신염, 류마티스관절염 그리고 전신 홍반성 낭창(루프스)등이 제 III형 과민반응의 전형적인 임상소견의 예이다.

- **제IV형 과민반응-지연형 과민반응** 항원에 감작된 T세포가 동일한 항원에 2차적으로 노출되면 감작된 T세포가 분열 · 분화하며 lymphokines라는 생물활성물질을 방출하고 거대세포(macrophage)를 불러 모으고 염증반응을 유도한다. 이 반응은 수 일 내지 수 주가 걸려 서서히 일어나므로 지연형 과민반응이라고 부른다. 국소적인 염증반응을 일으켜 조직손상을 야기하는 제IV형 과민반응은 세포 내 기생 병원체에 대한 방어면역과 tuberculin 반응, 특정 금속에 대한 접촉성 과민반응, 이식거부반응 등이 임상적 예이다.

## 2. 면역과 백신

미생물 감염이나 예방접종을 통해서 형성되는 면역을 능동면역(active immunity)이라 하고 다른 숙주의 항체를 공급받아 형성되는 면역을 수동면역(passive immunity)이라 한다. 모체로부터 항체를 받아 생긴 신생아 면역이나 항독소를 주사하여 독소를 중화시키는 경우가 수동면역의 예이다. 수동면역은 면역의 지속기간이 짧으며 일반적으로 많이 사용하지 않는다.

1789년 Edward Jenner는 천연두를 예방할 수 있는 우두접종법을 발견하여 죽음의 전염병을 극복하게 되었다. 능동면역은 특정 병원체에 대한 면역반응을 인위적으로 유도하는 것으로 항원인 백신을 접종하여 병원체 감염질환에 대한 면역을 획득할 수 있게 한 것이다. 대표적인 백신은 홍역, 풍진, 백일해, 파상풍, 소아마비 등으로 예방백신은 인류를 감염질환으로부터 자유롭게 해 주고 있다.

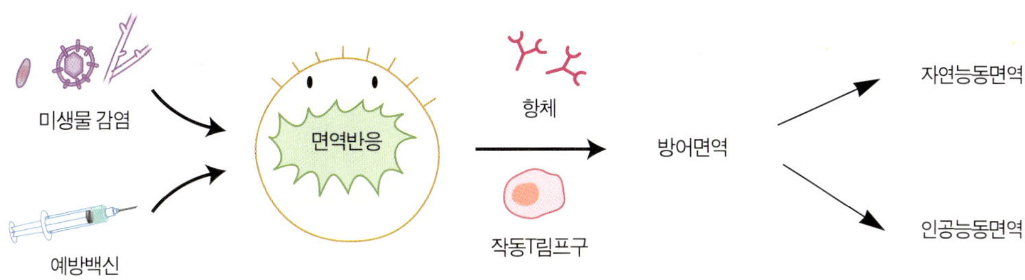


**능동면역**

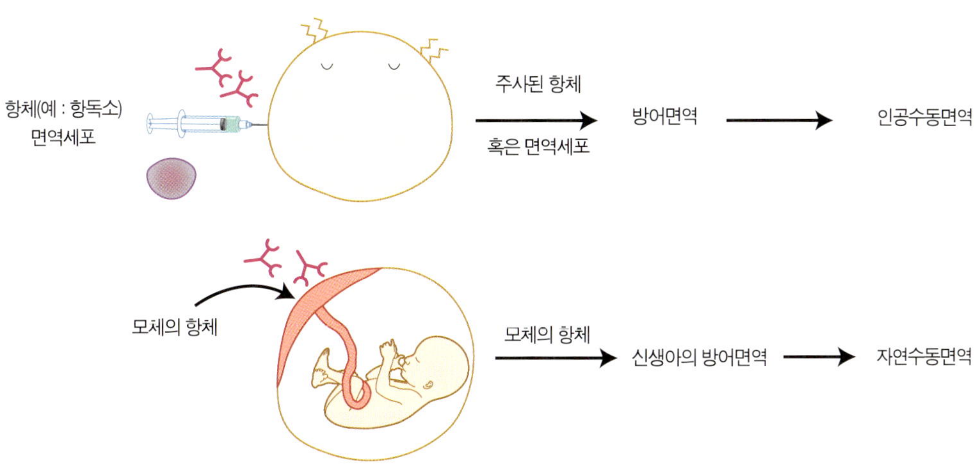


**수동면역**

## 1) 백신의 종류

### (1) 사 백신

미생물을 살균처리하여 불활성화 된 항원을 사용하여 만들었으며 콜레라, 뇌염, 장티푸스, 고수병 등의 백신이 이에 속하며 접종은 여러 번 실시하여야 한다. 면역반응은 주로 IgG 항체에 의하며 세포성 반응은 일어나지 않는다.

### (2) 생 백신

항원성은 있지만 감염력과 병원성을 잃은 약독화된 미생물로 만든 백신으로 약독화된 미생물을 사용하는 백신은 중화항체 생산을 자극하여 면역반응이 일어난다. IgG, IgA, 세포성 면역반응에 의하여 면역반응이 일어나며 한 번의 접종으로 수 년간 효과를 볼 수 있다. 세균 백신으로는 BCG가, 바이러스백신으로는 홍역, 풍진, polio, 유행성 이하선염 등이 이에 속한다.

### (3) 무독화 독소 백신

병원체의 독소를 무독화 시켜 백신을 생산한 것으로 파상풍 및 디프테리아, 뱀독 백신이 대표적인 것이다. 무독화 독소 백신의 경우는 불활성화 된 독소를 사용하여 중화항체 생산을 자극한다.

숙주세포 내 기생 미생물을 우리 몸에서 제거하기 위해서는 세포성 면역반응이 필요한데 그 미생물 항원을 주사하거나 경구로 투여하면 세포 외 항원으로 작용하여 주로 항체반응을 유도하게 된다. 따라서 세포성 면역반응을 유도하기 위해서는 다른 방법을 사용하여 백신을 개발해야 한다. 현재 다양한 방법들이 시도되고 있으며, 그 예로는 DNA 백신과 바이러스 벡터를 이용한 백신을 들 수 있다.

# 3. 교차감염(Cross infection)

병원은 어느 장소보다도 많고 다양한 병원체가 존재하는 곳이며 특별히 치과 시술 시 치과용 장비의 특성 상 고속 핸드피스와 초음파 치석제거기에서 발생하는 에어로졸(aerosol)로 인한 감염원 확산이 우려되고 있다. 이렇게 병 · 의원을 통해 환자나 병원 종사자들 간에 일어나는 감염을 교차감염이라 한다. 치과 진료실에서 주요 감염원은 질병이 회복된 보균자, 무증상 보균자, 감염전구 상태 환자 등으로 병원종사자나 환자 모두가 될 수 있고 경로는 오염된 기구, 오염된 에어로졸, 날카로운 기구나 바늘 등이다. 치과 진료실에서의 교차감염 방지를 위해서는 환자의 병력을 철저히 확보해야 하며, 적절한 기구 세척 및 멸균, 일회용품 사용이 권장되며, 직원의 예방주사와 날카로운 기구 사용의 안전 취급법 숙지, 효과적 흡입 및 환기 등이 필요하다. 치과 진료실에서 교차 감염의 중요 질환은 HIV(에이즈)와 B형 간염으로 주로 혈액 유래 바이러스 감염이다.

## 4. 치과종사자의 주요 면역법

치과종사자는 교차감염의 위험에 노출되어 있으므로 예방접종을 반드시 받아야 한다. 특별히 B형 간염에 대한 예방 주사는 필수이며 결핵, 유행성 이하선염, 풍진, 인플루엔자, 파상풍, 홍역 등의 예방주사도 맞아야한다. 간염은 3번 접종을 받아야 하며 항체 생성 후에도 5년마다 항체 농도를 측정하여 추가 접종을 받아야 한다. 파상풍은 매 5년마다 접종을 받아야 하며 인플루엔자는 매년 독감이 유행하기 2~3개월 전에 접종을 받고 결핵은 5년마다 검사를 받아야 한다.

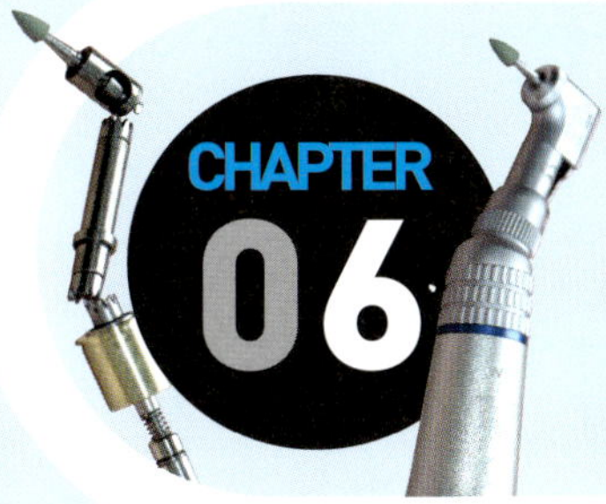


| PART 01 | 치과감염관리의 기초이론

# 감염관리에 관한 근거와 규제

## 1. 이론적 근거

효과적인 감염차단조치와 감염관리과정이 치과 진료실 내에서 전파될 수 있는 질병의 확산을 차단하거나 그 정도를 약화시킬 수 있다. 진료실에서 일하는 치과위생사들은 의료관련 감염을 차단하는 술식을 시행할 수 있도록 높은 차원의 치과위생사 윤리와 실현가능한 권장사항들을 의료관련 기관들로부터 제공받아야 하며, 이는 최소한의 부분은 법적으로 규제받게 된다.

### 1) 치과의료관련 감염경로

치과 진료실에서 감염위험을 최소한으로 줄이고 예방하기 위해서 감염경로 및 감염관리 프로그램을 권위가 있는 기관으로부터 지정받아, 감염관리자에게 지시된 프로그램이 모든 진료진에 의해 실행되어야 한다.

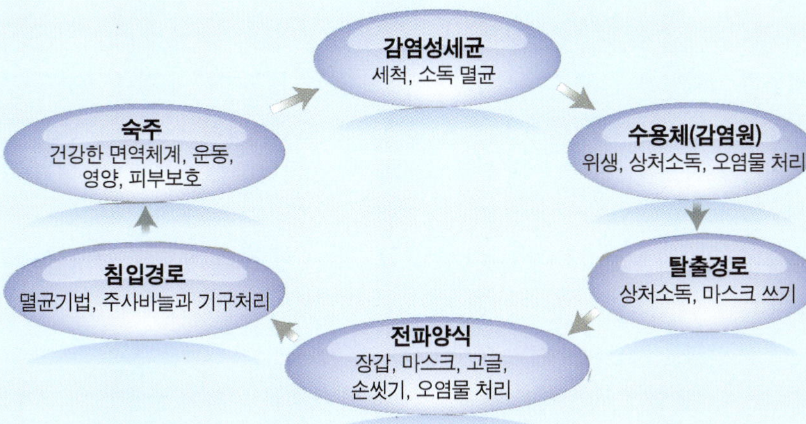

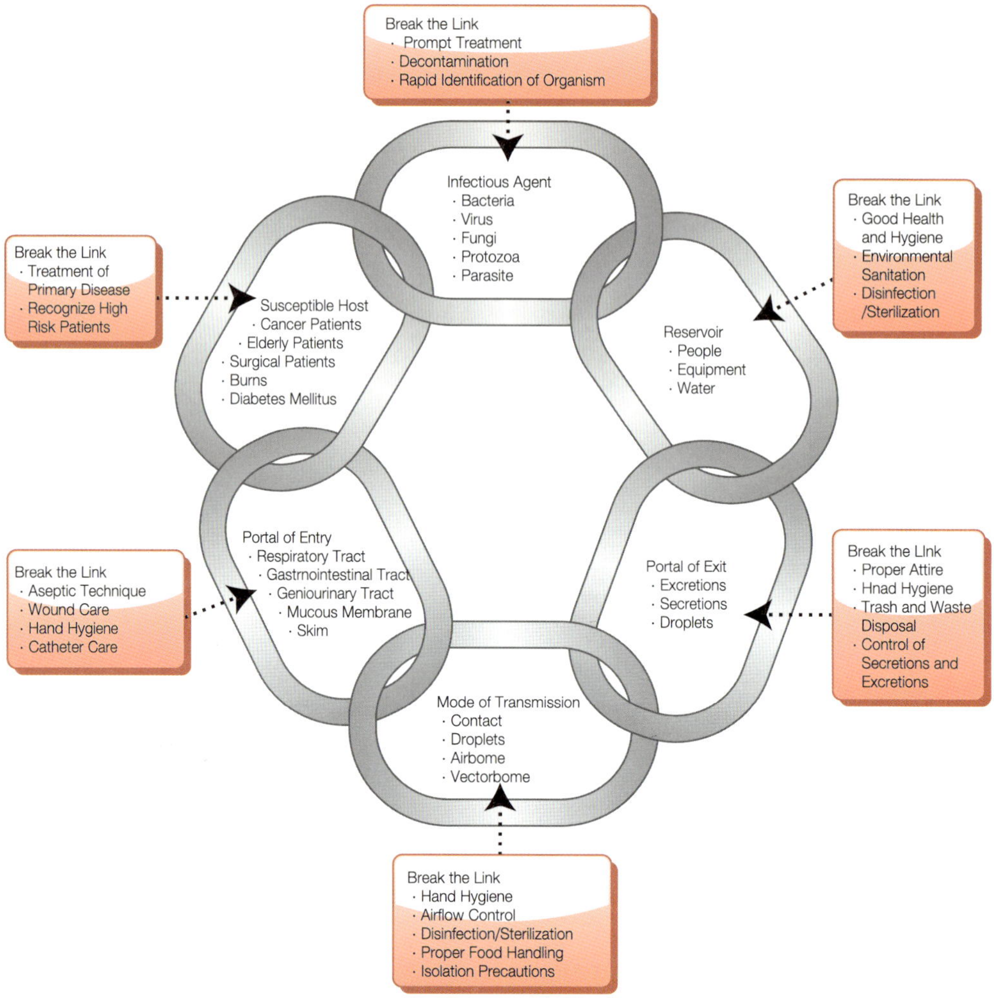


**감염경로 차단양식(breaking the chain of infection)**

### (1) 환자에서 치과 의료인으로의 감염관리

치과 종사자는 환자의 혈액이나 구강분비물과 호흡기 분비물에 의한 여러 미생물에 노출되어 질병에 전염될 기회가 매우 많으며 발생 가능성 또한 높다. 환자에서 치과 종사자로의 직접 접촉에 의한 감염은 환자의 혈액, 타액 및 기타 분비물 등이 진료자의 상처, 찰과상, 피부염으로 생긴 손상된 피부(특히, 손톱 주위의 눈에 보이지 않는 갈라진 틈)와 접촉됨으로써 일어나므로 반드시 장갑을 착용하여야 한다.

간접 접촉에 의한 감염은 환자의 구강으로부터 분무되는 것, 튀는 것 또는 에어로졸이 눈, 코 또는 구강을 통한 호흡기 계통 및 손상된 피부와 접촉됨으로써 일어나므로 마스크와 안면 보호대, 진료복 등으로 감염을 차단해야 한다.

치과의료인은 자신을 보호하기 위해 개인보호장구의 착용과 더불어 예방접종, 정기검진, 스트레스 관리 등을 실행하여 인체방어면역기능의 폭을 넓혀야 한다.

### (2) 치과 의료인에서 환자로의 감염관리

치과 의료인에서 환자에게 질병이 감염되는 것은 드문 경우이나 개인보호장구인 장갑과 마스크 안면보호대 등을 사용하지 않으면 발생할 수도 있다. 만약 치과 의료인의 손에 상처나 손상된 피부를 가지고 있을 경우나 환자의 구강 내에서 손을 다쳤을 경우 유출된 혈액의 병원균이나 다른 미생물에 의한 직접적인 접촉으로 인하여, 병원균이나 미생물이 점막이나 개방된 조직을 통하여 침입할 수도 있다. 또한 치과 의료인의 혈액이 환자의 구강진료에 사용된 진료기구나 다른 물체에 묻을 경우 혈인성 병원균 등의 병원체가 환자에 직접 접촉되어 감염될 수 있다. 치과 의료인의 재채기, 기침 등으로 환자에게 에어로졸 감염이 일어날 수도 있으나 이러한 감염은 치과에서만 일어나는 감염이 아니라 일상생활에서도 발생할 수 있는 감염이다.

### (3) 환자에서 환자로의 감염관리

진료기구, 핸드피스, 교정장치, 시술대 표면 및 손의 위생상태가 적절하게 관리되지 않은 경우 병원체는 직접 접촉에 의해 환자에서 환자로 전염될 수 있다. 손씻기, 완전 멸균 술식과 표면소독, 표면덮개, 일회용품, 멸균검증이 실행되어야 한다. 환자를 치료한 후의 오염된 기구나 표면으로부터 옮겨지는 의료관련감염의 잠재성은 치과 진료실에서 발생할 수 있는 것으로 보고 철저한 감염관리 술식이 시행되어야 한다.

### (4) 치과에서 지역주민으로의 감염관리

치과에서 지역주민으로의 감염은 치과 진료실에서 미생물에 오염된 진료기구가 치과 외부로 버려지거나 이동할 때 발생된다. 오염된 진료복을 입은 채 진료실 밖으로 나오면서 미생물을 전파시킬 수 있다. 감염성 질병을 얻은 후 치과 외부에서의 개인적 접촉으로 감염이 확산될 수도 있다. 치과 진료실에서 나온 감염성 폐기물을 적절한 프로토콜에 맞춰 지정된 용기에 폐기하지 않았거나, 또는 오염세탁물을 적절하게 운반하지 않았을 때의 처리과정 중에 감염될 수 있다. 치과 진료실에서 배출되는 오수의 처리 등도 감염경로가 되지 않도록 적절히 관리되어야 할 사항이다.

### (5) 지역주민에서 환자로의 감염관리

지역주민에서 환자로의 전파 경로는 물-공기 분사기, 고속 핸드피스, 초음파 치석제거기 등과 같은 치과 진료기구를 사용할 때, 오염된 물이 공급된 경우 미생물이 번질 수 있다. 물에서 생성된 미생물은 치과 수관 내에서 증식하여 생물막을 형성한다. 치과장비로 들어오는 수돗물에는 1 ml 당 수십 개 이상의 세균이 있을 수 있는 반면, 물-공기 분사기나 고속 핸드피스로 분사되어 치과 장비에 존재하는 물은 수관의 내경이 좁아 1 ml 당 십만이 넘는 균을 포함하기도 한다. 따라서 수관의 관리로 감염을 차단할 수 있다.

## 2) 감염관리의 목적

감염성 질병의 임상적 징후와 증상은 미생물이 체내로 침입한 후에 나타나며, 병원균의 독성(virulence), 미생물의 양(dose) 및 외부균에 대한 신체의 저항(resistance) 정도에 따라 달라진다. 이러한 요소는 감염성 질병을 결정해 주는 인자로 불리며, 이들의 상호작용은 아래의 공식을 통해 감염의 결과를 결정한다.

$$\text{건강 또는 질병} = \frac{\text{병원성 또는 독성} \times \text{미생물의 양}}{\text{저항력(면역능력)}}$$

미생물의 병원성 또는 독성과 미생물의 양이 적고 저항력이 높을수록 건강이 유지되며, 질병은 병원성 또는 독성과 미생물의 양이 많고 저항력이 낮을 경우를 의미한다. 감염성 질환의 예방은 위의 세 가지 요소에 따라 결정된다고 볼 수 있다.

불행하게도 자연환경의 병원균 독성은 쉽게 변화할 수가 없다. 우리의 신체는 어떤 미생물이 신체 내부에서 자연적으로 생성되거나, 독성의 강약 여부에 관계없이 미생물을 상대하는데 있어 충분한 방어를 해야 한다. 우리는 특정한 면역체계를 통하여 감염성 질병에 대한 저항력을 향상시킬 수 있다(예 : B형간염, 파상풍 등). 면역체계는 우리가 예방하고자 하는 모든 질병에 대항하여 싸우지는 못한다. 다만, 질병의 결정인자 중 효과적으로 조절할 수 있는 요소는 미생물의 수이며, 이는 감염관리를 통하여 조절이 가능하다.

### (1) 감염관리의 목적

개인과 개인 또는 개인과 오염된 표면 사이에 공유될 수 있는 미생물의 수를 감소시키거나 제거하는 것이다.

### (2) 감염관리의 목표

① 미생물의 숫자를 줄여서 쾌적한 진료 환경을 조성한다.
② 치과진료 시 환자와 치과 종사자들 간의 교차감염을 차단한다.
③ 높은 수준의 감염관리 프로그램 제시한다.
④ 감염관리 술식을 간소화해서 현실적으로 실천가능하도록 지도한다.

a. 이러한 목적과 목표로 감염관리가 가능한 실천방법

- 구강 분비액의 분무나 튀는 것을 최소화하는 절차
  - 구강에서 배출되는 미생물의 수 감소(러버댐, 강력한 흡입, 치료 전 구강세척 등)
- 질병 전파의 주원인이며 혈액과 타액의 접촉 차단
  - 손씻기
- 신체나 다른 표면을 오염시키는 미생물의 수를 줄여 주는 실천적 방법
  - 개인보호장비인 마스크, 장갑, 보안경, 진료복의 착용

• 한 환자에서 다른 환자로 전염될 수 있는 미생물의 수를 줄이거나 완화시키기 위한 방법
  – 진료기구의 소독, 멸균
• 접촉에 의해서 표면으로 이동될 수 있는 미생물의 수를 감소시켜 주는 감염관리 방법
  – 표면세척 및 소독
• 감염시키는 미생물의 수를 줄이거나 약화하는 방법
  – 감염성 폐기물의 적절한 처리

## 2. 권장사항과 규제

권장사항은 법적 구속력을 가지고 있지 않은 단체나 일반 사람들에 의해서 만들어질 수도 있으나, 규제는 벌금이나 전문 면허증의 취소 등과 같은 징계 조치를 취할 수 있는 법적 구속력을 가진 정부기관이나 시 · 군 · 구 등의 허가된 단체에서만 만들 수 있다.

우리나라는 의료 종사자들과 환자들을 병원성 감염질환으로부터 보호하기 위해 2008년 보건복지부에서 의료관련감염을 법정전염병으로 분류하고 의료기관에서 높은 차원의 감염관리를 실행하도록 2010년 12월에 감염병의 예방 및 관리에 관한 법률 시행규칙 등이 발효되었다.

### 1) 감염관리에 관한 권장사항

#### (1) 한길치학연구회

한길치학연구회(Hankil Dental Society)에서는 1990년도에 '치과 진료실에서의 감염방지, 무엇을 어떻게 해야 하나?' 라는 제목의 실무지침서를 발행하고, 1995년에 개정판을 발간함으로써 치과 진료실에서의 감염관리에 대한 전반적인 임상 지침의 기초자료를 제시하였다.

#### (2) 대한치과의사협회(http://www.kda.or.kr)

대한치과의사협회(Korean Dental Association, KDA)는 2001년 '치과 진료실에서의 감염방지' 라는 감염방지 실무지침서를 발간하였다. 기본적인 내용은 기구멸균과 관리이며, 감염관리 업무를 담당하는 치과 종사자들에게 도움이 될 수 있도록 기획되었다. 또한 2002년 '치과종사자의 직업성 위해와 삶의 질', 2003년 '표면관리와 수관관리', 2004년 '치과 진료실에서의 감염방지-치과의사들이 주의해야 할 감염성 질환 및 기구관리' 의 소책자를 발간하였으며, 2010년 10월 개원가의 감염관리의 효율적 수행을 위한 감염관리지침을 제시하였다.

① 진료 전 병력을 확인(문진)한다.

② 진료 전 손 씻기 및 마스크와 글러브를 착용한다.

③ 일회용품은 재사용하지 않는다.

④ 진료 기구의 감염관리 분류에 따른 소독을 한다.

**진료 기구의 감염관리 분류**

| | 정의 | 치과기구 권장사항 | 권장사항 |
|---|---|---|---|
| 고 위험기구 | 멸균조직이나 혈관에 삽입되는 기구 | 외과기구, 치주/치석 제거기, 수술용 칼, 수술용 버, 파일, 임플란트 기구 등 | 멸균 |
| 준 위험기구 | 저막이나 손상이 있는 피부에 접촉하는 기구 | 미러, 아말감 컨덴서, 인상용 트레이, 핸드피스 등 | 멸균 또는 높은 수준의 소독 |
| 비 위험기구 | 손상이 없는 피부와 접촉하지만 점막에는 사용하지 않는 기구 | 방사선 관구, 혈압측정 가압대, 안궁 등 | 중간 또는 낮은 수준의 소득 |

대한치과의사협회는 다음과 같이 치과의료기관 감염관리 프로그램을 마련하여 감염방지를 위한 점검사항을 수립하였다.

**대한치과의사협회 감염관리를 위한 점검사항**

| 시기 | 점검 사항 |
|---|---|
| 1) 일과/수술 시작 전 | □ 멸균기가 적절히 작동하는지 확인한다.<br>□ 멸균 조건은 적절히 설정되었는지 확인한다.<br>□ 멸균 조건이 제조사에서 권장사항과 동일한지 확인한다. |
| 2) 진료 시작 전 | □ 모든 장비가 적절히 소독, 멸균되었는지 확인한다.<br>□ 진료 유니트에는 꼭 필요한 기구만 비치한다.<br>□ 모든 진료재료와 기구를 배열한다.<br>□ 환자의 병력을 주기적으로 조사한다. |
| 3) 진료 중 | □ 모든 환자는 감염 가능성이 있다고 생각한다.<br>□ 장갑, 마스크, 보안경 및 보호의를 착용한다.<br>□ 장갑 착용 전에 손을 씻는다.<br>□ 장갑이 손상되면 즉시 교체한다.<br>□ 필요할 경우 러버댐을 사용한다.<br>□ 고속 흡인기를 사용한다.<br>□ 진료실 환기에 유의한다.<br>□ 날카로운 기구의 사용에 유의하고 특히 바늘 뚜껑을 다시 씌울때는 적절한 도구를 사용한다. |
| 4) 진료 후 | □ 날카로운 기재는 적절한 통에 버린다.<br>□ 진료 폐기물은 분리수거한다.<br>□ 초음파 세척기나 소독기에 넣기 전에 기구를 세척한다.<br>□ 오염된 주변환경의 표면을 세척, 소독한다. |
| 5) 매 수술 후 | □ 수술장에서 발생한 의료폐기물은 관련 법규에 따라 처리한다.<br>□ 진료실 환경을 세척, 소독, 환기시킨다.<br>□ 흡인기, 흡인관 및 타구를 소독한다.<br>□ 치과유니트를 청소한다. |

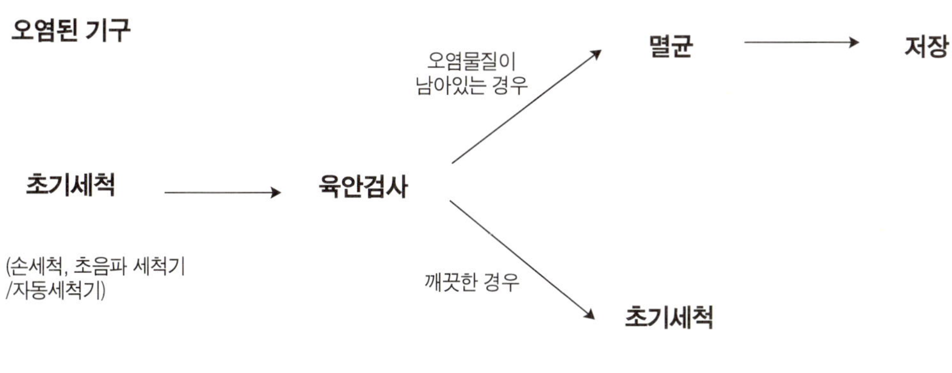


기구세척 과정

### (3) 대한치위생감염관리학회

대한치위생감염관리학회(Academic Society of Korean Dental Hygienists on Dental Infection Control and Prevention)는 대한치과위생사협회 산하 학회로서 2007년도 발족되었다. 치과위생사를 대상으로 하는 치과감염관리 및 예방을 위한 감염관리코디네이터 과정과 교차감염에 관련된 연수프로그램을 국제적인 수준에 맞춘 질 높은 교육을 통해 운영하고 있다. 2010년에는 학회 차원에서 치과위생사들에게 감염관리의 지침을 제시하여 전문인력을 길러내고, 세미나를 개최하고 있다.

### (4) 미국질병관리센타(http://www.cdc.gov)

미국의 경우 치과 종사 의료인들을 감염성 질환으로부터 보호하기 위하여 2003년 CDC (Centers for Disease Control and Prevention,질병관리본부)에서 Guidelines for Infection Control in Dental Health-Care Settings이라는 지침서를 발간하였고, 2008년 의료기관의 감염관리지침서(Guideline for Disinfection and Sterilization in Healthcare Facilities)를 보고하였다. CDC는 미국 보건부에 소속된 조직으로 미국보건복지성(The United States Department of Health and Human Service)의 한 분과이다. CDC에서 법을 제정하는 직접적인 권한은 없으나 많은 지방, 주 및 연방기관에서 법을 제정하기 위하여 CDC의 권장사항을 참고한다.

### (5) 미국진료실안전 및 무균술식 연구재단(http://www.osap.org)

미국진료실안전 및 무균술식(Office Safety and Asepsis Procedures, OSAP) 연구재단은 치과의사, 치과위생사, 보조원, 대학교수, 연구자, 제조업자, 판매자, 상담자 및 기타 감염관리에 관심 있는 사람들로 구성된 비영리적인 전문 기관이다.

## 2) 감염관리 규제

### (1) 환경부(http://www.me.go.kr)

우리나라의 경우 환경부(Ministry of Environment)에서 각종 폐기물과 관련된 법을 제정하여 규제하고 있다.

### (2) 노동부(http://www.molab.go.kr)

노동부(Ministry of Labor)는 2008년 병원 종사자의 보건관리를 위한 의료기관 산업안전보건법 안내 자료 및 보건관리자용 업무지침을 개발하여 보급하고, 병원체에 의한 감염성질환 예방을 위한 '주사침손상 예방을 위한 지침' 등 업무별 건강위험요인 관리를 위한 각종 지침을 마련하였다. 아울러 산하기관인 한국산업안전보건공단(KOHSA)에서는 안전보건에 대한 인식제고를 위해 관련 단체와 연계하여 병원 경영자 및 관리자에 대한 보건교육을 실시하고, 감염성 질환 예방을 위하여 2008년부터는 '병 · 의원 종사자의 주사침 등에 의한 손상예방 지침' 을 제공하고 있다.

### (3) 보건복지가족부(http://www.mw.go.kr)

보건복지가족부(Ministry for Health)는 감염병의 예방 및 관리에 관한 법률 시행규칙을 [시행 2010.12.30] [보건복지부령 제32호, 2010.12.30] 전부개정하여 시행하고 있다.

300병상 이상의 종합병원에서 감염관리 위원회를 설치 · 운영하도록 규정하고 있으며, '병원감염관리기준(안)' 이 마련되어 있어, 여기에는 감염관리 담당 인력현황, 학회 참석 등 보수교육 실적, 병원감염관리 예방지침 종류 및 비치 여부, 감염관리위원회 설치운영 여부 등의 시행규칙을 제시하고 있다.

또한 치과 진료실에서 사용되는 치과진료 기재 및 장비에 대한 소독, 멸균, 취급 등을 정하여 이를 실천함으로써 진료실의 위생수준을 향상시킬 뿐만 아니라, 환자와 환자 사이 혹은 환자와 진료담당 의료진과의 교차감염을 방지하고자 한다.

#### 치과진료 시 일반적인 주의사항

- 개인보호장구의 하나인 진료복, 마스크, 장갑, 보안경 등을 착용하고 진료한다.
- 환자를 진료하기 전후로 손을 깨끗이 씻는다.
- 환자의 병력을 기록, 점검한다(HIV 감염, 간염, 홍역 등).
- 사용한 장갑은 폐기한다.
- 진료실은 항상 청결을 유지한다.

### (4) 미국식품의약품국(http://www.fda.gov)

미국식품의약품국(Food and Drug Administration, FDA)은 미국 보건부에 소속된 조직으로 미국보건복지성의 한 분과이다. 감염관리에 관련하여 FDA는 의료장비의 제조과정과 상표를 붙이는 과정을 규제하며(멸균기, 생물학적 및 화학적 지시제, 초음파 세척기, 세척액, 멸균액[예 : 글루타알데하이드], 장갑, 마스크, 진료복, 보안경, 핸드피스, 치과기구, 치과진료대 및 조명 등), 미생물을 방지하는 손씻기와 구강세척제 또한 규제한다. FDA의 목적은 모범적으로 제조 실무의 안전성 확립과 효과적인 의약품 사용을 위한 것이다.

### (5) 미국환경보호국(http://www.epa.gov)

미국환경보호국(Environmental Protection Agency, EPA)은 소독의 안전성과 효율성, 또한 의료 폐기물을 규제하는 것과 관련되어 있다. 제조업자는 소독의 안전성과 효율성에 관한 정보를 EPA에 제출하여 그 안전성과 효율성을 확실하게 검토받아야 한다. 그래서 제조업자가 제출한 정보가 규정에 적합하면 그들이 제조한 소독제품은 제품 상표에 표시될 EPA 등록 번호를 받게 된다.

### (6) 미국직업안전보건국(http://www.osha.gov)

미국직업안전보건국(Occupational Safety and Health Administration, OSHA)은 미국 노동국

의 한 분과이며, OSHA의 임무는 작업장에서의 물리적 및 화학적 또는 감염성 위해로부터 근로자를 보호하는 것이다. OSHA는 1986년 직업 상 혈인성 병원체에 노출되는 것으로부터 의료 종사자를 보호하기 위한 기준을 개발하기 위하여 피고용인을 대표하는 여러 노동조합들로부터 청원을 받아 OSHA의 규범을 발전시키기 시작하였으며, 1991년 Federal Register에 발표하여 1992년에 그 효력을 발생시켰다. OSHA는 모든 치과 진료실에 규제 문서를 비치하도록 요구하고 있다. 이 규범은 작업장에서 혈액이나 다른 잠재적 전염성 물질에 노출되기 쉬운 피고용인을 보호하기 위한 고용주의 책임을 소개하고, 만약 노출이 발생했다면 반드시 적절한 치료를 해줄 것을 요구한다. 이러한 규범은 피고용인이 체액에 노출될 잠재적 가능성이 있는 여러 환경, 즉 치과병 · 의원, 일반병 · 의원, 치과기공실, 종합병원, 장례식장, 응급실, 간호실 등에 모두 적용된다.

## 3. OSHA의 혈인성 병원체 관리를 위한 기준

OSHA의 혈인성 병원체 관리를 위한 기준은 치과 진료실에서 가장 중요한 감염관리법이다. 기준과 관련해 고용주 규제를 위한 일반적인 단계와 치과 진료실에서 진료 시 지켜야 할 보편적 예방조치가 다음 그림에서 설명되고 있다.

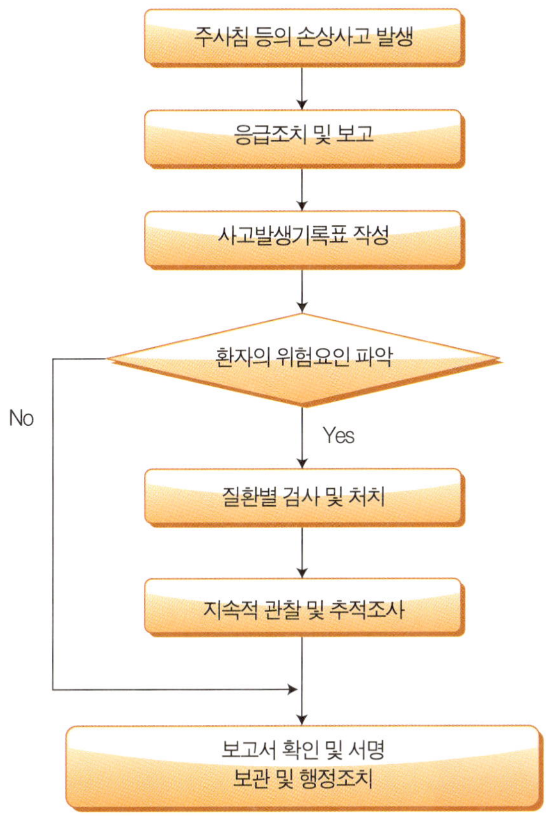


KOSHA 주사침 사고발생 시 업무처리 흐름도

미국직업안전보건국(Occupational Safety and Health Administration, OSHA)은 미국 노동국의 한 분과이며, 한국에서서는 노동부산하 한국산업안전보건공단(KOHSA)이 이 일을 수행한다.

실제적인 감염관리에 관한 모든 이론적 근거는 OSHA의 혈인성 병원체 관리를 위한 기준에 근거한다.

# 의료기관 사용 기구 및 물품 소독 지침

[보건복지부고시, 2010. 제정]

**제1조(목적)** 이 규칙은 「의료법」제36조 및 「의료법시행규칙」제33조제10호에 따라 의료기관에서 환자의 처치에 사용되는 기구 및 물품(1회용품은 제외한다. 이하 '기구'라 한다)에 대한 소독 방법에 관하여 필요한 사항을 규정함을 목적으로 한다.

**제2조(정의)** 이 고시에서 사용하는 용어의 뜻은 다음과 같다.

1. "세척(Cleaning)"은 대상물로부터 모든 이물질(토양, 유기물 등)을 제거하는 과정을 말하며, 소독과 멸균의 가장 기초단계로서 일반적으로 물과 기계적인 마찰, 세제를 같이 사용한다.
2. "소독(Disinfection)"은 생물체가 아닌 환경으로부터 세균의 아포를 제외한 미생물을 제거하는 과정을 말하며, 일반적으로 액체 화학제나 습식 저온 살균제의 의해 이루어진다.
3. "멸균(Sterilization)"은 물리적, 화학적 과정을 통하여 모든 미생물을 완전하게 제거하고 파괴시키는 것을 말하며, 고압증기멸균법, 가스멸균법, 건열멸균법, H2O2 Plasma 멸균법과 액체 화학제 등을 이용한다.
4. "살균제(Germicide)"는 미생물 중 병원성 미생물을 사멸시키기 위한 물질을 말하며, 이 중 피부나 조직에 사용하는 살균제를 피부소독제(Antiseptics)라 한다.
5. "화학제(Chemicals)"는 진균과 박테리아의 아포를 포함한 모든 형태의 미생물을 파괴하는 것으로 화학멸균제(Chemical sterilant)라고도 하며, 단기간 접촉되는 경우 높은 수준의 소독제로 작용할 수 있다.

**제3조(소독 방법 등)** 의료기관에서 환자의 처치에 사용되는 기구는 환자와 접촉의 방법이나 상황에 따라 고위험기구, 준위험기구 및 비위험기구로 분류될 수 있으며, 필요한 개념에 따라 적절한 소독방법에 의해 관리되어야 한다.

1. 고위험기구(Critical instrument)
   가. 대상
   미생물이 오염된 경우 감염의 위험이 매우 높은 기구로 멸균 조직이나 혈관계의 미생물 오염은 바로 감염을 일으키게 되므로 이러한 곳으로 들어가는 기구는 반드시 멸균 상태이어야 함. (예; 수술기구, 혈관, 요로카테터, 이식물, 무균조직에 사용되는 초음파 루브 등)
   나. 소독제
   2.4% 글루탈알데하이드, 0.55% 옵소프탈알데하이드, 7.5% 안정화된 과산화수소(stabilized hydrogen peroxide), 유리 이산화염소(Demand?release chlorine dioxide), 7.35% 과산화수소(Hydrogen peroxide) +0.23% 과초산(peracetic acid), 0.2% 과초산, 0.08% 과초산 +1.0% 과산화수소
   다. 주의사항
   1) 멸균된 채로 구매하거나 의료기관내에서 적절한 방법으로 멸균하여 사용하도록 하며, 다른 환자 사용 전에 멸균상태가 완전한지 확인하여야 한다.
   2) 멸균 전 적절한 세척과정이 선행되어야 한다. 유기물의 양, 접촉시간, 온도 및 산도를 고려한 적절한 사용지침이 마련되어야만 한다.

2. 준위험기구(Semicritical instrument)

가. 대상

점막이나 손상이 있는 피부에 접촉하는 기구로 미생물은 없어야 하고, 약간의 아포는 허용되며 높은 수준의 소독이 요구됨.

(예: 호흡치료기구, 마취기구, 일부 내시경, 방광경 등)

나. 소독제

글루탈알데하이드, 옵소프탈알데하이드, 안정화된 과산화수소, 과초산, 염소화합물

다. 주의사항

1) 소독제를 사용할 때에는 기구와의 화학적 적합성이 고려되어야 하므로 소독제는 높은 수준의 소독능을 갖지만 기구를 부식시키기 때문에 일반적으로 사용하지 않는다.

2) 고온멸균이 가장 광범위하고 안전하기 때문에 열에 안전한 의료기구인 경우에는 고온 멸균을 하도록 한다.

3) 화학소독제를 사용한 경우 소독 후 멸균증류수로 깨끗하게 헹군다.

4) 수돗물은 레지오넬라나 비정형성 마이코박테리아, 녹농균과 같은 미생물에 오염될 수 있어 사용하지 않는다. 수돗물을 사용해야만 하는 경우라면 사용 후 알코올로 헹구고 압력이 있는 공기로 건조시킨다. 공기를 이용한 건조는 박테리아의 성장에 좋은 습기를 제거할 수 있다.

5) 손상된 피부와 일시적으로 접촉하는 수치료 탱크 등은 일반적으로 비위험표면으로 간주되어 중간수준의 소독제(페놀, 아이오도퍼, 알코올)로 소독한다. 수치료 탱크는 교차감염의 위험 때문에 일부 병원은 높은 수준의 소독제(1,000ppm의 염소계 소독제)를 사용하기도 한다.

3. 비위험기구(Noncritical instrument)

가. 대상

손상이 없는 피부와 접촉하지만 점막에는 사용하지 않는 기구로 지질바이러스와 세균, 곰팡이를 제거할 수 있는 저수준 소독을 적용함. (예: 혈압측정기, 청진기, 변기, 목발, 침대 난간, 물잔, 린넨, 음식 쟁반, 심전도 도구, 침상 테이블, 방사선 촬영용 가운, 병실 기구 등)

나. 소독제

2% 석탄산용액이나 3% 크레졸, 4급 암모늄염, 양성계면활성 수용액(500배 희석), 차아염소산나트륨 수용액

다. 주의사항

1) 손상이 없는 피부 자체는 대부분의 미생물에 대하여 효과적인 방어벽으로 작용하므로 멸균이 필요하지 않다.

2) 일반적으로 비위험기구에 의해 환자에게 감염이 전파될 위험은 거의 없지만 의료진의 손을 오염시키거나 의료기구와의 접촉을 통해 2차감염을 전파시킬 수 있다.

3) 대부분의 비위험기구는 소독을 위해 중앙공급실로 보낼 필요 없이 사용한 장소에서 소독하여 재사용할 수 있나.

4) 환자의 혈액이나 미생물 검체를 취급하는 검사실과 같이 미생물에 의한 오염이 우려되는 곳은 환경소독제를 이용한 지침에 따르도록 하며, 일반 사무실이나 창고와 같이 환자의 치료에 관여하지 않는 곳은 일반적인 방법의 청소를 제공한다.

**제4조(소독 수준)** 물체의 표면에 있는 미생물 및 세균의 아포를 사멸하는데 있어 그 능력별로 수준을 다음과 같이 나눌 수 있다. 의료환경에서 사용하는 기구의 종류와 요구되는 소독수준에 따라 필요로 되는 소독 방법을 요약하면 [별표1]과 같다. 다만, 제품의 설명서를 잘 참조하여 효과적이고 적절한 소독을 하도록 한다.

1. 높은 수준의 소독(High level disinfection) : 노출시간이 충분하면 세균아포까지 죽일 수 있는 모든 미생물을 파괴할 수 있는 소독능이 있음.
2. 중간 수준의 소독(Intermediate level disinfection) : 결핵균, 진균을 불활성화 시키지만, 세균 아포를 죽일 수 있는 능력은 없음.
3. 낮은 수준의 소독(Low level disinfection) : 세균, 바이러스, 일부 진균을 죽이지만 결핵균이나 세균 아포 등과 같이 내성이 있는 미생물은 죽이지 못함.

**제5조(내시경기구의 소독)** 내시경기구들은 살모넬라, 결핵, B형간염 등의 교차 감염을 일으키기 쉽고, 폐렴구균 등의 환경균에 오염되기 쉬우므로 아포를 제외한 모든 균이 사멸하는 높은 소독이상의 상태를 유지하여야 한다. 그러나 대부분의 내시경은 60?이상의 온도에서 내구성이 약해서 고압증기멸균방법을 사용할 수 없으므로 저온에서 사용할 수 있는 화학멸균제(Glutaraldehyde나 peracetic acid 등)를 사용하도록 한다. 내시경 소독에 사용할 수 있는 높은 수준의 소독제의 특성은 [별표2]와 같다.

**제6조(멸균방법)**

① 제3조 규정에 따른 멸균방법은 [별표3]와 같이 고온을 이용한 방법과 화학적 제제를 이용한 방법으로 분류할 수 있으며, 멸균 여부를 확인할 수 있는지, 내부까지 멸균 될 수 있는지, 물품의 화학적, 물리적 변화가 있을지, 멸균 후 인체나 환경에 유해한 독성이 있는지, 경제성 등을 고려하여 선택하도록 한다.

②제1항에 따른 멸균시 주의사항은 다음 각 호와 같다.

1. 멸균 전에 반드시 모든 재사용 물품을 철저히 세척해야 한다. 만약 유기물이 잔존할 경우에는 미생물이 사멸될 수 없다.
2. 멸균할 물품은 완전히 건조 시켜야 한다.
3. 물품 포장지는 멸균제가 침투 및 제거가 용이해야 하며, 저장 시 미생물이나 먼지, 습기에 저항력이 있고, 유독성이 없어야 한다.
4. 멸균물품은 탱크 내 용적의 60~70%만 채우도록 하며, 가능한 같은 재료들을 함께 멸균한다.

**제7조(멸균확인 등)** 제3조 규정에 따른 멸균이 되었는 지를 확인할 수 있는 방법은 다음 각 호와 같다.

1. 기계적/물리적 확인(Mechanical/Physical) : 멸균과정 동안의 진공, 압력, 시간, 온도를 측정하는 멸균기 소독 챠트(chart)를 확인하는 방법으로 멸균기 취급자는 멸균 과정 동안 멸균 사이클을 표시하고 기록계를 확인해야 한다. 이 방법은 멸균기 내부의 모든 부분에 대한 자료가 아니라 멸균기 내부의 한 시점에서의 상태를 나타내는 것이다.
2. 화학적 확인(chemical indicator) : 멸균 과정과 관련된 하나 혹은 두 가지 이상의 변수의 변화에 의해 시각적으로 반응하는 민감한 화학제를 이용하는 방법이다. 이 방법은 멸균과정의 오류 발견이 비교적 쉽고 가격이 저렴하지만 멸균상태를 확인하는 것 보다는 포장 물품이 멸균 과정을 거쳤는지를 확인하는 수준이다.

3. 생물학적 확인(biological indicator)

1) 멸균과정 동안 멸균이 잘 안되는 곳에 Bacillus subtilis 혹은 Bacillus stearothermophilus spore를 포함한 생물학적 지시기를 멸균기에 넣고 멸균을 한다.

2) 멸균 후 생물학적 인디케이터 내의 세균을 배양하여 멸균 여부를 확인한다. 이 방법은 매일 하는 것이 이상적이나 적어도 주1회 이상 실시하는 것이 바람직하다.

3) 멸균기를 처음 설치하였을 때나 멸균기의 주요한 수리 후, 멸균기의 위치변경 및 환경적인 변화가 있을 때, 설명할 수 없는 멸균실패가 발생했을 때, 스팀 공급 및 공급라인의 변화, 물품의 적재방법 등의 변화가 있을 때에는 멸균기가 비어있는 상태에서 생물학적 지시기를 사용하여 연속 2회 검사를 시행한다. 2회 모두 멸균판정이 이루어졌을 때 멸균기를 가동시키도록 한다.

**부 칙**

이 고시는 공포한 날부터 시행한다.

**[별표 1]** 기구별 멸균과 소독법 (제4조 관련)

| | 멸 균 | 소 독 | | |
|---|---|---|---|---|
| | 고위험기구 | 높은 수준<br>(준위험기구) | 중간 수준<br>(준위험기구의 일부,<br>비위험기구) | 낮은 수준<br>(비위험기구) |
| 대상 | 과정<br>(적용시간) | 12분-30분(20℃[2,3]) | 〈10분 | 〈10분 |
| 표면이 견고하고 매끄러운 제품1[1,4] | 가 (제품설명서대로)<br>나 (제품설명서대로)<br>다 (제품설명서대로)<br>라 (10시간)<br>마 (언급 없음)<br>바 (6시간)<br>사 (12분, 55℃)<br>아 (3-8시간) | 라<br>마<br>바<br>아<br>자[6]<br>차 | 차[5]<br>카<br>파<br>하 | 카<br>타<br>파<br>하<br>거 |
| 고무 튜브와 카테터[3,4] | 가 (제품설명서대로)<br>나 (제품설명서대로)<br>다 (제품설명서대로)<br>라 (10시간)<br>마 (언급 없음)<br>바 (6시간)<br>사 (12분, 55℃)<br>아 (3-8시간) | 라<br>마<br>바<br>아<br>자[6]<br>차 | 해당 없음 | 해당 없음 |
| 폴리에틸렌 튜브와 카테터[3,4,7] | 가 (제품설명서대로)<br>나 (제품설명서대로)<br>다 (제품설명서대로)<br>라 (10시간)<br>마 (언급 없음)<br>바 (6시간)<br>사 (12분, 55℃)<br>아 (3-8시간) | 라<br>마<br>바<br>아<br>자[6]<br>차 | 해당 없음 | 해당 없음 |
| 렌즈가 있는 기구[4] | 가 (제품설명서대로)<br>나 (제품설명서대로)<br>다 (제품설명서대로)<br>라 (10시간)<br>마 (언급 없음)<br>바 (6시간)<br>사 (12분, 55℃)<br>아 (3-8시간) | 라<br>마<br>바<br>아 | 해당 없음 | 해당 없음 |
| 체온계<br>(구강, 항문용)[7] | 해당 없음 | 해당 없음 | 카[7] | 해당 없음 |
| 경첩이 있는 기구[4] | 가 (제품설명서대로)<br>나 (제품설명서대로)<br>다 (제품설명서대로)<br>라 (10시간)<br>마 (언급 없음)<br>바 (6시간)<br>사 (12분, 55℃)<br>아 ( 3-8시간) | 라<br>마<br>바<br>아<br>자[6]<br>차 | 해당 없음 | 해당 없음 |

**가** 고열멸균 (Heat sterilization : steam 과 hot air 포함)
**나** 에틸렌옥사이드 가스 소독 ; 50~60℃, 1~6시간+8~12시간의 정화(aeration). 일반적으로 1~6시간의 소독과 8~12시간의 정화를 필요로 함
**다** Hydrogen peroxide gas plasma(45~72분. 40 cm 이상 되는 길이거나 구경이 3 mm 이하인 경우는 사용할 수 없음
**라** 2% 이상의 글루타알데하이드(glutaraldehyde)
**마** Ortho-Phthaldehyde(0.55%)
**바** Hydrogen peroxide(7.5%)( 구리, 아연, 동을 부식시킴)
**사** Peracetic acid: 다양한 농도. 1%이하에서 아포사멸
**아** Hydrogen peroxide(7.35%) + peracetic acid(0.23%); hydrogen peroxid(1%)+peracetic acid (0.08%)(금속 제품의 부식)
**자** 습열멸균(Wet pasteurization). 세제로 세척한 후 70℃ 30분간.
**차** Sodium hypochlorite(5.25% 가정용 표백제의 1: 500희석, 유효염소량 1,000ppm; 금속제품의 부식)
**카** Ethyl or isoprophyl alcohol(70~90%)
**타** Sodium hypochlorite (5.25% 가정용 표백제의 1: 5000희석, 유효염소량 100ppm)
**파** Phenolic germicide detergent solution(희석농도는 제품의 설명서대로)
**하** odophor 희석액(희석농도는 제품의 설명서대로)
**거** 4급암모늄세정제(Quaternary ammonium germicidal detergentsolution). (희석농도는 제품의 설명서대로)

**1** 수치료(hydrotherapy)에 대한 것은 별도의 내용 참조
**2** 소독제에의 노출이 길수록 모든 미생물을 제거하는데 더 좋음. 10분간 노출시키는 것은 특히 가는 관을 가지거나 또는 유기물과 박테리아가 존재하는 다른 부위 때문에 세척에 어려움이 있는 물체들을 소독하기에는 부적절함. 결핵균과 비정형성 마이코박테리아가 2% glutaraldehyde에 확실히 사멸하는 데 필요한 최소한의 노출시간은 20℃에서 20분임. 2.5% glutaraldehyde는 35℃에서 5분, 0.55% ortho-phthaldehyde는 25℃에서 5분임
**3** 튜브제품들은 소독제에 충분히 잠겨야 한다. 공기로 인해 잠기지 않는 부분이 없도록 주의할 것
**4** 재료와의 적합성을 사용 전에 충분히 검토해야만 함
**5** 배양하거나 농축하는 검사실, 혹은 미생물이 엎질러졌을 때 사용. 경우에 따라 표면을 부식시키기도 함
**6** washer disinfector와 같은 저온소독은 호흡치료기구나 마취기구 등에서 높은 수준의 소독 대안으로 인정됨
**7** 구강체온계와 직장체온계는 구분하여 사용. 세척과 소독, 보관 어느 단계에서도 섞이지 않도록 한다.

**[별표 2]** 내시경 소독에 사용할 수 있는 높은 수준 소독제 현황(제5조 관련)

| 소독제(농도) / 구분 | 과산화수소 (7.5%) | 과초산 (0.2%) | 글루탈알데하이드 (≥2.0%) | 옵소프탈알데하이드 (0.55%) | 과산화수소수/과초산 (7.35%/0.23%) |
|---|---|---|---|---|---|
| 높은 수준의 소독 | 30분(20℃) | - | 20-90분 (20-25℃) | 12분(20℃) | 15분(20℃) |
| 멸균 수준 | 6시간(20℃) | 12분(50℃) | 10시간 (20-25℃) | None | 3시간(20℃) |
| 활성화제 | 필요 없음 | 필요 없음 | 필요함 | 필요 없음 | 필요 없음 |
| 사용기간 | 21일 | 1회 사용 | 14-30일 | 14일 | 14일 |
| 살균효과에 대한 최소농도 기준 | 있음(6%) | 없음 | 있음(≥1.5% ) | 있음(0.3%) | 없음 |
| 안정성 | 눈의 손상 (보안경 사용) | 눈과 피부의 손상 (농도가 높은 경우) | 호흡기계 | 눈의 자극 피부에 착색 | 눈의 손상 |
| 소독과정 | 수동/자동 | 자동 | 수동/자동 | 수동/자동 | 수동 |
| 유기물 존재에 대한 저항성 | 있음 | 있음 | 있음 | 있음 | 있음 |

**[별표 3]** 멸균방법의 비교(제6조 관련)

| 멸균 방법 | 장 점 | 단 점 |
|---|---|---|
| 스팀(Steam) | · 환자, 직원 환경에 독성이 없음<br>· 전체과정의 관리 및 감시가 쉬움<br>· 무기물과 유기물에 의해 영향을 덜 받음<br>· 전체 cycle 시간이 빠름<br>· 포장이나 기구의 관을 통과 | · 열에 불안정한 기구에 해를 미침<br>· 연속적인 사용은 미세수술기구를 무디게 함<br>· 물기가 남아있을 경우 부식의 원인이 될 수 있음 |
| 과산화수소 가스프라즈마 (Hydrogen-peroxide gas plasma) | · 환경과 의료인에게 안정<br>· 잔류 독성이 없음<br>· 43-73분의 작용시간과 정화시간이 필요 없음<br>· 50℃ 이하에서 작용하므로 열과 습도에 민감한 물품에 사용가능<br>· 조작과 설비, 감시가 쉬움<br>· 대부분의 의료기구에 사용 가능<br>· Electrical outlet만 필요 | · 섬유질(종이), 린넨, 액체는 사용할 수 없음<br>· 멸균용적이 작음(3.5-7.3 ft3)<br>· 관의 길이가 40 cm 이상이거나 직경이 3 mm 이하인 경우는 부적합<br>· 합성팩(polypropylene 포장지, polyolefin 봉투)이나 특수한 포장 용기가 필요 |
| 에틸렌 옥사이드 가스 (100% EO) | · 포장재질이나 기구의 관속으로 투과<br>· 1회용 catridge를 음압인 챔버에서 가스의 누출이나 EO에 노출 없이 위험을 최소화하면서 사용 가능 | · 잔재하는 EO의 제거를 위해 정화 필요<br>· 멸균 챔버의 용량이 적음(4 ft3, 8.8 ft3)<br>· EO는 독성이 있고 발암성과 가연성임<br>· EO의 방출에 대한 규정은 국가마다 다름. 그러나 촉매세포는 EO의 99.9%를 $CO_2$나 $H_2O$의 형태로 결합하여 제거함<br>· EO cartriage는 가연성 액체 보관장에 저장<br>· 적용 주기와 정화시간이 김 |
| 에틸렌 옥사이드 혼합 가스(EO mixture)<br>① 12% EO 88% CFC<br>② 8.6% EO 91.4% HCFC<br>③ 10% EO 90% HCFC<br>④ 8.5% EO 91.5% CO2 | · 의료포장, 플라스틱 포장을 통과<br>· 대부분의 의료기구들에 사용 가능<br>· 과정을 관리하고 감시하기가 용이 | · 일부 국가에서 EO의 사용을 90~99.9%로 줄이도록 요구하고 있음<br>· 1995년 이후 CFC의 사용이 금지됨<br>· 직원과 환자에게 독성이 있음<br>· 적용 주기와 정화시간이 김<br>· EO는 독성이 있고 발암성과 가연성임 |
| 과초산 (Pera cetic acid) | · 빠른 작용 시간(30-45분)<br>· 낮은 온도(50-55℃)에서 침습적인 멸균방법<br>· 최종산물이 환경 친화적임<br>· 염, 단백질, 미생물의 제거를 쉽게 하여 내시속으로 소독제가 통과됨 | · point-of-use system이므로 멸균상태를 오래 보존하기 어려움<br>· 미생물지표를 일반적인 감사방법으로 사용할 수 없음<br>· 침적할 수 있는 기계에만 사용<br>· 일부 재질에서는 사용 못함(알루미늄 피막 처리된 기구는 코팅이 벗겨짐)<br>· 한 사이클에 한개 혹은 적은 숫자만 사용 가능 |

# PART 02

# 치과감염 관리의 **적용**

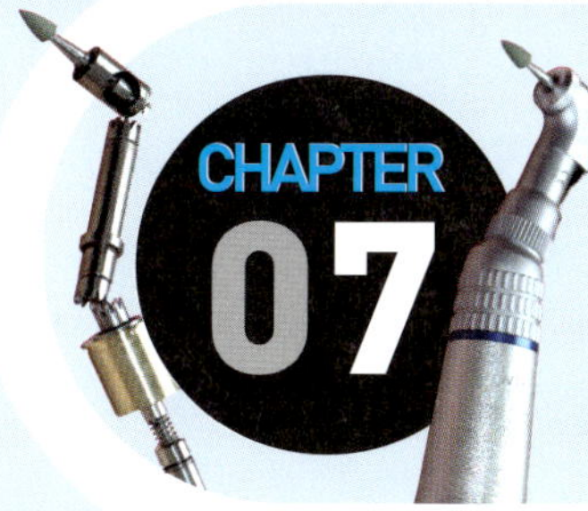

# CHAPTER 07 개인방어 및 보호
## Personal protection

치과종사자와 환자는 혈액과 구강 및 호흡기에서 나오는 분비물에 의해 감염원에 노출될 수 있다. 치과질환인 치주염은 잇몸출혈을 동반하는 경우가 많으며, 치아를 절삭하는 경우에도 출혈이 발생할 수도 있다. 치수치료는 미세한 관혈적 처치이고, 발치나 수술은 외과적 처치이다. 결국 치과치료는 혈액과의 접촉을 피하기 어렵다고 볼 수 있다. 치과치료는 질환의 특징에 따라 혈액뿐만 아니라 타액과의 접촉도 이루어지기 때문에 타액도 감염원으로 취급해야 한다. 치아 절삭 시 발생하는 가루나 비말에 의한 점막, 결막의 오염을 막기 위해서 치과종사자는 전염성 질환에 감염될 가능성이 있는 것으로 보아야 한다. 따라서 진료 시 개인방어를 위한 보호장구 즉, 보안경(goggle, safety glasses), 안면보호구(face shield), 장갑, 마스크, 보호용 의복 등을 반드시 착용하여야 한다.

### 1. 보안경 · 안면보호구

치과종사자들의 눈은 구강의 분비물이나 에어로졸로 인해 눈에 위해를 받기도 하고 점막과의 접촉으로 인해 질환이 유발되기도 한다. 특히 치아의 와동형성 시 수복물의 조각이나 치아의 파편 및 가루 등에 의해 눈에 물리적인 손상을 받을 수 있으므로 반드시 보안경을 착용하고 진료하여야 한다. 보안경은 술자를 헤르페스 바이러스나 포도상구균 등 미생물의 감염으로부터 보호하고 부식성 화합물, 방사선 용액, 기공재료, 아말감이나 치아에서 생긴 분진 등과의 접촉을 막아준다.

① 눈에 이물질이 튀어 점막에 노출되면 감염을 일으킬 수 있으므로 눈 보호를 위하여 보안경을 반드시 착용한다.

② 일반 안경으로는 충분히 막을 수 없으므로 눈가 전체를 덮을 수 있는 고글을 사용하거나 안면보호구를 착용한다.

③ 보통 핸드피스나 스켈러 사용에 의하여 dental aerosol이 튀거나 혈액, 타액, 병원성 미생물에 노출될 수 있다. 또한 치아, 금관, 아말감 등 단단한 물질 제거 시 파편이 얼굴, 눈 등에 튈 수 있다.

※ 눈에 이물질 등이 들어갔을 때에는 saline으로 충분히 씻어 내린다. 여의치 않으면 수돗물에 충분히 씻은 후 안과로 간다.

④ 시술자, 환자 모두 눈 보호를 하기 위해 보안경을 착용하거나 환자에게 소공포를 덮는다. 환자가 거부 할 시는 시술 중에 눈을 감게 한다.

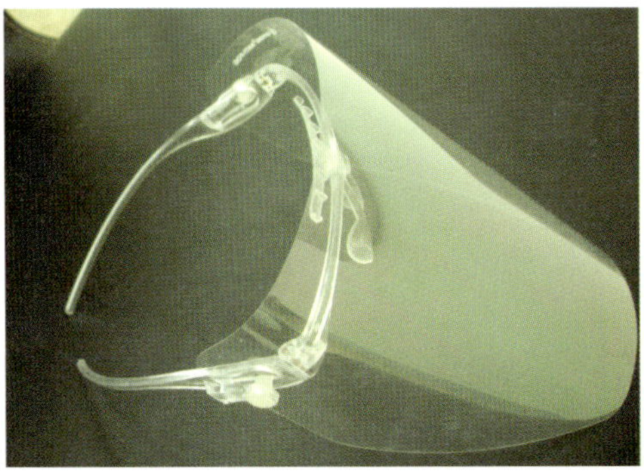

안면보호구

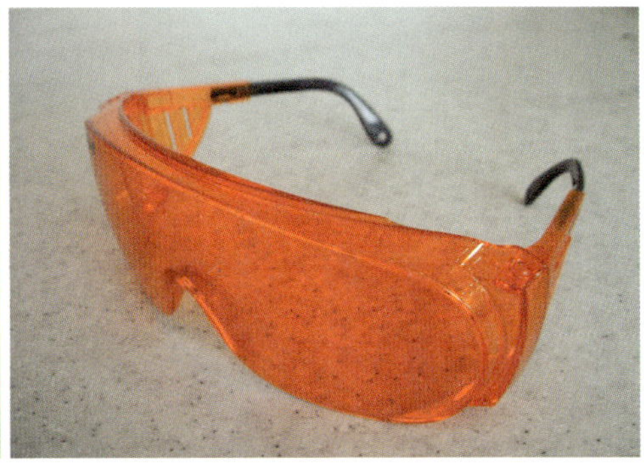

보안경(레이저 보호)

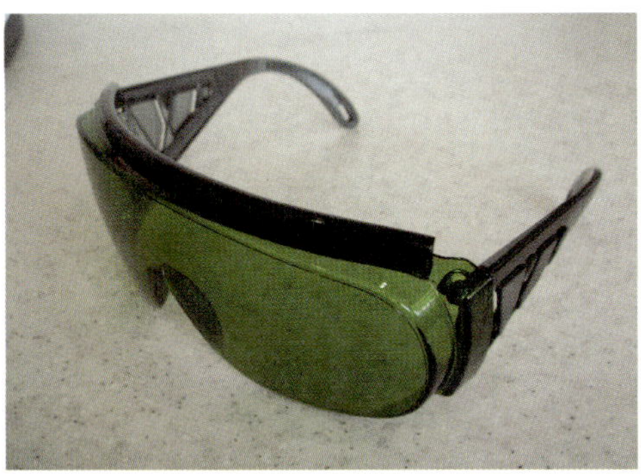

치광 보안경

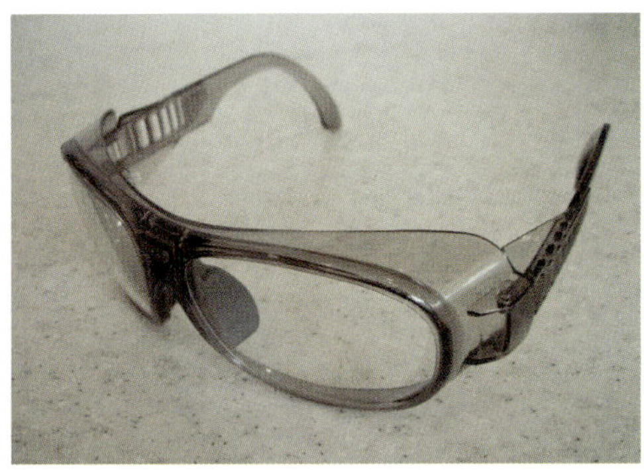

보안경

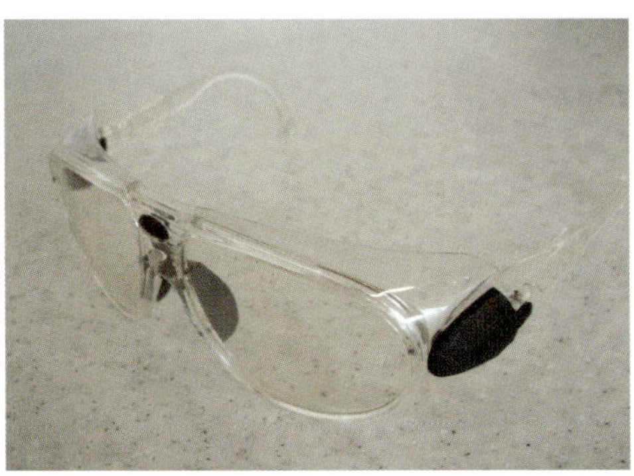

보안경

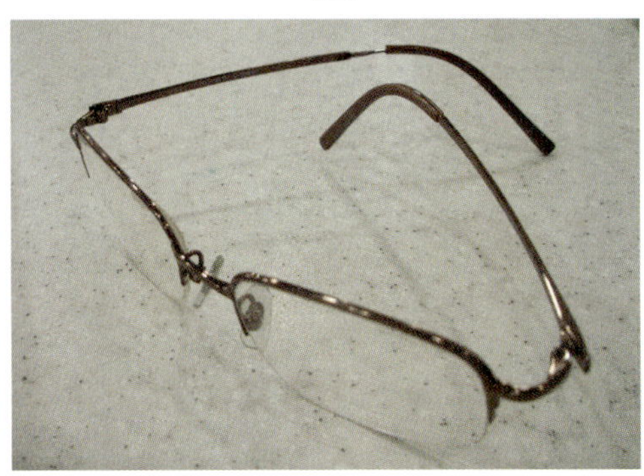

일반안경으로는 충분히 막을 수 없다.

**보안경의 종류**

## 2. 장갑(glove)

장갑은 환자와 치과종사자 사이에서 감염성 질환의 전파를 막는 가장 중요한 요소이다. 환자의 혈액 또는 타액, 체액 등을 막아주어 미생물의 전파를 줄이는 역할을 하므로 모든 진료과정에서 장갑을 착용하여야 한다. 장갑착용은 환자에서 의료진 또는 의료진에서 환자로의 오염을 막아주는 역할을 한다.

① 팔찌, 시계, 반지 등의 모든 장신구 및 보석류는 착용하지 않는다.
② 장갑를 끼기 전에 반드시 손을 씻고 완전히 건조시킨다.
③ 환자를 볼 때마다 매번 글러브를 교체하여 시술자와 환자와의 교차감염을 방지한다.
④ 손톱이 길거나 뾰족하여 장갑을 찌르거나 구멍이 나지 않게 손톱을 짧게 깎는다.
⑤ 시술 중 장갑이 구멍이 나거나 파손된 경우 즉시 버리고 손을 씻는다.
⑥ 혈액, 타액 등 감염이 의심되는 물질을 취급할 때 반드시 착용하여 혈액 매개 질환을 예방한다.
⑦ 기구 세척 시에는 일반 가정용 장갑은 천공 및 손상 가능성이 있으므로 다용도 장갑(유틸리티 장갑, nitrile utility glove)를 이용해야 한다.

### (1) 멸균장갑 끼는 순서

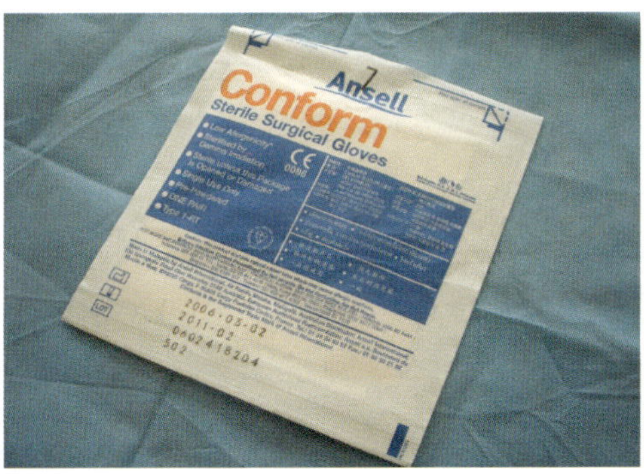


수술용 장갑

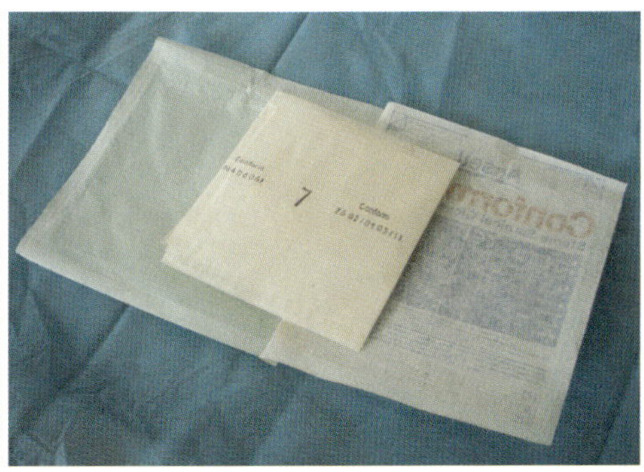

겉봉투를 뜯는다.
(안쪽은 무균지대로 간주, 바깥쪽은 오염지대로 간주)

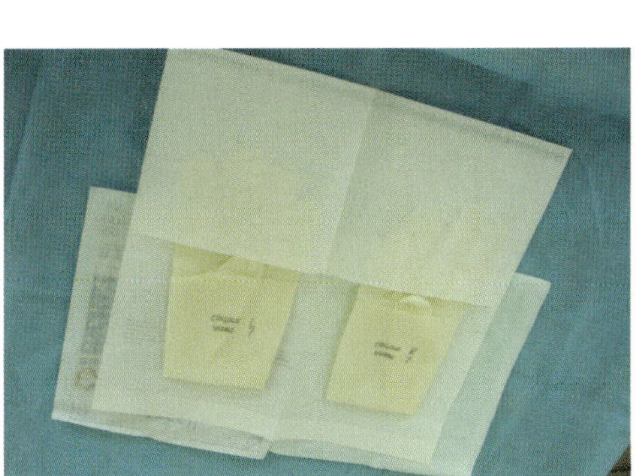

안쪽을 펼친다.

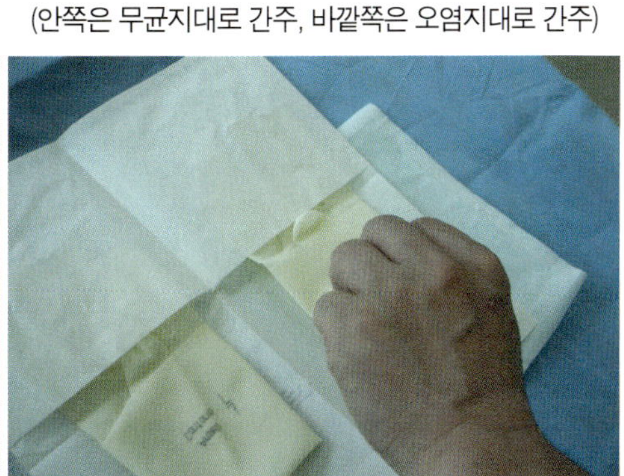

왼손을 이용하여 오른손이 들어갈 면을 잡는다.

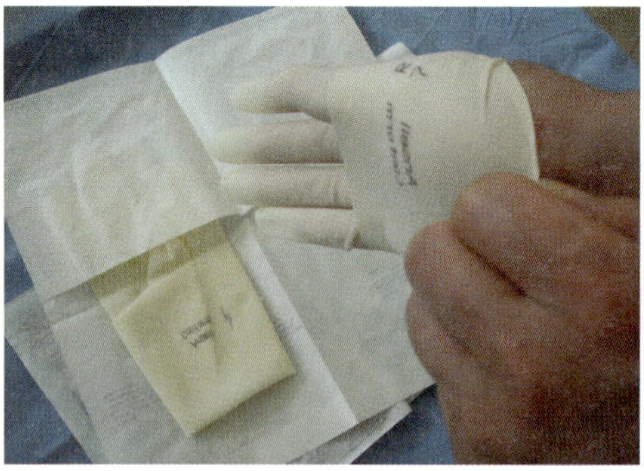

오른손을 밀어 넣는다.

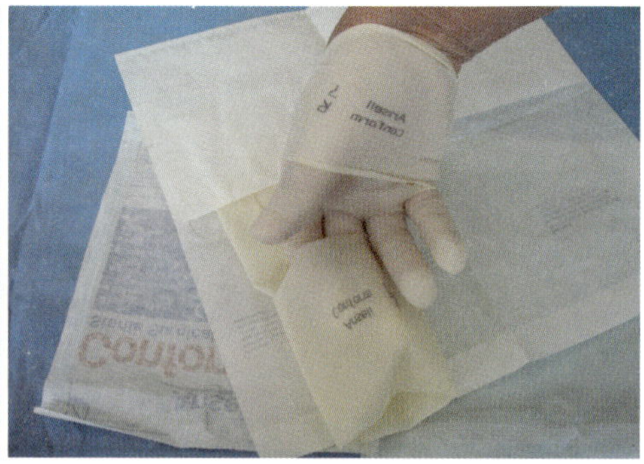

오른손으로 왼쪽장갑을 잡는다.

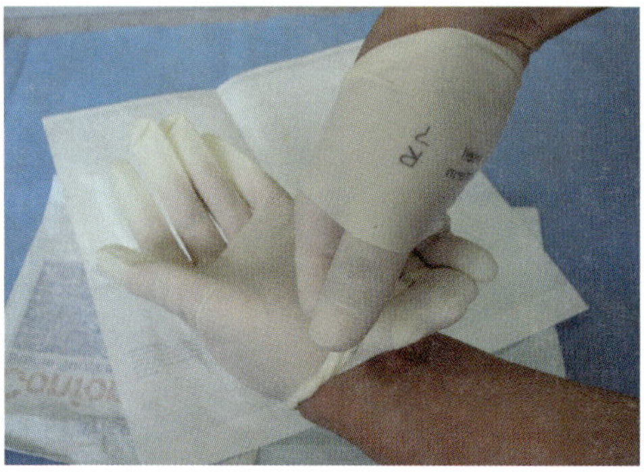

왼손을 넣는다.

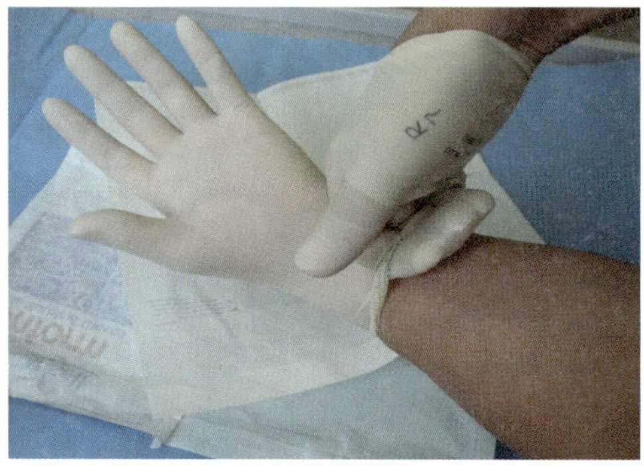

왼손을 끝까지 밀어 넣는다.

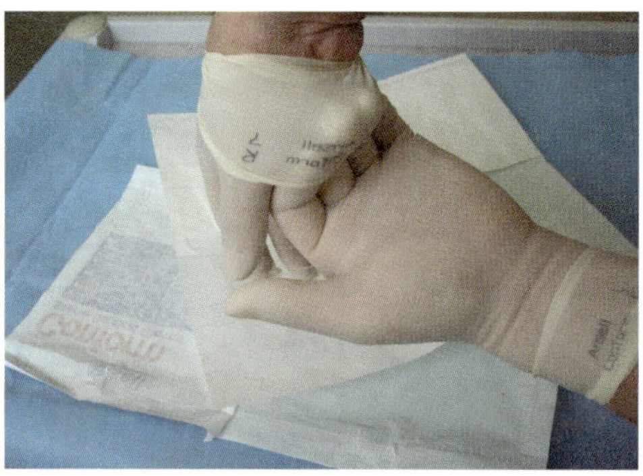

오른쪽을 마무리하기 위해 잡는다.

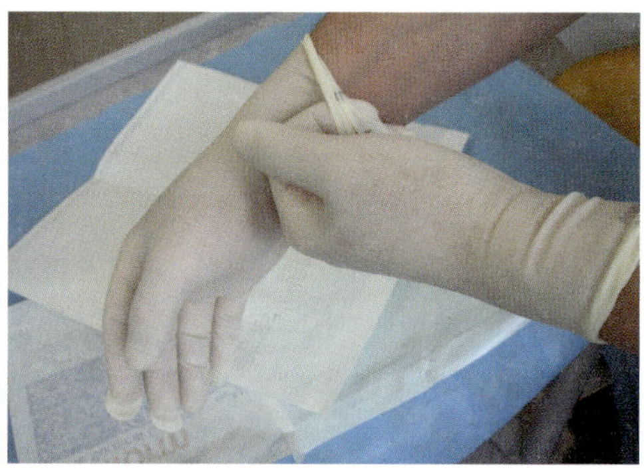

왼손을 이용하여 오른쪽을 끝까지 올린다.

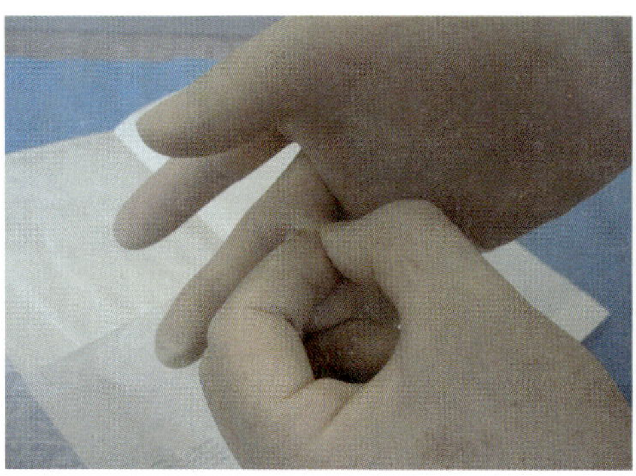

손끝 쪽을 마무리한다.

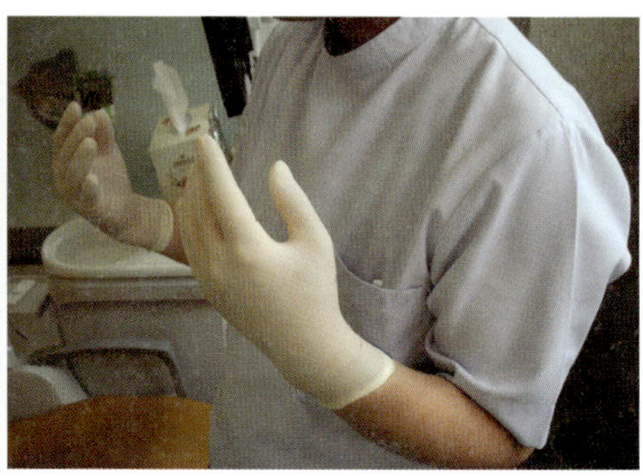

오염되지 않게 가슴높이로 손을 든다.

### (2) 장갑의 종류

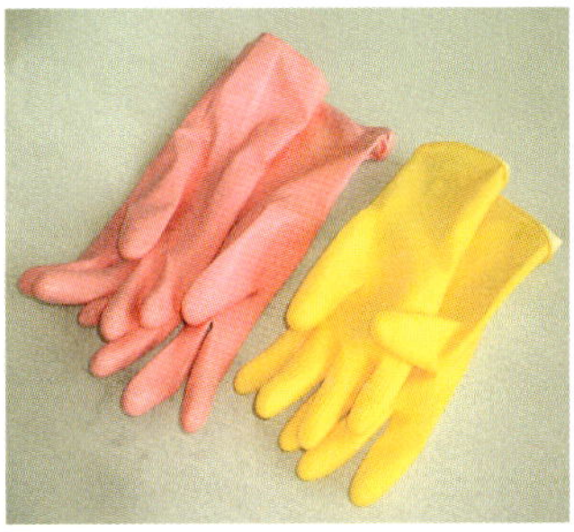

일반 가정용 장갑
(천공 가능성이 있어 사용 자제)

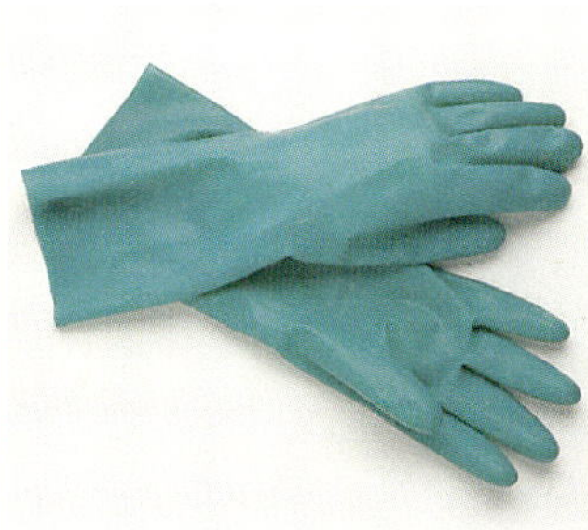

다용도장갑
치과에서 기구 세척 시 사용

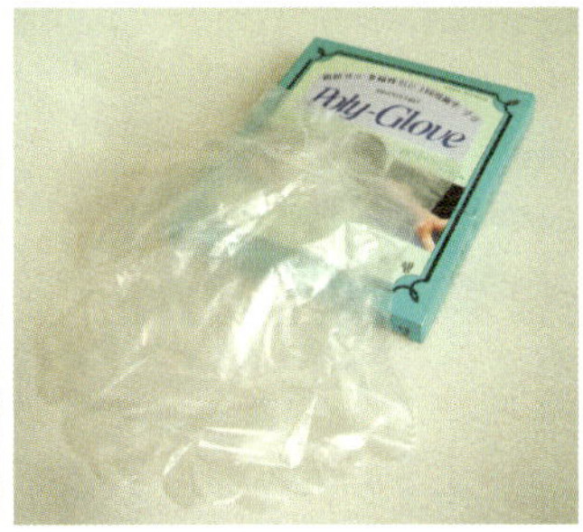


overglove

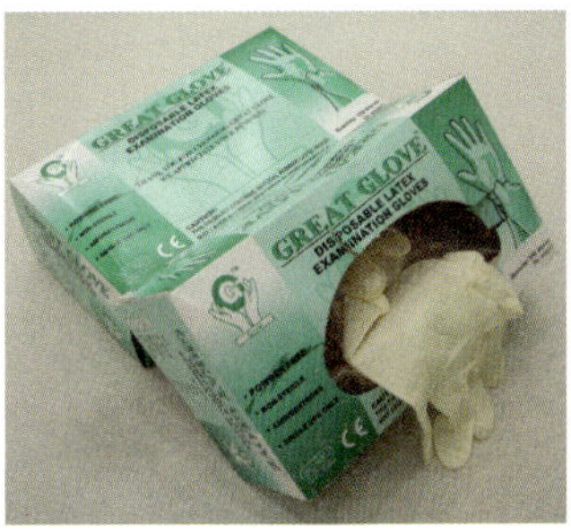


검사용 라텍스장갑

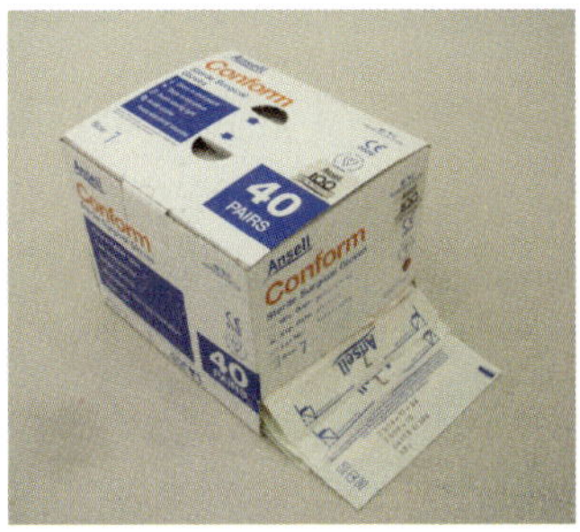


외과용 멸균장갑

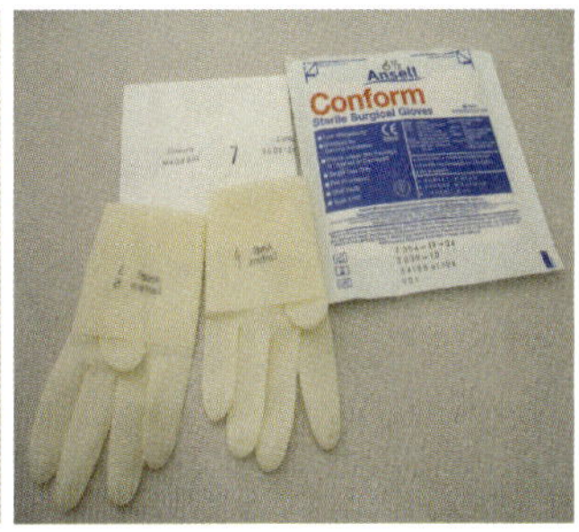


외과용 멸균장갑 개봉

## 3. 손씻기

Dr. Ignaz Semmelweis(1847, 헝가리)가 손 위생의 중요성을 처음 주장한 이후로 손씻기는 감염관리를 위한 가장 기본적이며 효과적인 방법 중의 하나로 여겨지고 있다. 손은 따뜻하고 땀으로 인하여 습하다. 또한 여러 물질에 계속 접촉되므로 오염되기 쉬운 손가락 사이사이에 병원균이 증가하기에 좋은 환경이 된다. 손씻기는 환자에서 환자, 의료진에서 환자, 환자에서 의료진의 접촉으로 감염 및 전파를 막을 수 있는 가장 효과적인 방법이다. 일상에서 또는 치과 진료 중에 손에 묻은 이물질, 미생물, 혈액, 치료 시 묻은 파편 등을 제거하기 위해 손씻기를 한다.

치과에서 감염 예방을 위하여

① 환자진료 전후에 반드시 손을 씻는 것이 중요하다.
② 다른 환자를 볼 경우 반드시 손을 다시 씻는다.
③ 장갑을 벗은 후에도 손을 씻어야 한다.
④ 치과 기구를 접촉한 후에도 철저히 손을 씻어야 한다.

## 1) 일상적 손씻기

social hand-washing

식사 전후, 외출 후, 화장실 사용 후 등 일상적인 생활에서의 손을 씻는 것을 의미한다.

눈에 보이는 더러움이 있을 때에도 일반적인 비누와 세정제를 이용하여 단백질 등 유기물을 제거한다. 먼지와 어느 정도의 세균을 제거할 수 있도록 10~15초간 씻는다. 그러나 이 방법은 정착한 피부상재균을 제거할 수는 없다.

## 2) 위생적 손씻기

hygienic hand-washing, hand antisepsis

환자 치료 전후에 손씻는 것을 의미하며 흐르는 수돗물과 비누를 이용하여 충분히 씻는다. 항균성분이 있는 세정제, 알코올 세제로 10~15초간 씻는다. 알콜 사용 시 어느 정도의 피부상재균도 제거된다.

## 3) 수술 시 손씻기

surgical hand-washing, surgical scrub

수술 또는 그에 준하는 처치를 하기 위한 손씻는 방법으로 손가락과 손바닥에 묻은 일과성 세균과 피부상재균을 제거한다. 브러쉬를 이용하여 소독액이나 손소독제로 2~6분간 씻는데 이는 손이 거칠어지는 원인이 되기도 한다. 팔꿈치까지 씻어야 하고 멸균된 수건을 사용하여 손부터 팔꿈치로 진행하며 닦는다. 씻은 후 수돗물을 잠글 때에는 손을 사용해서는 안되며 발로 밟는 스위치, 자동센서 등을 이용하여 잠근다. 여의치 않을 때는 사용한 타올 또는 팔꿈치를 이용하여 잠근다. 손을 씻은 후 손은 가슴높이로 들고 있어 물이나 다른 물질에 오염이 되지 않게 한다.

### (1) 손씻는 요령(위생적 손씻기)

① 손씻기 전에 팔찌, 시계, 반지 등을 모두 제거한다.
② 흐르는 물에 충분히 물을 묻혀 손과 팔뚝을 씻는다.
③ 손세정제를 이용하여 손바닥을 문지르며 씻는다.
④ 손세정제를 이용하여 오른손으로 왼손등을 문지르고 왼손으로 오른손등을 문지르며 씻는다.
⑤ 손세정제를 이용하여 손을 악수하듯이 서로 맞잡고 돌리며 문지른다.
⑥ 손세정제를 이용하여 손가락 사이를 깍지 끼고 씻는다.
⑦ 오른손으로 왼손 엄지손가락을 잡아 돌리고, 왼손으로 오른손 엄지손가락을 잡아 돌리는 동작으로 씻는다.
⑧ 손목 및 팔꿈치를 반대쪽 손으로 돌리듯이 문지른다.
⑨ 손톱 밑을 네일 클리너(nail cleaner)를 이용하여 문지르며 씻는다.
⑩ 흐르는 물로 철저히 헹군다.

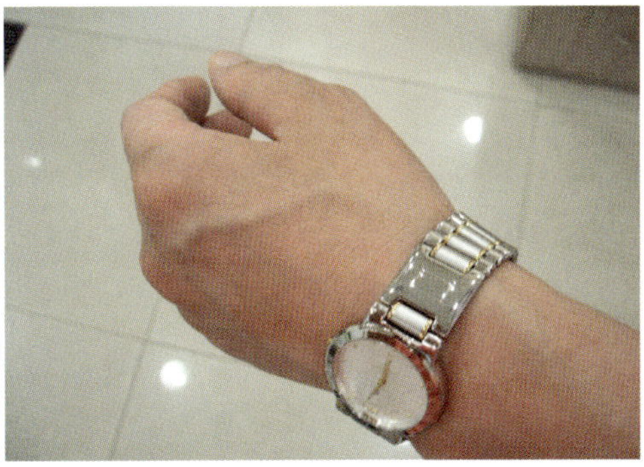

손장신구는 치과진료 시 착용하지 않는다.

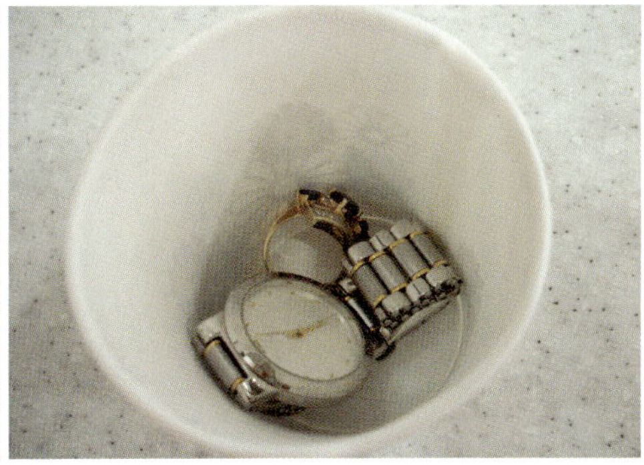

손장신구를 모아 둔다.

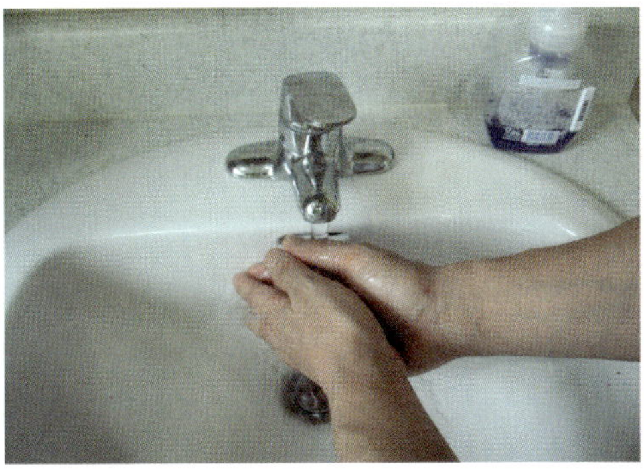

흐르는 물에 손바닥을 씻는다.

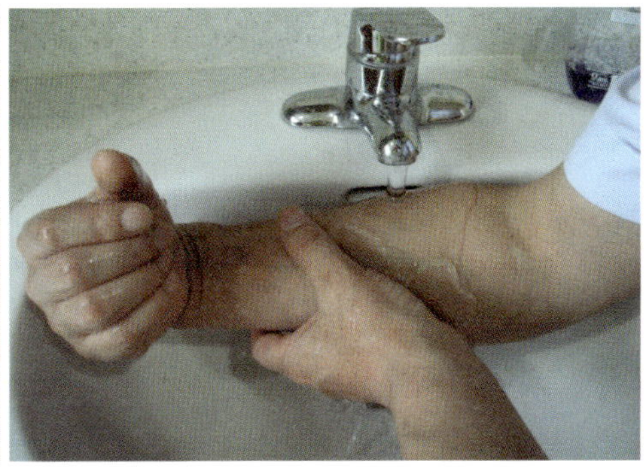

흐르는 물로 손목에서 팔꿈치까지 씻는다.

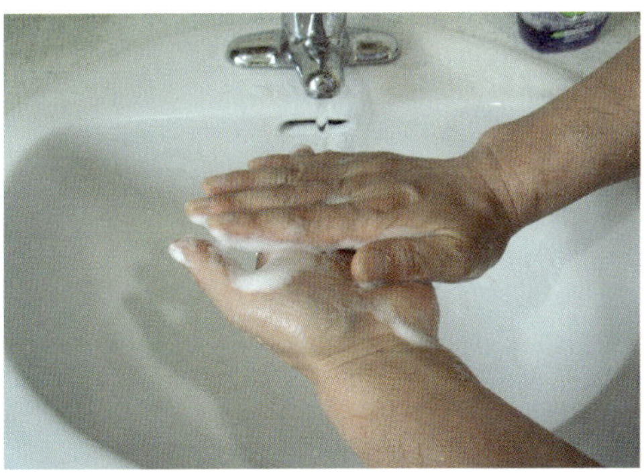

손바닥을 손세정제를 이용하여 씻는다.

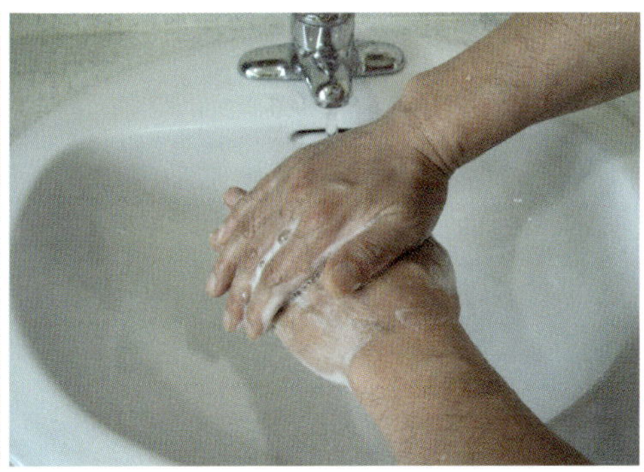

오른손으로 왼손등을 문지른다.

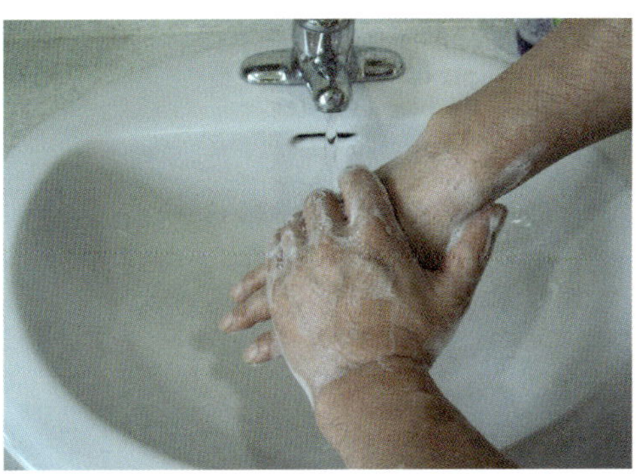

왼손으로 오른손등을 문지르며 씻는다.

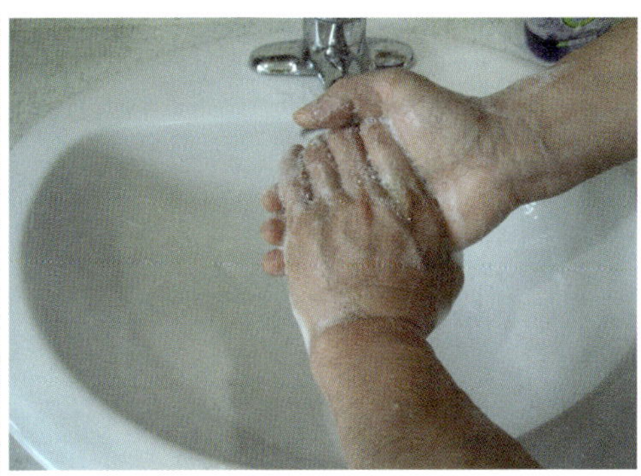

손을 악수하듯이 돌리며 문지른다.

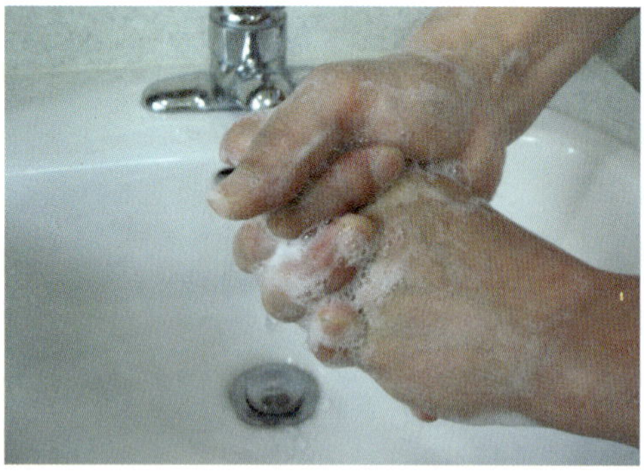

손가락 사이를 깍지 끼고 씻는다.

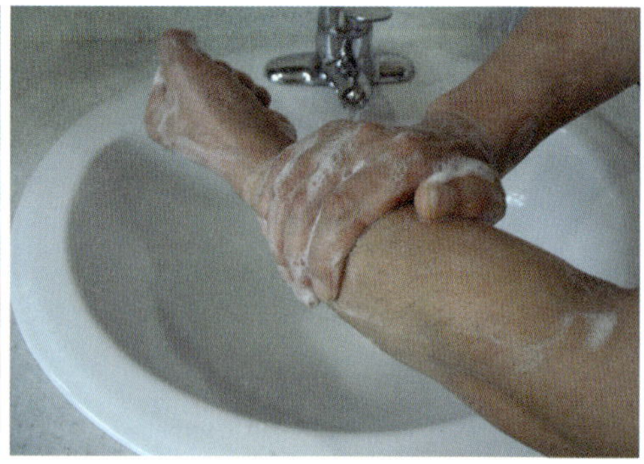

손목을 돌리듯이 문지른다.

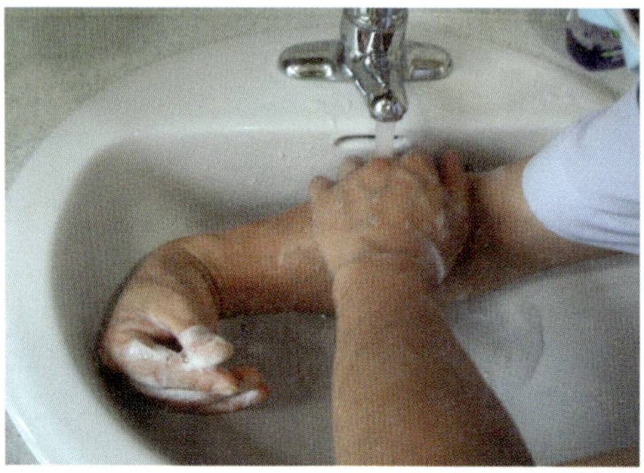

팔꿈치를 반대 손으로 돌리듯이 문지른다.

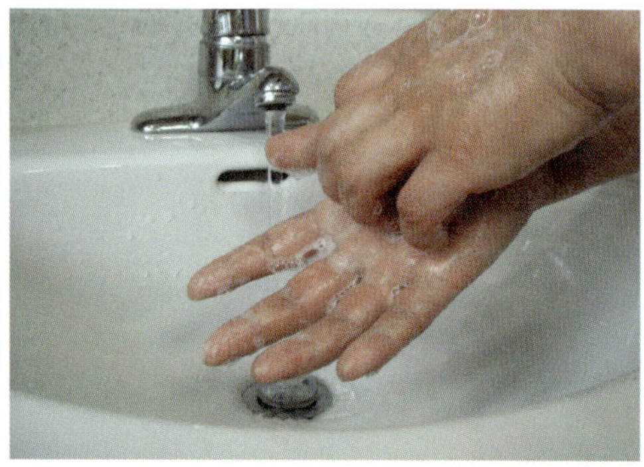

손바닥 틈과 손톱 밑을 씻는다.

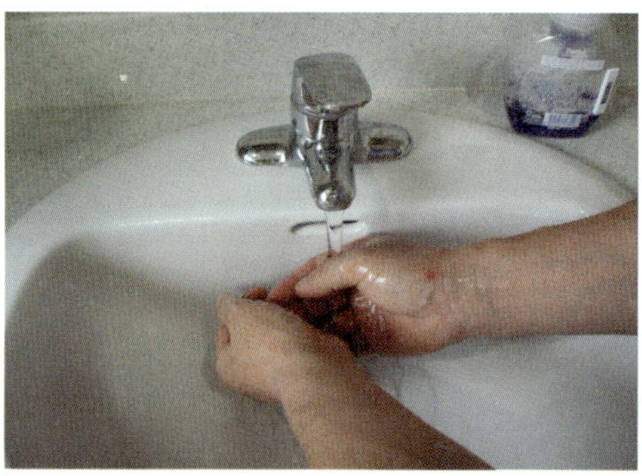

흐르는 물로 철저히 헹군다.

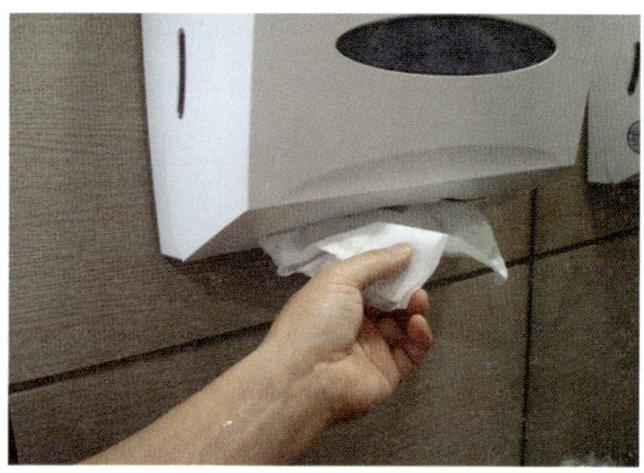

1회용 타올

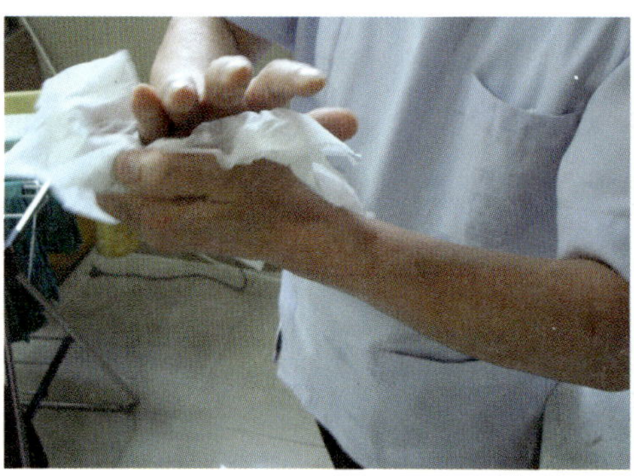

손 앞쪽(끝쪽)부터 닦는다.

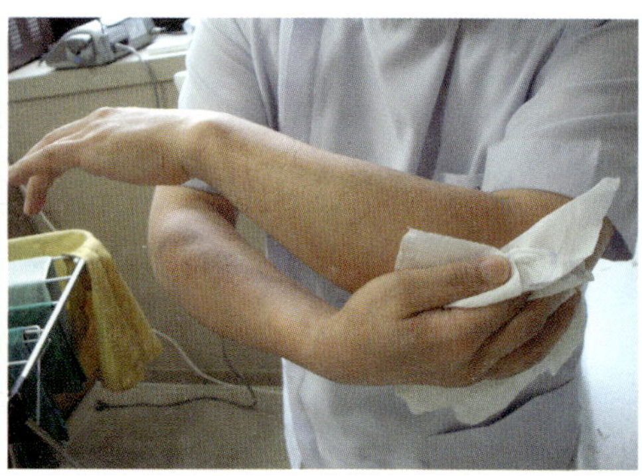

손에서 팔꿈치 방향(뒤쪽으로 진행)으로 닦는다.

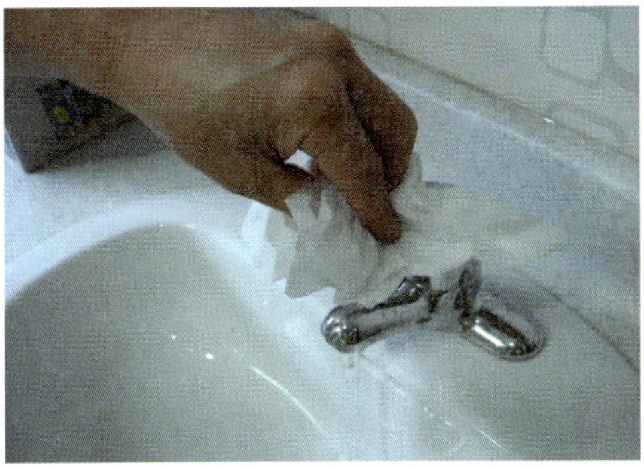

타올을 이용하여 수돗물을 잠근다.

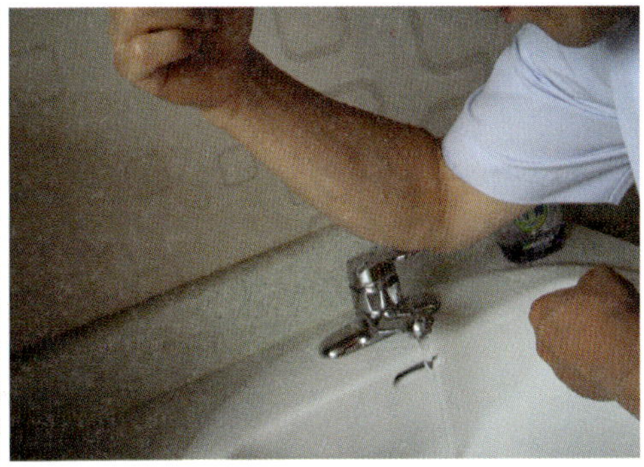

또는 팔꿈치로 수돗물을 잠근다.

### (2) 비누

① **고형비누**(bar soap)

보통 가정에서 많이 사용한다. 구멍이 있는 케이스를 사용하여 물기가 빠지게 한다. 고형비누는 공공장소에서 사용하는 경우 여러 사람의 손을 거쳐 가게 되면서 오염의 원인이 될 수 있어 적합하지 않다. 또한 장기간 미사용 시 비누의 갈라진 틈 사이로 미생물의 번식이 있을 수 있다.

② **액상비누**(liquid soap)

치과에서나 공공장소에서 권하는 비누의 형태이다. 통 속의 비누를 전부 사용하면 통 속을 깨끗이 씻고 소독을 한 후에 다시 액상 비누를 채워둔다.

③ **항균비누**(anti-bacterial soap)

균을 제거하지만 내성균이 있을 수 있다.

④ **알콜 형태 세척제**(alcohol-based hand sanitizers)

손소독에 효과적으로 많이 사용되며 30초 정도면 손에 상주하는 균을 사멸할 수 있다. 물로 손을 깨끗이 씻은 후 알콜 손소독제를 사용하는 것이 바람직하다고 할 수 있다.

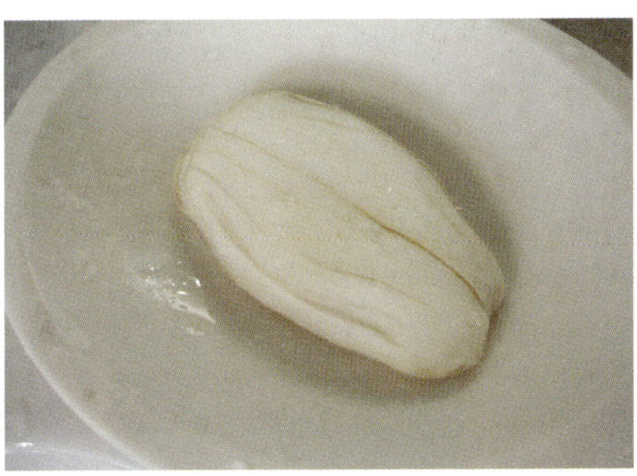

갈라진 틈새로 균이 상주할 수 있다.

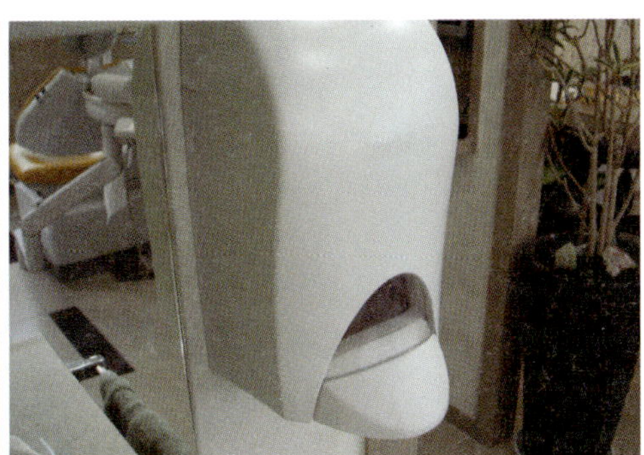

액체 비누

### (3) 손 소독제

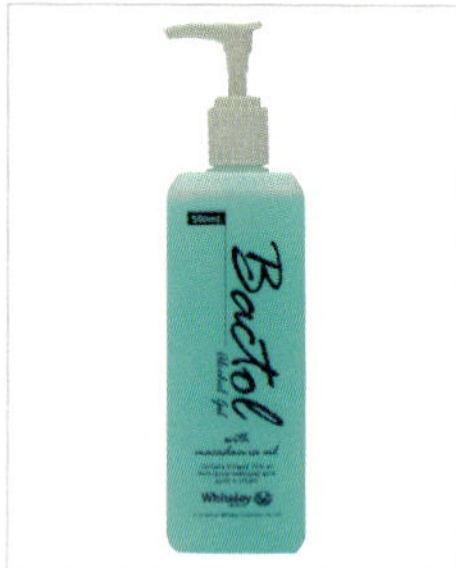


박톨 알코올 겔
(Bactol alcohol gel)

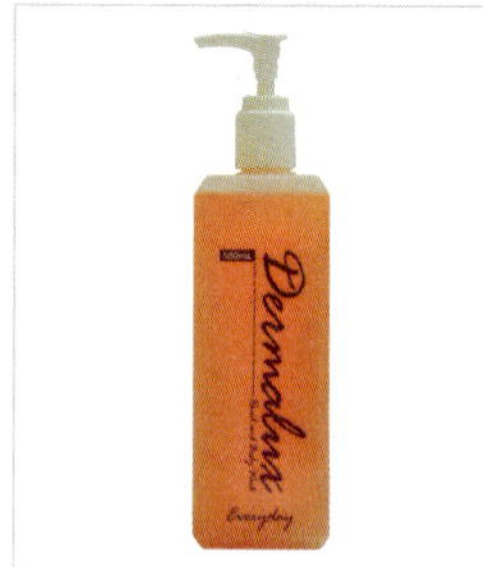


Dermalux hand & body wash

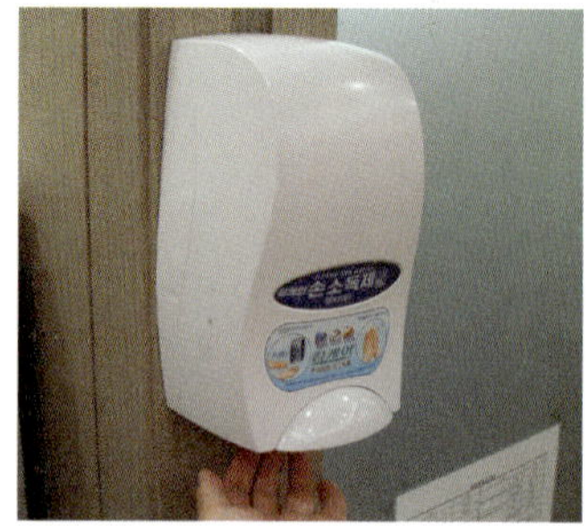

손 소독제
알콜성분이 마를 때까지 문지른다.

### (4) 타올(towel)

① 일반적인 타올은 사용한 후 습기로 인하여 타올에 미생물이 번식할 수 있으므로 권장하지 않는다.

② 1회용 타올(paper towel)을 권장하며 씻고 난 손은 다시 접촉(contamination)되지 않게 주의해야 한다(이를 위해서 문고리, 전화, 차트 등 다른 물건을 만져서는 안된다).

③ 타올 대신 핸드드라이어를 활용하여 말릴 수 있으나, 시간이 걸리며 소음이 있다는 단점이 있다.

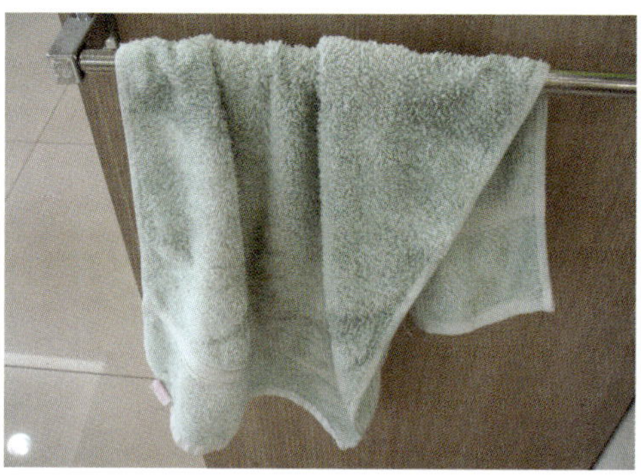

젖은 타올은 균이 상주할 수 있다.

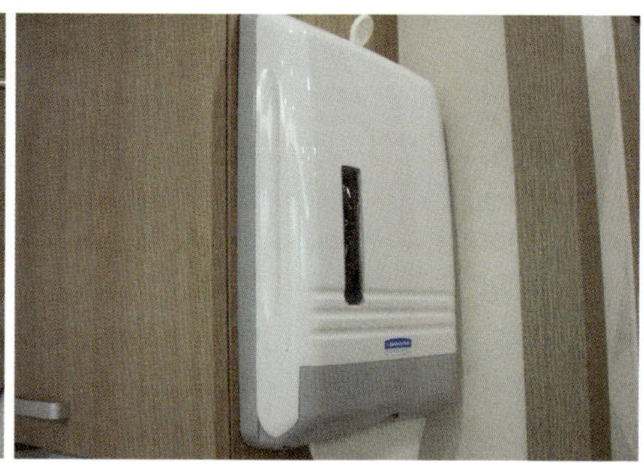

1회용 타올

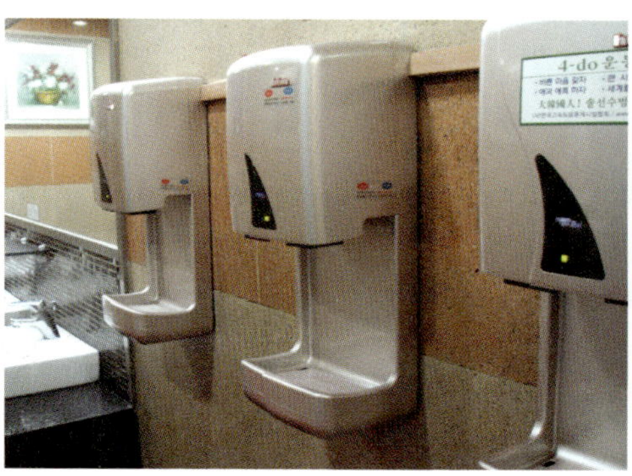

핸드 드라이어

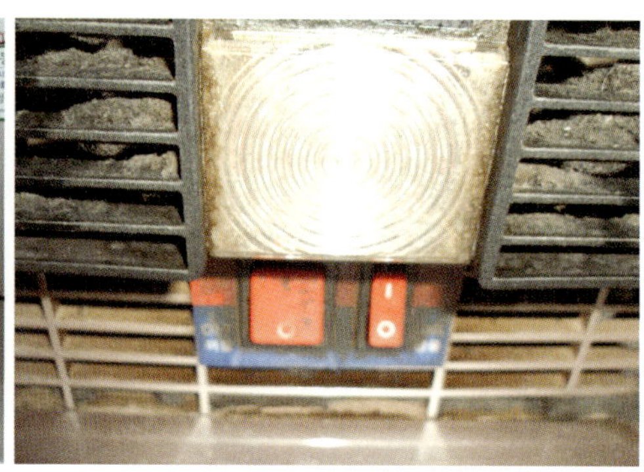

핸드드라이어 관리가 안되면 오염원이 될 수 있다.

## 4. 마스크

질병관리본부(CDC) 지침을 보면, '외과용 마스크(mask)는 매 환자를 볼 때마다 새 것으로 갈아 써야 하고, 마스크가 혈액, 타액, 물이 튀어 더러워졌을 때는 새것으로 갈아야 한다.' 라고 권고하고 있다. 대부분의 마스크는 코 부분에 잘 들어가도록 만들어져 있고 이는 안경에 김이 서리는 것을 방지하고 착용에 용이하도록 한 것이다.

① 진료실, 수술실 등에 들어갈 때는 반드시 치과전용마스크를 착용한다.

② Dental aerosol, 혈액, 타액, 병원성 미생물, 치아, 금관, 아말감 등이 코, 입 등에 흡입되는 것을 막기 위해 착용한다.

③ 입과 코에 틈이 생기지 않게 충분히 가려야 하고 마스크 내면이 코와 입술에 닿지 않도록 한다.

④ 특히 치과에서는 환자와 술자 간에 얼굴을 근접하므로 시술 중 구강 내의 이물질이 튀어 상처가 생기거나 감염될 가능성이 높으므로 반드시 착용한다.

⑤ 1회용 마스크 사용을 권장한다.

⑥ 마스크는 시술 중에 생긴 오염물이 묻어있을 수 있다. 오염된 마스크를 다시 주머니에 넣으면 주머니 안이 오염지역이 되므로 넣지 말아야 한다.

⑦ 마스크를 벗을 때는 전면을 만지지 말고 측면의 끈을 이용하도록 한다.

⑧ 마스크를 손으로 잡을 때는 마스크의 중앙을 잡으면 안되고 가장자리를 잡아야 하며 목이 아프다고 해서 마스크를 아래로 끌어내리면 안된다.

⑨ 고무줄을 귀에 거는 것과 끈으로 묶는 마스크가 있으나 고무줄로 된 마스크가 사용하기에 편리하다.

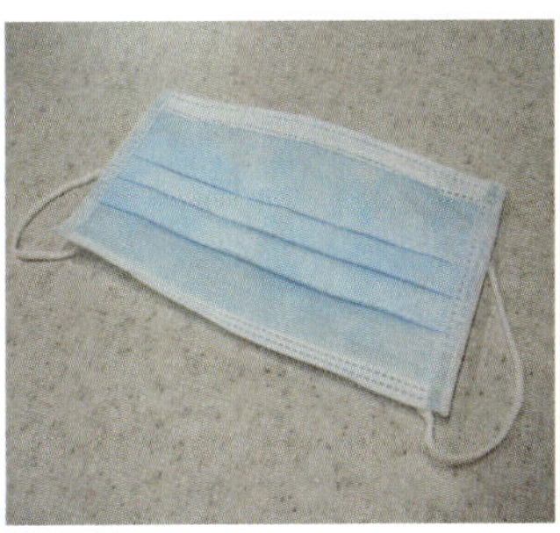

고무줄 부착형

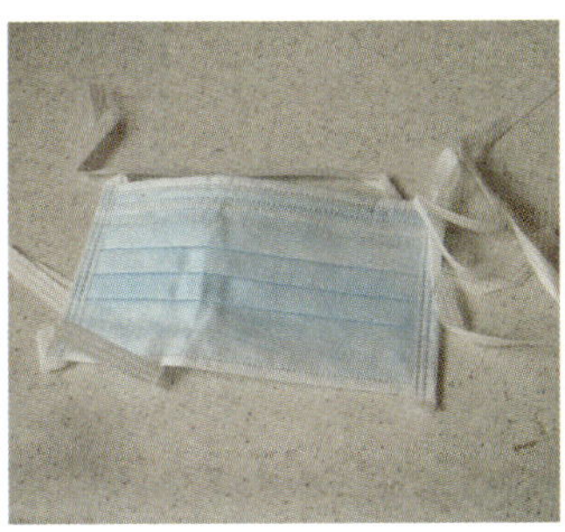

끈 부착형

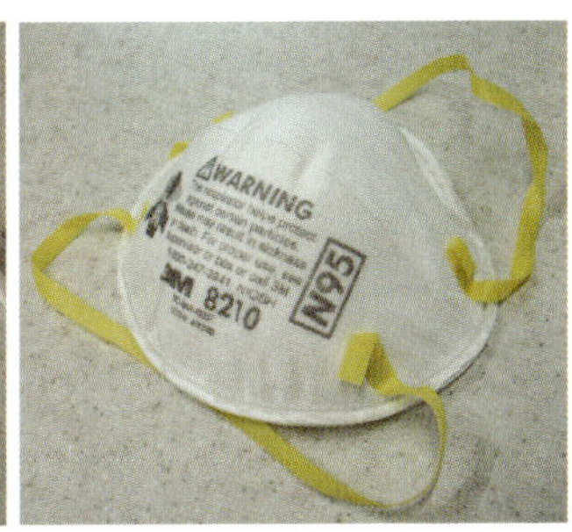


컵 모양(N95)

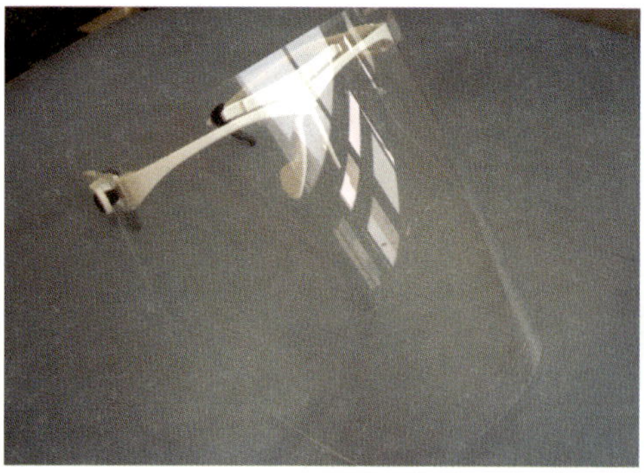

스켈링 전

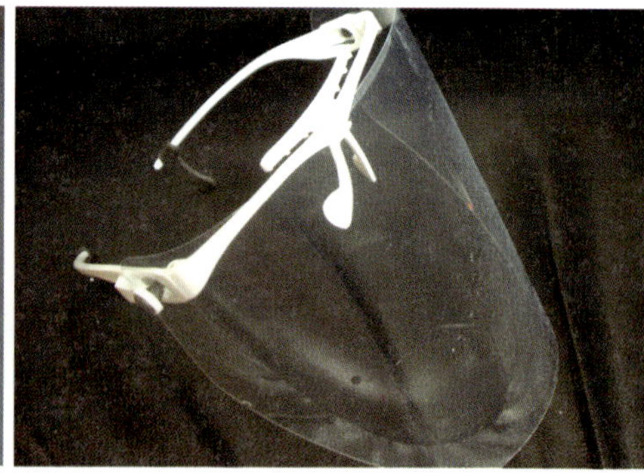

스켈링 후

## 5. 보호용 의복

환자의 구강분비물이나 타액의 분사 및 혈액에는 잠재적 전염성 미생물이 포함되어 있어 이는 치과종사자의 의복이나 신체부위를 오염시킬 가능성이 있다. 보호용 의복은 소매가 길고 목이 길어야 하며 단추나 장신구 등의 부착물이 있어서는 안된다.

① 가운은 시술 중 피부를 보호하고 술자의 옷이 오염되는 것을 방지하기 위해 입는다.
② 가운은 액체가 젖었을 때 스며들지 않고 바이러스가 투과하지 않는 재질을 사용한다. 그러나 이러한 재질은 땀과 습기로 인하여 의료진이 불편할 수 있다.
③ 새 가운을 입을 때 앞면은 무균지역(멸균지역)으로 간주하고 시술 후 오염물질이 묻어 있으므로 벗을 때는 앞면이 오염지역으로 간주한다.
④ 가운이 더러워지거나 혈액 등에 오염되었으면 바로 갈아입는다.
⑤ 시술한 장소를 떠날 때는 가운을 반드시 벗어 오염원이 퍼지지 않게 한다.

외출, 식당 등

⑥ 의사의 넥타이와 간호사의 캡은 감염예방차원에서는 오염원이 될 수 있다.

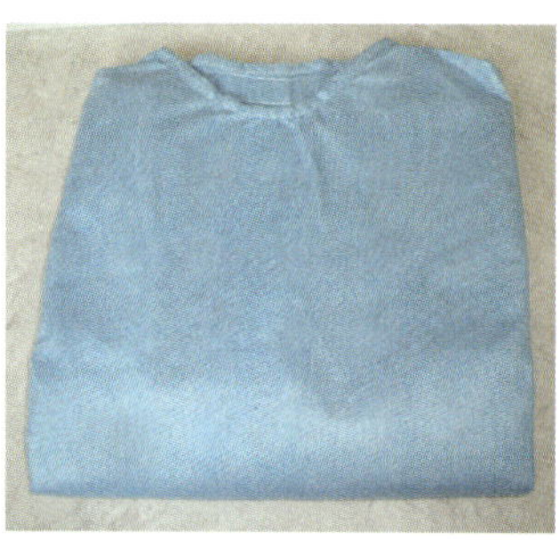

1회용 멸균 수술복

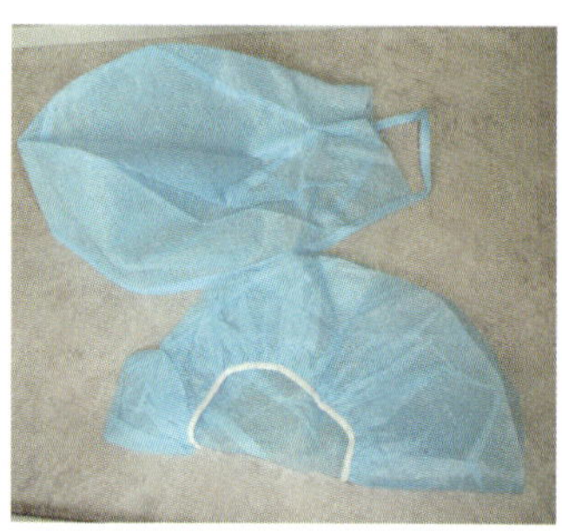

헤어 캡

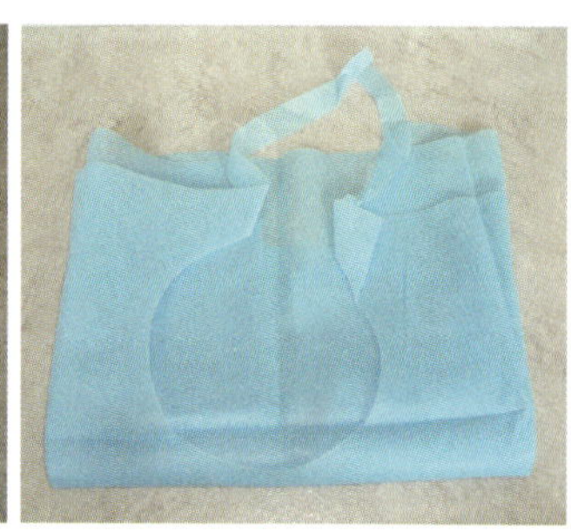

1회용 멸균 에이프런(환자용)

### (1) 가운

① 긴팔가운(일명 의사가운)은 혈액이나 체액이 팔에 묻은 것을 예방하며 유니트의 핸드피스에 버(bur)가 꽂혀져 있는 경우 또는 스케일러 팁에 시술자가 찔리는 것을 막을 수 있다.

② 반팔가운(팔꿈치가 들어나는 가운, bare below the elbows)은 긴팔가운의 팔 쪽이 오염되어 타 부위까지 오염시킬 가능성을 막을 수 있다.

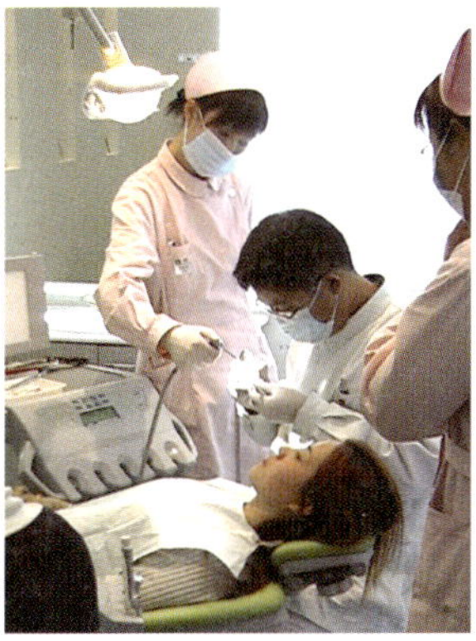
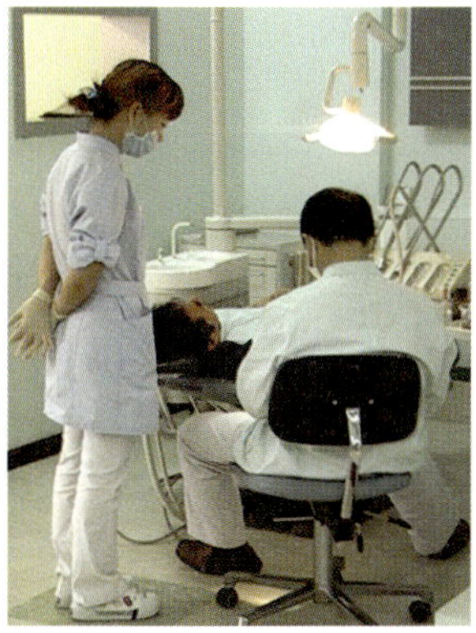
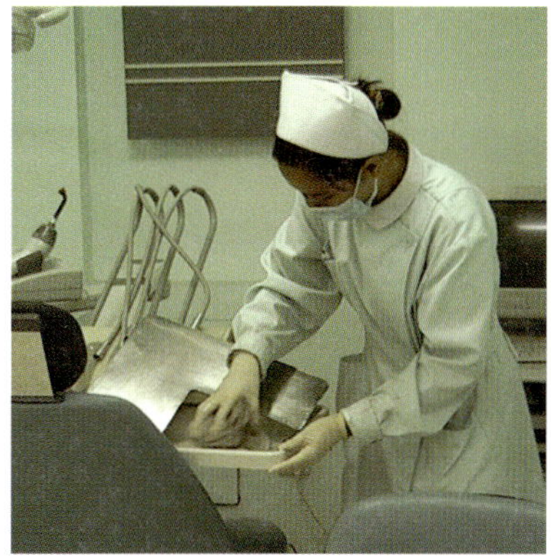

③ 이에 1회용 가운이 이상적이나 환자를 볼 때마다 갈아입는 것은 현실적으로 쉽지 않으므로 통상 치과에서 수술 시에 적용한다.

**TIP**

- 멸균된 장갑은 멸균 수술복을 입은 후 착용한다.
- 영국에서는 긴팔 가운을 금지하고 반소매가운을 입게 되어있으며 병원 내에서 의료진은 넥타이, 시계, 반지, 팔찌 등 장신구 착용도 금지한다. 이는 손을 씻는데 방해가 되며 슈퍼박테리아의 감염을 막고자 한 것이다.

### (2) 멸균복 입는 과정

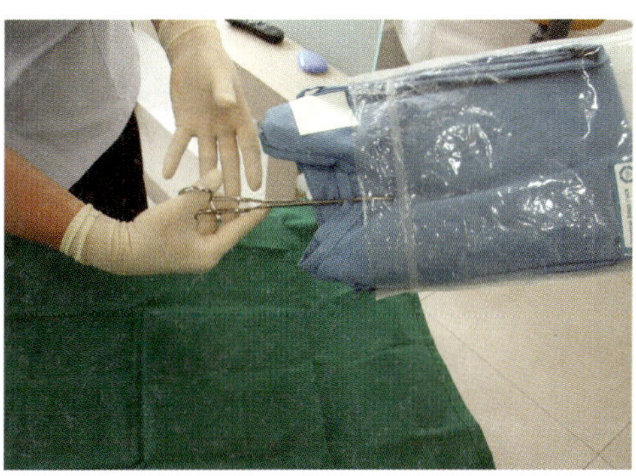

어시스트는 소독된 sterilizing 포셉으로 꺼낸다.

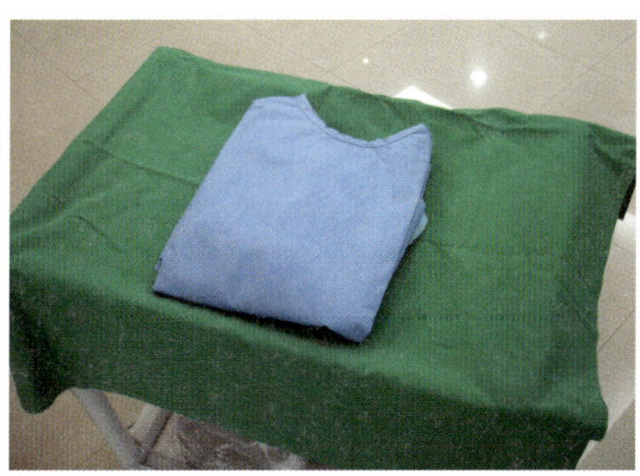

린넨 위에 준비

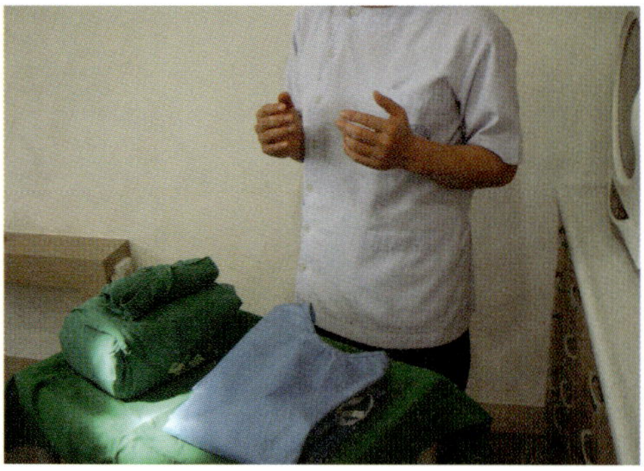
입을 준비를 한다(손을 씻고 준비된 상태).

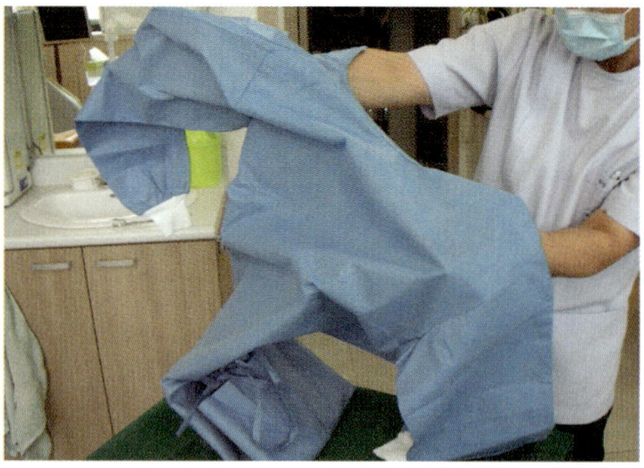
양쪽 손을 밀어 넣는다.

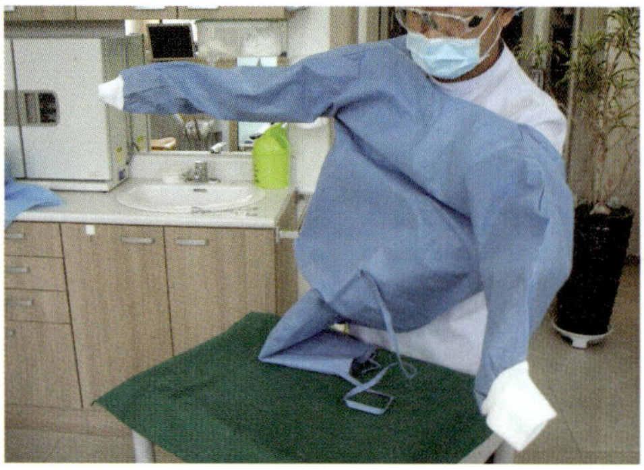
손을 쭈욱 펴서 넣는다.

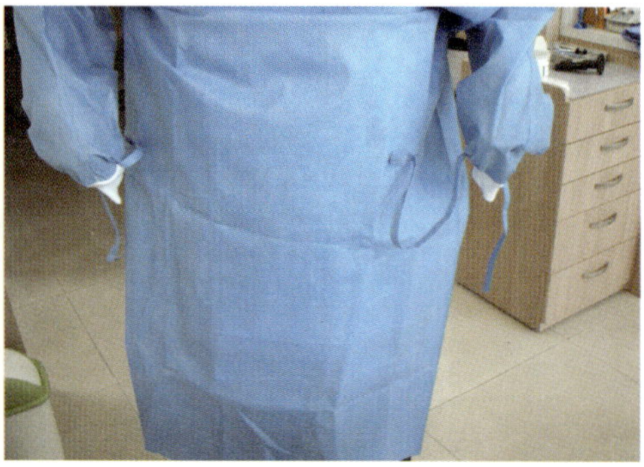
끈을 넘겨주면 뒤에서 어시스트가 묶어준다.
(팔이 뒤로 넘어가면 안된다)

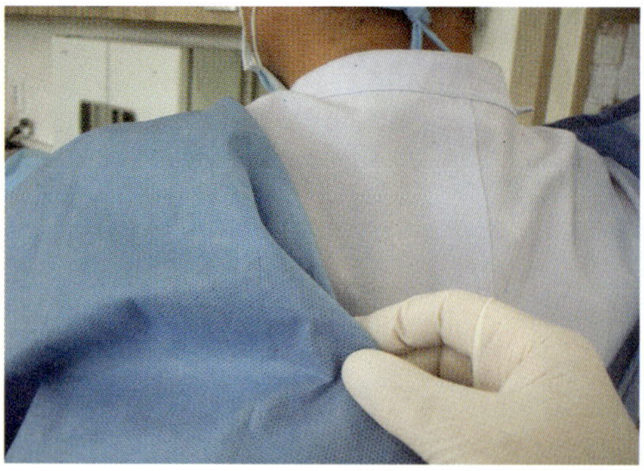
목위(뒷쪽)를 어시스트가 정리해준다.
(절대 어시스트의 손이 앞쪽으로 넘어와서는 안된다)

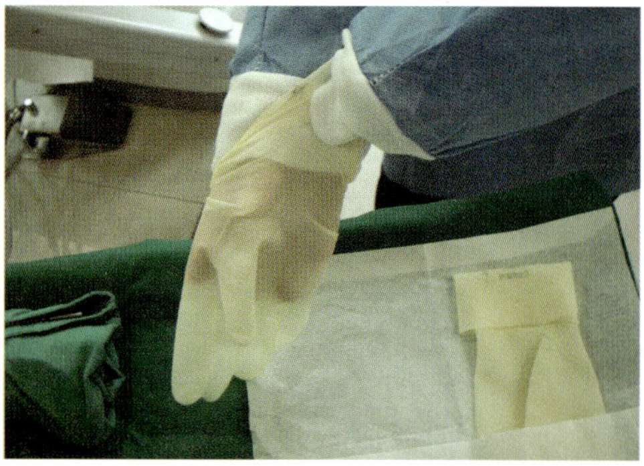
왼손을 노출하지 않고 옷을 이용하여
오른손을 장갑을 넣는다.

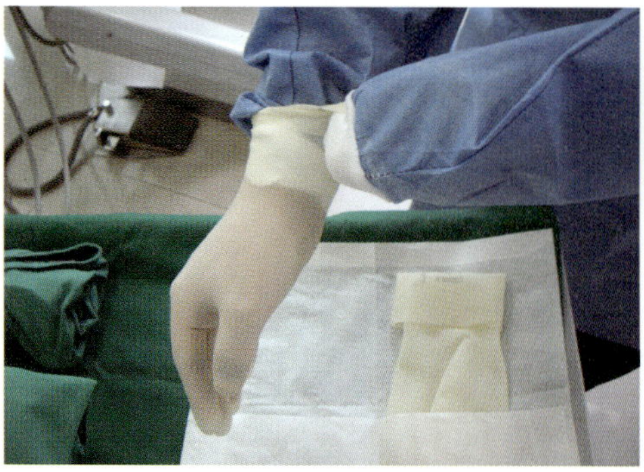
장갑을 끝까지 밀어올려 소매를 감싼다.

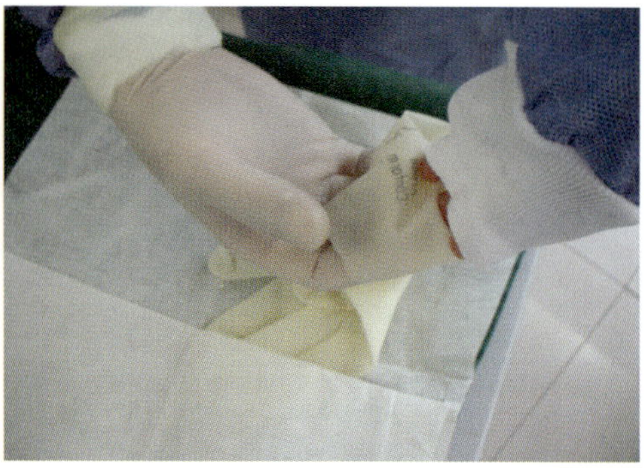
장갑낀 손으로 반대쪽을 잡는다.

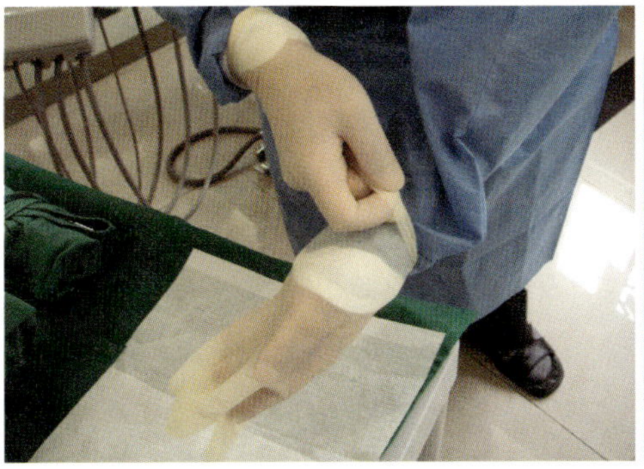

장갑을 끝까지 밀어 올려 소매를 감싼다.

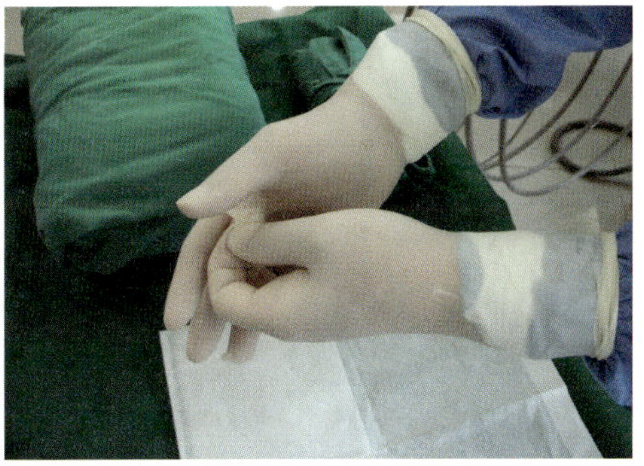

장갑을 마무리한다.

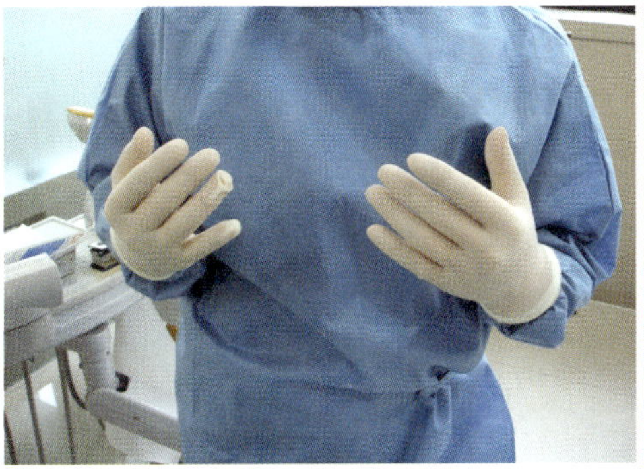

오염되지 않게 가슴부위로 손을 들고 있는다.

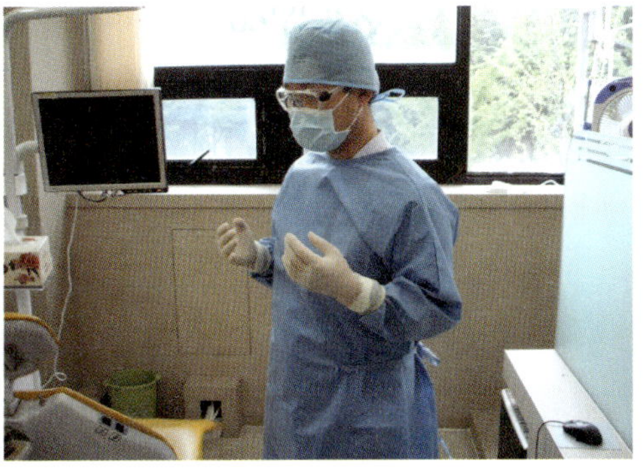

수술복 입은 상태

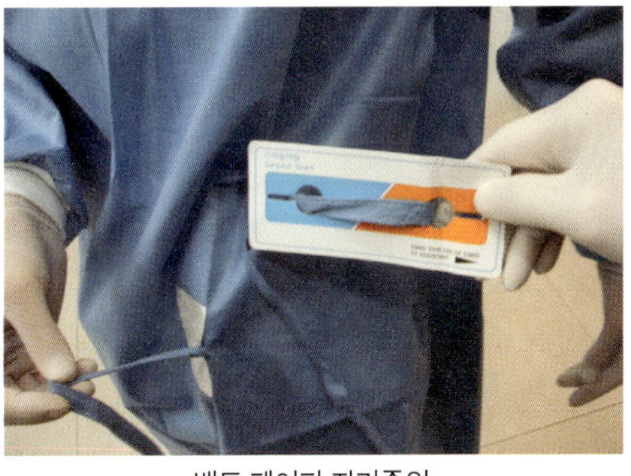

밴드 페이퍼 자기주의

## 6. 입 헹구기(gargle)

구강 내에는 정상적으로 존재하는 정상세균총(normal flora)이 존재한다. 환자의 치료 전에 입 안에 존재하거나 침입한 병원체를 술자나 환자의 체내에 침입하기 전에 물리적으로 제거하기 위한 방법으로 시행된다. 물을 입안에 머금고 있다가 위로 향해 15초 이상 헹군 다음 뱉어낸다. 또는 항균적 양치액을 치료 전이나 치료 중에 사용하여 진료 시 발생되는 구강 내의 오염물, 미생물 등을 줄이도록 사용한다. 진료진도 자주 입안을 헹구어 병원성 미생물이 상주하는 것을 막도록 한다. 미국치과의사회의 매뉴얼에서는 구강 내의 미생물 양을 감소시켜 감염력을 줄일 수 있다고 설명되어 있다.

### 1) 구강 내 정상세균총

normal flora of the human oral cavity

구강(oral cavity)은 습하며 피부(skin), 식도(esophagus), 호흡기(respiratory organs) 등과 접하는 독특한 환경을 형성하여 다양한 미생물의 종류가 존재한다. 타액 1 ml에는 1억 마리 이상의 미생물이 존재한다. 현재까지 구강 내 미생물 중 약 350종류가 배양이 가능하며 그 외에 더욱 많은 미생물이 존재한다. 이들 중 정상적으로 박테리아(bacteria), 균류(fungus), 원생동물(protozoa), 바이러스(virus) 등이 공존한다. 이러한 정상세균총은 다른 세균의 침입을 막아주며 항상성(homeostasis)을 유지하도록 도와준다.

CHAPTER 08

# 기구 감염관리

## 1. 기구관리과정

기구관리란 환자로 인한 병균과 오염된 기구를 다시 사용할 수 있도록 세척과정, 약재의 침전과정, 재세정을 거쳐 건조와 멸균과정, UV 건조의 장재 등 사이클(cycle)의 반복적 업무로 이루어진다. 기구관리를 통해 환자가 교차 감염되지 않도록 각별한 주의가 필요하다. 또한 세척 과정에서 기구취급의 불안전 요인과 파손을 최소화하고 교체여부를 확인하여야 한다.

### 1) 기본 기구 세정과정

일상에서 가장 대표적으로 세정되는 기본 기구이며, 그만큼 사용량이 많고 위생과 청결에 주의가 필요하다.

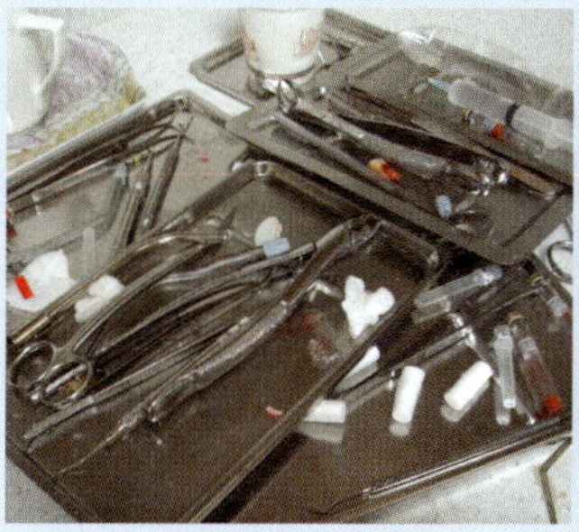
사용 후 세척 대기

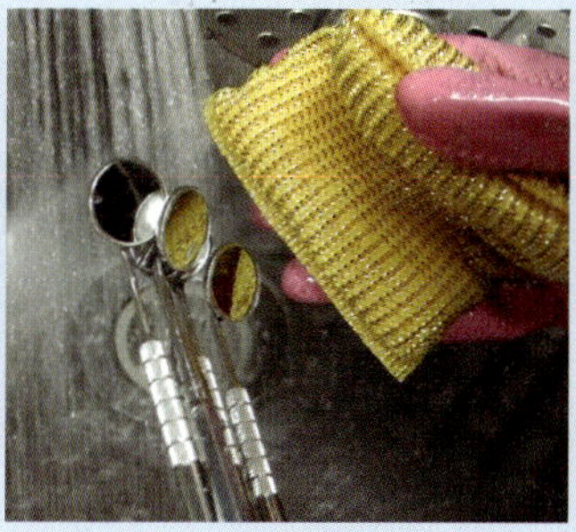
미러 세정

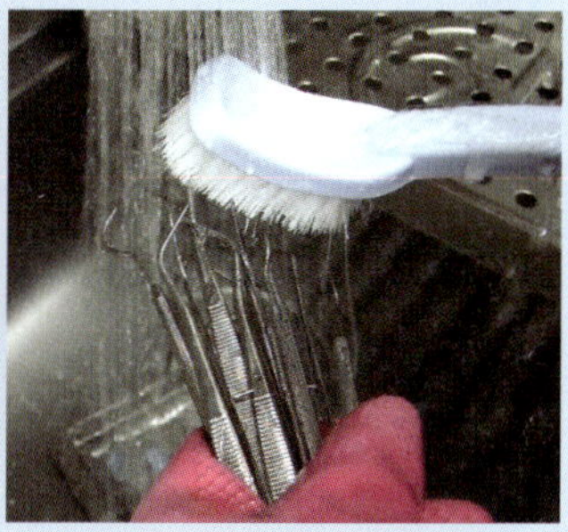
핀셋, 익스플로러 세정

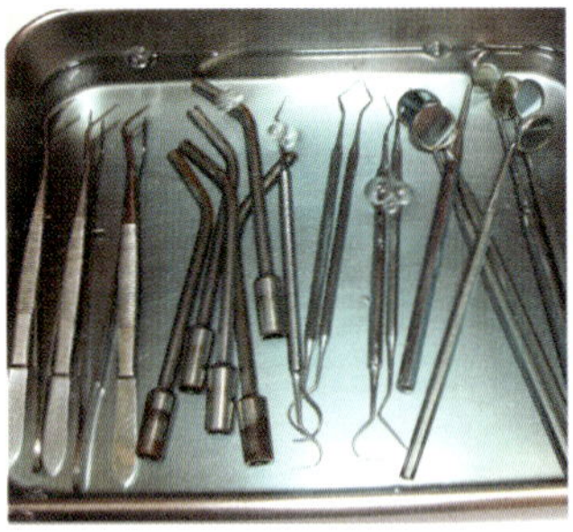

약제 침전

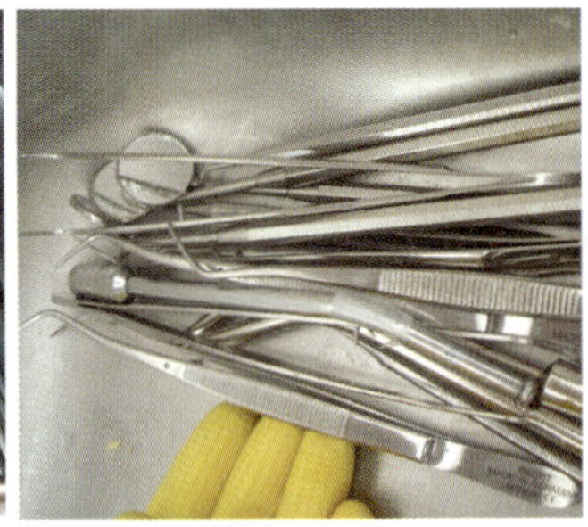

초음파 세척(전용세제 필수)

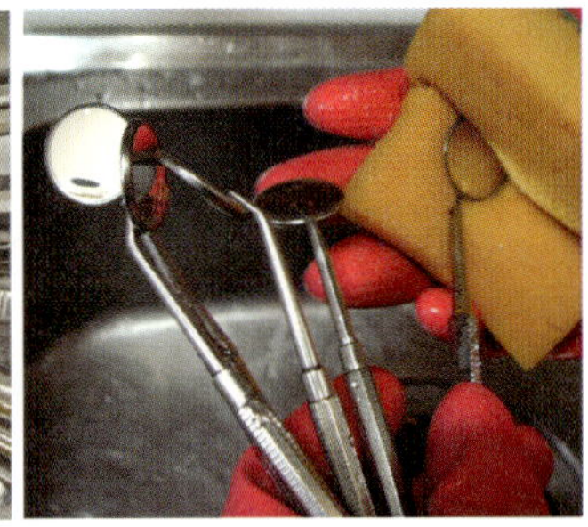

세정

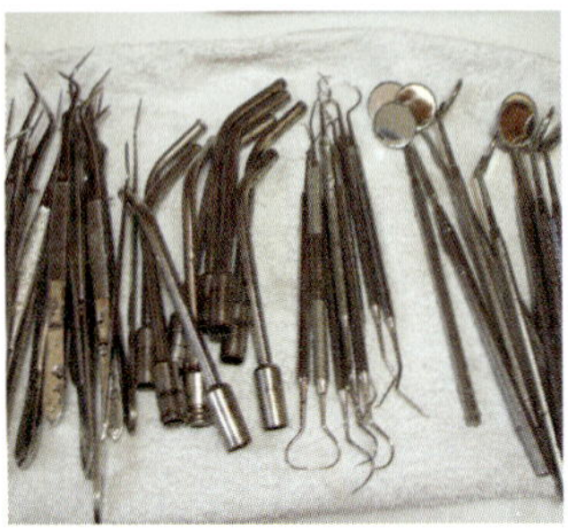

건조과정

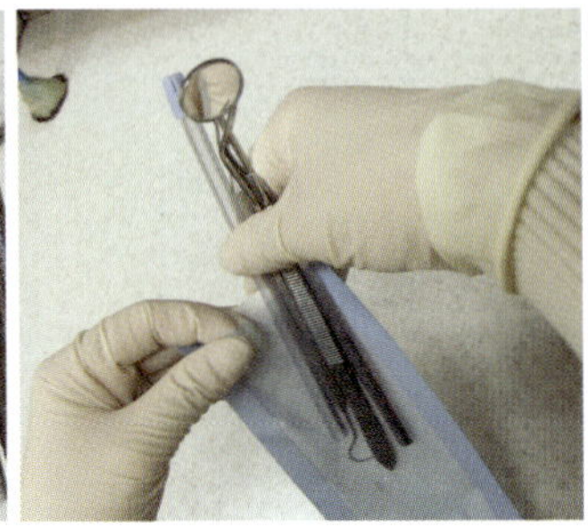

멸균팩 포장과정

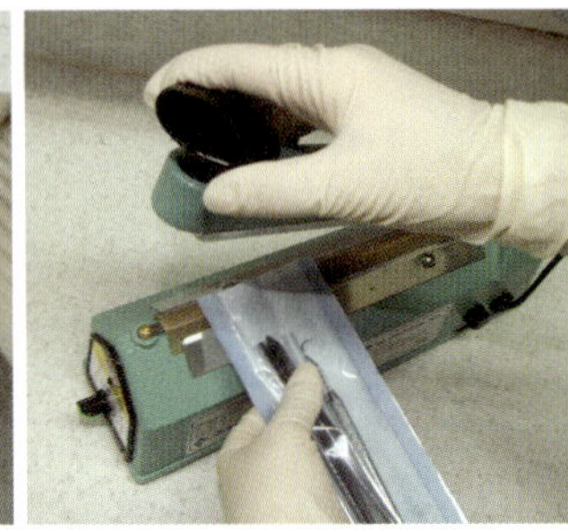

첩착과정(공기 빼기)

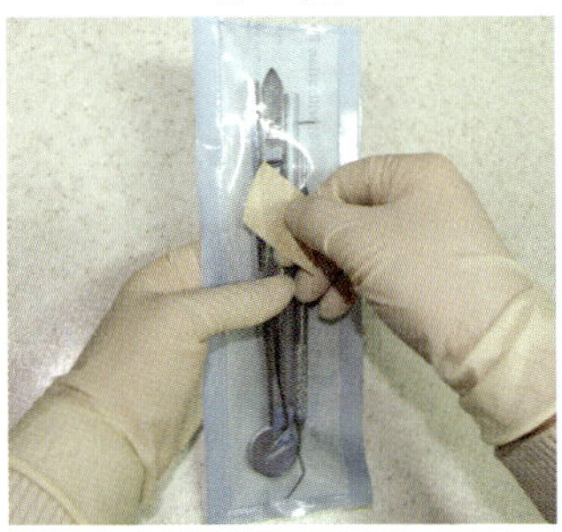

멸균 식멸 테이프 부착과정

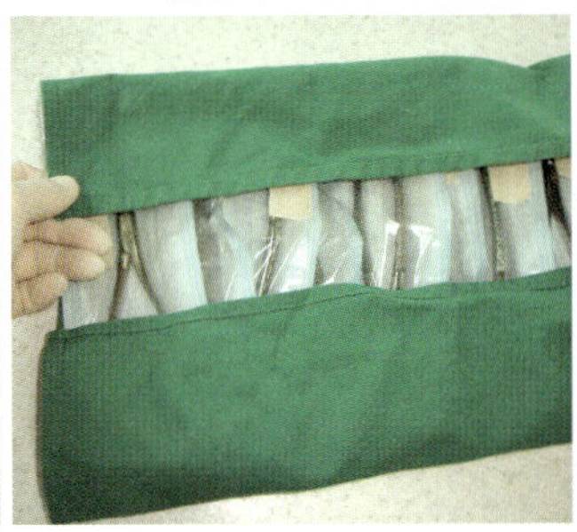

멸균트레이에 린넨 포장

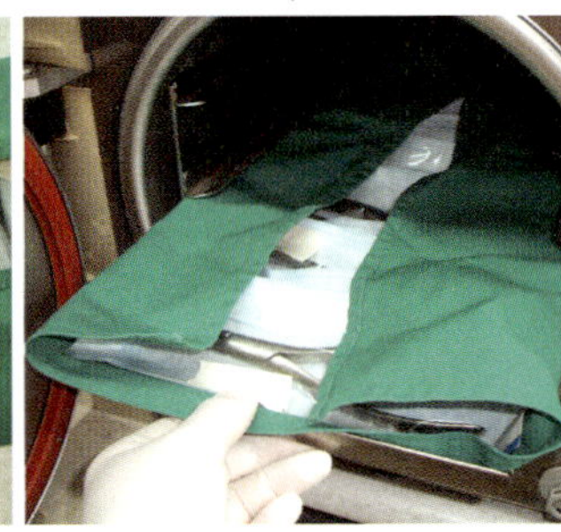

멸균기 챔버 넣기

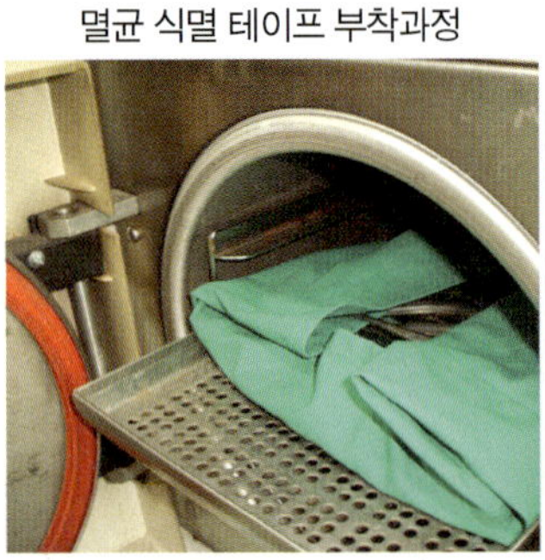

멸균 완료 및 건조대기

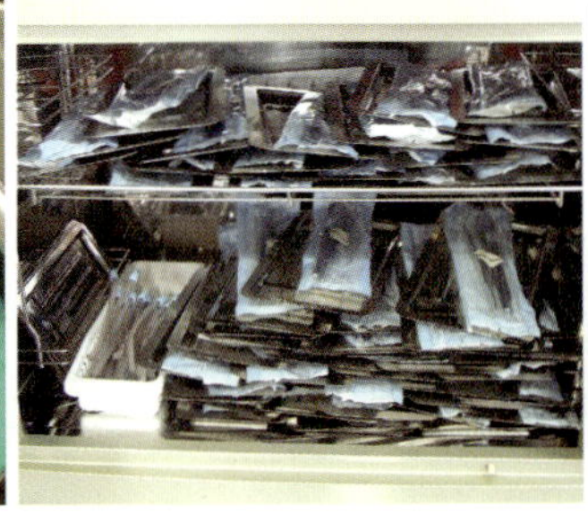

UV 소독기 대기

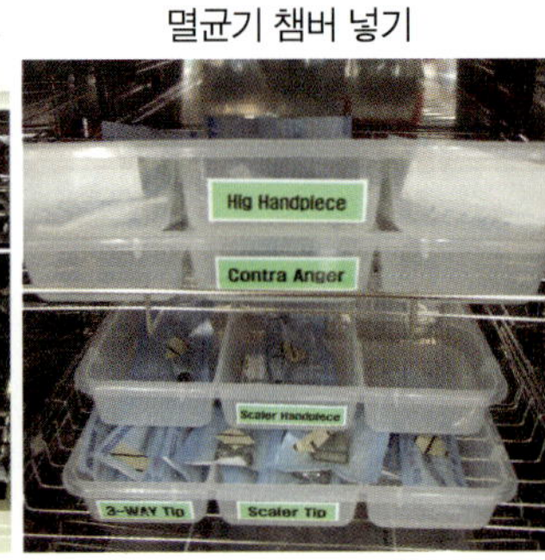


UV 소독기 내 바스켓 식별 분리

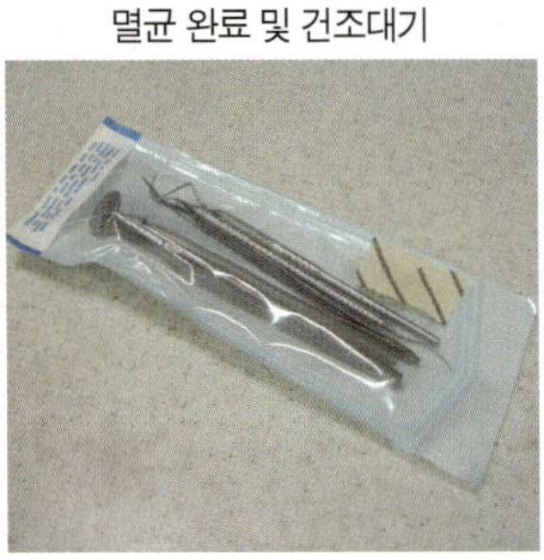

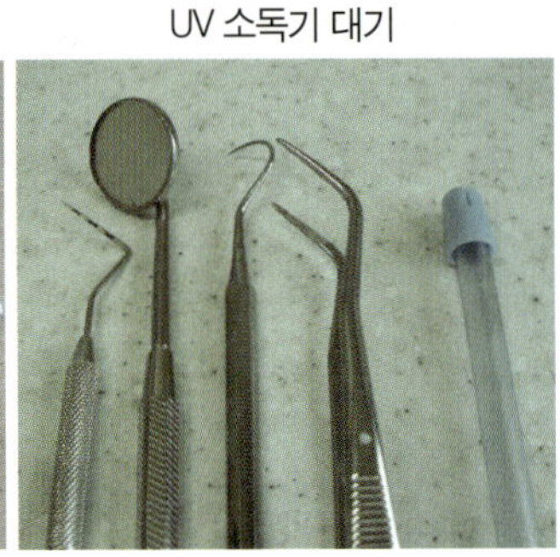

기본기구 구성: 핀셋, 미러, 프로브, 익스플로러, 1회용 석션 팁(별도)

⚠ 초음파세척물은 반드시 '바스켓' 에 담아서 세척하여야 한다.

## 2) 스케일러 핸드피스(scaler hand piece) 세정과정

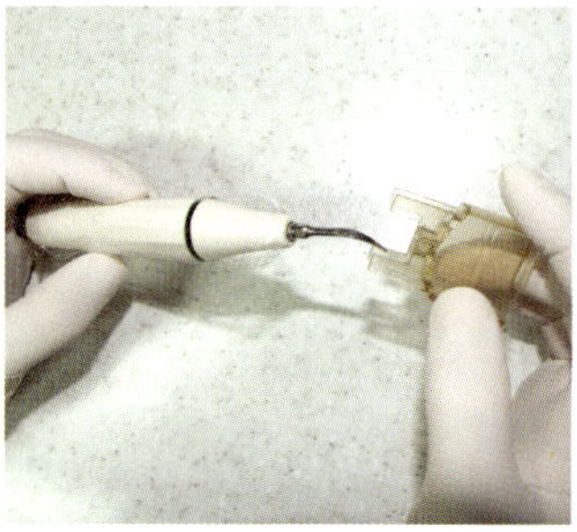
사용한 팁 제거

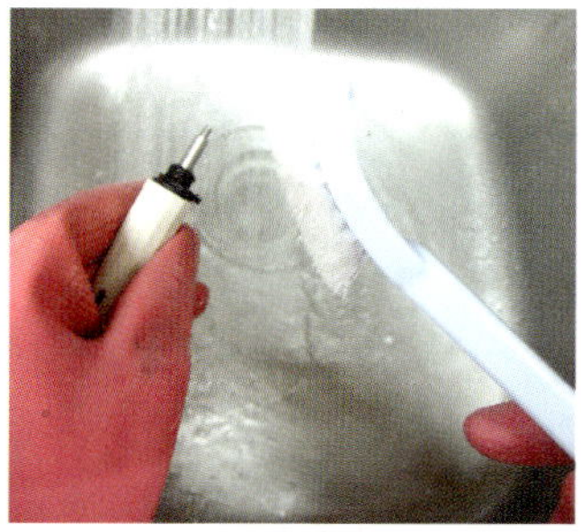
내부 세척

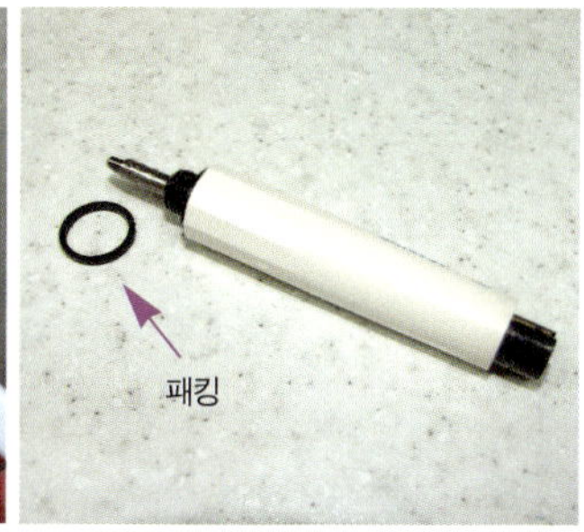

패킹 분실주의

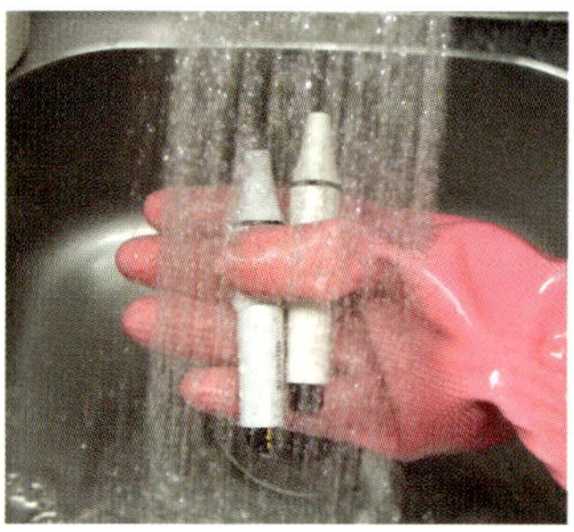
핸드피스 세정과정

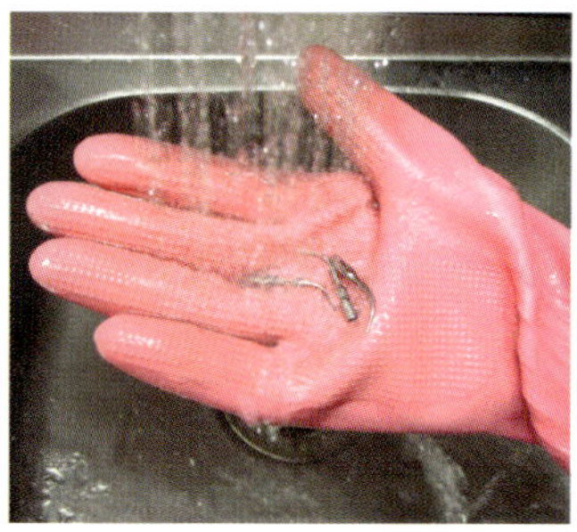
팁 세정

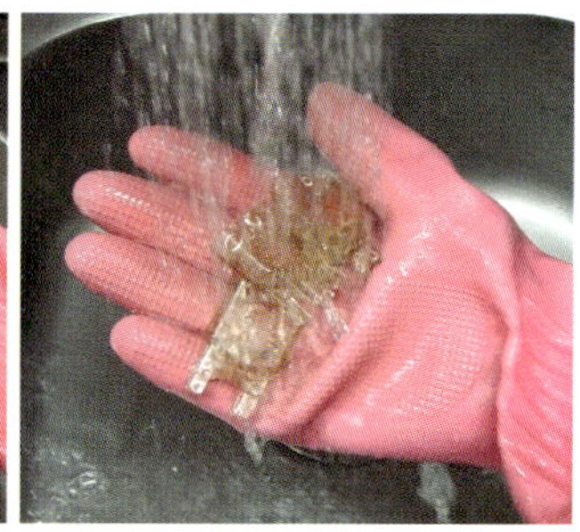
카셋트 세정

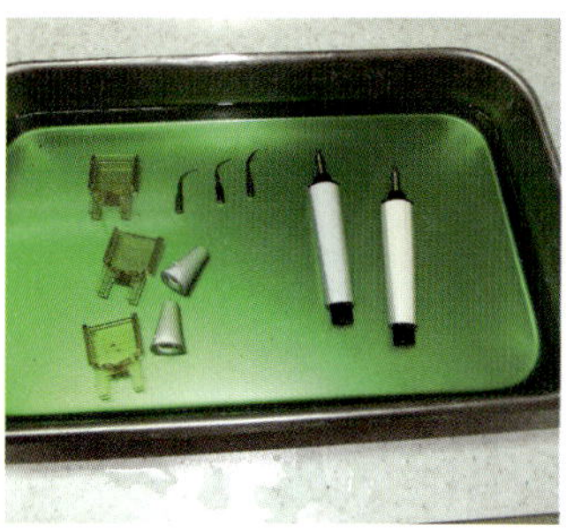
약제 침전

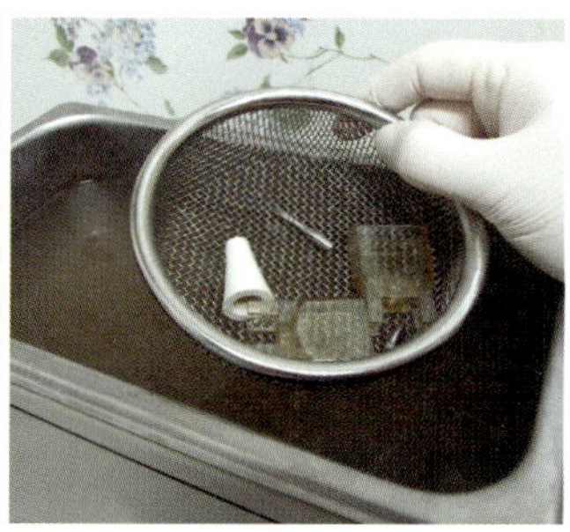
초음파 세척과정

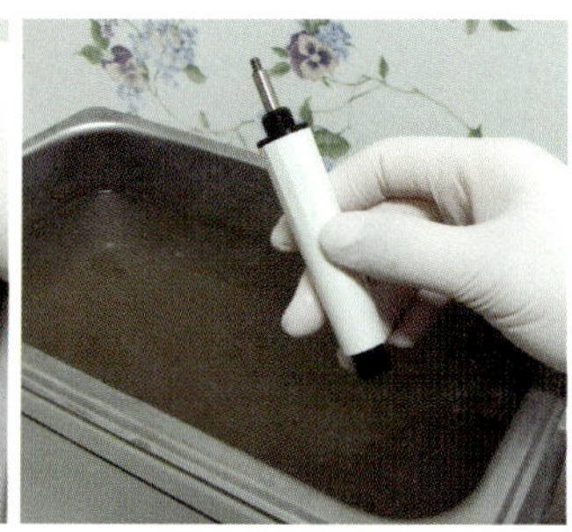
핸드피스 초음파 세척 금지

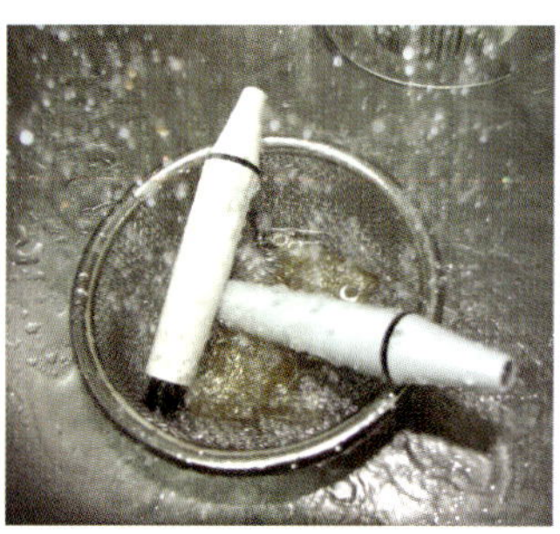
핸드피스 세정

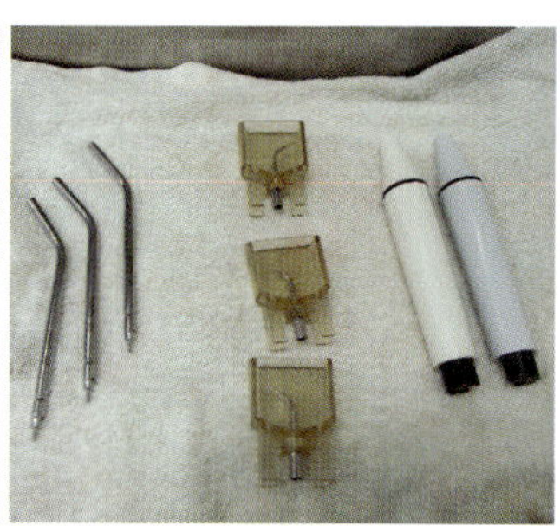
건조대기

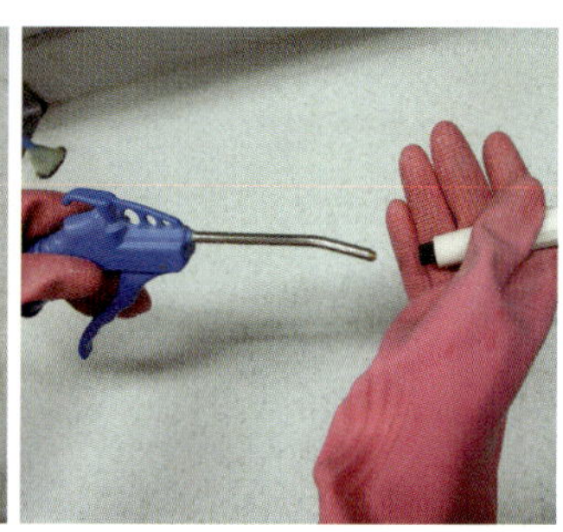
에어건(air gun)으로 수분제거

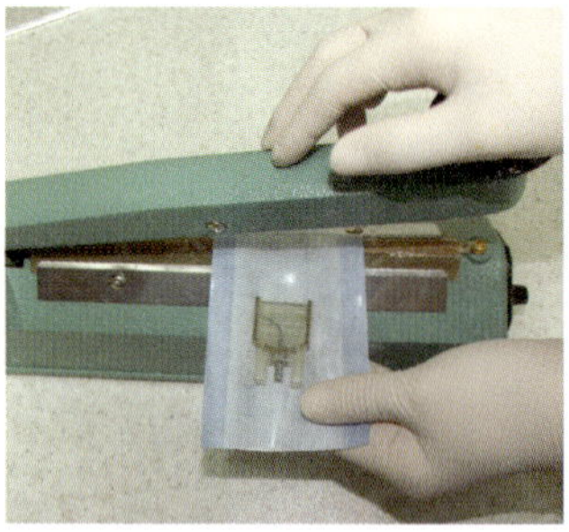

카셋트(팁 포함) 멸균팩 접착

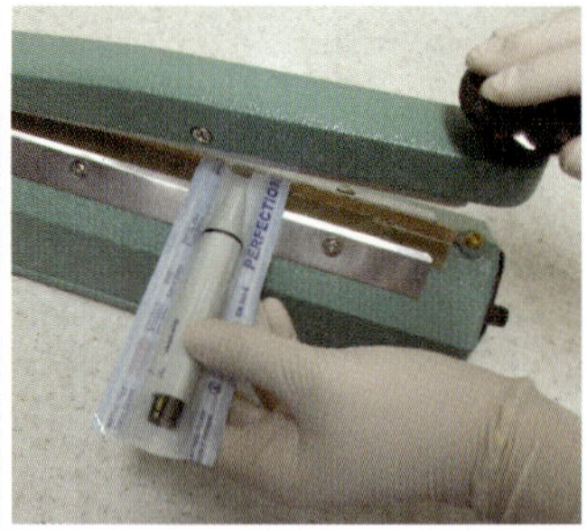


핸드피스 멸균팩 접착

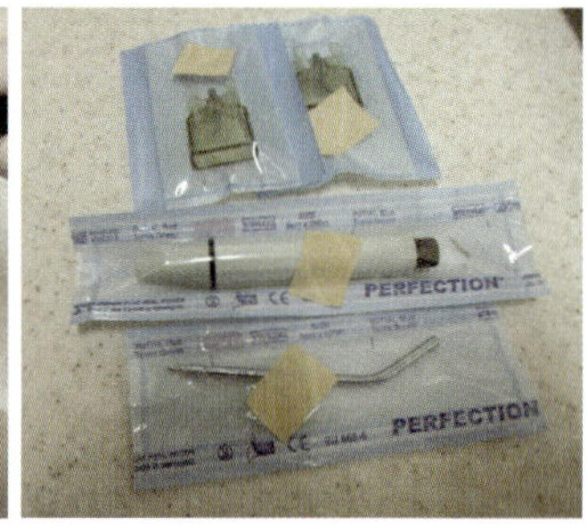


멸균식별 테이프 접착(공기빼기)

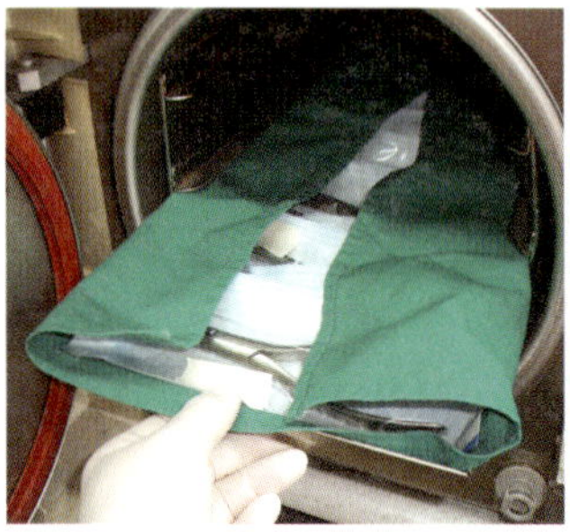

멸균기 챔버에 넣기

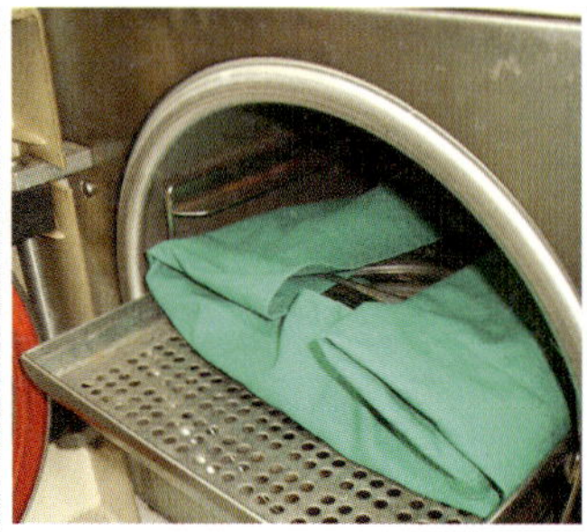

멸균완료 및 건조대기

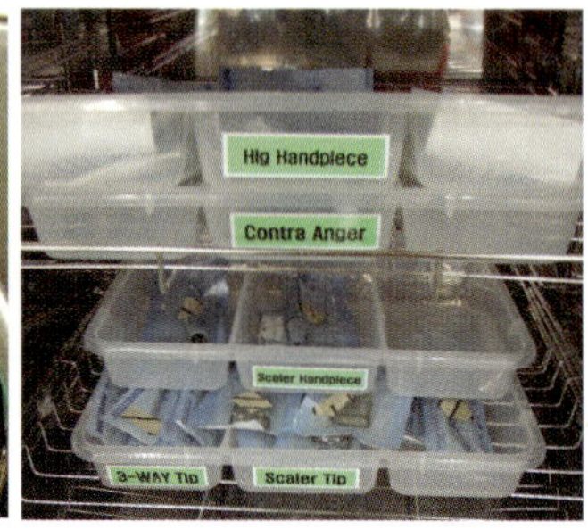


UV 소독기 내 바스켓 식별분리
(5S 관리기법)

## 3) 3-Way 시린지 팁(syringe tip) 세정과정

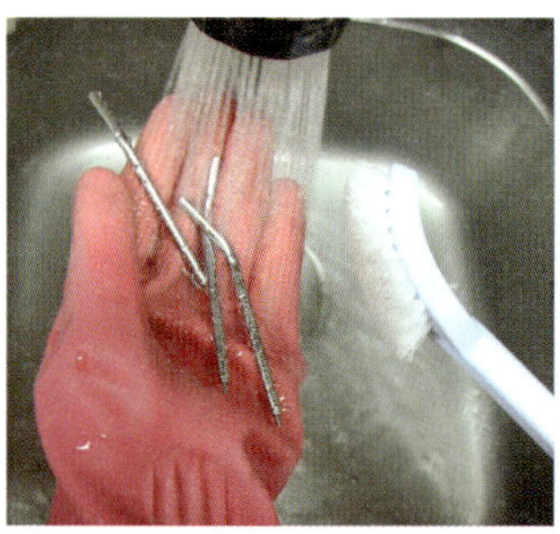

3-way 시린지 팁 세척

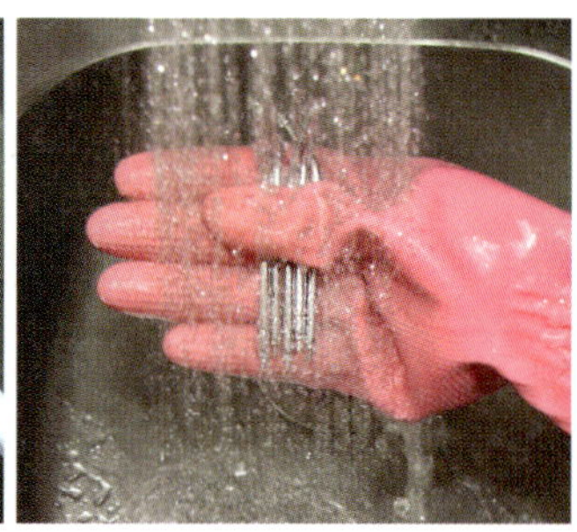

팁 세정

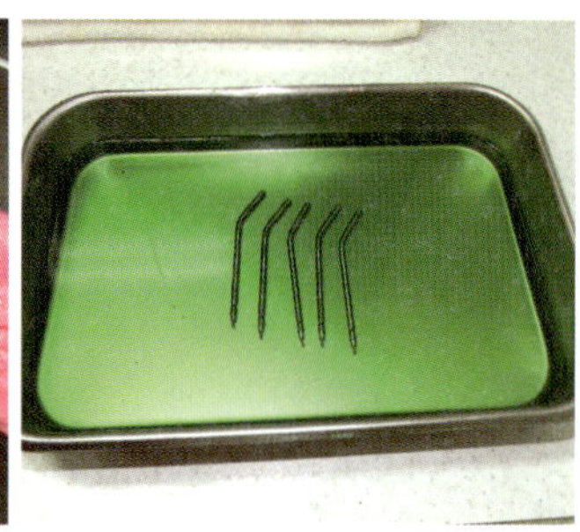

약제 침전

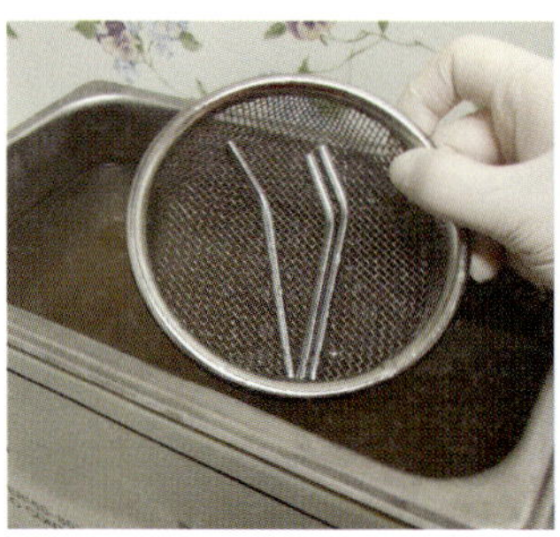

초음파 세척

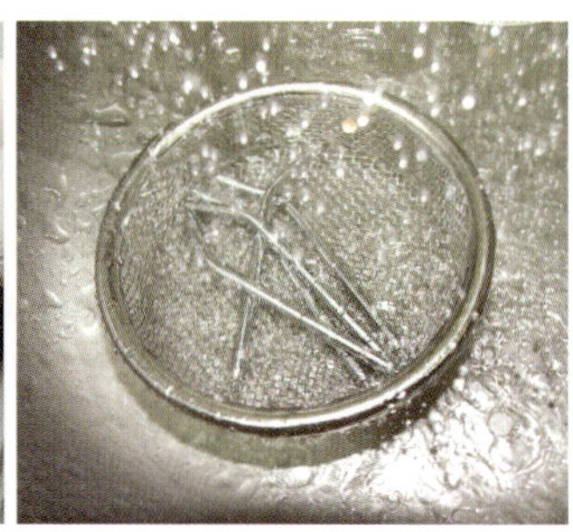

세정

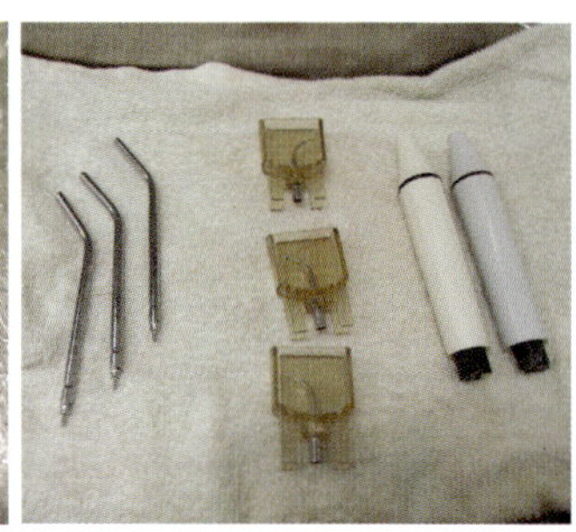

건조대기

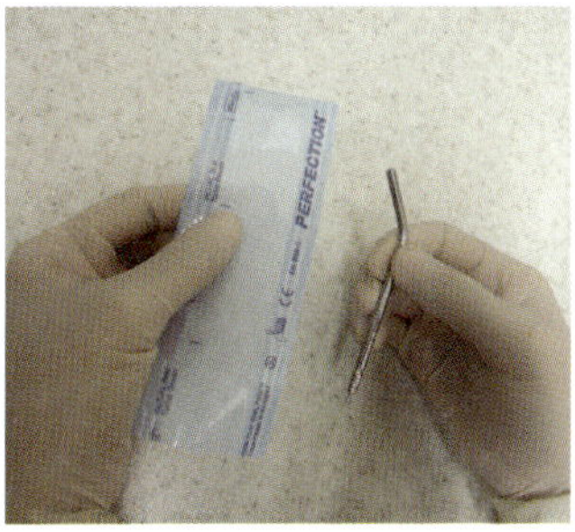

멸균팩 포장

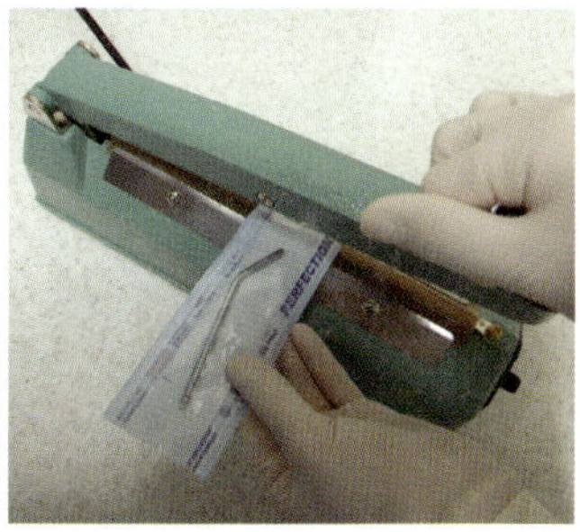

멸균팩 접착(공기 빼기)

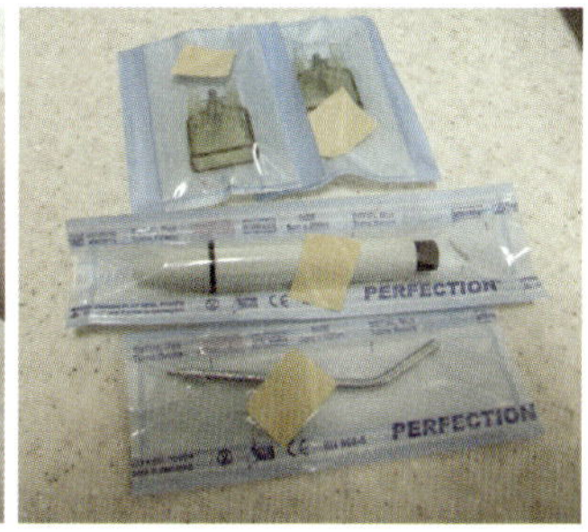

멸균식별 테이프 접착

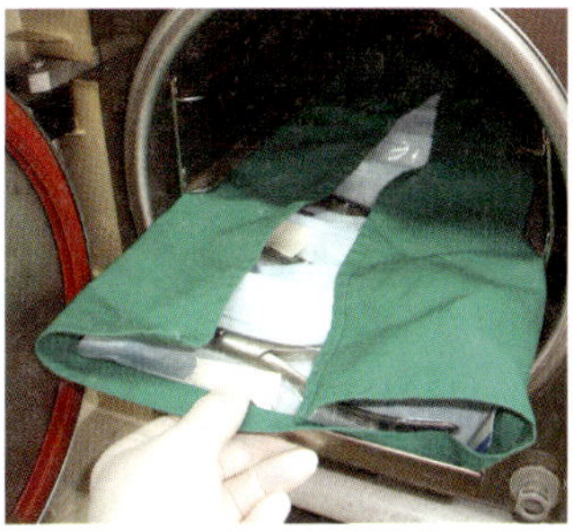
멸균기 챔버에 넣기

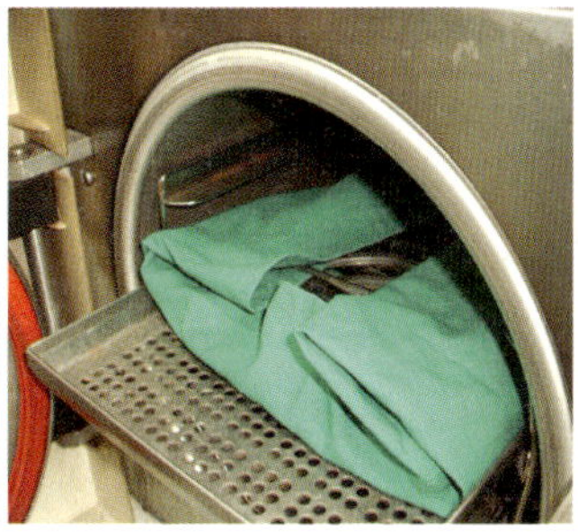
멸균완료 및 건조대기

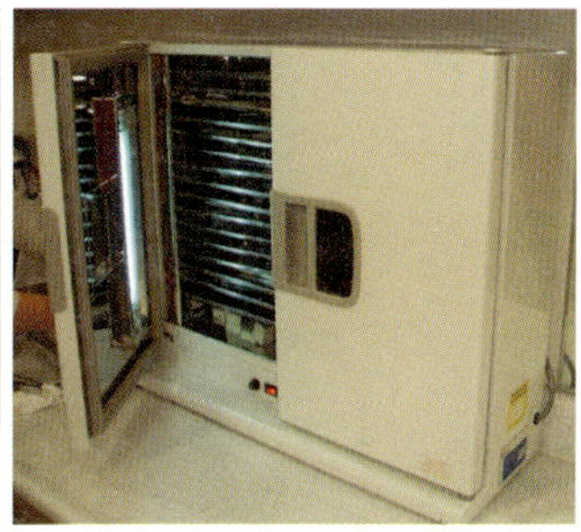
UV 소독기 대기

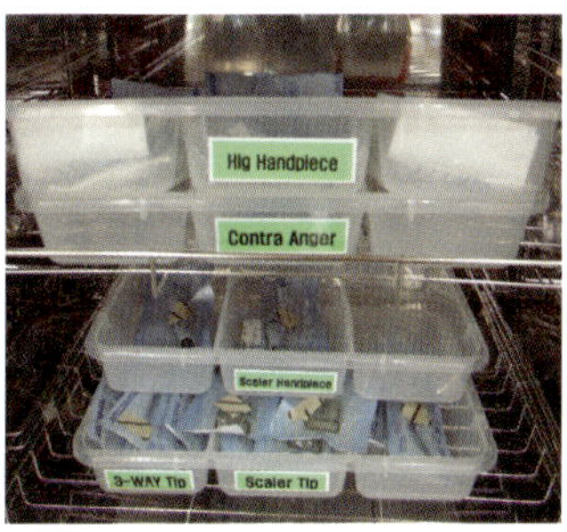

UV 소독기 내 바스켓 식별분리
(5S관리기법)

## 4) 파일(file), 니들(needle) 외 세정관리

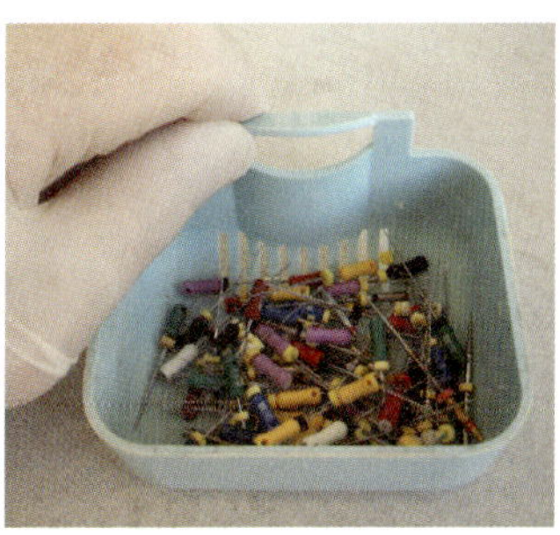
각종 파일 바스켓에 분리

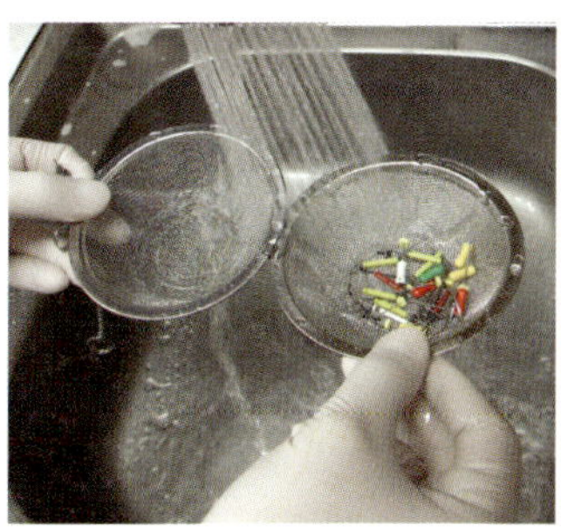
세정

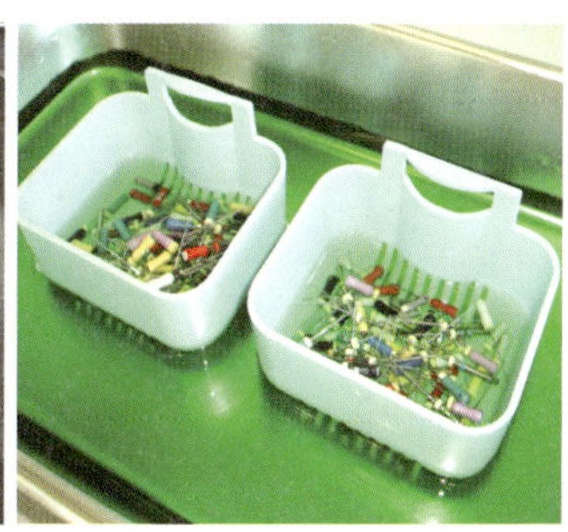
약제침전

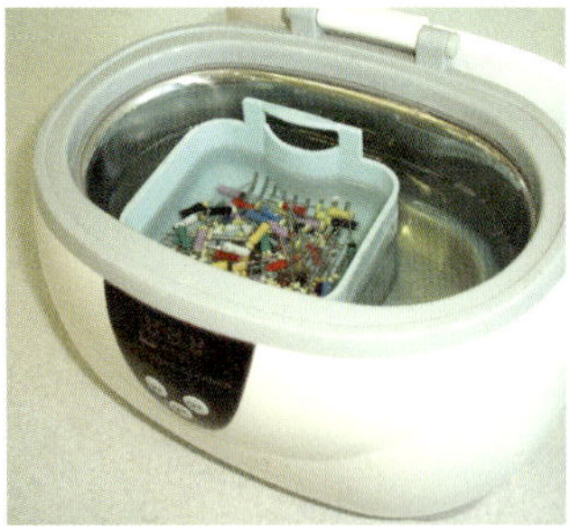
초음파 세척

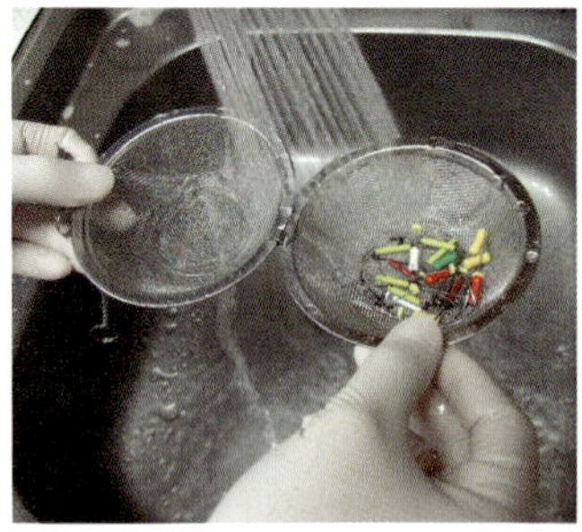
세정

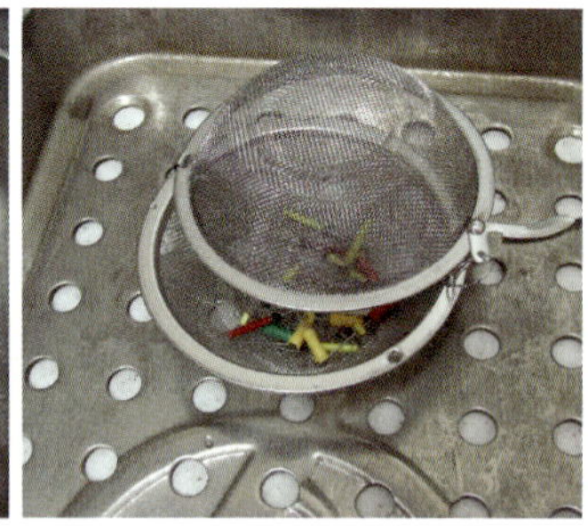
멸균대기(자연건조)

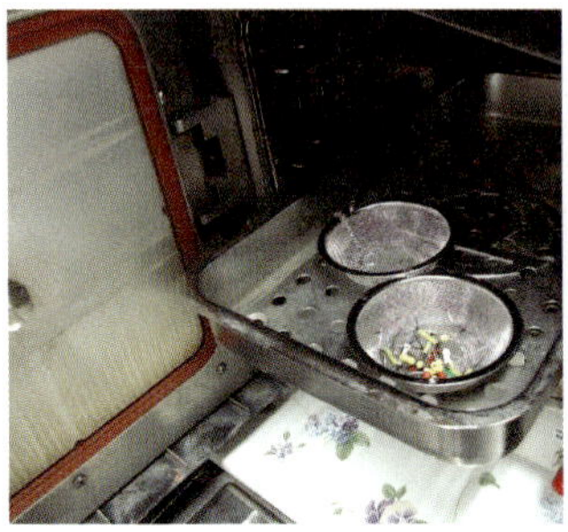
멸균완료 및 건조대기

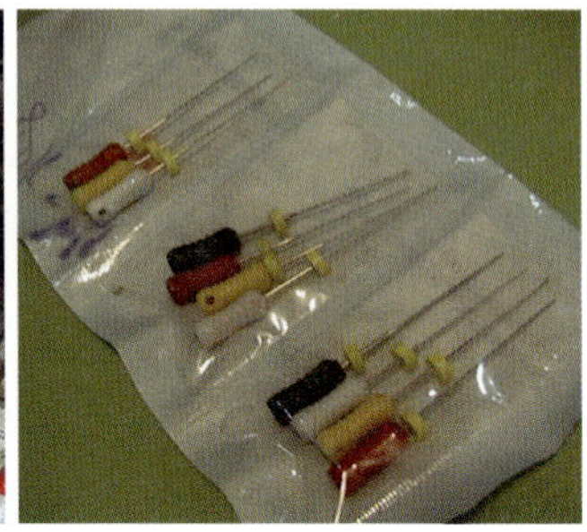
멸균팩에 규격별 포장사례

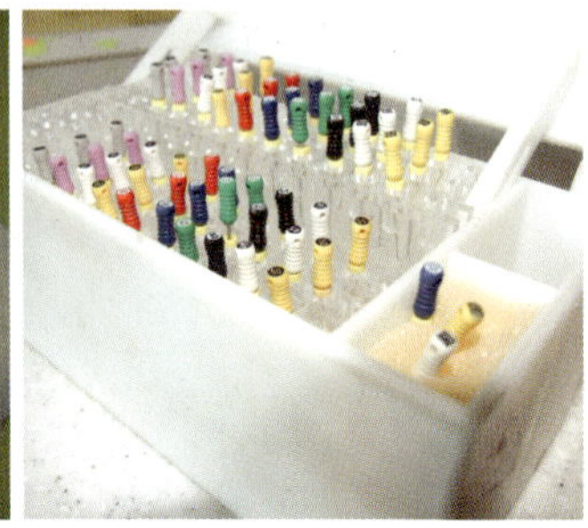
endo box에 정리 정돈

## 5) 외과용 포셉(surgical forcep)류 세정과정

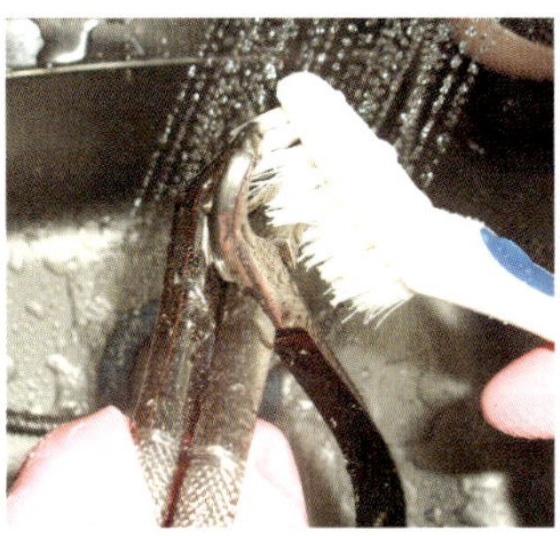
이물질 및 혈흔 제거

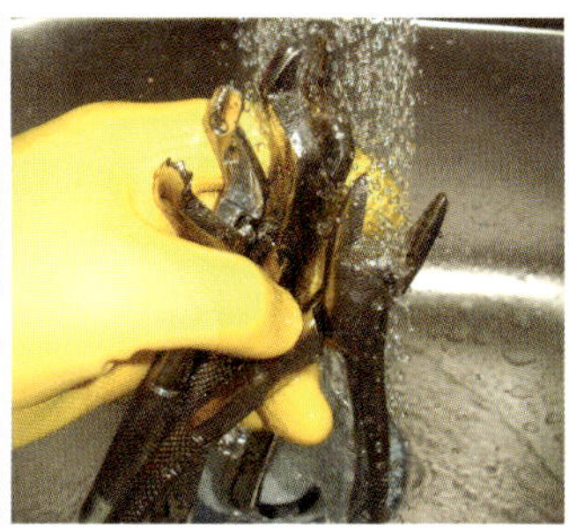
세정과정

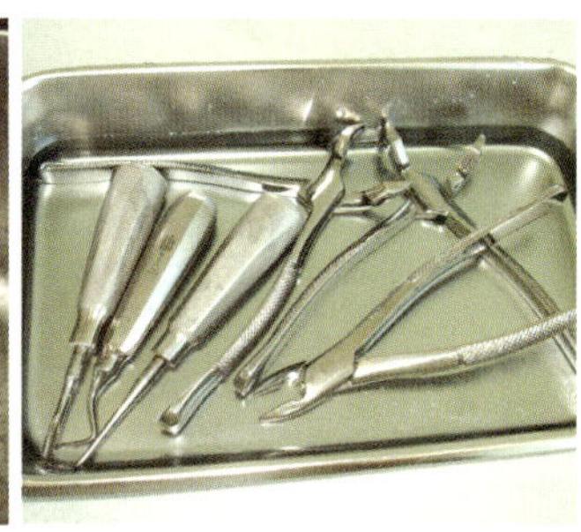
약제 침전과정

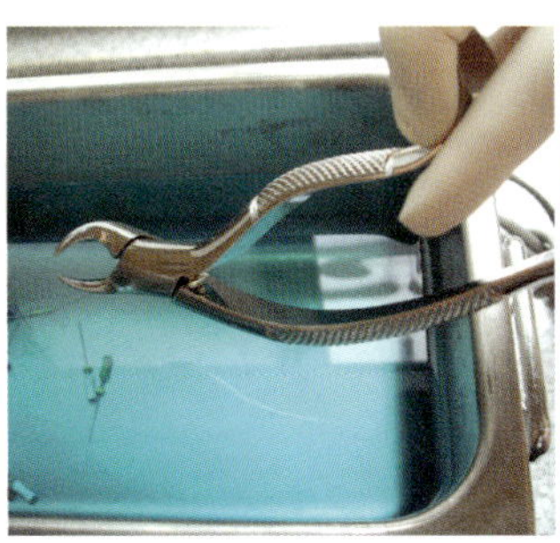
초음파 세척

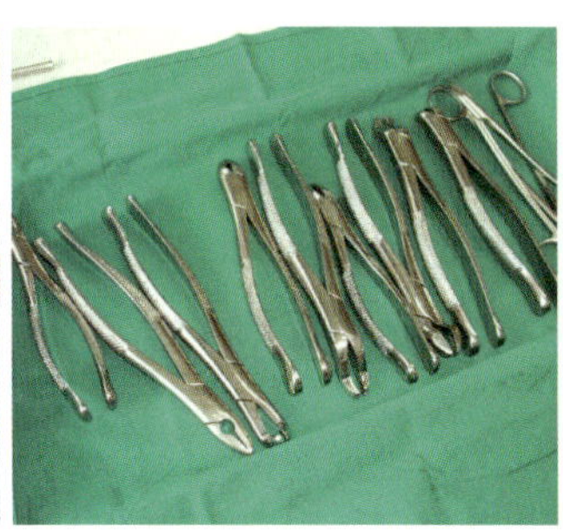
잘못된 건조과정

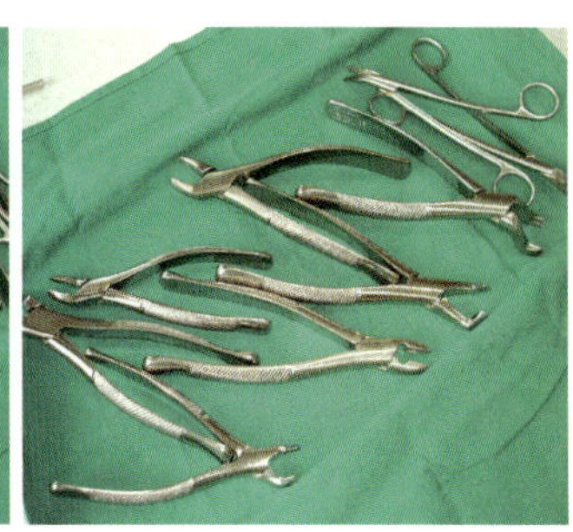
정상적인 건조(벌림)과정

- 기구류 중 경첩 부분을 가능한 펼쳐진 상태로 건조(침전)시켜야 한다.
- 초음파 세척물은 반드시 '바스켓'에 담아서 세척하여야 한다.

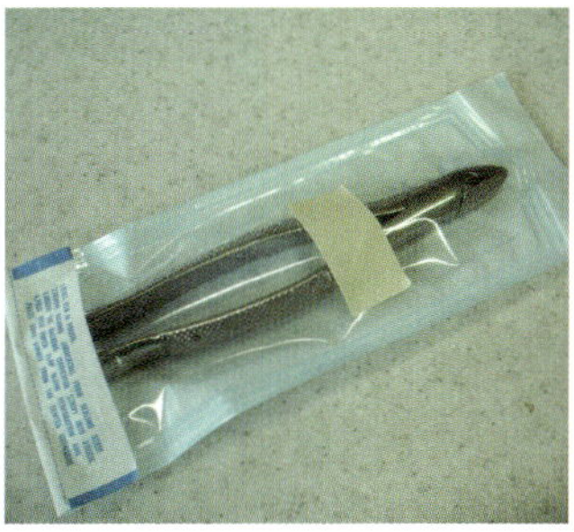
멸균식별 테이프 접착(공기 빼기)

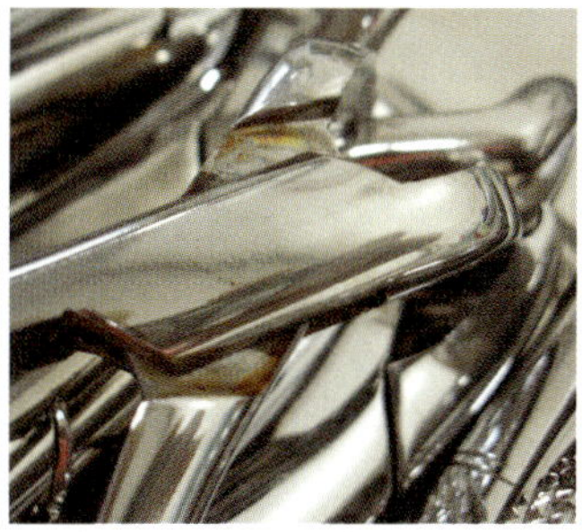
미건조된 상태에서 경첩부분 부식됨

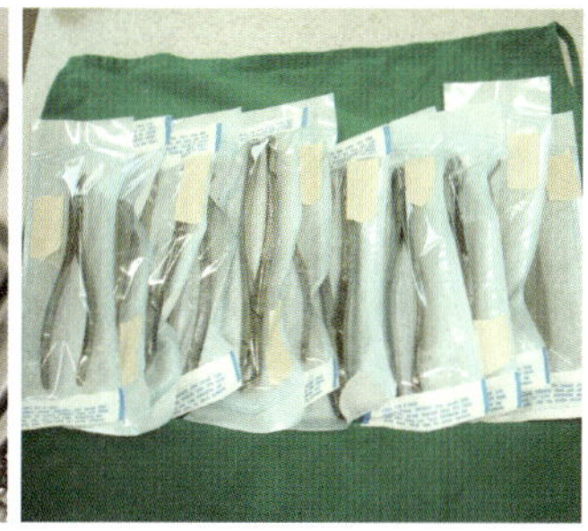
멸균 대기과정

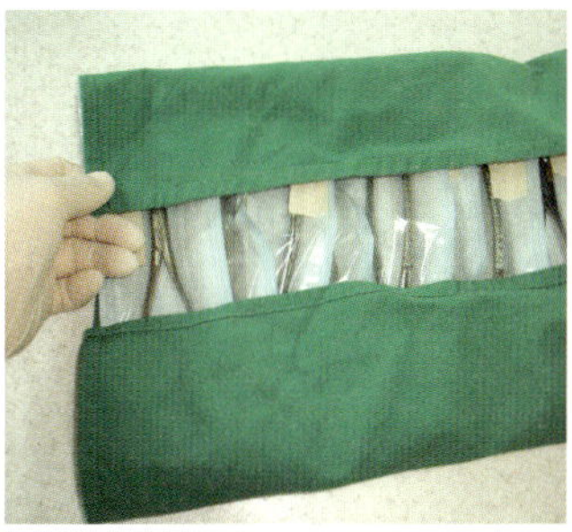
트레이에 린넨 포장

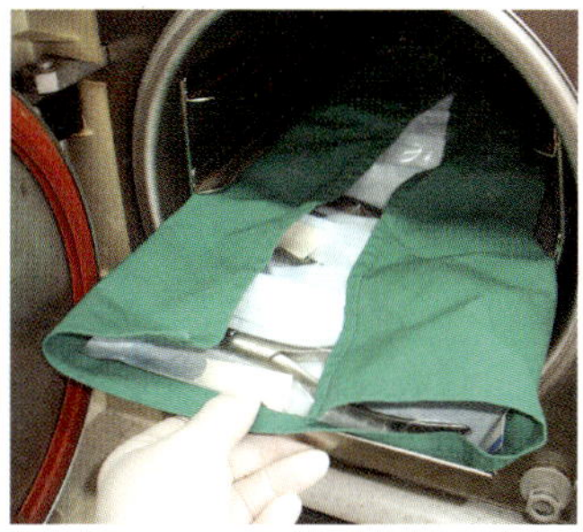
멸균기 챔버에 넣기

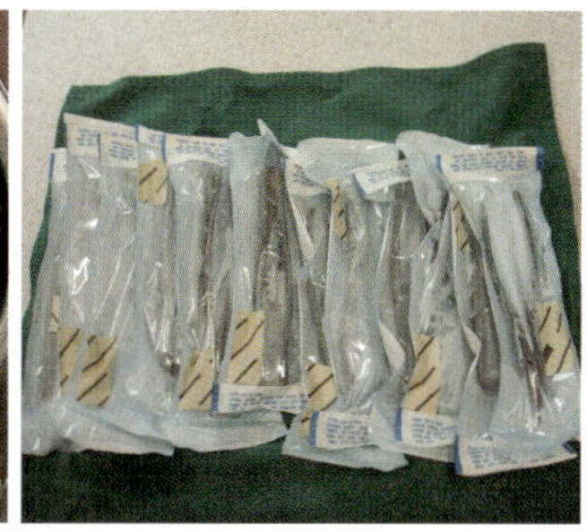
멸균 완료 및 건조대기

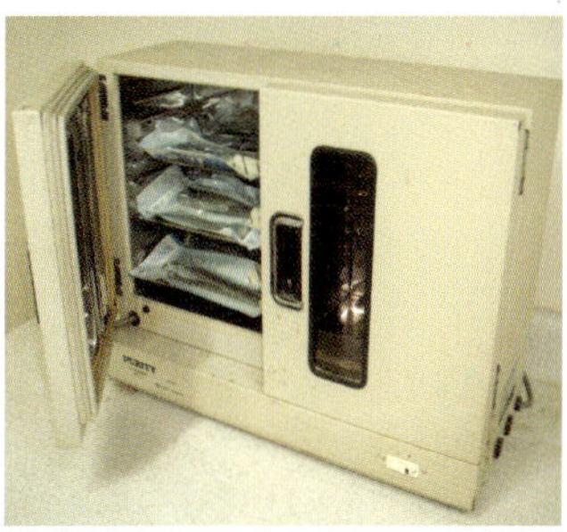
UV 소독기 대기

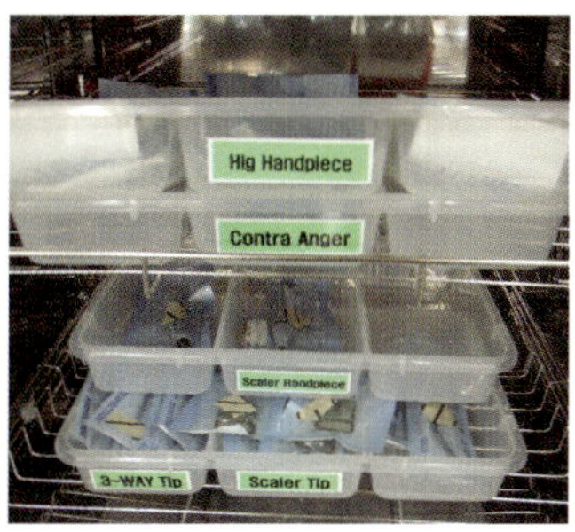

UV 소독기 내 바스켓 식별분리

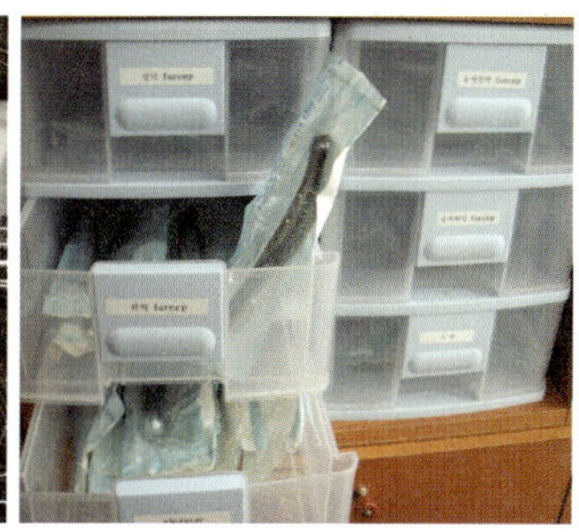
캐비넷 보관사례

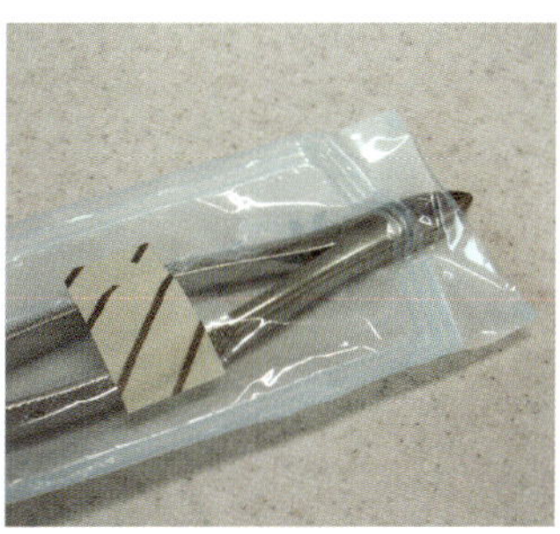
멸균팩이 뚫려있으면 재멸균해야 함

## 6) 외과용 엘리베이터(surgical elevator) 및 루트피커(root picker) 세정관리

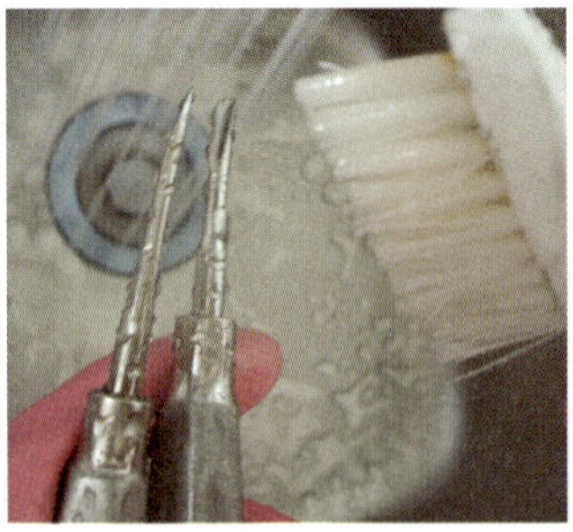
이물질 및 혈흔 제거

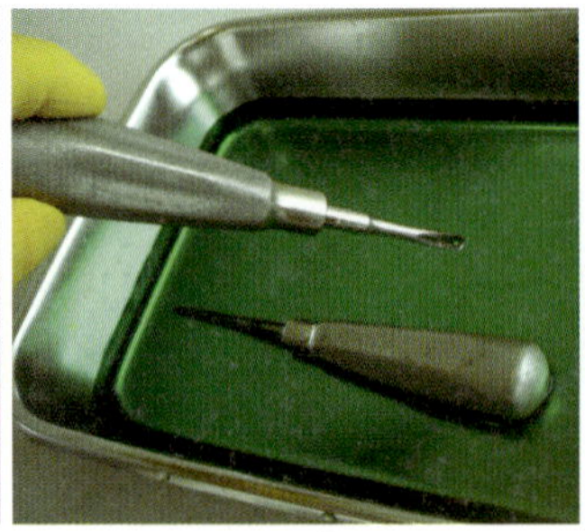
약제 침전과정

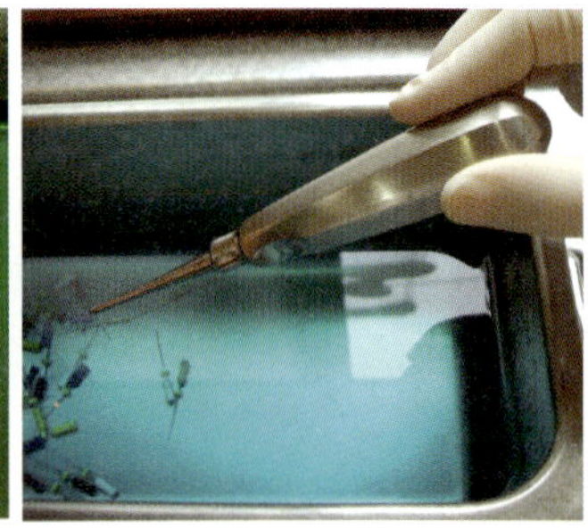
초음파 세척

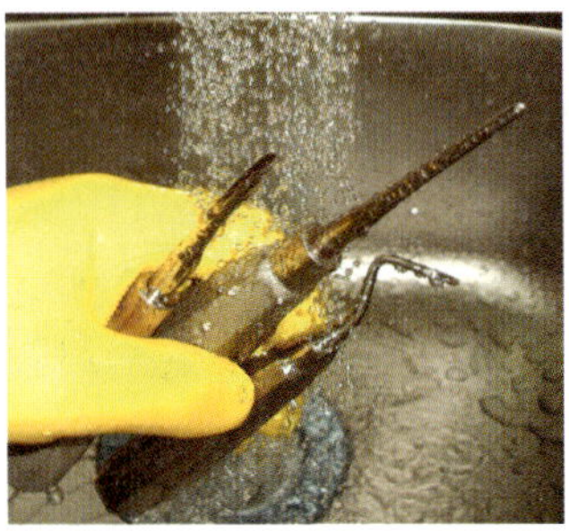
세정과정

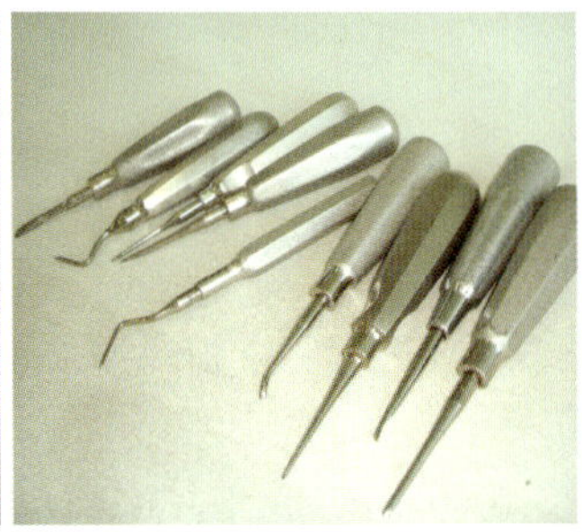
건조과정

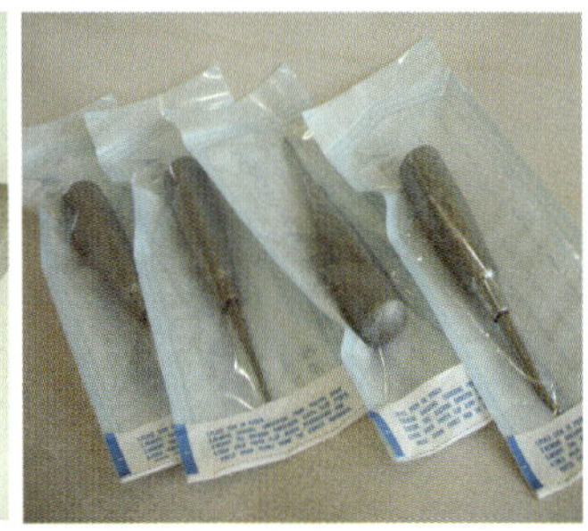
멸균대기

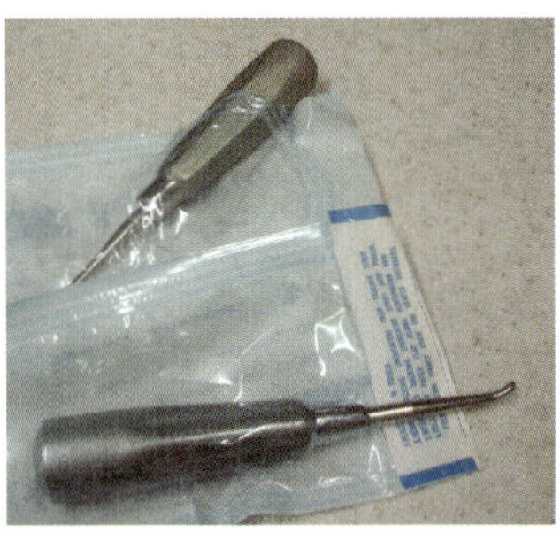
멸균팩이 뚫려있으면 재멸균해야 함

⚠ 초음파 세척물은 반드시 '바스켓'에 담아서 세척하여야 한다.

## 7) 버(bur) 세정관리

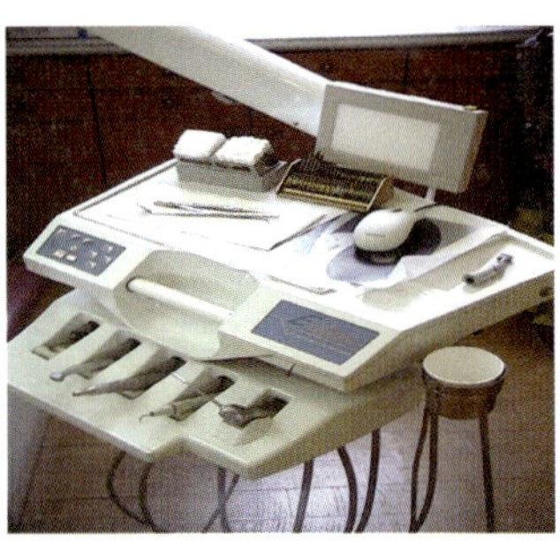
일반적인 테이블의 진열된 버 스탠드

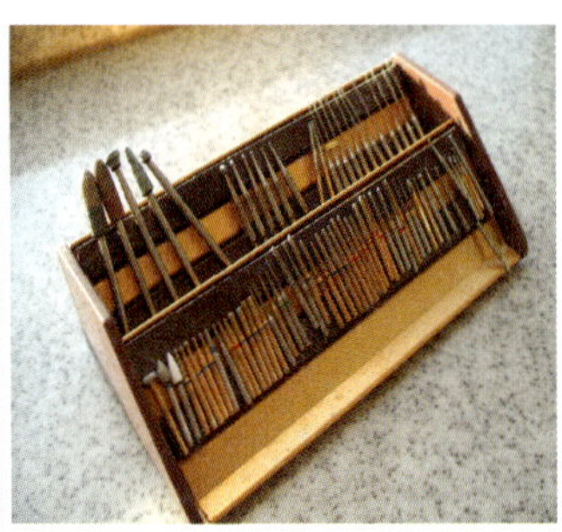
자석 버 스탠드

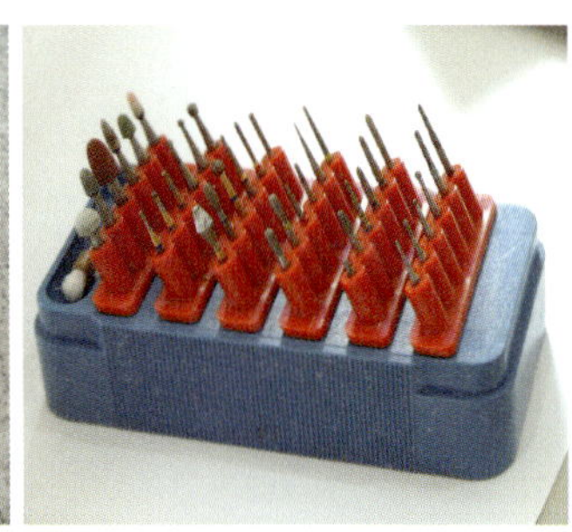
삽입형 버 스탠드

## (1) 버 빼기와 끼움이 불편한 이유

오랜 기간 버 스탠드에 진열될 경우 버 스핀들 부분에 이물질이 미세하게 흡착되고, 핸드피스 버 삽입구멍에 이물질이 끼므로 이러한 문제점으로 인해 강제적으로 끼고 빼게 된다. 그러므로 버와 핸드피스의 세정과 보관이 중요하다.

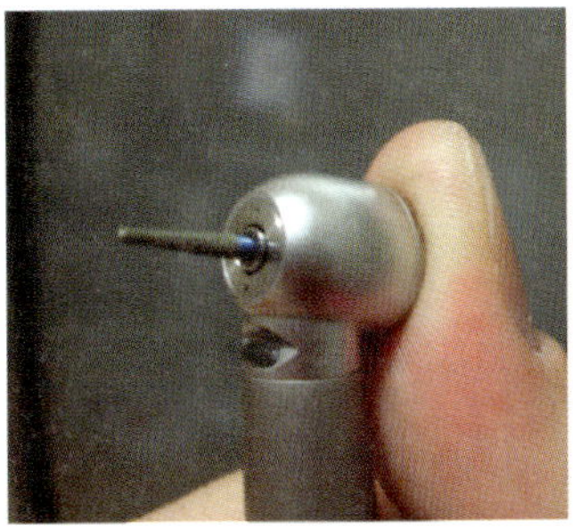

강제로 버를 분리하는 과정

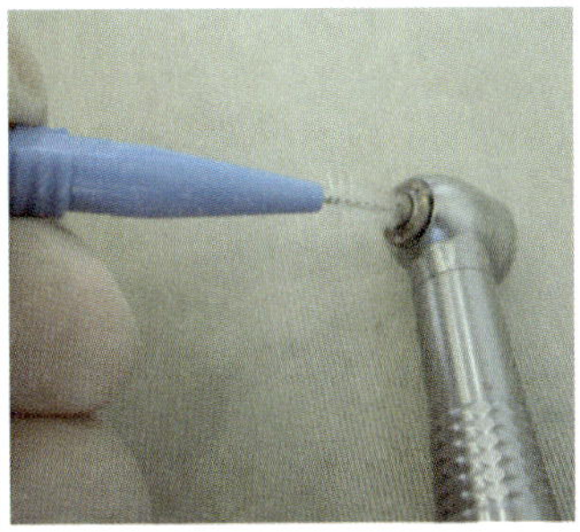

브러시로 버 삽입구멍 청소과정

## (2) 버 세정과정

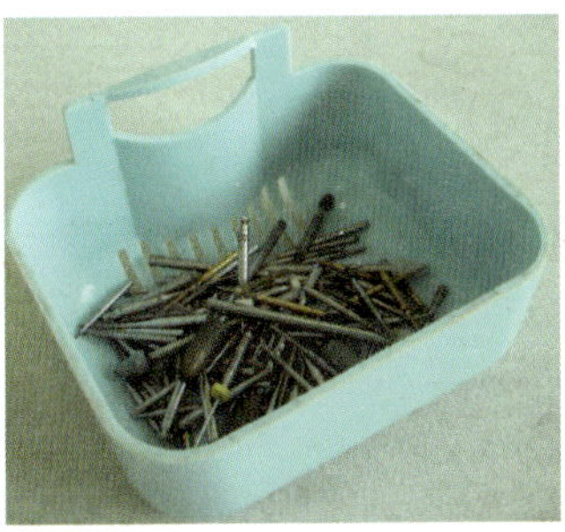

초음파 세척대기

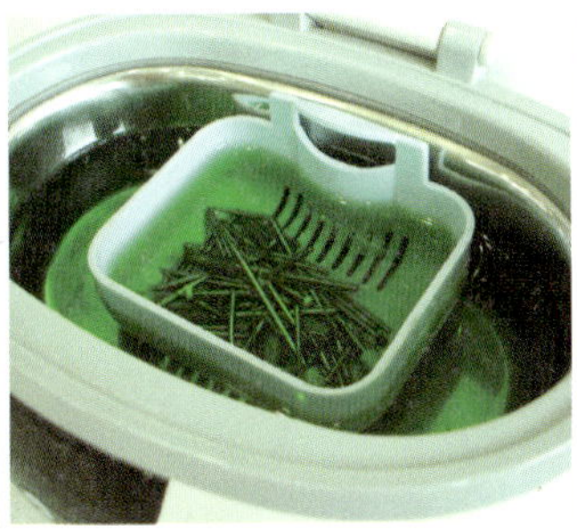

초음파 세척과정

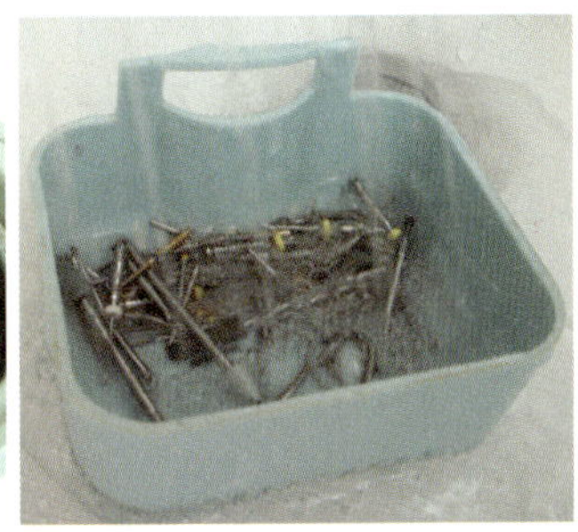

세정과정

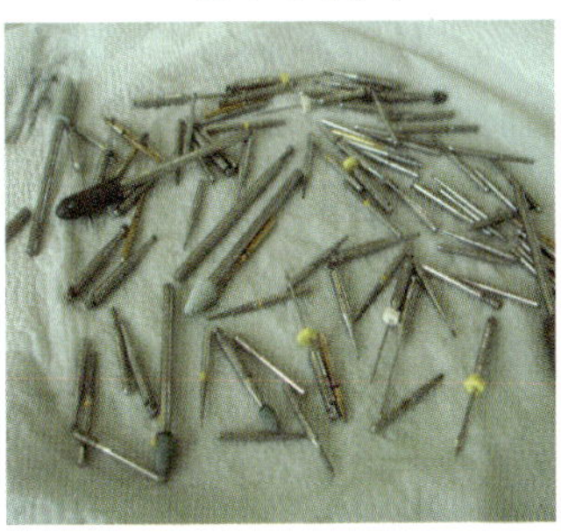

건조과정(실리콘 point 제외)

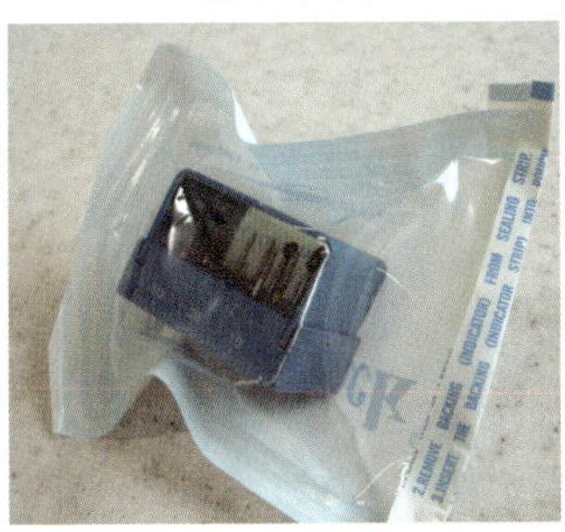

환자 별 맞춤 버 키트 사례 A

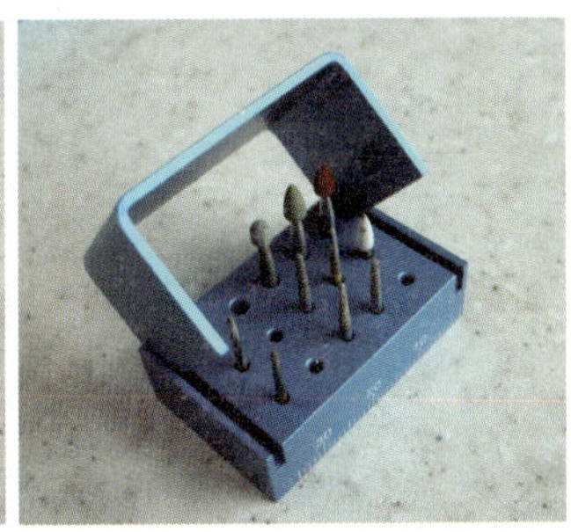

개봉 후

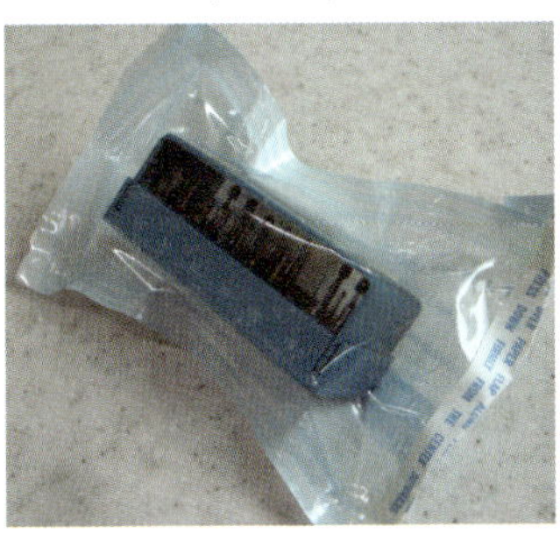

환자별 맞춤 버 키트 사례 B

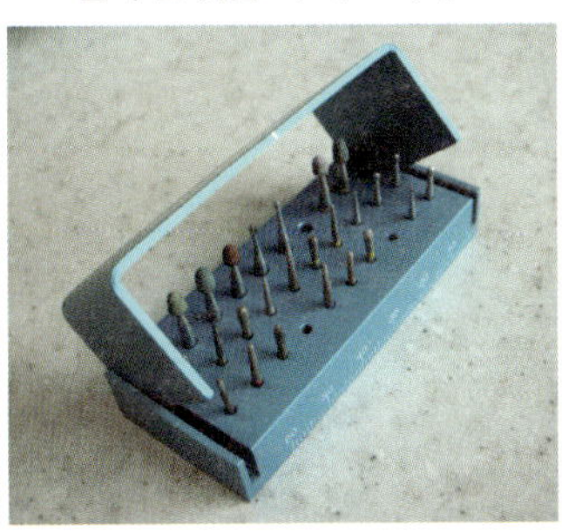

개봉 후

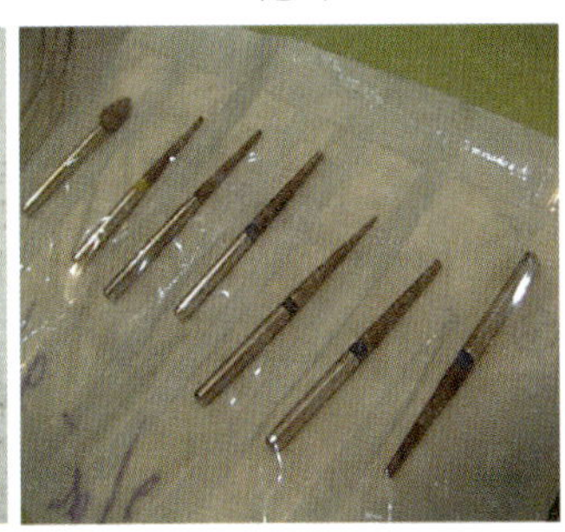

환자 맞춤별 멸균팩 포장사례

## 8) 기본 메탈 트레이(metal tray) 세정관리

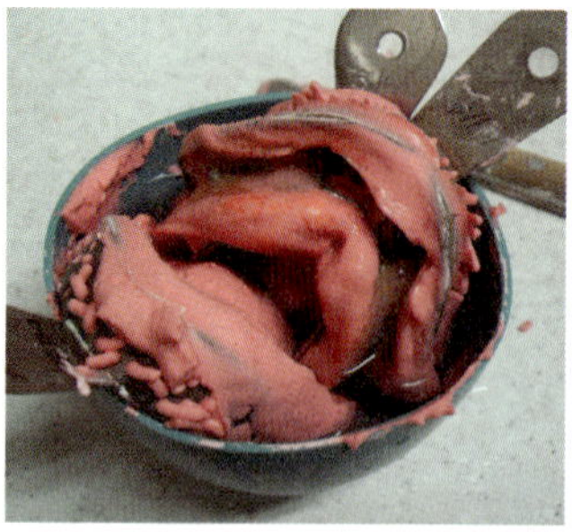
임프레션 채득 후 상태

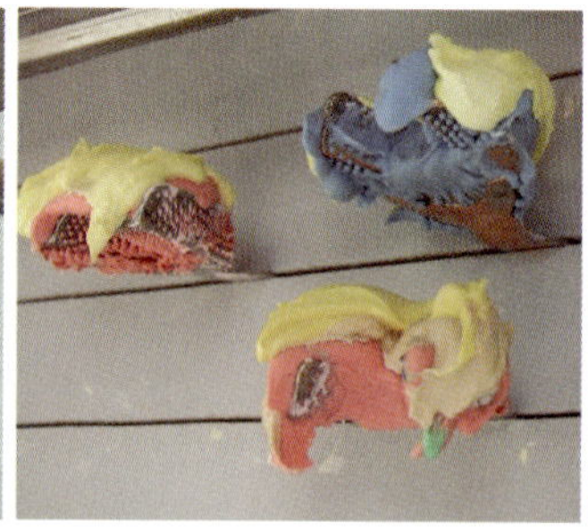
스톤 채득 및 건조과정

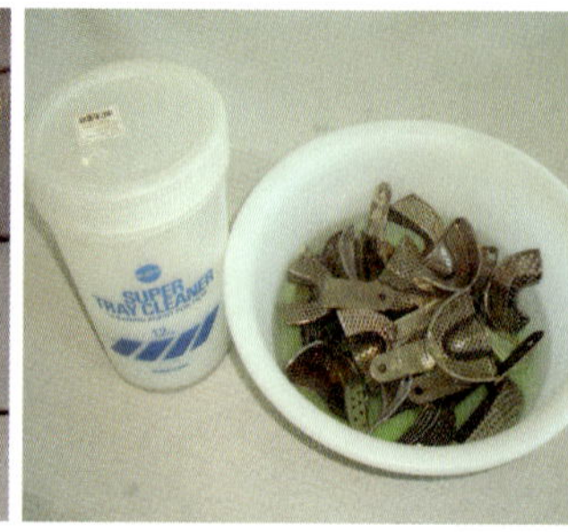

클리너 침전상태

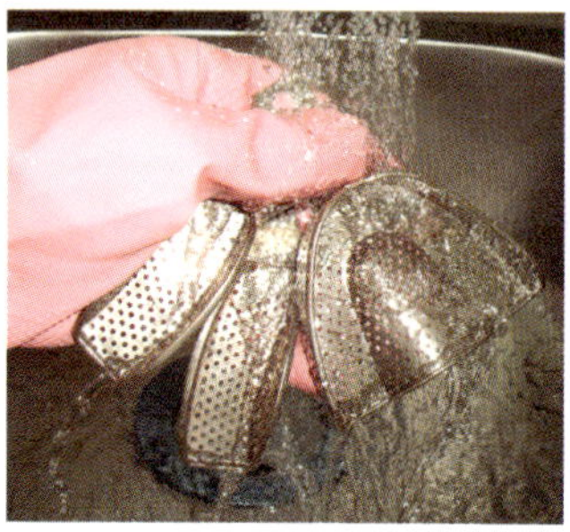
1차 세정과정

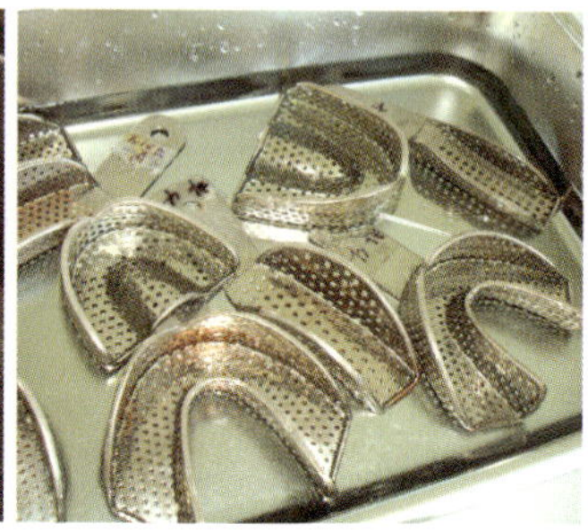
초음파세척기 작업

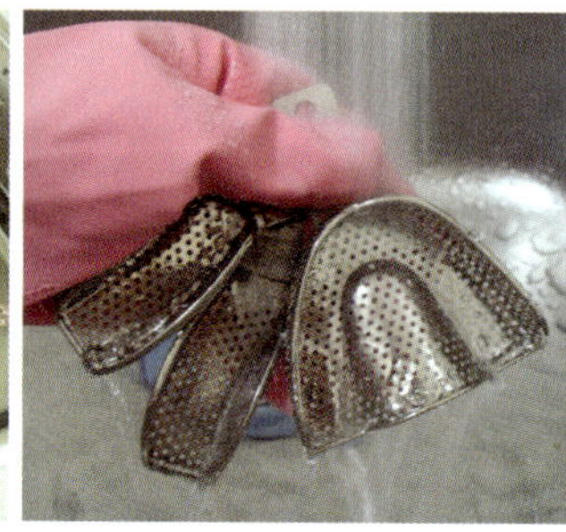
2차 세정과정

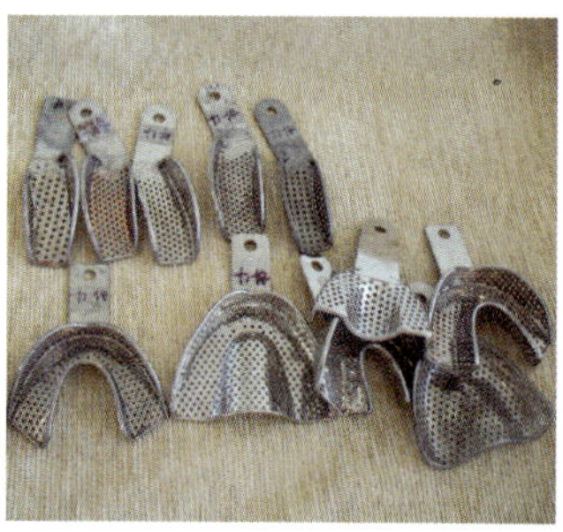
건조대기(에어건 사용)

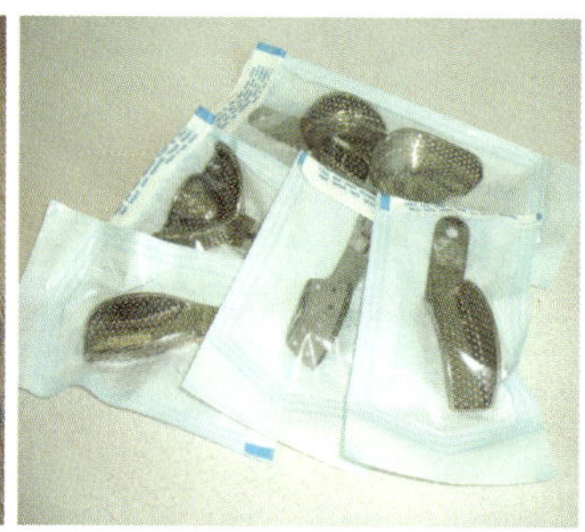
멸균팩 포장(공기 빼기)

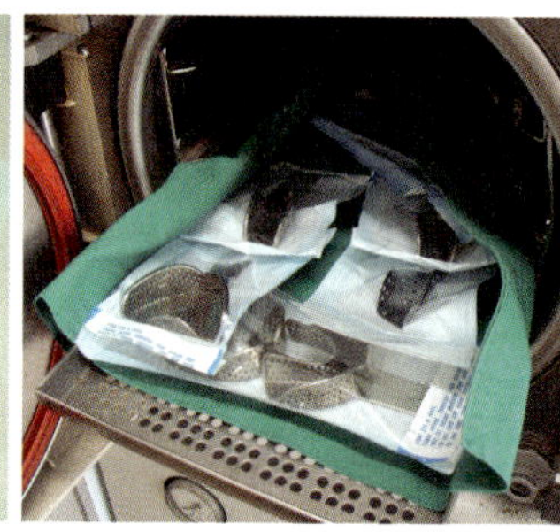
멸균기 챔버에 넣기

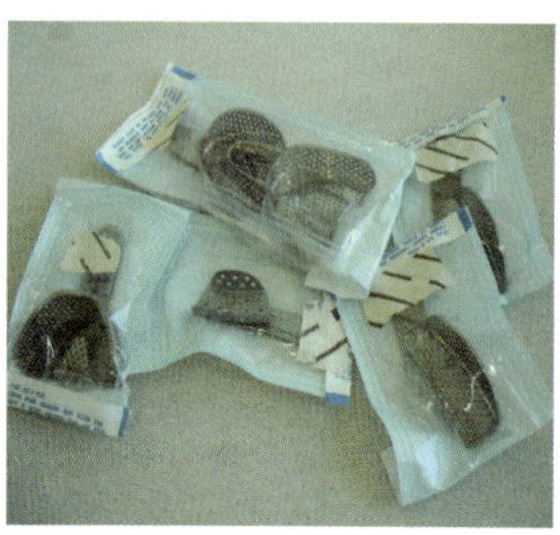
멸균완료 및 건조대기

⚠ 초음파 세척물은 반드시 '바스켓' 에 담아서 세척하여야 한다.

## 9) 기본 트레이 세정관리

기본 트레이 멸균(건조)은 겹쳐놓기보다는 'ㅅ' 모양으로 쌓도록 한다. 처음 트레이를 쌓을 때는 중앙에 린넨을 말아 기대어 놓도록 한다.

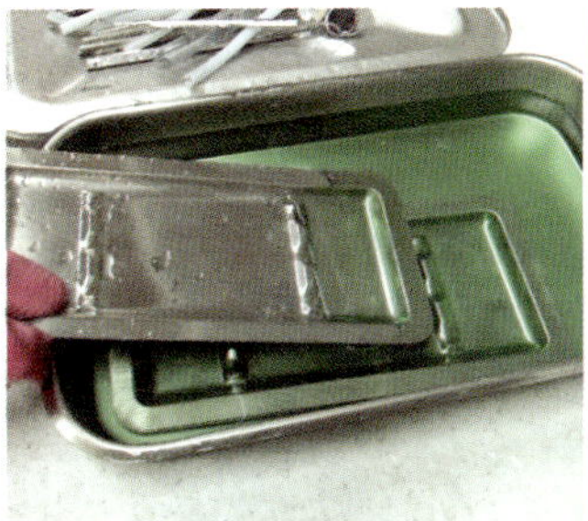
약제 침전과정

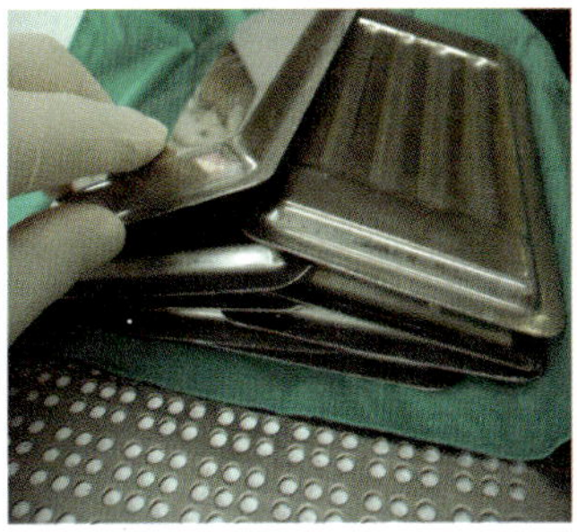
건조과정 1

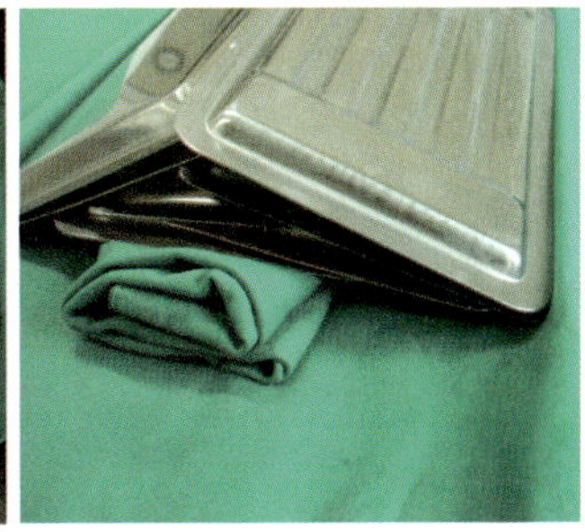
건조과정 2

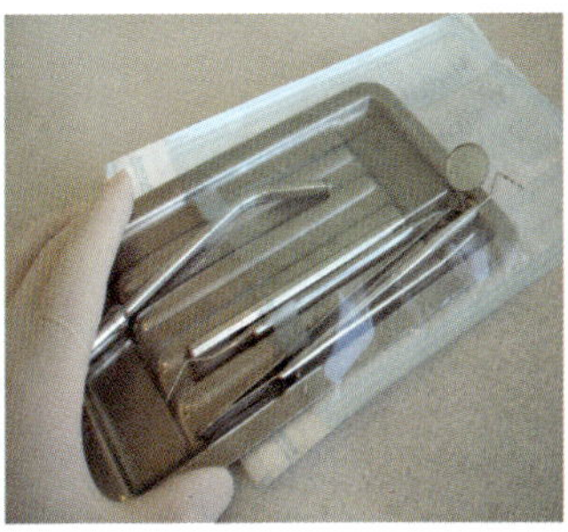
멸균팩에 기본구성품 넣기

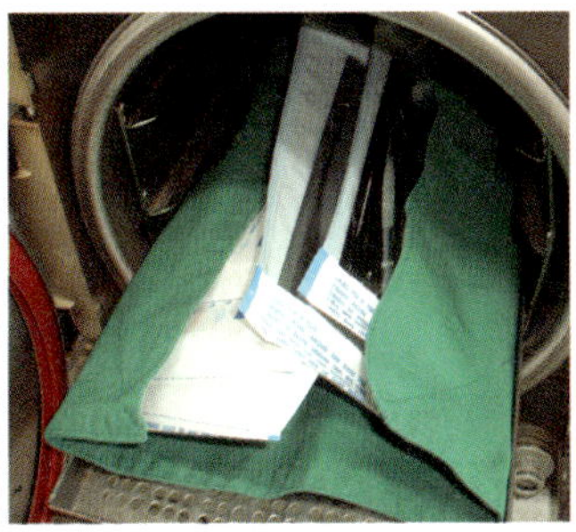
멸균기 챔버에 넣기

### (1) 1회용 기구 세트

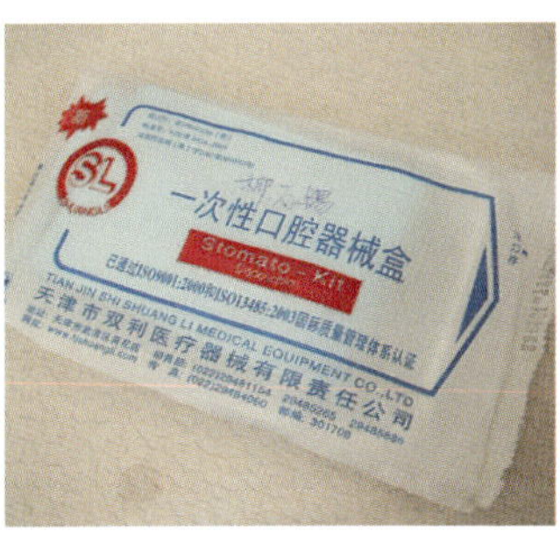


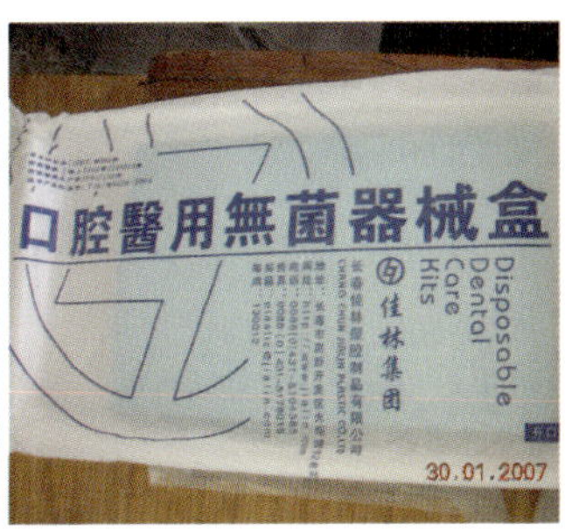


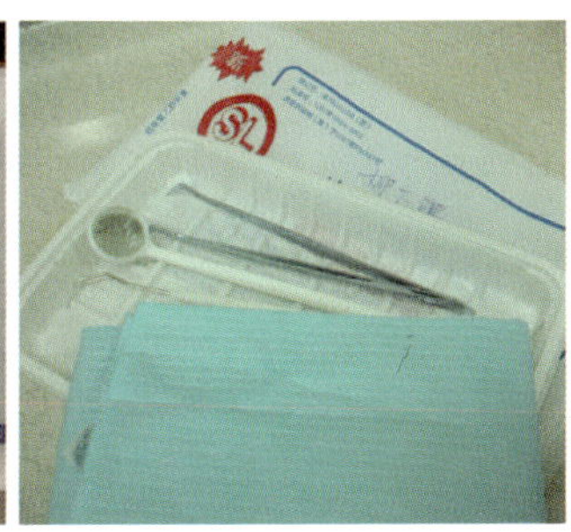

구성품 : 1회용 미러, 핀셋, 익스플로러, 에이프런(끈 달림), 레진 스파튤라, 기구트레이(EO 가스 처리)

## 10) 메탈 컵 세정과정(cup sets)

• 메탈 컵의 멸균과정에서 쉽게 소홀히 할 수 있는 부분으로, 컵을 쌓아 밀착시킨 채 멸균하게 되면 효과도 감소하고 건조과정에서 안쪽으로 응축수가 고일 수 있으므로 컵과 컵의 유격을 가능한 넓게 놓고 멸균한다.

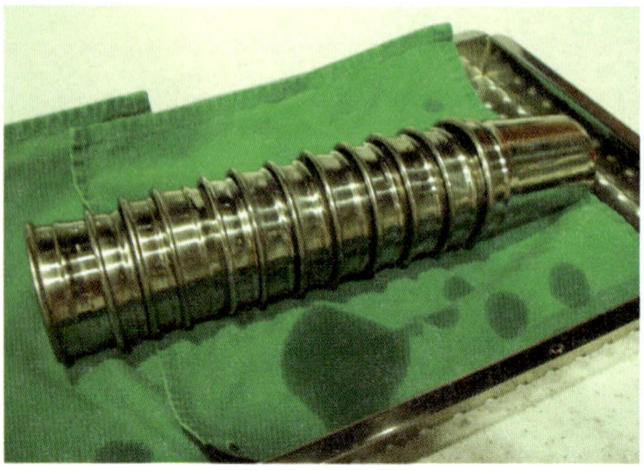

비정상

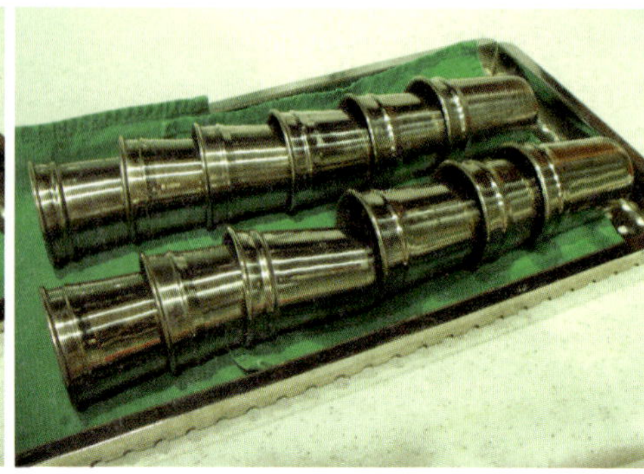

양호

• 아래 그림처럼 각각의 컵을 뒤집어서 놓거나, 컵과 컵 사이에 린넨을 끼우고 공간을 만들어 멸균하게 되면 응축수가 고이는 것을 방지하고 물방울이나 응축수를 흡수시킬 수 있으며 건조에 탁월한 효과를 얻을 수 있다.

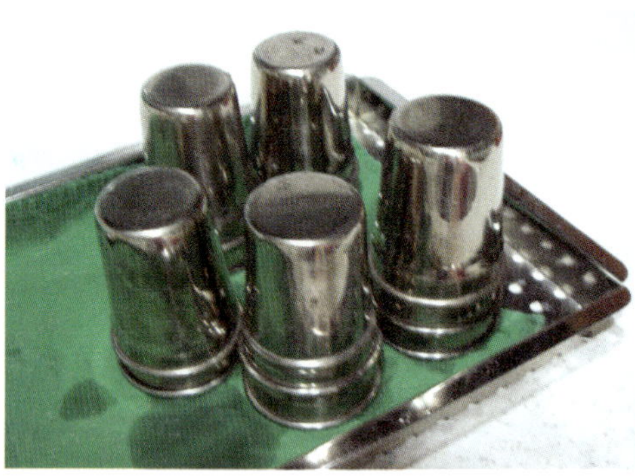

정상

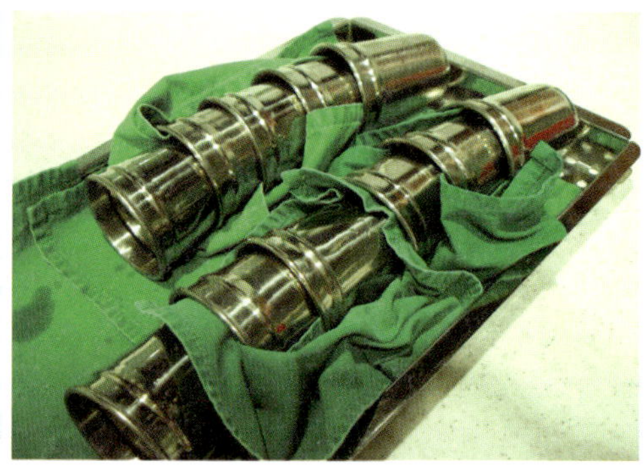

Good

• 컵에 린넨 삽입순서

  – 가로, 세로 150 mm 정도의 소형 린넨을 이용하며 4군데 모서리를 컵 입구에 넣어 공간 확보 및 응축수 흡수, 건조의 효과를 얻도록 한다.

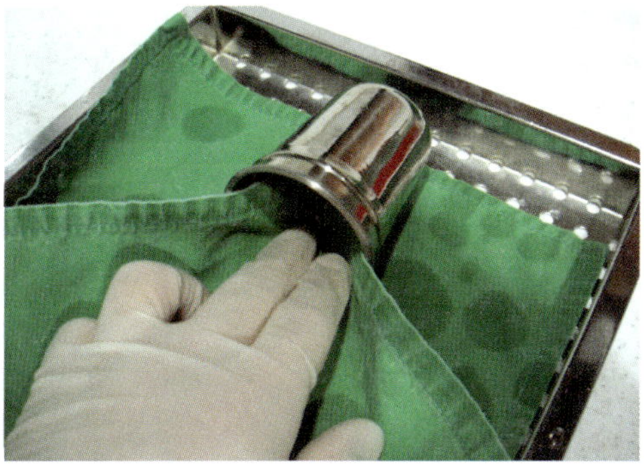

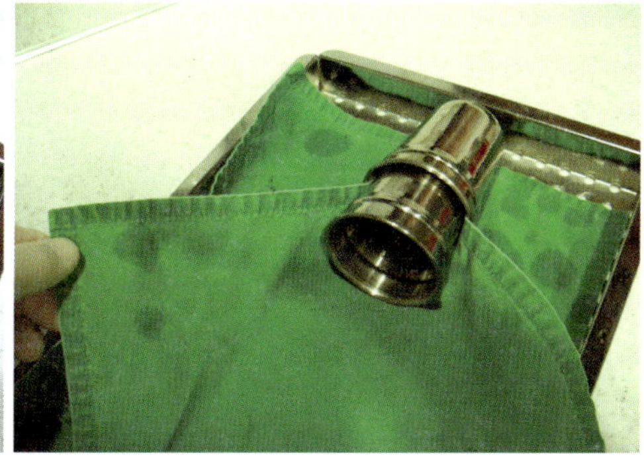

– 사각 모서리 부분을 시작으로 컵 입구에 포갠다.
– 좌, 우측 모서리 부분 중 한 쪽을 선택하여 두 번째 컵 입구에 포갠다.
– 컵 입구를 향한 반대쪽 모서리를 포갠다.

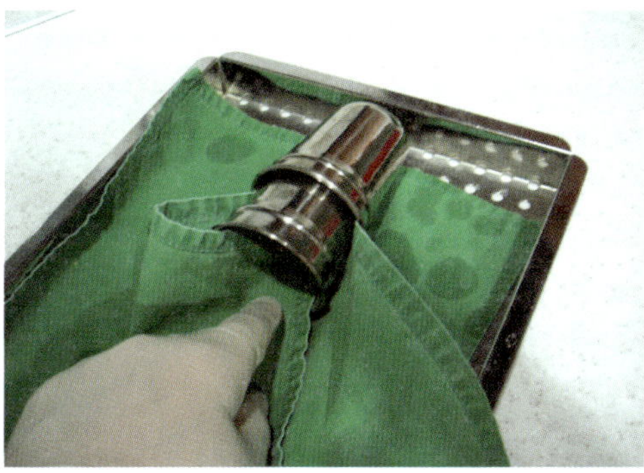

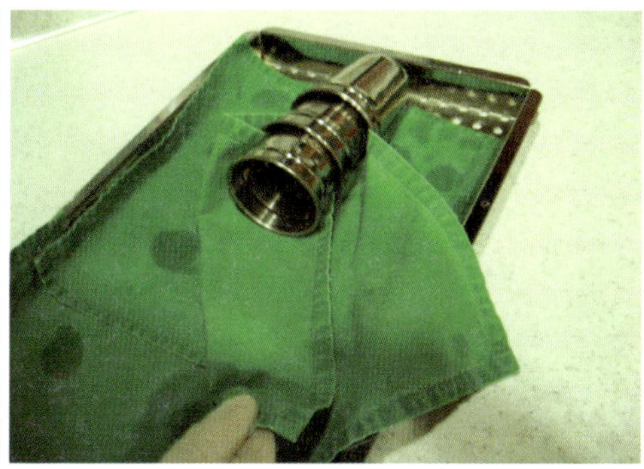

– 나머지 모서리를 다음 컵 입구에 포개는 순서로 가능한 간격을 넓게 유지하여 시행하도록 한다.

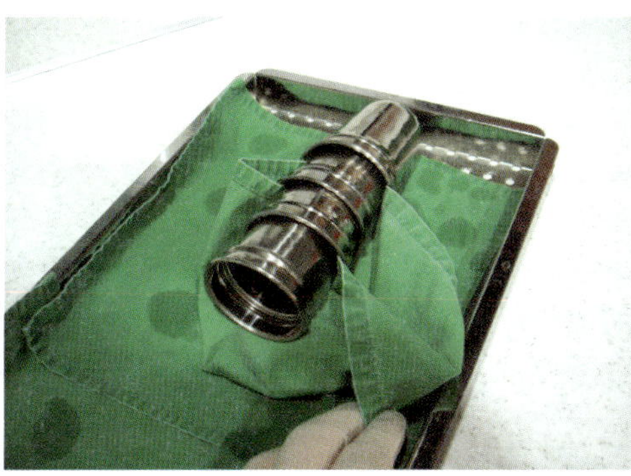

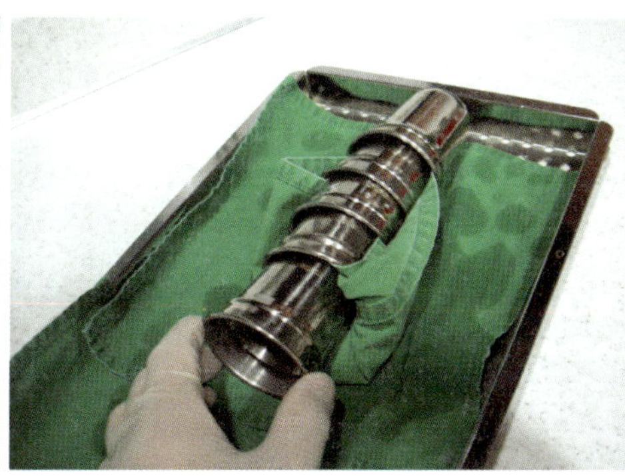

### (1) 기구 세트 세정관리의 기본사항(instrument sets)

① 기구는 개방, 이완, 분해하여 모든 표면에 증기가 접촉하도록 해야 한다.

② 기구는 일반적 기본세척, 건조가 이루어져야 하고, 본래의 기능을 유지하여야 한다.

③ 트레이는 바닥면에 일정 간격의 구멍이 있거나 철망 또는 긴 장공으로 되어있어야 하고, 기구를 효과적으로 멸균, 건조할 수 있도록 설계되어야 한다.

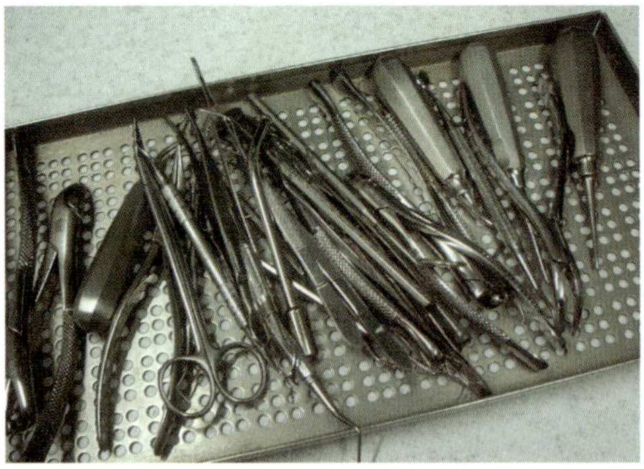

④ 트레이 바닥면에 한 겹의 린넨을 덮는다.

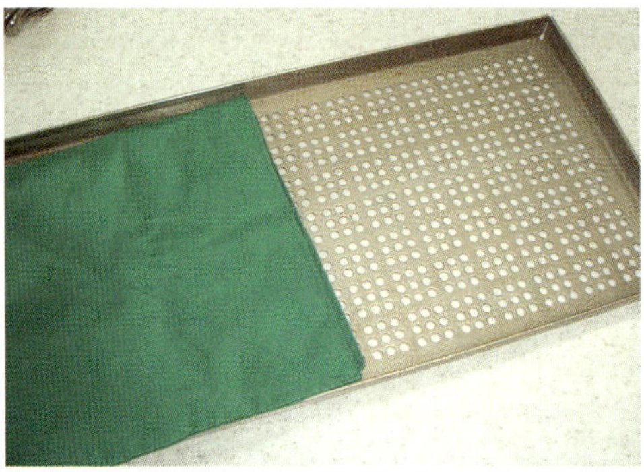

린넨을 펼친 상태

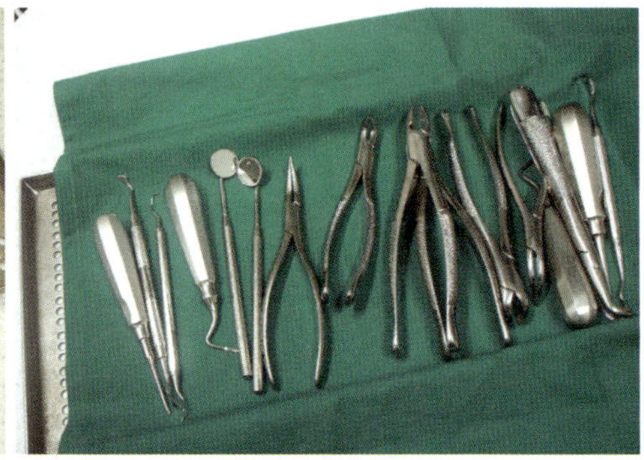

기구류 장재

⑤ 상기와 같이 실천하면 건조할 때 도움이 된다. 린넨을 트레이 바닥을 덮고, 여분의 천 부분이 밖으로 걸쳐지도록 넓은 것을 이용하도록 한다.

⑥ 린넨 위에 기구(멸균팩)를 놓는다. 가능한 한 넓고, 고르게 펼쳐 놓도록 한다.

⑦ 금속류 기구들이 한쪽으로 몰리게 되면 국부적으로 습기가 형성되어 건조할 때 문제가 생긴다.

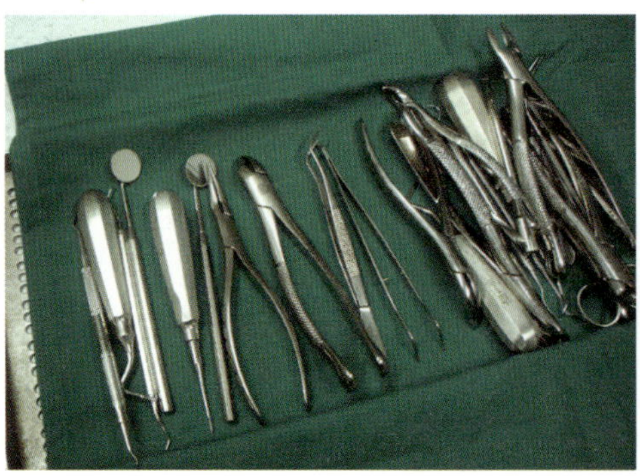

우측으로 기구류 몰린 상태(국부현상)

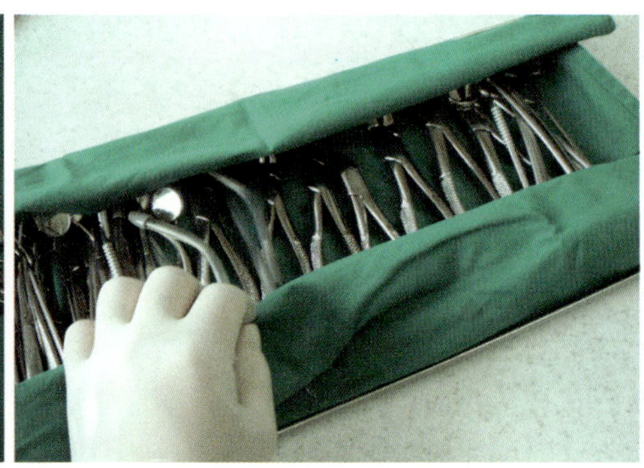

여분의 린넨

⑧ 린넨의 여분을 기구 위로 접어서 덮도록 한다.

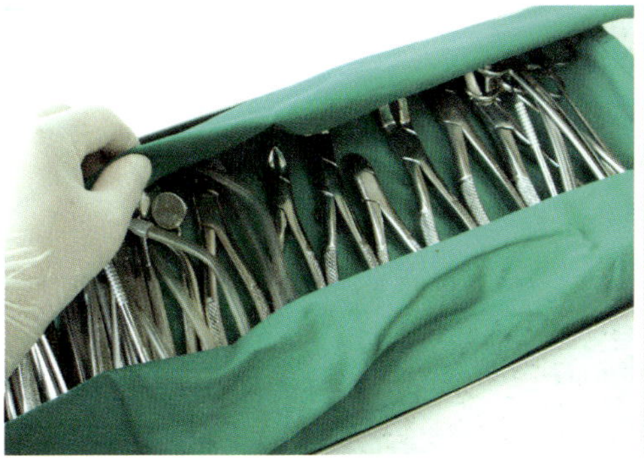

여분의 린넨 덮기

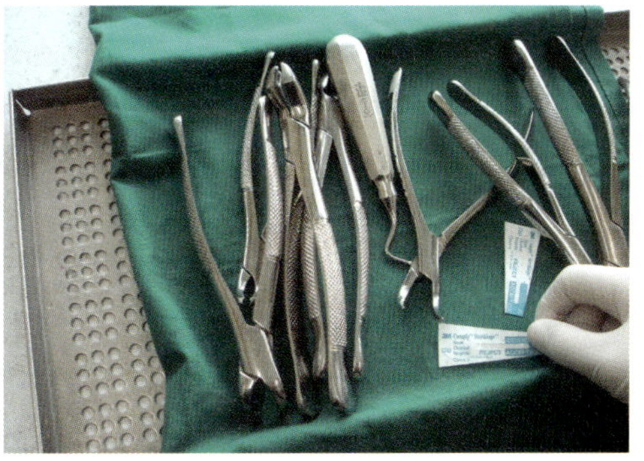

화학적 인디케이터 마감 1

⑨ 기구 위 또는 천부분에 생물학적(biological indicator) 및 화학적 인디케이터(chemical indicator)를 놓는다.

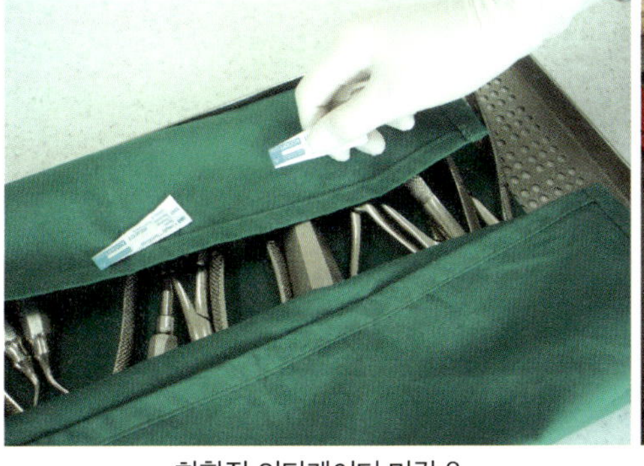

화학적 인디케이터 마감 2

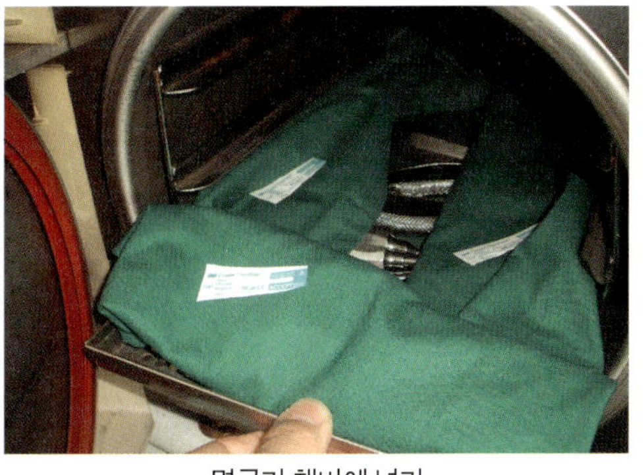

멸균기 챔버에 넣기

### 주의

- 인디케이터 부분이 금속표면에 직접 접촉하지 않도록 주의해야 한다.
- 천의 크기는 포장하는 방법에 따라서 적당한 크기로 쓰도록 하며, 지나치게 크면 건조불량을 초래할 수 있다.
- 트레이를 포장한 전체의 중량이 7.0~7.7 kg을 초과하지 않도록 한다(챔버 용량 40 ℓ 이하).
- 포장된 트레이는 챔버 둘레에 닿지 않도록 하고, 포장물과 챔버 상부공간이 5~7 cm 이내 떨어져 있어야 원활한 멸균이 가능하다.

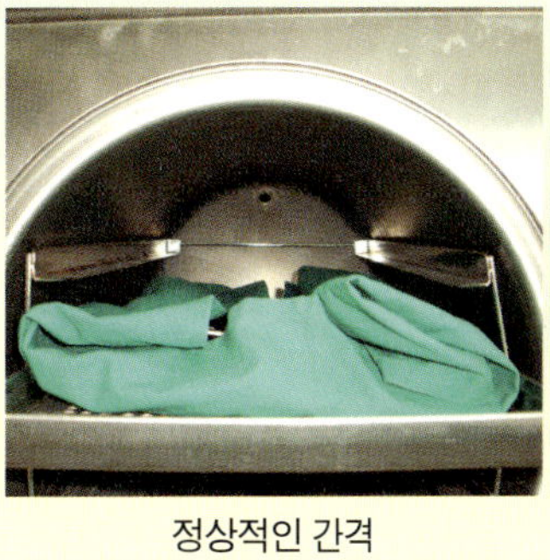

정상적인 간격

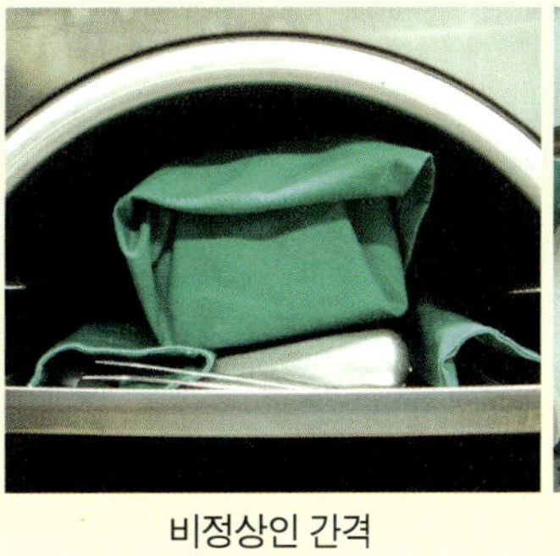

비정상인 간격

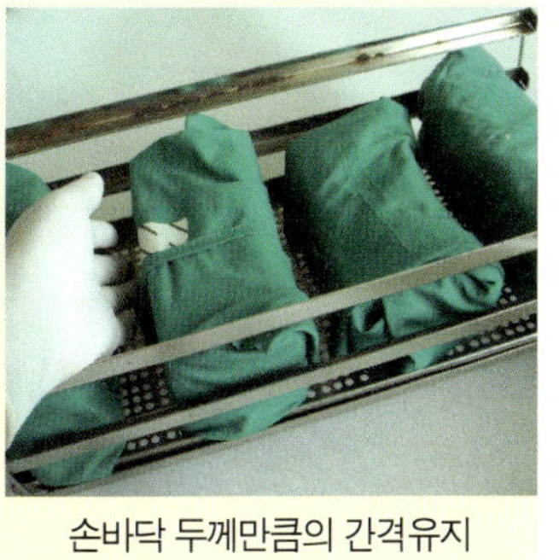

손바닥 두께만큼의 간격유지

## 11) 유텐실 세트(utensil sets)

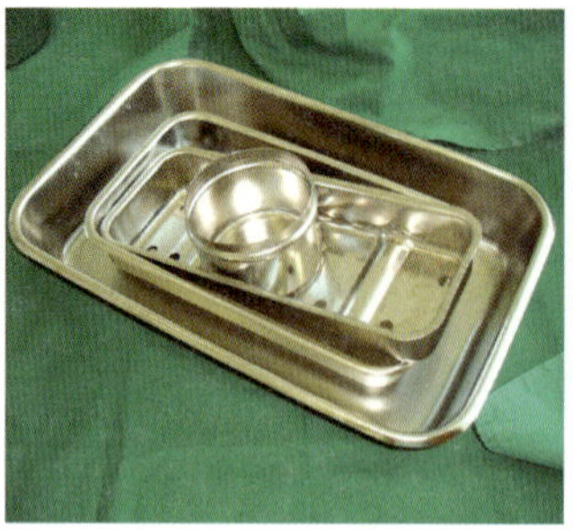

기구 준비과정

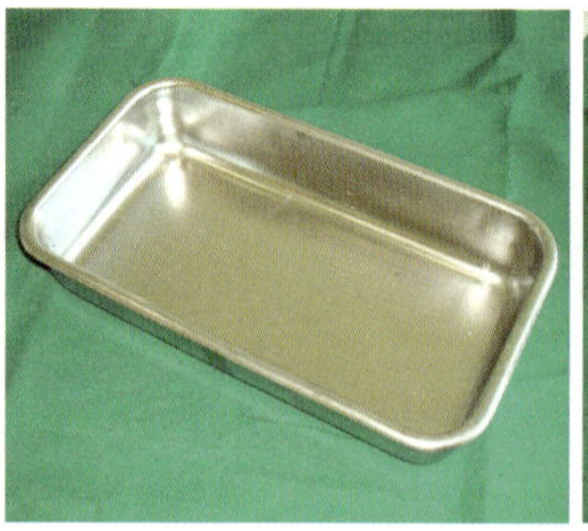

가장 큰 것부터 밑에 깔기

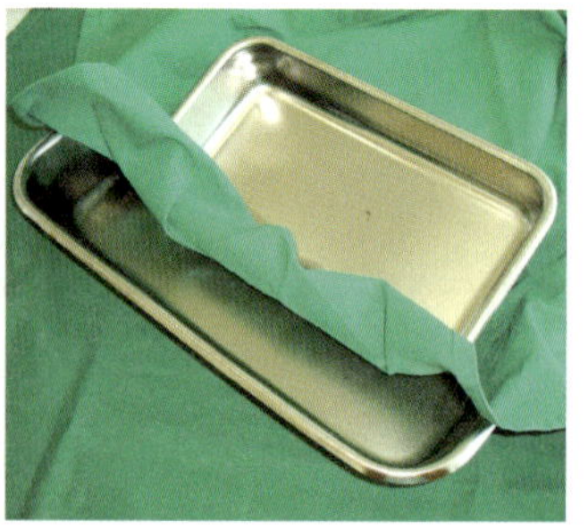

유텐실 내부에 포개기

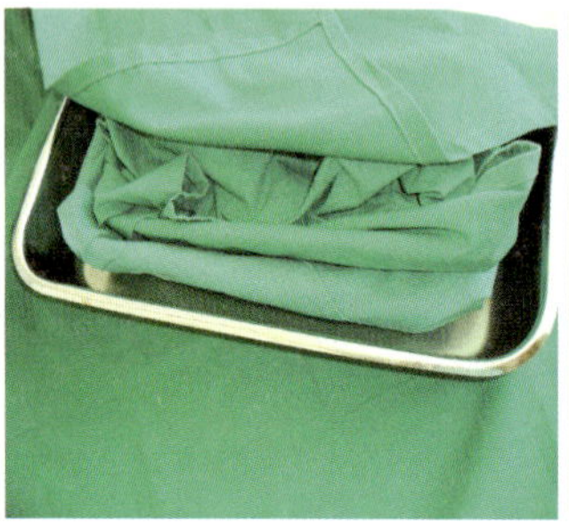

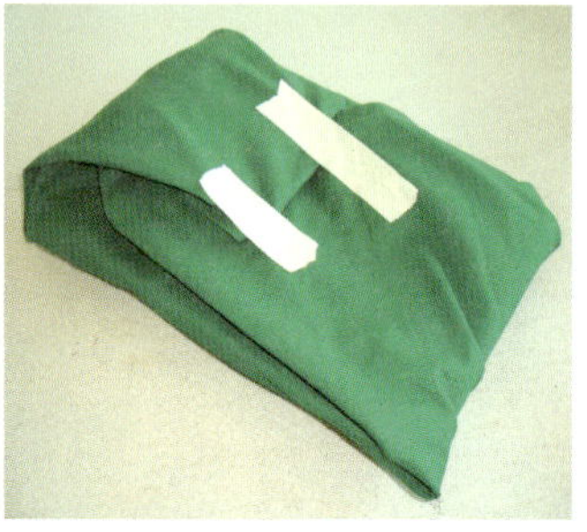

각 유텐실에 린넨 포장하기

## 12) 카셋트 포장관리

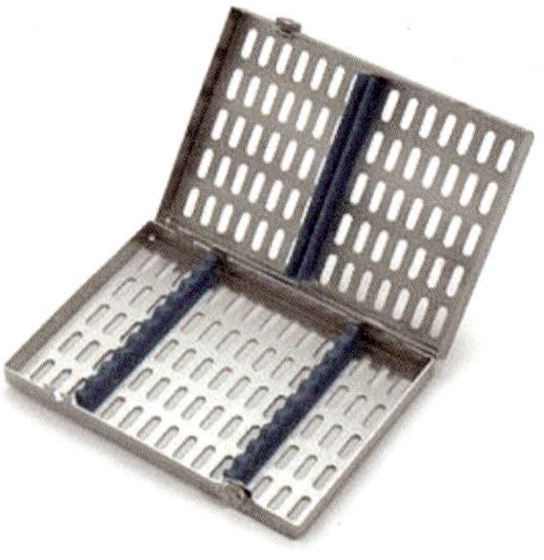

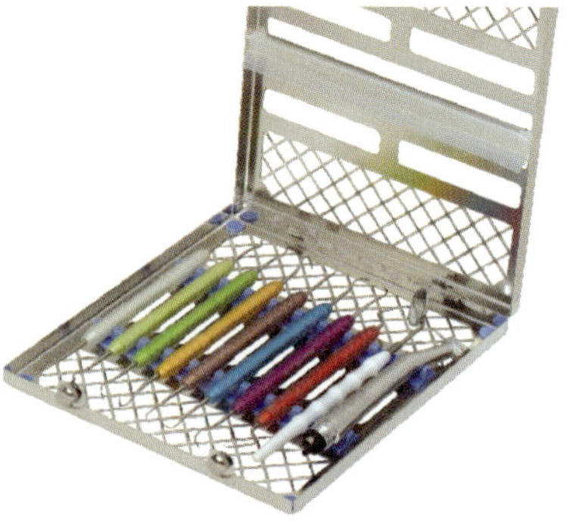

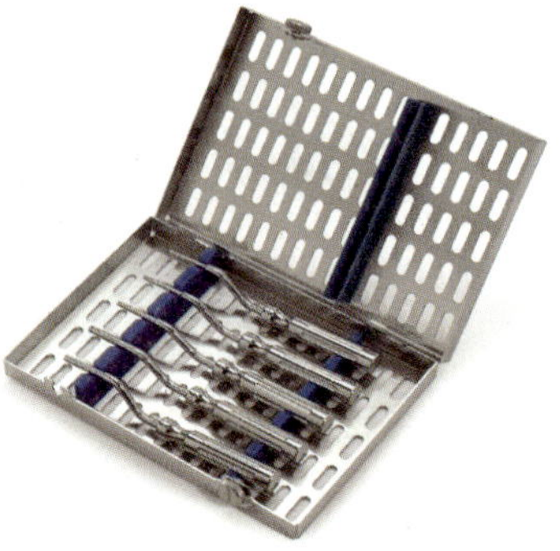

### (1) 카세트 사용하기

각종 기구의 기능별 또는 분야별로 분리와 식별이 용이하고, 오염된 기구를 직접 다루는 일이 줄어들게 되며, 또한 재고 및 재공관리가 쉽다.

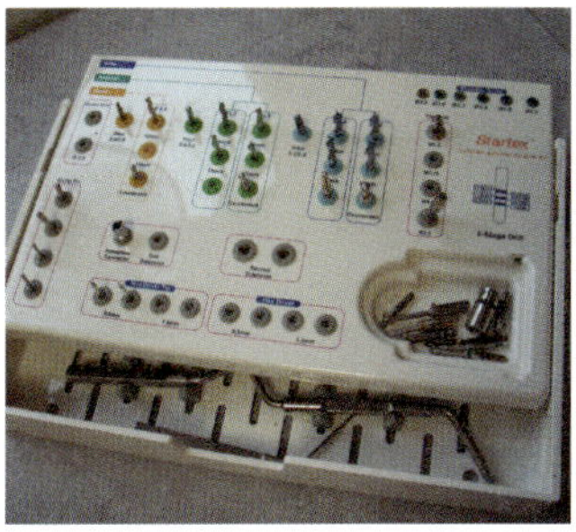
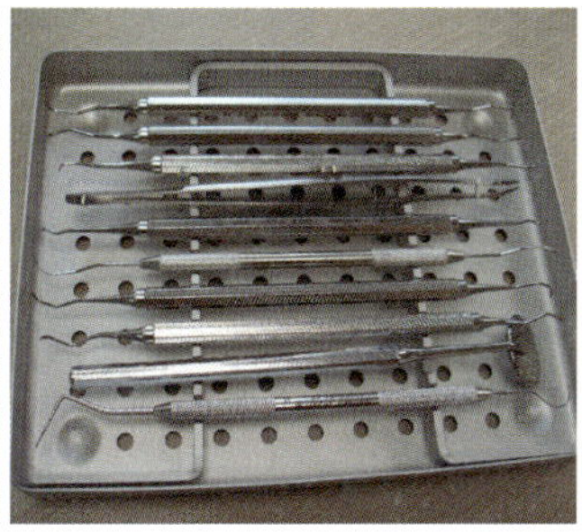
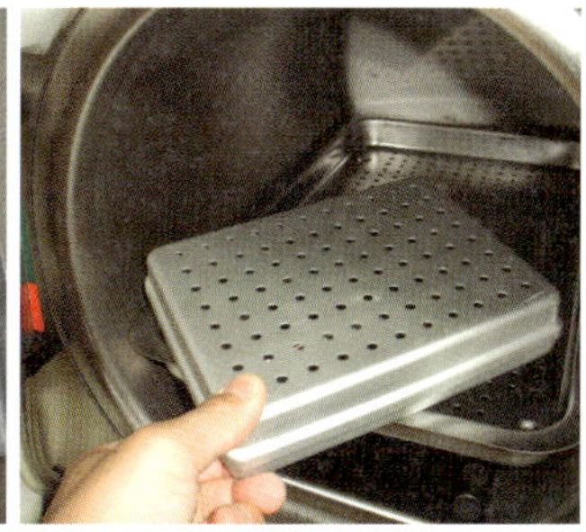

카세트로 보관되는 모든 키트 내부와 린넨 내부에 화학적 인디케이터를 넣어 육안으로 1차적인 멸균성공여부를 판독할 수 있도록 하여야 한다.

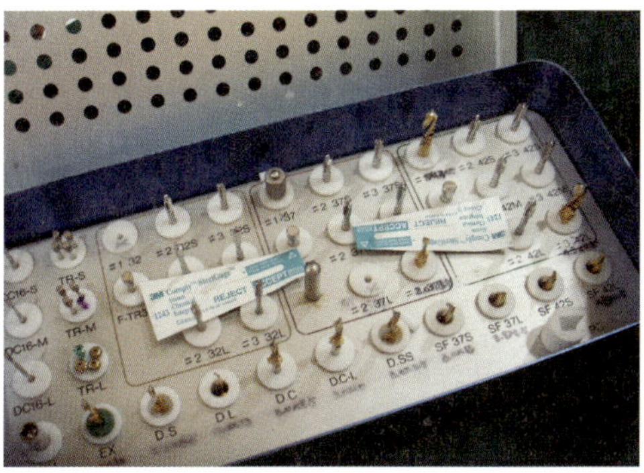
멸균 전 키트 내부

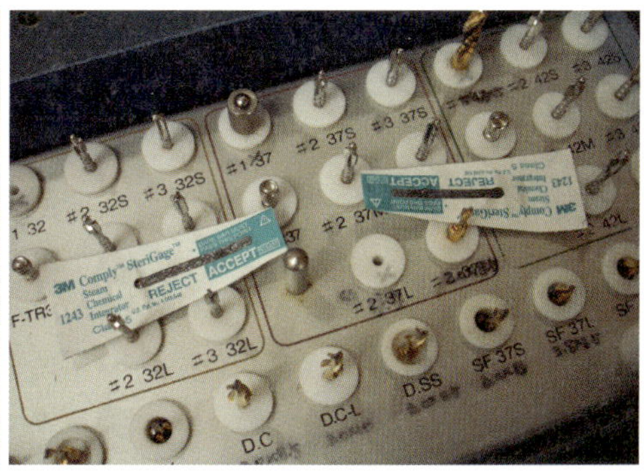
멸균 후 화학적 인디케이터 색상변화 확인

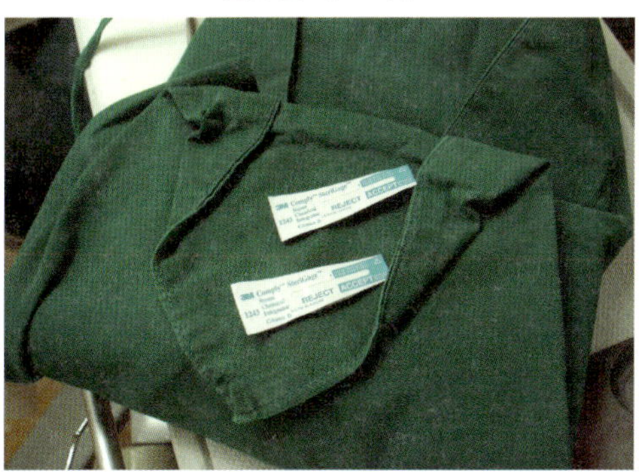
멸균 전 린넨 내부 삽입

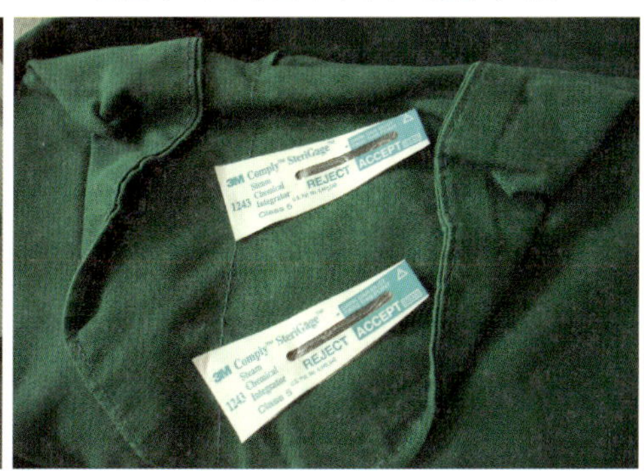
멸균 완료와 개봉 후 화학적 인디케이터 색상변화 확인

정기적인 멸균기 신뢰성 검사와 별개로 언제나 카세트 및 키트 박스 내, 외부에는 1차적인 멸균성공의 단독여부를 확인할 수 있도록 하며, 이를 철저하게 관리 · 감독하여야 한다.

## 2. 치과 실내환경의 체적설계

환경위생의 새로운 개념과 우리가 생활하기 이상적인 주거공간인 병원 공간의 감염위험성을 점진적으로 낮추기 위한 정책의 중요성을 깨달아야 하며, 그에 따른 적절한 계획과 관리가 필요하다.

WHO 환경위생전문위원회는 "환경위생은 인간의 신체발육, 건강 및 생존에 유해한 영향을 미치거나 미칠 가능성이 있는 인간의 물리적 생활환경에 있어서의 모든 요소를 통제하는 것이다"라고 정의한다.

병원의 근로공간은 자연환경과 사회환경으로 분리할 수 있으며, 이를 현실적인 친환경 교차감염설계를 적용하도록 권장하고, 개선하려는 노력이 그 어느 때보다 요구되는 현실이다.

메사추세츠 공과대학의 교수였던 세드윅이 건축학, 하수도설비, 공조설비, 토목공학을 접목시켜 오늘날의 환경위생학의 모습으로 진보시켰다. 이때부터 친환경 위생공학이 체계적인 학문으로 성장하는 기초가 되었다.

| 생활환경 | 자연 환경 | 물리, 화학적 환경 | 기후, 공기, 물, 토양, 광선, 소리 등 |
|---|---|---|---|
| | | 생물학적 환경 | 동물, 곤충, 미생물, 식물 등 |
| | 사회 환경 | 인위적 환경 | 의복, 주거, 식생활, 산업시설 등 |
| | | 문화적 환경 | 정치, 경제, 종교, 교육, 문화, 예술 등 |

기존 치과 병 · 의원공간의 설비(장비)와 배치, 규모, 인테리어, 조명, 교육, 의료서비스, 통합전산망 네트워크 등 참으로 눈부신 발전을 이루었다. 그러나 메카니즘(기계실) 공간배치의 효율성, 무균실의 체계적인 정립, 친환경 교차 감염구역의 동선설계, 근로(노동)의 질적 통합성이 매우 부족하며 뒤처지고 있다.

앞으로 제시되는 권장사항은 치과위생사 및 장비감염관리자들이 실제 접하게 되는 다양한 병원의 상황에 적용할 수 있는 지침으로써의 역할을 하게 될 것이다.

여기서 실제 접하게 되는 상황 및 환경에는 진료실, 수술실, 멸균실, 기공실, 기계실, 기타(서버실, 방사선실, 상담실) 등이 있으며 그 밖의 침습적인 절차를 수행할 수 있는 모든 영역이 포함된다.

**목적** 이 권장사항은 병원의 친환경 체적설계의 영역을 만들고 유지하는 데 대한 기본적인 지침을 제공하는데 목적이 있다. 특히 멸균영역의 구성과 유지는 환자의 예후에 직접적인 영향을 미칠 수 있다. 병원 운영에 참여하는 치과위생사 및 장비감염관리자에게는 행정직에 의해 지켜지는 설비와 무균술로 환자를 상해로부터 보호하고자 하는 전문적인 책임감이 필요하다.
최소한의 장비보존과 장비수명 연장, 돌발적 사고의 사전예방 및 점검을 통해 병원의 운영자로서 고객과 환자의 안전을 도모하고 병원의 경쟁력을 높여야 할 것이다.

## 1) 소독실 및 유 · 무균실의 체적설계와 구역명칭

### (1) 유균실(dirty zone)

진료실(대기실), 수술실 등에서 사용된 진료 일체의 기구를 이동용 카트에 의해 반납하는 구역이다. 사용된 기구는 이미 오염되어 병원균으로 잠재적 감염을 일으킬 수 있는 다른 물질에 감염되었다는 것을 의미한다.

- 외인성 오염균 : 수술 및 진료환경 즉 순환공기, 수술 및 진료 요원, 기구 등에 의해 직 · 간접적으로 전파된다. 주로 호기성이며 특히 그람 양성균(포도상구균과 연쇄상구균)이 전파된다.
- 내인성 오염균 : 피부 및 치주가 절개될 때 노출된 조직이 내인성 세균군에 의해 오염(포도상구균)된다. 또한 이 구역은 의료용 폐기물과 의료용 세탁물이 엄격하게 수집, 분리, 통제되는 구역이다.

#### ① 세척요원의 복장

a. 표준복장

모자, 마스크, 보안경, 장갑, 앞치마(방수용 외부용 신발 또는 장화)

b. 표준업무

- 의료용 폐기물처리(1회용 석션 팁 포함)
- 일반 세탁물 수집 및 분리작업 기본기구와 외과용 기구분리 및 세척
- 용액침전 초음파 세척, 세정, 건조작업
- 각종 핸드피스류 오일세척 및 관리
- Endo 앵글류 관리
- 파일(file) 및 버(bur) 세정

c. 요원의 자격

- 치과위생사의 지도 및 업무를 위임받은 자
- 장비감염관리자의 일정자격을 갖춘 자
- 상담업무자 또는 코디네이터 업무 병행가능자
- 1일 도우미 및 자체 환경미화원인 자

d. 주의사항

각종 핸드피스류 내부에 고인 미량의 오일은 에어건을 이용하여 제거할 수 있다(에어압력은 평균 2.5 kgf/cm² 이내이어야 한다. 만약 3.0 kgf/cm² 이상일 경우 카트리지에 큰 무리를 주어 파손될 가능성이 매우 높아진다. 에어분사시간은 평균 3~5 Sec 이내로 한다).

– 의료용 폐기물 중 일반용과 손상용을 잘 구분하여야 한다(12장 의료용 폐기물의 관리 및 처리 참고). 특히 일반 의료용 폐기물 중, 폐보철물의 경우는 자체 협의를 통해 재가(지시)를 받도록 한다.

- 의료용 세탁물 중 혈흔이 흡착된 린넨(구멍포)은 별도의 린넨 세탁보관함에 대기시키도록 한다.
- 장화를 신을 때 작업복 바지자락은 장화를 덮도록 하여, 날카로운 기구류 낙상으로부터 신체를 보호하여야 한다.

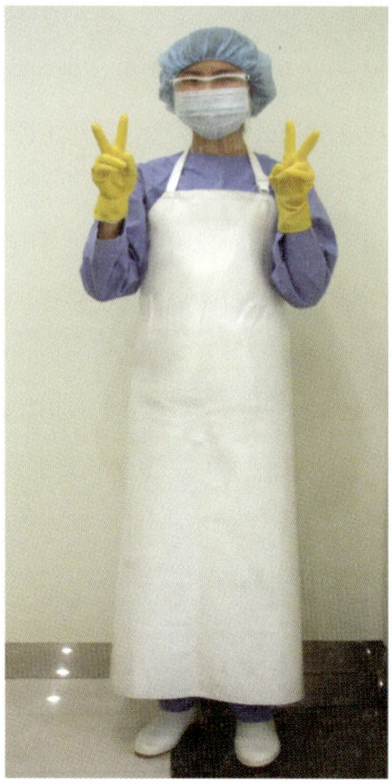

기본복장

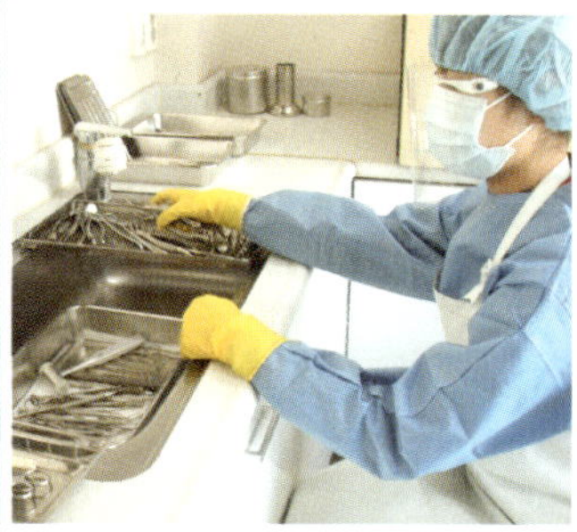

세척작업 1

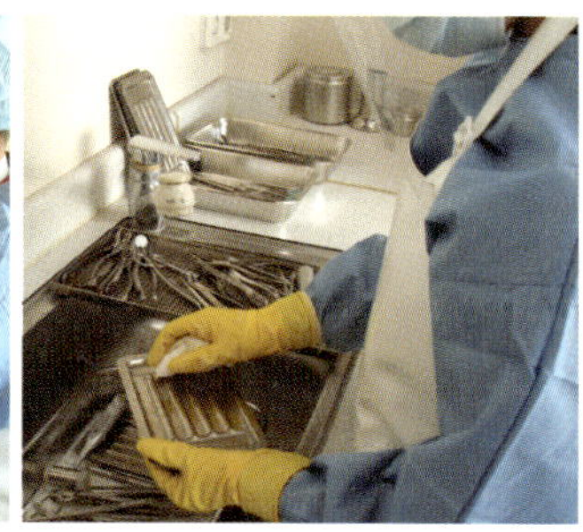

세척작업 2

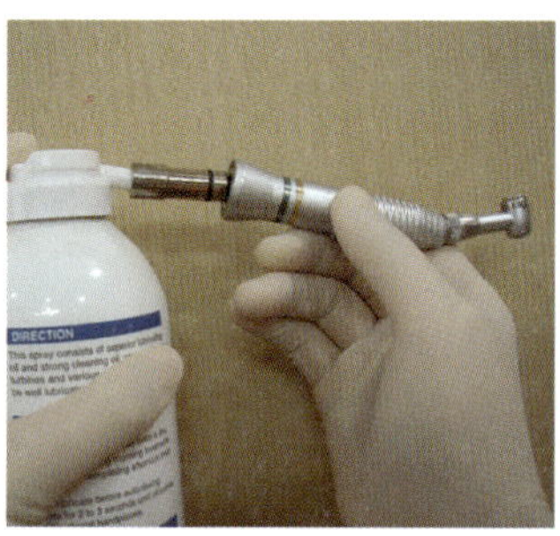

핸드피스 오일링

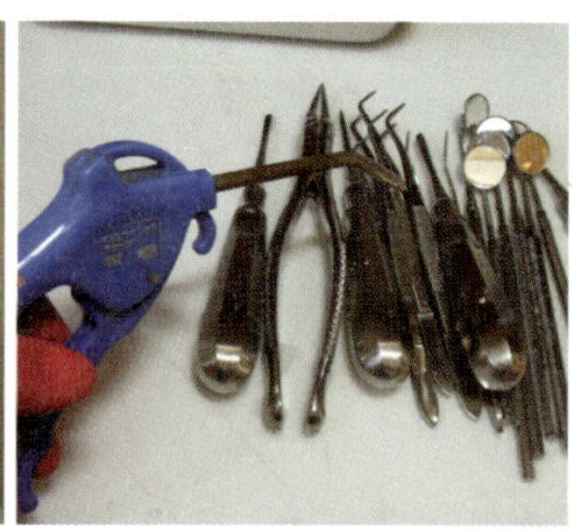

에어건

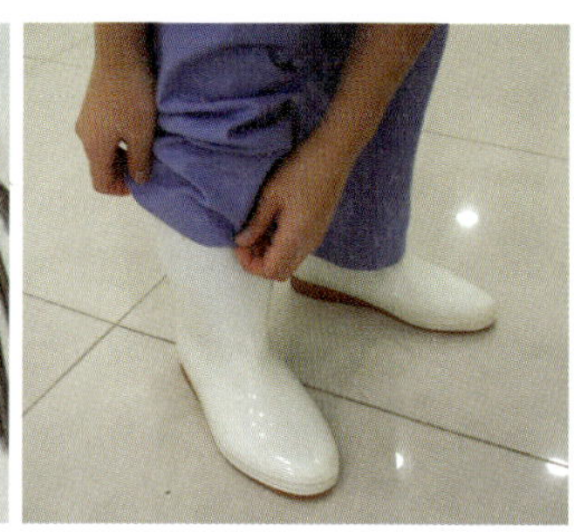

바지자락 늘어트리기

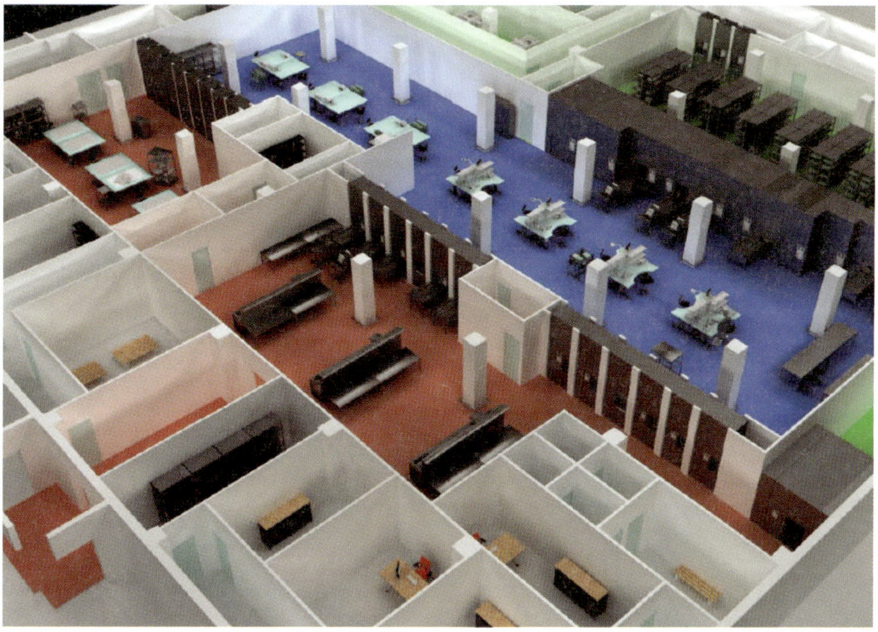

중앙공급실 조감도(척도 22,800:1)

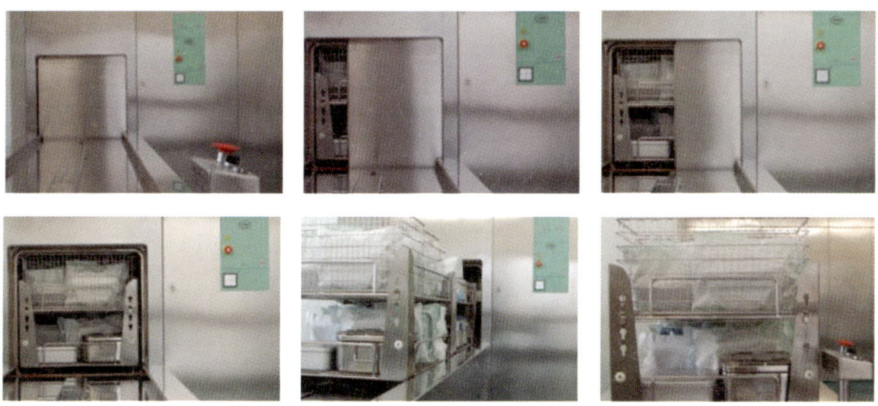

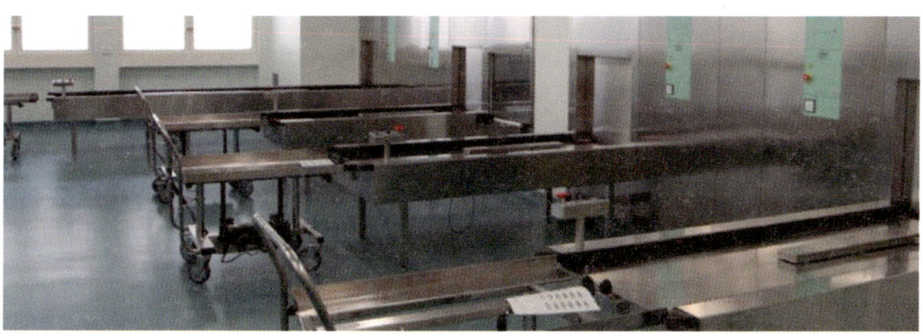

중앙공급실 조감도(척도 22,800:1)

### (2) 소독실(포장 및 검사단계, gray zone)

반납된 기구와 의료용 폐기물(손상성)과 일반 세탁물은 세척공정에서 첫 번째로 분리되고, 기본기구와 외과용 기구는 업무 표준서에 의해 공정별로 세척, 침전, 초음파세척, 건조, 관능검사(육안으로 일반 세탁물, 기구의 파손 및 마모부위를 식별하고 재사용 여부를 확인, 절차에 의한 폐기처리 업무), 파우치 포장 등의 과정을 거쳐 병원의 제공 공정을 거친다. 이 과정에서는 모든 포장품은 추적성을 고려하여 재고관리해야 하며, 수술예약 환자 별 멸균 포장품에 라벨링을 하여야 한다. 또한 모든 멸균품은 멸균지시제(화학적 인디케이터, chemical indicator)를 내 · 외부에 부착하여 멸균성공 여부를 식별할 수 있도록 하는 단계가 필요하다(11장 소독과 멸균 참고).

#### ① 포장요원의 복장

a. 표준복장

모자, 면장갑 또는 맨손, 내부용 신발 또는 슬리퍼

b. 표준업무

- 린넨정리
- 멸균품 정리
- 멸균품 날짜별 라벨링 멸균지시제 부착
- 멸균기 기계적 육안검사
- 파우치 정리
- RFID 전산망 관리 및 등록업무
- 에어건 관리
- 임플란트 키트 및 엔도키트(file)관리
- 스크럽 스테이션 관리
- 맞춤형 버 키트 정돈
- 기구 마모검사 및 기구품질관리(TQC 및 5S운동)
- 원내 교차 감염관리교육 및 지도
- 기계실(compressor, suction motor) 관리 및 관능검사

c. 요원의 자격

- 치과위생사의 지도 및 자격을 위임받은 자
- 장비감염관리자의 일정자격을 갖춘 자

d. 주의사항

모든 멸균품은 이동용 카트로 운반하며, 특별한 경우 기구 밧트 또는 rigid container에 담아 이동시킬 수 있다.

– 멸균기 신뢰성 검사는 병원의 재량에 맞추어 선행하여야 하고,반드시 멸균검사일지를 작성하여야 한다(11장 소독과 멸균 참고).
– EO 가스 멸균실의 환기구(pan) 점검과 탱크 내 가스 잔량을 대략적으로 확인하여야 한다.
– 멸균기 생물학적 검사지시제(생물학적 인디케이터, biological indicator)를 외부에

용역을 줄 경우 병원자체의 발주 의뢰서를 작성하여야 하고, 입고될 경우 같은 방법으로 관리하도록 한다(11장 소독과 멸균 참고).

– 무균실로 입실할 경우 신발에 덧신을 착용하도록 한다.
– 관능검사를 할 때는 자체 검사표준서(측정)를 마련하여야 하고, 이를 중심으로 각종 파일(file), 버(bur) 표면, 스케일러 팁의 마모 정도를 측정하고, 루트피커 및 엘리베이터, 페리오 스틸 엘리베이터 등의 흠집 및 마모를 구분하여야 한다. 기타 핸드 스케일러, 큐렛류는 샤프닝하여 수명연장 및 품질관리를 유지하도록 한다.
– 파우치 내 안개현상 및 물방울 맺힘현상이 심할 경우 멸균기 A/S를 받도록 한다(A/S 완료 후 멸균지시제를 사용하여 멸균기 신뢰성 검사를 반드시 하여야 하며, 치과위생사 및 장비감염관리자의 지도를 받는다).
– 멸균완료 후 멸균물품은 요구조건에 맞게 충분히 건조시킨 후에 무균실로 이동시킨다.

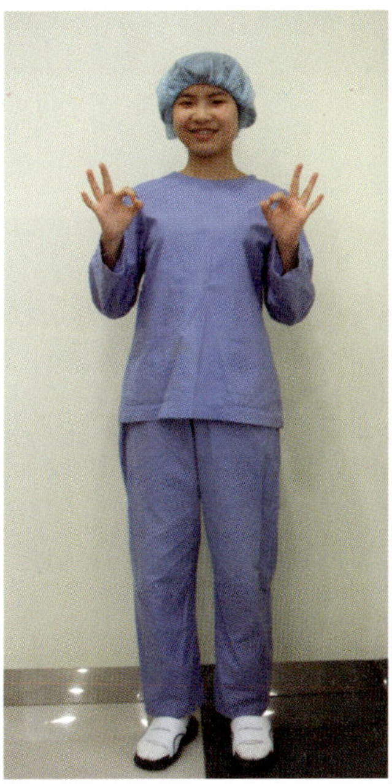

기본복장

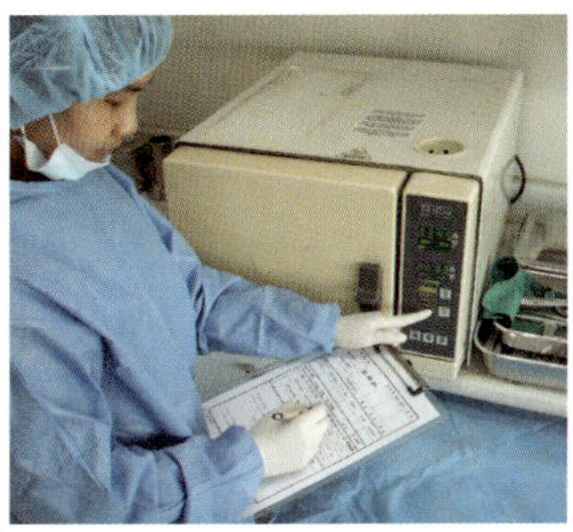

멸균기 점검

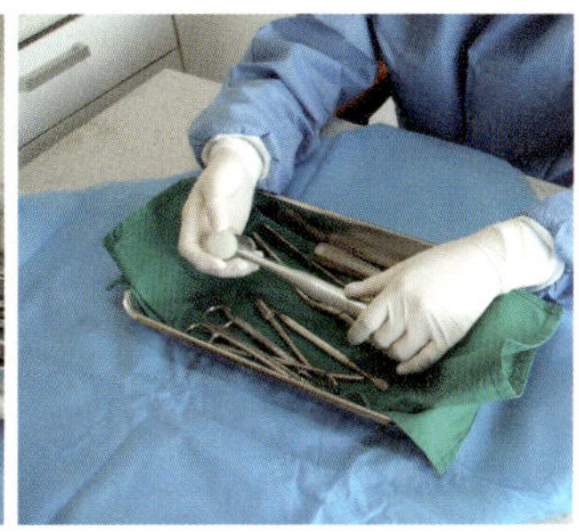

멸균품 포장 1

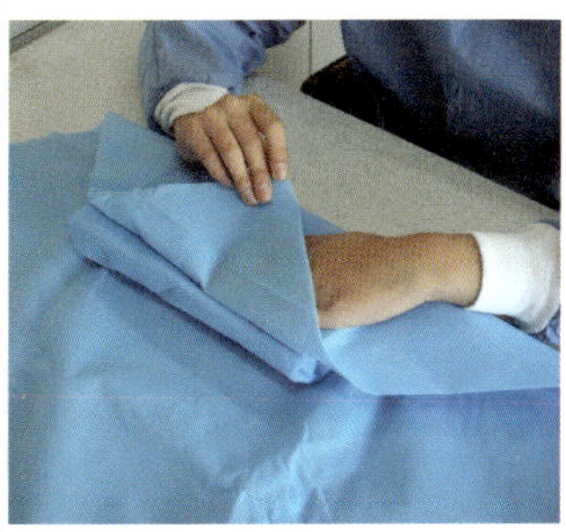

멸균품 포장 2

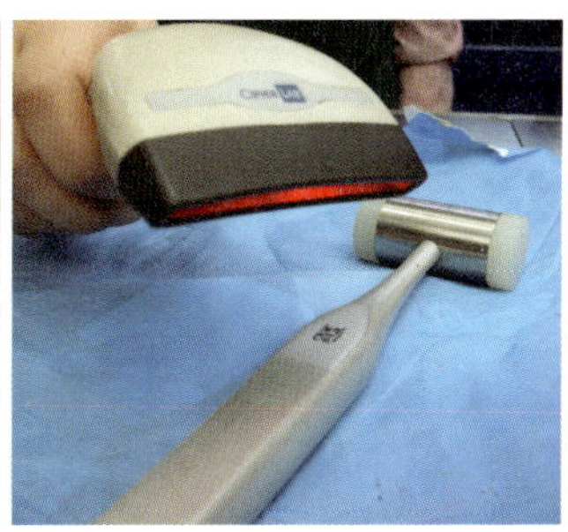

RFID system

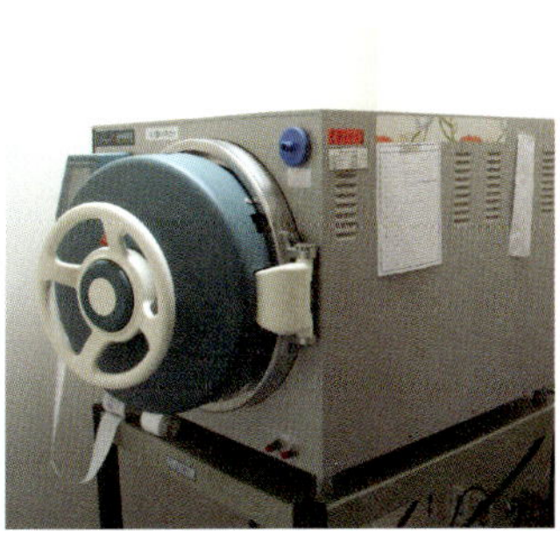

EO 가스실 및 멸균기관리

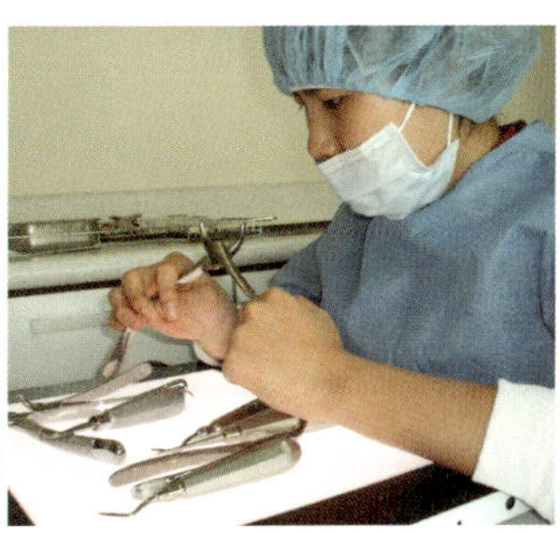

기구 파손검사

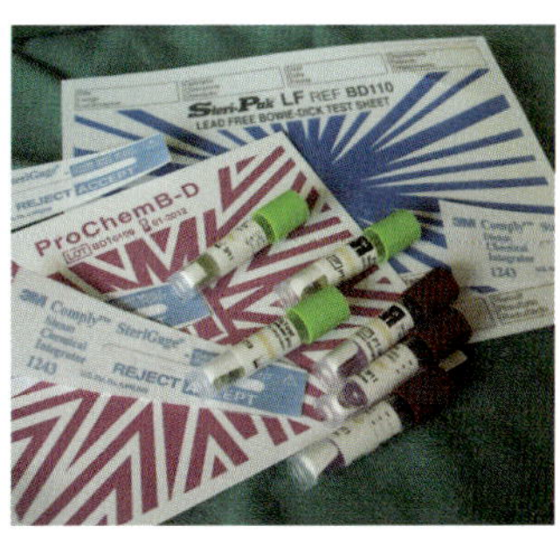

각종 인디케이터 관리

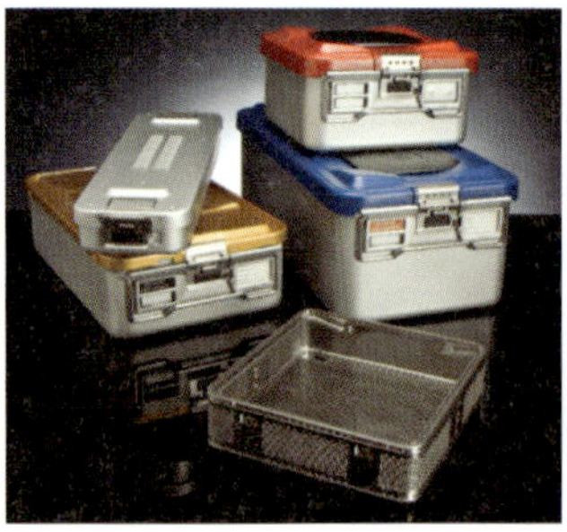

rigid container

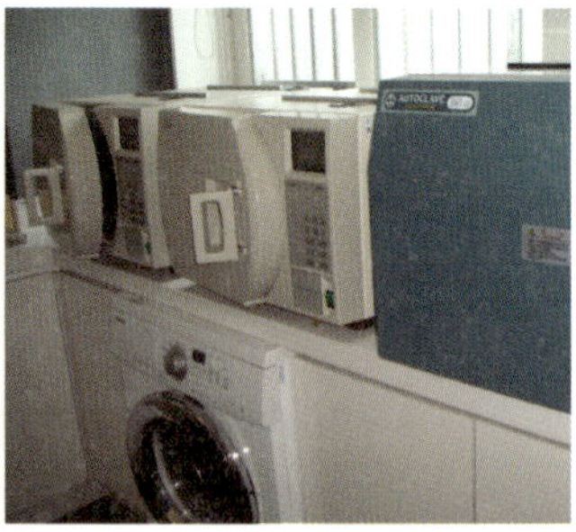

증기멸균기 관리

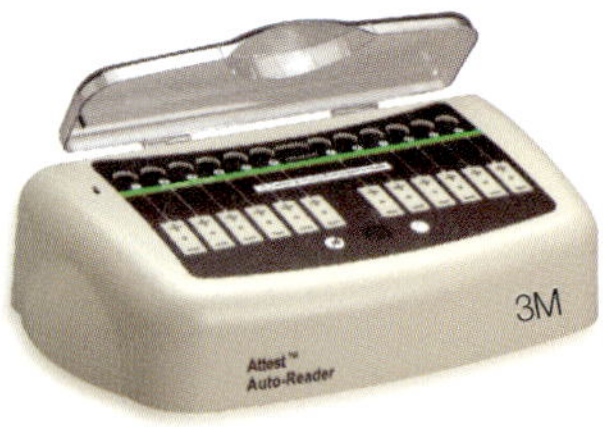


인큐베이터 관리(3M)

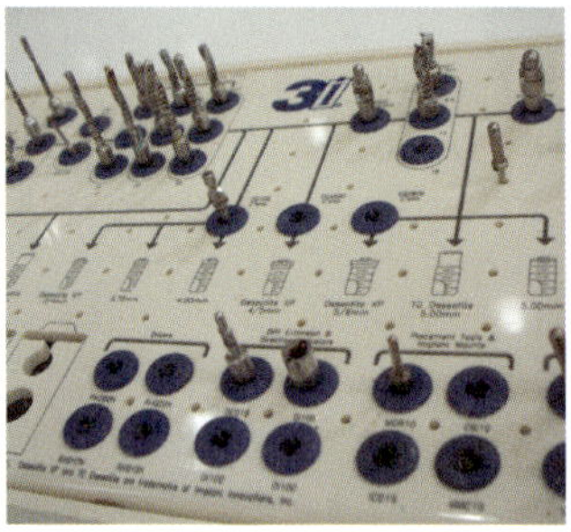

임플란트 픽스쳐 관리

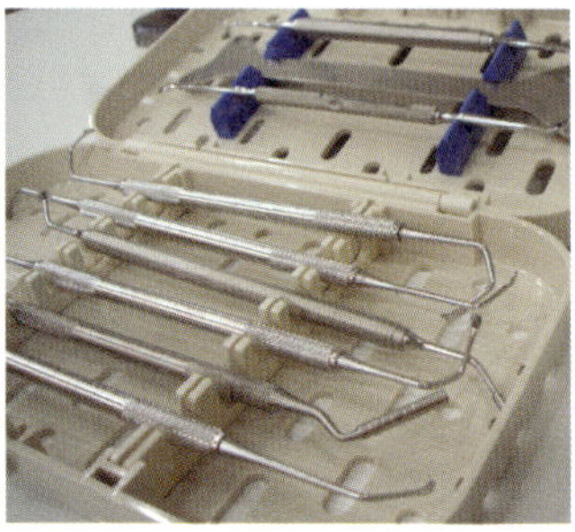

사이너스 기구관리

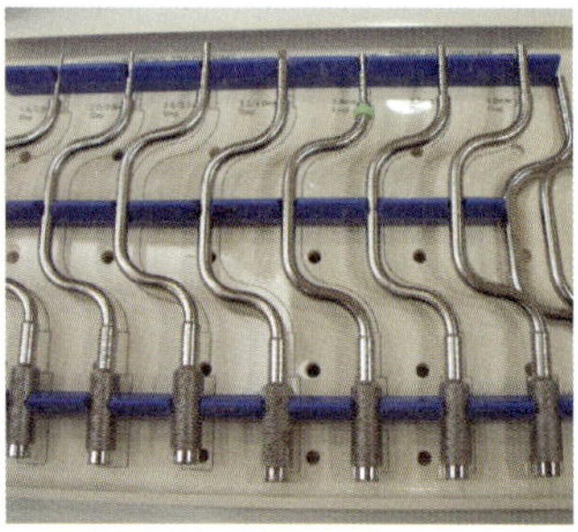

오스테오톰 기구관리

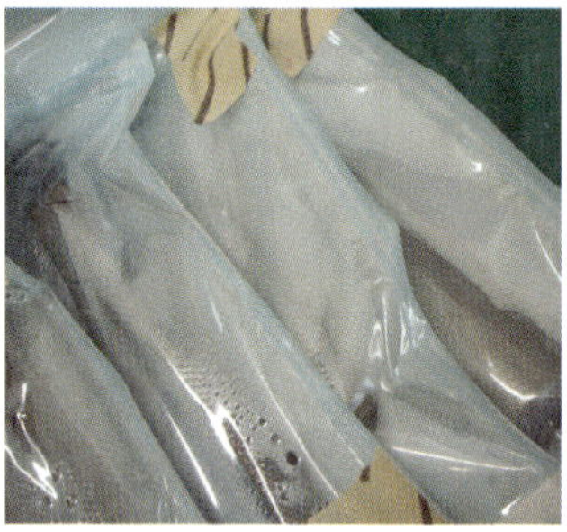

파우치 내 안개현상

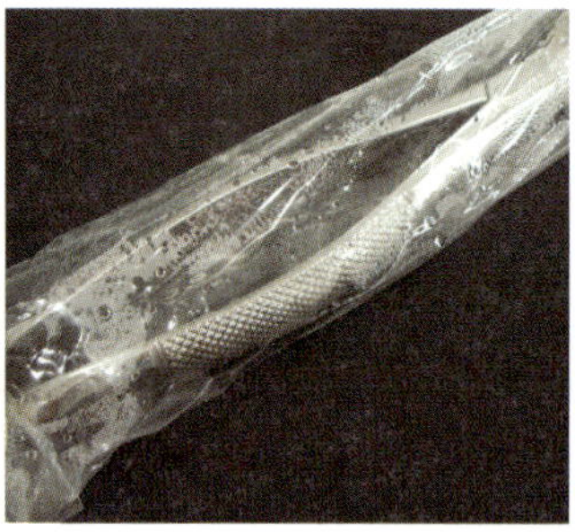

파우치 내 물방울 맺힘

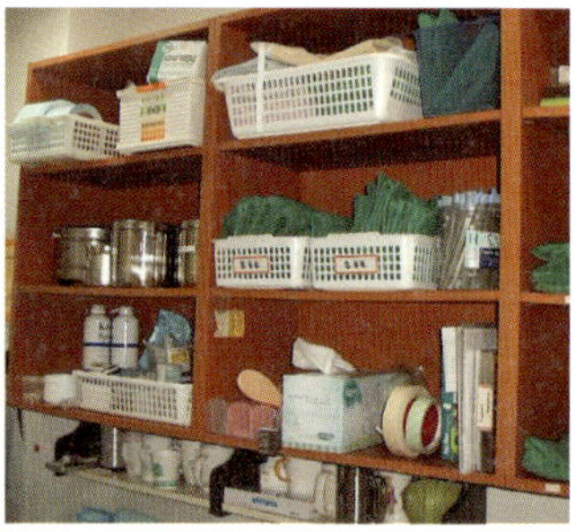

린넨실 정돈

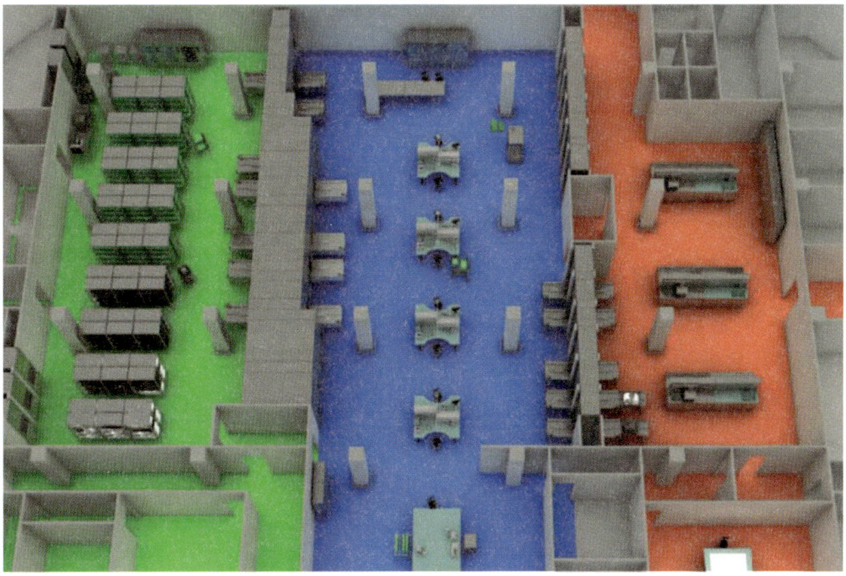

중앙공급실 조감도(척도 34.400:1)

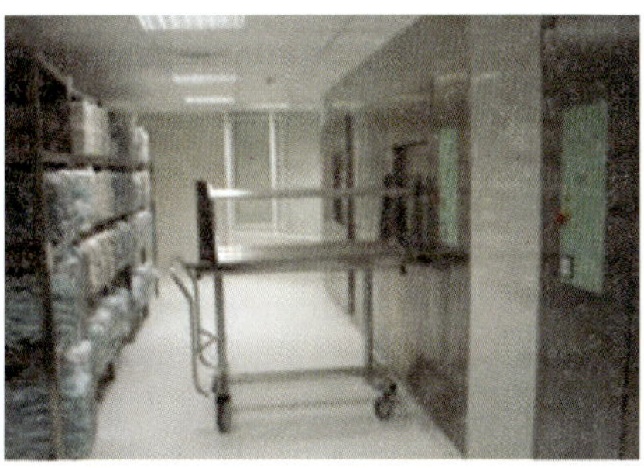

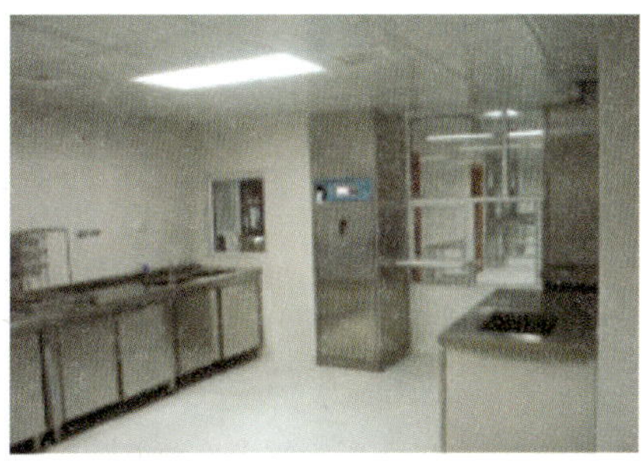

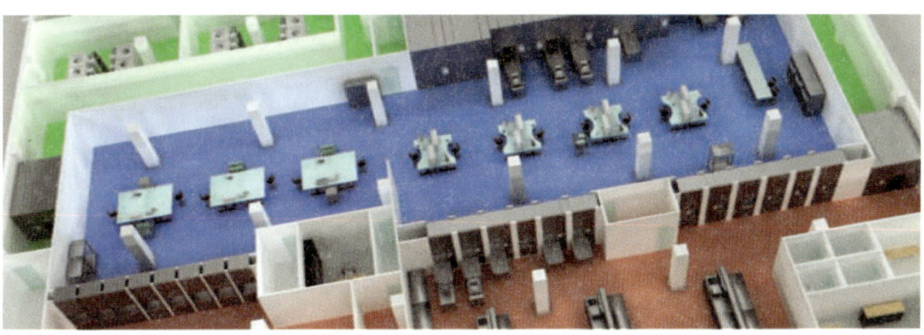

색상표시 : clean zone 연두색 또는 녹　색
gray zone 파랑색 또는 하늘색
dirty zone 적　색 또는 주황색

### (3) 무균실(clean zone)

환자에게 제공되는 일체의 진료품은 감염예방을 원칙으로 하며, 모든 환자는 진료에 있어 동등하게 수혜받아야 하므로 병원 정책에 중심이 되어야 한다. 소독실에서 이동된 멸균물품들은 선입선출 방식으로 정돈하여 멸균품 내용물의 명찰이 정면으로 식별될 수 있도록 하여야 한다.

#### ① 불출요원의 복장

a. 표준복장

- 모자, 면장갑 또는 맨손, 내부용 신발 또는 슬리퍼

b. 표준업무

- 린넨류 불출
- 멸균품 불출
- 제공관리
- RFID 전산망 관리 및 불출등록
- 유효기간(선입선출 방식) 확인
- 멸균품 정돈 및 포장상태점검

c. 요원의 자격

- 치과위생사 또는 그 자격을 위임 받은 자
- 장비감염관리자의 일정자격을 갖춘 자

d. 주의사항

- 음식물(음료, 껌, 간식, 기타) 반입금지
- 흡연 후 최소 30분 이전 입실 금지(양치하기)
- 린넨류 및 멸균품에 기대기 금지
- 재채기 및 하품, 코풀기 주의
- 지정복 외 타 의상 착용금지
- 타 입실자와 부딪침 주의
- 지정장소 외 바닥에 주저앉기 금지
- 린넨류 및 멸균품을 바닥에 떨어트리면 재멸균 실시
- 흡착판이 없을 경우 비닐덧신을 신고 외출하기(신발 교환)

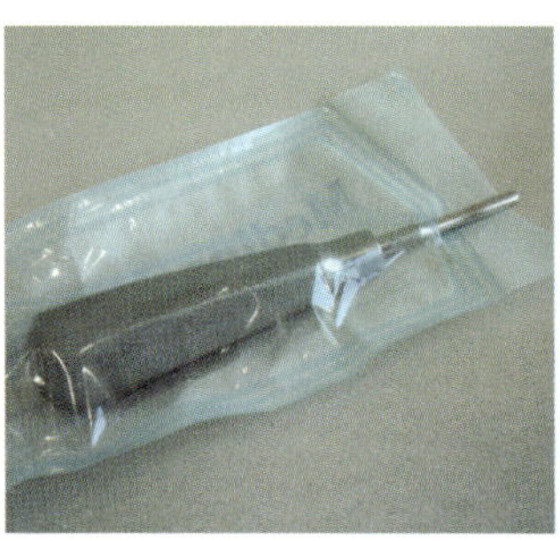
멸균된 파우치 개방 1

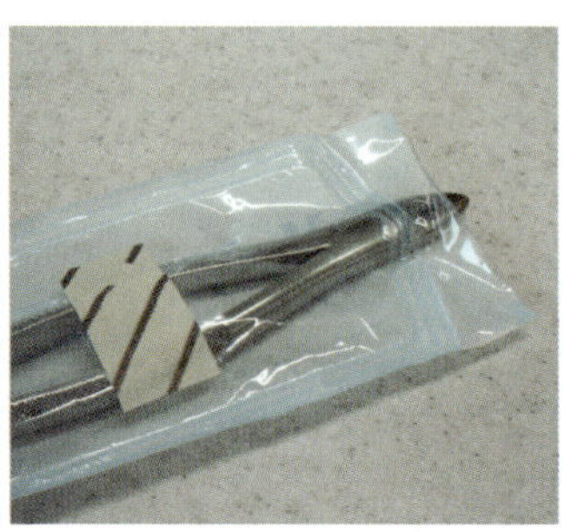
멸균된 파우치 개방 2

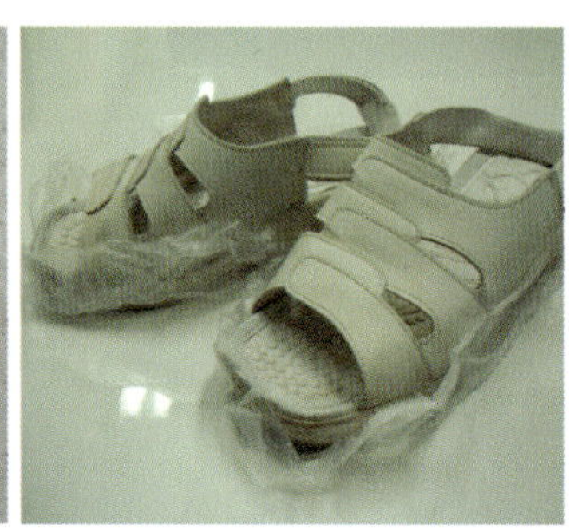
특수비닐 덧신

e. 클린룸의 정의

공기 중의 부유 미립자가 한정된 청정도로 관리되고, 그 공간에서 공급되는 재료, 약품, 물 등에 대해서도 요구되는 청정도가 유지되면서 온도, 습도, 입력 등에 대해서도 관리가 행하여지는 공간을 말한다.

그외에 실내 기류형상과 속도, 유해가스, 진동, 조도 등의 요소에 있어 환경적으로 제어되는 밀폐공간을 의미한다.

f. 바이오클린룸(BCR) 규격

NASA규격에 규정되어 있고, NHB 5340.1D와 5340.2D가 있다. 이들 규격의 내용은 FS209B와 거의 같지만, 미생물 농도를 더하고 있다. 이들 규격에서 생물입자에 관한 규정만을 정리한 것이다. 미생물은 큰 것은 단독으로 작은 것은 미립자에 부착하여 공기 중에 부유하기 때문에 미립자를 제어하는 것은 곧 미생물을 제어하는 것이라 할 수 있다. 그 외의 관련규격으로는 GMP(Good Manufaturing Practice)의약품 제조공장에서 생산단계의 품질관리를 위한 기준, GLP(Good Laboratory Practice)의 안전성을 확인하기 위하여 이루어지는 비임상 독성시험의 신뢰성을 확보하기 위한 기준 등이 있다.

**참고**

- FS209B ICR(산업용클린룸)규격은 1963년 미국연방규격 FS209(Federal Standard 209B)가 제정되었고 1987년에 FS209C, 1988년에 FS209D, 1992년에 FS209E로 변경되었다.
- ISO 규격(ISO DIS 14644-1)

g. 클린룸의 국제규격 비교

| 바이오클린룸 클래스 | 미립자 | | 세균 | |
|---|---|---|---|---|
| | 입경 μ | 누적입자수 개/$ft^3$ (개/l) | 부유량 개/$ft^3$ (개/l) | 침강량 개/$ft^3$ (개/l) |
| 100 | ≥0.5 | ≤100(≤3.5) | ≥0.1(0.0035) | 1,200(12,900) |
| 10,000 | ≥0.5 | ≤10,000(≤350) | ≥0.5(0.0176) | 6,000(64,600) |
| | ≥5.0 | ≤65(≤2.3) | ≥0.5(0.0176) | |
| 100,000 | ≥0.5 | ≤100,000(≤3,500) | ≥2.5(0.0884) | 30,000(323,000) |
| | ≥5.0 | ≤700(≤25) | ≥2.5(0.0884) | |

미국항공우주국 NASA규격(NHB 5340.2)

| 입경 | 청정도 클라스 | | | | | | | |
|---|---|---|---|---|---|---|---|---|
| | 클라스1 | 클라스2 | 클라스3 | 클라스4 | 클라스5 | 클라스6 | 클라스7 | 클라스8 |
| 0.1 | $10^1$ | $10^2$ | $10^3$ | $10^4$ | 10(5) | 10(6) | 10(7) | 10(8) |
| 0.2 | 2 | 24 | 234 | 2,360 | 23,600 | - | - | - |
| 0.3 | 1 | 10 | 101 | 1,010 | 10,100 | 101,000 | 1,010,000 | 10,100,000 |
| 0.5 | (0.35) | (3.5) | 35 | 350 | 3,500 | 35,000 | 350,000 | 3,500,000 |
| 5.0 | - | - | - | - | - | 29 | 2,900 | 29,000 |
| 청정도 클라스 입경범위 | 0.1~0.3 | | 0.1~0.5 | | 0.1~0.5 | | 0.3~0.5 | |

JIS B9920, 청정도 클라스의 상한농도(개/㎥)

예) 머리카락 : 50~150 $\mu$m
눈에 보이는 것 : 50 $\mu$m, 인플루엔자 바이러스 : 0.07 $\mu$m, 꽃가루 : 7~100 $\mu$m
재채기 입자 : 10~300 $\mu$m, 먼지 : 0.1~100 $\mu$m, 박테리아 : 1.0~10 $\mu$m

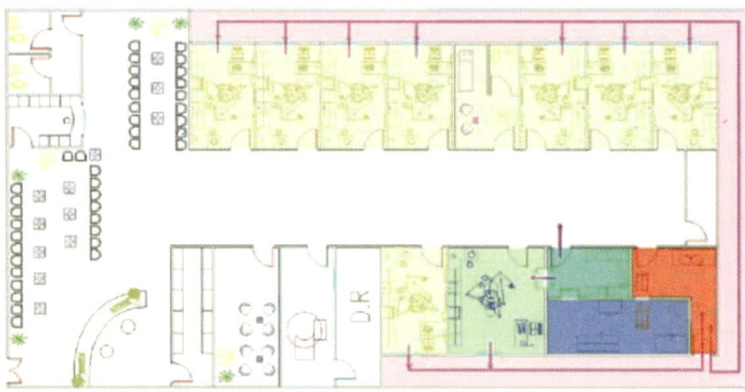


치과 감염구역 평면도(척도 3,000:1)

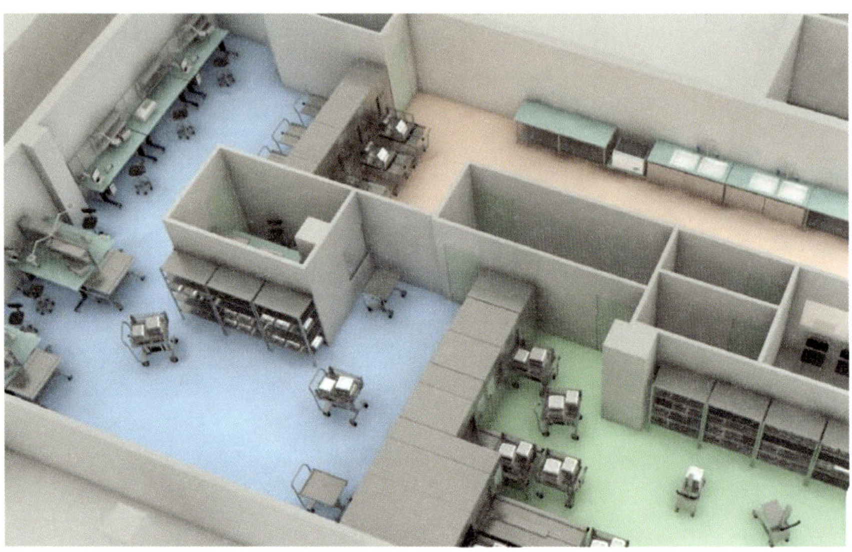

### (4) stone room(유균실)

일반 치과 병·의원의 통합 세척실 구조로 싱크대에서 기구세척과 주변에서 stone 채득을 위해 행해지는 구역을 별도의 룸에서 채득공정을 수행하여야 한다.

대개는 이곳 싱크대에서 손(양말, 타월)세탁, 일반기구세척, 린넨 세탁, 알지네이트 및 러버세척, 기본기구(핀셋, 미러, 익스프로러, 메탈 석션팁)침전대기, 외과용 기구침전대기, 멸균기 작동, 세탁기 작동, 초음파세척기 작동 등 비좁은 공간에서 복잡, 다양한 공정이 행해지고 있다. 이는 병원위생과 청결상태가 직결되는 곳이고 외부로 반출되는 채득물의 위생관리도 제한적일 수 밖에 없다. 이러한 노력은 병원 전체의 품질관리 구축과 감염관리 효율성을 체계적으로 개선시킬 수 있다.

효과로는 트랩의 오물침전을 장기간 연장할 수 있으며, 여러 오물의 고임으로 인한 위생관리를 분리할 수 있다. 또한 쾌적하고 정리, 정돈된 상태의 설비가 외부 고객과 환자에게 비춰짐으로써 마케팅효과와 타 병원과의 차별화, 향후 까다로워지는 보건제도에 적절하게 대응할 수 있다.

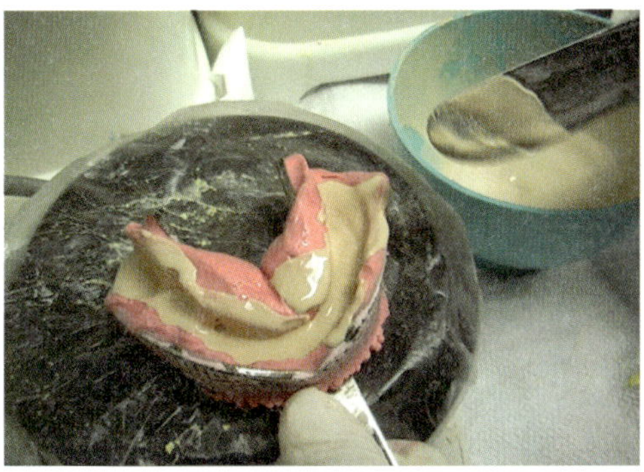
stone 채득

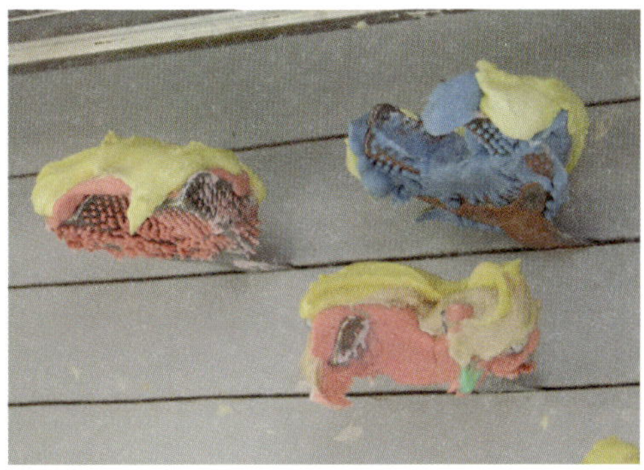
stone 건조

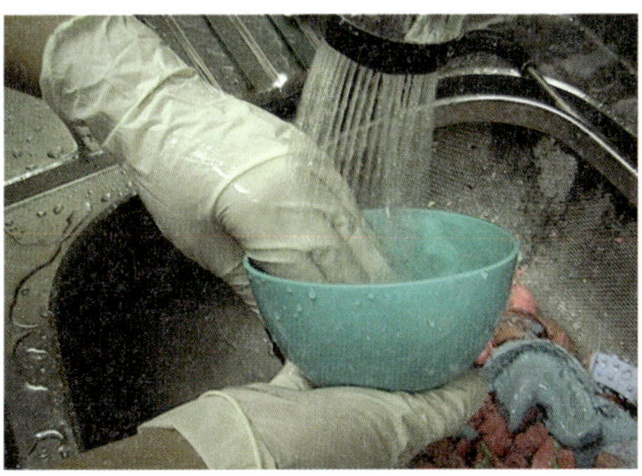
러버 볼 세척

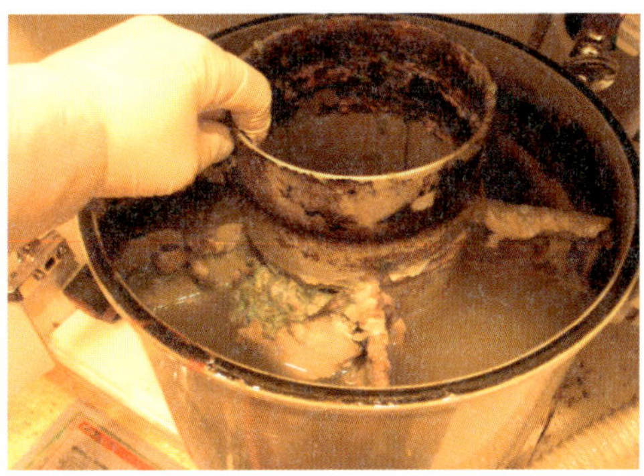
부유물질 침전

### ① 선행사항

- 기공물 운반용 봉투 또는 지퍼팩은 한 병원만의 전용팩으로만 순환되어야 한다(기존 기공소에서 순환되는 팩은 여러 치과 병 · 의원의 기물이 혼용하여 사용되므로 병원체의 전파가능이 침습적이다).
- 병원 밖으로 반출되는 인상채득물의 소독 및 위생관리를 철저히 한다.
- 인상채득물이 장시간 방치될 경우 별도의 UV 소독기에 관리되어야 한다(기공소에는 여러 병원에서 수집된 인상채득물이 대기상태로 일정시간 방치되며, 이는 작업실의 환경적 요인으로 인해 병원체 전파의 위험성을 최소한으로 억제하는데 있다).

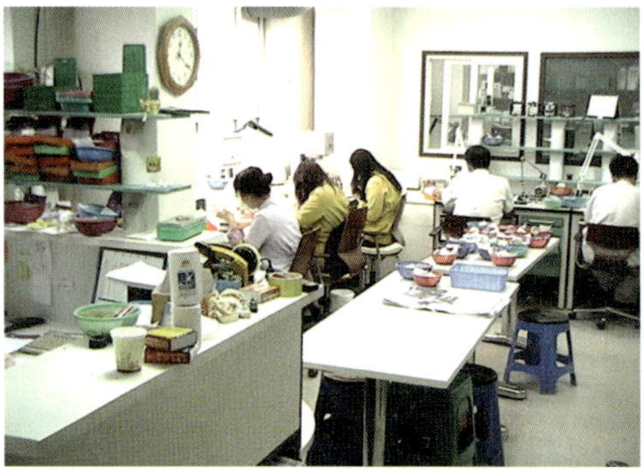

일반 기공실

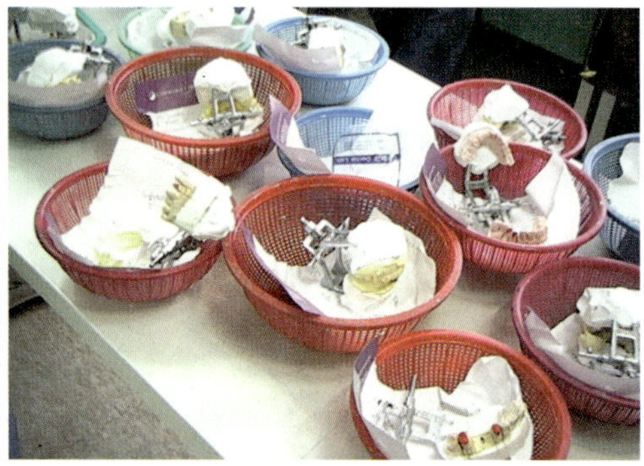

기공 및 주조과정 대기

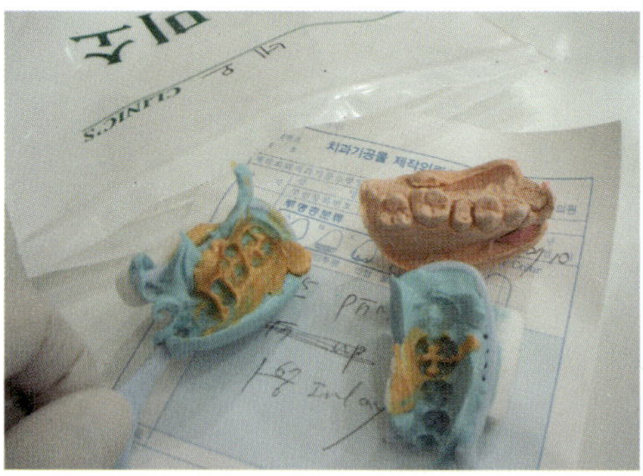

지퍼 팩에 인상채득물 담기

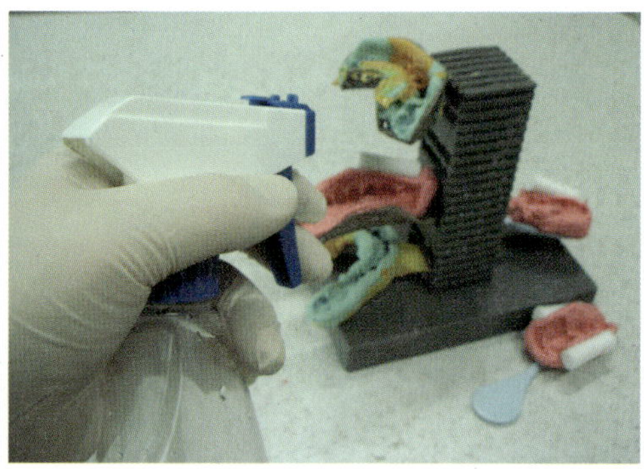

위생관리(알코올 스프레이)

## 2) 병 · 의원 공조 설비

### (1) 스크럽 스테이션

외과적 수술영역이 확대되고 병원의 차별화와 위생의 의식도가 높아짐에 따라 스크럽 스테이션 설치가 늘고 있는 추세이며, 수술의 안전성을 확보하고 무균의 단계를 확대하고 있다.

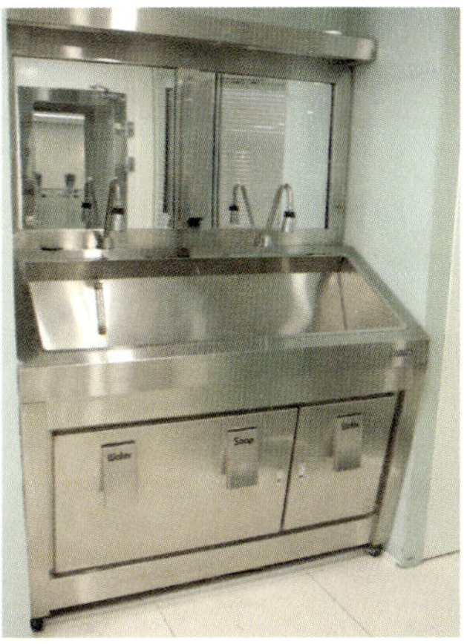

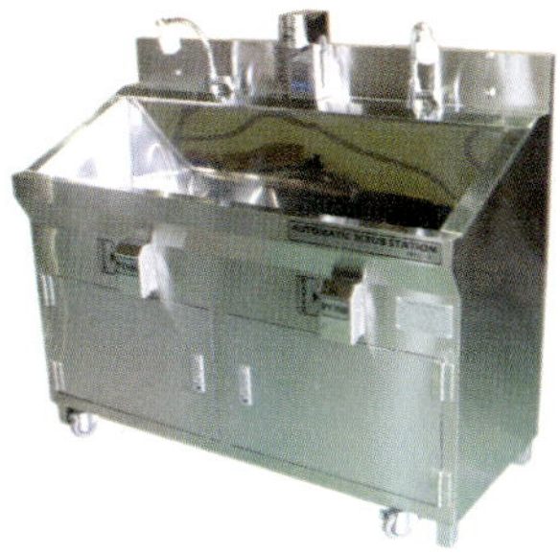

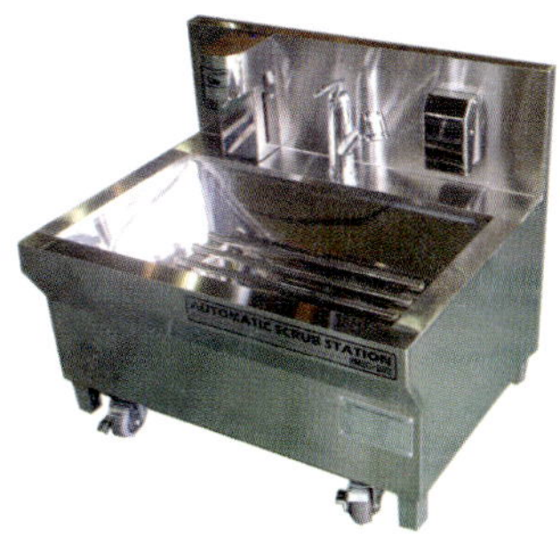

## 3) 기계실의 공조 설비와 배치

치과 병 · 의원 시스템 구축에서 취약한 문제점을 지적한다면, 대기실과 진료실, 외부 장식과 색감, 조명에 치우친 나머지 한쪽 구석 또는 소독실에 통합적으로 기계실을 마련하는 경우가 많다는 것이다.

기계실에 설치된 장비는 인체에 비유하자면 심장과도 같고 병원 설비 중 가장 핵심요소임에도 불구하고 공간배치 및 체적설계에서 문제점이 드러나 직 · 간접적 장비파손의 원인을 제공한다(10장 장비감염관리 중 2. compressor 참고).

고가장비들의 수명연장과 장비의 신뢰성, 위생 및 안전성에 보다 많은 관심이 필요하며, 이는 시스템 관리에 있어 돌발적인 장애요인을 예방할 수 있다.

### (1) 콤프레셔실

① 공기

환기 시스템의 구성에 있어 편안함, 쾌적함을 고려해야 하며 공기의 흐름이 깨끗한 곳에서 덜 깨끗한 곳으로 이동하도록 설계해야 한다.

밀폐되고 비좁은 박스에서의 공기순환은 매우 제한적이고 이상적인 50~60% 상대습도가 알맞으며, 이 환경에서 세균성장을 억제하고 정전기 발생을 감소시킨다. 또한 상대습도는 온도변화에 따라 다르므로 지속적인 외부공기 유입이 필수적이다. 비이상적인 공기순환으로 인해 불필요한 먼지발생, 기류, 곰팡이의 은신처 또는 세균이 증식되는 것은 바람직하지 않다. 너무 높은 상대습도는 곰팡이 성장을 유도하는 습한 환경을 만들어 준다.

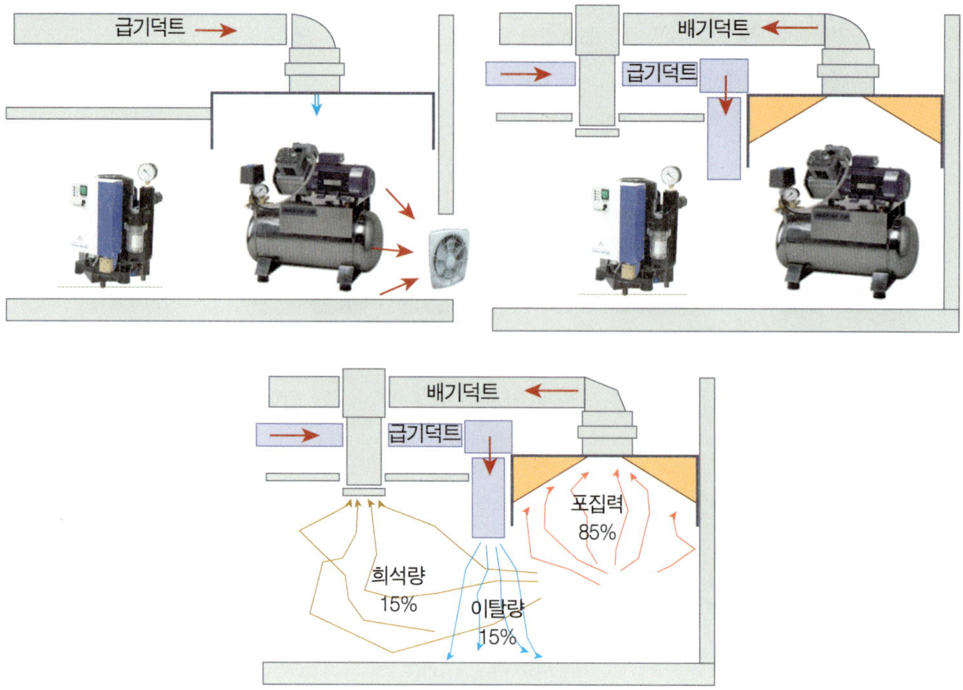


콤프레셔 공간의 덕트 시스템 모형도

## 3. 핸드피스의 교차 감염방지 관리

고속, 저속 핸드피스는 콤프레셔(compressor)에서 건조한 공기를 제공받아 카트리지라는 부속품을 돌려주는 역할을 하며, 평균 회전수는 40만 rpm에서 50만 rpm의 회전으로 치아를 삭제(절삭)하는 기구이다(고속 핸드피스의 경우).

병원에서의 감염관리는 매우 중요한 요소이며 그중 핸드피스는 환자의 구강 내부에서 직·간접적 접촉과 혈흔, 오염물질과의 동시 시술이 이루어져 감염성에 노출된 대표적인 기구이기에 철저하고 완벽한 관리가 중요하다.

또한 미흡한 관리는 핸드피스 내부의 카트리지 수명을 단축시킬 수 있으며, 돌발적인 고장의 원인이 되므로 평소 규칙적이고 정례화된 예방관리만이 안전한 사용과 핸드피스 카트리지의 수명을 연장할 수 있다.

이러한 돌발적인 사고를 예방하고 방지하기 위해서는 무엇보다도 원인에 대해 분석하고 이를 병원에 맞는 감염예방 관리에 적용하는 것이 바람직하다.

### 1) 핸드피스 카트리지 파손원인 7가지

#### (1) 핸드피스 오일작업의 잘못된 상식으로 인한 카트리지 파손사례

① 오일캔(oil can)을 요란할 정도로 흔들지 않고 즉시 분사할 경우

② 오일캔 내용물의 분사거리가 짧을 경우

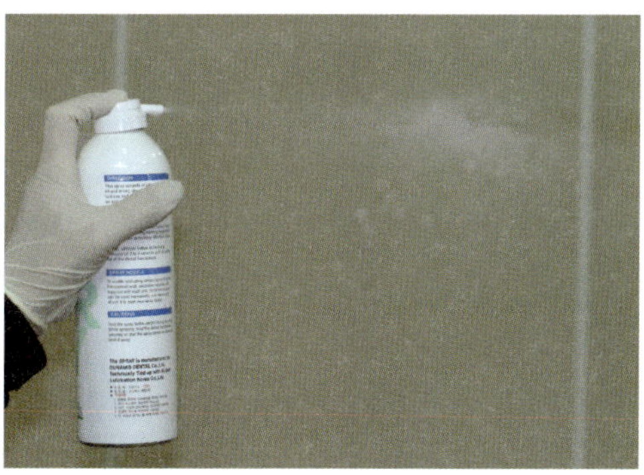

분사거리 최소 20 cm 이내

③ 각종 핸드피스에 알맞는 어댑터를 사용하지 않을 경우

④ 한 가지 어댑터로 여러 종류의 핸드피스를 오일링(oiling)할 경우

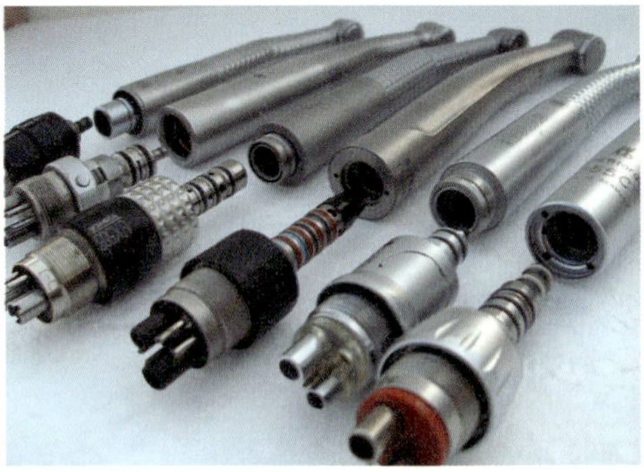
각종 핸드피스의 커플링

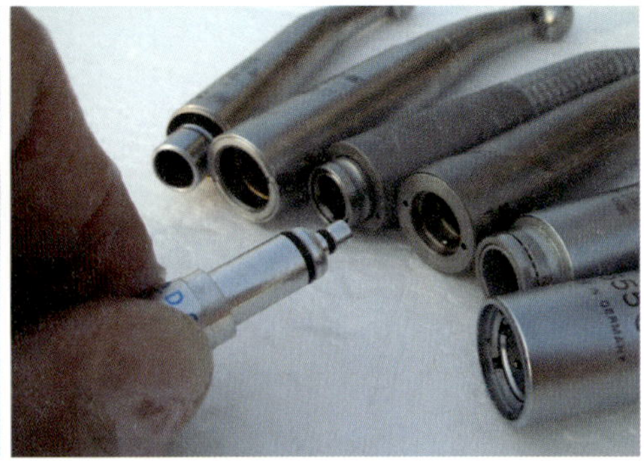
한 가지 어댑터로 여러 종류의 핸드피스를 오일링하는 경우

⑤ 자동 오일세척기에만 의존할 경우(제조사 기능에 따라 다름)

⑥ 스트로(straw, 빨대)로 핸드피스 뒷부분에 무분별하게 오일링을 할 경우

⑦ 핸드피스 헤드 쪽으로 오일액이 아깝다고 한 방울만 나오게 할 경우

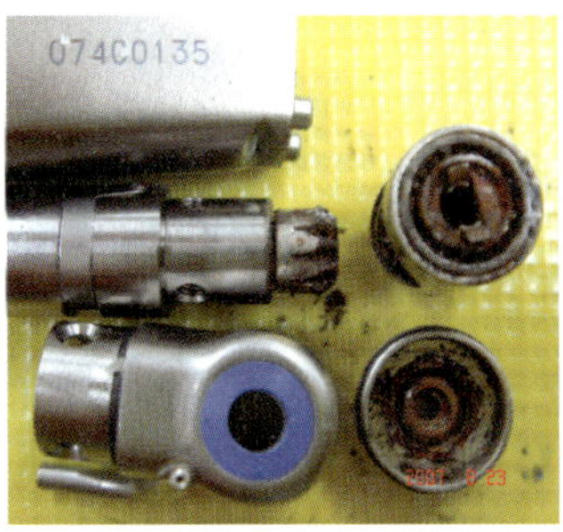

오일링이 부족한 임플란트 헤드

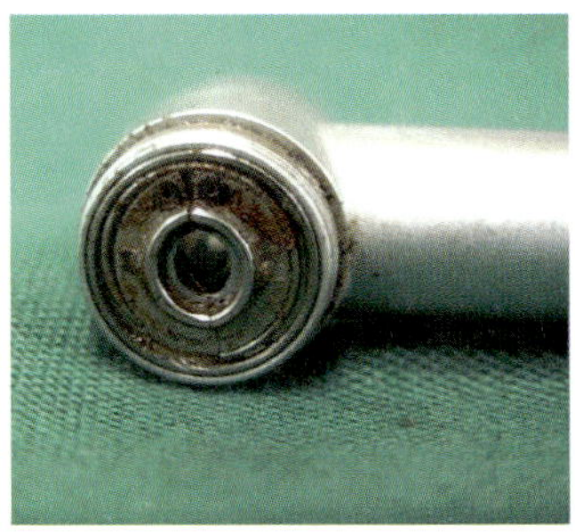
오일링이 부족한 고속 핸드피스 헤드

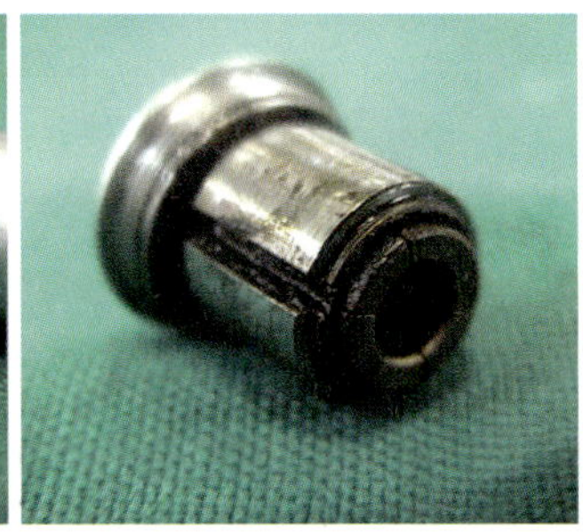
오일링이 부족한 엔도 앵글 헤드

## (2) 불량 버 사용으로 인한 카트리지 파손사례

① 출처가 불확실하고 비공인된 버를 사용할 경우

② 다이아몬드 코팅이 마모된 낡은 버를 사용할 경우

③ 버 기능과 규정에 알맞은 회전수대로 사용하지 않을 경우

녹색 띠 : 450,000 rpm(평균) 　 파란색 띠 : 300,000 rpm(평균)

적색 띠 : 160,000 rpm(평균) 　 노란색 띠 : 120,000 rpm(평균)

④ 메탈 커팅에 적합한 carbide 버를 사용하지 않을 경우

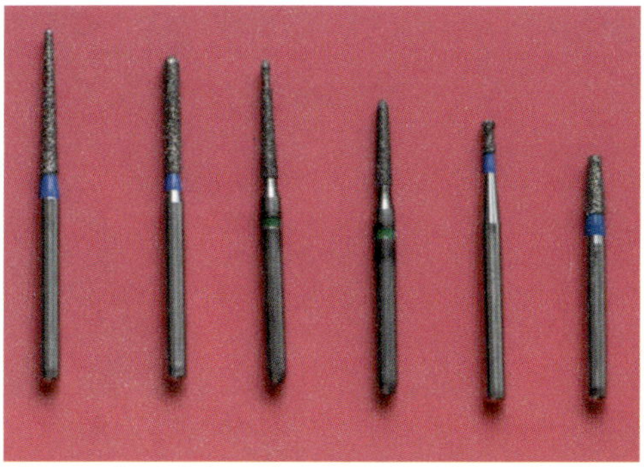

diamond bur

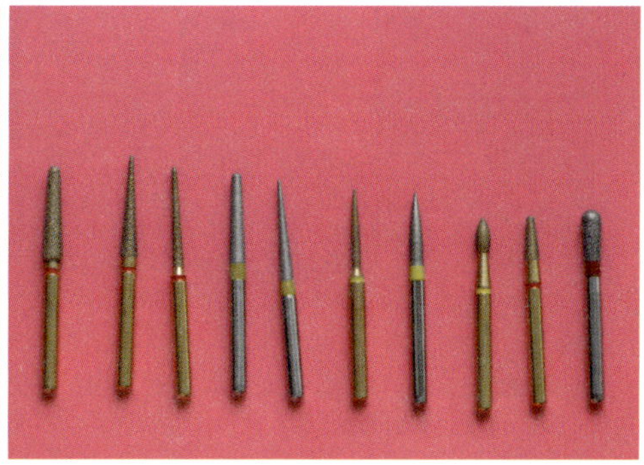

polishing bur

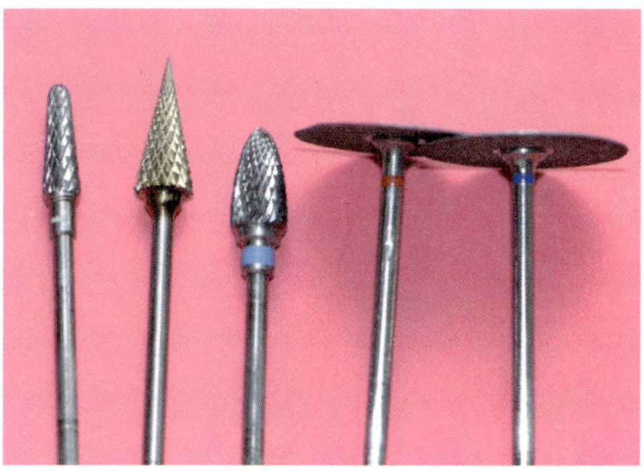

denture bur

### (3) 콤프레셔의 오염물질과 응축수로 인한 카트리지 파손사례

① 정기적으로 탱크 내부의 응축수를 제거하지 않을 경우

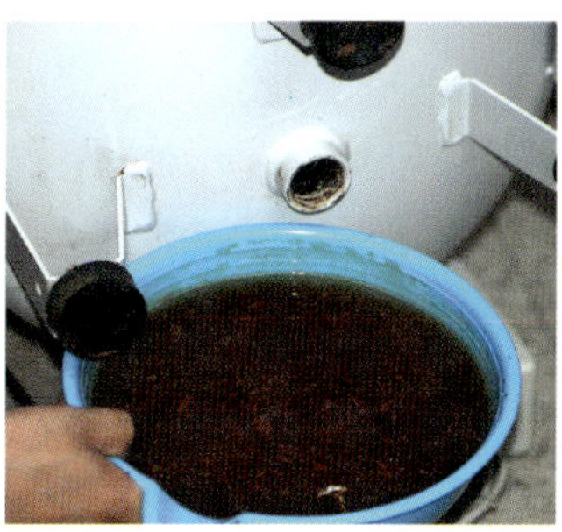

응축수 대량 검출상태

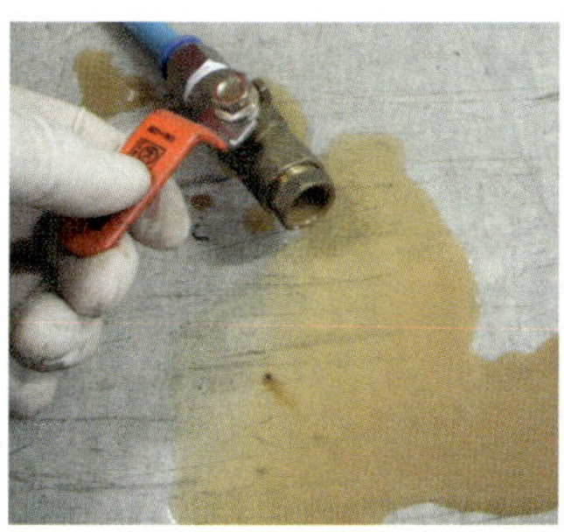

응축수 배출(부식상태)

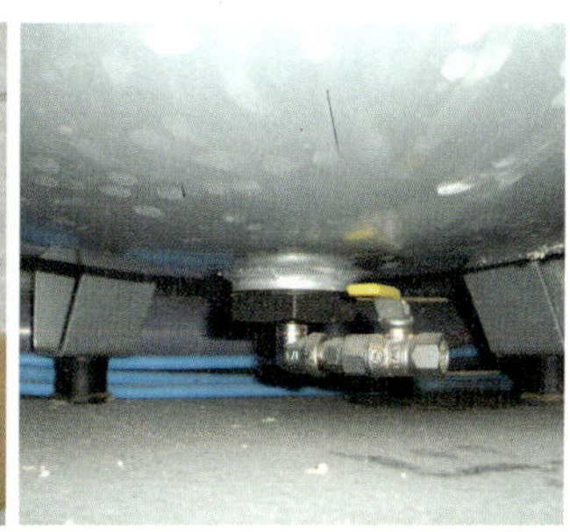

응축수용 밸브가 탱크하부에 설치된 사례로 병원에서는 기능이 없는 걸로 판단 함(판매자의 고지의무 못함)

② 기계의 성능만 믿고 응축수를 제거하지 않을 경우

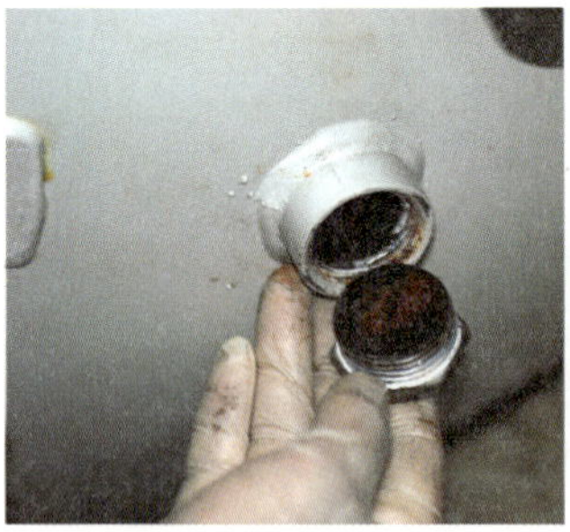

탱크 내 이물질 검출

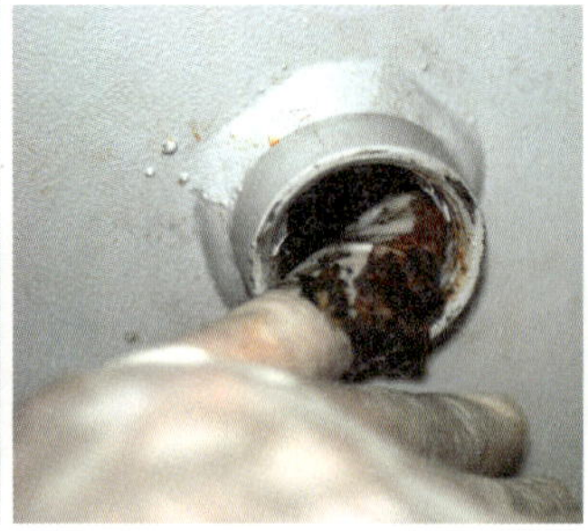

이물질 검출

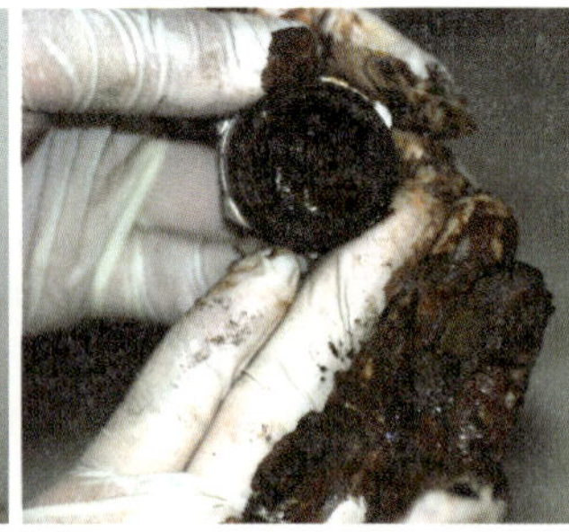

부유물질 검출

③ 기계실 내 통풍이 부족할 경우

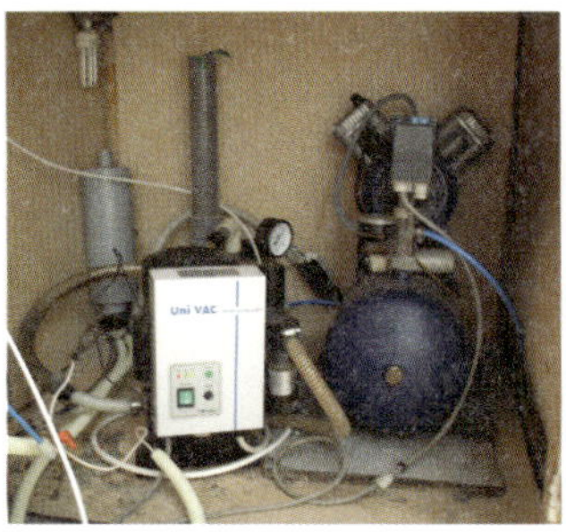

협소한 공간(환풍기 무)

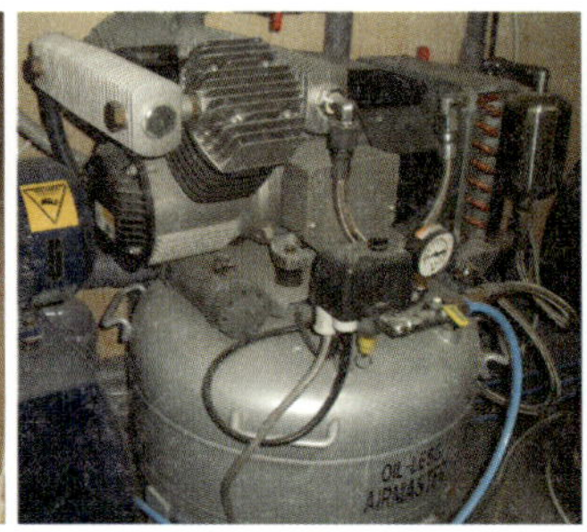

협소한 공간(환풍기 무)

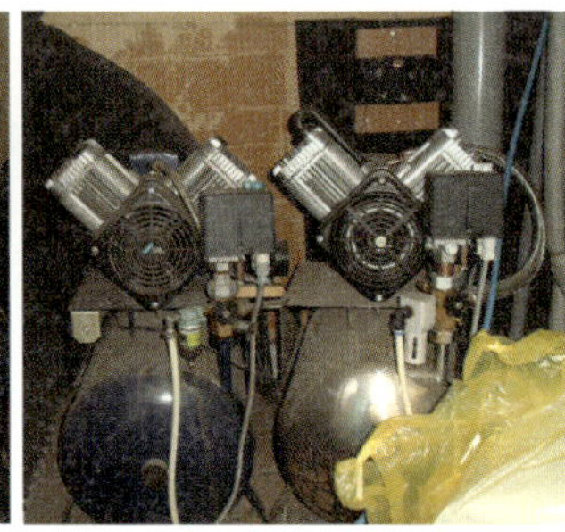

면적대비 환풍기 용량 부족

④ 기계실이 밀폐되어 있고 협소할 경우

⑤ 기계실에 콤프레셔와 석션 모터(suction motor)가 같이 설치되어 있을 경우(매우 위험)

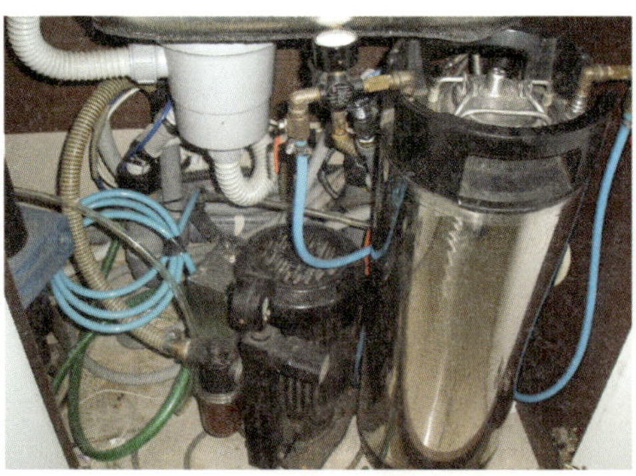

싱크대 내부에 설치된 사례

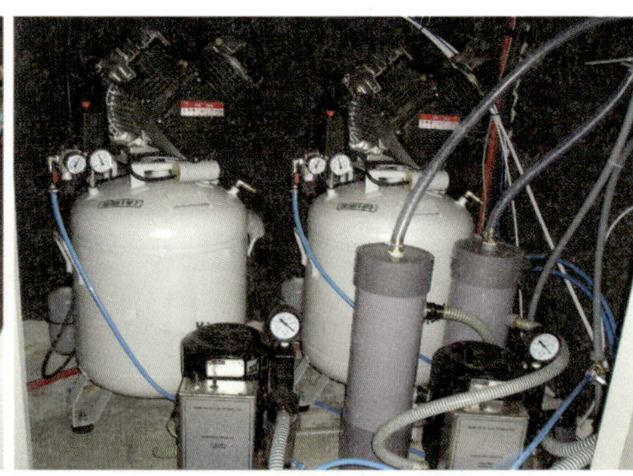

좁은 공간에 기기를 같이 설치한 사례

⚠ 콤프레셔와 석션 모터가 같이 설치되어도 무방한 경우는 환풍기(급기, 배기) 시스템이 완벽하고, 석션 모터 배기구도 별도로 설치된 경우이다.

⑥ 응축수 개 · 폐용 밸브를 열어 놓고 퇴근할 경우

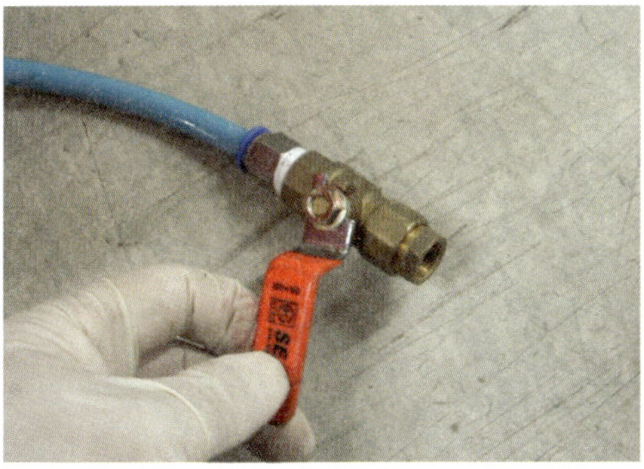
응축수 밸브를 열어 놓고 퇴근할 경우

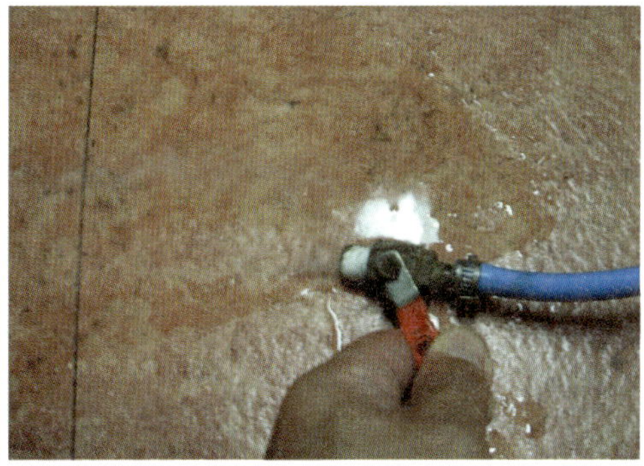
응축수 밸브 일부파손

### (4) 테이블로 공급되는 공기압력 편차로 인한 카트리지 파손사례

테이블까지 공급되는 적정 공기압력이 부족하면 핸드피스 헤드까지 무리한 조건으로 회전하게 되어 카트리지에 피로와 무리를 주어 조기파손의 원인이 된다.

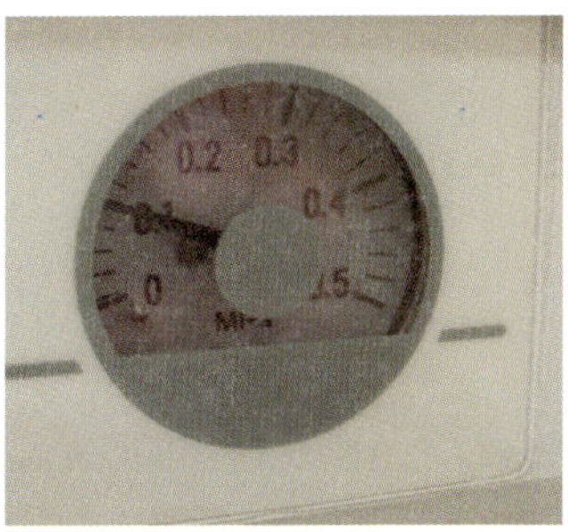
저속 압력

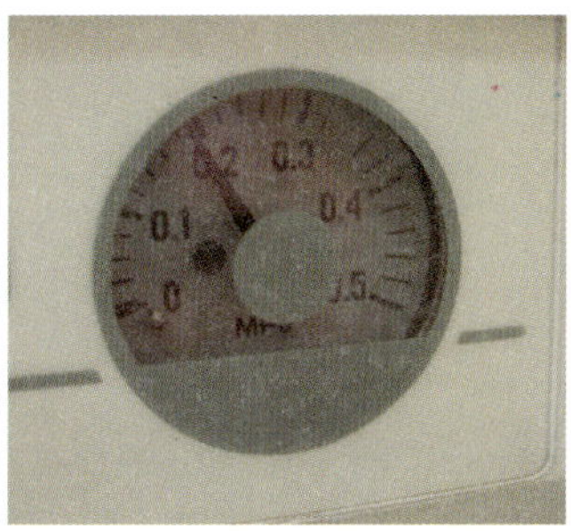
중간 압력

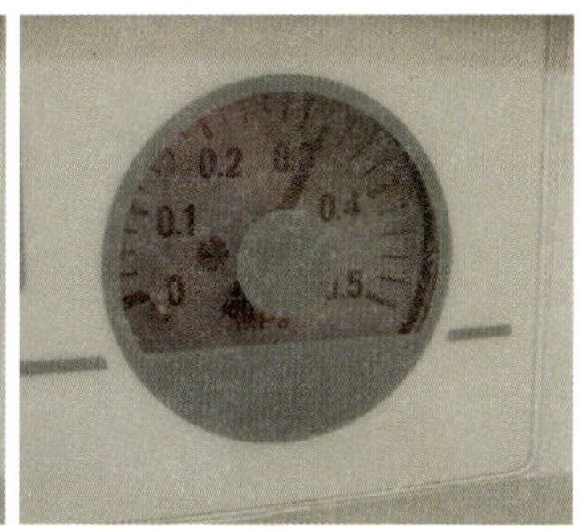
최대 압력

#### check point 1

- 고속 핸드피스를 들고 페달을 천천히 깊이 밟으며 테이블 압력게이지를 관찰하여 평균 3.5 $kg/cm^2$ 이내 압력이 나오는지 확인한다.
- 만약 상기압력의 수치를 가리키지 않으면 압력 보정을 하여야 한다.
- 압력게이지가 테이블 밑에 있을 경우 페달을 깊이 밟으면서 거울을 이용하여 게이지 눈금을 확인한다.

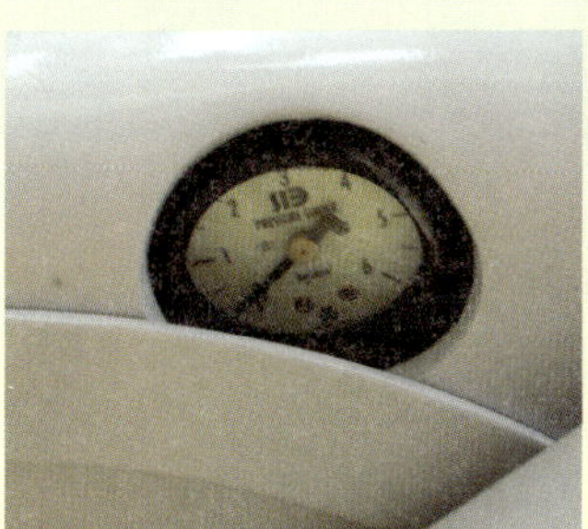
공기압력 게이지 밑에 설치

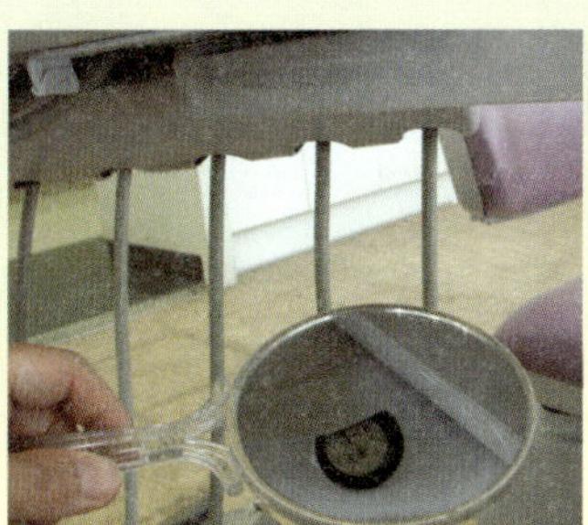
거울을 이용한 관찰

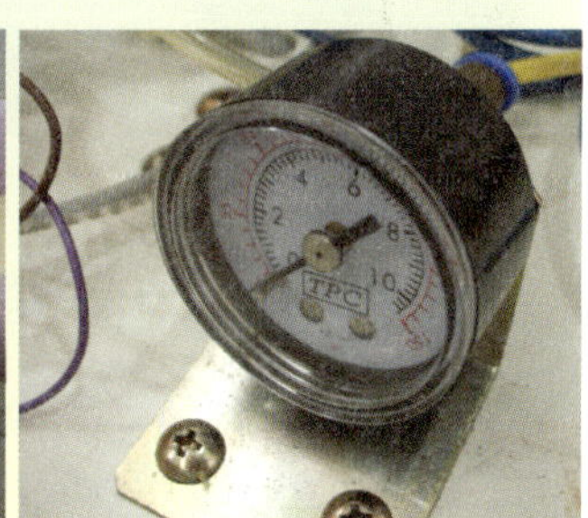
테이블 내부에 있는 상태

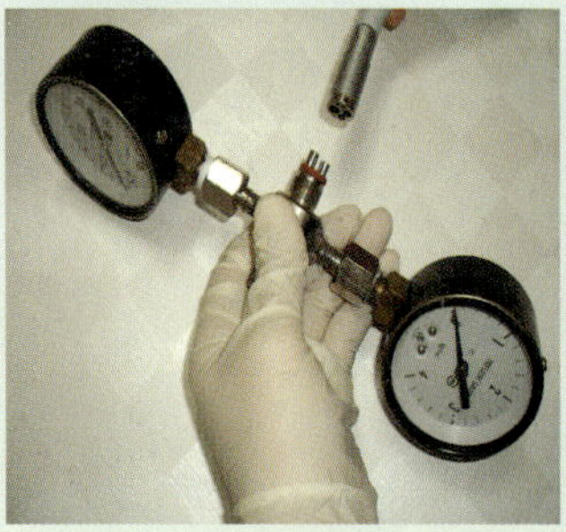

측정기에 어댑터 조립과정

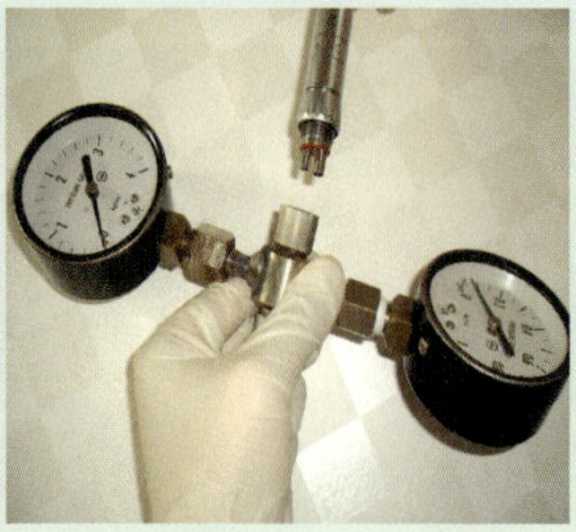

측정기에 핸드피스 조립과정

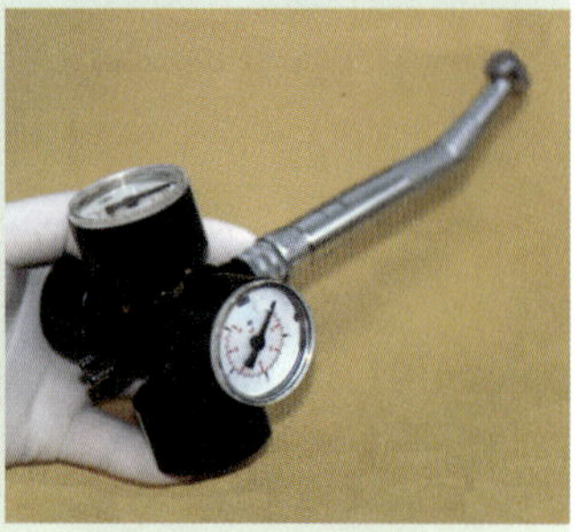

기타 측정기(기능동일)

### check point 2

- 핸드피스 압력 측정기를 이용하여 핸드피스 헤드까지 도달하는 압력이 평균 2.5 kgf/cm²가 유지되어야 한다. 반드시 테이블의 압력 게이지가 3.5 kgf/cm²로 유지되는 조건이어야 한다.

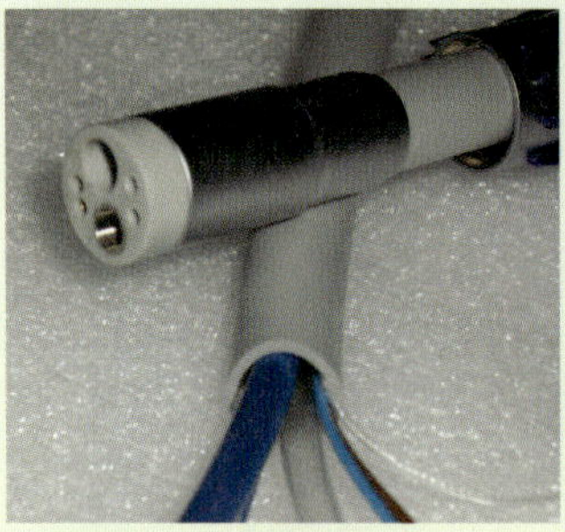

핸드피스 4홀(hole) 튜빙(tubing)

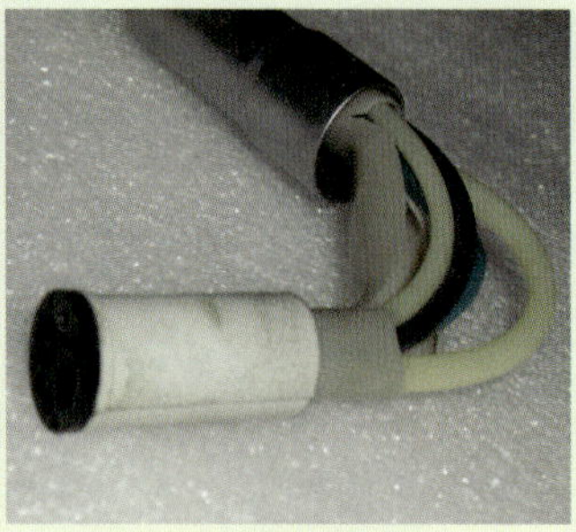

튜빙 오염(경화)상태

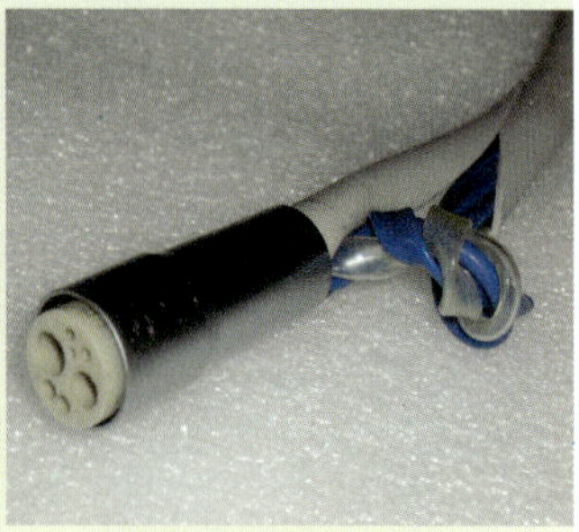

튜빙 내 홀 꼬임현상

- 핸드피스 압력 측정기에 의해 압력변화를 측정하여도 테이블측 게이지 압력은 정상이고, 핸드피스 헤드쪽 압력의 변화가 2.5 kgf/cm²일 땐 튜빙 내부의 문제 또는 카트리지 문제로 의심할 필요가 있다.

**⚠ 정비순서**

- 일반적으로 체어(chair)측 정비박스를 개방하고 에어압력조절기(필터 겸용)의 밸브를 잠근다.

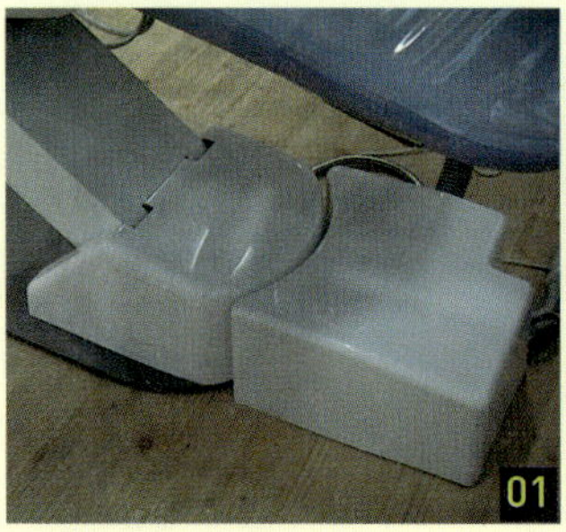


체어 정비구 박스

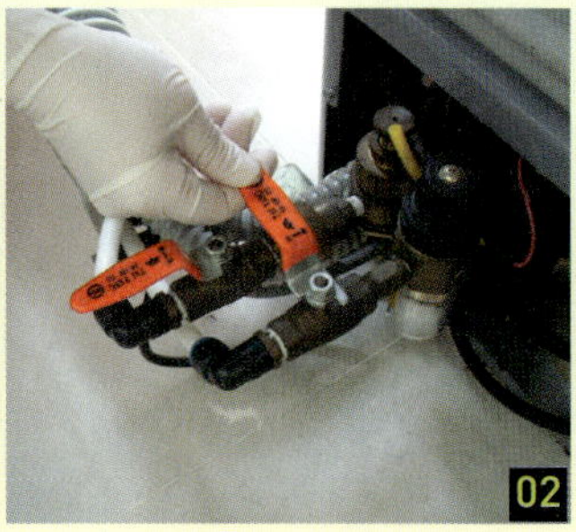


에어압력 조절기(필터 겸용)

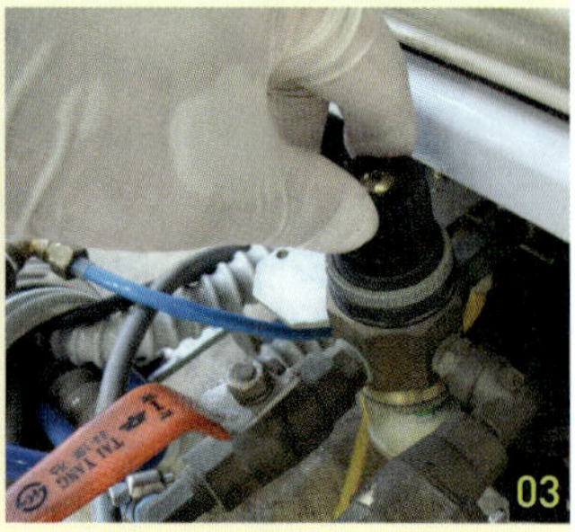


핸들 위로 당기기

- 게이지 눈금을 가리킨 수치를 기억한 후, 에어압력조절기를 적당한 범위로 돌리면서 압력을 가늠하며 돌린다.

⚠ 안전을 위해 모든 검정색 손잡이는 고정되어 있으므로 위로 뽑아 당기면 안전장치가 풀린다.

⚠ 적정 압력을 맞춘 후에는 원래 상태로 눌러서 안전장치를 고정시키도록 한다.

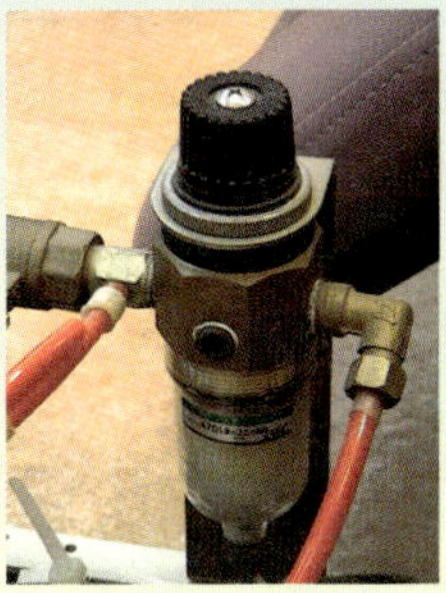

에어 압력 조절기(필터 겸용)

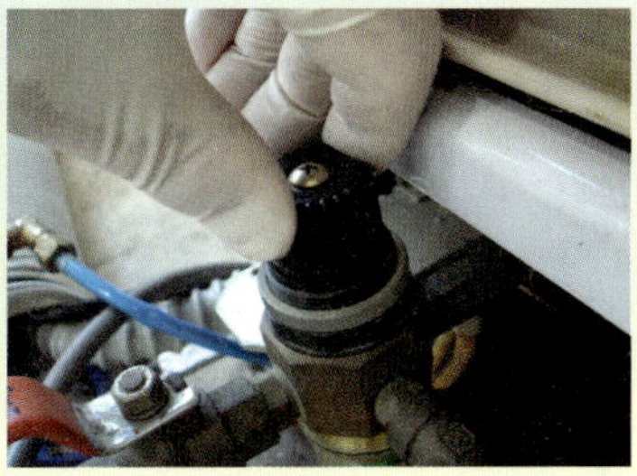

압력감압 또는 증가

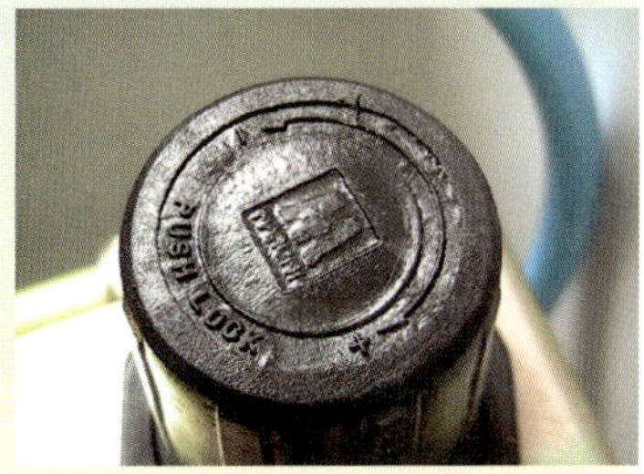


오른쪽 회전 : 압력 증가
왼쪽 회전 : 압력 감압

• 다시 에어압력조절기의 밸브를 개방하여 테이블 압력을 확인(반복)한다.

### (5) 핸드피스 헤드의 외부적 충격으로 인한 카트리지 파손사례

① 진료 중 핸드피스를 잡다가 부주의로 떨어뜨리는 경우

② 오일 세척할 때 부주의로 떨어뜨리는 경우

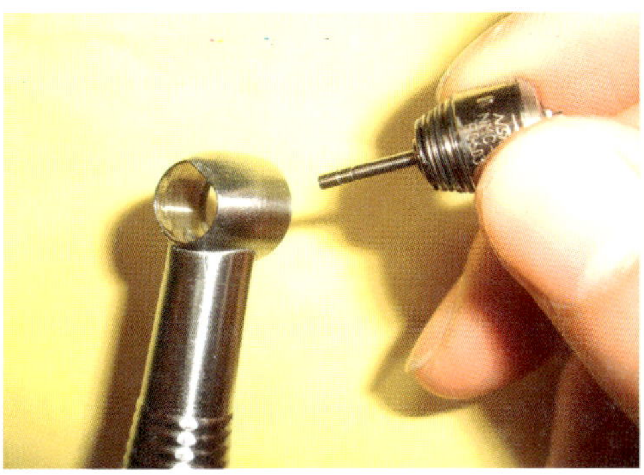

외형이 찌그러진 상태

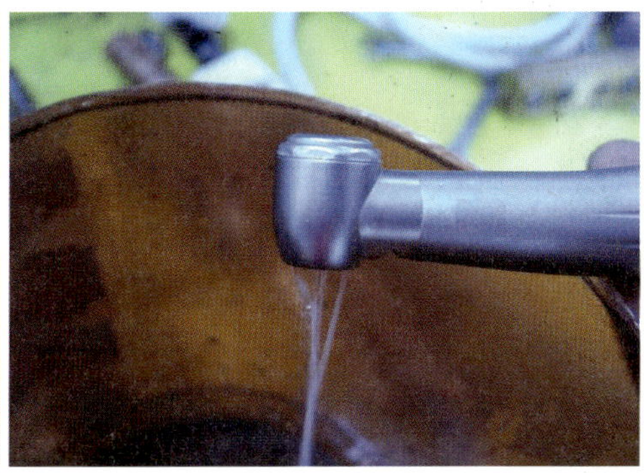

외부 충격으로 주수용 물구멍이 어긋난 상태

③ 오일 세척할 때 느슨하게 잡다 오일캔의 압력으로 날려버리는 경우

④ 떨어진 충격으로 주수용 구멍이 어긋난 경우

⚠ 물 공급은 버의 열 발생의 냉각효과와 마모를 저하시키고, 삭제된 치아의 치수보호 및 카트리지로 전달되는 열전도를 줄여주는 기능이므로 매우 중요한 부분이다.

## (6) 미니 핸드피스에 표준 버 사용으로 인한 카트리지 파손사례

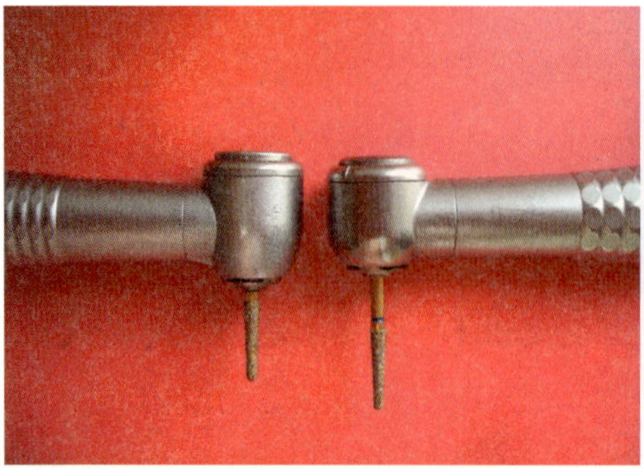

일반 버를 미니 핸드피스에 삽입한 상태

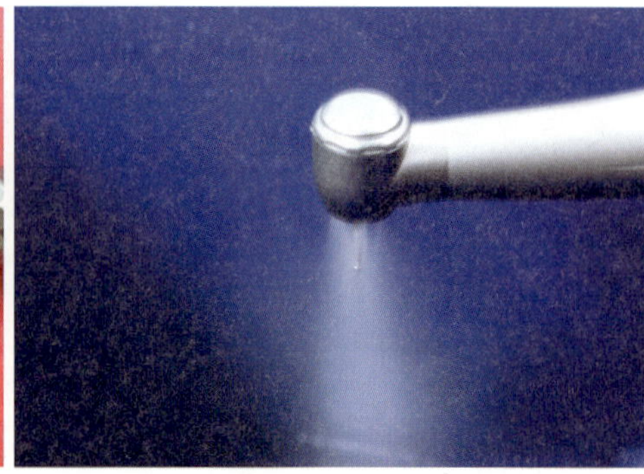

정상적으로 물이 스프레이 되는 듯 보임

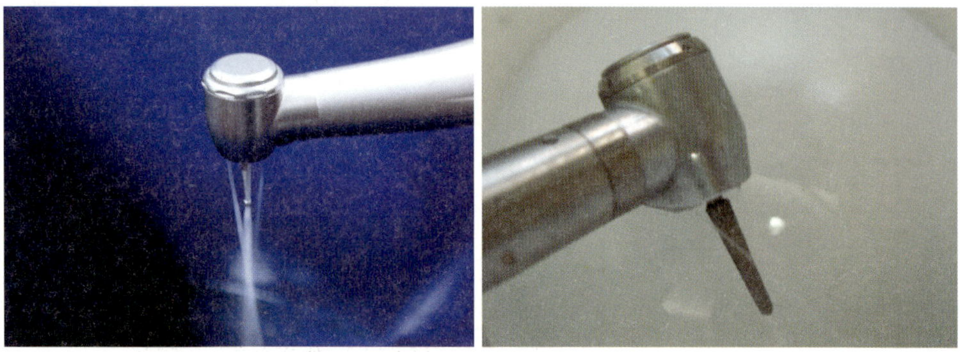

물기둥이 삽입된 버에 닿지 않는 상태(가공한 짧은 버를 사용하는 경우)

① 미니용 핸드피스에 표준 버를 삽입하여 삭제할 경우
- 미니용 핸드피스의 공기압력 : 평균 2.2 kgf/cm² 이내(제조사마다 다름)
- 표준용 핸드피스의 공기압력 : 평균 2.5 kgf/cm² 이내(제조사마다 다름)
- 핸드피스 헤드까지의 도달 압력을 말함

② 일반 표준 핸드피스에 인공적으로 가공 된 짧은 버를 사용할 경우

③ 핸드피스 헤드로 공급되는 물량이 부족할 경우

## (7) 국제적 요건충족이 부족한 핸드피스 세척기로 인한 카트리지 파손사례

일부 시중에 유통되는 제품 중 '멸균기' 라는 수식어를 이용하여 상품화된 제품들이 있는데 이는 소비자인 치과의사와 관계자를 기만하는 것이다. 오히려 여과되지 못한 기능으로 핸드피스카트리지를 파손시키는 경우도 발생할 수 있다.

챔버 내 대기 압력에서 화학적 인디케이터 및 생물학적 인디케이터 테스트를 통해 국제적 인증요건과 과학적인 검증 및 신뢰가 요구되어야만 멸균기란 수식어를 쓸 수 있다.

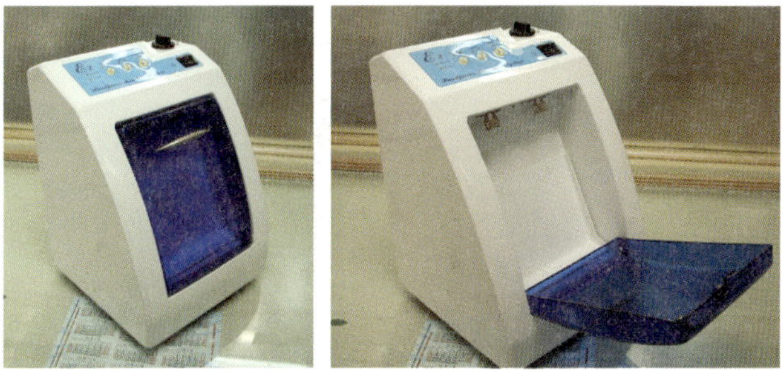

일반 핸드피스 오일 세척기

## 2) 고속 핸드피스의 감염방지 예방법

### (1) 오일링방법(수동)

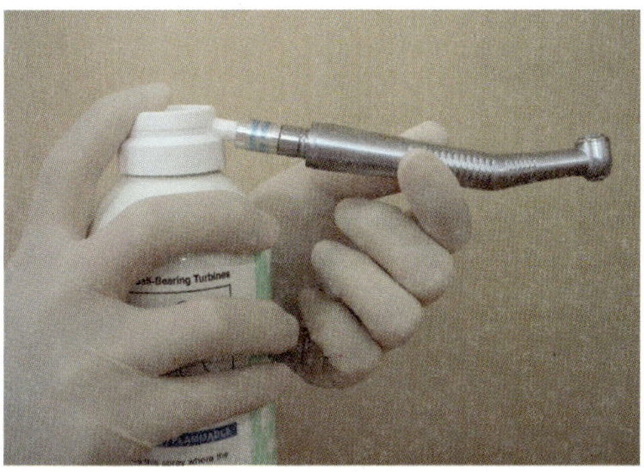

고속핸드피스

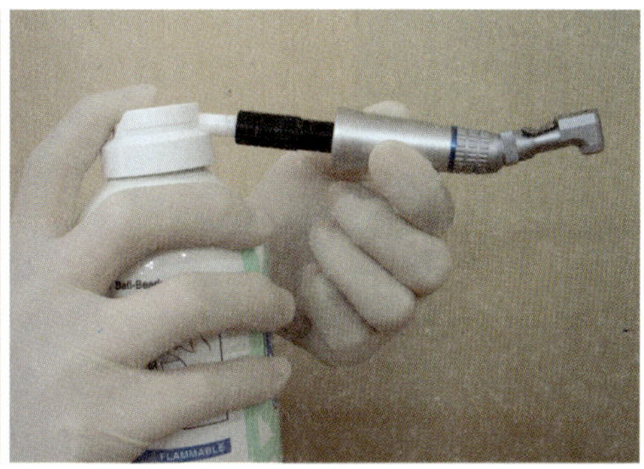

콘트라앵글

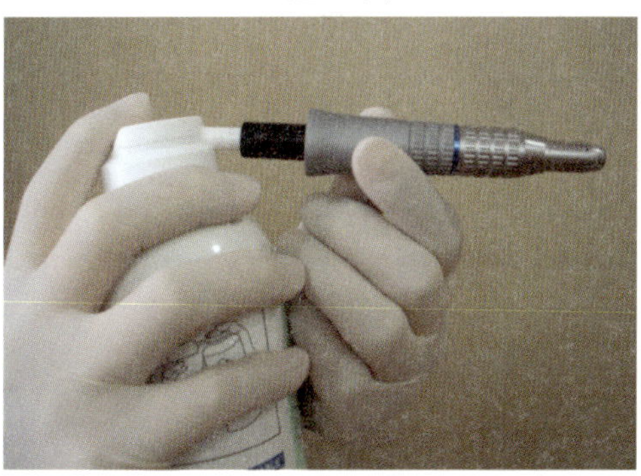

스트레이트 모터

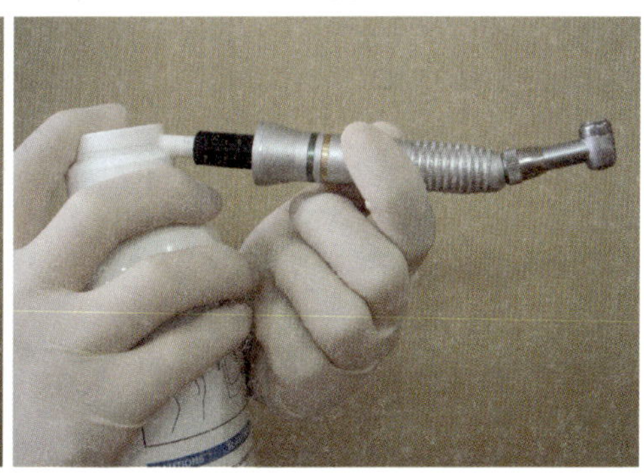

앤도 앵글

### (2) 고속 핸드피스카트리지의 분해와 관리방법(Model : MACH-QD(NSK)의 경우)

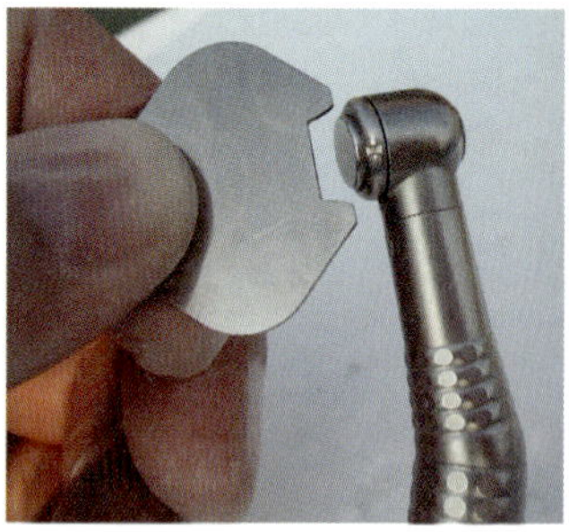
핸들 키 사용

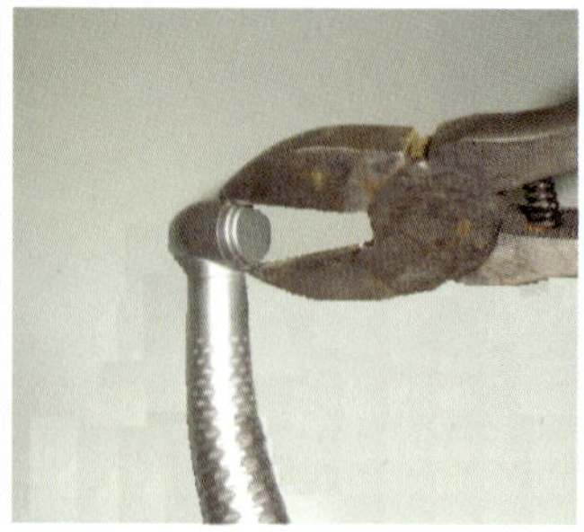
연장사용 금지

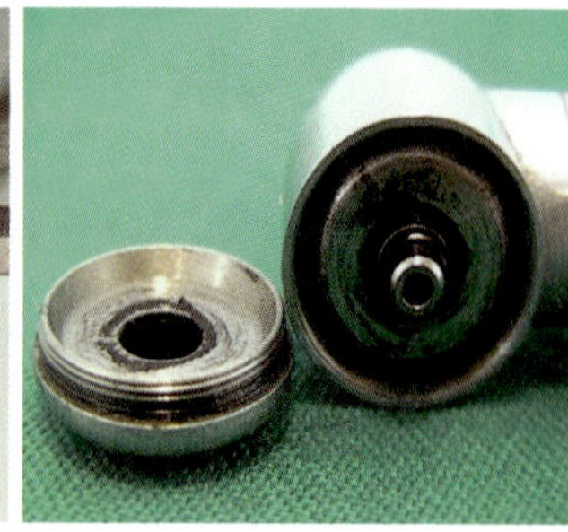
캡 분리(오염물질 확인)

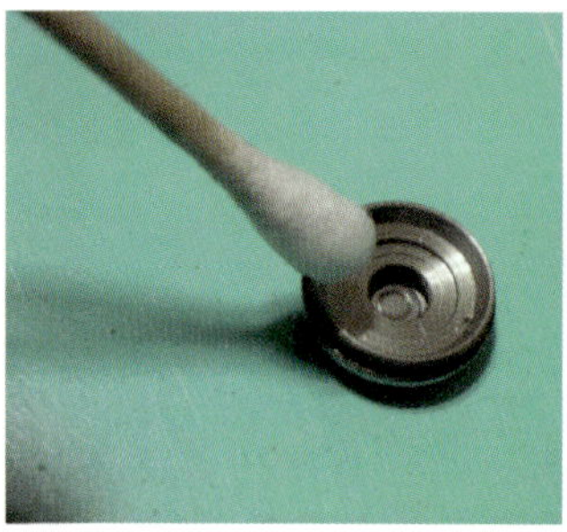
면봉으로 캡 내부세정

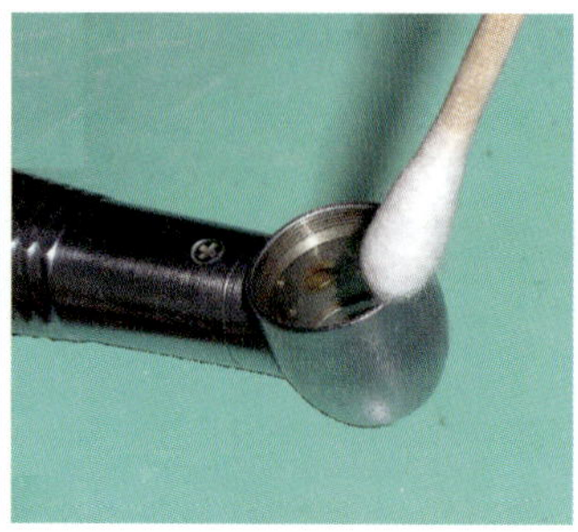
헤드 내부세정(실사제거)

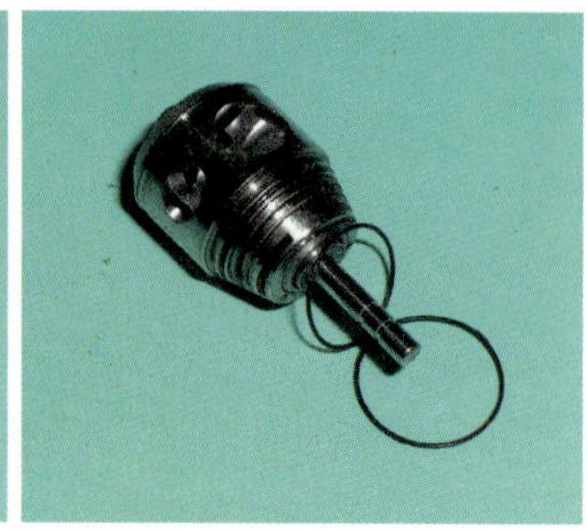
O-ring 분실주의

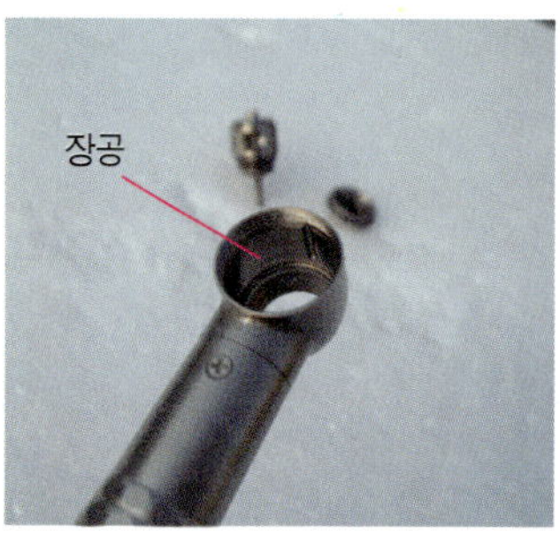

헤드내부 장공 확인

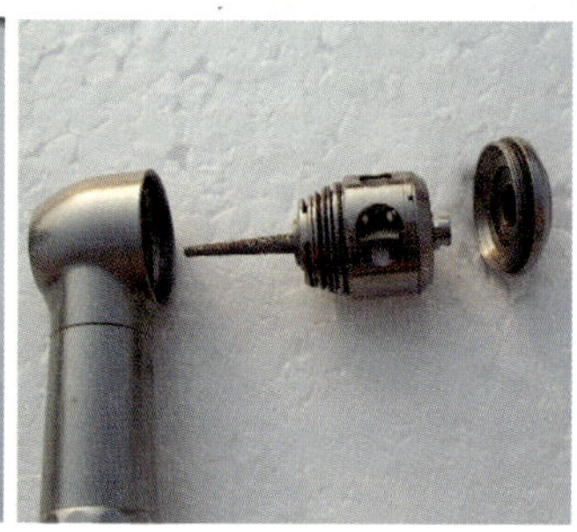
버 삽입된 채로 조립

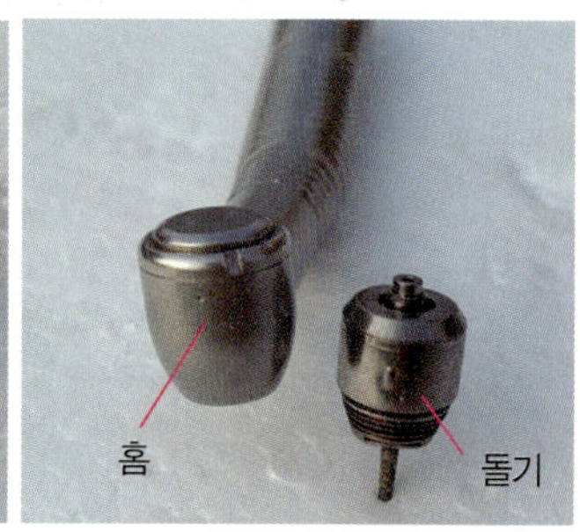

카트리지 돌기와 홈 확인

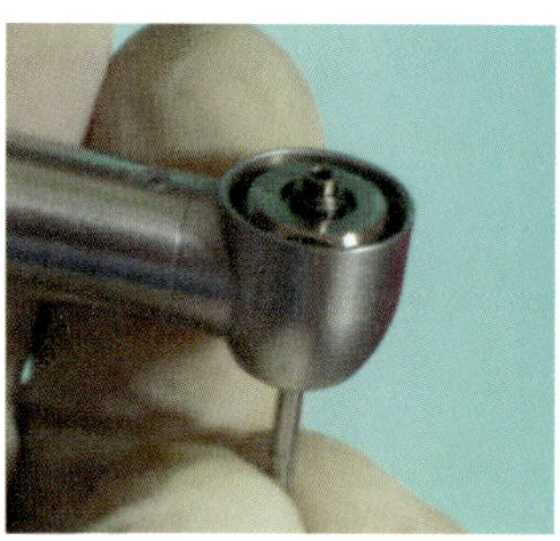
회전 확인

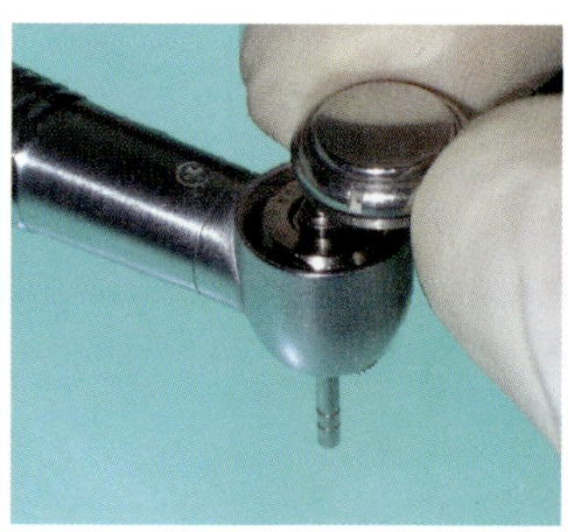
캡 안착 후 조립

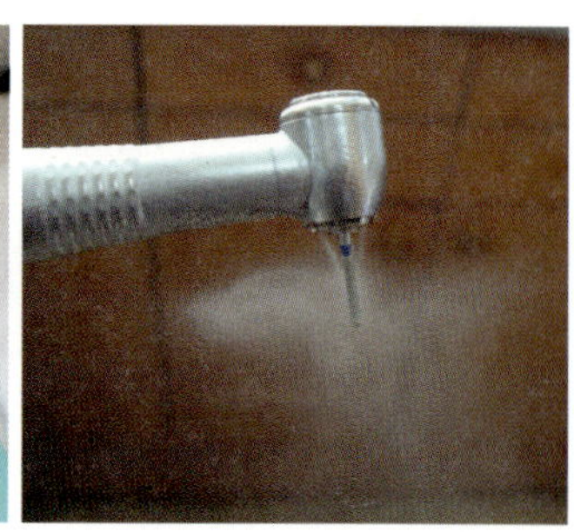
회전 및 물 분사육안검사

### (3) 핸드피스 튜빙 감염방지

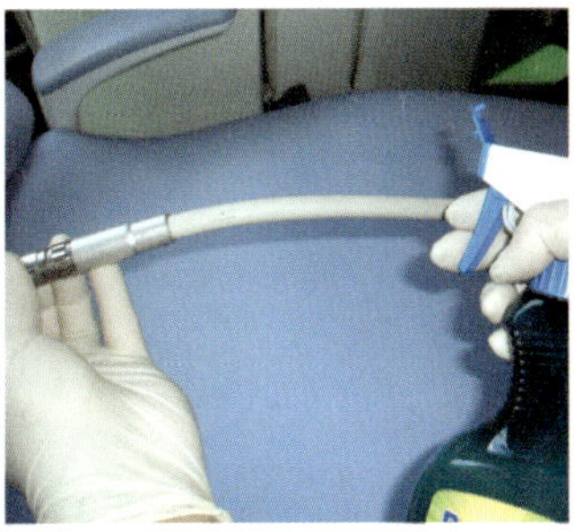

세정제 스프레이

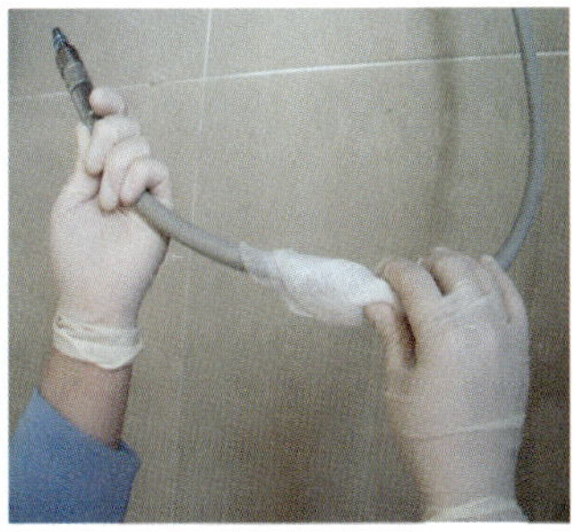

파우더 파운데이션

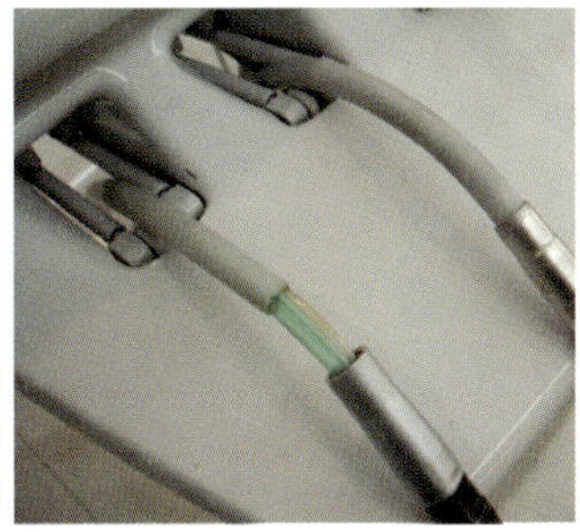

오일감염으로 이탈된 상태

## 3) 저속 핸드피스의 감염방지 예방법

### (1) 카트리지 분해와 관리방법(Model : BB-L(NSK)의 경우)

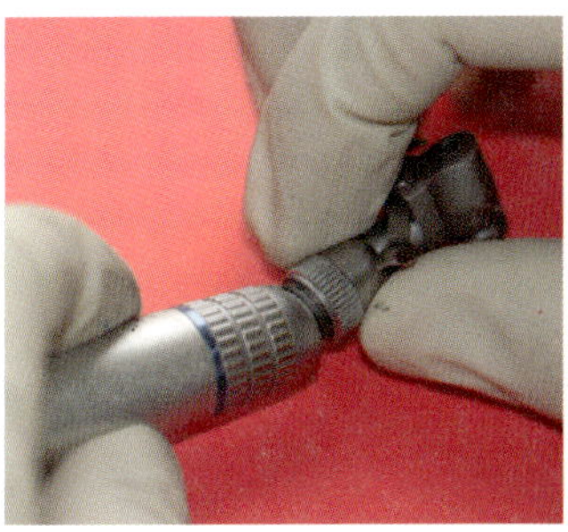

본체에서 헤드 분리과정

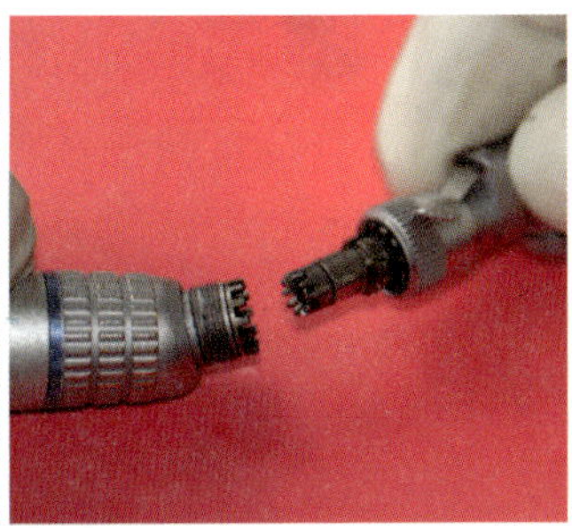

헤드 분리상태

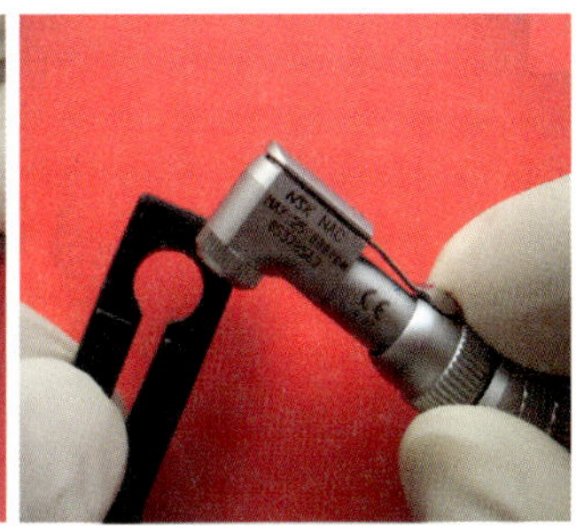

핸들 툴로 캡 분해

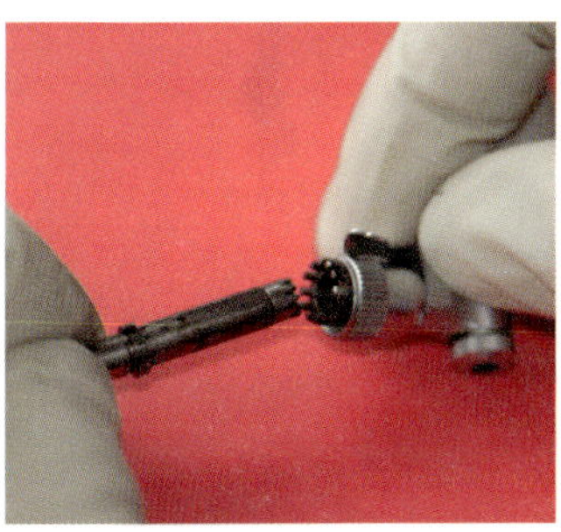

로터샤프트 분리

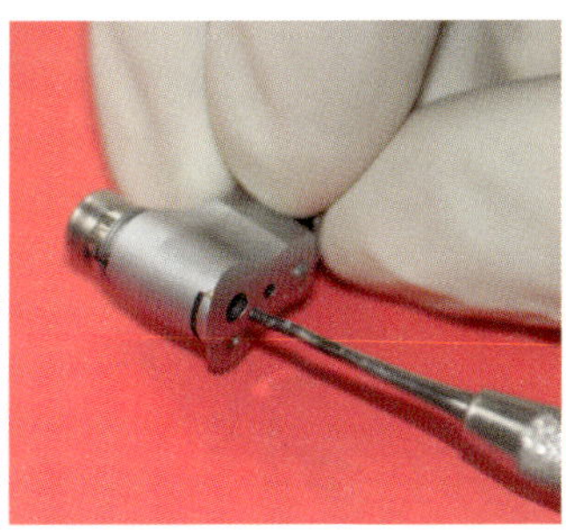

카트리지 분해(나무재질의 면봉단면 사용)

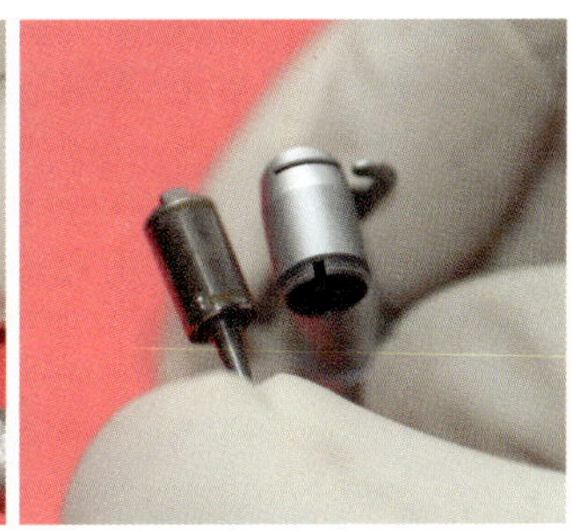

카트리지 분리 상태

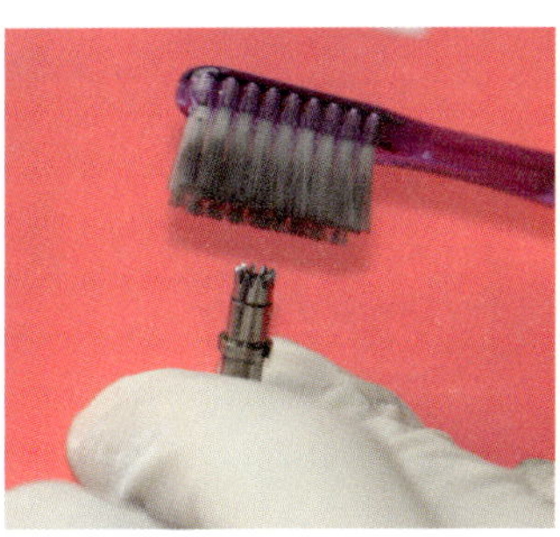

로터샤프트 세정

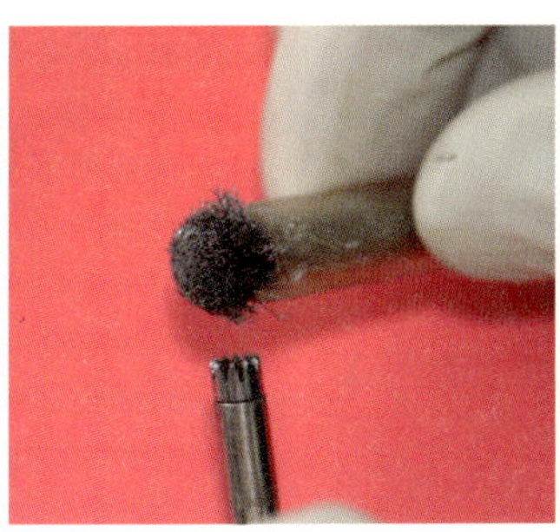

메탈 브러시 사용금지

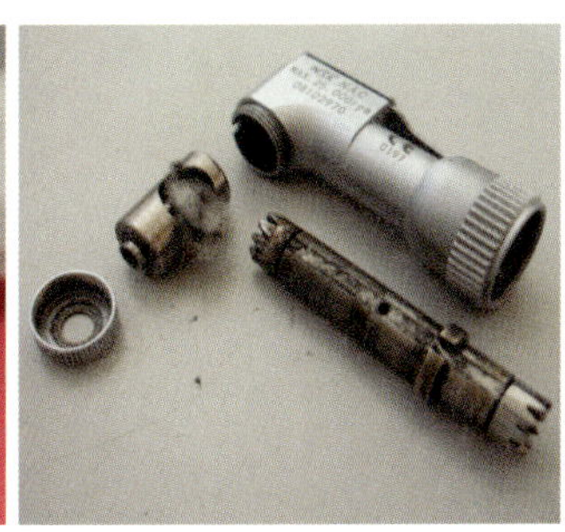

제거되지 못한 실사(오염물질)

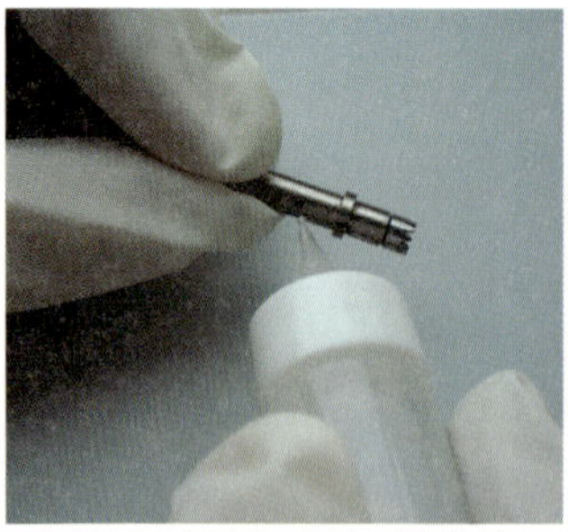
터빈오일 급유

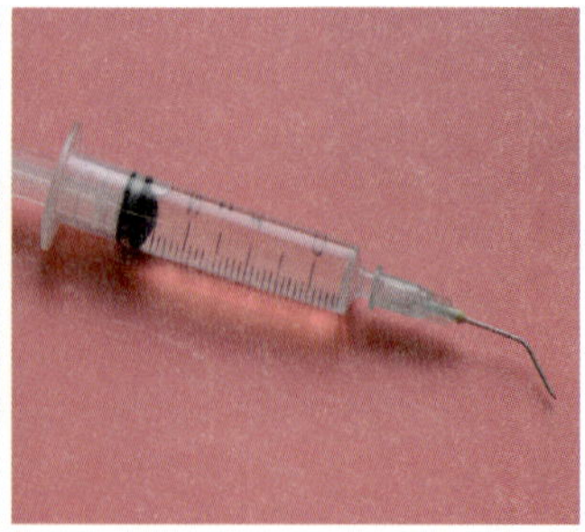
터빈오일 시린지에 담기

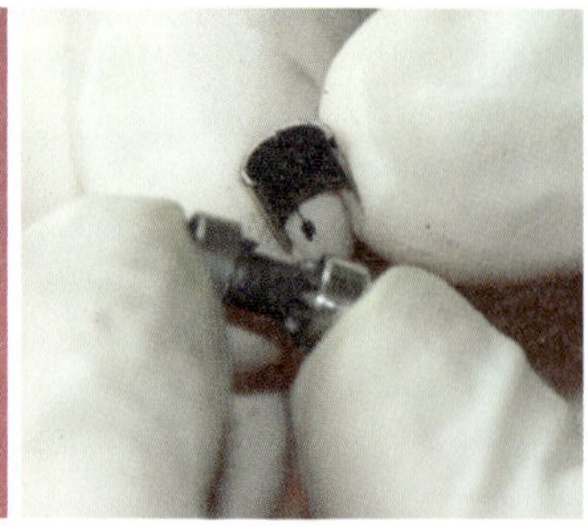
카트리지 내부 오염상태

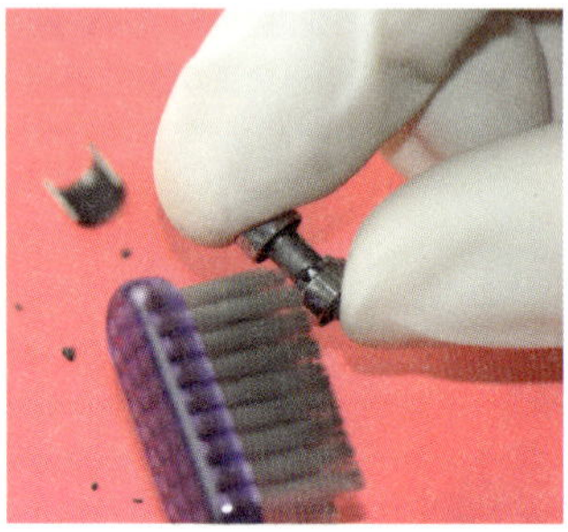
카트리지 세정방법 1

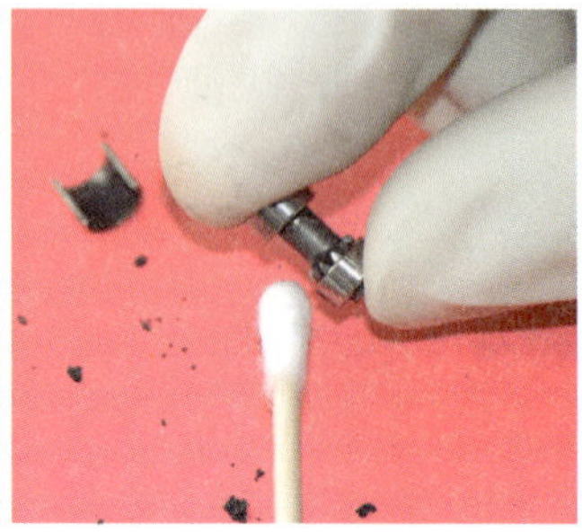
면봉으로 세정방법 2

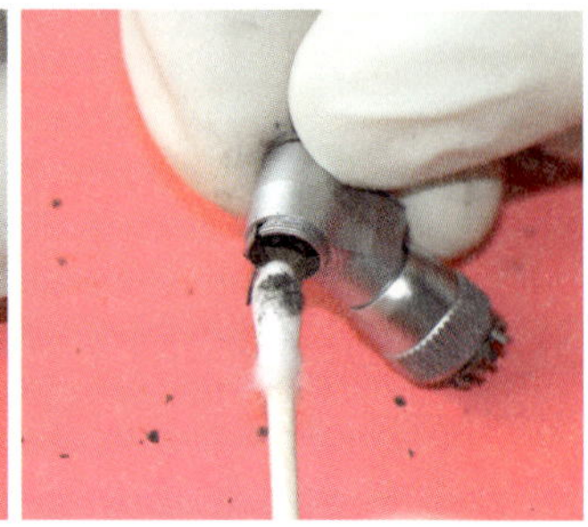
카트리지 삽입구멍 세정

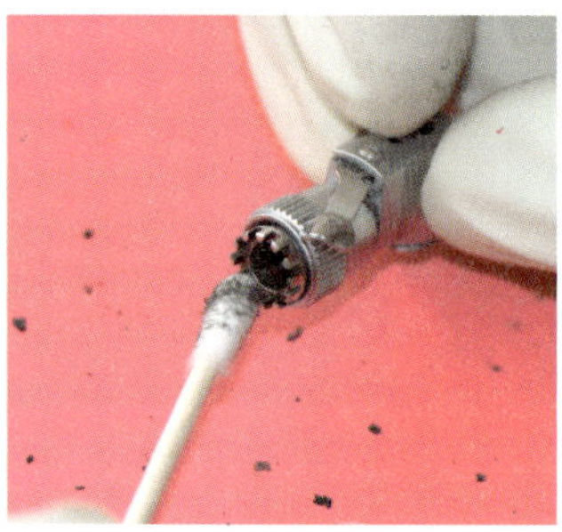
로터샤프트 삽입구멍 세정

### (2) 콘트라앵글 본체관리

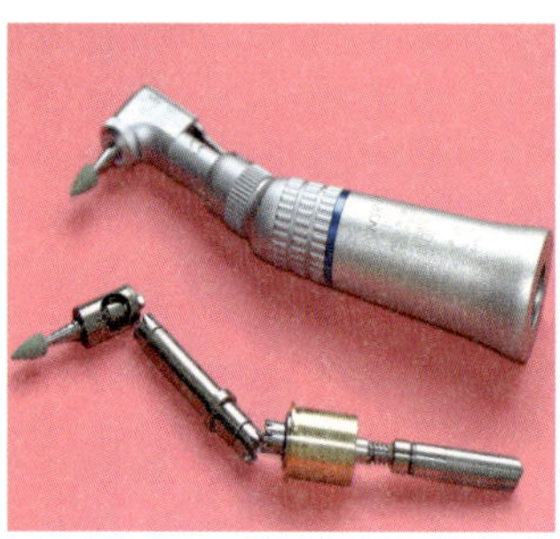
콘트라앵글 내부 조립도

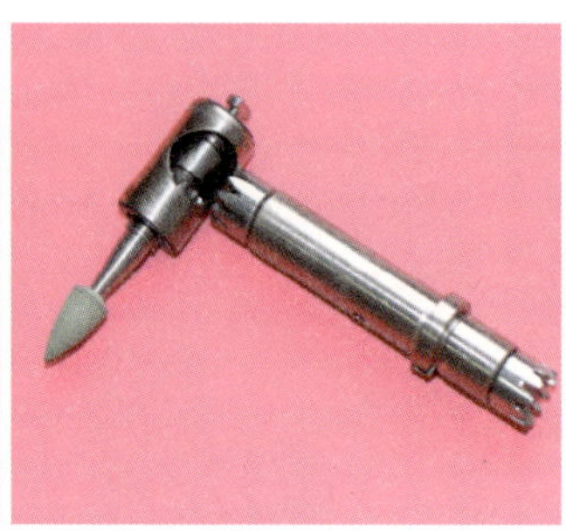
카트리지와 로터샤프트 조립도

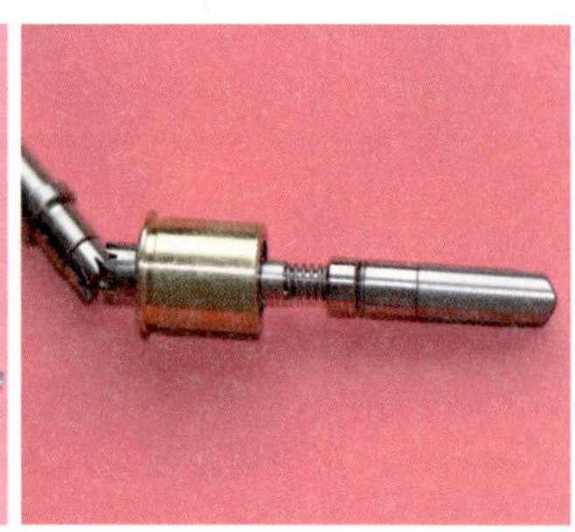
로터샤프트와 클러치 조립도

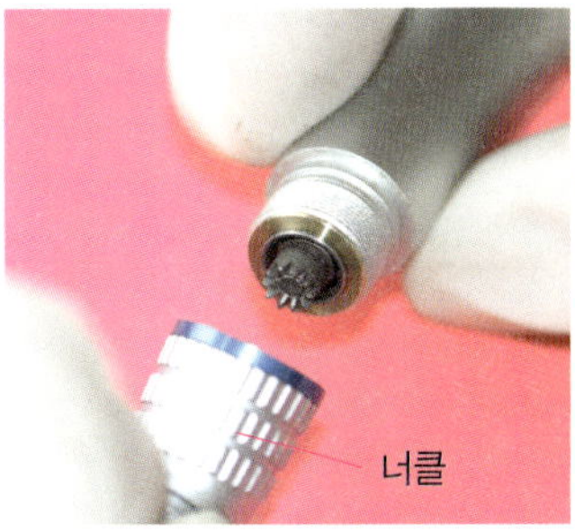

너클 분리

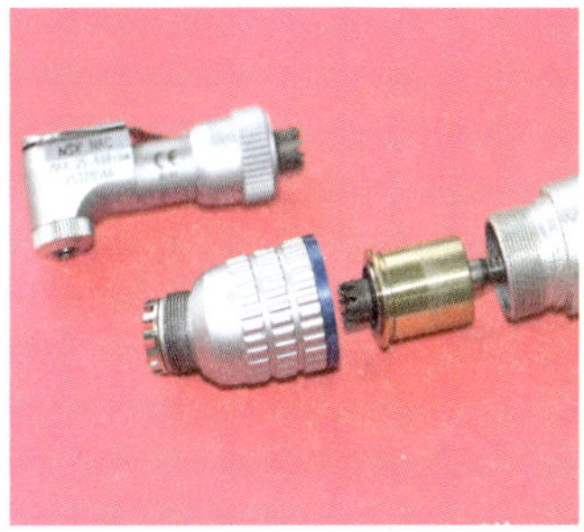
헤드 및 너클, 클러치 분리

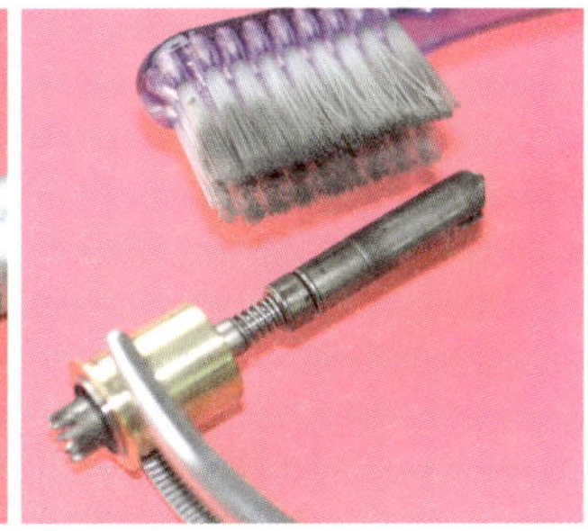
클러치 세정 1

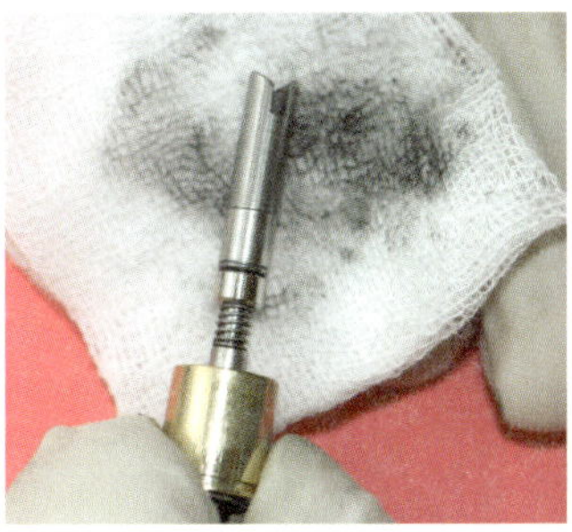
클러치 세정 2

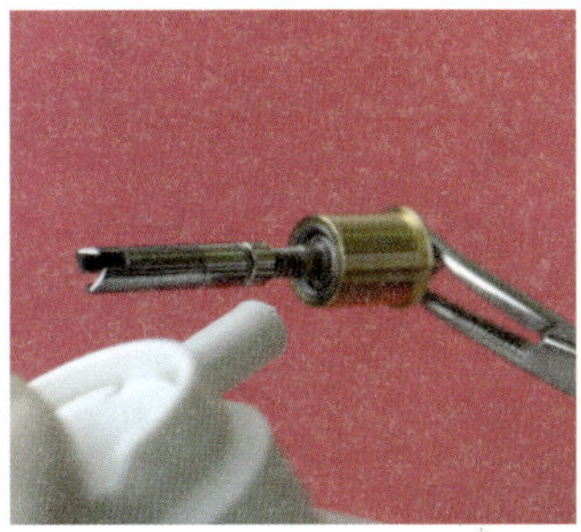
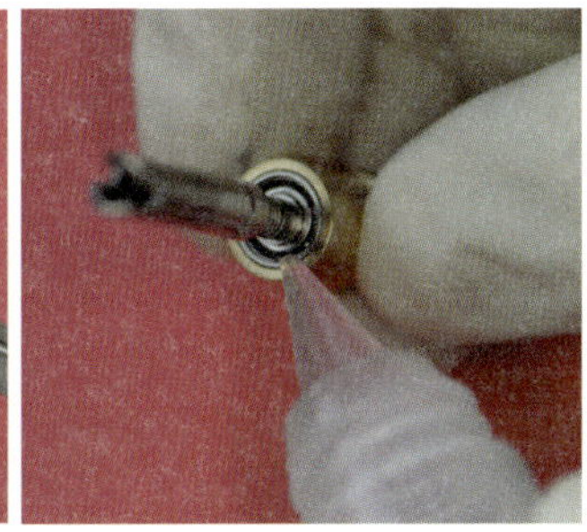
내부 베어링 오일스프레이(세정효과) 및 터빈오일 주입(흡착효과)

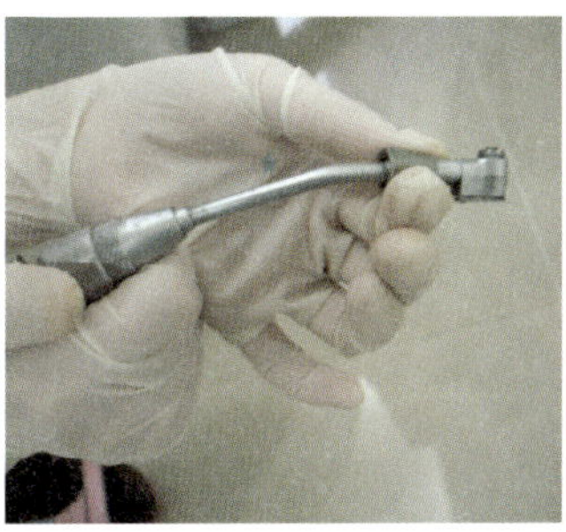
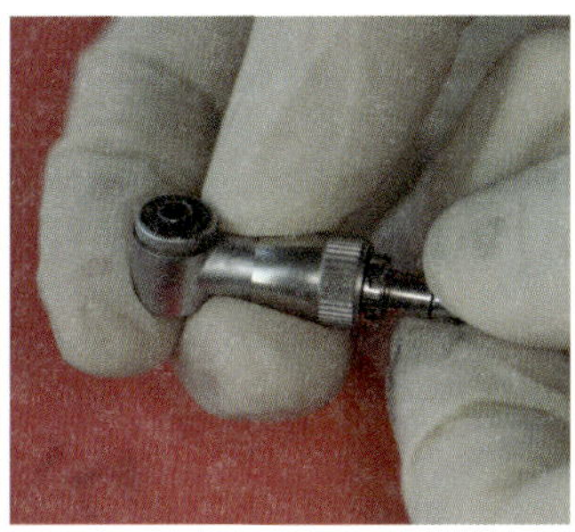
조립 후 3-way 에어로 분사 및 회전확인

① 콘트라앵글 헤드를 완전히 조립 후 본체와 조립 전에 반드시 3-way 시린지 에어로 로터샤프트 삽입방향으로 분사하여 카트리지가 회전하는지 확인한다.

② 또는 로터샤프트 조립 후 손으로 돌리면서 카트리지가 부드럽게 회전하는지 확인할 수 있다.

### 주의사항

전기식 마이크로모터는 배기쪽 2곳을 주기적으로 세정하여야 하며 이때 풋 페달을 가볍게 밟으면서(저속회전을 시키면서) 브러시로 세정을 하도록 한다. 회전을 시키지 않은 채 브러시로 세정을 하게 되면 내부 오염물질과 먼지 등이 안쪽으로 떨어지게 된다.
배기쪽 구멍이 먼지나 이물질로 좁아져 내부 열 발산이 어려워지고 쉽게 핸들부분이 뜨거워지는 현상이 발생한다 .

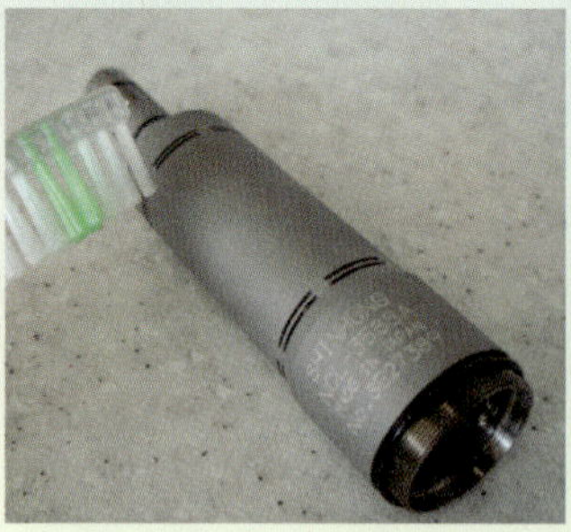

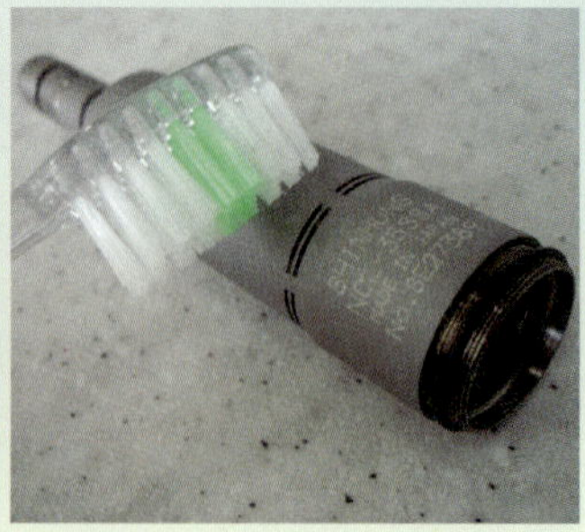

배기구 쪽 먼지 제거하기(앞, 뒤)

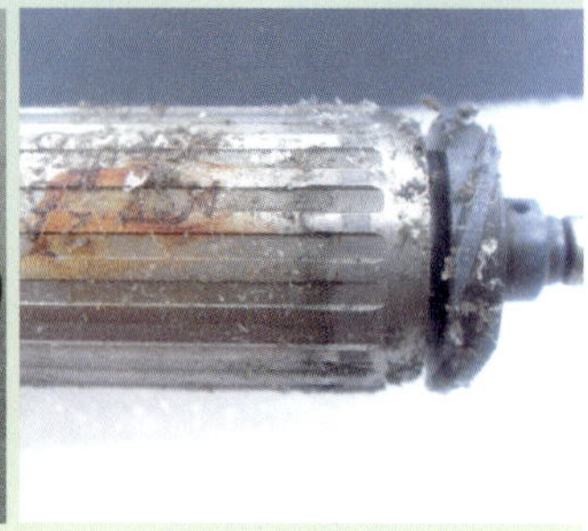

오염된 내부 아마추어

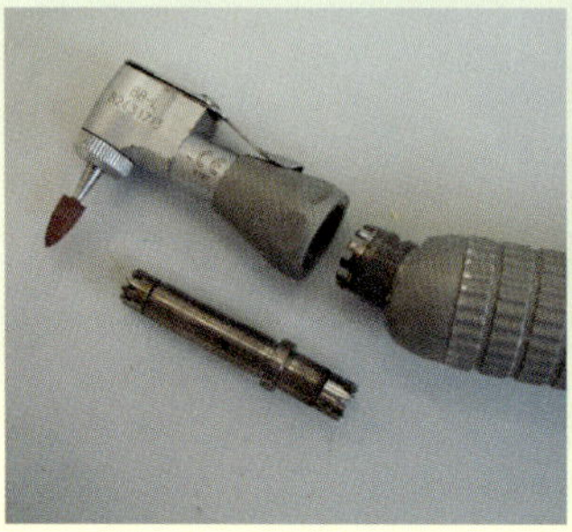

정상적인 조립방향

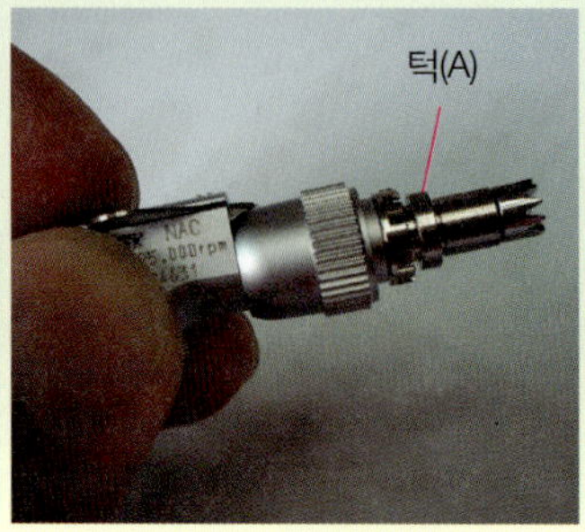


로터샤프트 미 삽입 상태(A)

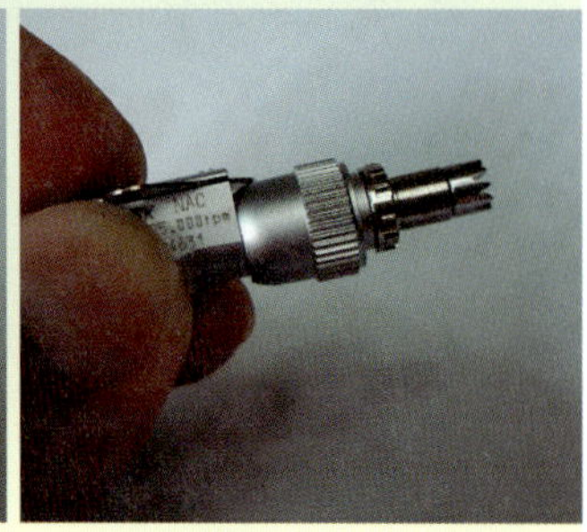

로터샤프트 완전삽입 상태

로터샤프트의 조립방향을 반대로 삽입한 채 방치되는 경우가 있으며, 특히 로터샤프트의 '턱(A)' 부분을 완전히 끼우지 않는 경우가 있으니 주의해야 한다.

## 4) 배큠 시린지(vacuum syringe, V.S)와 살리바 이젝터(saliva ejector, S. E) 관리방법

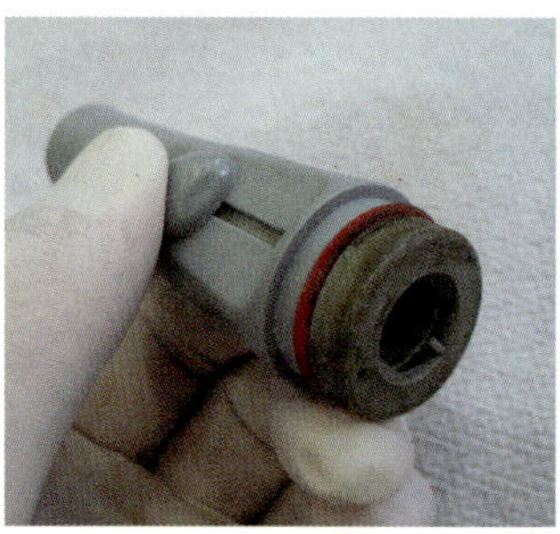

배큠 시린지 분리

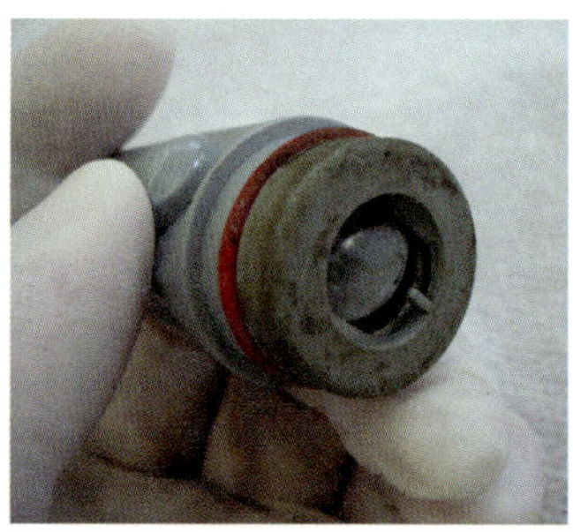

레버 안쪽 부분

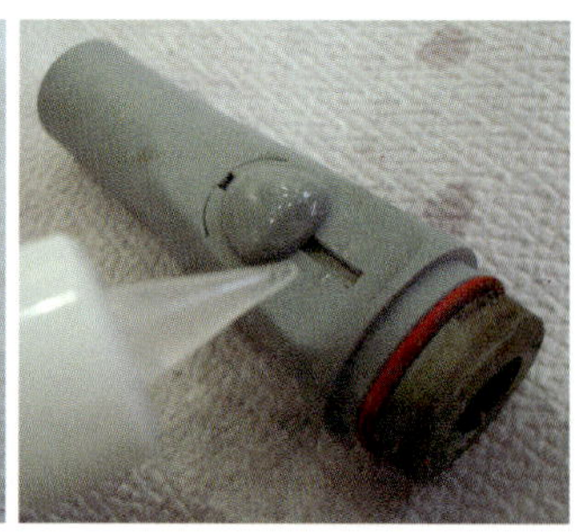

터빈오일 미량급유

레버부분이 빽빽한 경우를 예방하기위해 주기적으로 터빈오일을 미량으로 흡착시킨다.

레버부분이 빽빽한 또 다른 경우는 발치 후 혈흔이 내부에 응고되는 경우이며, 가장 중요한 것은 레버조립부분까지 침투하여 혈흔이 응고되어 작동하지 않는 경우다.

이를 예방하기 위해 발치과정에서 틈틈이 물을 흡입시키면서 '레버'를 몇 차례 작동시켜야 빽빽함을 예방할 수 있다.

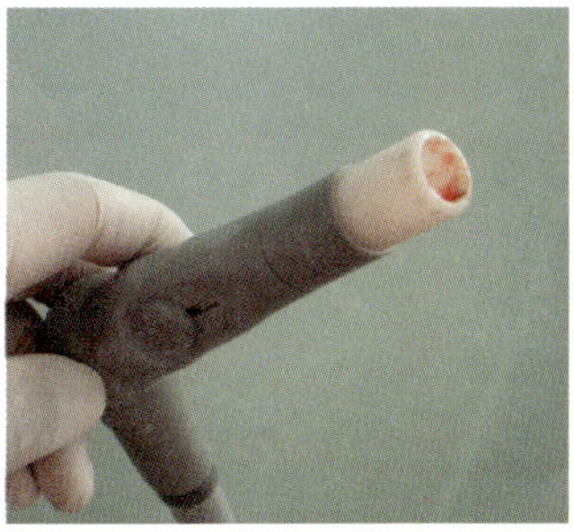
발치 후 혈흔자국

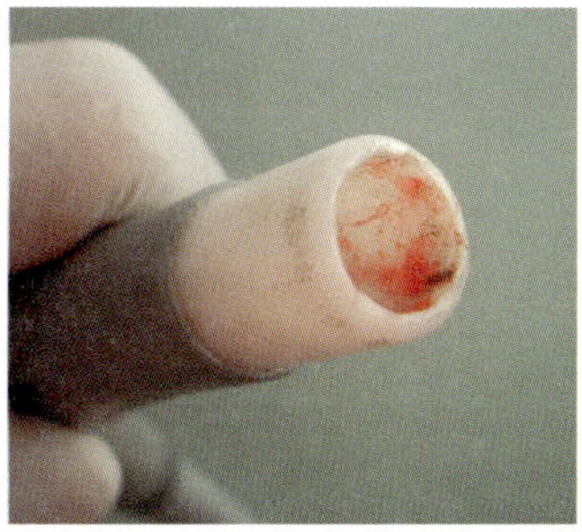
내부 응고된 혈흔

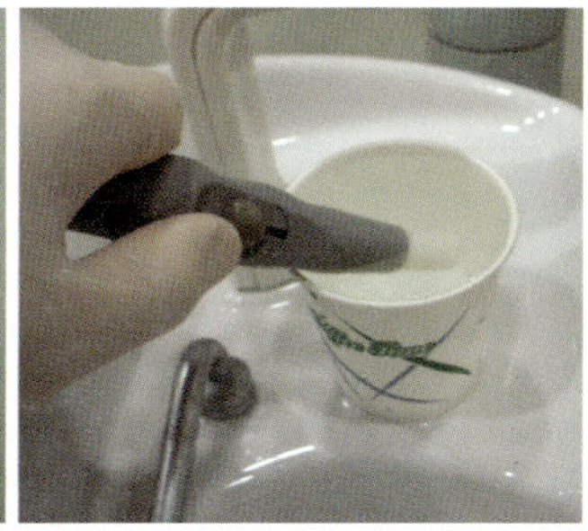
강제 흡입하기 1

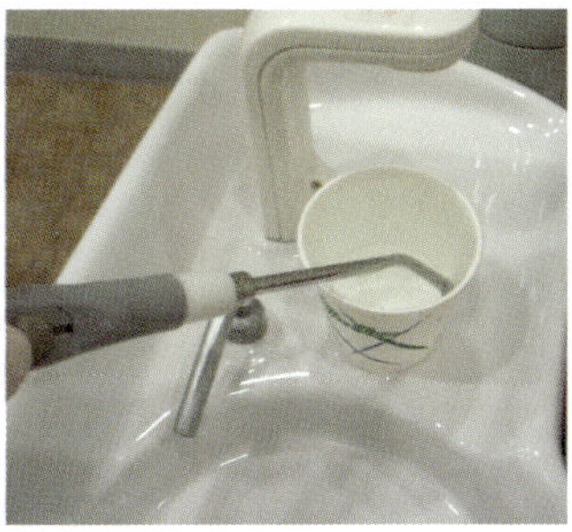
발치과정 중 물 흡입하기

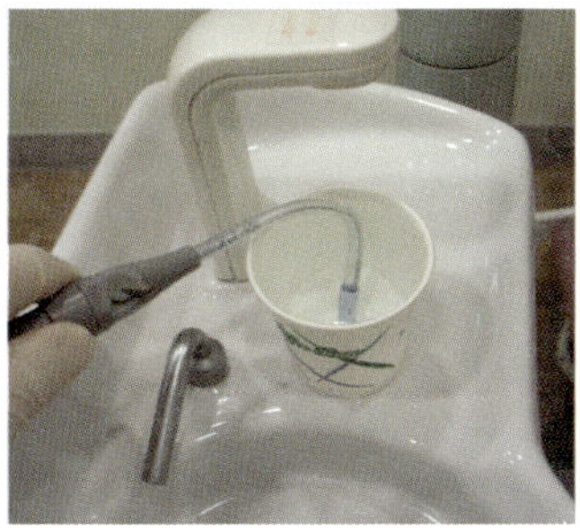
강제 흡입하기 2

## 5) 3-way 시린지 관리방법

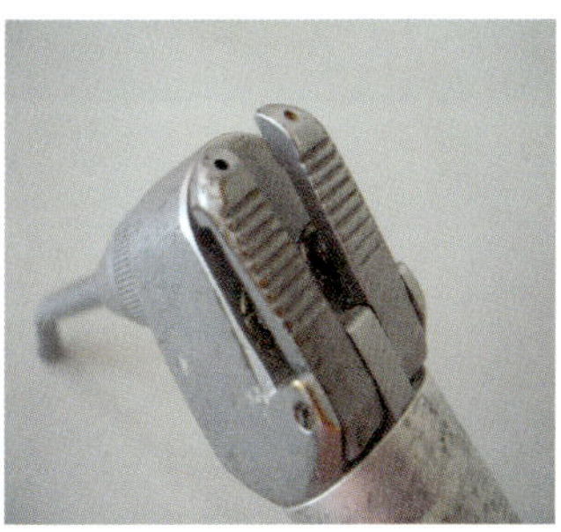
3-way 시린지(국산)

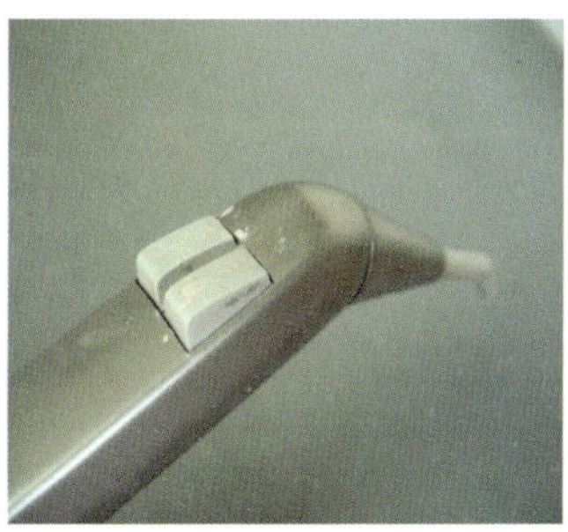
3-way 시린지(수입)

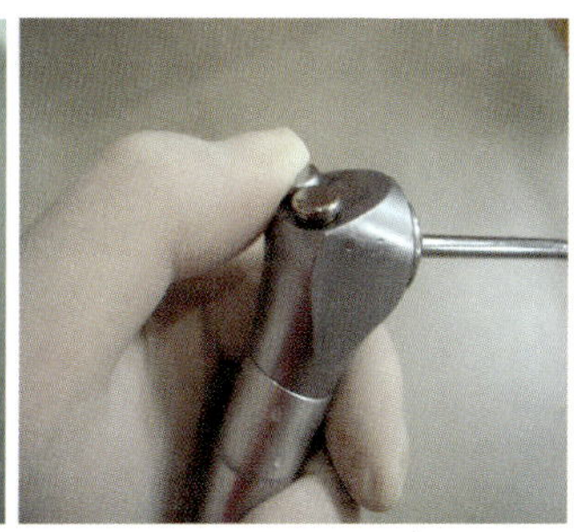
3-way 시린지(수입)

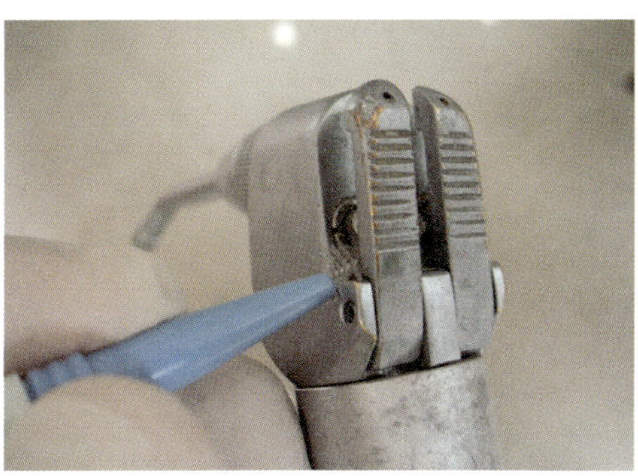
레버부분 세정하기(A)

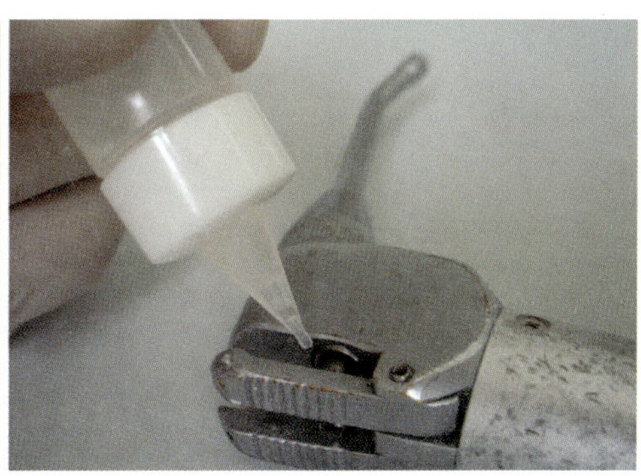
터빈오일 미량 급유(B)

테이블쪽 핸드피스 홀더에 조립되는 모든 핸드피스는 분리 및 멸균이 가능하지만, 유일하게 3-way 시린지는 일부 분리가 되지 않는 단점이 있다(제조사마다 다름).

헤드쪽 레버주변에는 먼지 및 오염 물질이 고이기 쉽기 때문에 주기적으로 브러시(A)로 흡착된 이물질을 제거하여야 한다.

또한 이물질로 인하여 레버 작동 후 복귀(B)가 되지 않아 눌려있는 경우에는

① 반대쪽 3-way 시린지 에어로 레버 또는 버튼주변의 이물질을 제거한다.

② 터빈오일을 미량으로 도포하며 10회 이상 눌러주면 부드러워진다.

⚠ 단 내부에 조립된 스프링이 탄성을 잃어 압착된 경우 복원이 안될 수 있다.
또한 워터측 버튼을 작동할 때, 워터가 불출될 때는 내부에 조립된 O-ring이 파손되었거나 마모된 상태이다.

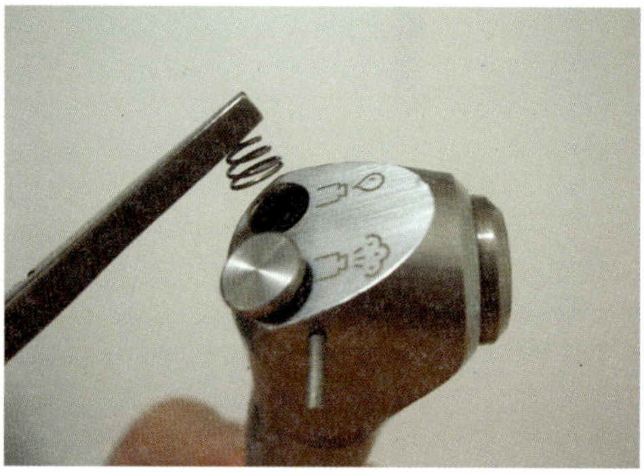

탄성을 잃은 스프링

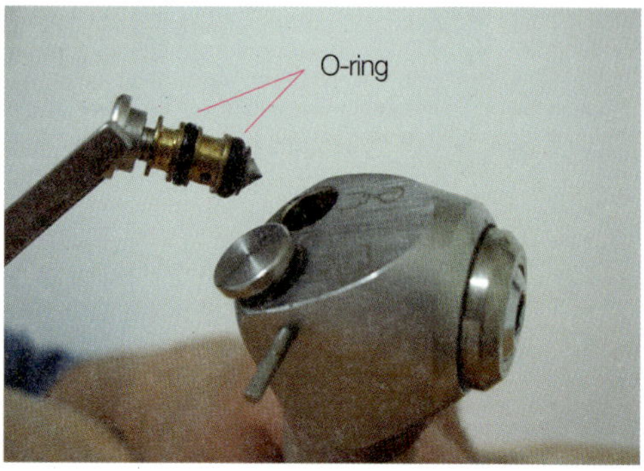


마모된 O-ring

## 6) 스케일러 핸드피스 관리방법

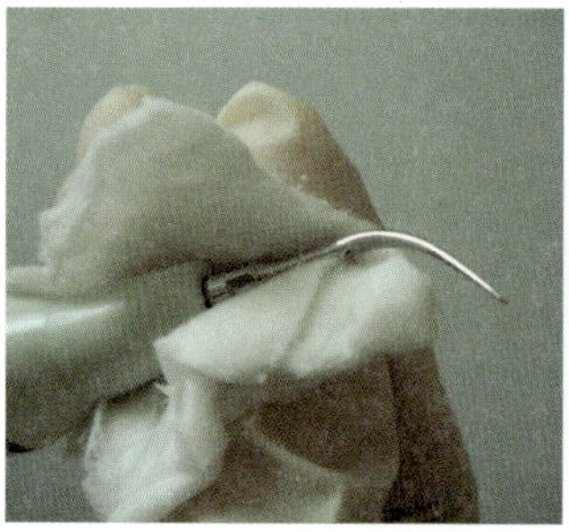

팁알코올 세정(일반관리)

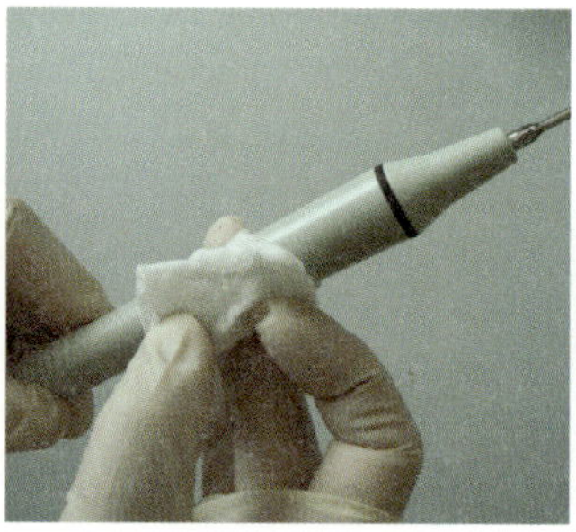

핸드피스 알코올세정(일반관리)

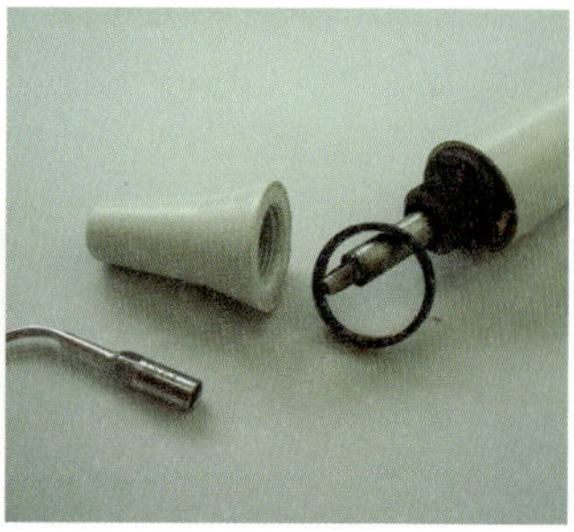

캡 분해 후 세척

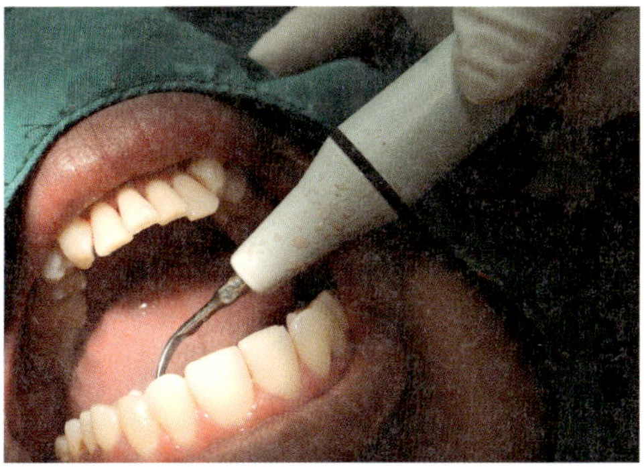

혈흔이 흡착된 상태

① 진료 후 멸균을 원칙으로 하며 혈흔이 심하게 흡착된 경우 3-way 시린지 에어를 이용하여 분사를 하거나, 덮고 있던 구멍포(1회용)로 핸드피스 표면을 세정하도록 한다(진료를 마친 후).

② 세정과정에서 스케일러 캡부분을 분리하여 내부 나사부분에 흡착된 혈흔을 제거하도록 하고 패킹을 분실하지 않도록 한다.

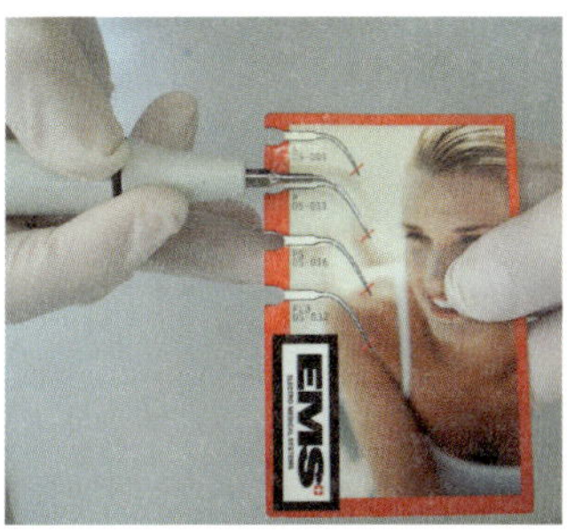


스케일러 팁 측정(A)

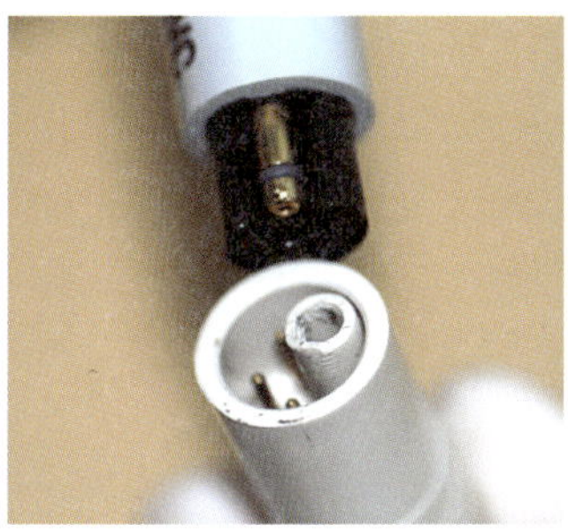

어댑터 파손상태 확인

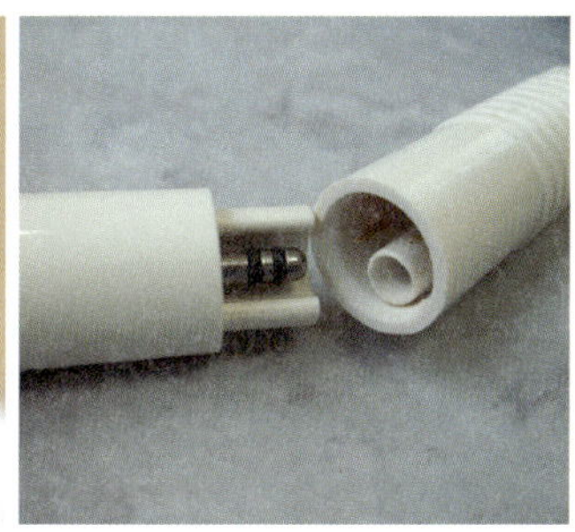

핸드피스 O-ring 상태확인

③ 주기적으로 팁 체크 카드(A)를 이용하여 마모를 가늠하고 반드시 표시선(적색)에 팁 끝부분이 닿지 않을 경우 폐기 처리하도록 한다. 팁이 마모되면 주파수 파장에 악영향을 주며 효과적인 치태 및 치석제거가 어렵게 된다. 또한 진료시간이 연장될 뿐만 아니라 이로 인하여 환자에게 통증을 가중시킬 수 있어 전체적인 의료서비스 체계에 좋지 못한 이미지를 제공할 우려가 높다.

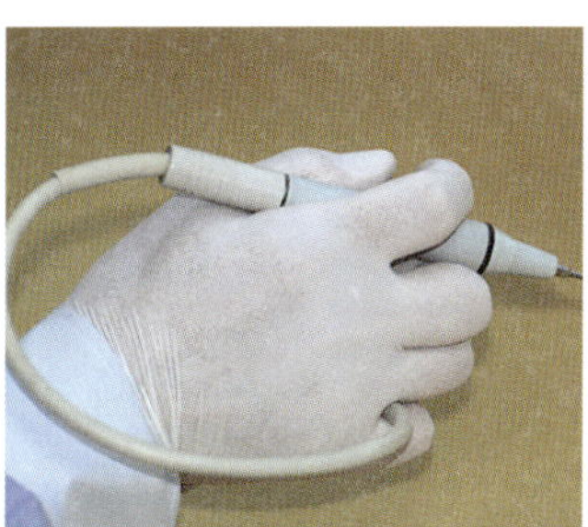

튜빙 밴딩(banding)법(A)

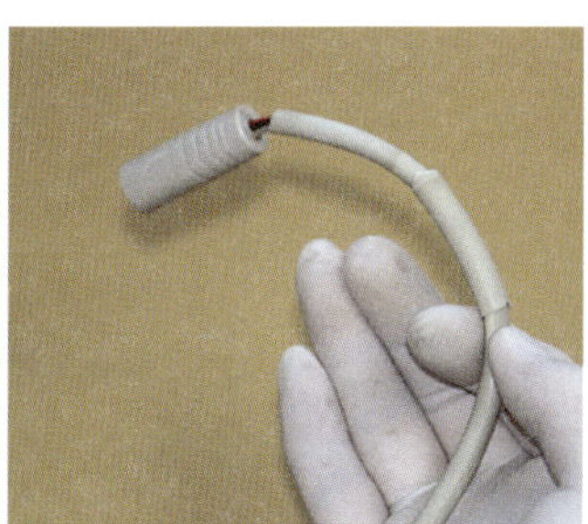

튜빙 넥 부분 파손확인(B)

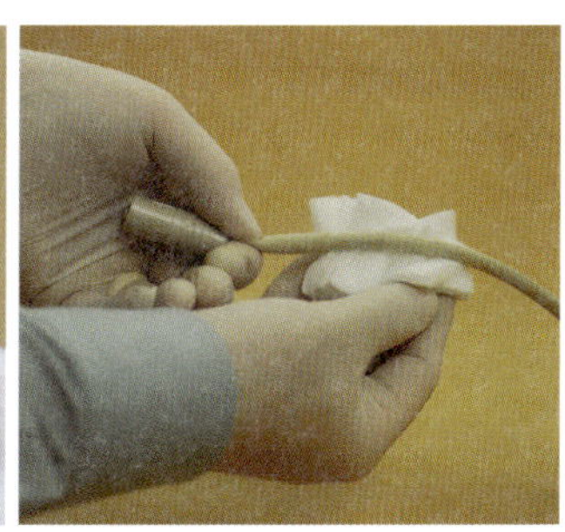

알코올 세정 후 파운데이션(C)

④ 튜빙의 파손 및 결손을 예방하기 위해선 가능한 (A)처럼 손등에 반바퀴 감아서 스케일링을 하는 것이 좋으며, 이는 어댑터의 넥 부분 (B)의 단선 및 결손을 방지하는데 효과가 있다.

⑤ 이를 근본적으로 예방하기 위해서는 주기적으로 튜빙 표면을 알코올 세정을 하고 나서 반드시 '베이비파우더(C)' 로 파운데이션을 하여 튜빙의 재질인 실리콘의 표면마찰을 줄이도록 한다(주변 튜빙 관리 동일함).

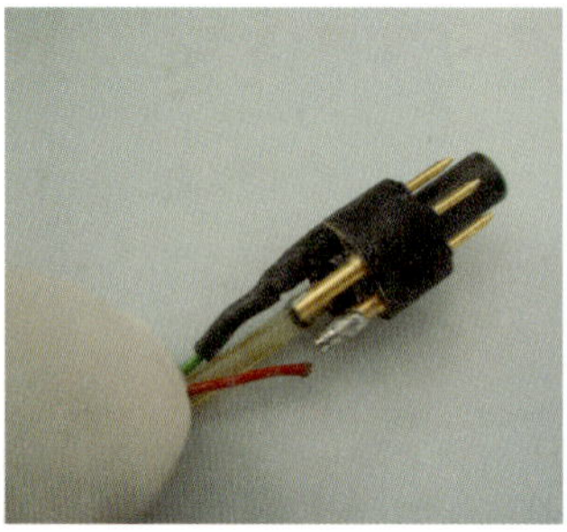
어댑터 내부 배선 단선(A)

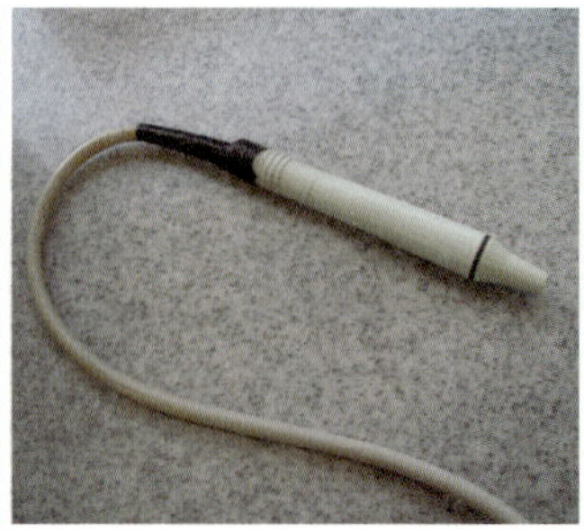
결손부분 일반 테이핑 처리

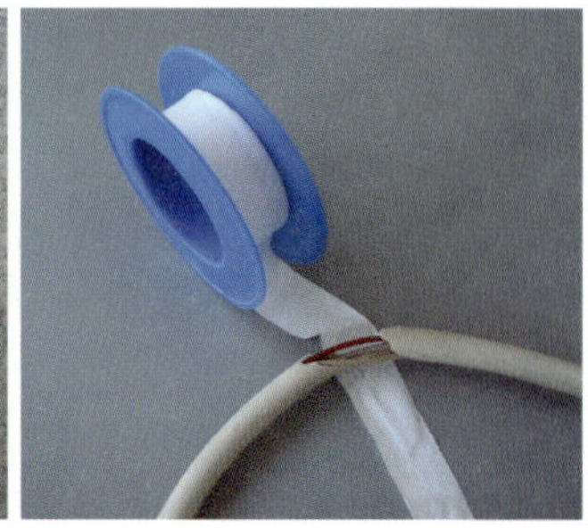
테프론 테이프(B)

⑥ 또 다른 이유라면 무리하게 스케일러 튜빙을 잡아당겨 접합 부분(A)이 벗겨지거나 이탈하게 되는 경우이다.

⑦ 일반적인 절연테이프로 마감하면 심미적인 미려함이 떨어지므로 흔히 구입할 수 있는 '테프론 테이프(B)' 로 결손부분을 마감하는 것이 좋다.

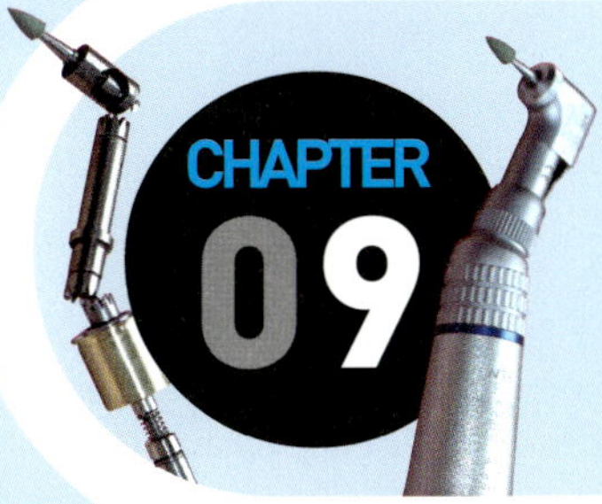

CHAPTER 09

| PART 02 | 치과감염관리의 적용

# 치과장비표면의 관리

## 1. 치과장비의 오염전파방지 지침

### 1) 헤드레스트(headrest)

머리카락은 규칙적으로 신장하거나 수축하는 성질이 있고 대기 중 공기, 먼지, 매연, 신체적 스트레스, 신체 보온관계, 대기습도, 개인적 모발관리, 두피관리(지성두피, 지루성두피), 염증성 두피질환, 비듬 등 많은 환자가 직 · 간접적으로 내인성 피부질환을 내포하고 있다.

내원 후 대기실과 진료실에서의 정체시간으로 오랜시간 머물며, 두피의 직접적 접촉과 간접적 두피질환을 전파할 수 있는 영역이다.

또한 머리 기름(단백질)으로 헤드레스트 시트의 오염으로 경화 및 갈라짐 현상이 발생한다.

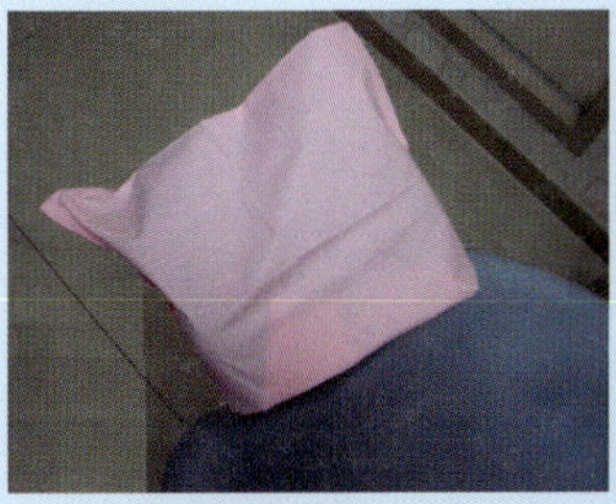

1회용 헤드팩(부직포)

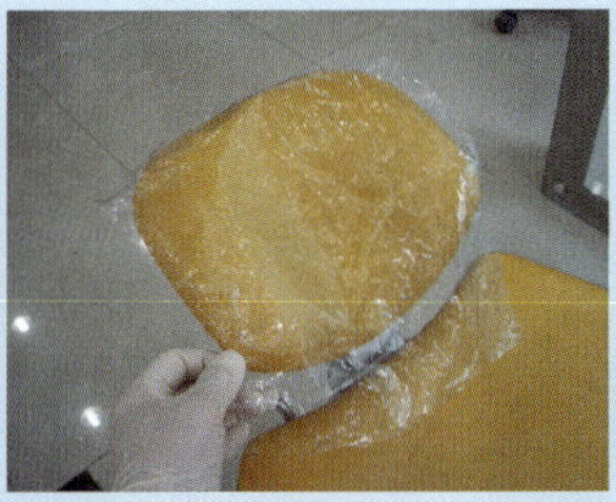

주방용 랩

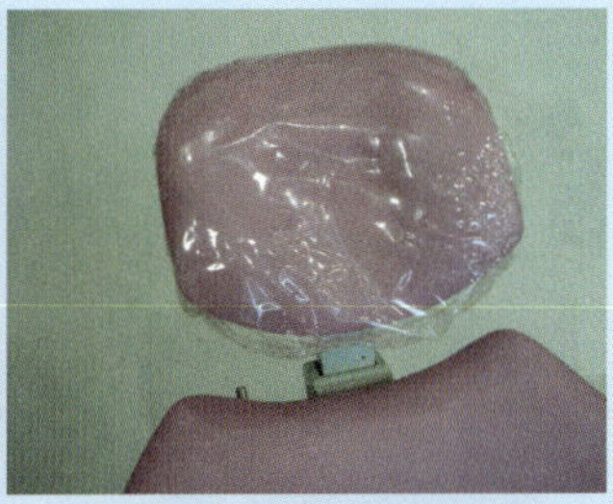

헤드 비닐 커버(제조사 공급용)

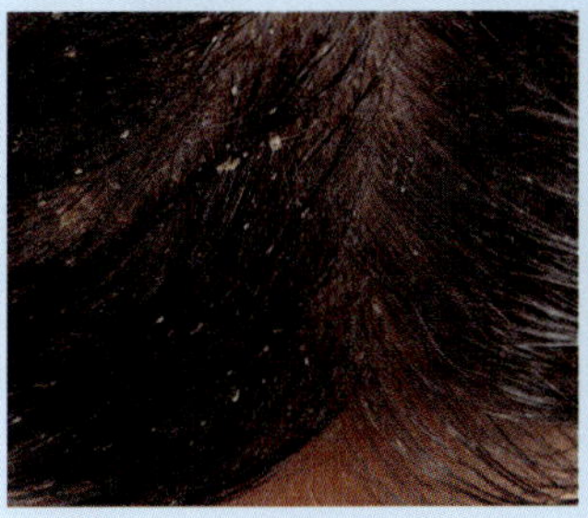

비듬

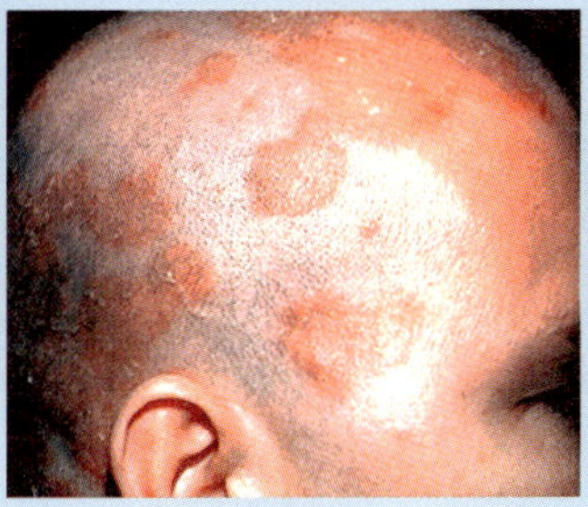

두피질환

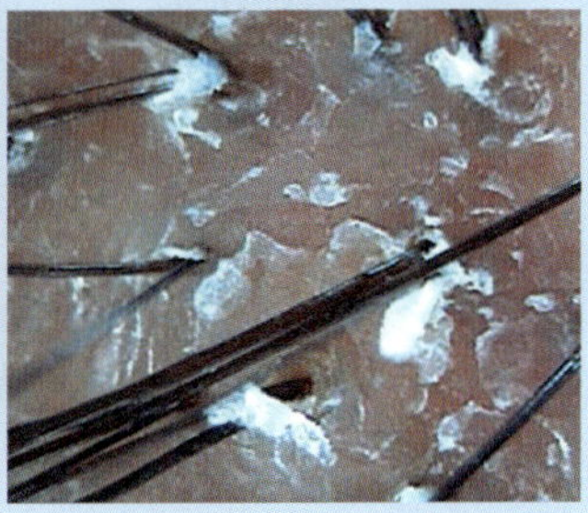

## 지루성 피부염

비듬이 땀과 피지, 먼지와 엉키면서 지루가 되어 염증을 일으키는 것을 말한다.

## 지루성 피부염의 원인

스트레스, 피지의 분비가 과다하거나 비타민 B의 부족, 진균 감염 등으로 피부표면에 분비되는 지방분의 분비가 너무 많아 염증을 일으켜서 생긴다. 타인에게는 전염되지 않는다.

## 적용 소독제

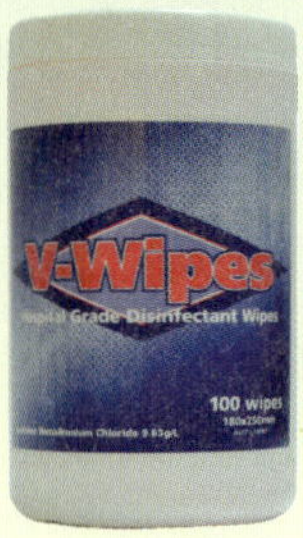


브이와입스

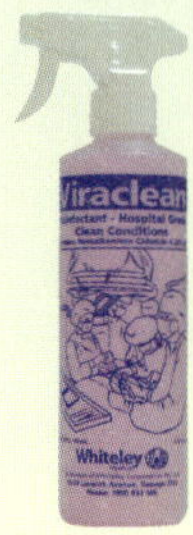


비라클린

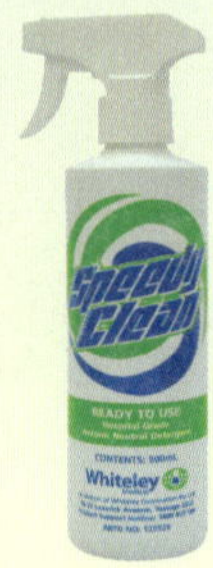


스피드클린

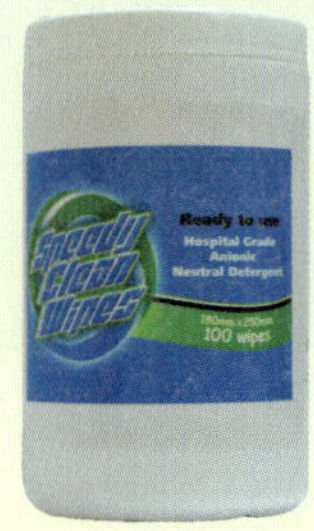


스피드클린입스

## 적용범위

- 브이와입스 : 병원용 환경표면소독제
- 비라 클린 : 병원용 환경표면소독제
- 스피드클린 : 병원용 환경표면 및 기구세정제
- 스피드와입스 : 병원용 환경표면소독제 및 기구세정

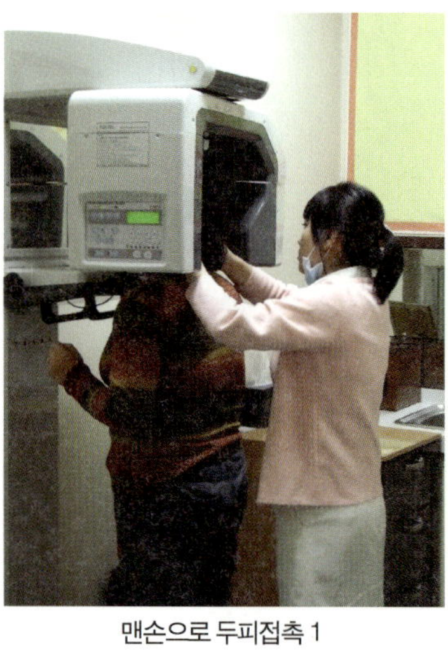

맨손으로 두피접촉 1

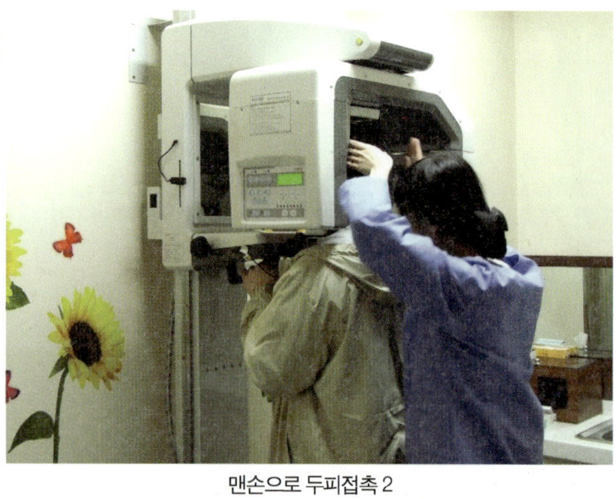

맨손으로 두피접촉 2

영상촬영을 위해 환자의 두피에 수차례 접촉되는 업무는 피할 수 없는 부분이다. 치과업무의 특성 상 연속적인 공정흐름과 여타 반복적인 업무로 장갑 착용을 못할 경우 비위생적인 손관리로 신변 안전에 위험을 초래하거나 타인에게 전파경로자가 될 수 있다.

## 2) 시트프레임(seatframe) 및 등받이

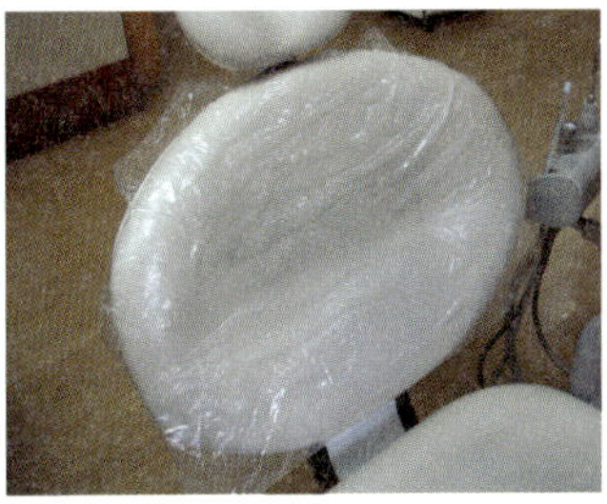

비닐패드 마감 1

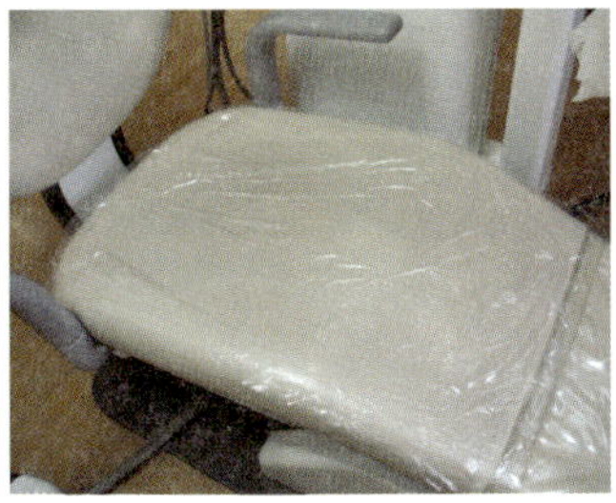

비닐패드 마감 2

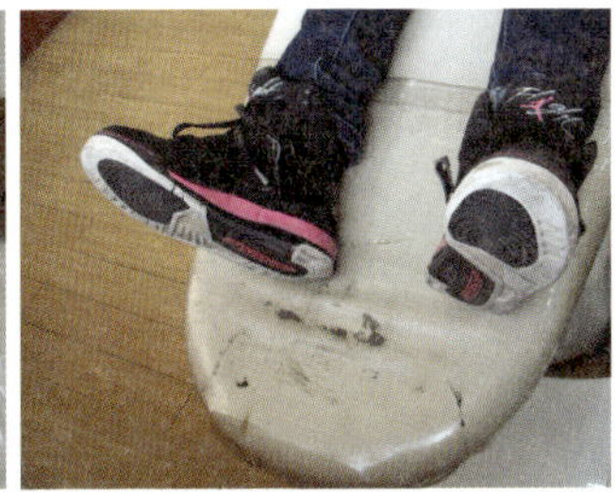

오염물 전파경로(신발)

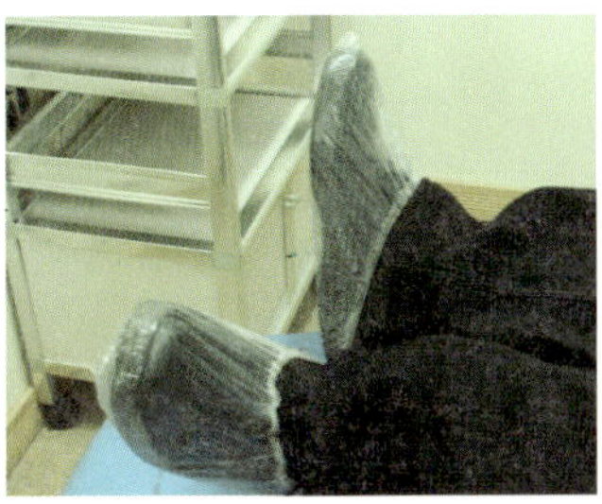

1회용 비닐버선

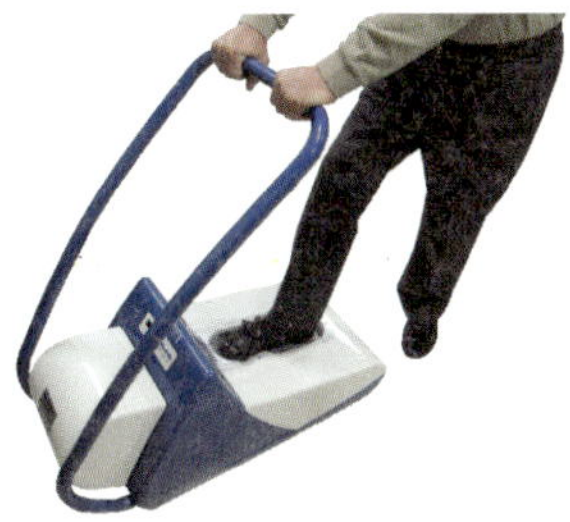

신발덧신 머신

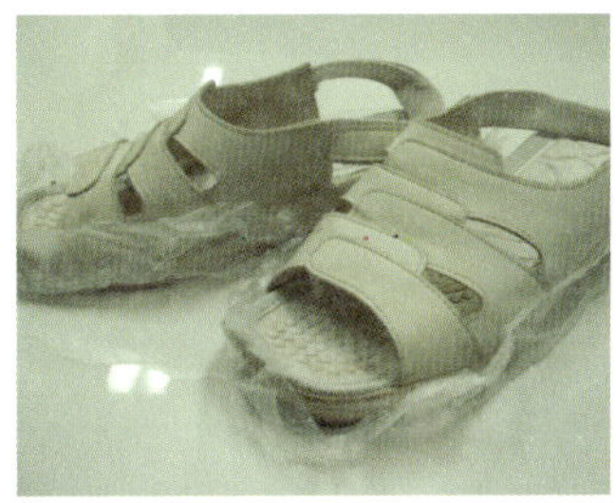

특수비닐 덧신 신기

① 대기실 또한 gray zone 구역으로 환자 스스로가 오염 전파방지 및 청결유지를 위해 시스템에 참여할 수 있도록 환경을 만들고 유도하여야 한다.

② 문화적(공중보건)공감대가 성립되기 위해 눈으로 보고, 인지하고, 느끼도록 하여 궁극적인 교차감염의 실천과 성취욕을 부여하여야 한다.

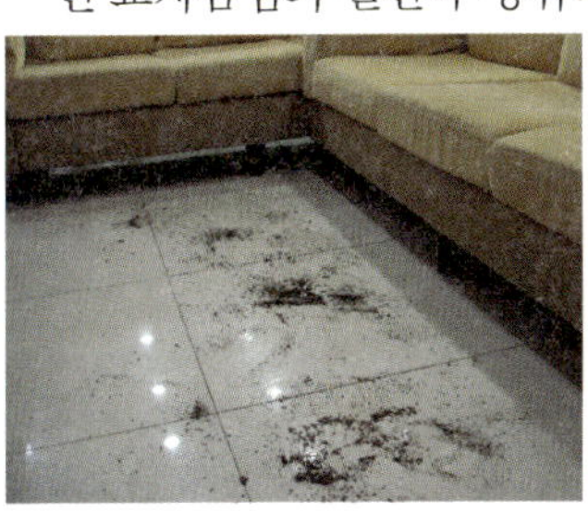

외부 오염물유입과 정체

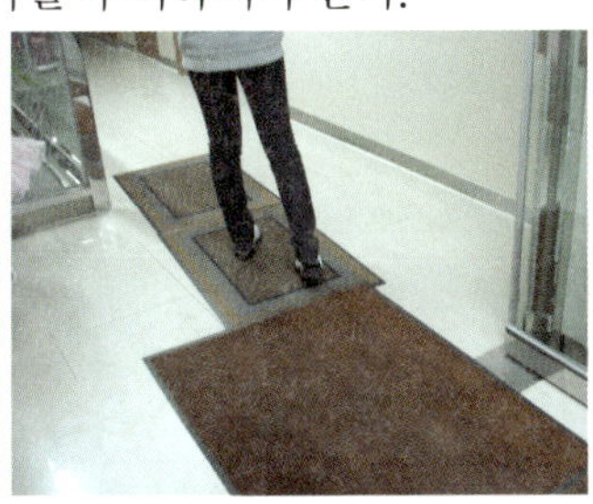

일반바닥 패드

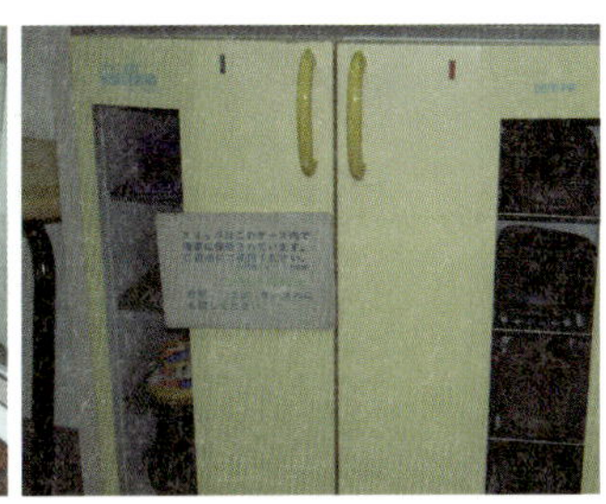

슬리퍼 진열장(UV lamp)

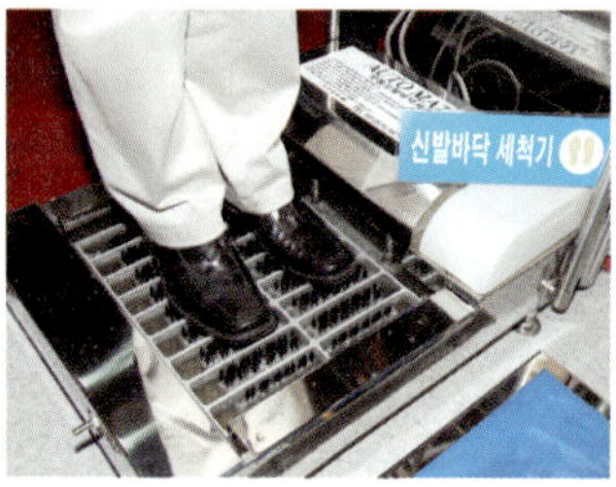


신발 세척기

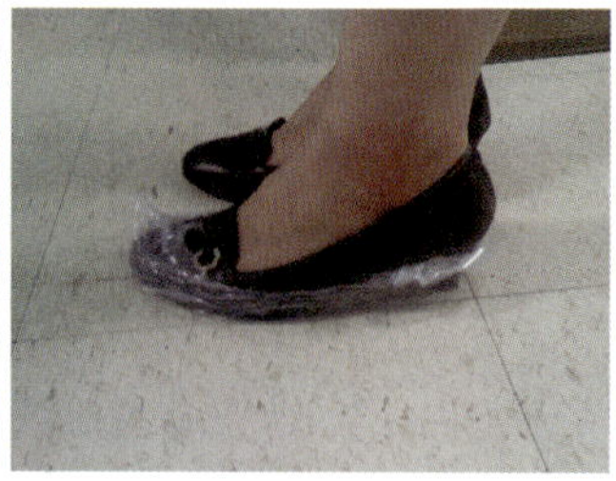

비닐 덧신 1

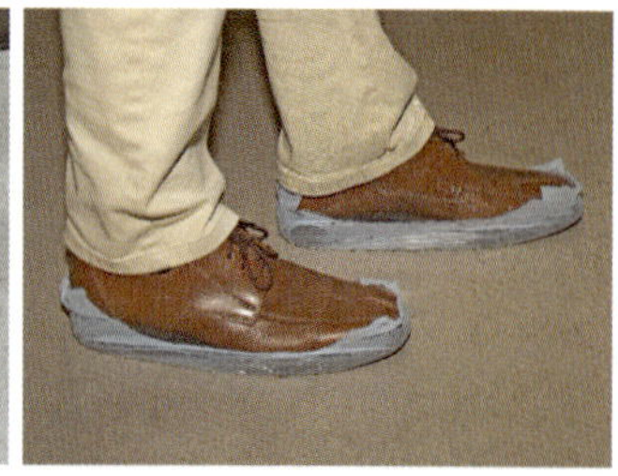

비닐 덧신 2

③ 일상 및 계절적인 특성으로써 눈과 우천으로 인한 외부 오염물 유입은 여과되지 못한 채 진료실로 유입된다.

④ 헤아릴 수 없는 많은 이물질들은 대기실에서 잠시 정체를 이루므로 밀대를 이용하여 세정 작업에 의존하는 소극적인 대처에서 포괄적인 위생관리로 전환해야 한다.

⑤ 예방적 방역도구를 진료적인 서비스 장비로 이해하고 실효성을 입증하여 설치한다.

a. 사항에 따른 업무 표준서 작성 및 교육과 훈련

b. 경제적인 절감효과를 극대화하기 위한 자극책 마련

c. 공중보건에 입각한 전 직원의 소신있는 동기부여와 책임감

d. 지속적인 관리와 모델개량 및 피드백

e. 병원에 진입경로부터 관리하기

⚠ 바닥 패드 데스크 앞쪽 및 진입계단 및 엘리베이터에 설치

### 3) 암레스트(armrest) 및 스툴(stool)

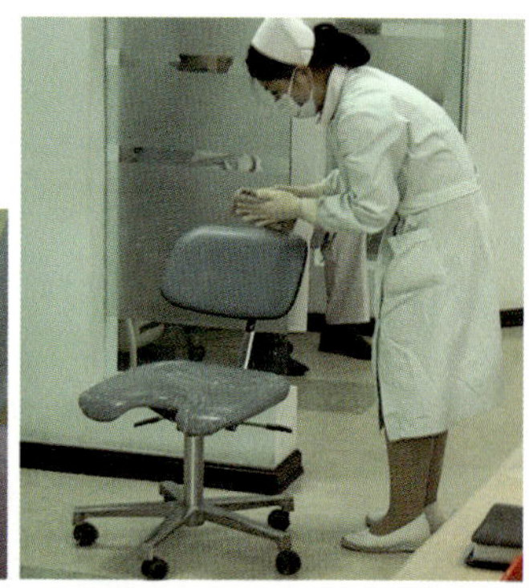

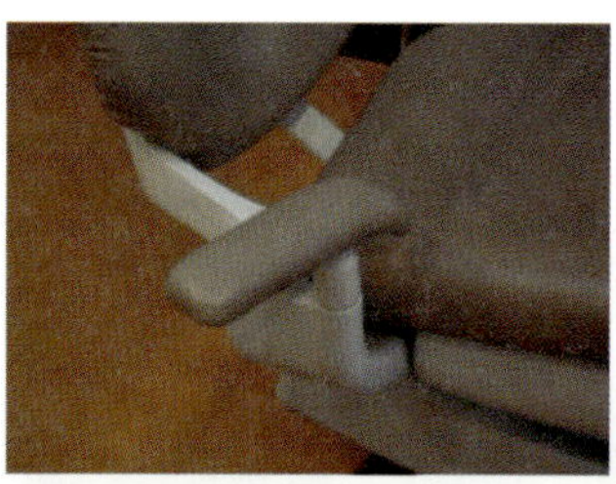

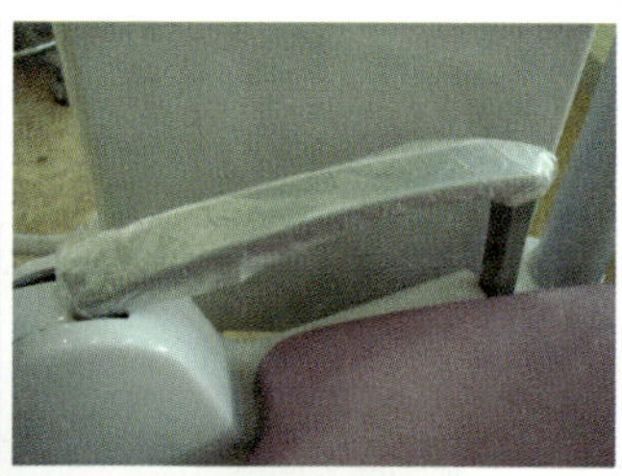

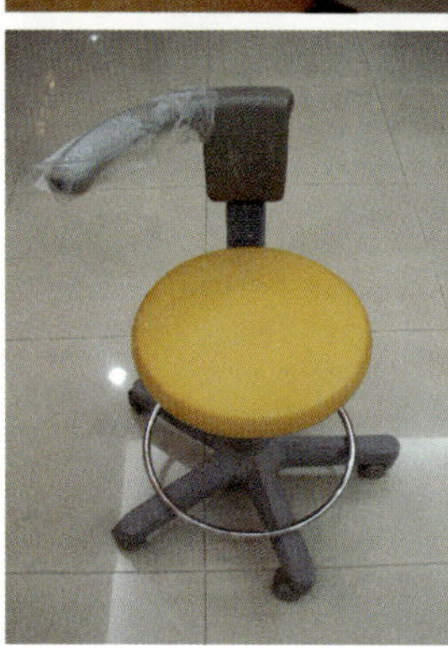

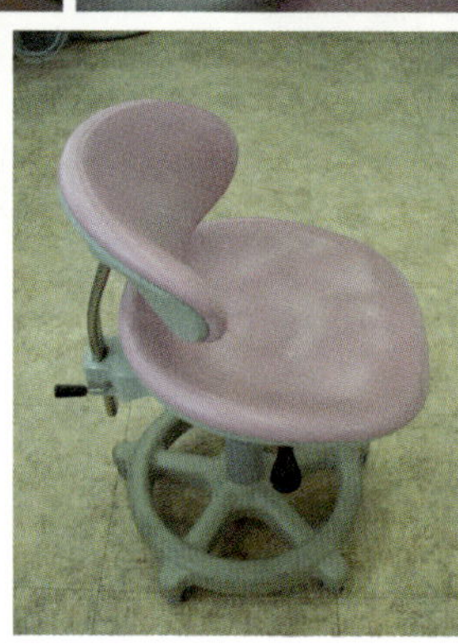

## 4)병원체 오염물질의 관찰

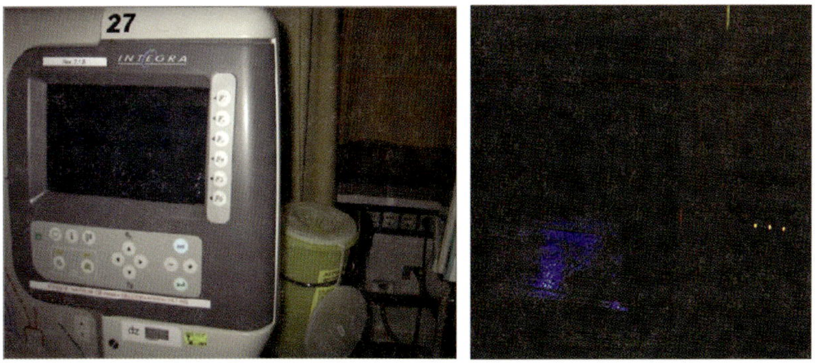


컨트롤 패널

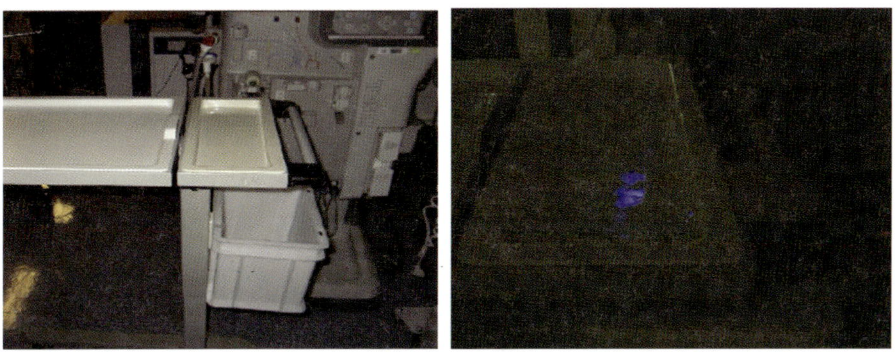

이동용 카트

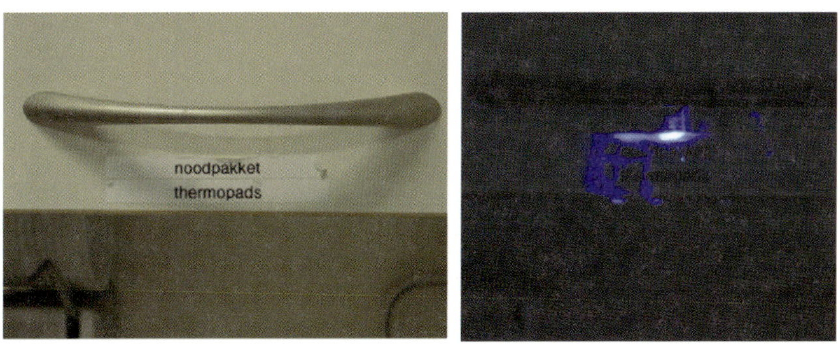


캐비넷 손잡이

진료실 바닥

진료 중에 타환자의 피부와 접촉하여 발생한 오염물질에 반응한 자외선 빛을 관찰하는 실험

## 5) 각종 컨트롤패널(control panel) 스위치부 비닐커버 부착

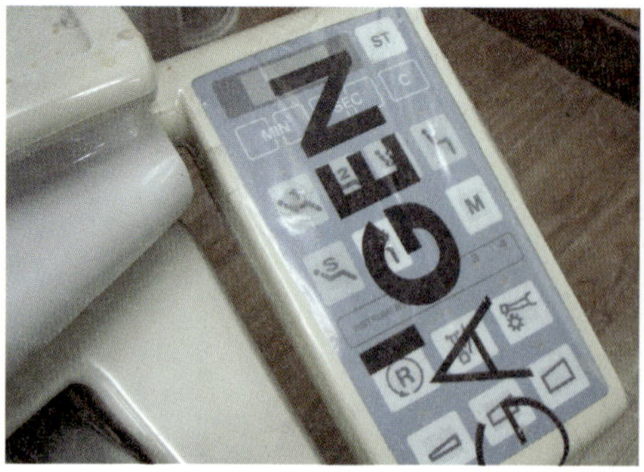

테이블측 패널스위치

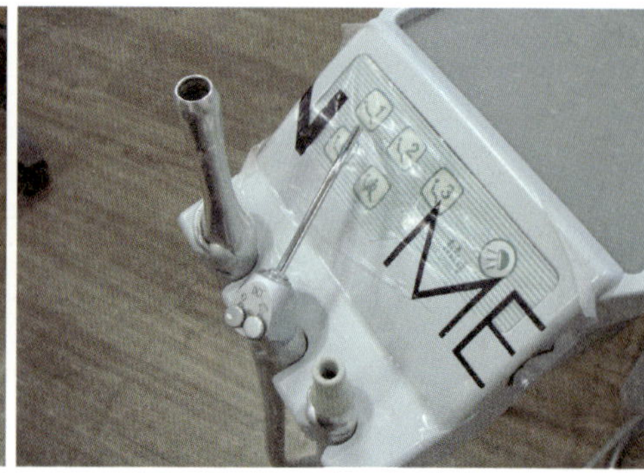

어시스트측 패널스위치

## 6) 테이블 패널(table panel) 스위치부

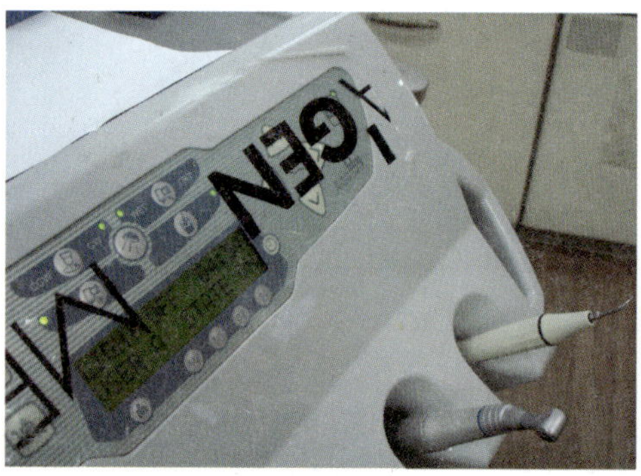

테이블측 1

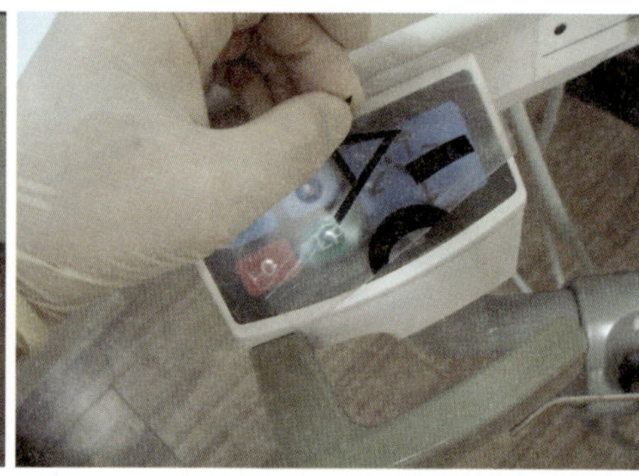

테이블측 2

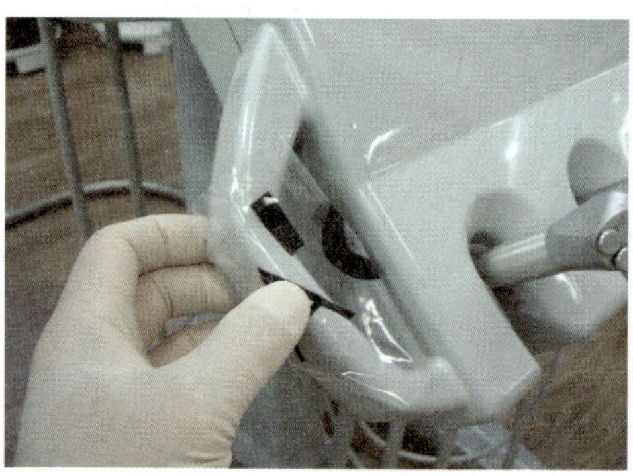

테이블 손잡이 1

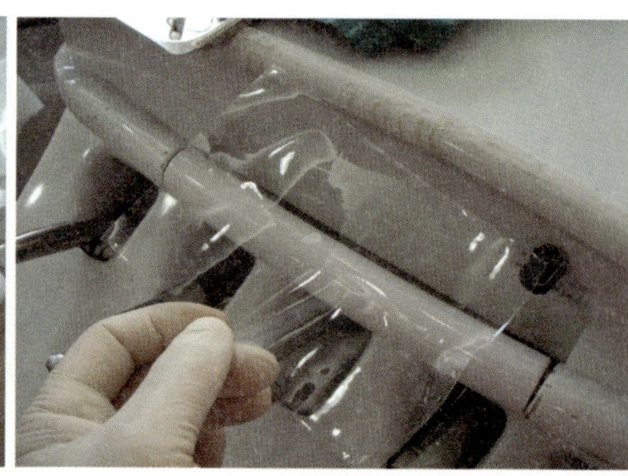

테이블 손잡이 2

## 7) 라이트(light) 손잡이

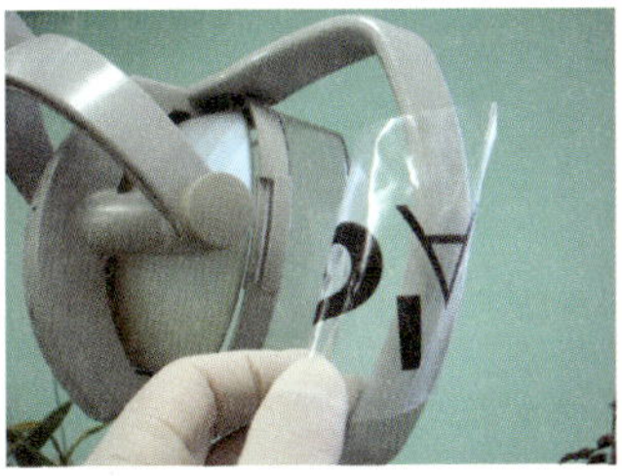
카이저2080

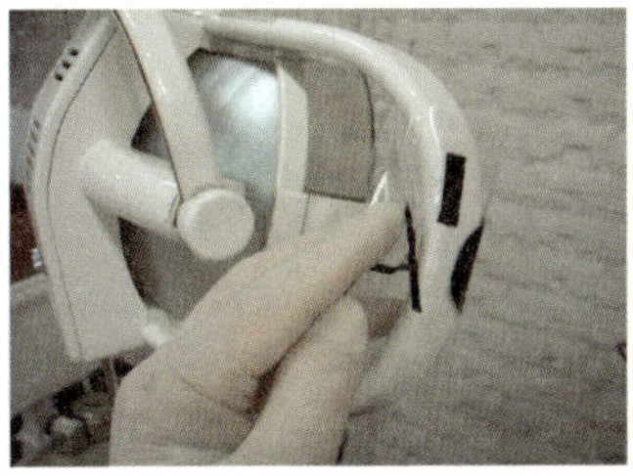
클리스타

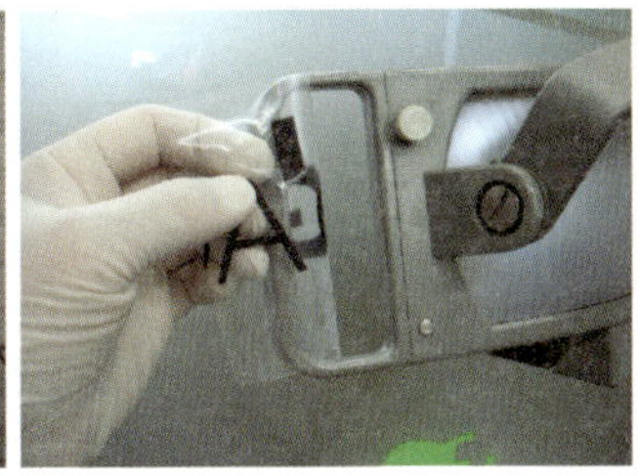
토러스

## 8) 환자용 손거울

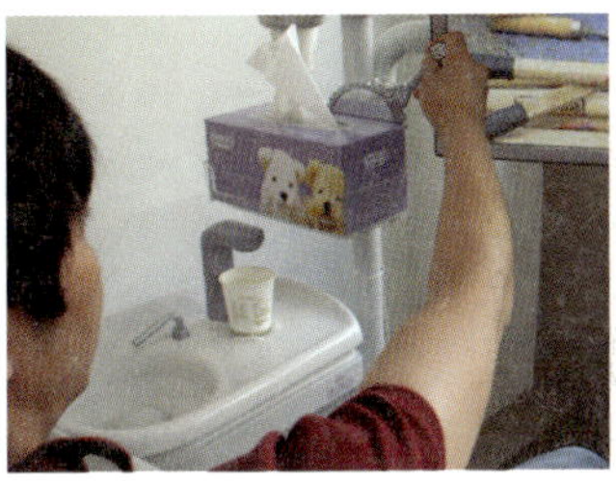
손거울 잡는 순간

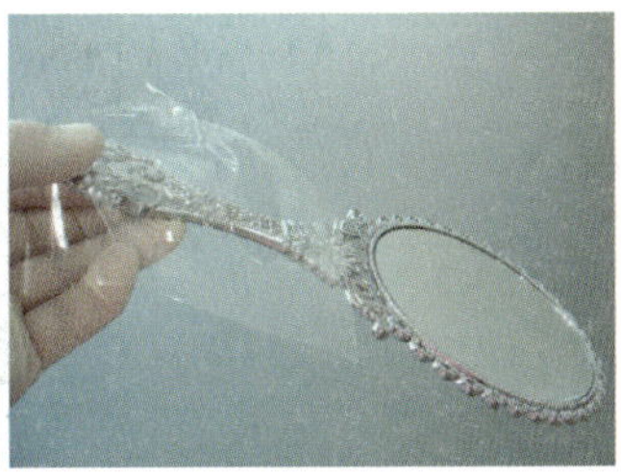
커버 접착과정

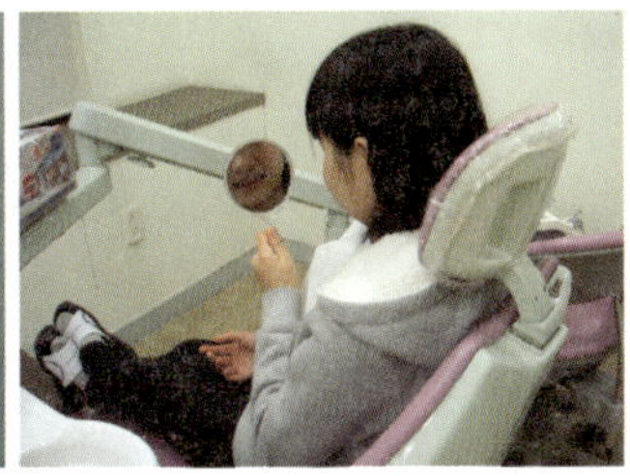
거울보기

## 9) 에이프런 홀더 멸균 또는 1회용 비닐삽입

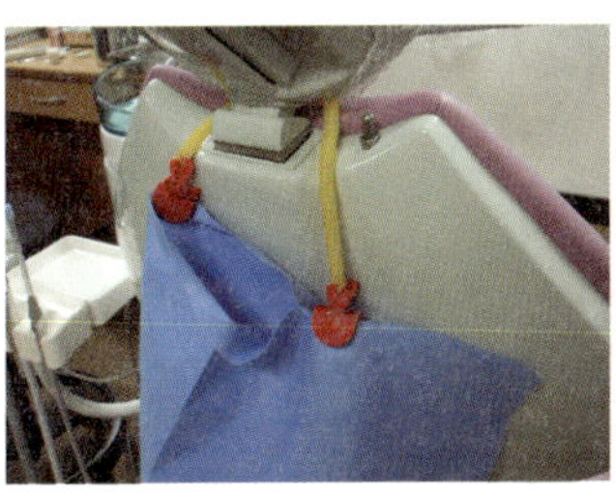
플라스틱 재질 에이프런 홀더

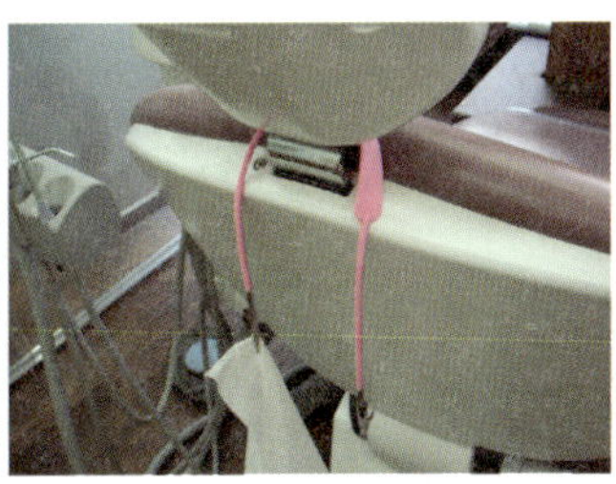
실리콘 재질 에이프런 홀더

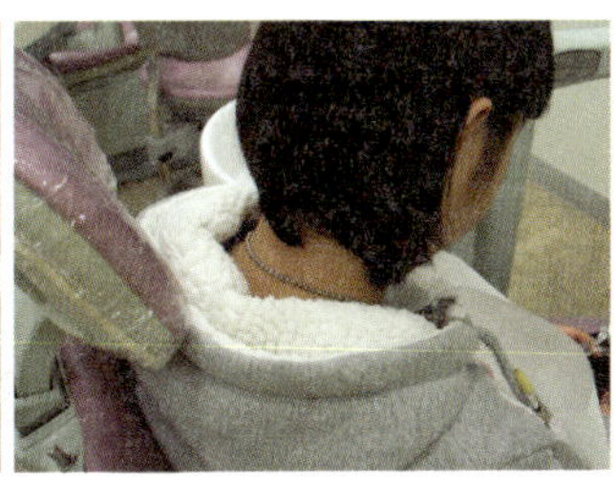
금속 에이프런 피부접촉

① 진료실에서 재사용되는 것으로 특별한(분실, 파손, 기능 상실) 경우가 아닌 이상 계속 환자에게 사용된다. 의복에 닿는 경우보다 여름철 인체피부에 직접 접촉과 노출, 정체되는 대기시간 중에 환자의 목에 걸쳐 직접전파의 경로가 된다.

② 체어(chair) 백레스트(backrest)에 에이프런이 매달려 있는 모습이 익숙하게 보이지만 위생적인 측면과 정리, 정돈의 해석으로 본다면 미관적인 개선이 요구된다.

③ 상당수 유통되는 실리콘 또는 플라스틱 재질의 에이프런 홀더는 멸균을 할 수 없으며(녹음), 일부 제품은 완구용 제품을 변조하여 유통되고 있다.

④ 금속 재질은 비금속으로 철저한 건조가 이루어지지 않으면 부식되기 쉬우므로 EO 가스

멸균을 권장한다.

⑤ 에이프런 홀더에 비닐튜브를 삽입하여 교체하도록 한다.

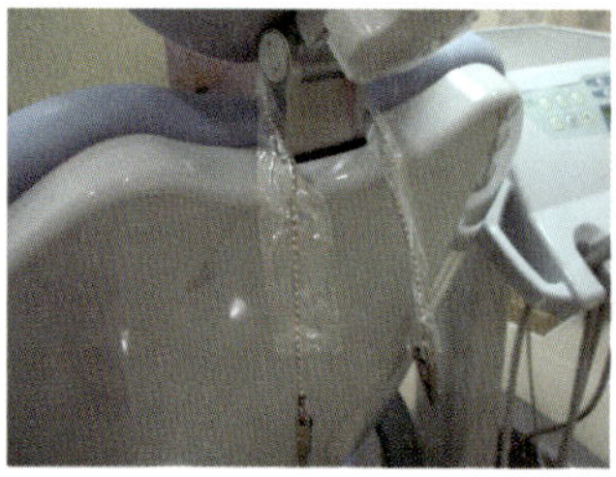
비닐 삽입

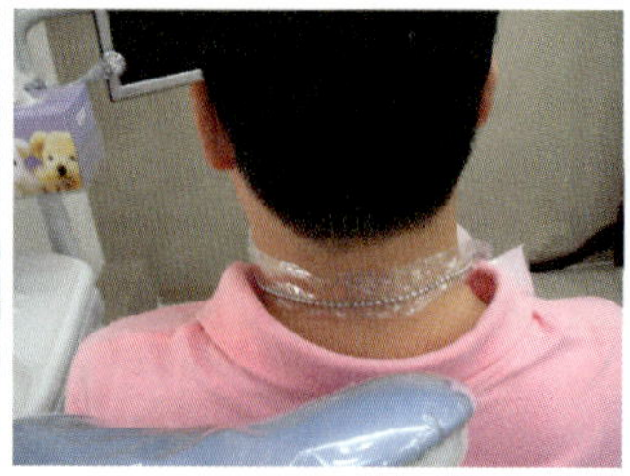
환자 피부에 접촉

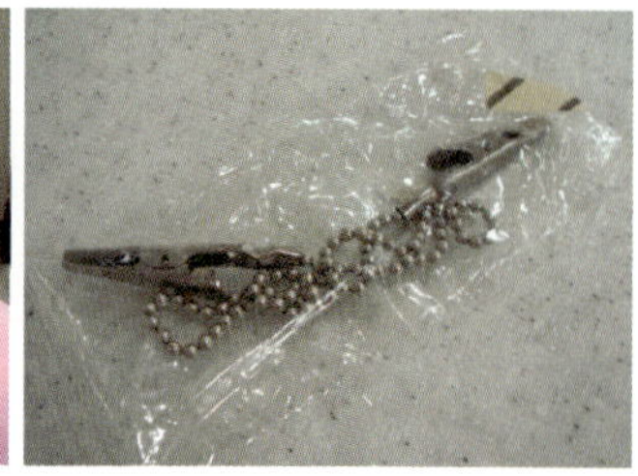
멸균 처리(EO 가스 처리)

## 10) 끈 달린 에이프런

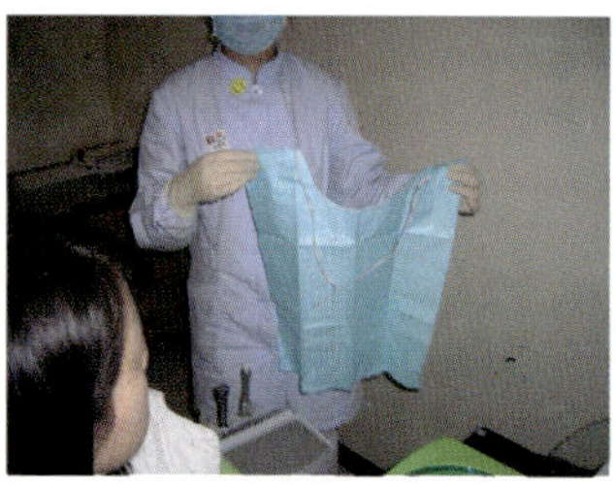
끈 달린 에이프런 보여주기

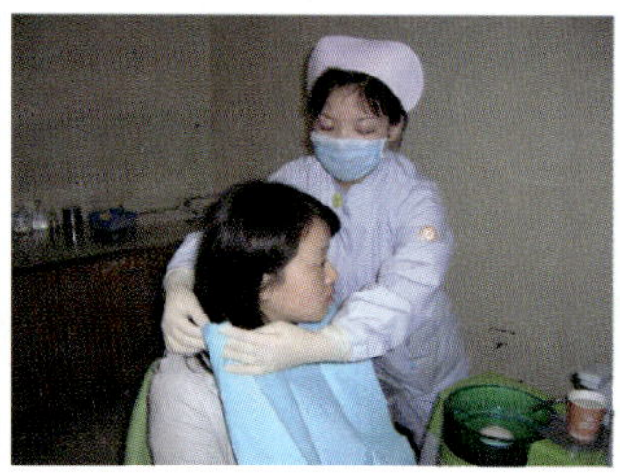
에이프런 매기

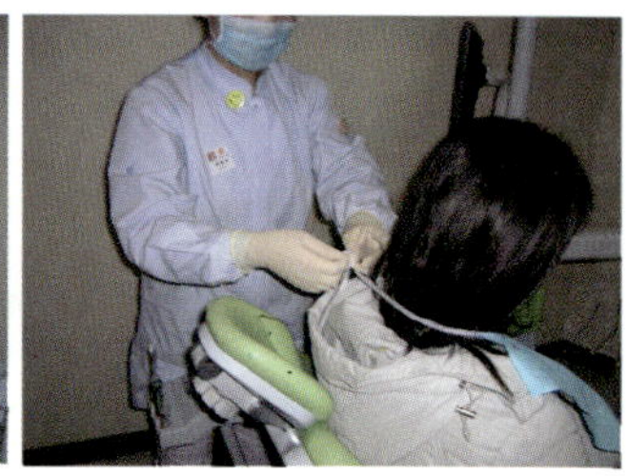
에이프런 묶기

가능한 에이프런 홀더사용을 자제하고 끈이 달린 에이프런 제품을 사용하여 위생과 전파경로 차단의 요소를 부각시키고 권장한다.

## 11) 기타 교차 감염방지 예방범위 1

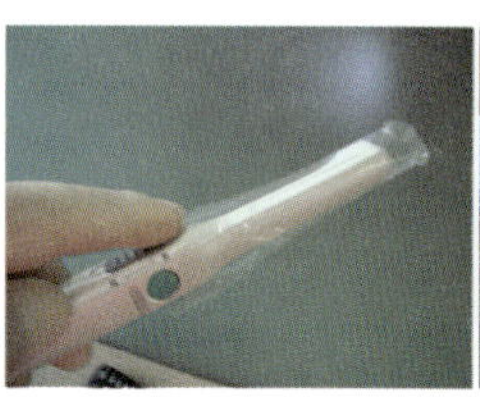
구강카메라

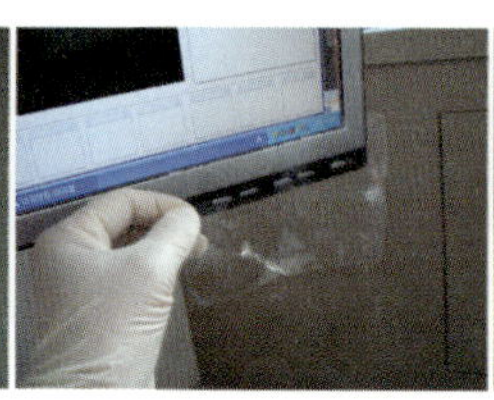
환자용 모니터 스위치부

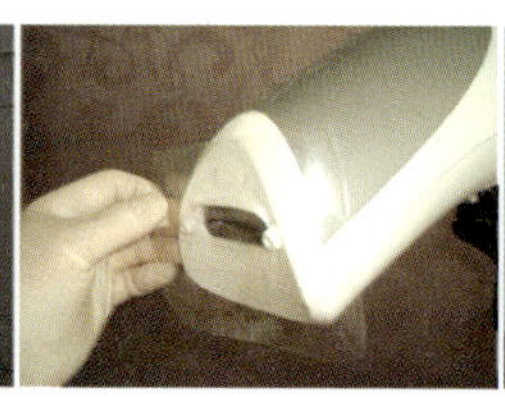
미백램프 전면

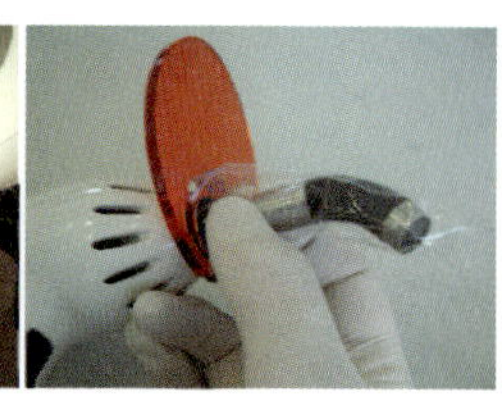
광중합기 팁

## 12) 기타 교차 감염방지 예방범위 2

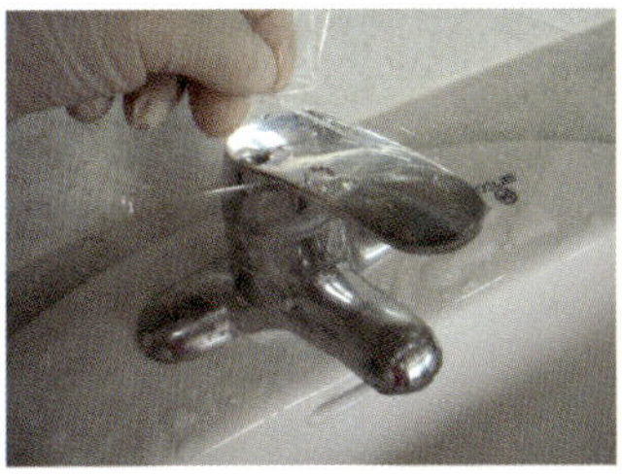

진료실 내 수도꼭지

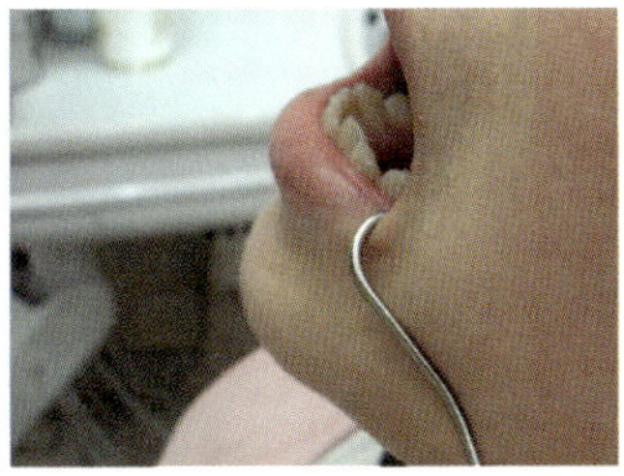

근관치료용 접지 행거

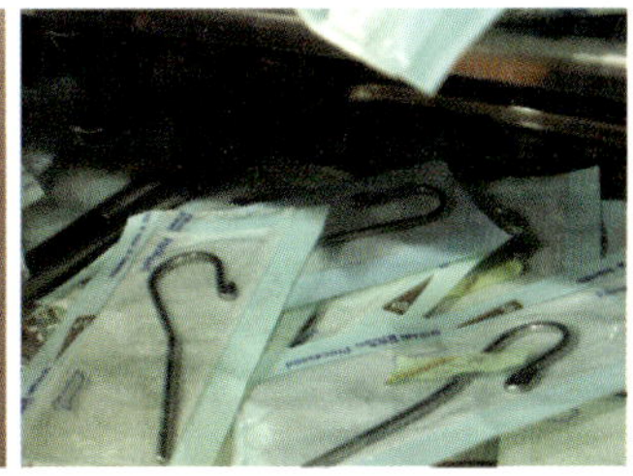

접지행거 멸균

## 13) 교차 감염방지용 멸균커버

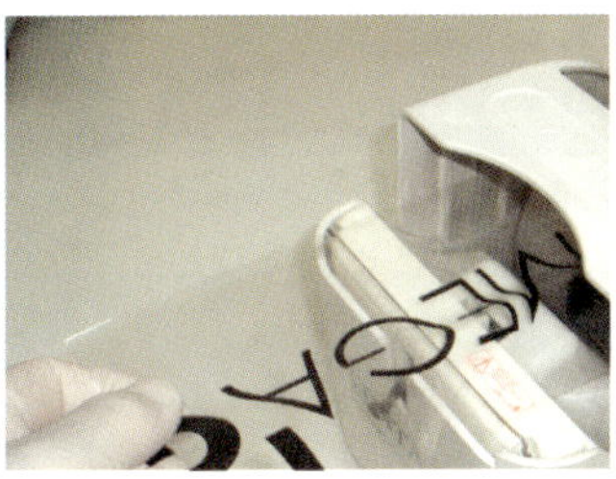

멸균비닐 인출과정

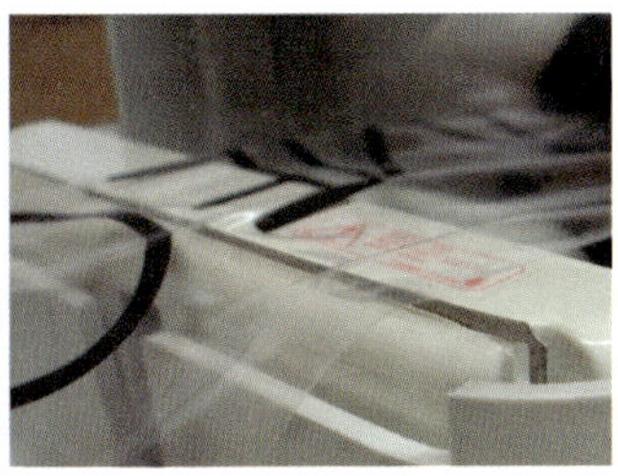

멸균비닐 절단과정

## 14) 교차 감염방지 예방사례

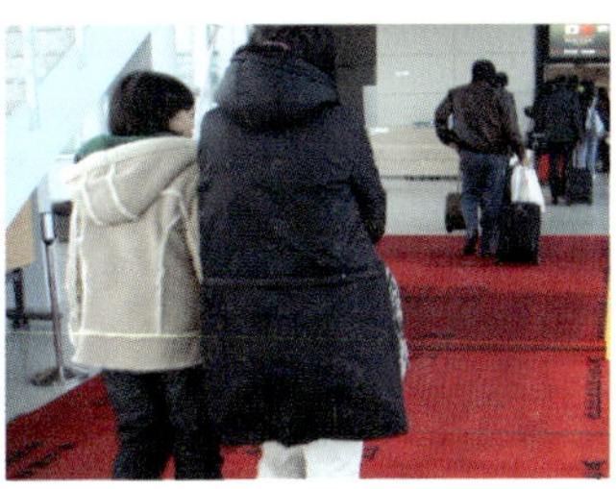

공항 입국과정 1

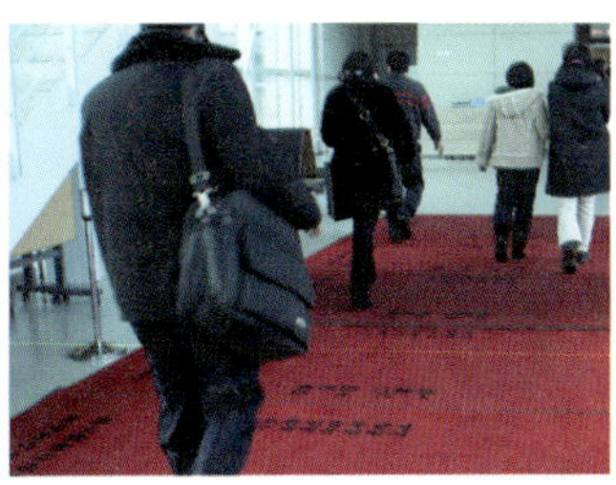

공항 입국과정 2

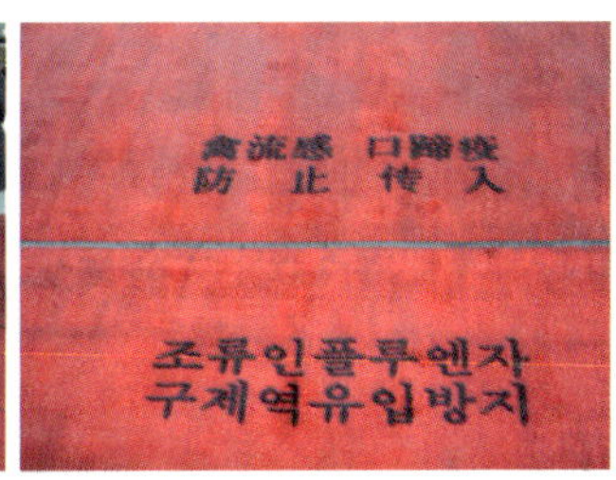
禽流感 口蹄疫
防止传入
조류인플루엔자
구제역유입방지

소독제 패드

## 2. 치과 외 영역의 표면처리 지침

### 1) 화장실 청결관리

공중화장실을 사용할 때 강한 불쾌감을 한번쯤은 느껴본 적이 있다. 특히 젖어 있거나, 오물이 묻어있거나, 얼룩을 목격하였을 때 순간 망설이게 되며 되돌아 나오고 싶게 된다. 제2구역으로 화장실은 병원의 얼굴이며, 위생과 청결 그리고 차별화된 세심한 고객만족을 제공할 수 있어야 한다.

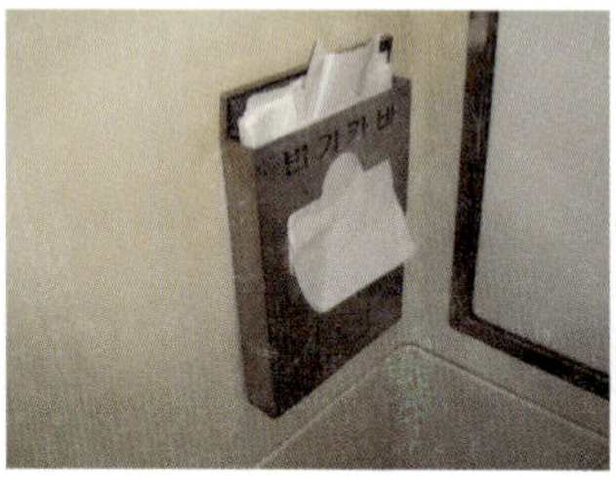
열차 내 설치된 1회용 커버

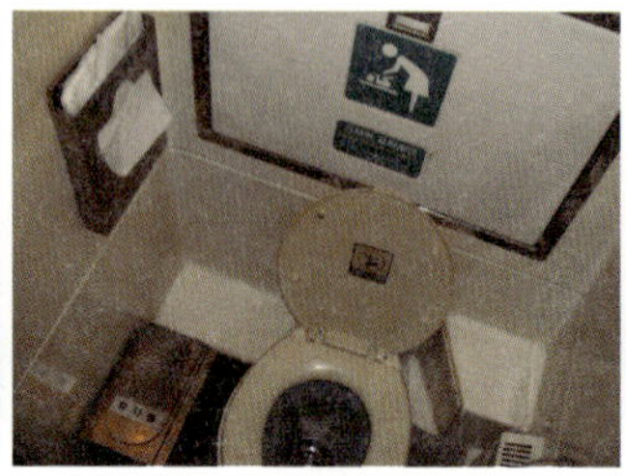
열차 내 변기

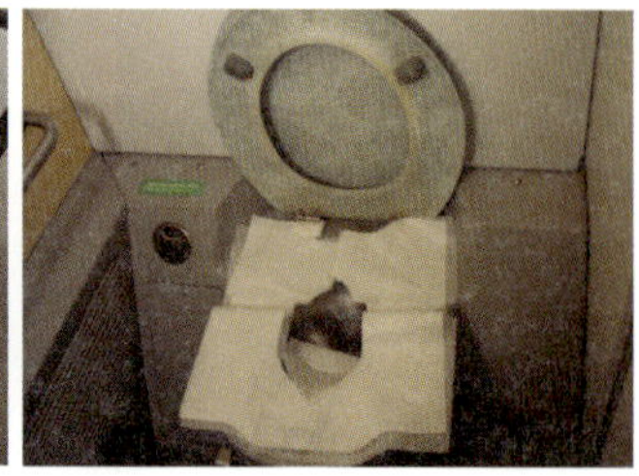
1회용 커버 마감

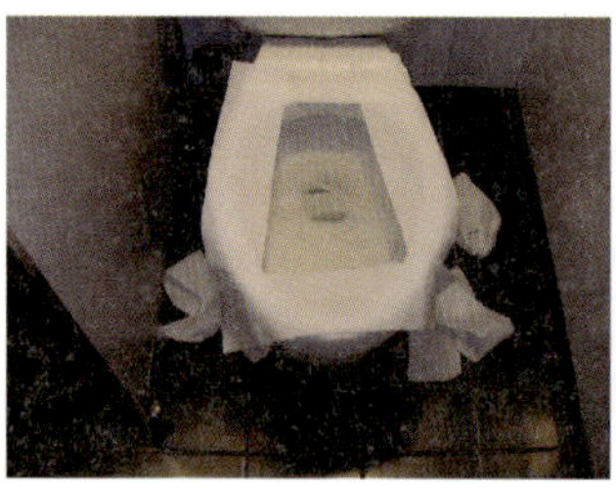
일반 티슈 처리

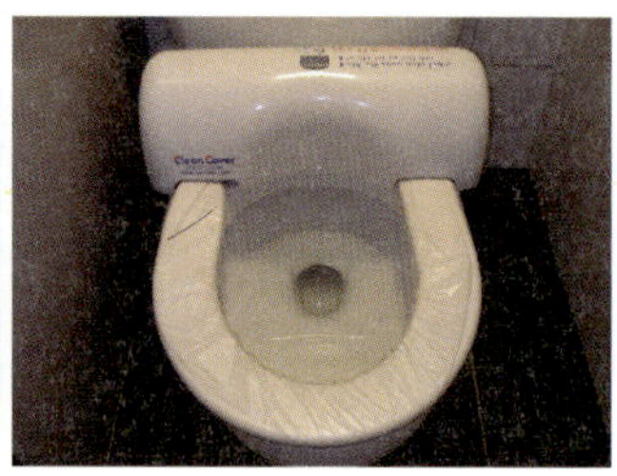
비닐커버 머신

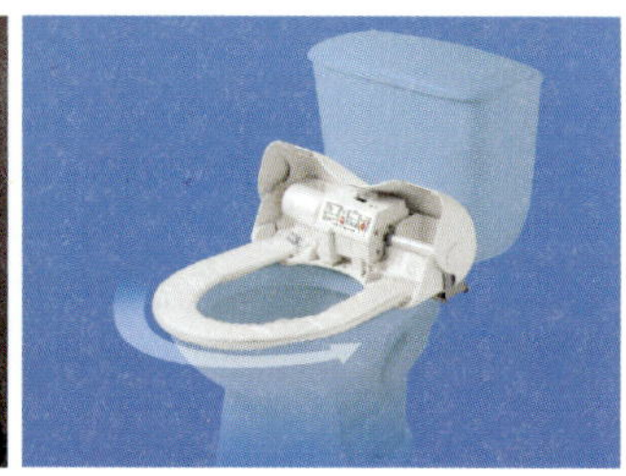
비닐커버 모형도

### 2) 치마 덮개

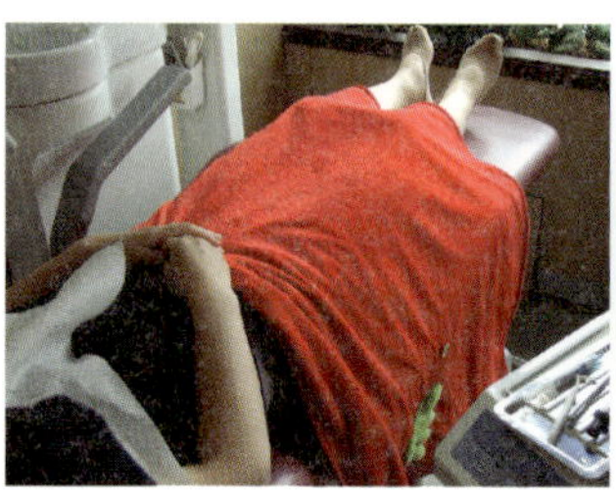

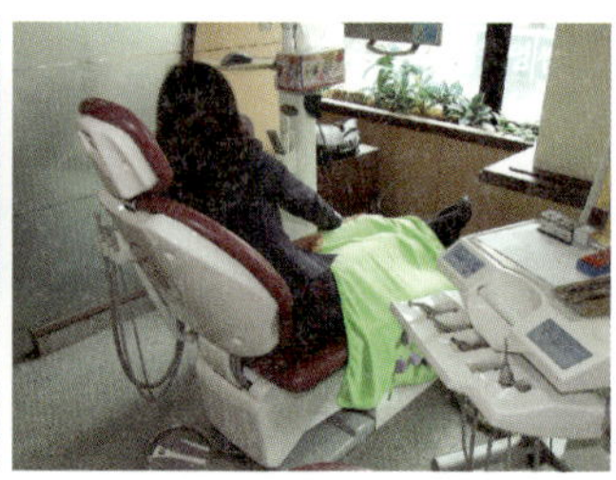

## 3) 음료대 관리

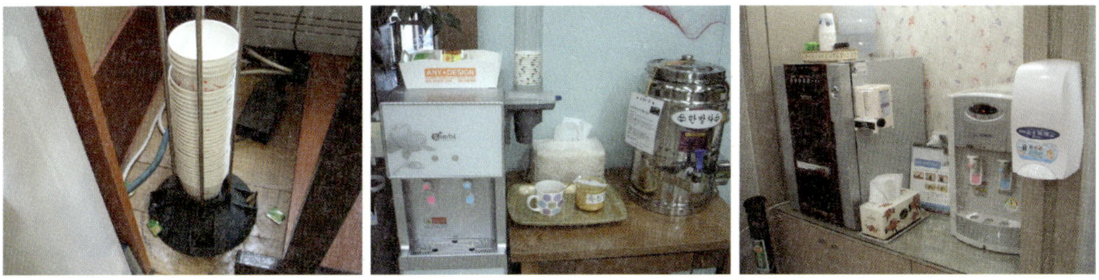

컵 회수용 홀더 내부에는 커피잔액이 외부로 유출되는 경우가 많다.

## 4) 컵 디스펜서 관리

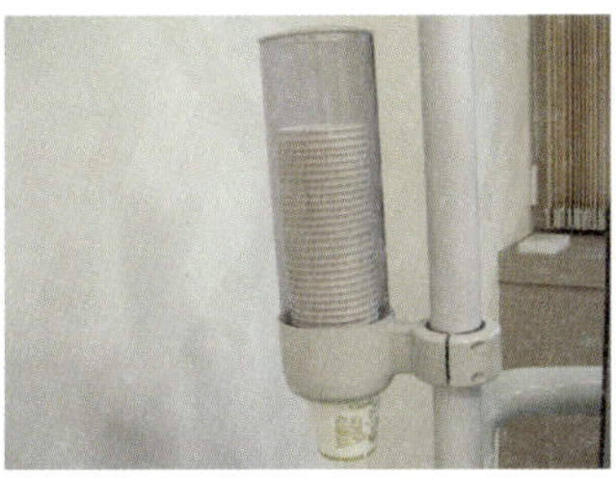

과 충전 주의 및 정품사용(2중 비닐코팅)

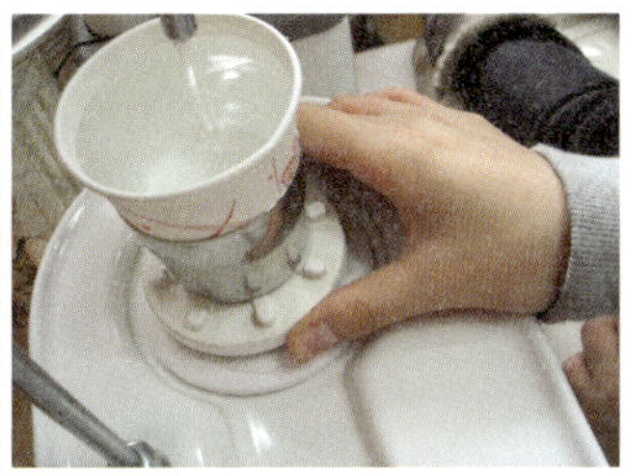

컵 젖음주의 및 물량 넘침 관찰

## 5) 쓰레기통 및 곽 티슈 관리

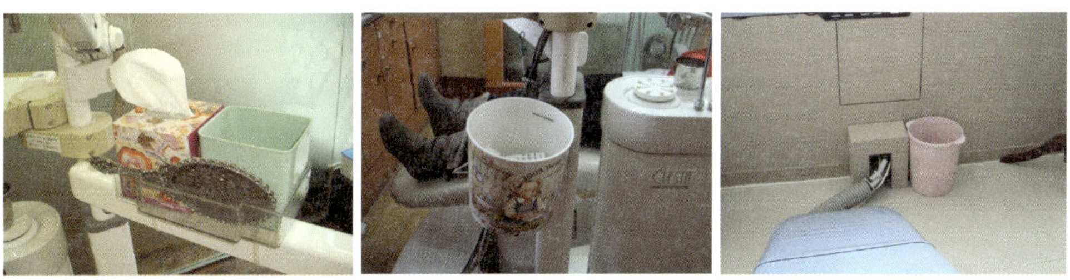

오염물질 바로 제거 및 곽 티슈 표면에 병원 이미지 홍보

## 6) 방향제 및 패드관리

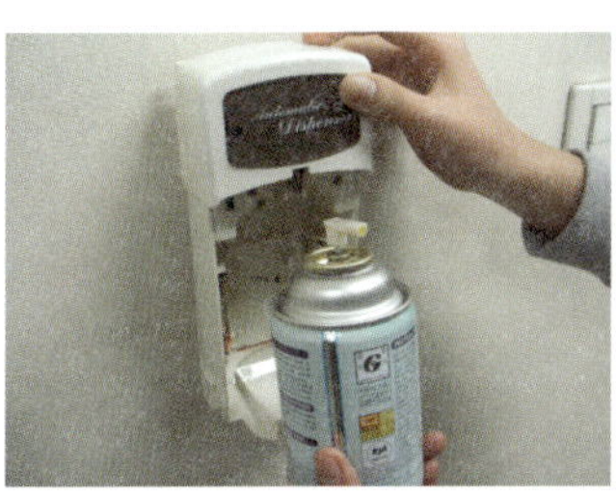

방향제 교체 여부

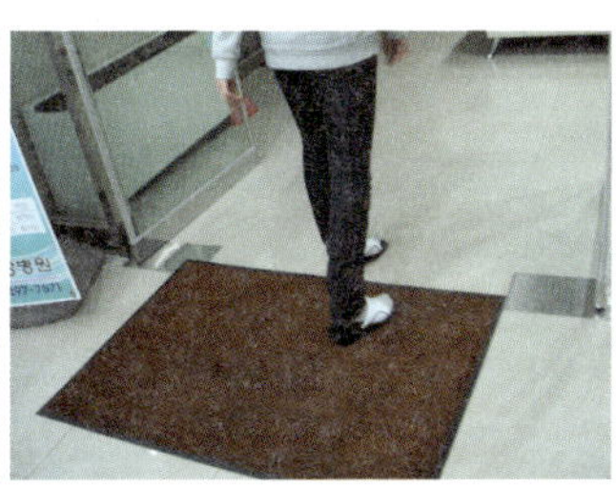

패드 교체 여부

## 7) 화분관리

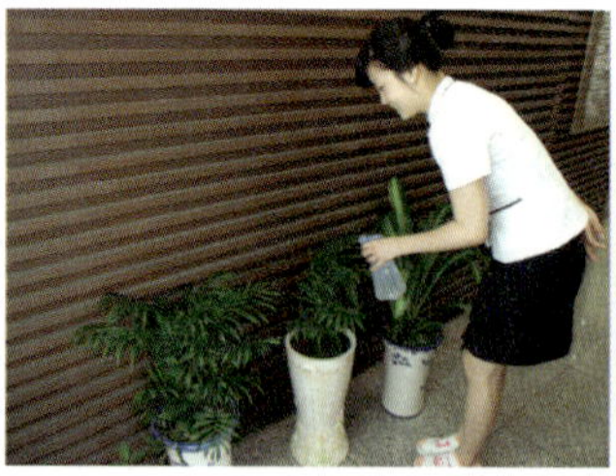

주기적인 물 공급 및 스프레이 1

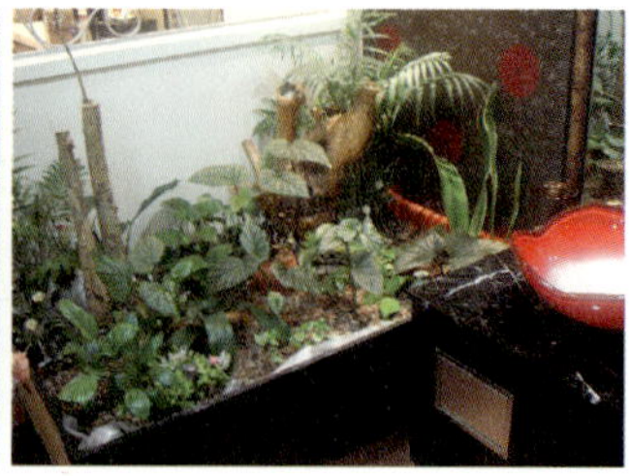

주기적인 물 공급 및 스프레이 2

## 8) 메이크업실 및 에어컨 관리

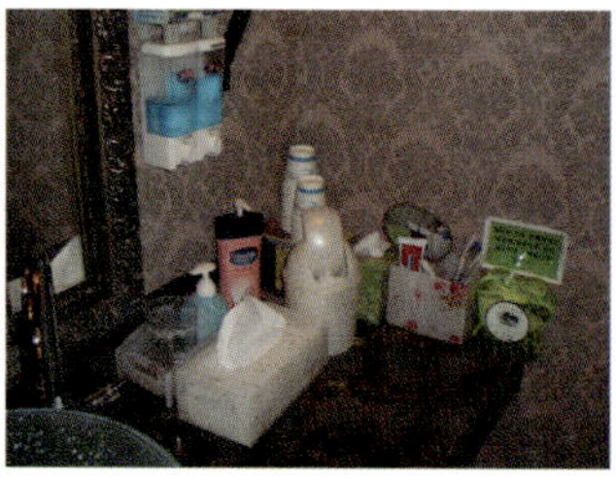

메이크업실 관리

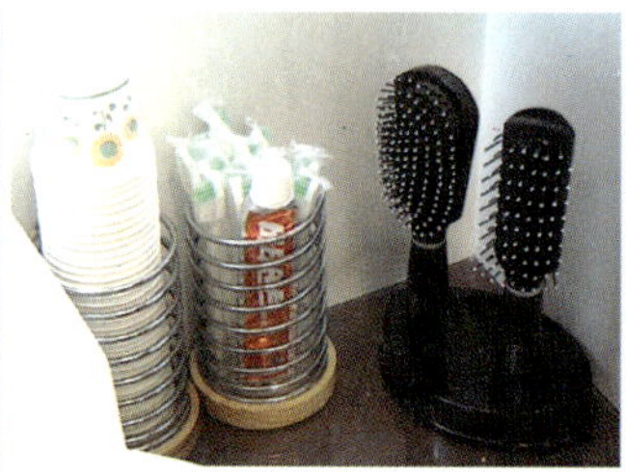

머리빗 위생관리

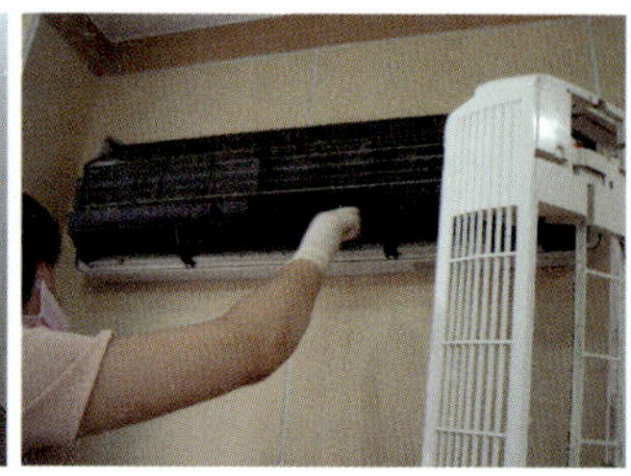

에어컨 관리

## 9) 비품관리(라벨링 및 위생관리)

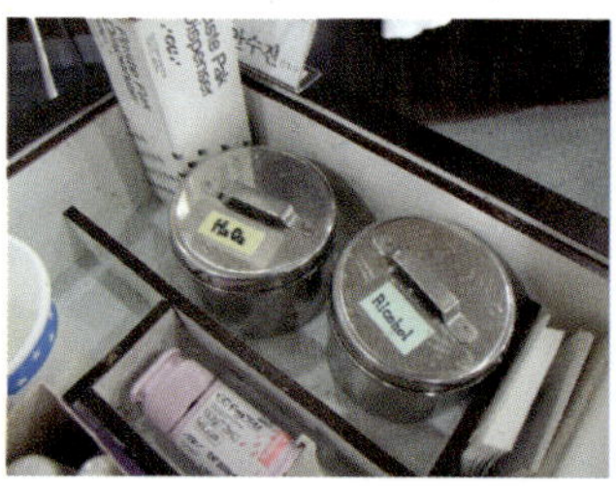

표준성 없는 라벨링 1

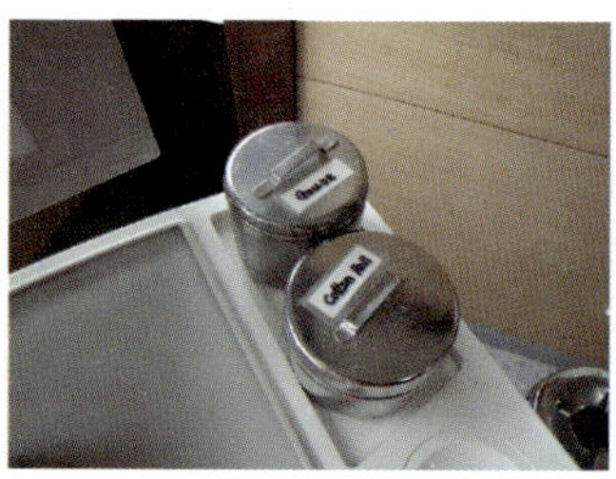

표준성 없는 라벨링 2

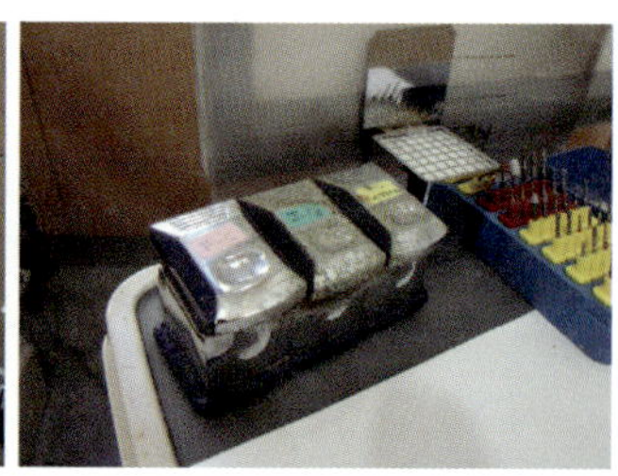

약병홀더 부식(불결함)

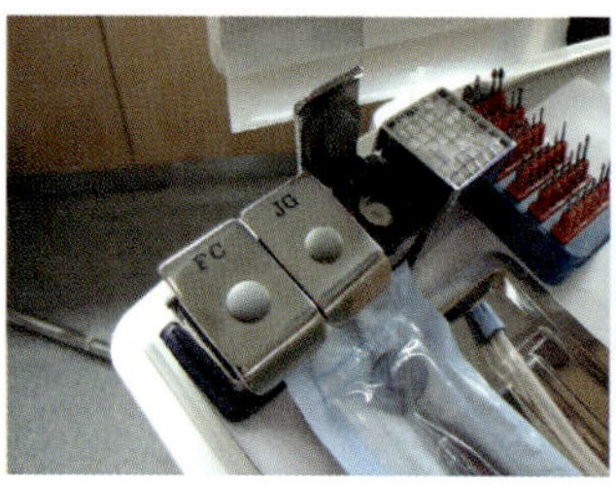

개선 후 표준성 있는 라벨링

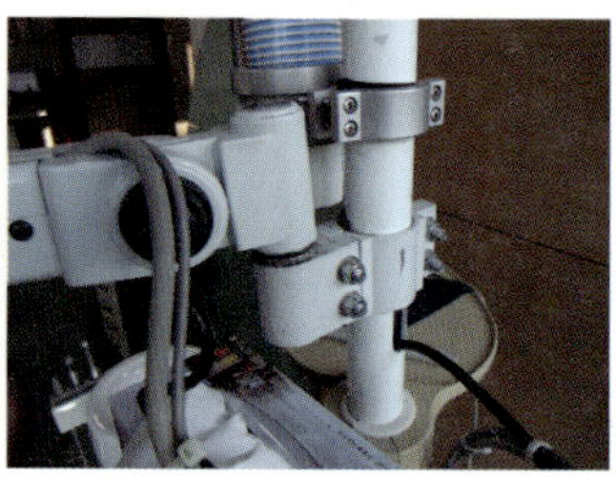

배선 정리 미처리

## 10) 병원 품질관리(TQC) 교육 및 학습훈련

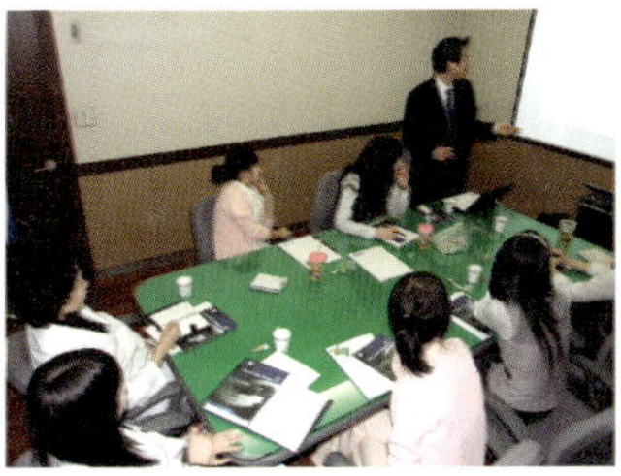
TQC 분임 토의

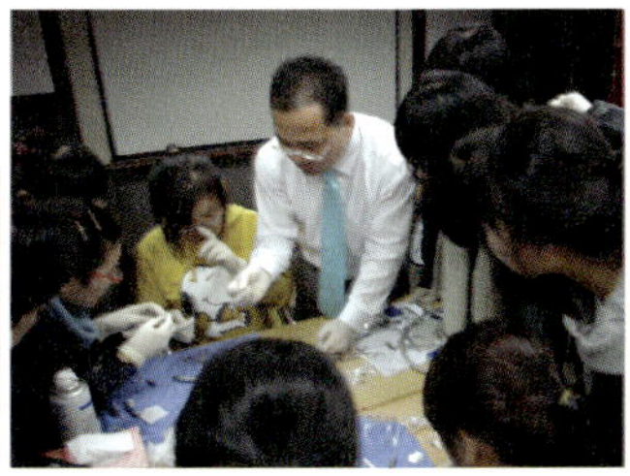
핸드피스 분해 청소 실습

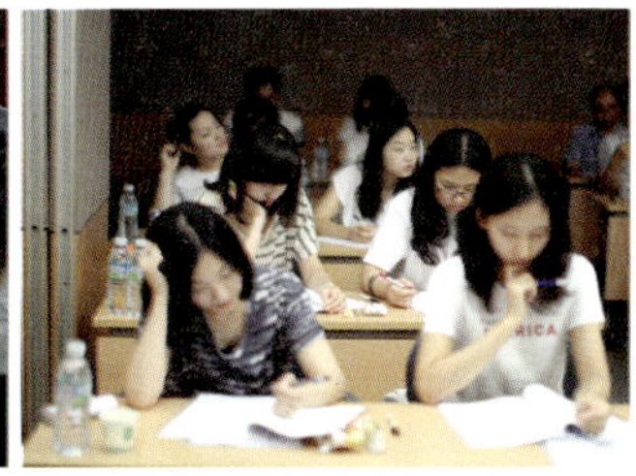
병원 제안 및 개선 토의

## 11) 데스크 내부관리 및 5S운동 전개(정리, 정돈, 청소, 청결, 습관화)

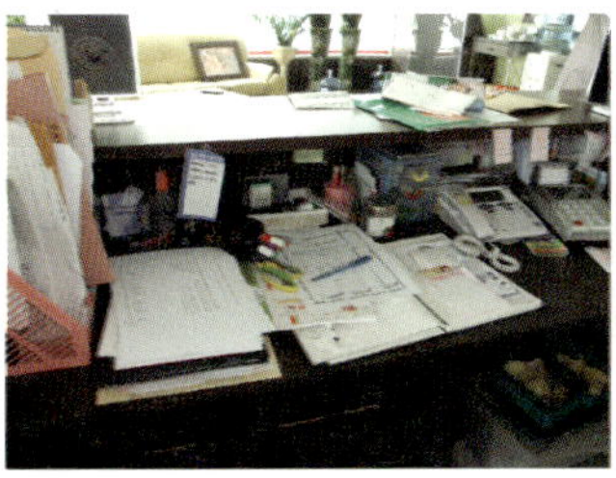
내부서류 정리

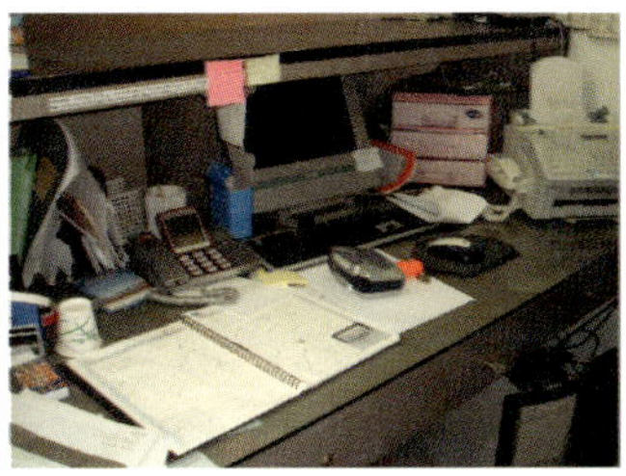
내부비품 정리

## 12) 보안경의 착용

핸드피스류 회전으로 인한 chip(부스러기)이 튕겨 작업자의 얼굴 또는 안구에 튈 위험성이 다분히 있으므로 반드시 보안경이나 쉴드를 착용하여 안전사고를 예방하여야 한다.

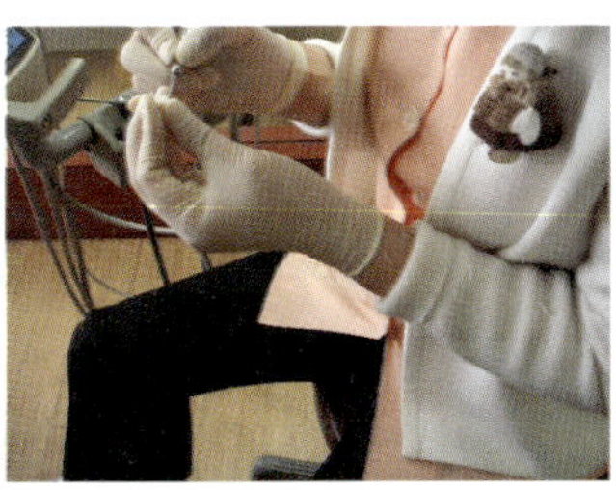
작업불량 및 실내 환경오염

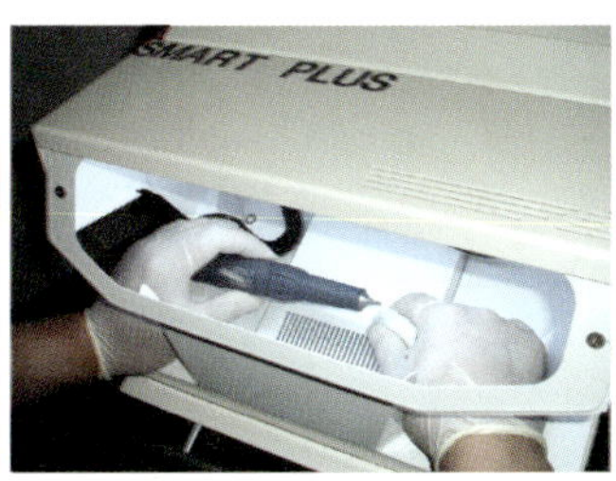

집진기 작업(안전 및 실내환경)

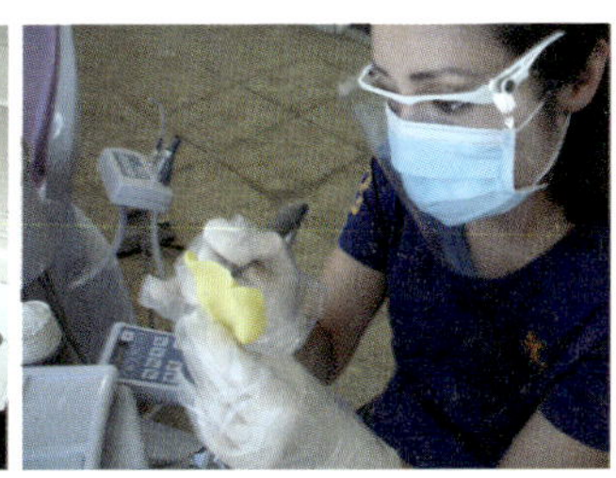
쉴드 및 마스크 착용

## 13) 불량한 태도

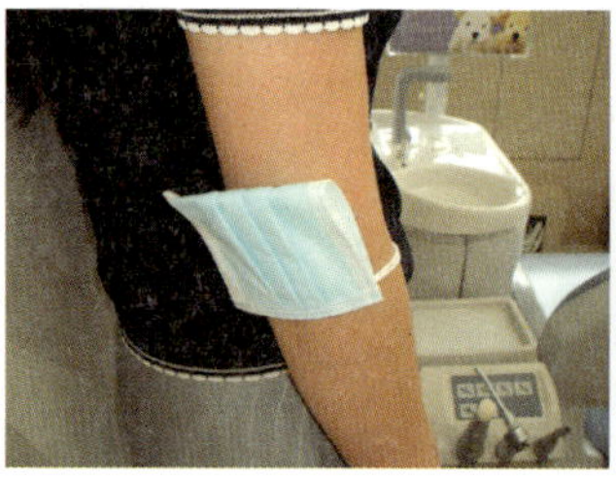
팔뚝에 거는 행위

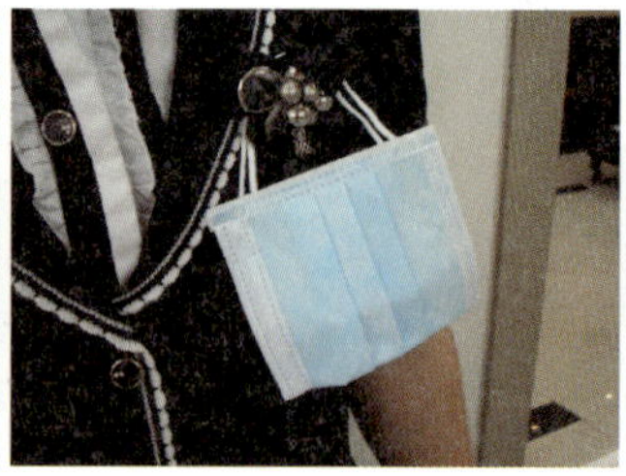
명찰에 거는 행위

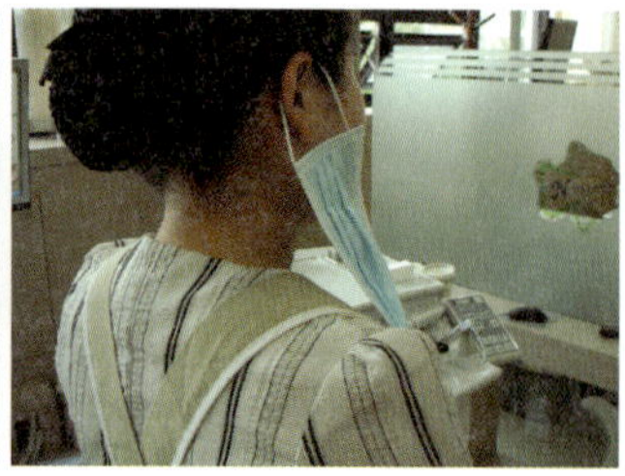
귀에 걸치는 행위

## 14) 일반진료실에서의 두발관리

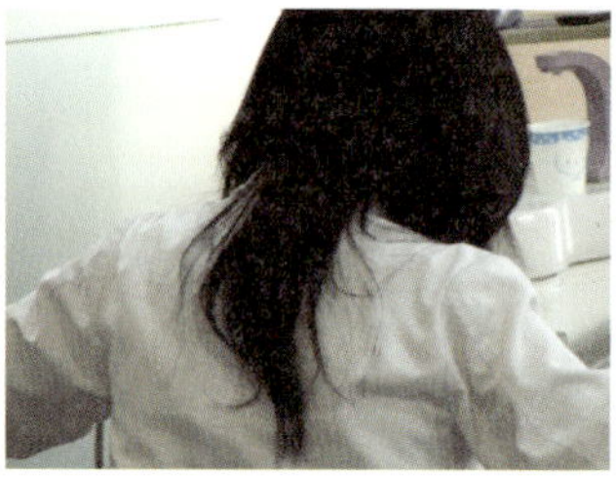
잘못된 사례 A

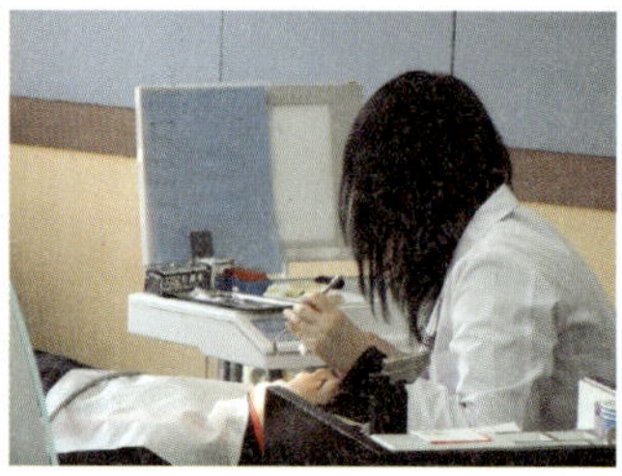
잘못된 사례 B

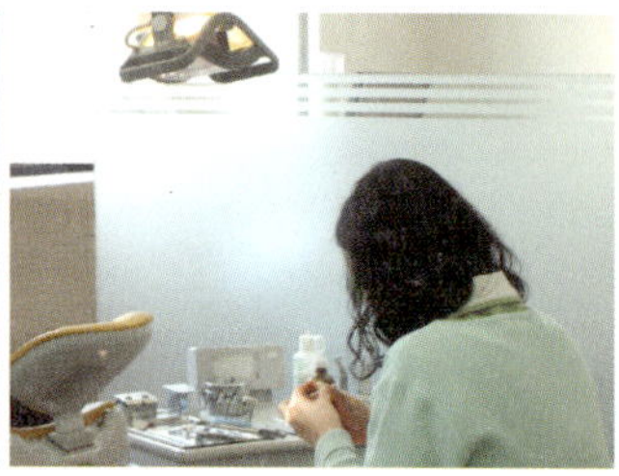
잘못된 사례 C

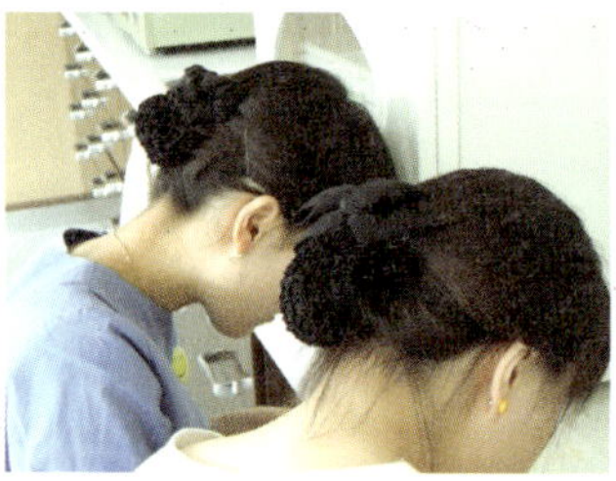
우수한 사례 A

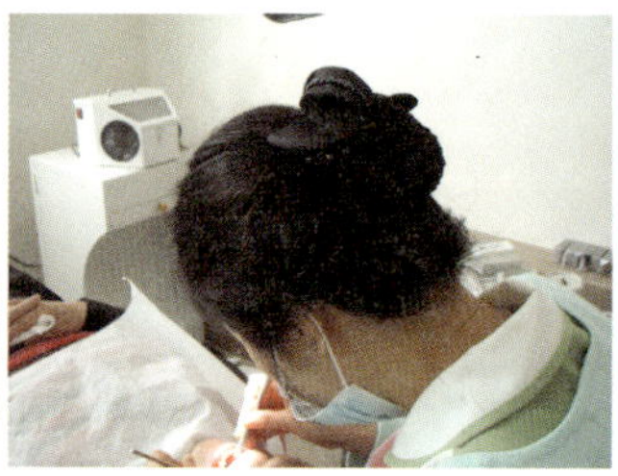
우수한 사례 B

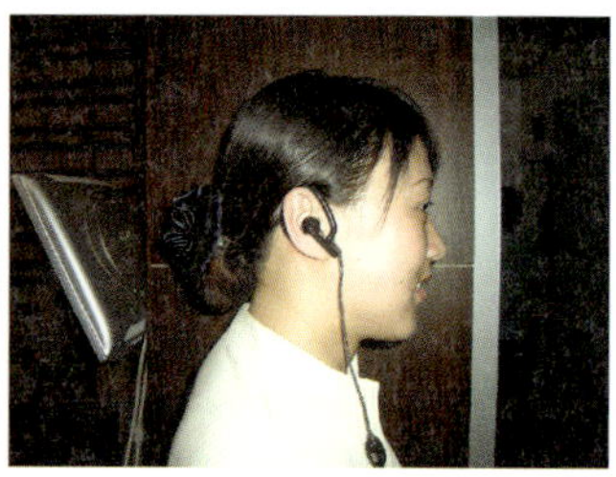
우수한 사례 C

## 15) 위생용품 박스 만들기

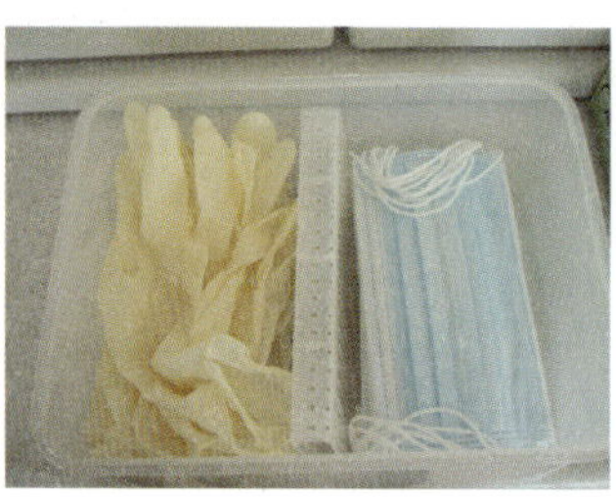
장갑과 마스크

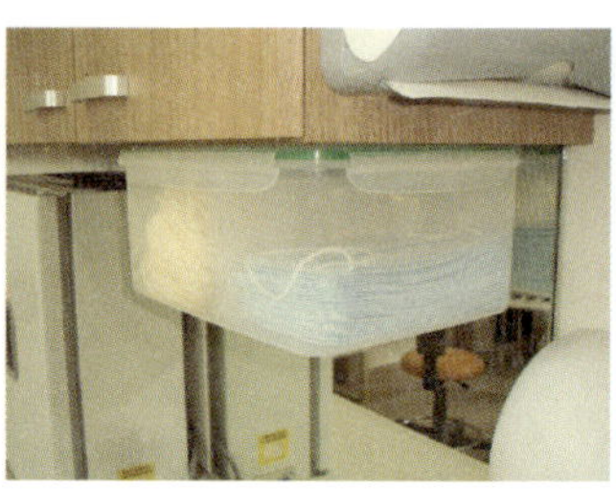
진열장 밑에 부착상태

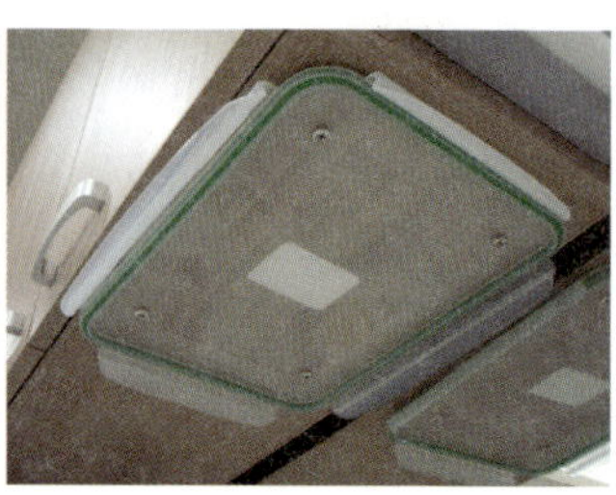
상부커버

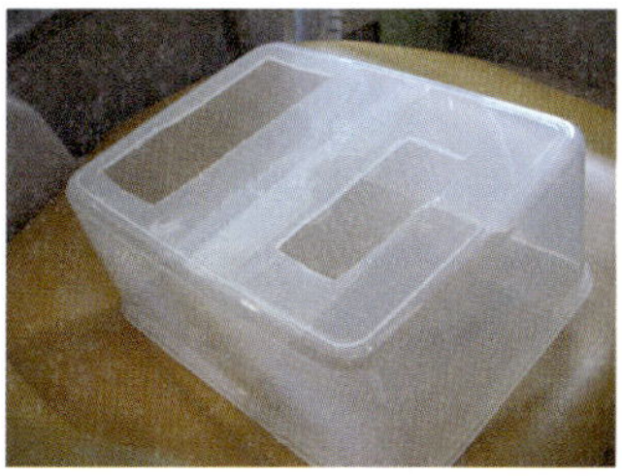
박스 뒷면

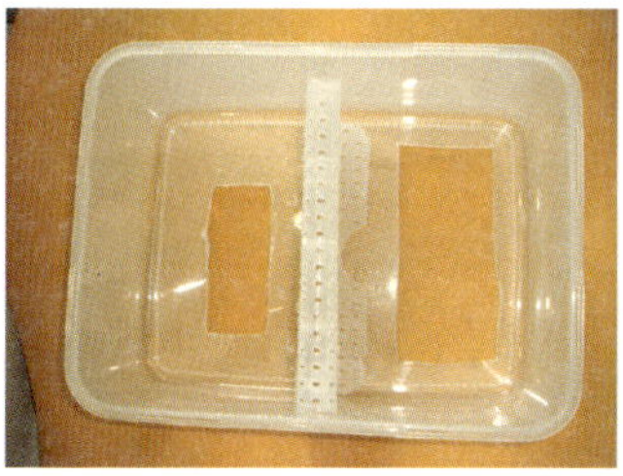
박스 내부 사각구멍

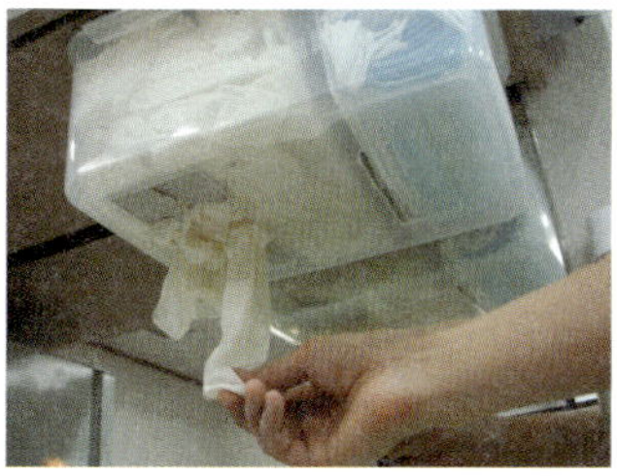
장갑 불출과정

# CHAPTER 10

# 장비감염관리

## 1. 치과 유니트와 체어(unit & chair)

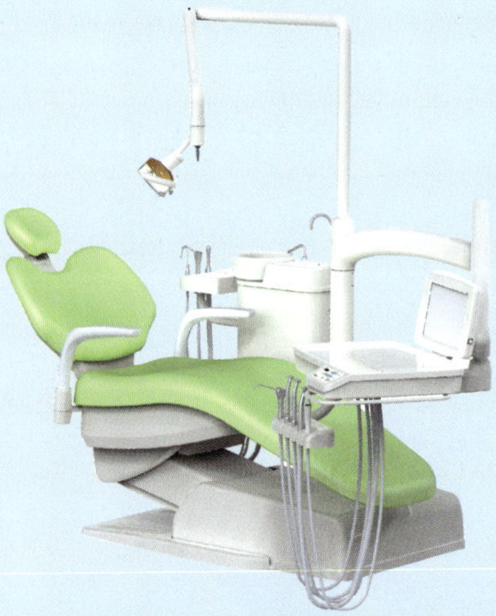

S1

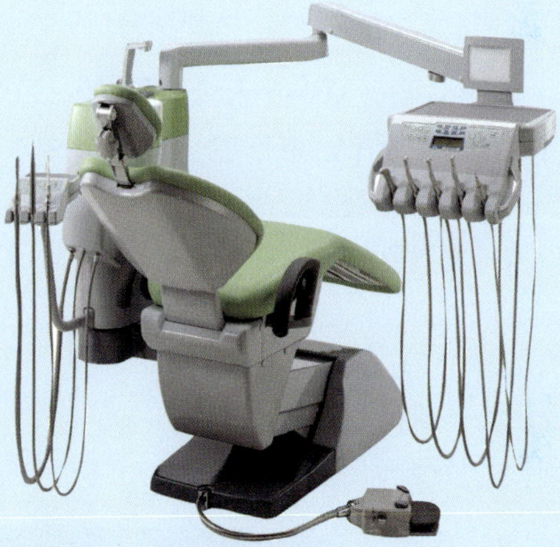

카이져

유니트와 체어란 치과용 진료장치 및 환자의자로써 진료를 수행하는데 필요한 첨단장비로 각종 구강진료 및 처치에 사용되는 의료기기이다.

진료장치는 구강진료 및 치료에 사용되는 각종 핸드피스류를 부착, 조립, 공용화 시킬 수 있도록 제작되었으며, 환자의 구강을 비추기 위한 조명의 점 · 소등이 자동으로 제어되고, 환자가 타액을 헹구고 뱉을 수 있는 타구대로 구성되어 있다.

## 1) 타구(spittoon)관리의 중요성

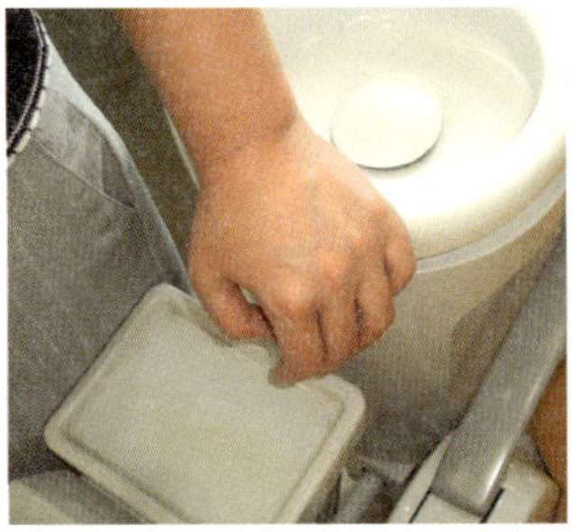
타구에 기대는 사례

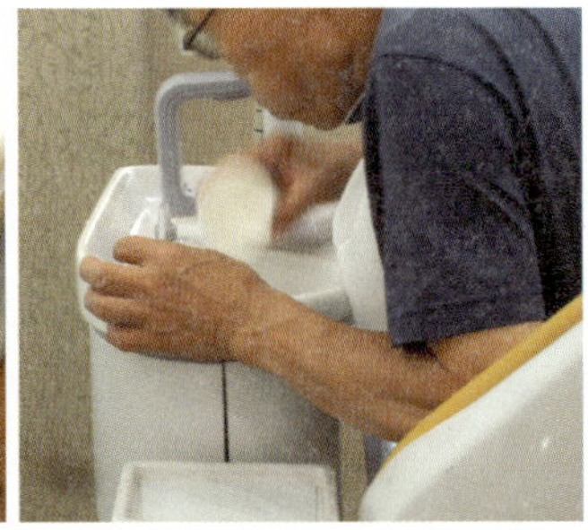
타구에 손을 대는 사례

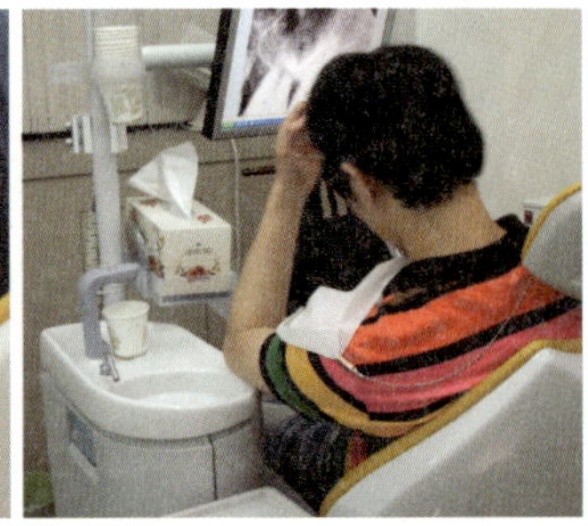
팔을 걸치는 사례 1

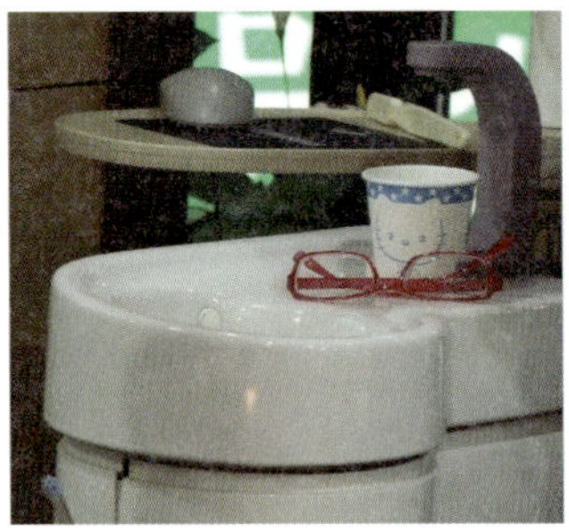
타구위에 소지품(안경)을 놓는 사례

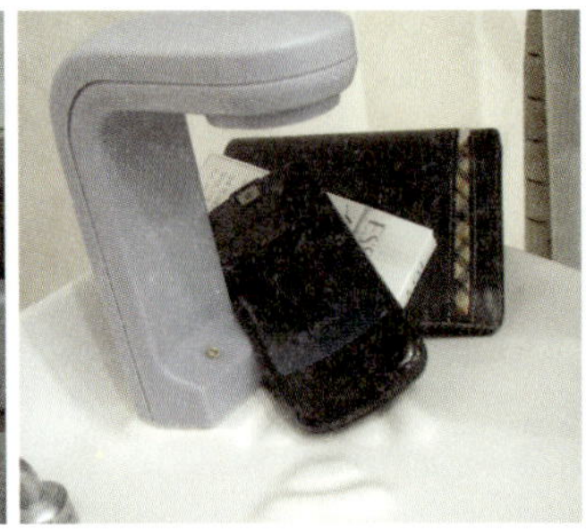
지갑 및 기타 소지품 놓는 사례

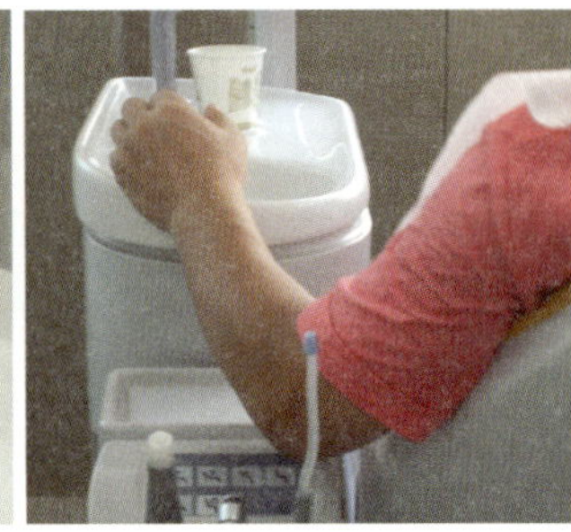
팔을 걸치는 사례 2

환자(고객)는 병원에서 제공되는 유 · 무형적 재화의 서비스를 받으나, 직접 체어에 앉아 타구에 오물을 헹구는 행동만이 유일한 환자의 몫이다.

사용하게 되는 타구는 여러 환자들에 의해 오염된 구역이므로 진료상황에 따라 적절하도록 위생과 청결을 유지하여야 한다.

## 2) 타구 세정과 관리방법

### (1) 일상적인 관리

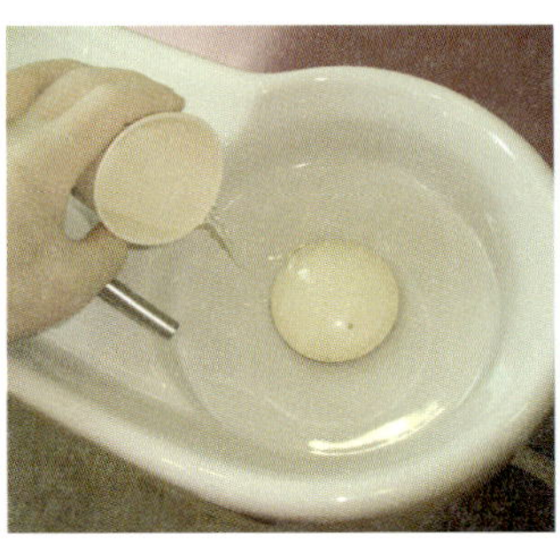
물 컵을 이용한 세정

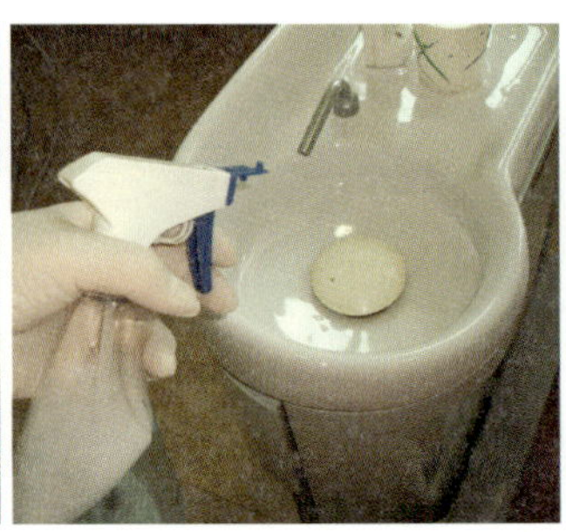
클리너를 이용한 세정

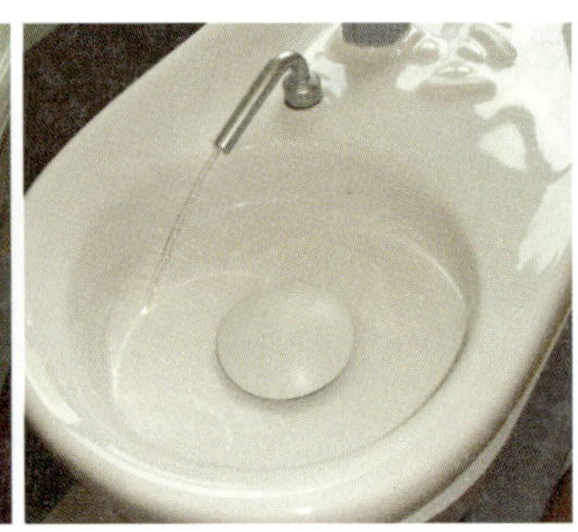
자체 급수용 세정

진료를 마친 후 환자가 사용했던 컵을 이용하여 타구 내부를 세정하도록 한다. 그리고 기본 기구와 석션 팁(suction tip)을 처리(제거)하도록 한다.

가능한 소독제를 분사하여 타구 주변을 도포하도록 유지하여야 한다(건조 후에 실시).

### (2) 주기적인 관리

#### ① 분리형

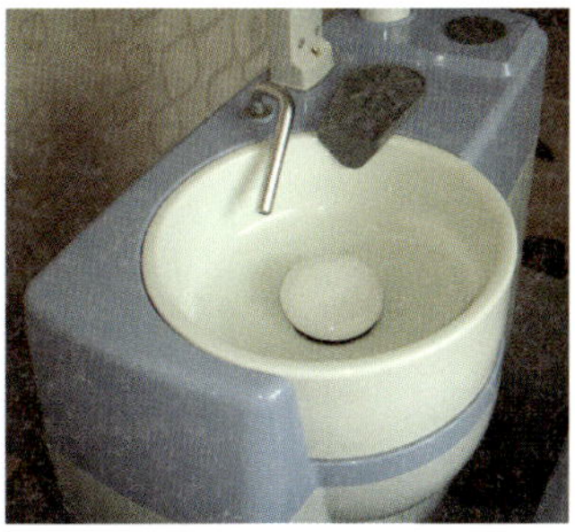

카이저 2080

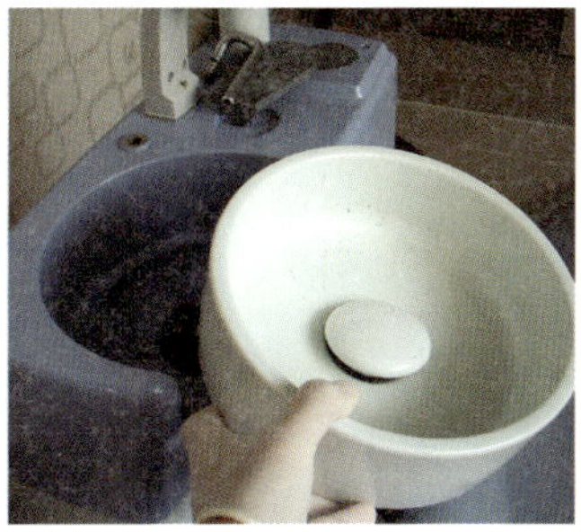

타구분리

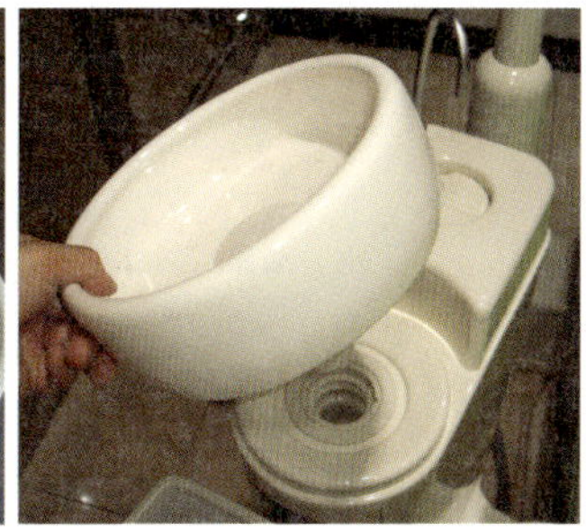

타구분리 S1

분리형은 운반에 주의하고 흐르는 물에 세정한 후 계면활성제(식기세제)로 부드럽게 세정 및 건조를 거친 후 제위치에 설치하도록 한다.

#### ② 일체형

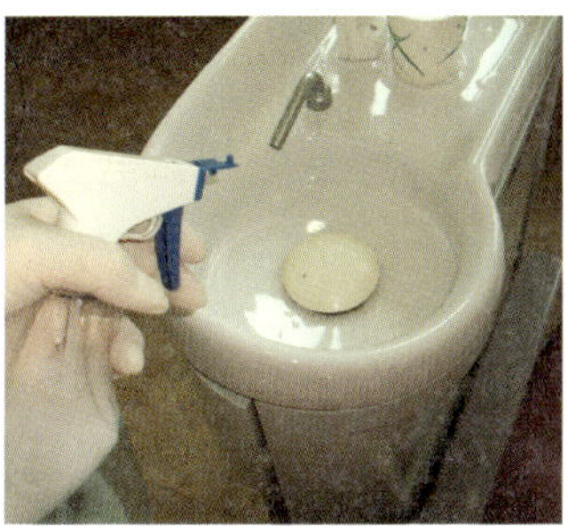

쌍데

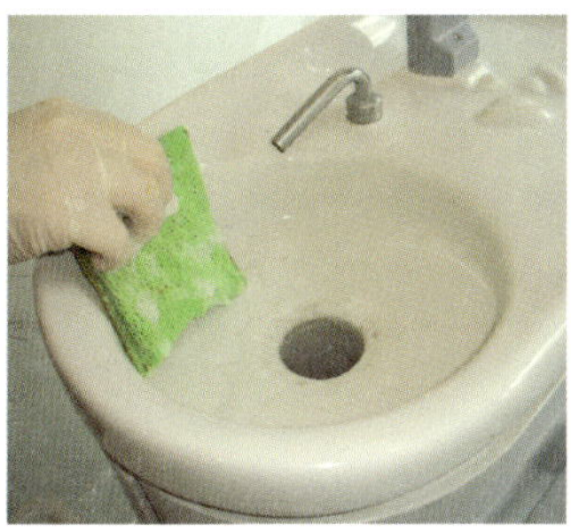

토러스

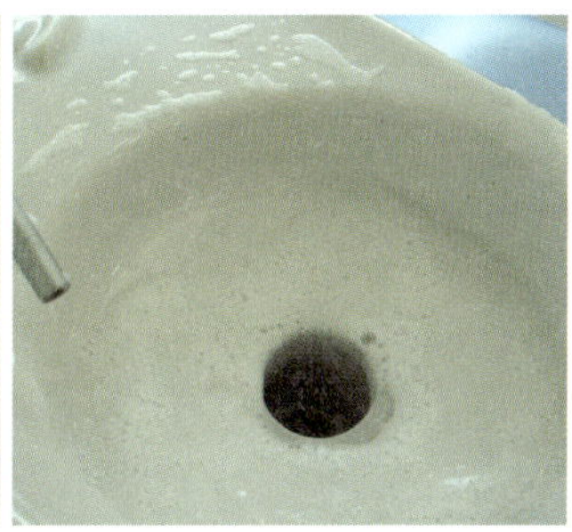

토러스

클리너(분무기)를 이용하여 세정할 수 있으며, 타구 전체는 계면활성제를 이용한 주기적인 세척 및 건조가 필요하다.

#### ③ 액세서리(방진기)

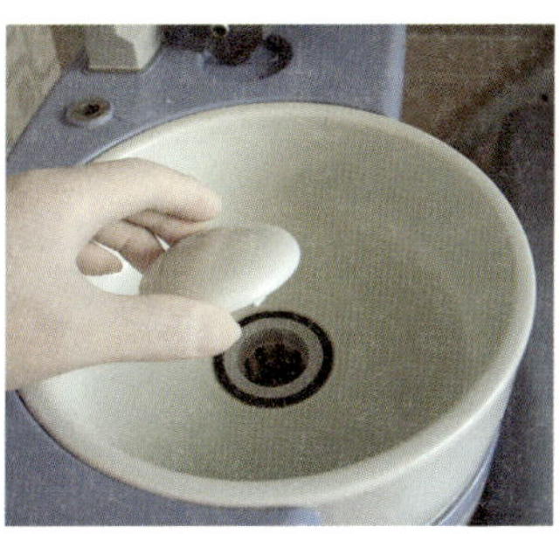

방진기 분리과정

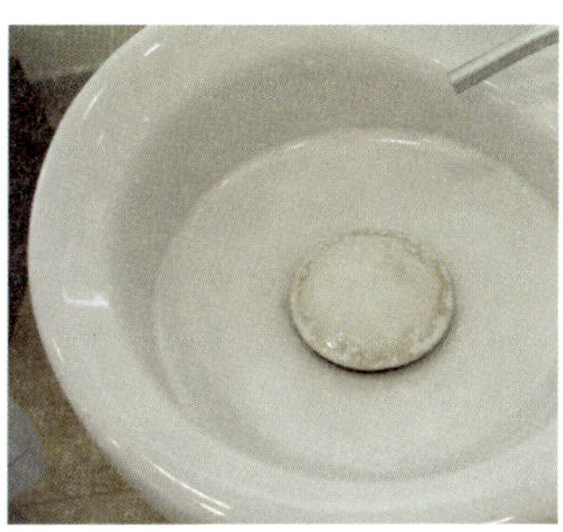

방진기 오염 및 변색된 사례

타구 내부에 부착된 방진기는 약재로 인하여 오염 및 변색이 되며, 환자의 눈에 쉽게 띄므로 여분을 준비하여 자주 교환하는 것이 좋다.

### 3) 등받이 및 시트 세정의 중요성

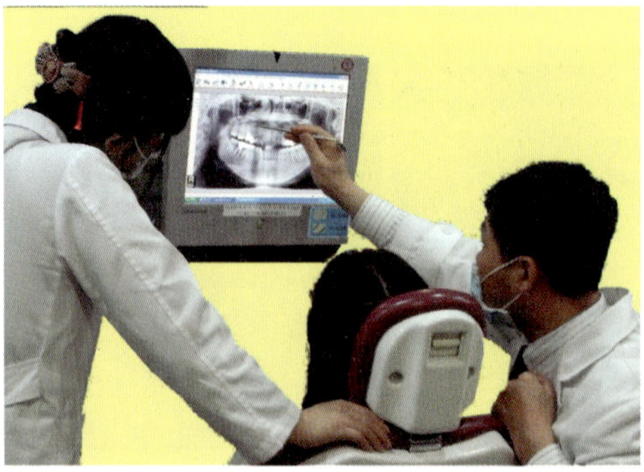

진료 및 상담과정에 종사자가 시트부분에 접촉하거나 손으로 기대는 경우가 많으므로 주기적인 세정과 관리가 필요하다.

### 4) 유니트 바디(unit body) 주변의 오염상태

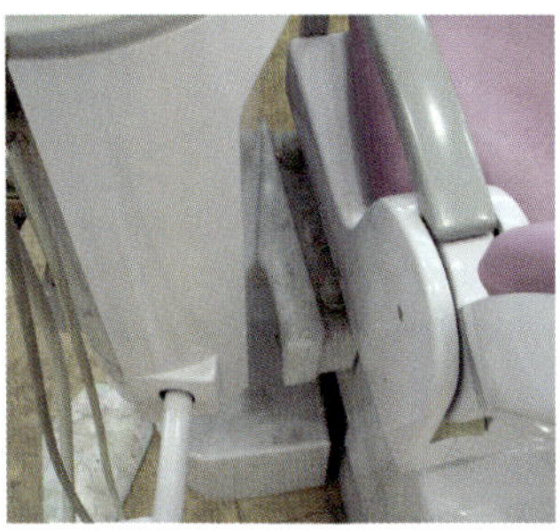

토러스

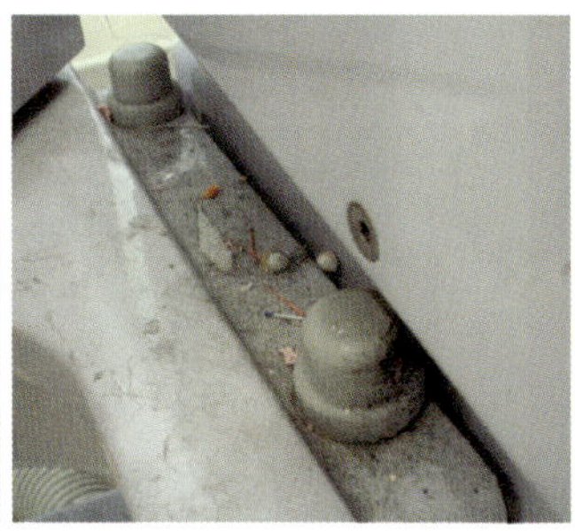

토러스(오물 고임)

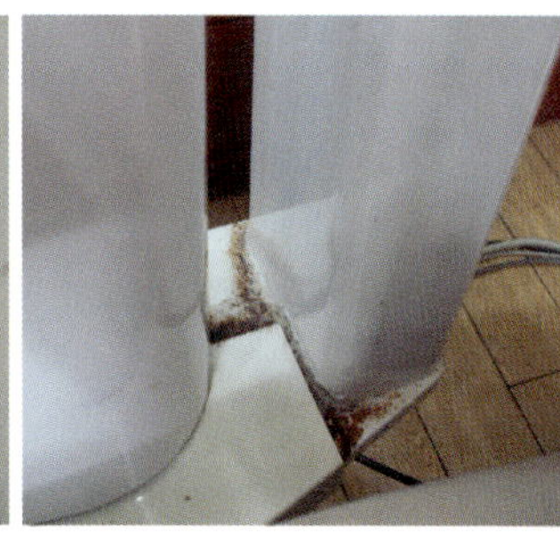

클리스타

유니트와 체어의 결합부분 사이에 의외로 많은 먼지와 재료들이 떨어져 있다. 이 부분은 쉽게 손이 닿지 않으므로 주기적인 청소가 필요하다.

### 5) 유니트 시트(unit seat) 세정

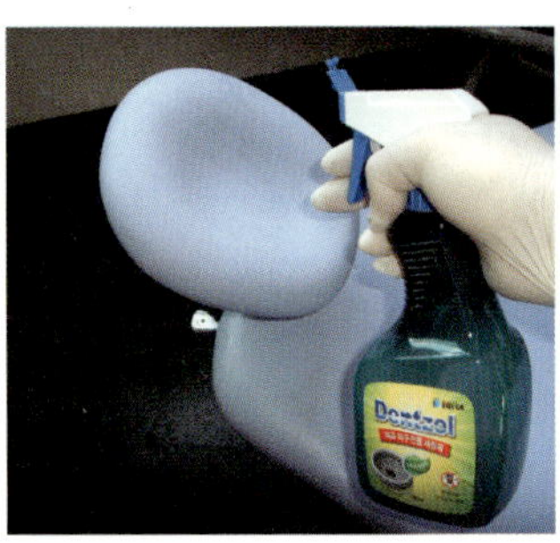

헤드레스트 세정

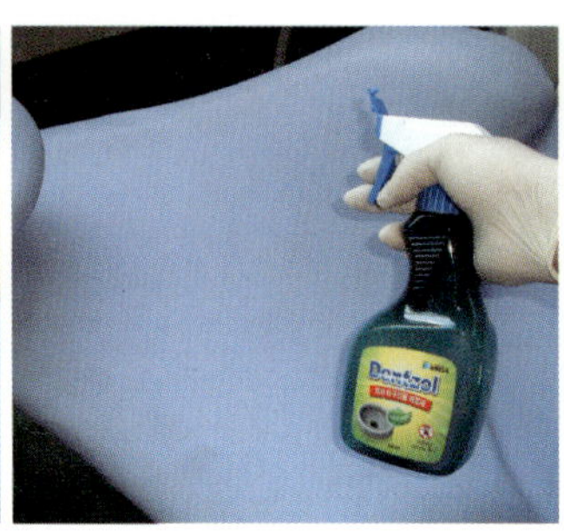

백레스트 세정

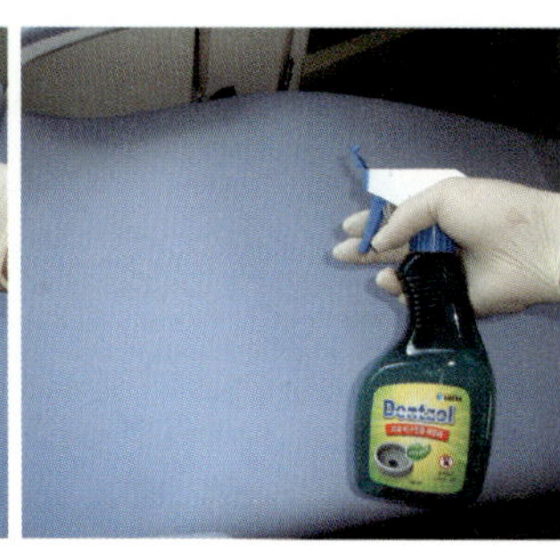

시트 세정

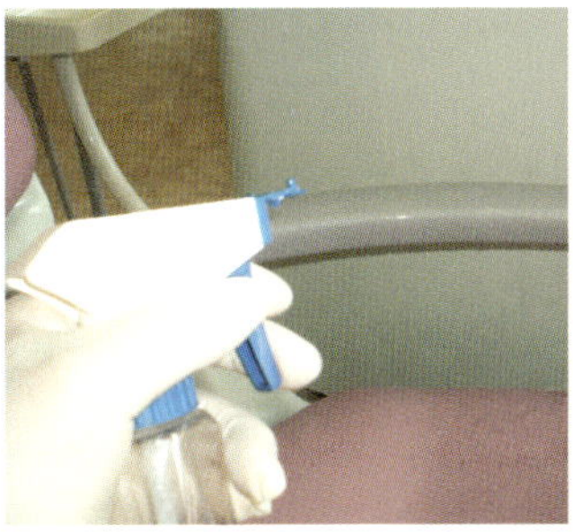
암레스트 세정

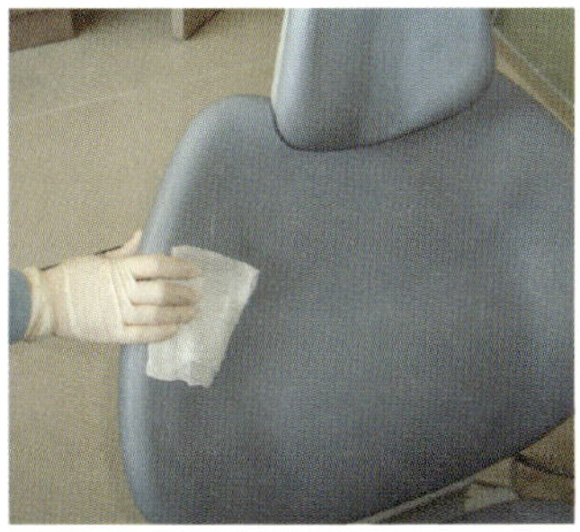
백레스트 세정

표면 덮개를 사용하지 않을 경우 주기적인 세정제(분무)로 청결을 유지하여야 한다.

## 6) 배큠 필터(vacuum filter) 세정관리

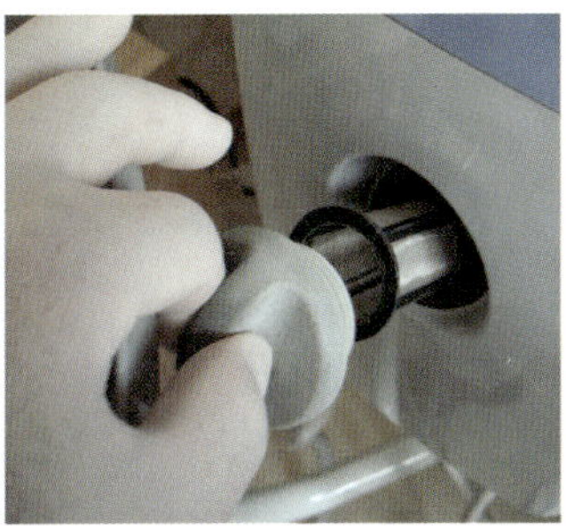
카이져 필터 청소

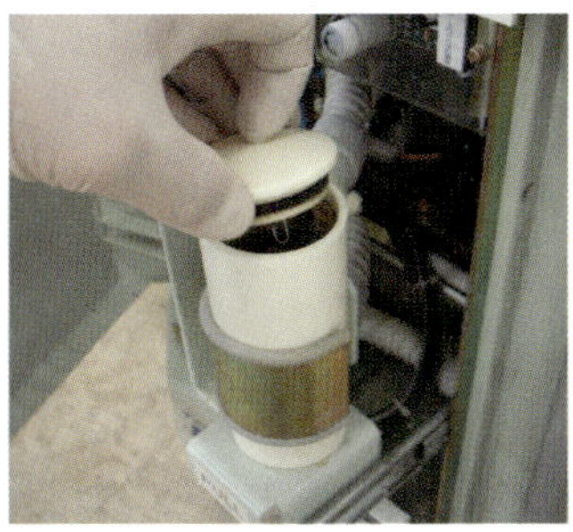
쌍데 필터 청소

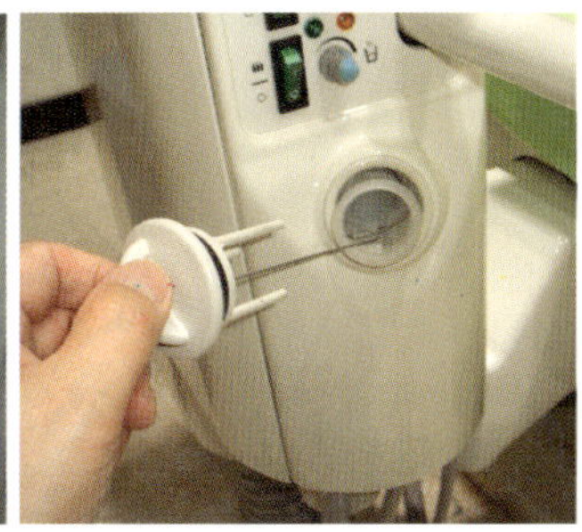
S1 필터 청소

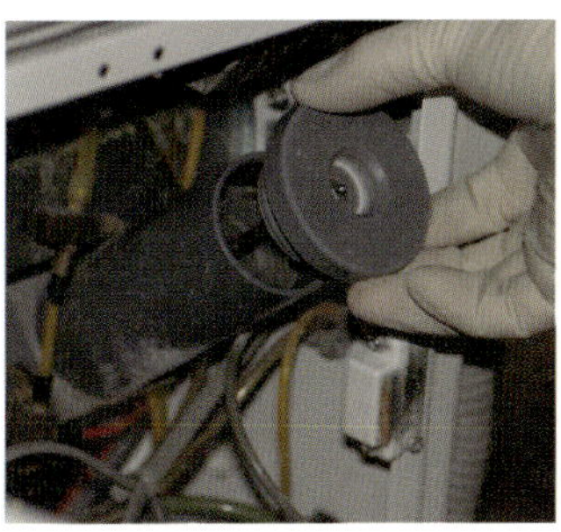
클리스타 필터 청소

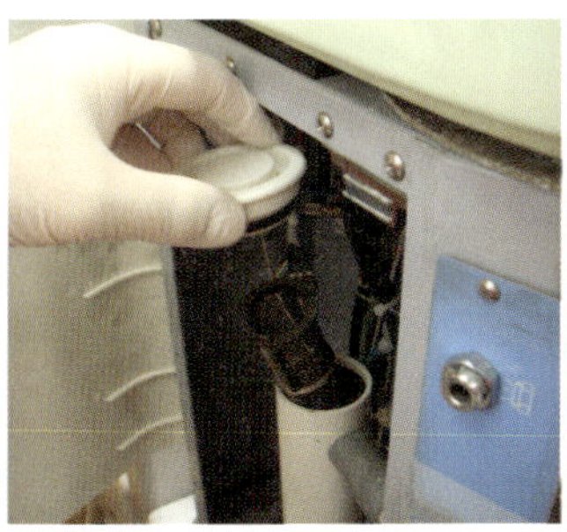
그라시아 필터 청소

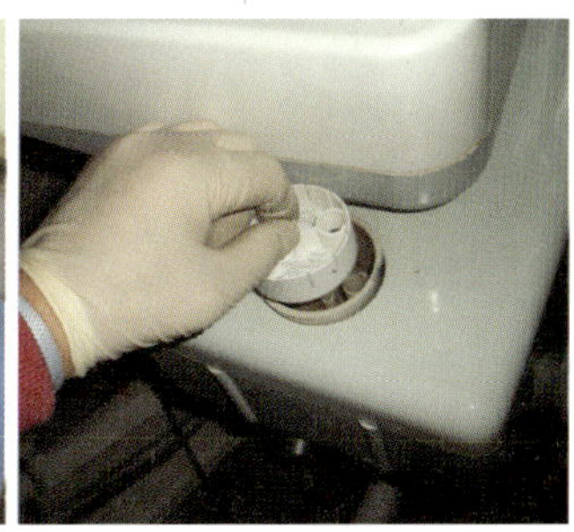
리더21 필터 청소

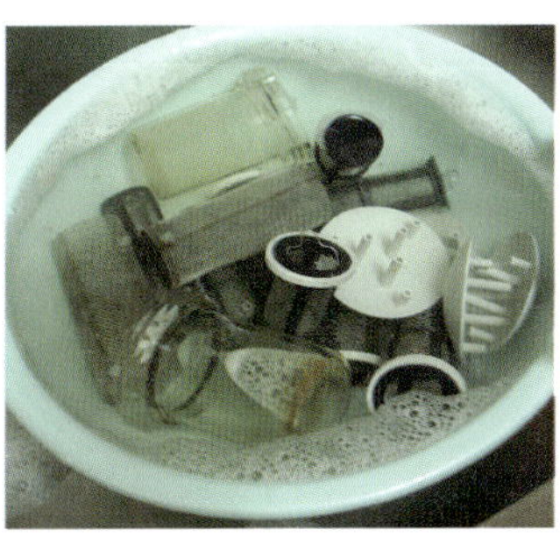
수거된 필터(락스에 침전)

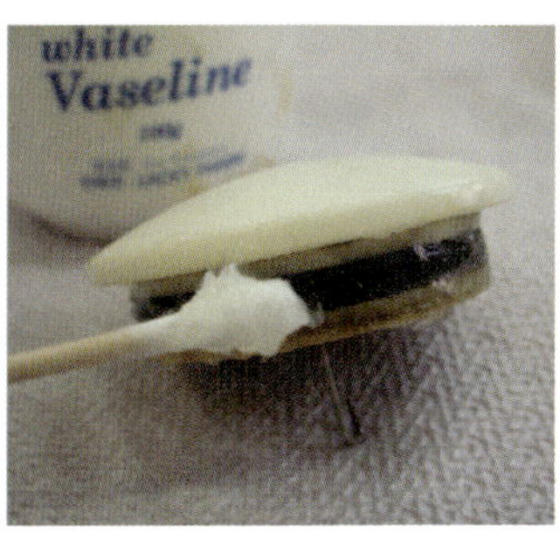

O-ring 주변에 바셀린 마감

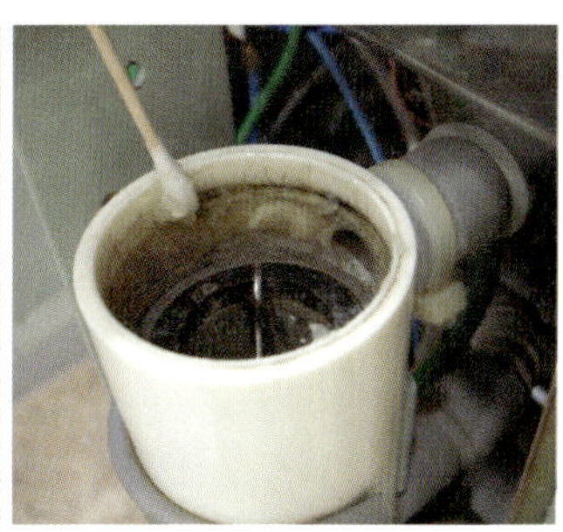
케이스 내부 바셀린 마감

① 1일 진료(완료) 후 강제 석션을 하고 의무적으로 세정하여야 한다.

② 배큠 필터는 환자의 오물과 타액, 재료, 거스러미(조각)들이 하수구에 바로 유입되는 것을 1차적으로 걸러주는 곳이다.

③ 필터에 오물과 이물질이 차게 되면 흡입 효율이 저하되고 흡입소음이 작아진다.

④ 필터 케이스를 개방할 때 빽빽할 경우 O-ring 주변에 '구리스' 나 '바셀린' 으로 마감해주면 탈착이 부드럽게 된다.

## 7) 트랩 필터(trap filter)의 관리

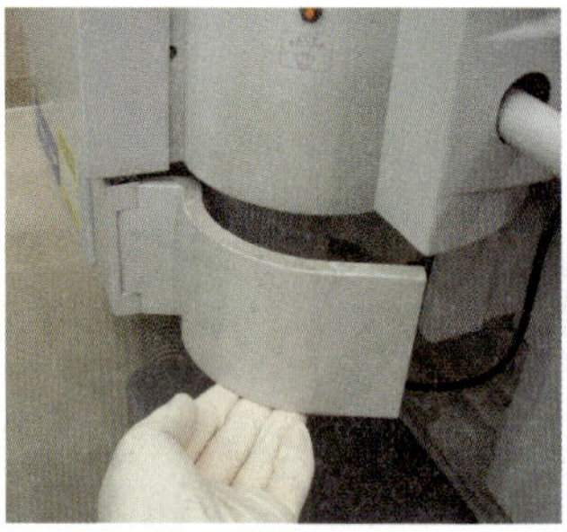
트랩 커버 개방

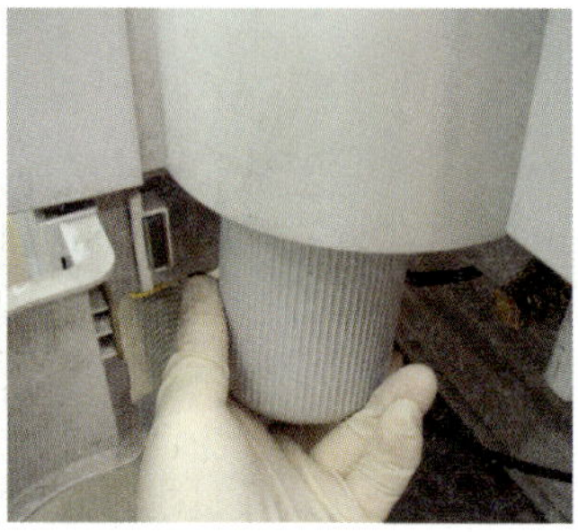
트랩 케이스 열기

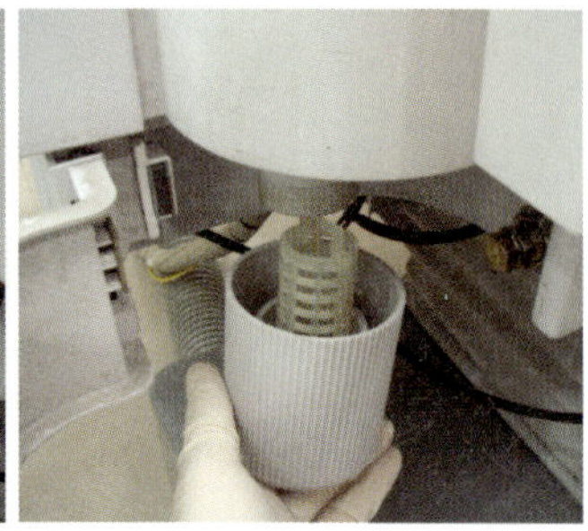
트랩 필터 개방

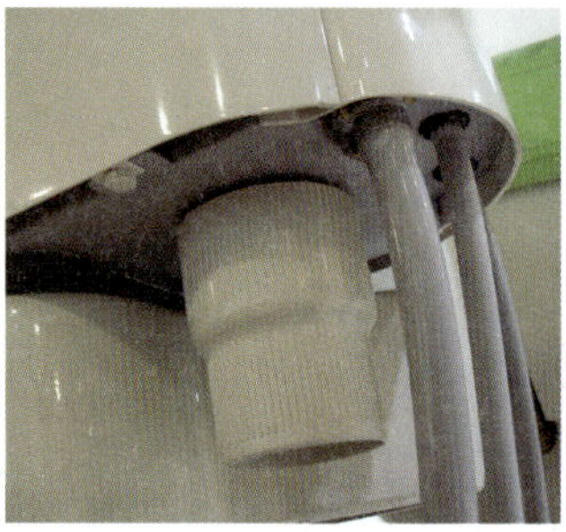
S1 트랩 케이스

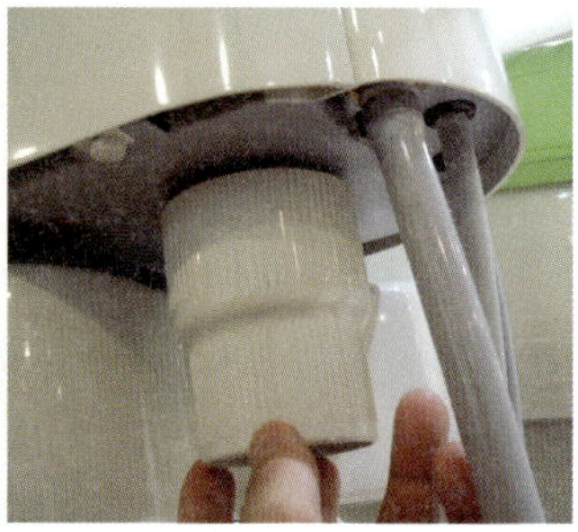
트랩 커버 열기

진료 과정 중에 타구에 오물을 헹구거나 재료들의 조각들이나 또는 '아말감 중금속 조각, 인레이 조각' 이 탈락되어 타구를 통해 하수구로 바로 유입되는 것을 방지하기 위해 타구 배관 아래쪽에 거름망이 설치되어 있다. 타구로 뱉은 오물은 낙차에 의해 트랩필터로 오물 조각이나 찌꺼기가 고이므로 주기적으로 세척하여야 한다.

> 강제석션이란 : 배큠 시린지와 살리바 이젝터에 '컵' 또는 '용기' 에 담긴 물을 흡입시켜 배관 내부의 이물질 제거와 배큠 배관 전체의 이물질을 자연세정시키는 방법

## 8) 배큠 시린지(vacuum syringe) 및 튜빙(tubing)의 관리

### (1) 배큠 튜빙의 세정

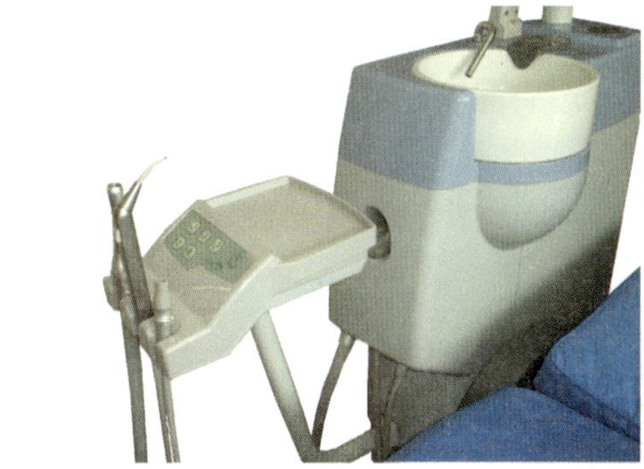

카이져 보조홀더

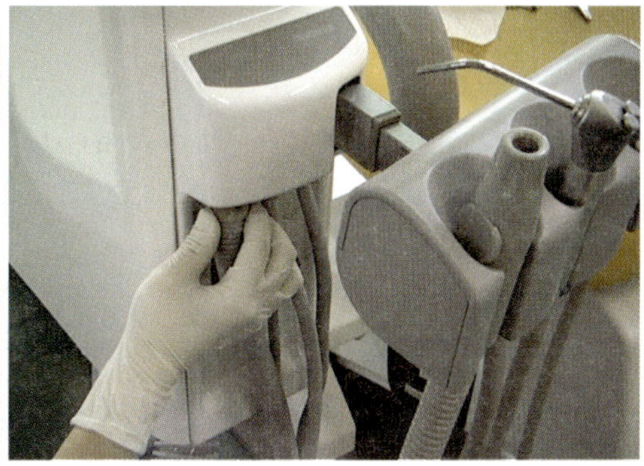

배큠 시린지 튜빙 분리

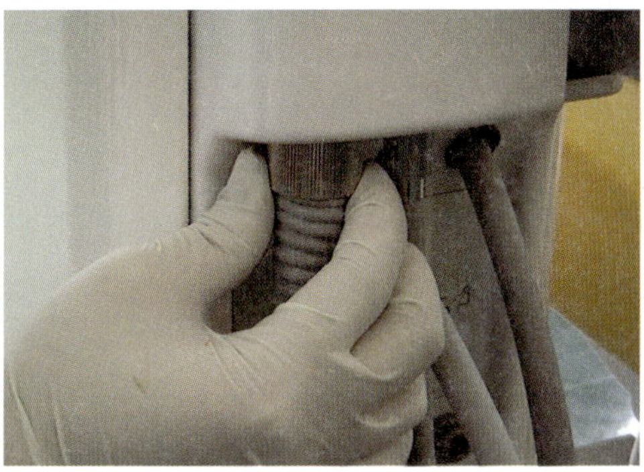

배큠 시린지 튜빙 분리 과정

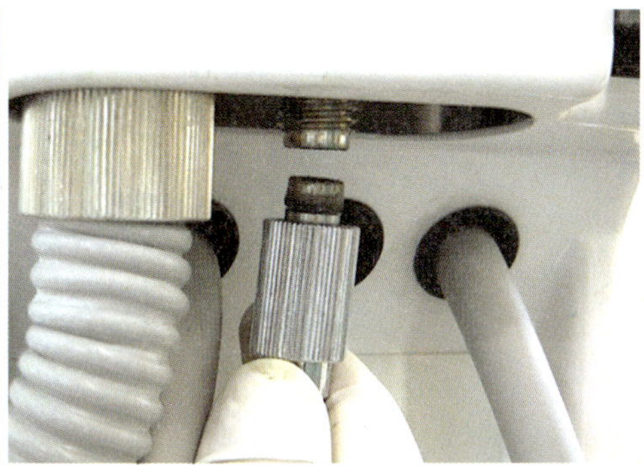

튜빙 분리

### (2) 각종 배큠 시린지류 세척관리

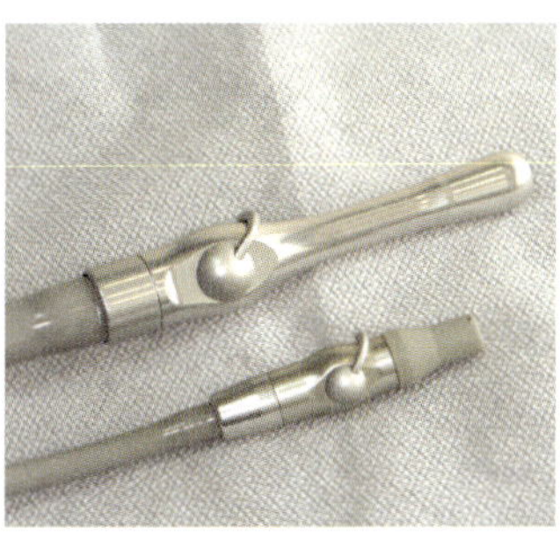

배큠 시린지와, 살리바 이젝터
(saliva ejector)

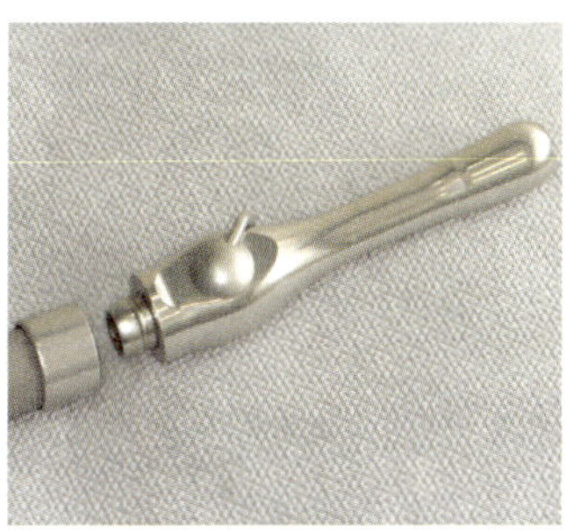

배큠 시린지 분리

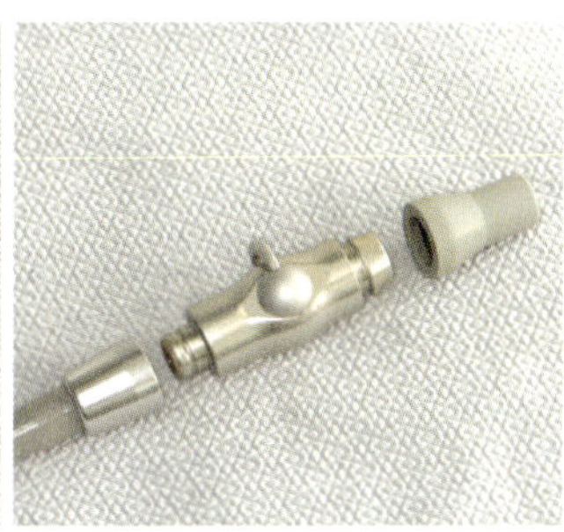

살리바 이젝터 분해

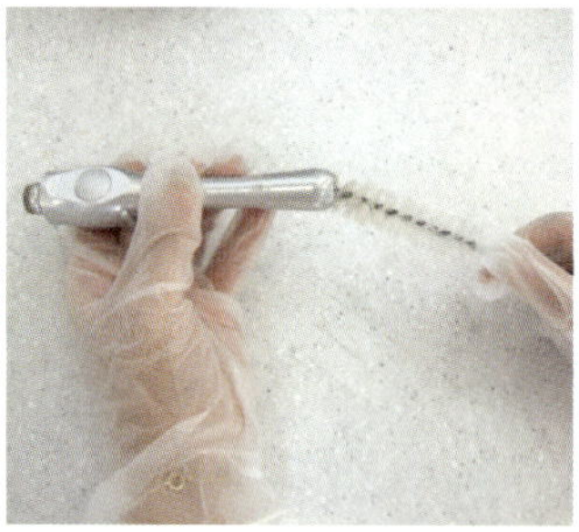

살리바 이젝터를 브러시로 세척

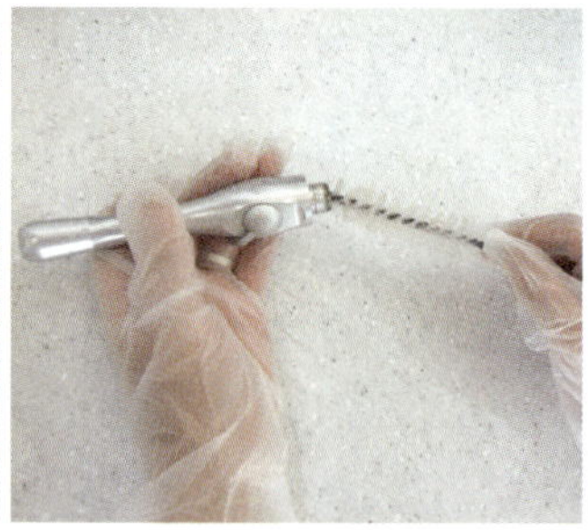

배큠 시린지를 브러시로 세척

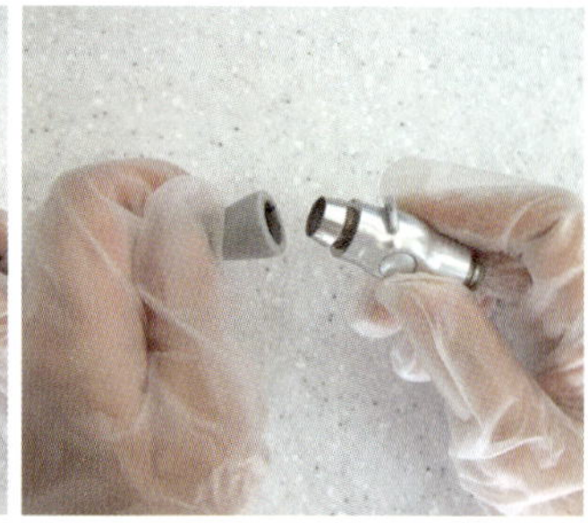

살리바 이젝터  분리

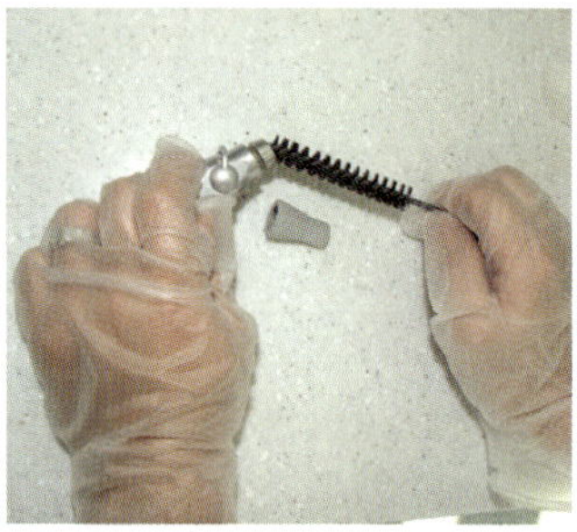

살리바 이젝터를 브러시로 세척

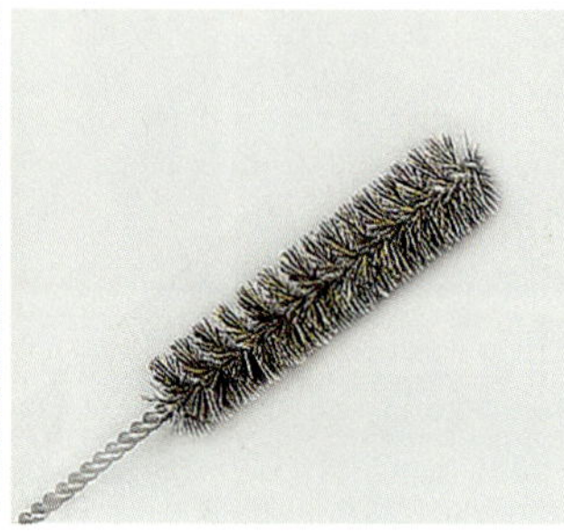

브러시 세척

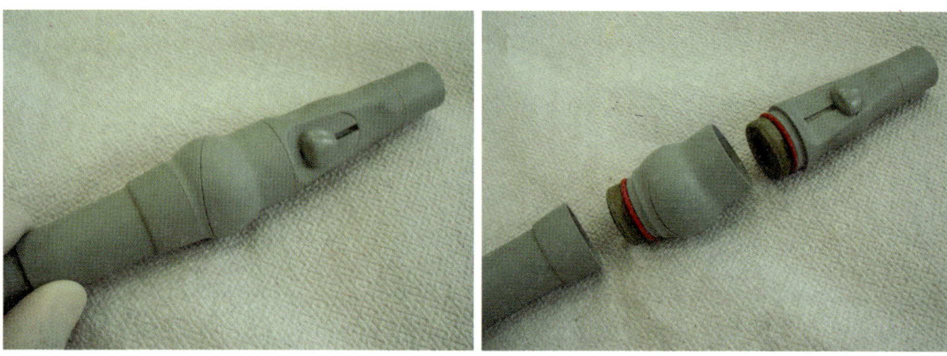

배큠 시린지 분해

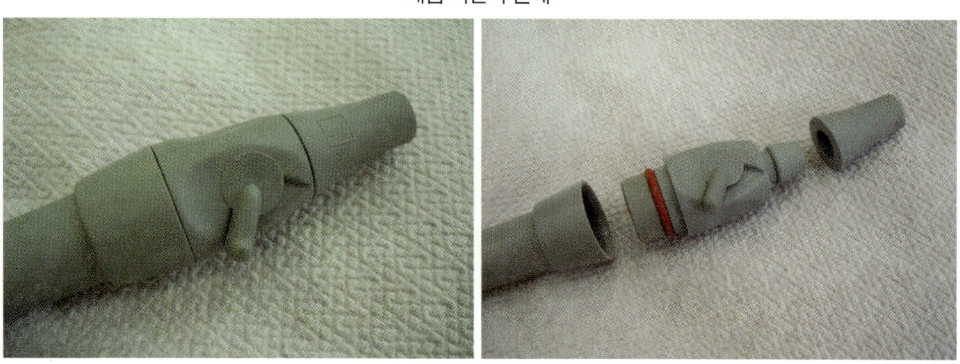

살리바 이젝터 분해

## 9) 라이트(light) 관리

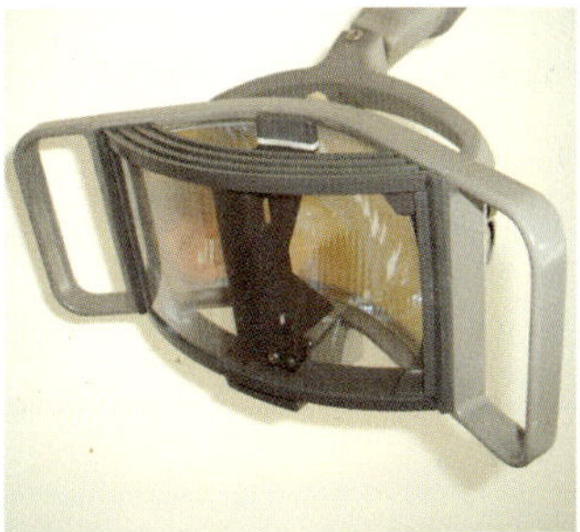

라이트 헤드

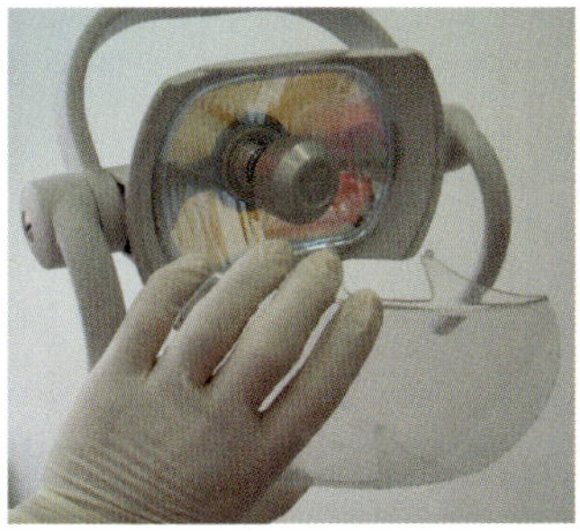

라이트 커버 분리

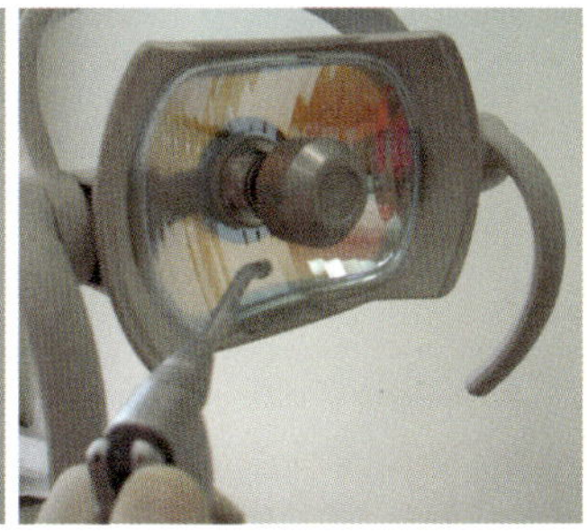

3-way 에어 분사(흡착된 먼지제거)

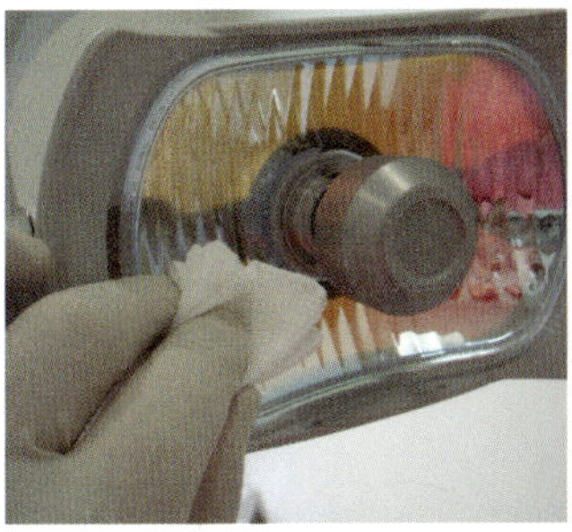

반사경 세정

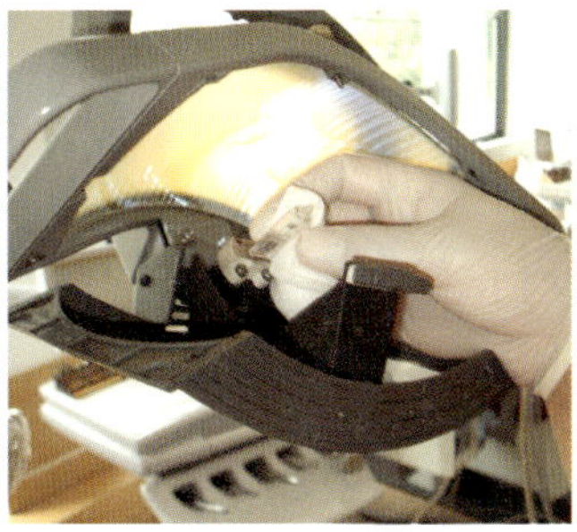

램프 세정

**반사경의 청소관리**

- 반사경 앞과 뒤를 건조한 에오를 뿌려 주고 거즈로 세정한다.
- 더러워져 있을 경우 '에틸렌 알코올' 로 적셔있는 거즈로 세정한다.

**램프 교환**

- 램프 점멸(소등)이 되고 완전히 식은 다음 교환한다.
- 반드시 제조사가 권장하는 램프 규격품을 사용한다.
- 램프나 반사경은 '글러브' 를 착용하여 취급한다.

## 10) 기타 장비의 감염관리

### (1) 세미슬리브 끼우기(임플란트 시술 준비과정에서)

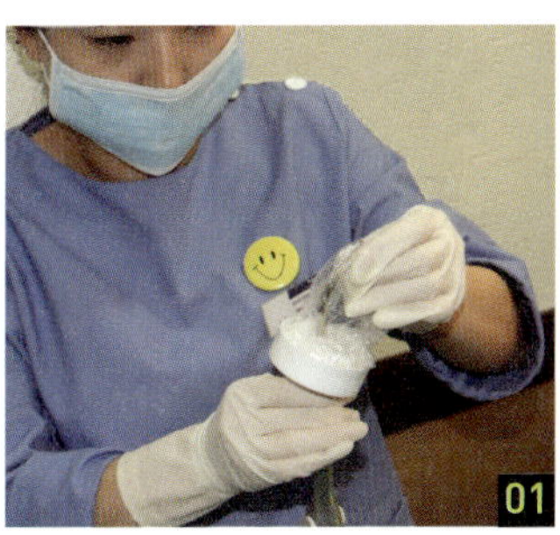


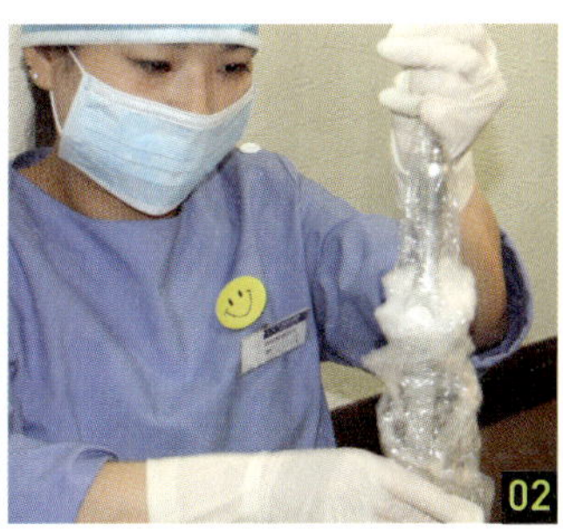


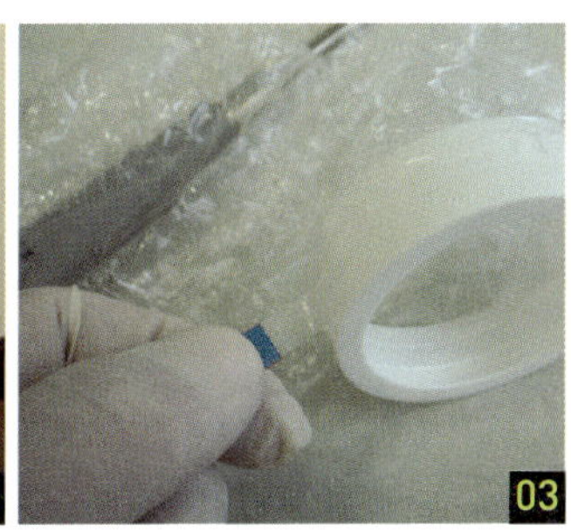

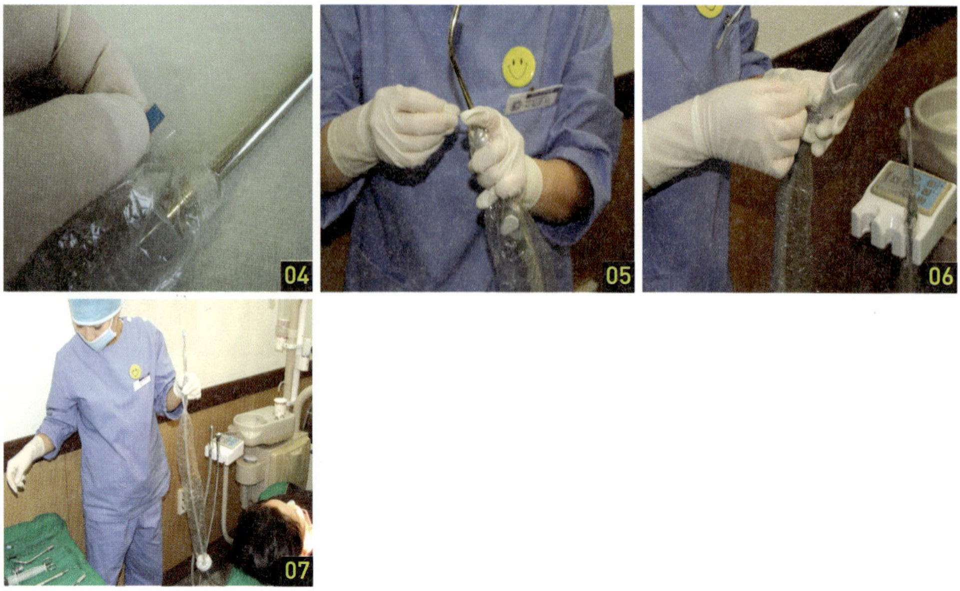


### (2) 유니트와 체어의 이상적인 교차감염 예방용 배관사례

① 유니트 설치 시 일반적인 배관연결

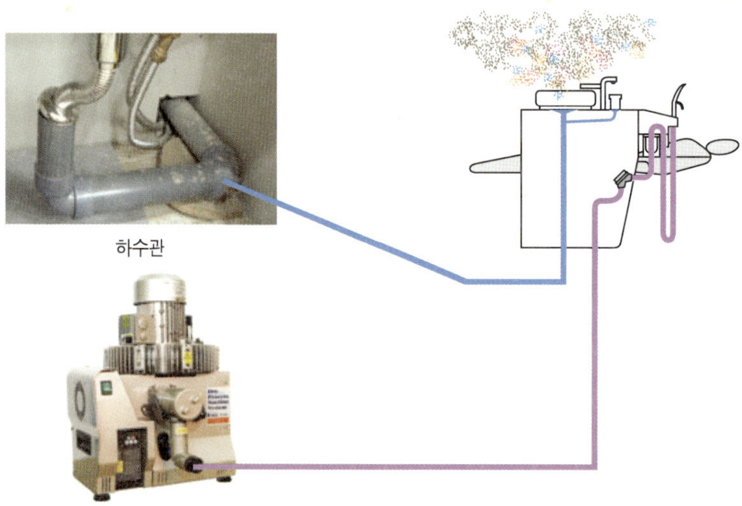


타구쪽으로 하수관의 오염된 가스나 미스트가 역류하는 사례

② 친환경 교차감염 배관설계 사례

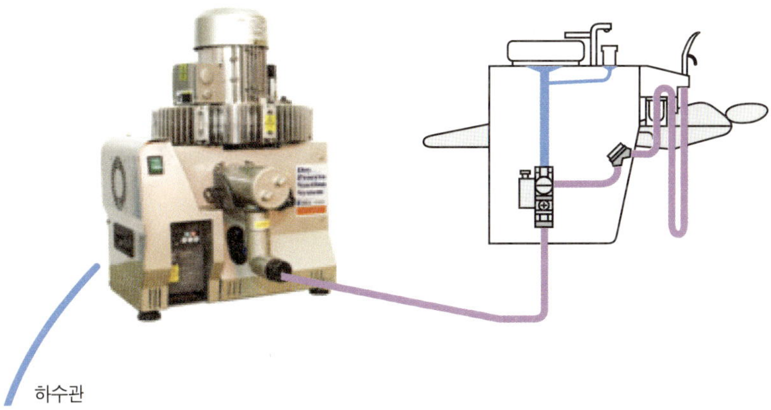


유니트 내부의 세퍼레이터(옵션) 설치로 하수관의 경로를 석션 배관으로
흐르도록 하여 차단하고 근본적인 교차감염을 예방하는 차세대 시스템

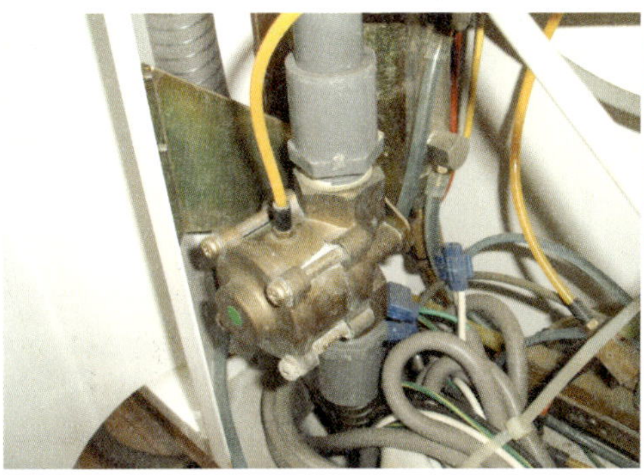

석션 배관 중간에 밸브설치

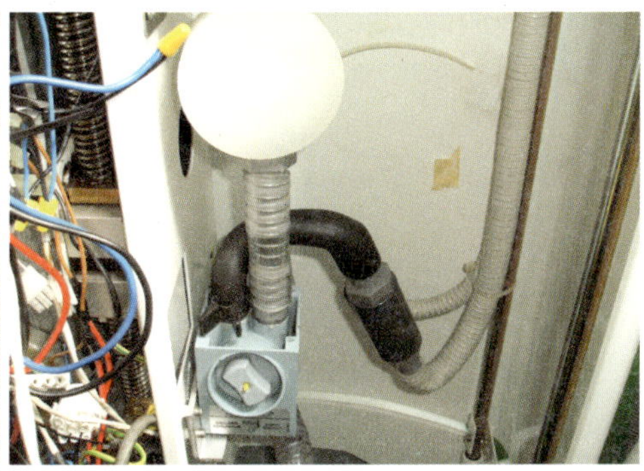

타구 배관과 석션 배관을 'Y' 로 연결

## 2. 콤프레셔(compressor) 관리

### 1) 콤프레셔란

대기 중의 공기를 강제로 흡입한 뒤 자체 여과기능(dry system)을 거쳐 오염되고 유해한 공기를 완전히 제거하고 건조한 공기만을 탱크에 저장하는 기능을 한다. 용도로는 3-way 시린지 에어를 공급하고, 고속 · 저속 핸드피스 카트리지의 회전을 전달하게 하며, 공기신호를 주어 유니트와 체어를 움직이게 한다.

### 2) 콤프레셔 친환경 설계와 교차 감염의 위험성

인체의 심장부와 같은 기능으로 치과 병 · 의원에서 핵심적인 장비요소이다. 진료실과 대기실 공간의 미려함을 중요시하다 보니 의례히 기계실은 마지막에 적당한 공간을 확보하여 밀폐시키거나 비좁은 공간에 장비를 설치하는 경우가 많은데 이는 시급히 개선하여야 한다.

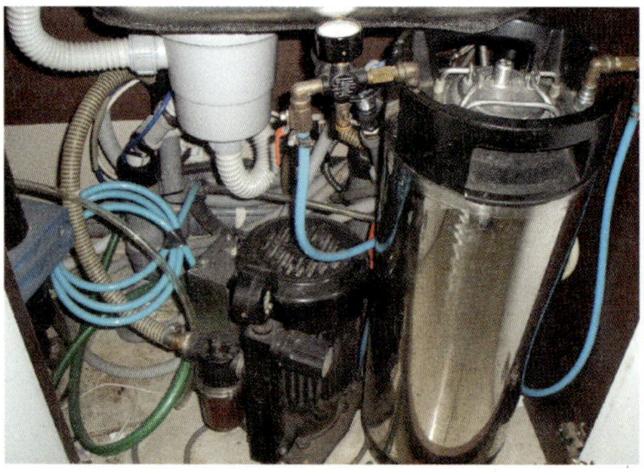

소독실 싱크대 내부에 설치(위험)

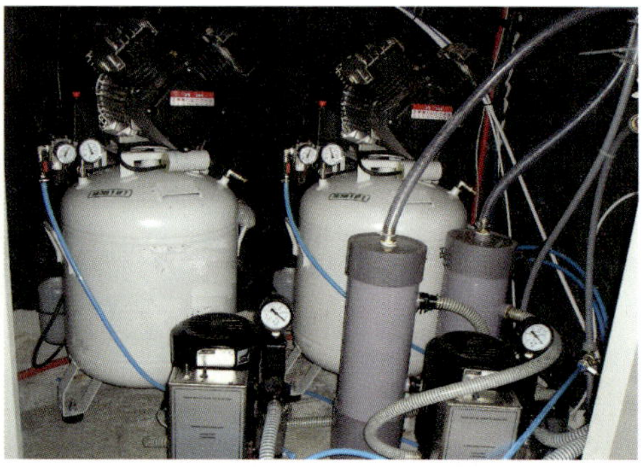

좁은 기계실에 통합관리(위험)

### 3) 기계실 내의 오염물질 이동경로

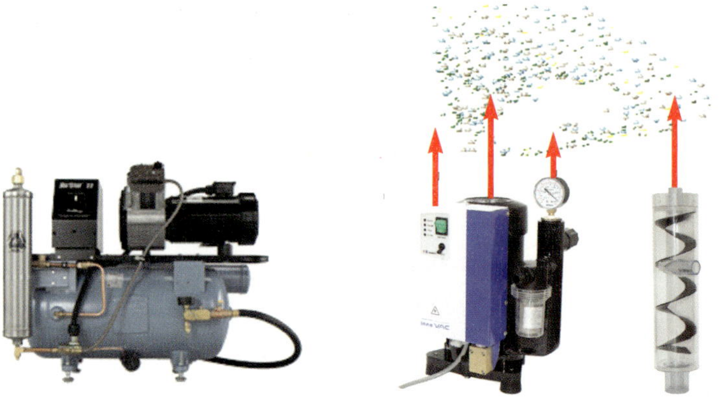

소음기에서 오염된 미스트가 이동하는 경로

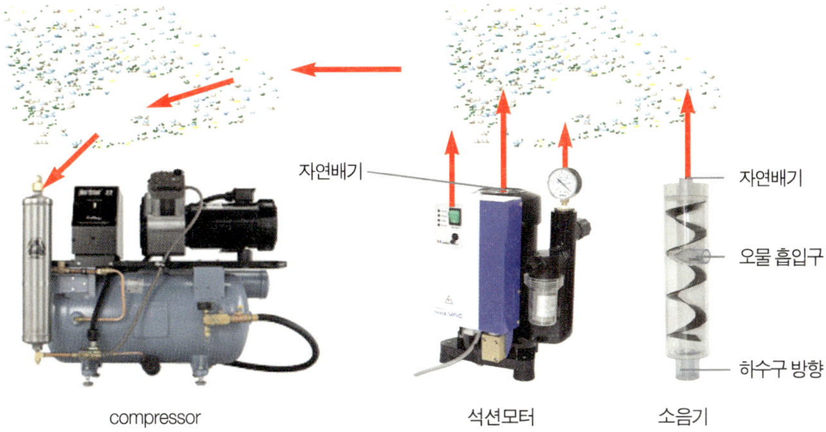


소음기에서 오염된 미스트가 콤프레셔 헤드로 이동(빨려 들어감)하는 경로

콤프레셔와 석션 모터는 반드시 분리해서 설치하여야 한다.

기계실에 콤프레셔와 석션 모터가 같이 설치된 경우, 위 그림과 같이 소음기를 통과한 이물질 중 밀도가 무거운 물질은 바로 하수구로 흘러가지만, 가벼운 미스트와 오염된 공기는 가벼우므로 자연 배기쪽으로 방출된다. 물론 배기쪽 호스를 옥외로 분리한 상태라면 다행이지만 대다수가 기계실 내부로 호스를 방치된 상태이므로 악순환이 거듭되는 셈이다.

내부 보온 및 방음벽 소재에 무분별한 소재를 사용하여 소음 증폭과 화재의 위험까지도 발생시킬 수 있다.

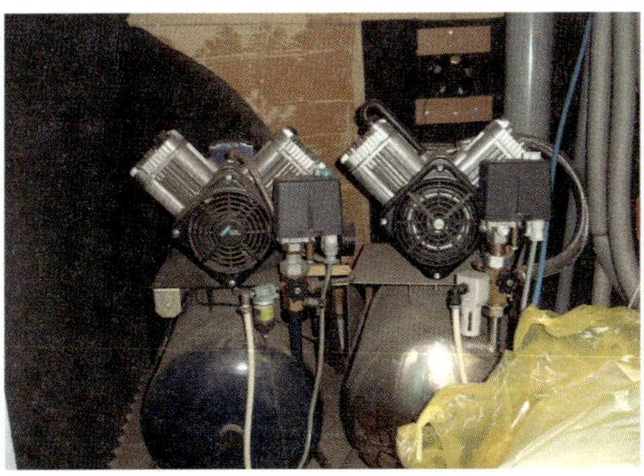

무분별 소음재 사용과 접착상태 불량(화재위험)

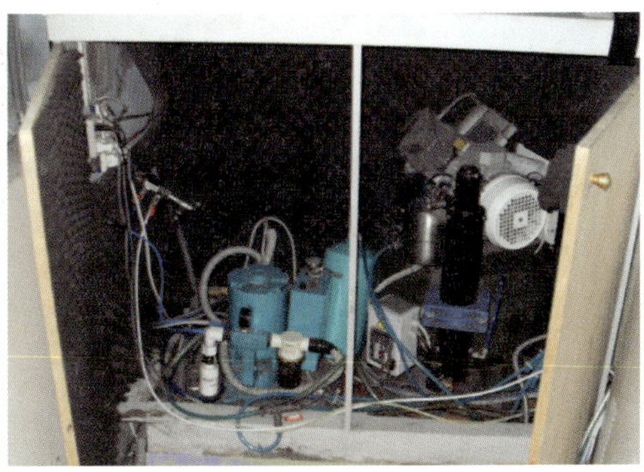

밀폐된 기계실과 불량 소음재

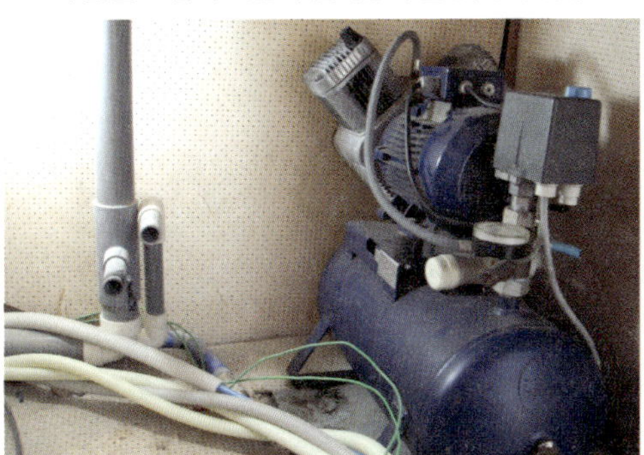

이상적인 방음 · 단열재

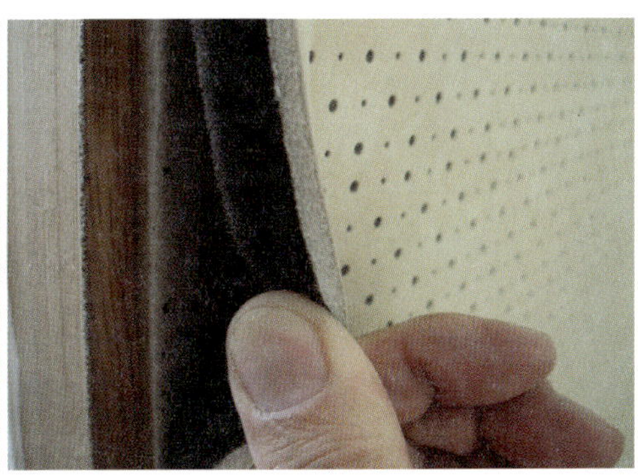

방음 · 단열재의 단면부분

기계실 설비는 병원에서 매우 중요하다. 이는 병원 전체를 친환경적인 설계로 출발하게 하며 잘못된 설비로 인한 근원적인 교차감염을 예방하게 한다. 또한 안전사고를 예방 감독하는 의식이 시대적으로 요구되고 있다.

또한 치과장비 중 가장 많은 운동량(작동)이 있어 motor 표면의 일정한 열과, 강제적으로 압축된 대기의 공기를 탱크에 저장한다. 여과과정에서 설치된 공간의 대기 중 상대습도와 환경적인 요인으로 강제 흡입된 공기에서 응축수가 유체역학적으로 발생한다.

이를 억제하기 위해서는 기계실 내부로 유입되는 공기가 순환될 수 있도록 상층부와 하층부로 환풍기를 분리하여 설치하여야 한다.

· 상층부 환풍기 위치 : 지면에서 100 cm
· 하층부 환풍기 위치 : 지면에서 10 cm

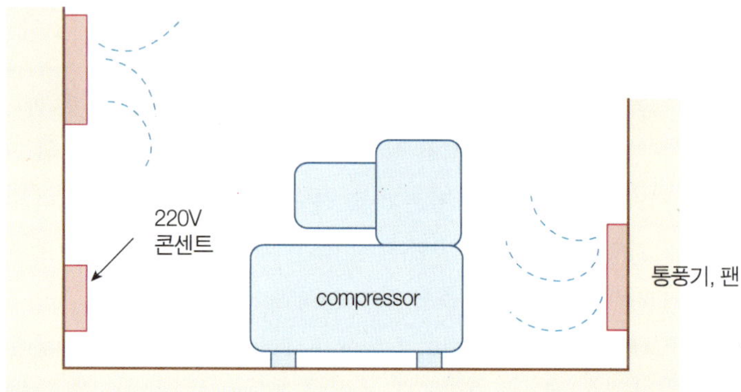


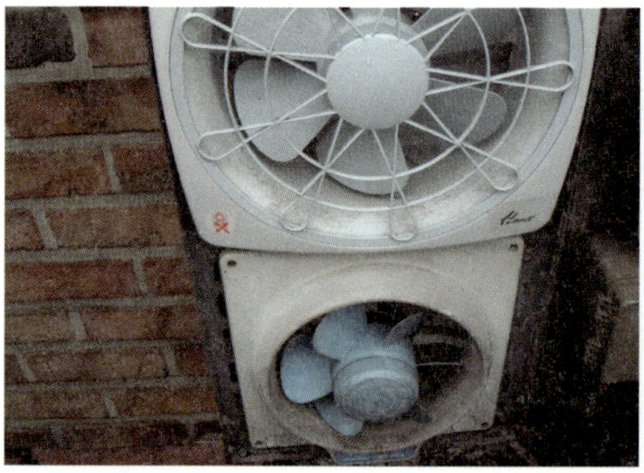
옥외 환풍기

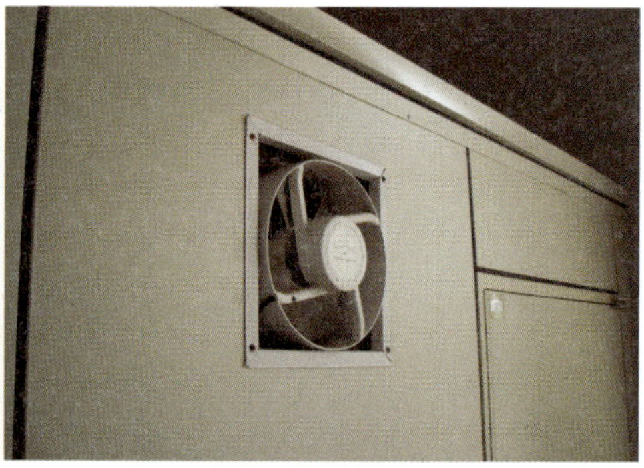
기계실 내 환풍기(유입구)

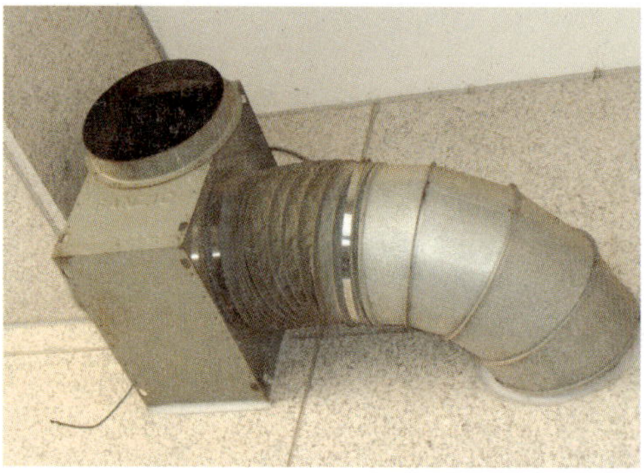
자동 닥트 시스템

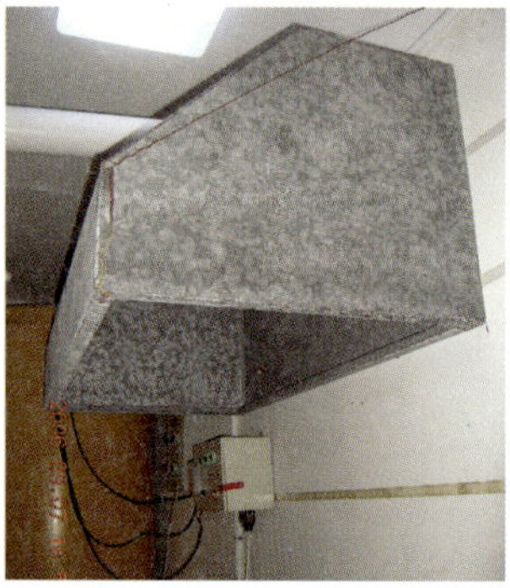
내부 닥트 시스템 설치

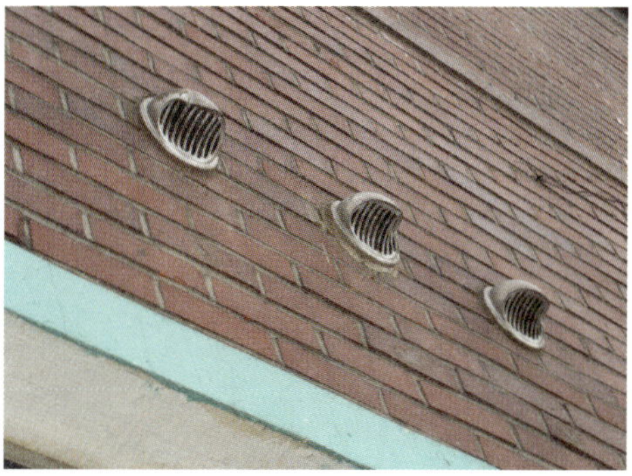

옥외 배기구

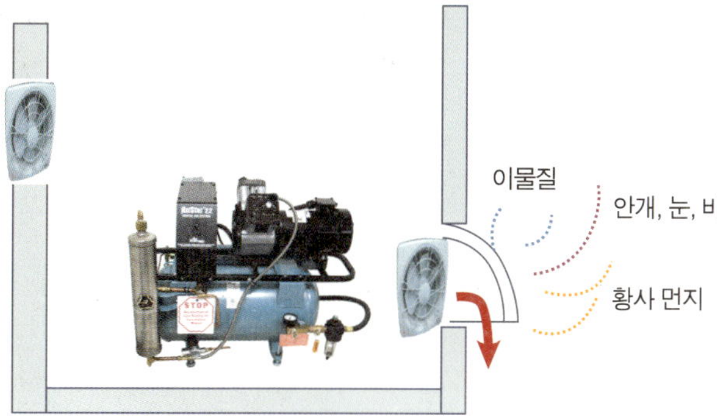


옥외 배기구 설치예

설치공간이 부족하여 베란다, 발코니, 옥상, 복도, 계단밑 등에 설치할 경우 겨울철 결빙 예방을 위하여 비상용으로 난방 설치(퇴근 후 작동)를 하여야 하고, 환풍기나 닥트에 자동 개폐의 전기적인 시스템을 권장한다.

또한 외부로 일방적인 배기호스를 배출할 경우 황사나 비, 바람, 눈 등 이물질이 기계실로 바로 역류하게 되어 내부 자연적 순환을 방해할 수 있으므로 '커버배기구' 를 설치하기를 권장한다.

결과적으로는 내원하는 고객과 환자, 종사자 모두의 생명과 건강을 보호하고 감염관리를 증진하여야 한다. 그러기 위해서는 구조적으로 기계실 설비의 개선이 최우선과제이며, 조명과 색상, 디자인 요소에 치우치는 것보다 병원 전체의 위생과 청결, 교차감염의 통제가 필요한 요소로써 환경설계 디자인을 하여야 한다.

기계실의 위치와 환경적인 조건은 콤프레셔와 석션 모터의 성능, 기능 및 수명에 치명적인 영향을 주므로 보존관리와 전문가의 자문을 받아 설치하는 것을 권장한다. 또한 향후 보건행정의 규제와 감독을 대비하여 정화시설 보완과 스톤(stone) 채득과 세정실, 무균실(멸균실)로 분리하여 의료의 질과 신뢰성을 높여야 한다.

## 4) 콤프레셔의 기능별 분류

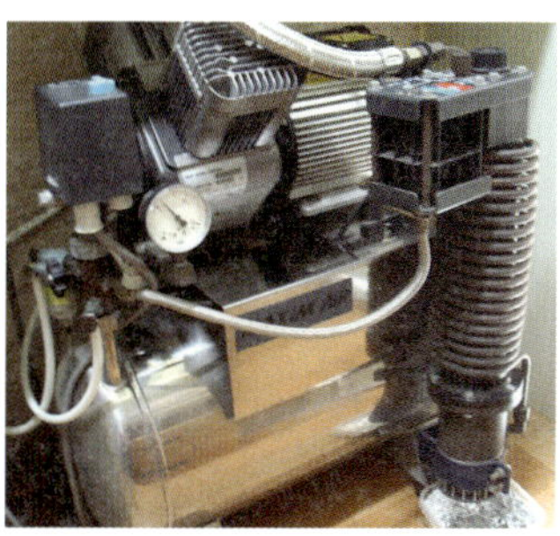

콤프레셔(치과용)

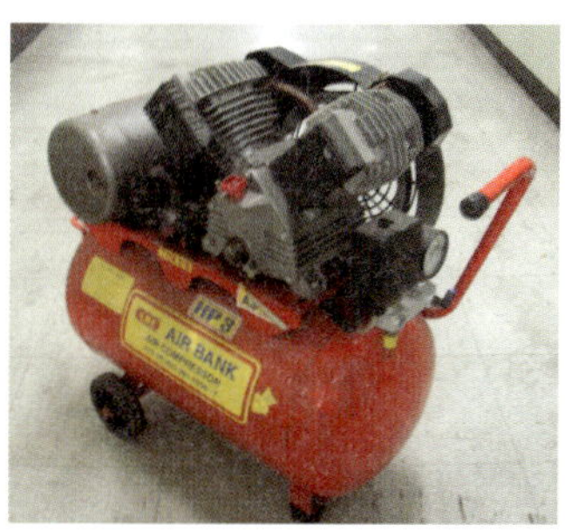

오일 주입형 콤프레셔(공업용)

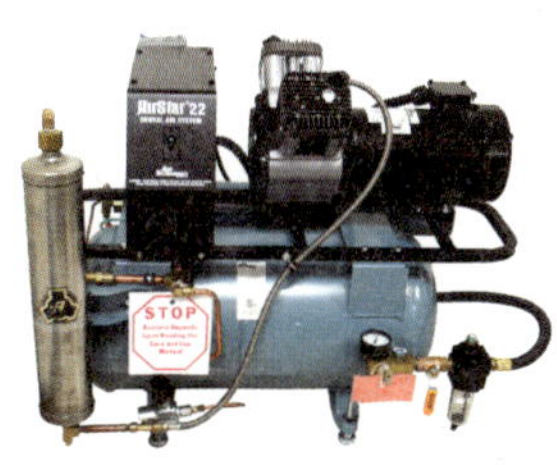

공기 여과형 콤프레셔

오일 주입형 콤프레셔는 주기적으로 오일 주입을 해야 한다(공업용에 해당한다).

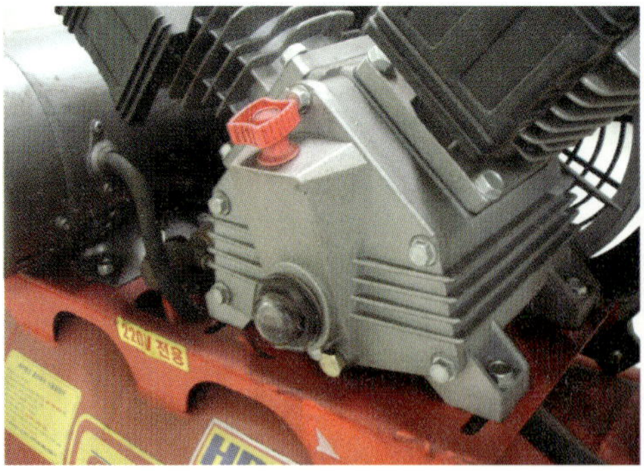

오일 색상 검사

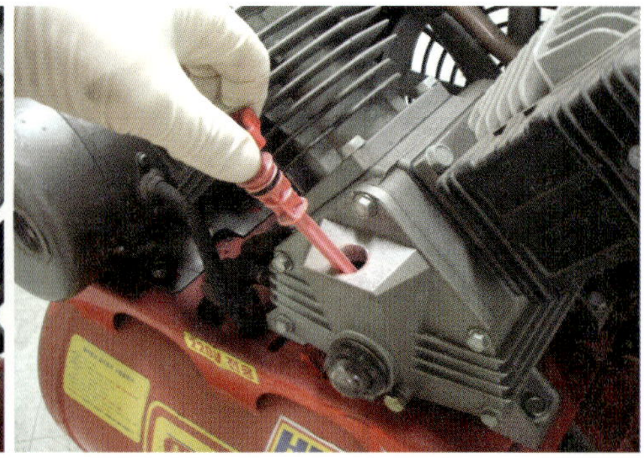

오일 인디케이터 측정

## 5) 에어 필터(air filter)의 교환 및 육안검사

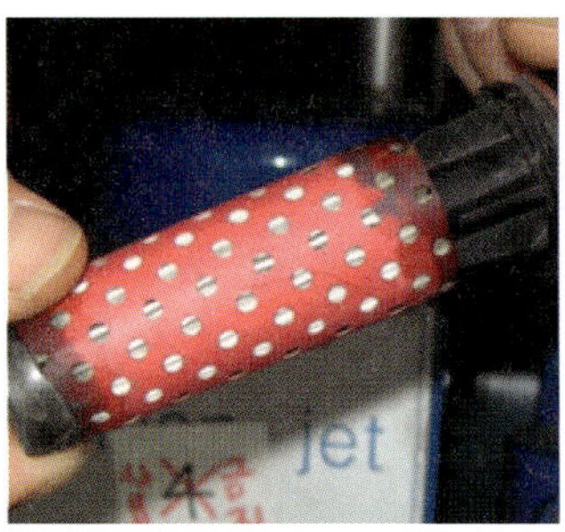

녹아버린 필터

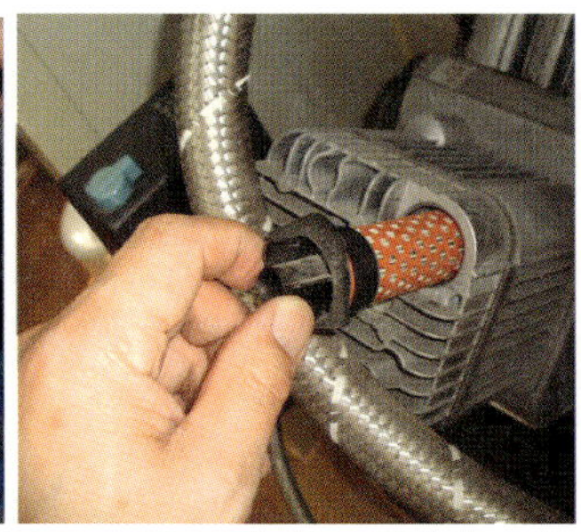

맥심에어 필터

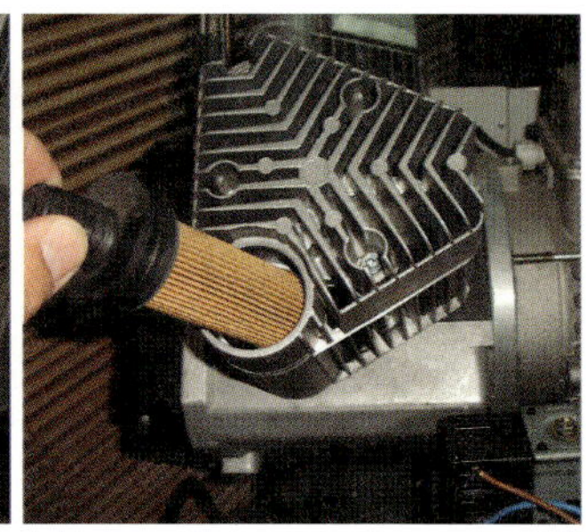

까다니 필터

필터는 평균적으로 6개월에 1회 교환하는 것이 바람직하다.

완벽한 실내조건의 경우, 육안검사를 통해 필터의 오염이 적다고 판단되면 3-way 시린지 에어로 흡착된 이물질을 제거한다.

## 6) 일일 진료 후 공기 빼기

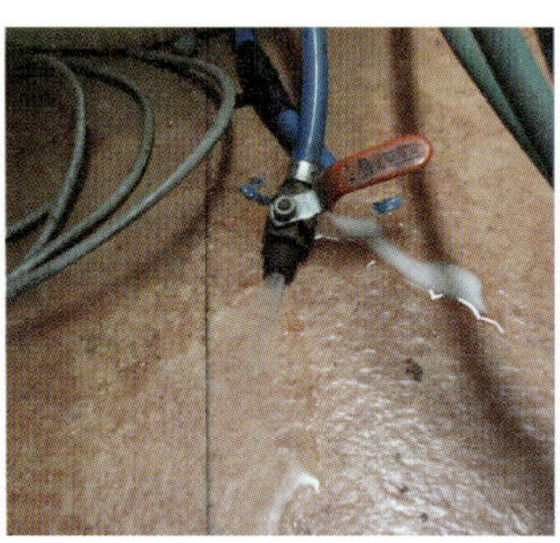

일반 응축수

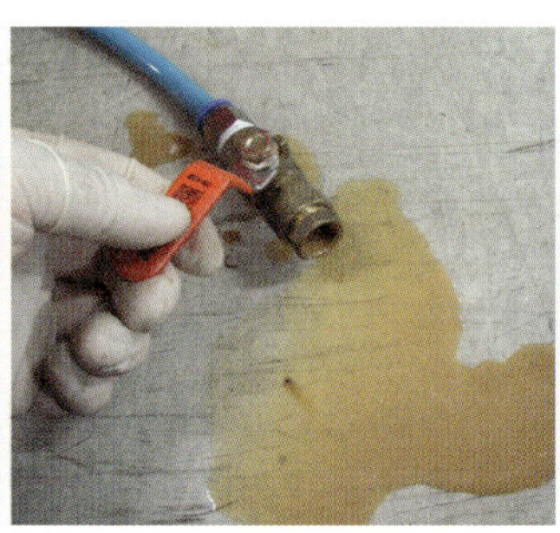

금속표면에 부식된 응축수

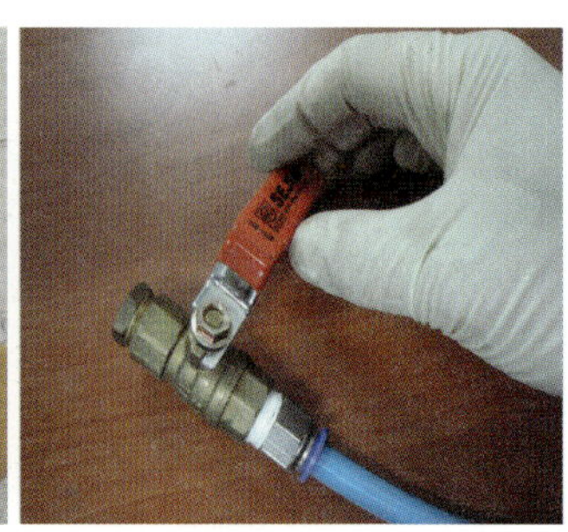

응축수 밸브 잠그기

① 각 병원마다 진료방식은 다르지만 일반적으로 점심시간에는 콤프레셔 전원을 끄도록 하여 기계의 노후를 예방하고 휴식시간을 주도록 하여야 한다.

② 기기 성능에만 의존하지 말고 일일 진료 후에는 반드시 전원을 끄고 응축수를 제거하도록

한다(전기적 시스템의 경우는 제외된다. 퇴근 전, 메인전원의 차단과 동시에 콤프레셔에 연결된 전기적 신호에 의해 컨트롤밸브가 자동으로 개방되는 시스템을 이용하여 응축수를 배출한다).

③ **진료 마감 전 탱크에 남아있는 공기를 빼기 위해 응축수용 밸브를 개방한 채 퇴근하는데 이는 매우 잘못된 습관이다.** 응축수 밸브를 개방하고 방치하게 되면 밀폐된 공간에 차있던 습한 공기는 차가운 금속표면과 차가운 탱크 내부로 쪽으로 유입되는 경로가 된다. 이는 탱크 내부가 쉽게 부식되게 하는 원인 중의 하나이다. 몇 년 전부터는 탱크 부식을 개선하기 위해 금속 재질을 스테인리스로 제작하여 위생적이고 미려함을 강조하는 상품들이 공급되고 있다.

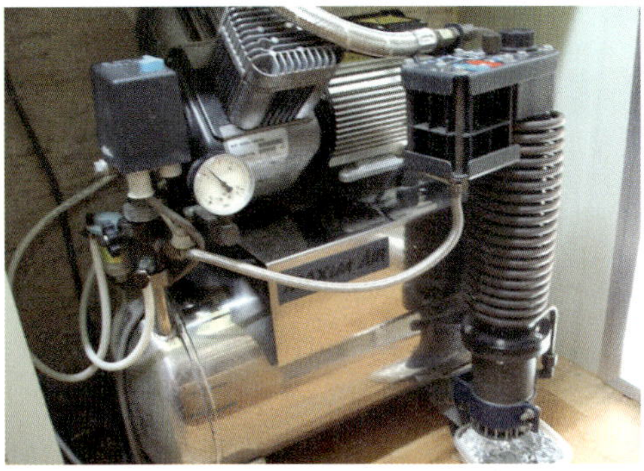

## 7) 공기 저장용 탱크 내부의 오염상태

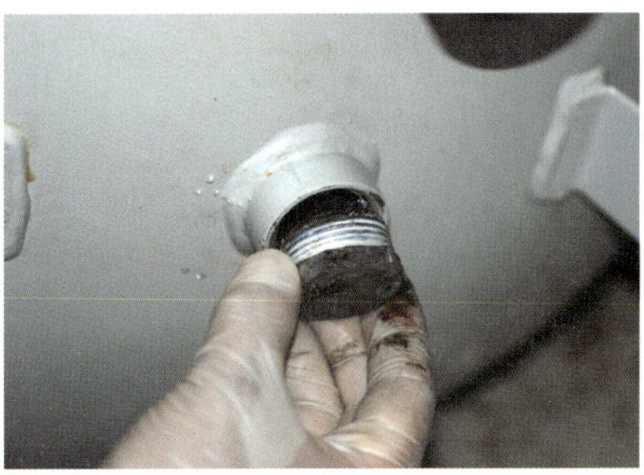

드레인 마개 개방

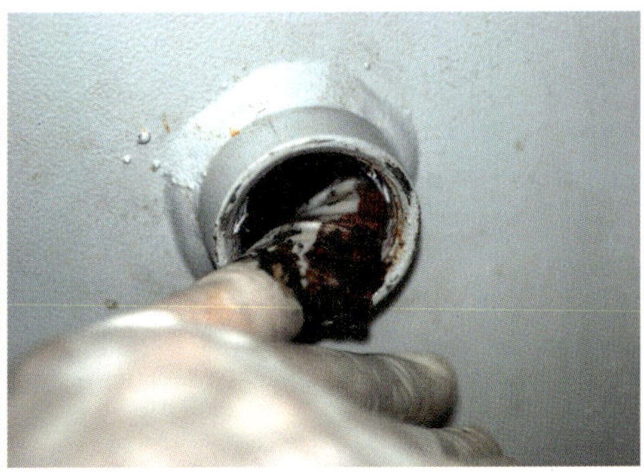

주입구 오염상태 확인

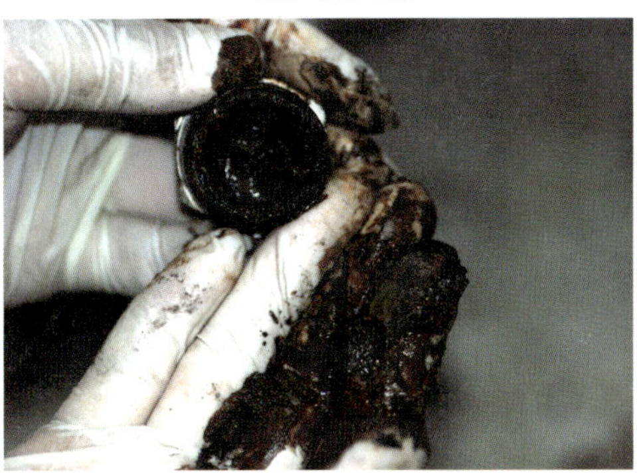

침전물 채취

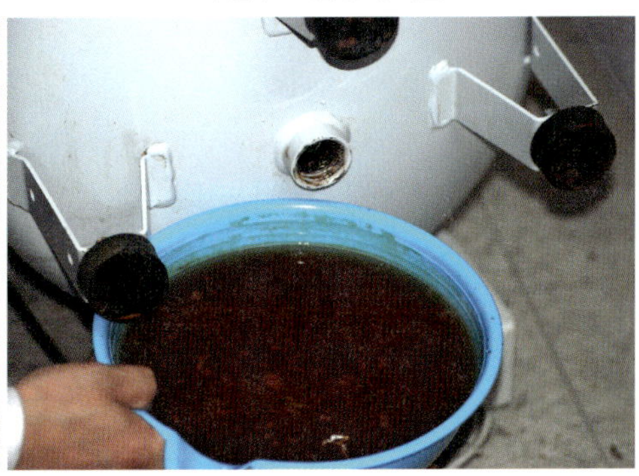

오염된 응축수 배수상태

## 8) 탱크 내부의 부식상태

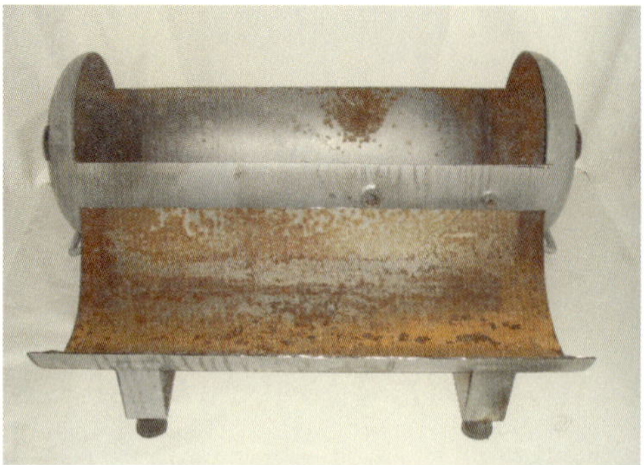

탱크 단면 분해상태

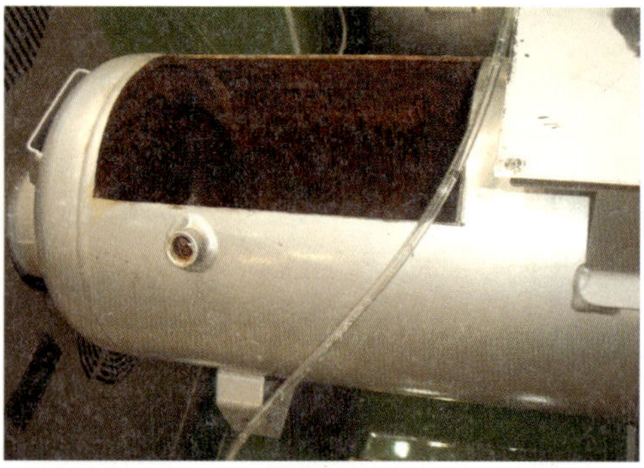

탱크 반단면상태

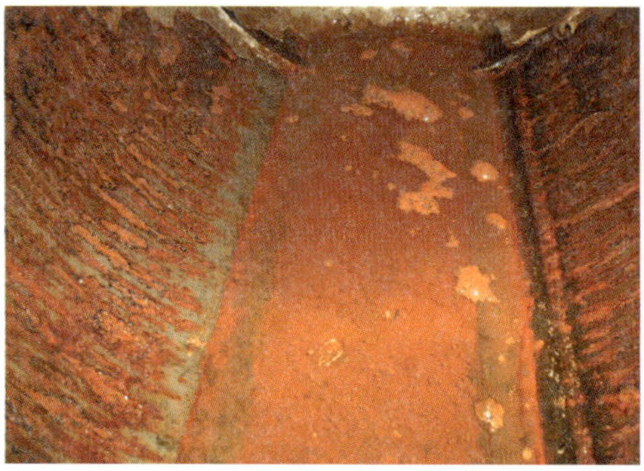

탱크 내부상태

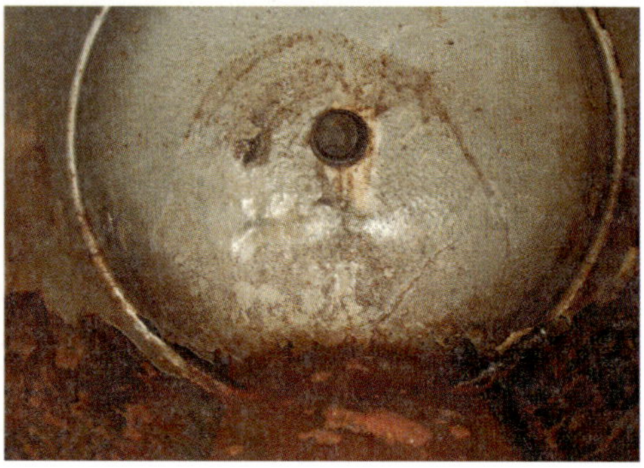

탱크 내부 상태

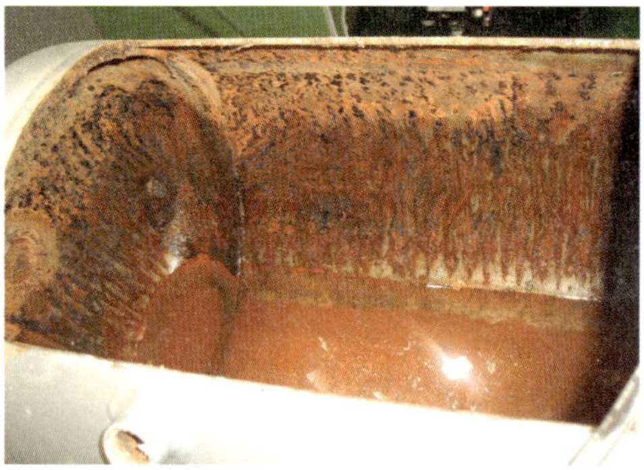

탱크 응축수상태

## 9) 일반 기계실의 주의사항

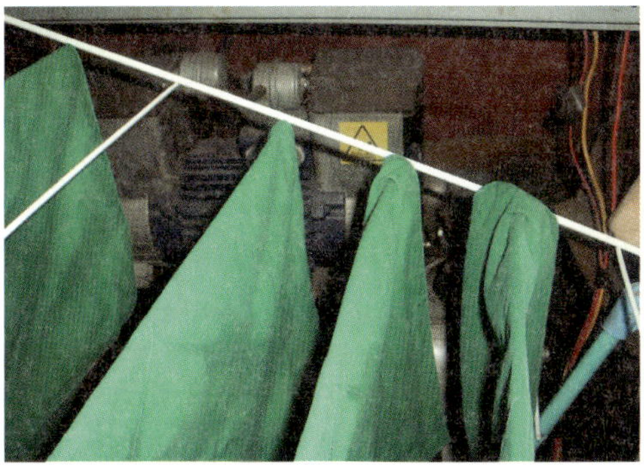

기계실 내부의 세탁물(린넨류) 건조상태(위험)

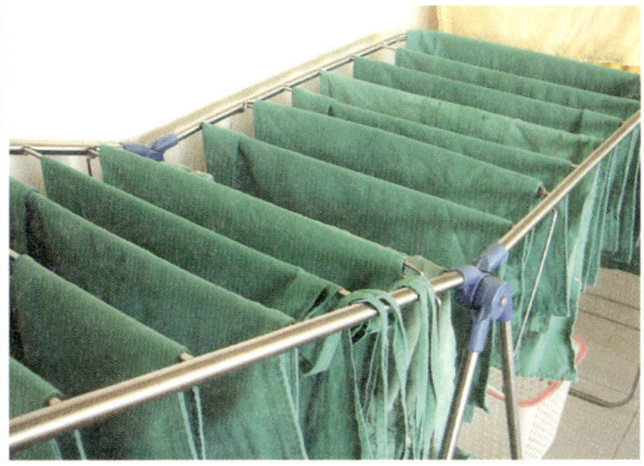

건조실(양호)

① 콤프레셔 헤드 주변으로 기타 조형물(크리스마스 트리, 배너 광고판)이나 녹기 쉬운 물품을 놓지 말아야 한다. 작동 중인 헤드의 평균 표면온도는 80℃ 이상이므로 인체에 닿을 경우 화상의 위험성이 있고, 물건이 닿을 경우 변형될 우려가 매우 높다.

② 일반적으로 기계실이 건조하고 따뜻하여, 진료에 사용되는 린넨(surgical towel)이나 기구포, 핸드타월 등을 건조하는 공간으로 활용하는데 이 또한 매우 위험한 습관이다. 앞서 언급하였듯이 기계실 내에 차있는 공기란 오염된 미스트이므로 건조된 세탁물에 흡착되면 비위생적이다.

## 10) 드라이 시스템(dry system)의 관리

① 드라이 시스템 내부의 수분 여과재는 설치된 환경과 사용 빈도에 따라 그 수명을 가늠할 수 있으나, 평균 3, 4년에 1회 교환하는 것이 건조한 공기를 만드는데 도움이 된다.

② 수분 여과재의 재질은 오염과 변형 및 재질 파손으로 수분 함수율이 저하되므로 최신형 재질인 '알루미나겔'로 교체하는 것이 바람직하다(제조사마다 다름).

③ 드라이 시스템 내부에서 압축된 공기를 건조한 공기로 여과하지 못하여 수분이 발생하고, 이로 인하여 탱크 내부로 유입되는 악순환이 반복되게 된다.

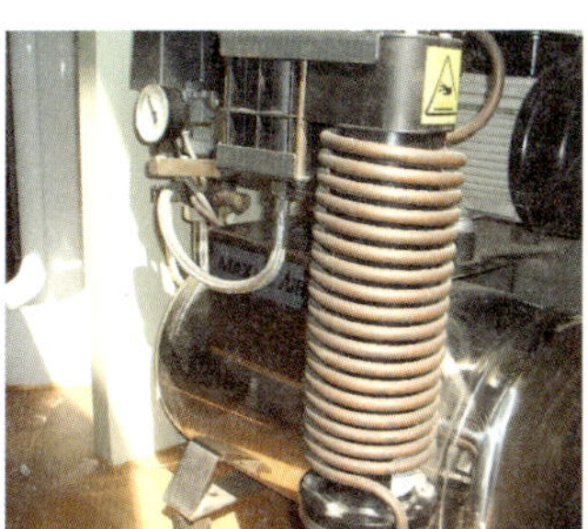

드라이 시스템 모습

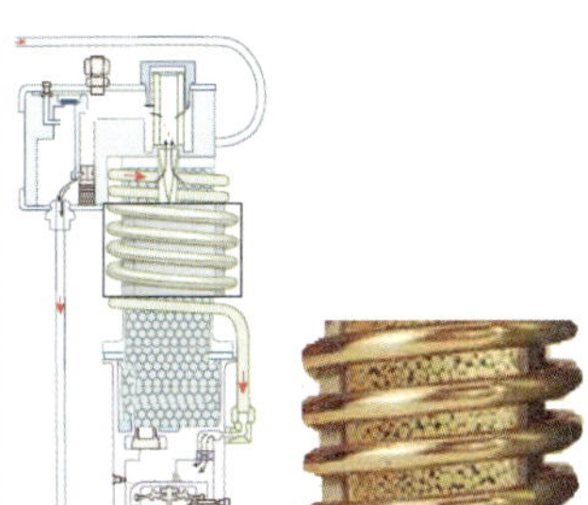

드라이 시스템 단면도

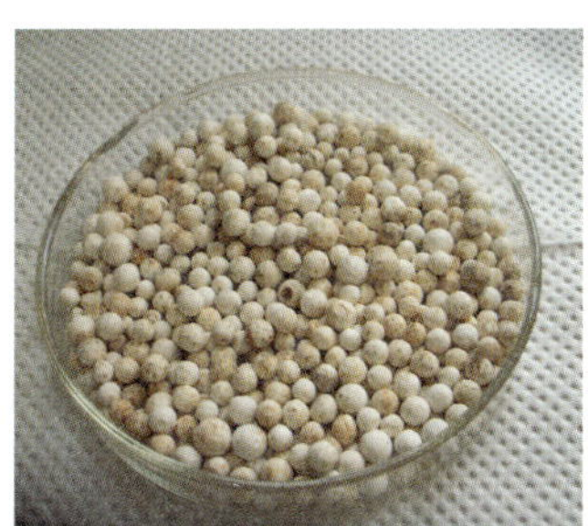

오염된 알루미나겔

## 3. 석션 모터(suction motor) 관리

진료 중 발생하는 환자의 타액과 각종 이물질 제거 또는 구강 내·외에 비산되는 오염성 미스트를 물리적으로 강제 흡입하는 기기이다.

### 1) 석션 모터의 기계적 종류

#### (1) 건식 석션 모터

물을 사용하지 않으며 풍량을 이용하여 진공을 발생시키는 것을 '건식'이라고 한다.

배관의 규격은 평균 PVC 50 mm(기존 25 mm 가능)로 설치되어야 흡입 효율이 높으며 서징 현상을 줄일 수 있다.

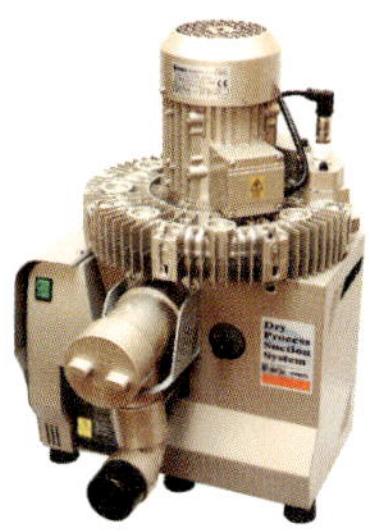

Teravac 6000

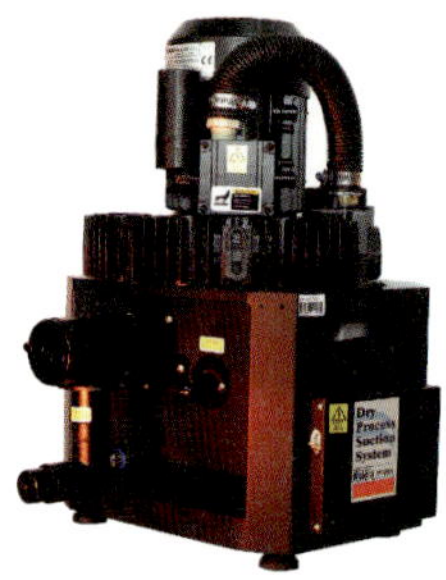

Megavac 3000

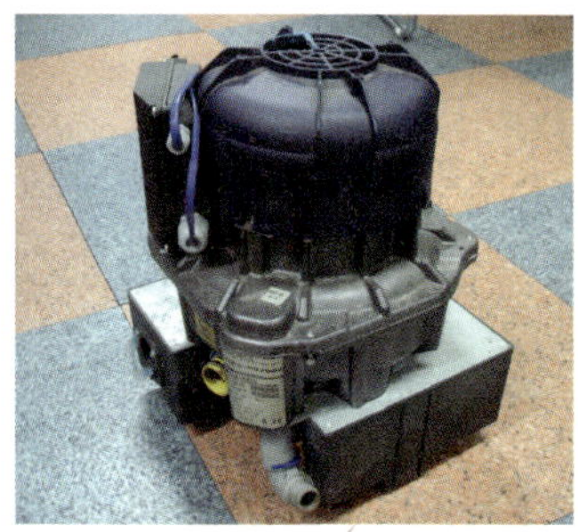

VS 300

**① 건식 석션 필터(suction filter) 청소방법**

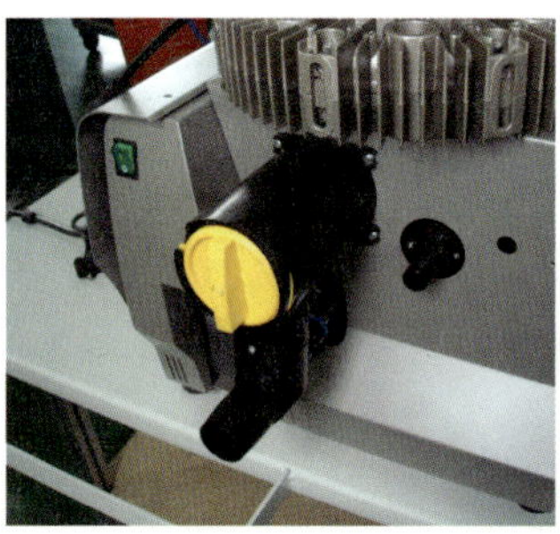

필터커버 열기

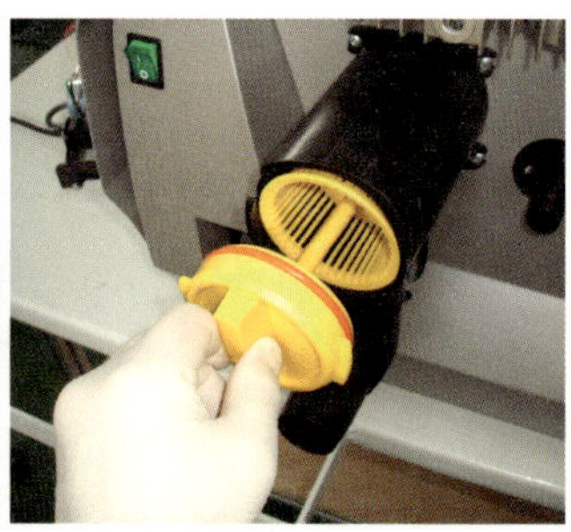

필터커버 개방

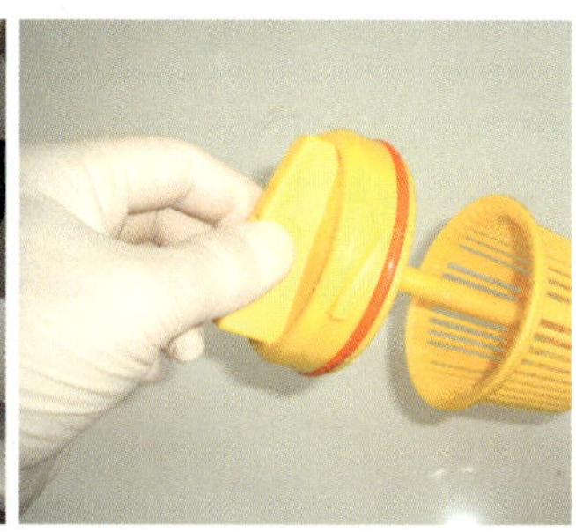

필터커버 세정

a. 전원을 끈 후에 필터 커버를 시계 반대방향으로 돌려 연 후, 필터를 꺼낸다.

b. 필터와 필터커버는 일체형으로 필터를 꺼낼 때 혈흔이나 이물질이 바닥으로 흐를 수 있으니, 용기를 밑에 받치고 꺼낸다.

c. 꺼낸 필터를 흐르는 물에 깨끗이 씻는다.

d. 씻을 때에는 구멍이 막힌 곳이 없도록 솔 등으로 씻는다.

e. 씻은 후에는 다시 필터를 원위치에 조립하고 커버를 닫는다.

⚠ 1주일에 1~2회 정도는 청소해 주는 것이 기계 성능 발휘에 좋으며, 청소 소홀로 필터가 막히게 되면 흡입 압력이 떨어진다.

### (2) 습식 석션 모터

물을 사용하여 진공을 발생시키는 방식을 '습식' 이라 하며 좁은 공간에 설치가 용이하다. 배관의 규격은 평균 PVC 25 mm로 설치되어야 흡입효율이 안전적이다.

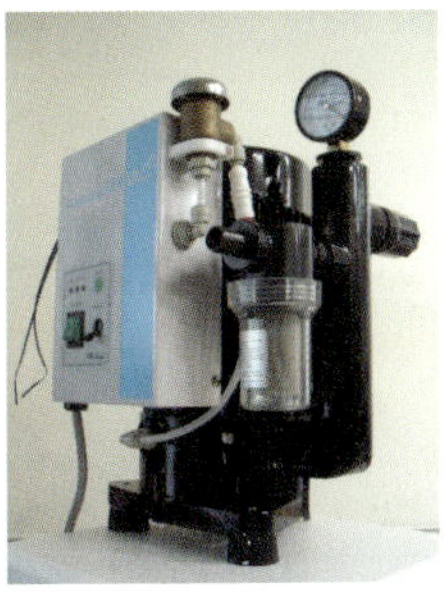
유니백

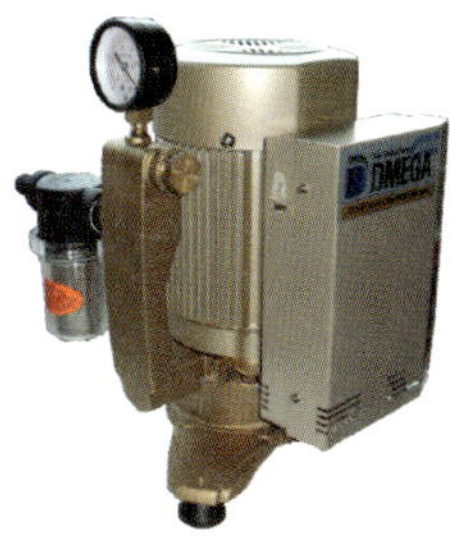
DM1120

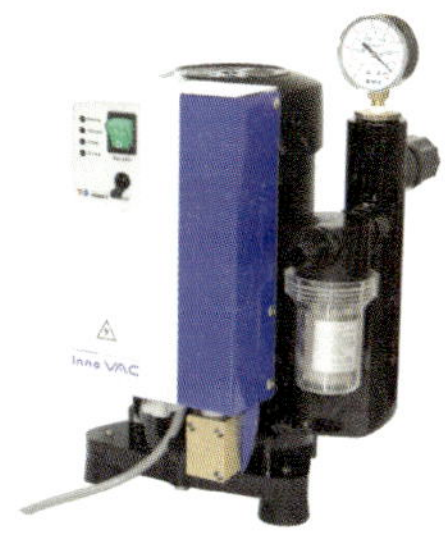
이노백

#### ① 습식 석션 필터 청소방법

a. 전원을 끈 후에 실천한다.

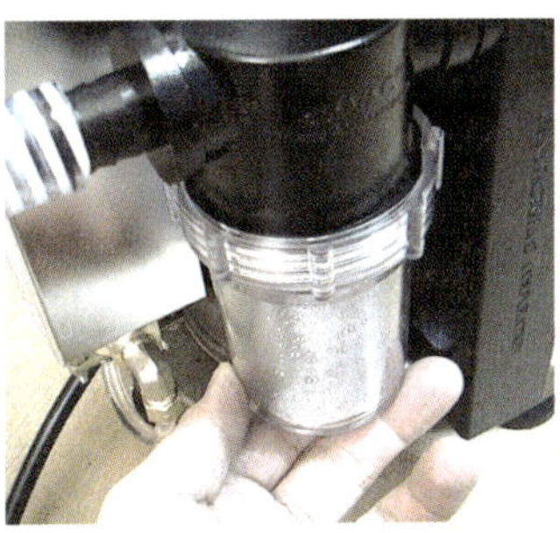
필터 열기

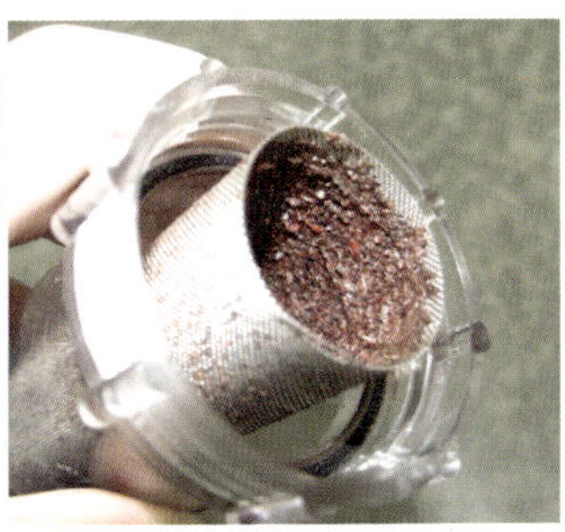
필터케이스 분리

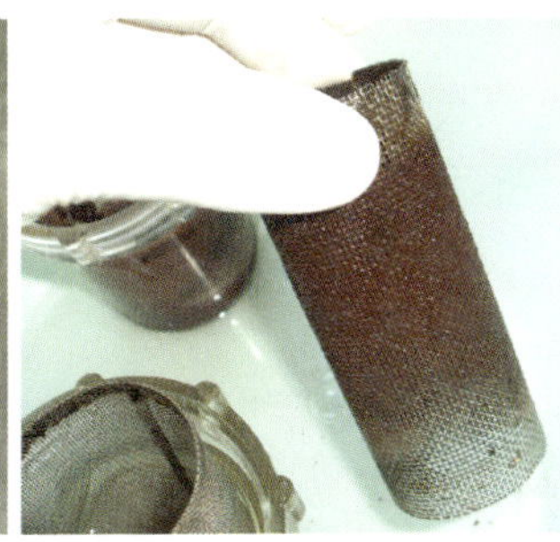
필터(스테인리스) 분리

b. 필터 커버를 시계 반대방향으로 돌려 연 후, 필터를 꺼낸다.

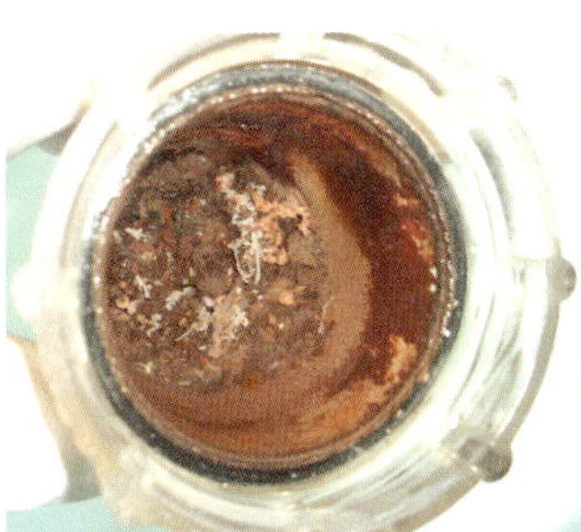
케이스 내부 부유물 제거

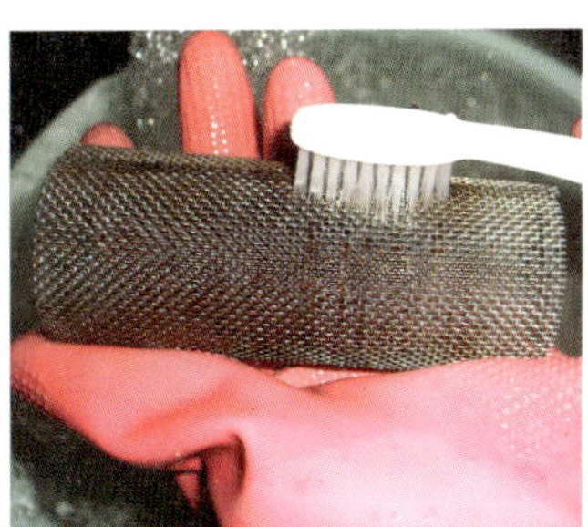
필터세척(비비지 말 것)

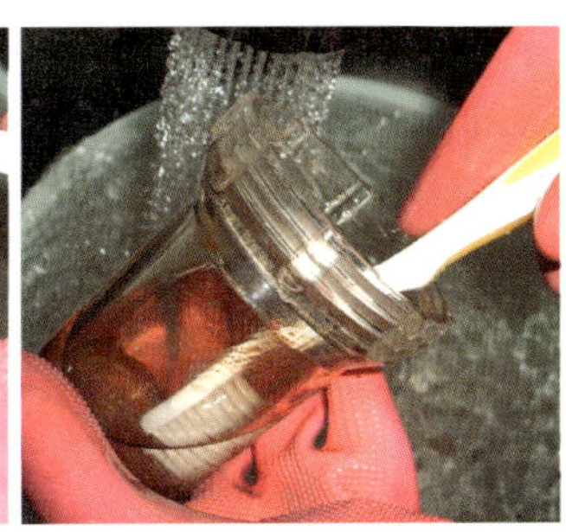
케이스 세척

c. 케이스 내부의 오염된 부유물질을 제거하고 필터를 세척한다.

d. 필터세척할 때는 비비지 말고 약하게 누르면서 세척해야 옷이나 얼굴에 오염된 오물이 튀지 않는다.

### (3) 워터 햄머 현상

석션을 들 때나 홀더에 꼽는 순간(석션 모터에서 워터밸브가 on, off된 순간) 건물 내 수압이 높아져 충돌할 때 발생하는 수중 소음이다. 특히 화장실에서 물을 내린 후 '쿵' 하는 소음이 자주 발생한다.

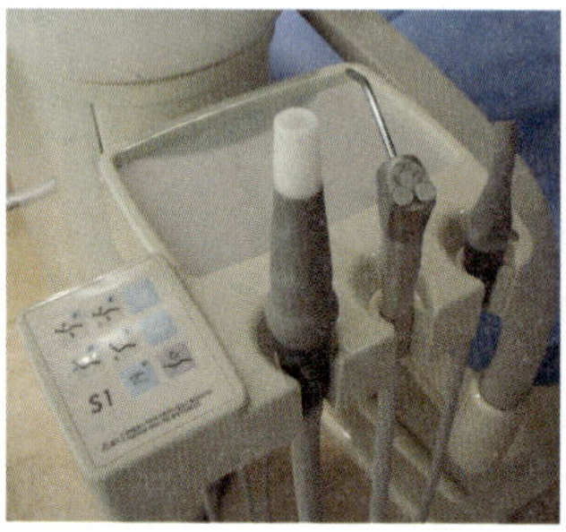

S1 홀더

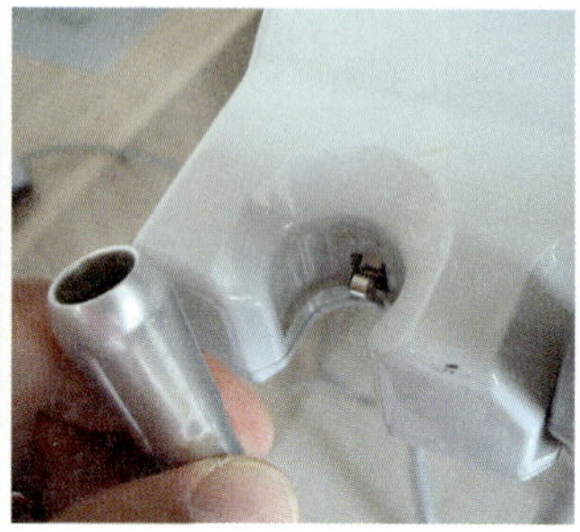

2080 홀더에서 석션 빼기

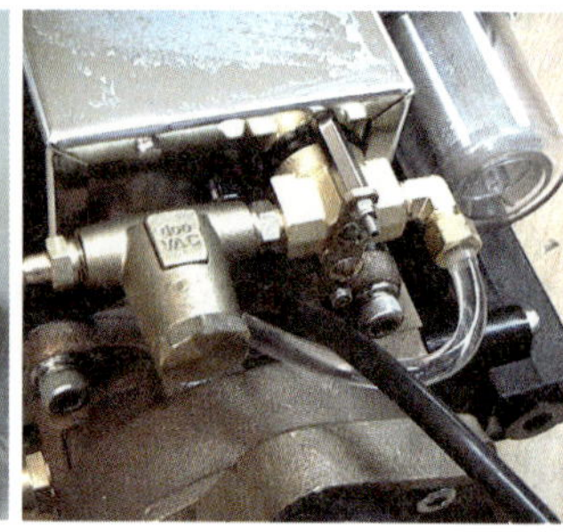

모터 하부

### (4) 체터링 현상

석션을 들 때 진료실과 원내 전체에서 '웅' 하는 소리나 특히 소독실 싱크대의 걸름망이 '덜그럭' 거리며 위아래로 움직이는 현상은 석션할 때 부여 물질과 함께 구강주변 공기까지 동시에 흡입되어 여과되지 못한 공기가 원내 PVC 하수관 내벽에서 충돌하는 현상이다.

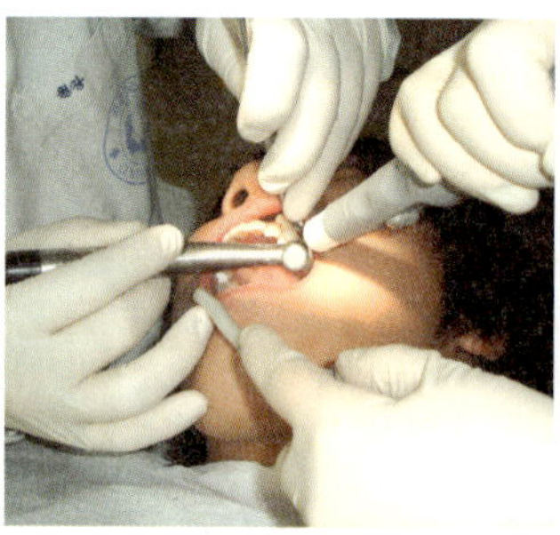

석션

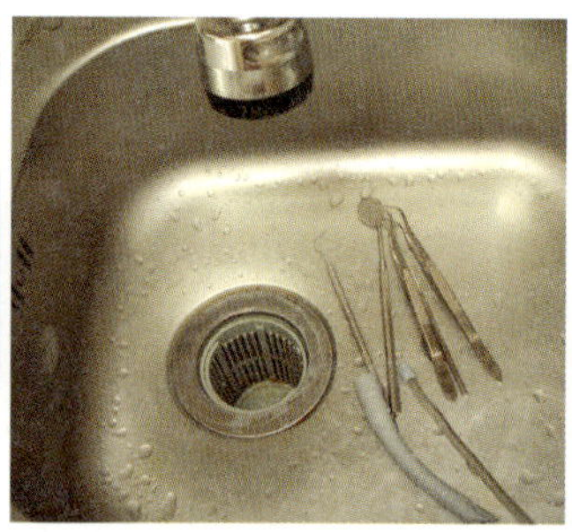

싱크대 걸름망

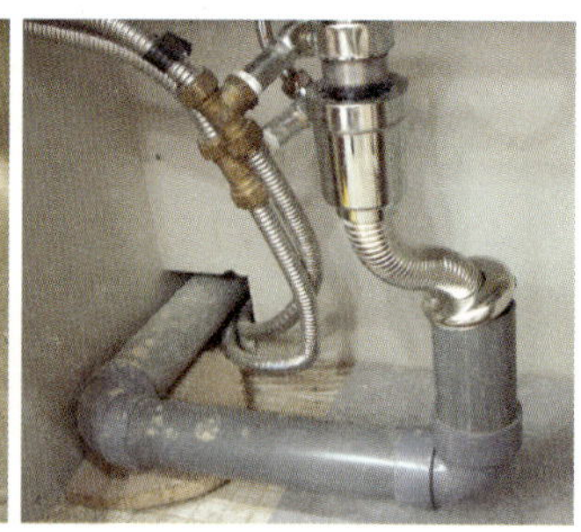

하수관 연결사례

**① 체터링 현상의 예방법**

세퍼레이터(소음기)를 설치하여 석션할 때 동시에 흡입된 공기가 별도로 여과되도록 옥외로 분리하여야 한다.

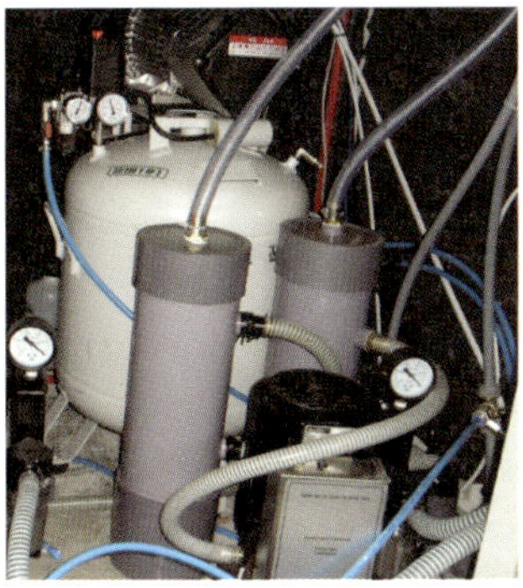

배기호스 옥외로 분리

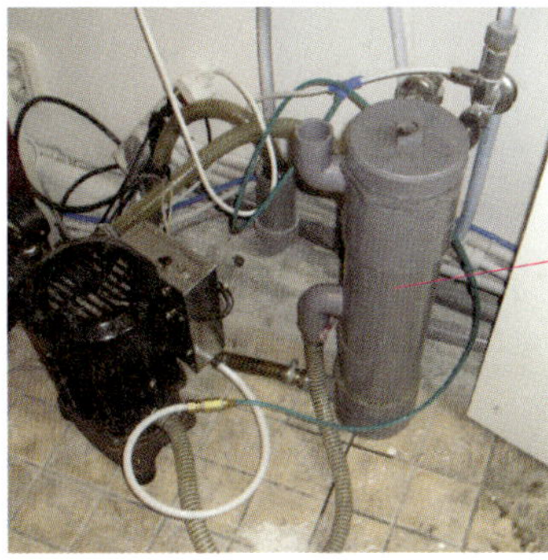


배기호스 기계실 내 순환(위험)

② 주의사항

옥외(건물 밖)로 배기, 비산시키는 호스는 외벽으로 그냥 노출되어 맞바람을 맞지 않도록 하며 냉매 또는 황사로 인한 이물질이 기계실로 역류되지 않도록 주의하여야 한다. 콤프레셔와 석션 모터를 밀폐된 공간에 같이 설치하는 형태는 매우 위험한 상태이다. 즉, **석션에서 흡입된 공기는 다시 기계실 내부에서 역순환되고, 다시 콤프레셔로 유입되어 오염된 혼탁한 공기를 재생성시키므로, 이는 교차감염의 원인이 된다.**

③ 석션 모터 응급대처 방법

유니트 3대에 1대의 석션 모터를 연결하는 것이 좋으며 응급사항을 대비하기 위해서는 반드시 아래 그림과 같이 각 유니트를 그룹으로 연결하여 배관 중간에는 유체의 흐름을 단속, 변환할 수 있도록 중간차단 밸브를 설치하도록 하여야 한다(습식, 건식 모터 공동사항).

밸브는 A쪽 모터가 문제를 일으키거나 고장이 날 경우 응급으로 B쪽 모터의 경로를 개방하여 A쪽 유니트를 임시방편으로 사용할 수 있도록 하는 장치이다. 또한 문제를 일으킨 모터측 워터공급을 차단하여야 한다. 이를 수행하지 않으면 물 낭비(습식 석션모터)가 발생하고 문제를 일으킨 모터측으로 역류할 가능성이 있다.

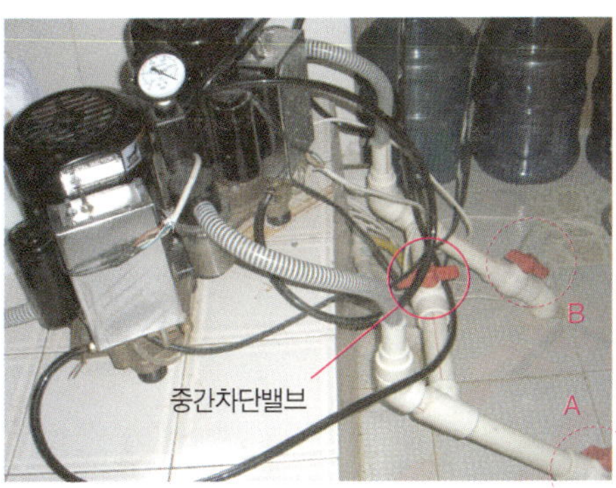


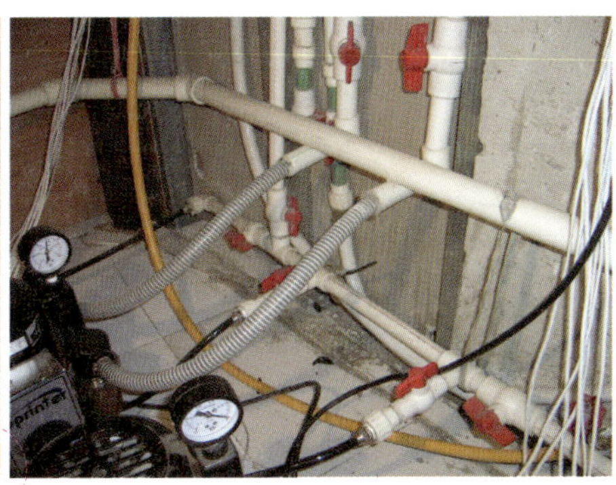

이와 마찬가지로 콤프레셔쪽 에어 공급 또한 상기와 같이 같은 방법으로 연결하면 응급사항을 슬기롭게 대처할 수 있다.

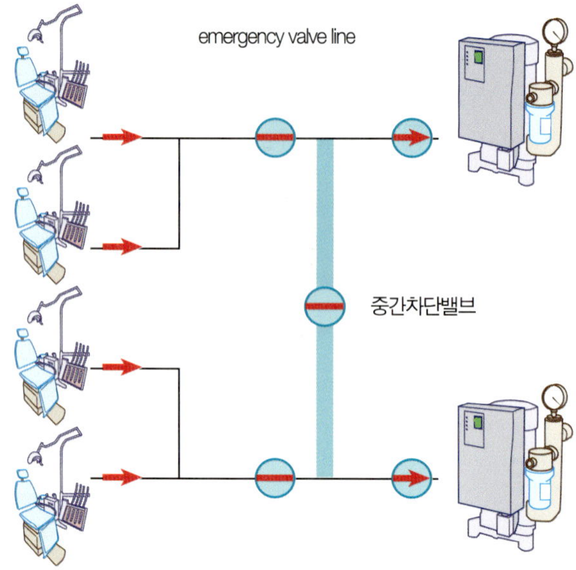


평상 시 배관 상태

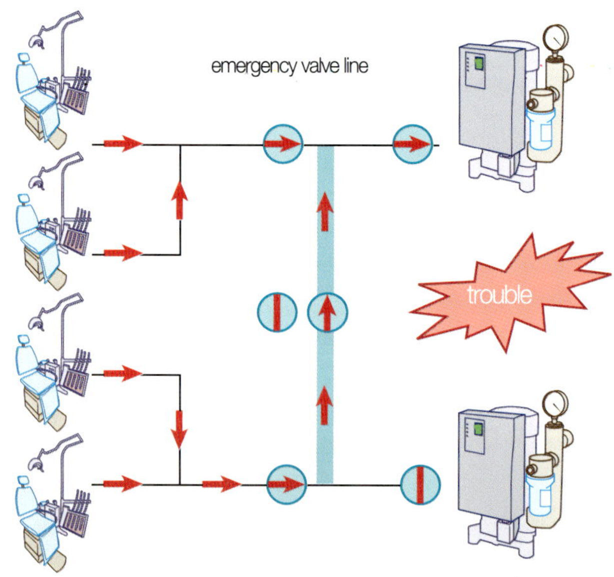


응급 시 배관 전환상태

이와 마찬가지로 콤프레셔쪽 에어 공급 또한 상기와 같이 같은 방법으로 연결하면 응급사항을 슬기롭게 대처할 수 있다.

### (5) 석션 클리너 중요성

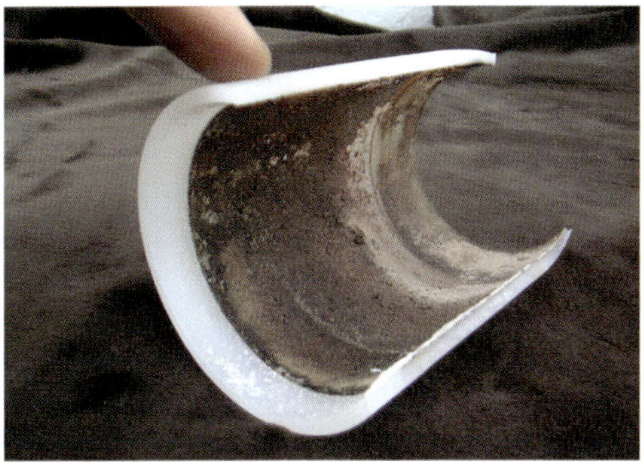

치과 하수관 내부 A

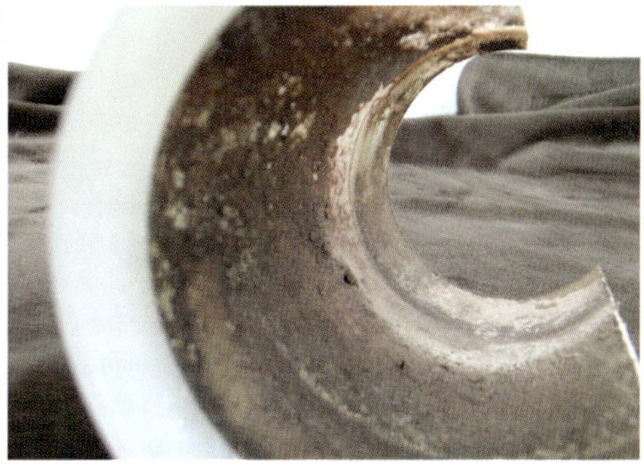

치과 하수관 내부 B

치과 하수관 내벽에 흡착된 오염물질과 응고성질의 물질을 제거하여 석션 모터 내부의 응고로 인한 기계파손의 방지를 위해 반드시 수행되어야 한다.

하수관 내부의 오염물질로는 합성 무기 악취물질인 황화수소($H_2S$)가 하수도와 관련된 가장 대표적인 물질이며, 암모니아($NH_3$), 질소를 함유한 유기물의 미생물학적 분해를 통해서 산물로 생성되는 요소이다. 즉, 치과 환경오염의 주요소로 작용하기 때문에 원내 친환경과 교차감염의 예방에 특히 주의하여야 하는 부분이다.

### (6) 클리너 세척순서

병원 재량에 맞는 석션 클리너를 준비한다.

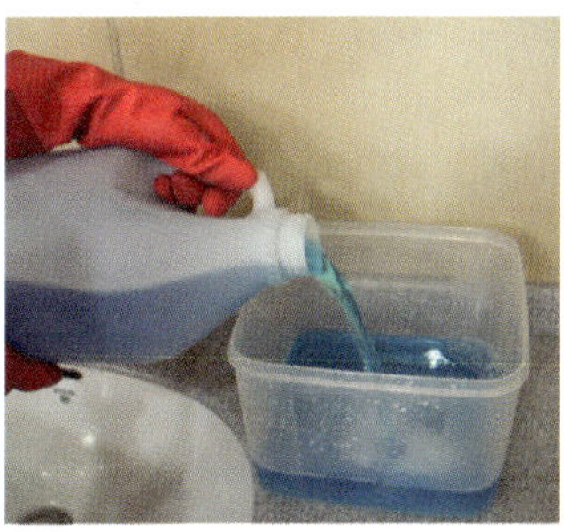

클리너 넣기

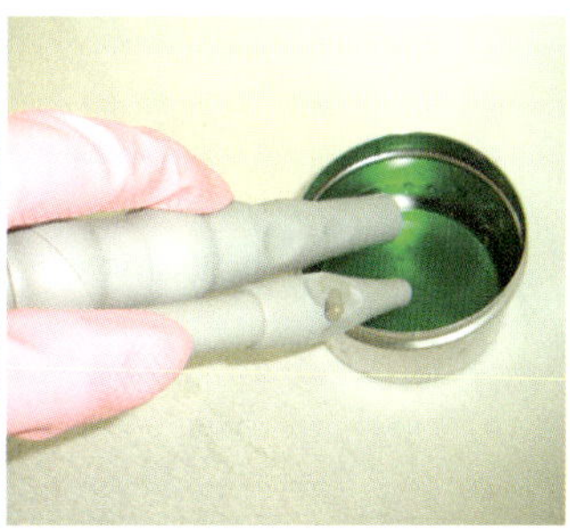

동시 석션하기
배큠 시린지, 살리바 이젝터

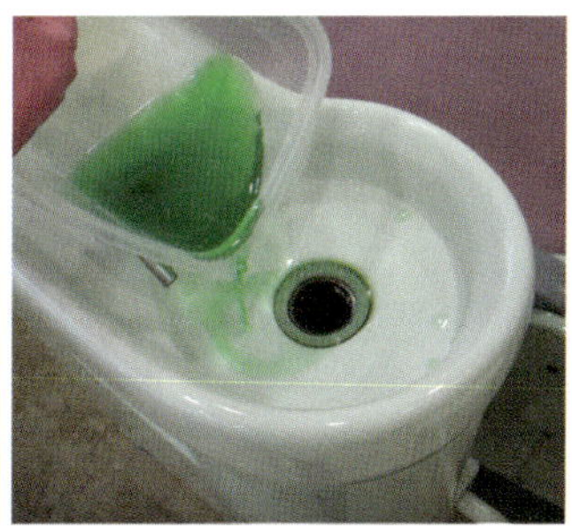

타구에 클리너 세정

① 일정한 용기에 용액을 넣어 각 유니트에 부착된 배큠 시린지와 살리바 이젝터를 동시에 개방한 후 약 5초 정도 클리너를 투입시킨다.

② 타구 내부에도 일정량의 클리너를 투입시킨다.

## (7) 클리너 종류

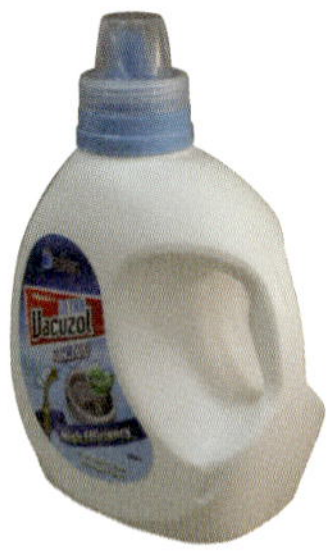

Vacuzol

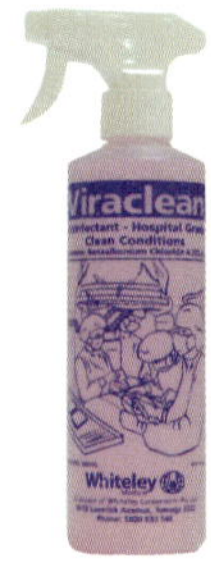


비라클린

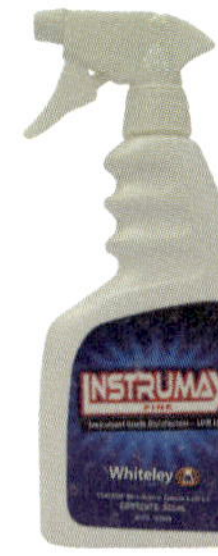


인스트루맥스핑크

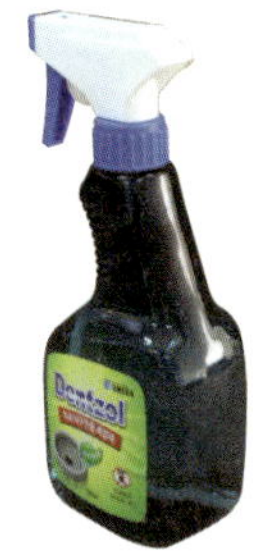

Dentzol

## (8) 교차감염 예방의 설비

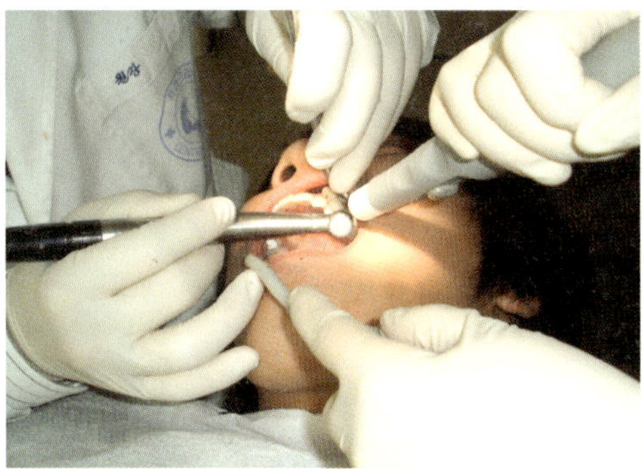

석션하기

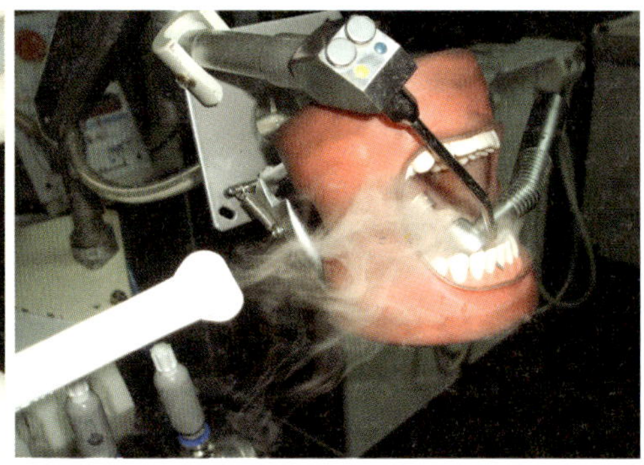

구강주변으로 비산되는 모습

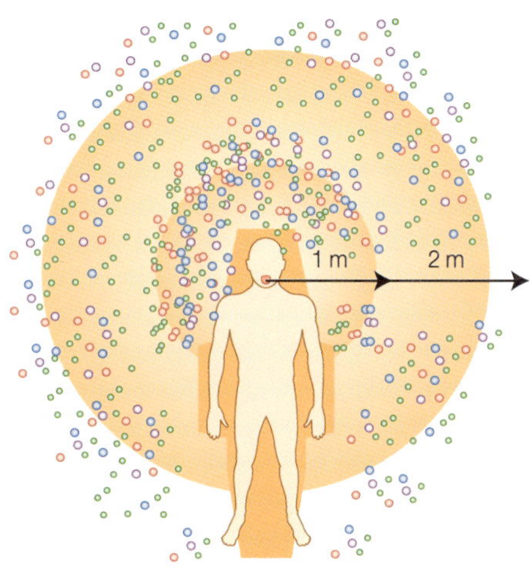


교차감염 범위

삭제과정 중 일반적으로는 배큠 시린지를 이용하여 석션을 하지만 구강의 반경 3 m 범위 이내 비산되는 미스트와 감염물질을 완전하게 흡입하는 데에는 환경적인 요인과 기계 성능으로 인한 한계가 있다.

• 환경적인 요인 : 냉 · 난방 공조시설의 가동으로 인한 실내 풍속 기류가 발생한다.
• 기계적인 요인 : 석션 모터의 용량이 부족하거나 또는 동시다발적인 석션 작동으로 흡입력이 부족한 원인과 배관의 문제로 발생한다.

이를 보완하기 위해 강력하고 탁월한 중앙집중식 배큠 시스템을 설치함으로써 원내 교차 감염예방과 친환경설계 시스템이 가능해진다.

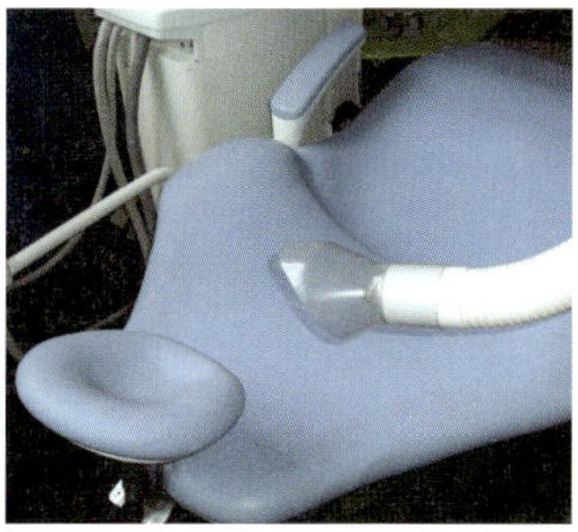
Free arm-1120 근접과정

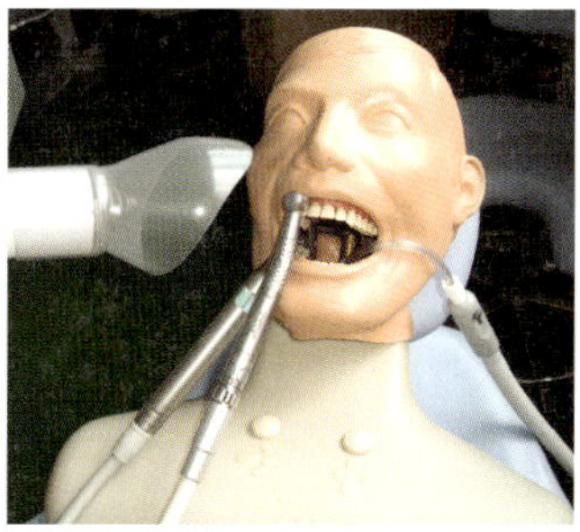
Free arm-1120 구강밀착상태

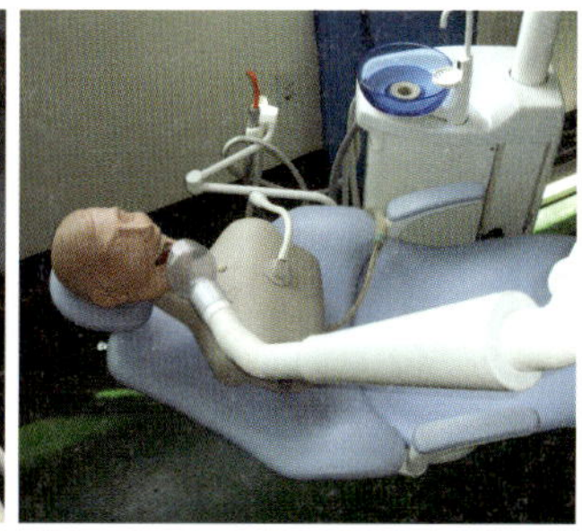
Free arm-1120 설치상태

# 4. 정수기

## 1) 정수기의 설치

치과 진료에 있어서 치과 의료용수는 절대적으로 필수적인 요소이다. 정수 시스템 설치는 의무적인 선택사항은 아니지만 일반 수돗물의 이물질 유입으로 인한 고장원인을 사전에 예방하고 수관 및 진료기기의 위생적 관리가 어느 정도 해결될 수 있게 해준다.

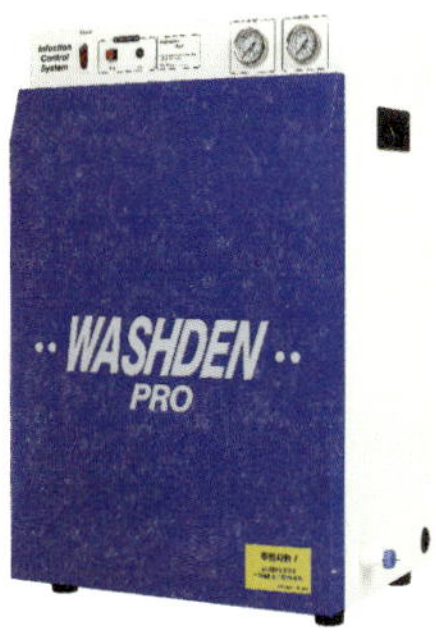

Washden

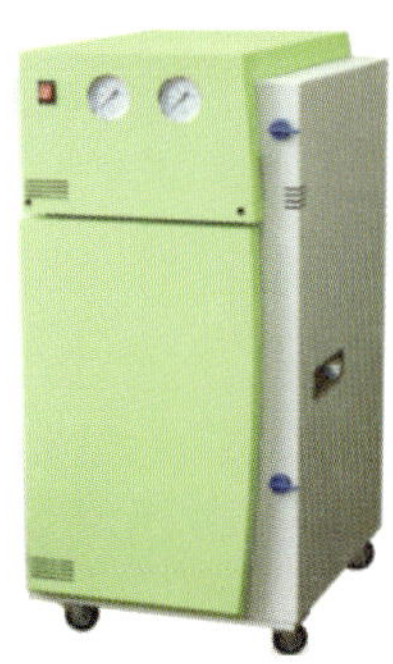
V-cat

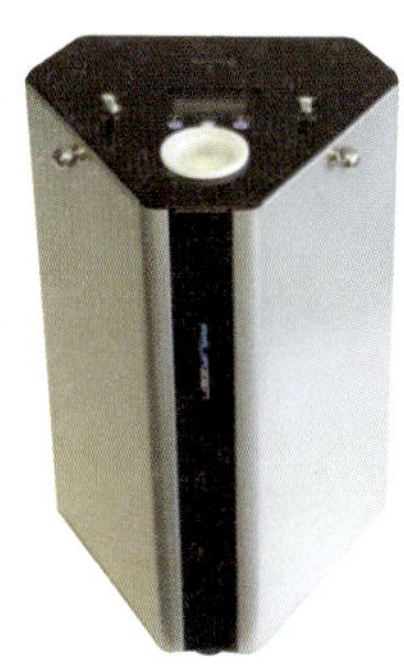
Aquazen

## 2) 정수기의 용도

① **환자 구강 워터 세정용**

② **3-way 시린지 워터 주수용**

③ **고속 핸드피스 워터 주수용**

치아를 삭제(prep operation)할 때 상호냉각효과를 극대화하고 동시에 핸드피스 내부에 있는 카트리지의 마찰계수 상승으로 인한 열발생을 최소화하게 한다.

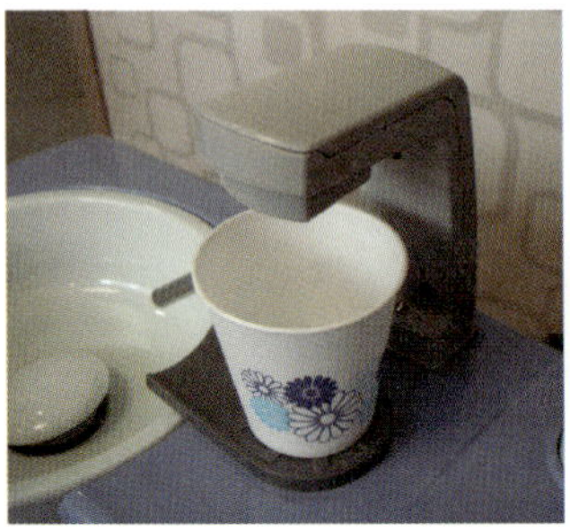
급수대(auto cup)

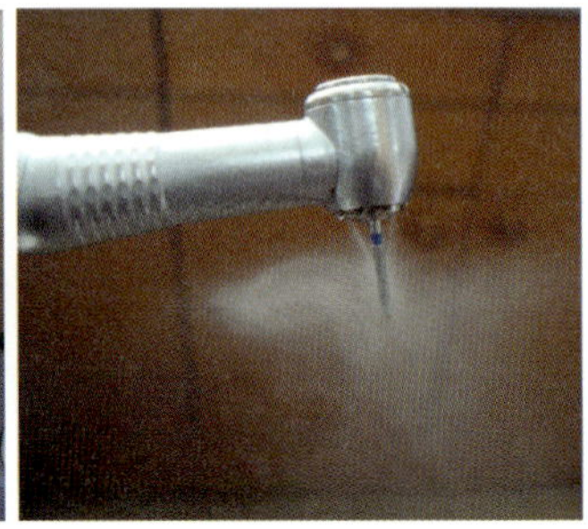
워터 스프레이어(water sprayer)

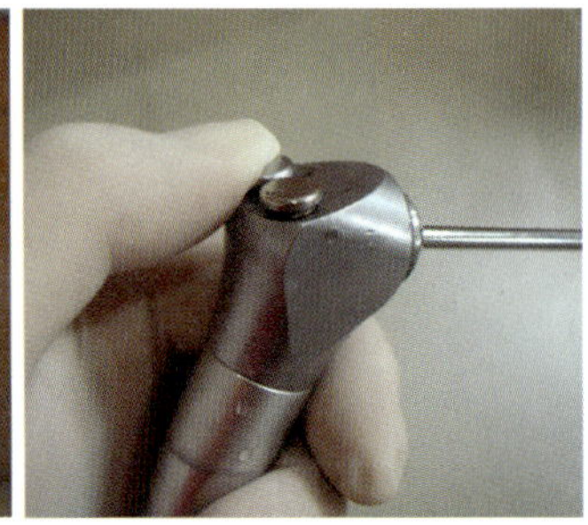
3-way 시린지

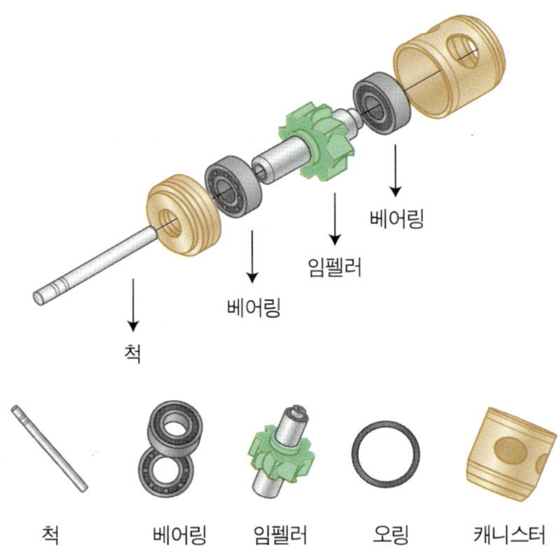

카트리지 분해도

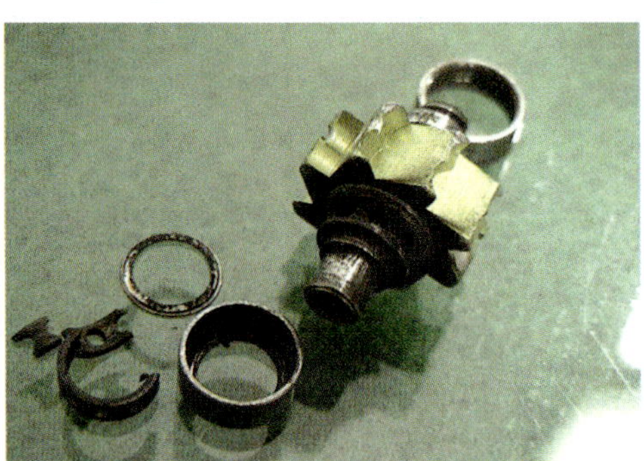
베어링 과열로 파손

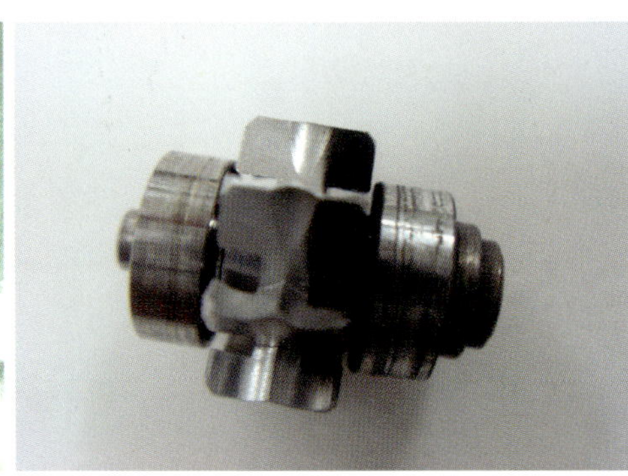
임펠러 변형

이러한 작용이 원활하지 못하면 치아를 삭제할 때 냄새(머리카락타는 냄새)가 나며, 카트리지의 임펠러(날개) 및 베어링에 피로를 가중시켜 수명을 조기에 단축시킬 우려가 매우 높다.

#### ④ 대기실 식수용 워터

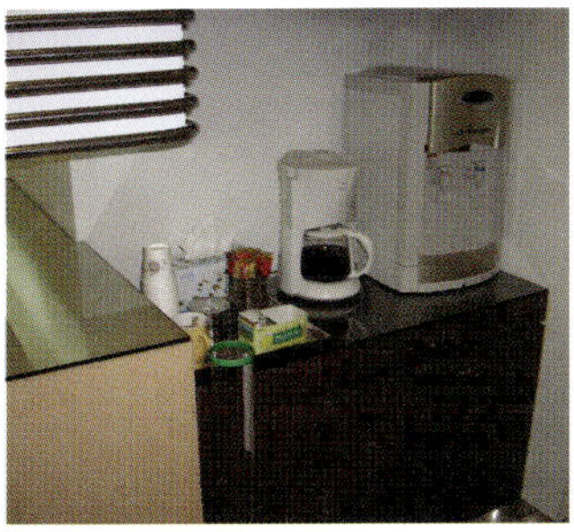
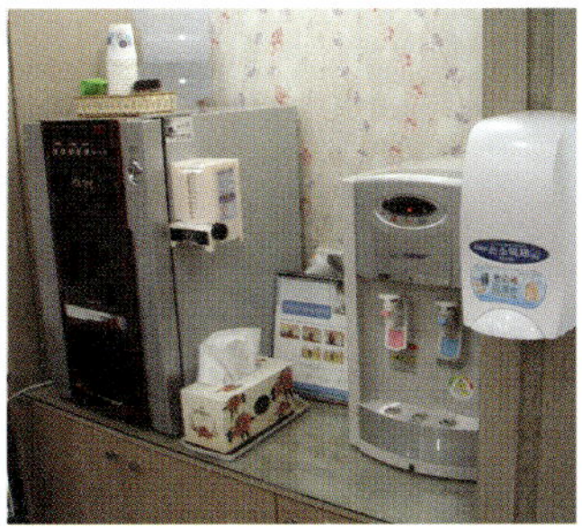
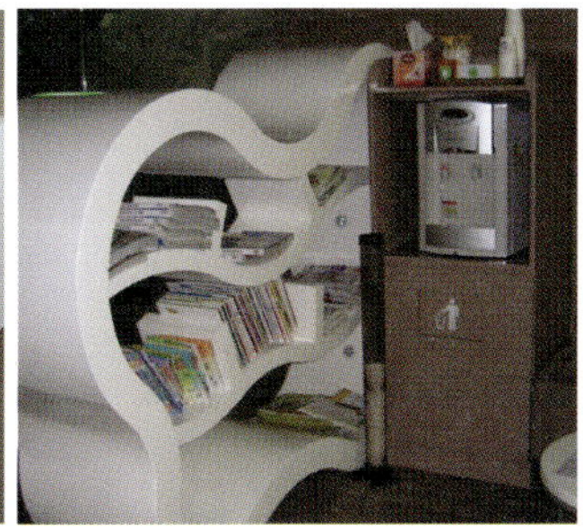

대기실 식수대

#### ⑤ 주의사항

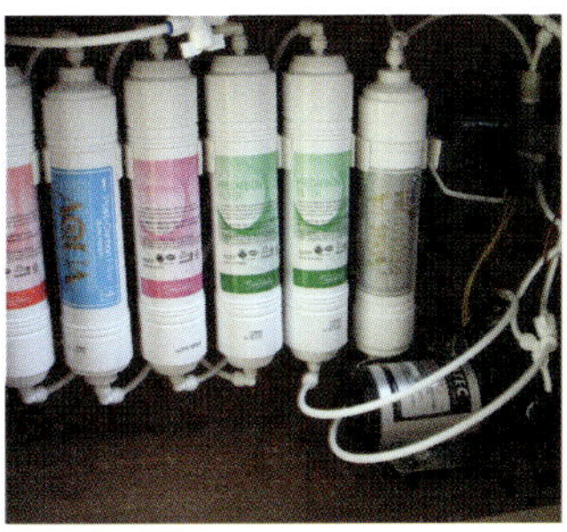

변조된 정수 시스템

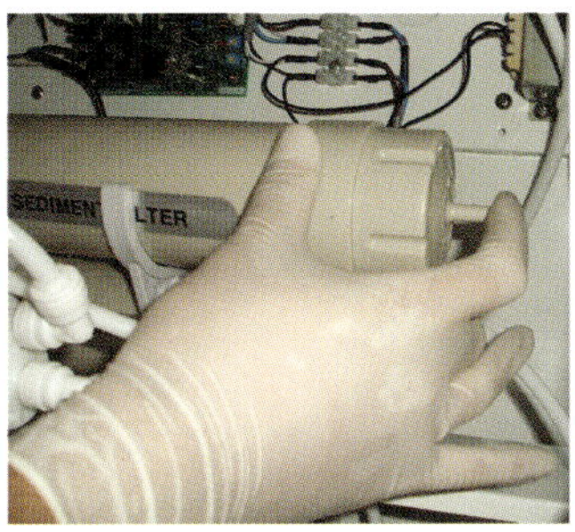

필터 교환

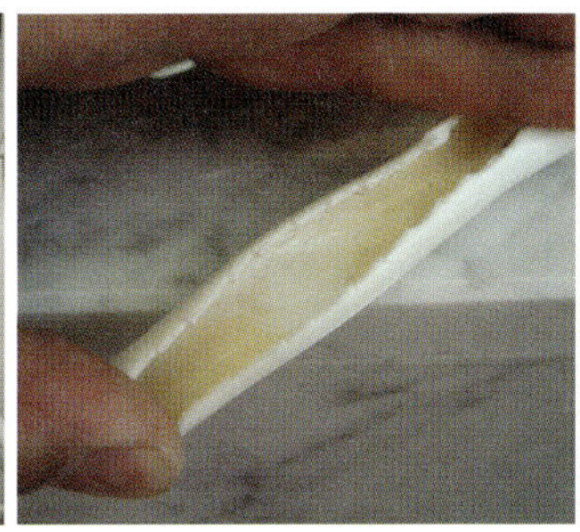

워터 배관 내 물이끼

### 3) 바이오 필름(bio film)이란

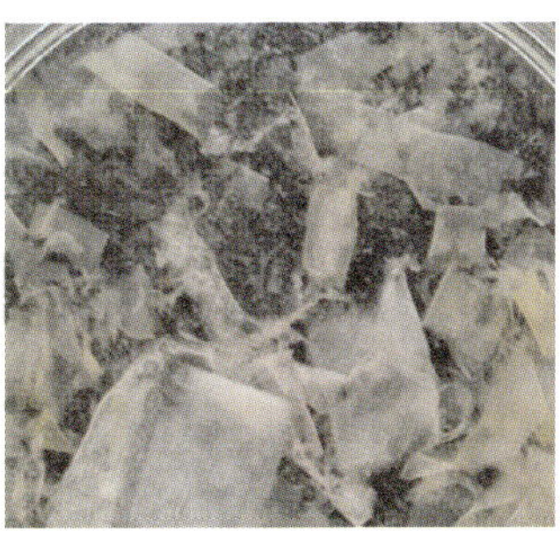
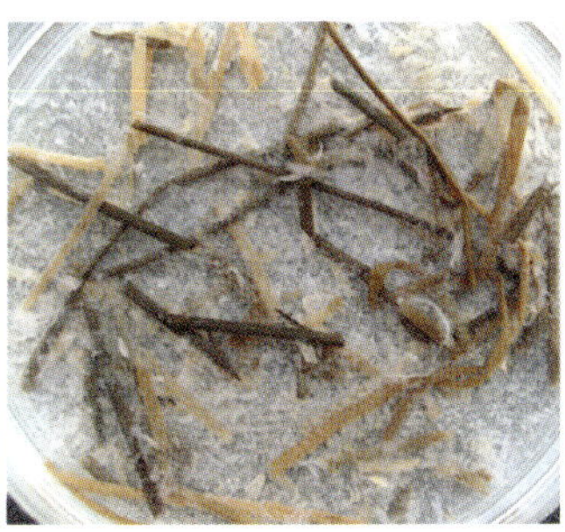

수관 내 바이오 필름

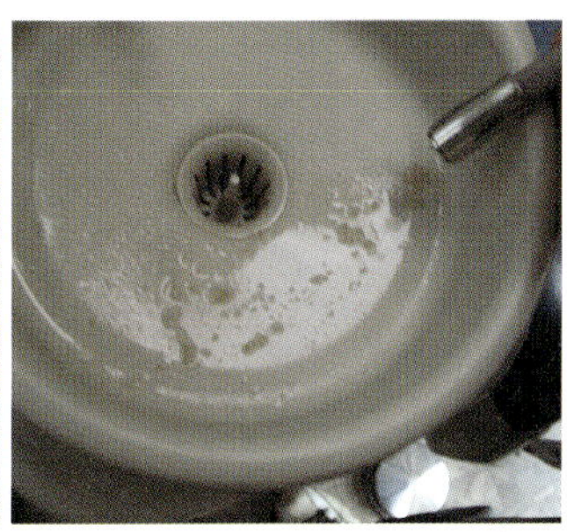

튜빙 내 바이오 필름

바이오 필름은 습기가 있는 곳에 생기는 유기물 및 무기물의 침전체로, 세균이 증식할 수 있는 배지역할을 한다. 한마디로 세균 덩어리라 정의할 수 있다. 수관 내 바이오 필름을 제때 제거하지 않으면 세균이 증식해 환자에게 감염을 일으킬 수 있다.

미국치과협회(ADA)에서는 치과용수에 포함되는 세균수를 200 CFU/㎖로 정하고 수관세척과

잔류염소가 함유된 물을 사용하도록 권고하고 있다.

배관 길이가 길어지면 용수의 오염 가능성이 커지기 때문이며 특히 실내에 채광량이 좋은 치과의 경우 배관에 직접 빛을 쪼이기 때문에 간접적으로 미치는 영향도 있을 수 있다. 진료 시 사용되는 물의 양은 그렇게 많지 않으므로 사용하고 남은 물이 배관 내 그대로 정체되어 있는 것이 문제다. 좁고 밀폐된 배관 속에 물이 장시간 머물다 보면 세균의 번식을 피할 수 없는 것은 당연한 이치일 것이다. 그럼에도 불구하고 치과용 정수시스템은 대부분 진료실 외부에 설치되는 경우가 많다. 진료실의 환경과 미관 등을 고려한 조치이지만 그 때문에 기계실에 위치한 정수 시스템과 유니트와 체어 사이에는 대략 10~20 m 이상의 긴 배관이 존재할 수밖에 없다. 유니트와 체어 내에 장착된 가는 배관의 길이까지 합하면 그 길이는 더 길어지기 마련이다. 밀폐된 배관은 자연히 세균이 번식하기에 적합한 환경을 제공한다.

이렇게 발생한 세균들은 바이오 필름을 형성하고, 바이오 필름을 포함한 오염수는 핸드피스 및 급수대(auto cup)를 통해 환자에게 2차 세균감염의 발생률을 높이는 결과를 초래한다. 게다가 바이오 필름은 배관을 막아 진료의 효율을 떨어뜨리는 요인이 되기도 한다.

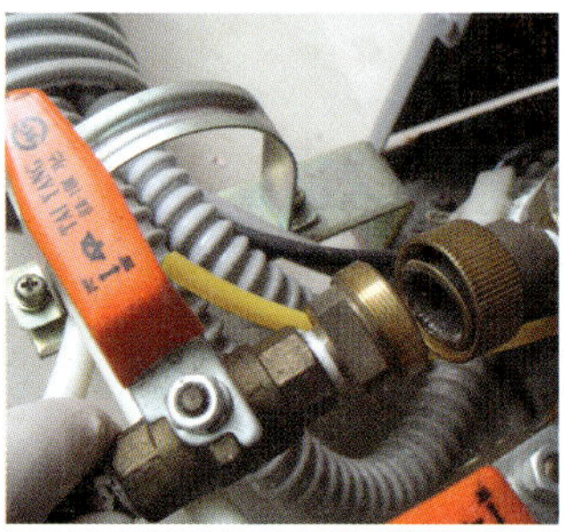
워터 밸브측 필터 분리과정

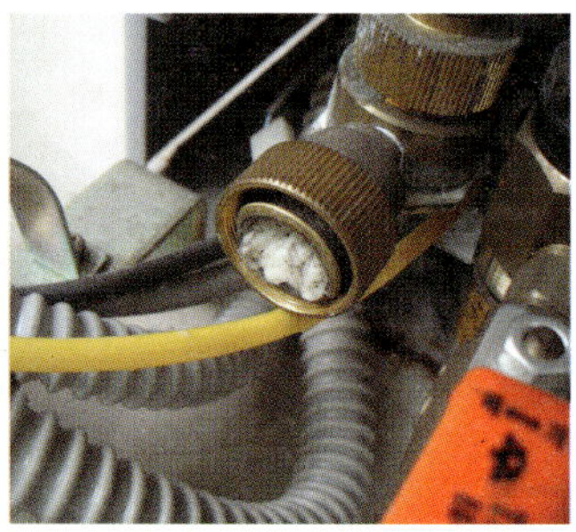
워터 밸브 필터 분리

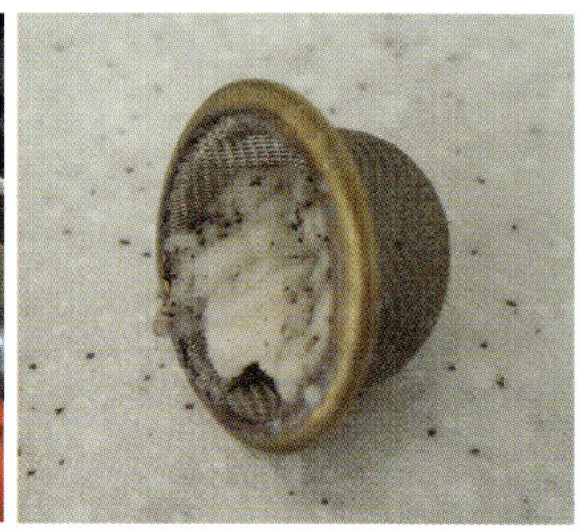
필터에 차있는 바이오 필름 A

수돗물 속에 포함돼 있는 적정 잔류염소 0.2 ppm을 걸러내지 않는다는 점은 염소가 세균을 억제시키는데 효과적인 원소라는 것은 누구나 다 알 것이다.

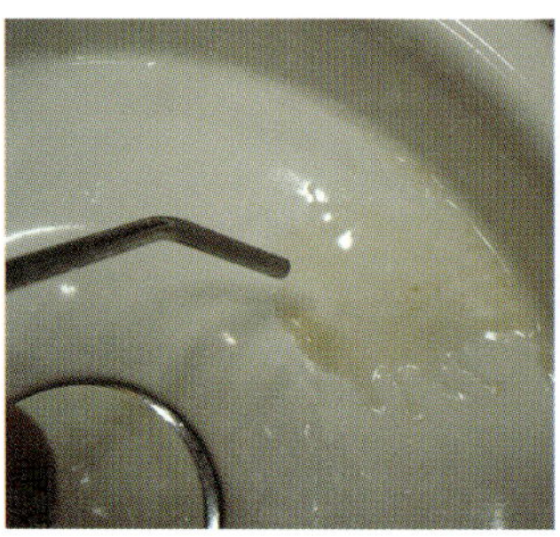
바이오 필름 유출과정

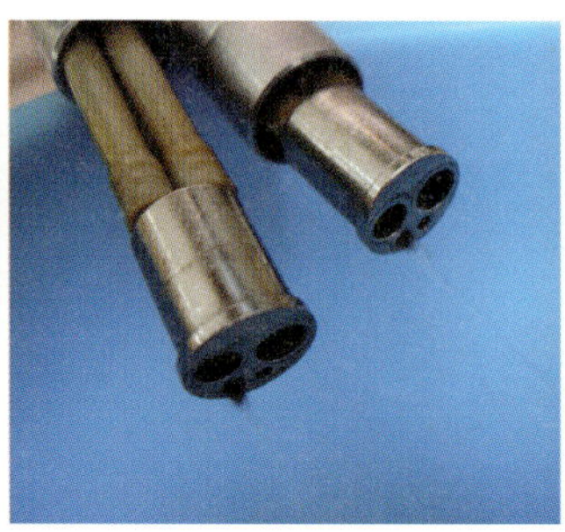
튜빙 내 워터 유출과정

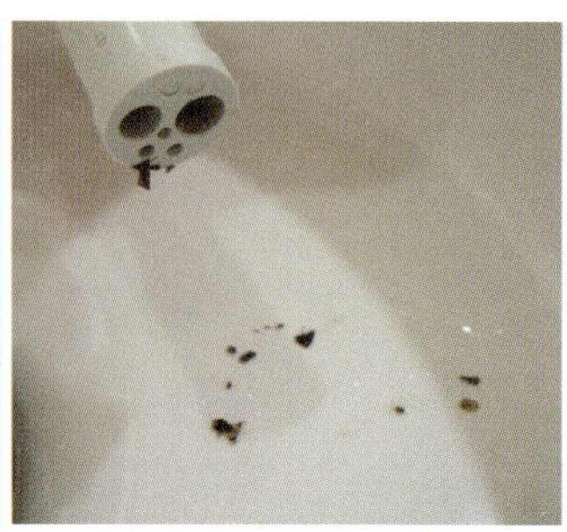
튜빙 내 바이오 필름 유출

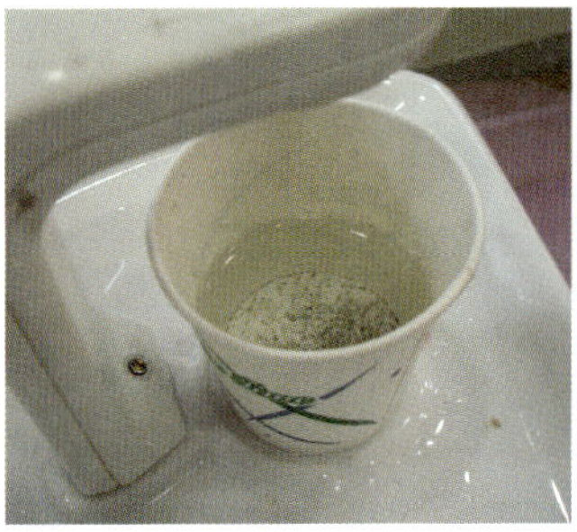

바이오 필름 침전 1

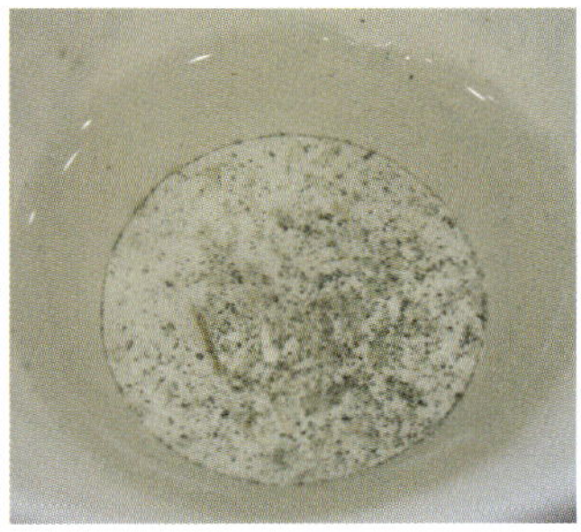

바이오 필름 침전 2

치과용 정수기 업체들이 공급하는 물은 음용수 기준으로 제조(역삼투압법)하다 보니 잔류염소가 대부분 제거되어 치과진료실에서 사용하는 핸드피스 끝에서 검출되는 소독제(잔류염소)의 양은 급격히 감소되어 교차감염의 잠재적 위험가능성이 있다.

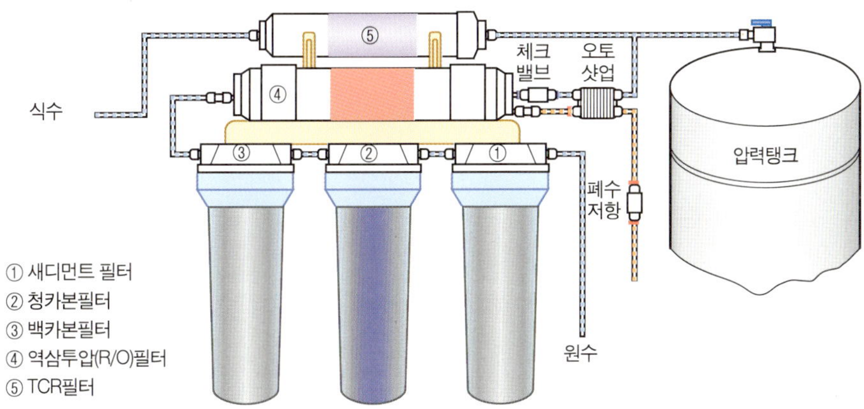


역삼투압(R/O) 방식 정수 시스템

수돗물은 잔류염소량이 식수용 정수기보다 3배 이상 많기 때문에 오히려 핸드피스용으로는 수돗물이 더 안전하다.

가장 좋은 방법으로는 증류수통이라 불리는 증류수 전용 공급수(separate water system) SWS를 장착하는 것이다. 이 SWS를 유니트에 장착하는 것으로 수관관리의 문제점에서 벗어날 수 있다.

### (1) 증류수 전용 공급수(페트병, separate water system)

급수용 1.5리터 페트병 설치는 기존 수돗물(정수기)의 신뢰성이 의심될 때와 일반적인 외과용 수술일 때 하게 된다. 이는 고속 핸드피스쪽과 스케일러쪽, 3-way 시린지 워터쪽을 공급하는 시스템이며, 어시스트(보조자)쪽에의 3-way 시린지 워터에도 공급이 가능하다.

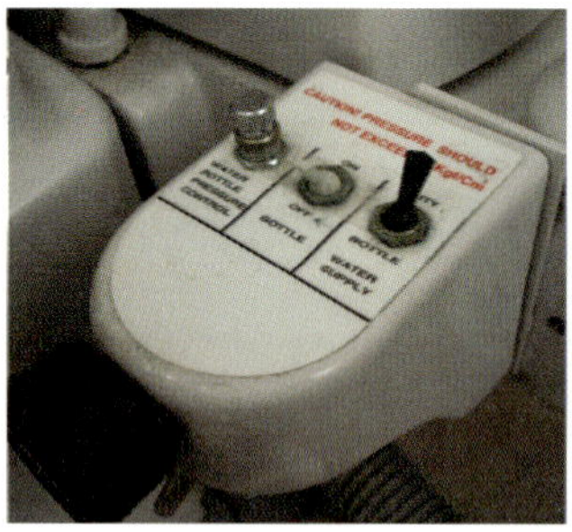
콘트럴 패널

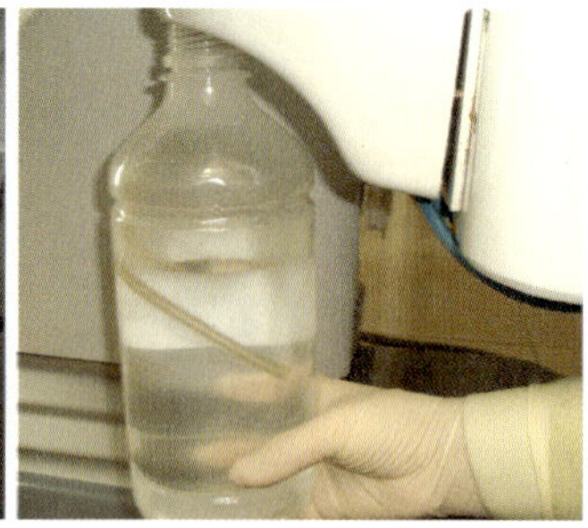
증류수 통

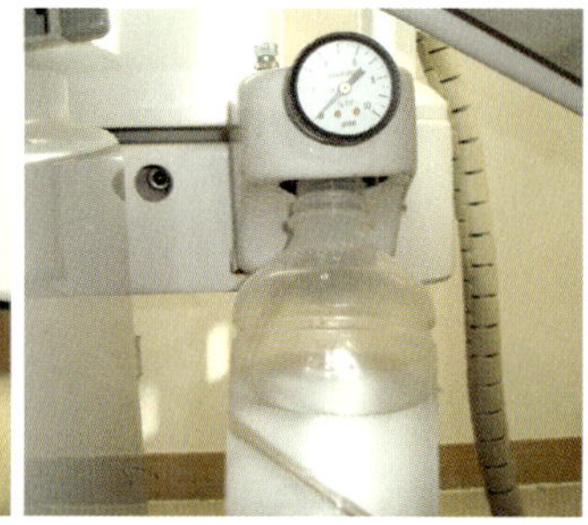
부착 상태

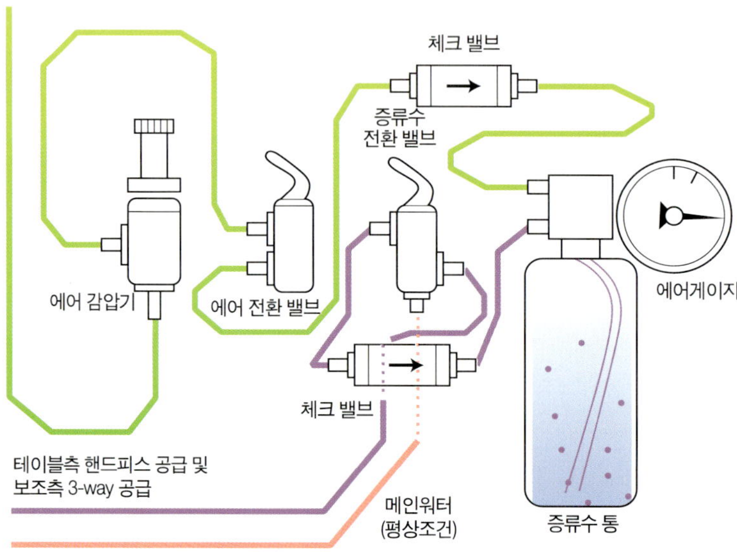

증류수 전용 공급수(separate water system) SWS 배관도

### (2) 증류수통 부착으로 좋은 점

① 항균성을 높이기 위한 살균수(염소계) 및 조제수(가글액) 첨가가 가능하다.

② 증류수통에 각 환자의 이름을 써 붙이거나 용도를 표시하여 병원의 이미지 및 품질관리를 높일 수 있다.

③ 교체 취급이 누구에게나 쉽다.

④ 눈으로 보는 관리 시스템과 위생적 관리가 향상된다.

## 4) 대표적인 세균검출

① pseudomonas aeruginosa(녹농균) : 항생제 내성이 강한 균으로 기회성 감염과 폐렴을 일으킬 수 있다.

② legionella pneumophillia(레지오넬라균) : 3군 법정전염병인 레지오넬라증을 일으킨다(냉 · 난방기에서도 발생).

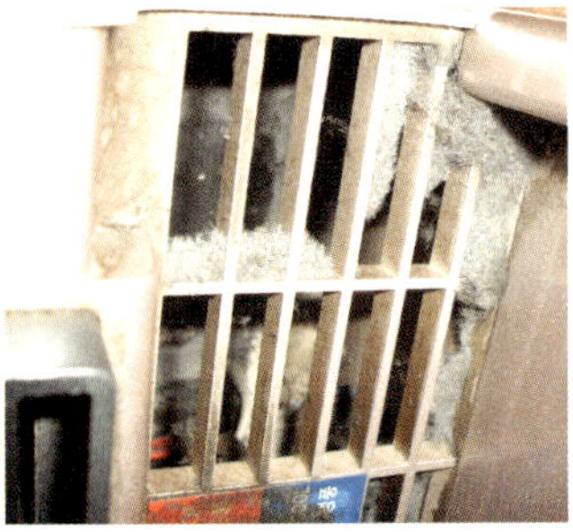

휴게실 손 드라이기 내부

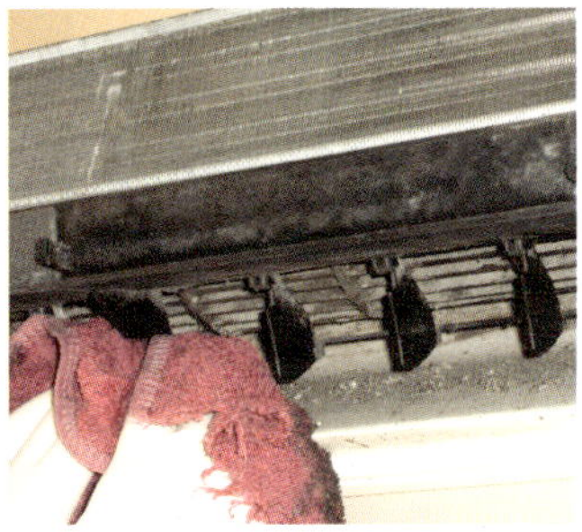

벽걸이용 에어컨

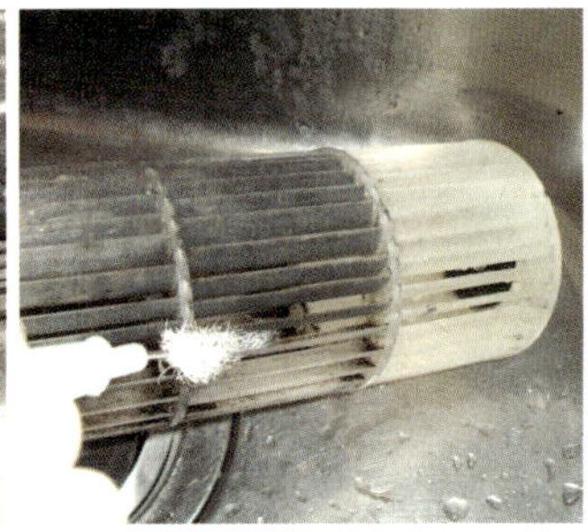

오염상태(오른쪽이 세정 후 원래 색상)

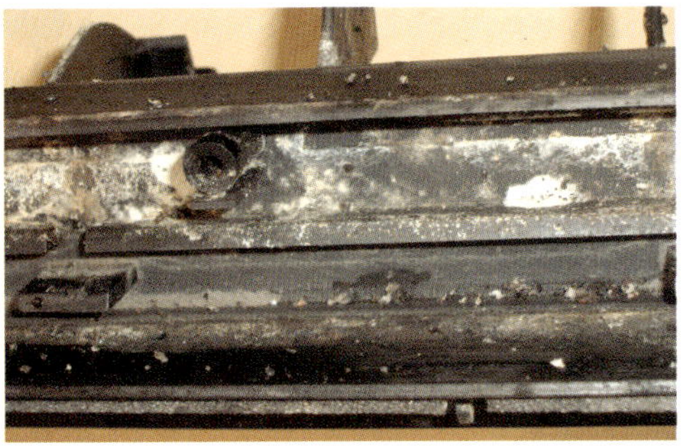

에어컨 배수 트레이

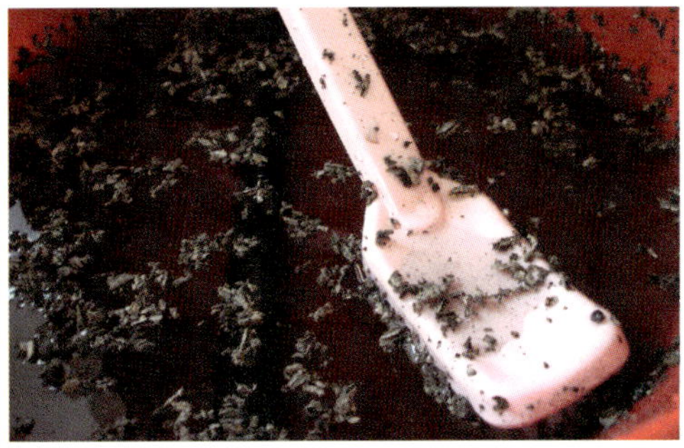

오염 부유물질

③ 마코박테리움(mycobacterium) : 호흡기 질환과 상처를 통한 기회성 감염을 일으킨다.

④ 내독소(endotoxin) : 치과용수에서 발견되는 세균이 대부분 gram(-) bacteria이고 그 세포벽에 있는 지질당질(lipopolysaccharide)가 endotoxin으로 작용하여 천식을 유발할 수 있다고 한다.

## 5) 관리와 예방책

### (1) 일반 정수기

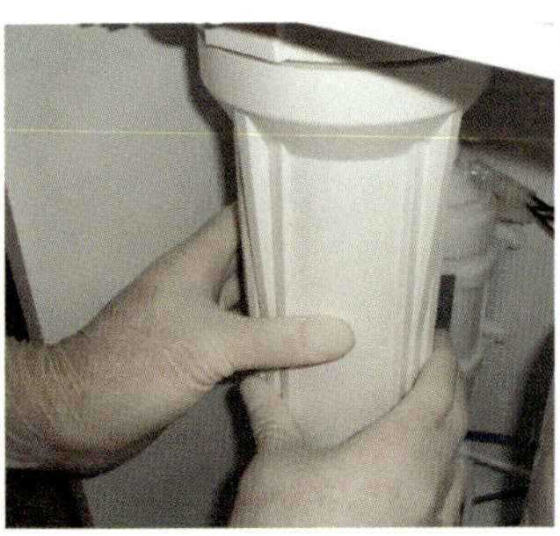

메인 필터 분리

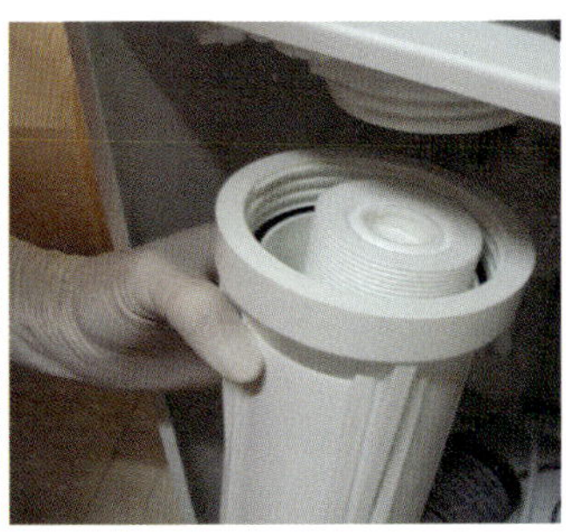

메인 필터 분리 후

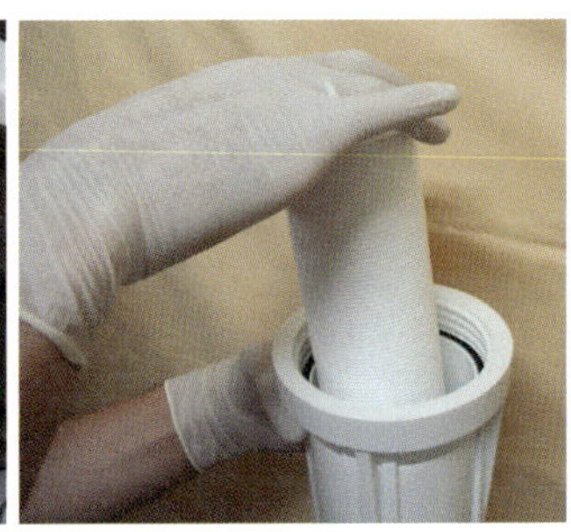

필터 교환

① 정기적인 필터 교체하기(제조사마다 다름) : 급수대(auto cup)에 부유물질이 보이거나 물이 짜다고 느껴질 때 교체한다.

② 핸드피스 커플링과 어댑터를 분리하여 바이오 필름이 유출되었을 때 의심할 필요가 있다.

③ 급수대 및 3-way 시린지에서 물이 나오지 않을 때 의심한다. 기타 공학적 문제점이 없을 경우, 워터 입력 측에서 바이오 필름이 막고 있는 현상으로 판단한다. (252p 그림 A에서처럼 워터 필터에 바이오 필름이 물공급을 막은 상태)

### (2) 20리터 물탱크 관리방법

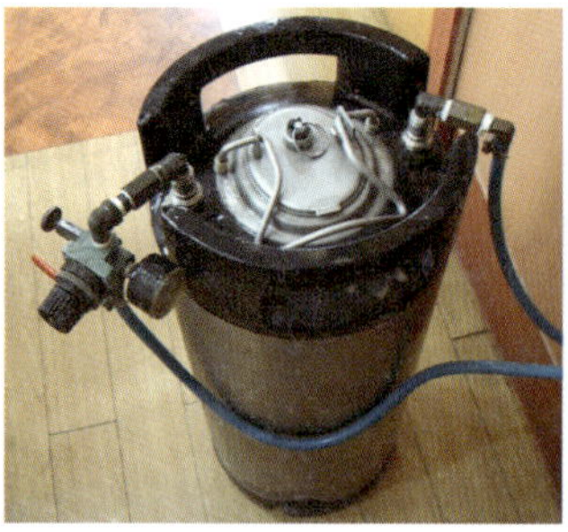
탱크 외관모습

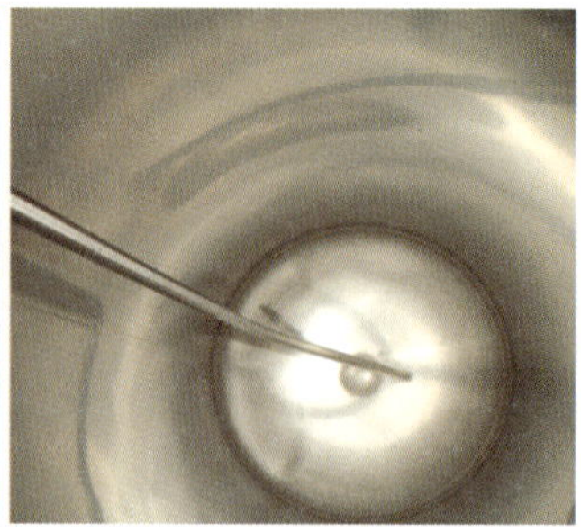
탱크 내부

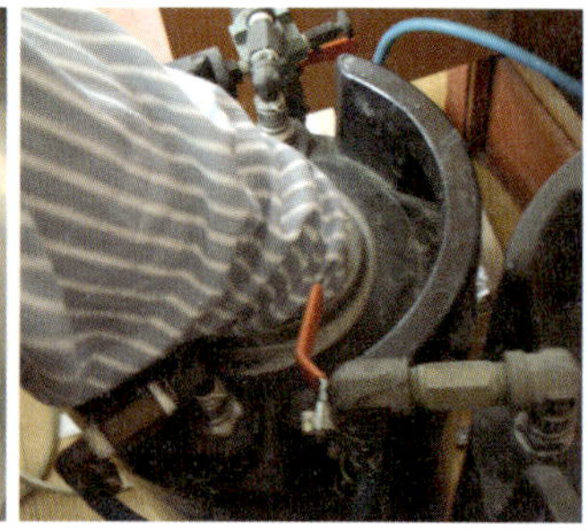
탱크 세정

① 정기적인 탱크 내부의 세정과 건조가 필요하다.

② 취급하는 과정에서 에어 감압기 및 밸브 조립품이 파손될 우려가 있으므로 주의하여야 한다.

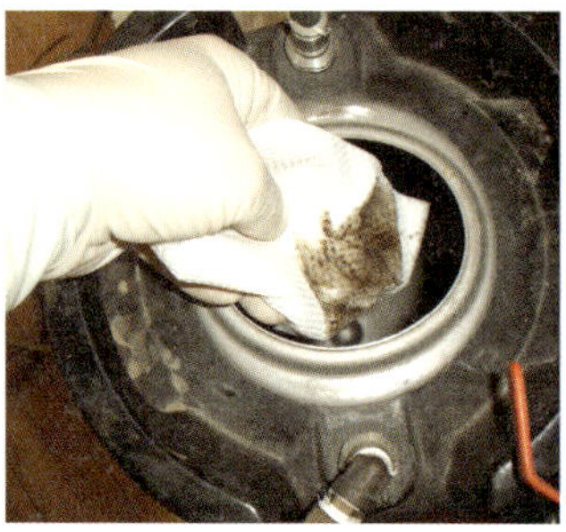
내부 세정 후 오염물질

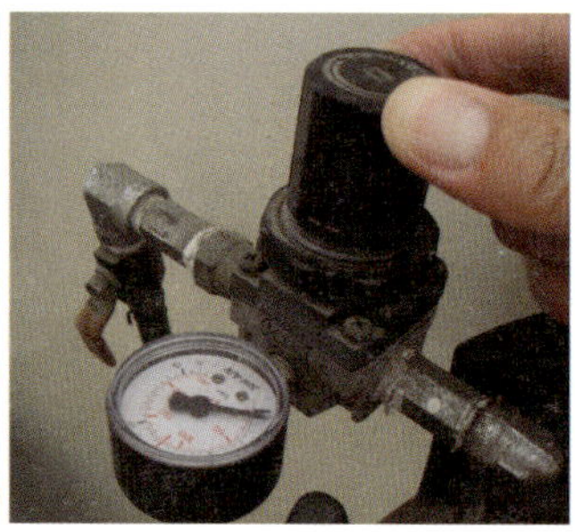
에어 압력 체크

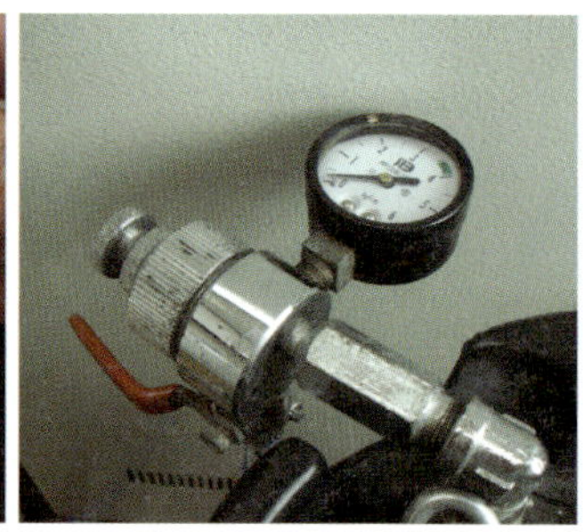
에어 게이지 체크(1.5 kgf/$cm^2$ 이내)

③ 일정량(2/3 이내)의 물을 채우고 에어게이지 눈금(1.5 kgf/$cm^2$ 이내)이 고정되었는지 확인한다. 물을 가득 채우면 에어가 탱크로 혼입하는 과정에서 물과 충돌하고 공기방울이 발생하여 물이 튀는 현상이 발생하게 된다.

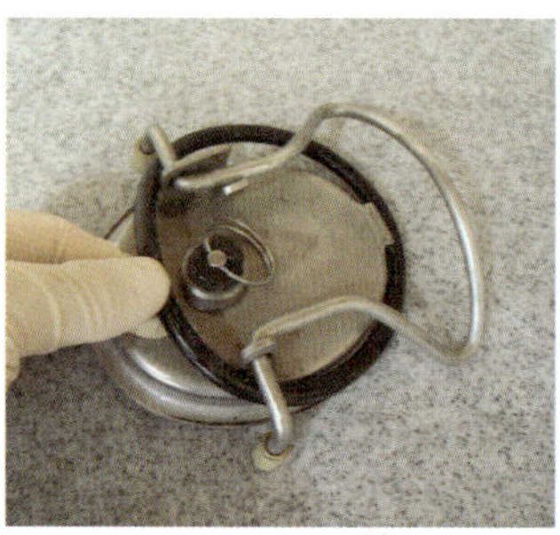
캡 O-ring 세정

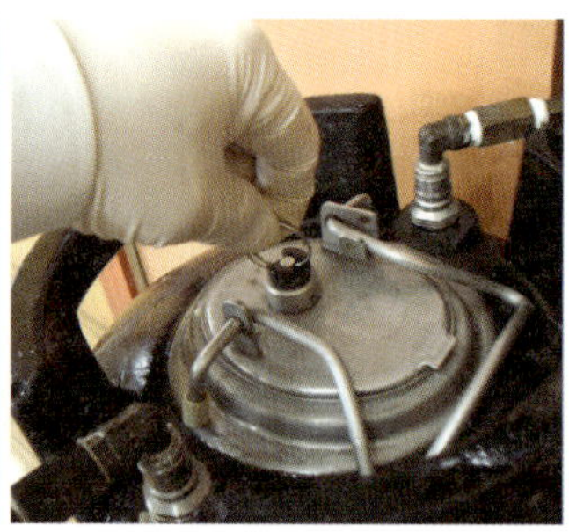
안전밸브 확인

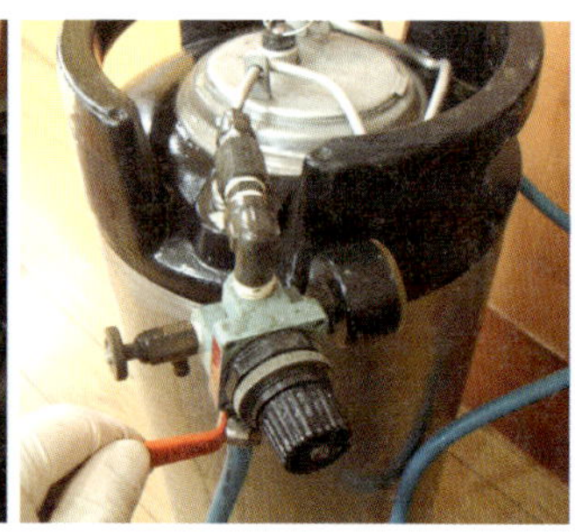
메인밸브 확인

④ 캡 상부에 부착된 안전밸브로 에어가 미세하게 새는지도 확인하여야 한다. 미세한 에어누기는 콤프레셔의 운동량이 가중되는 원인이 된다.

## 6) 일반 구형필터관리

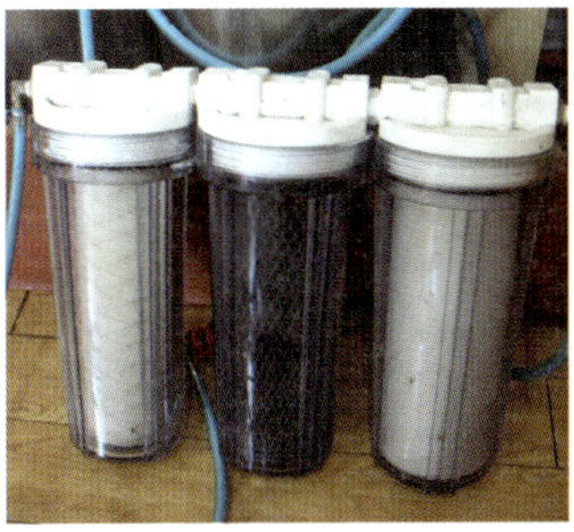

일반적인 3중 필터구조

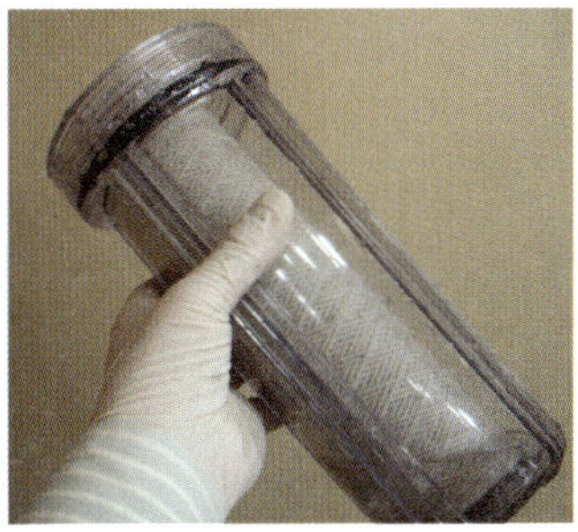

1차 필터(실타래가 큰 것)

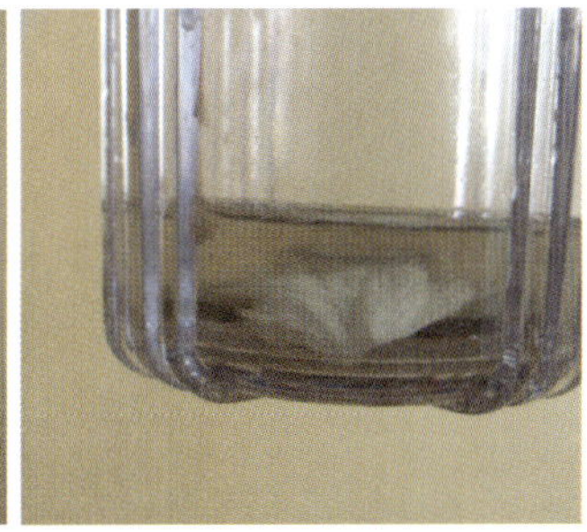

하부쪽 이물질 확인

① 정기적으로 조립품 3중 필터의 하부 쪽을 육안으로 검사한다.

② 지역마다 수질의 차이가 있으므로 1차 필터에서 필터의 색상변화가 심하면 즉시 교환한다.

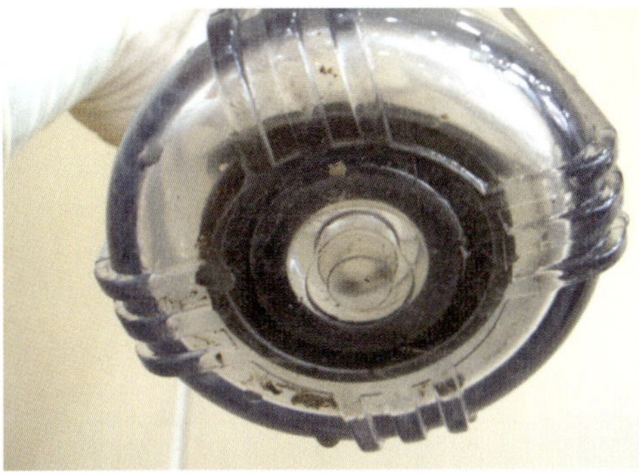

침전물(오염물질) 확인

## 7) 결론

과거 10여 년 전에 비하면 수질의 향상이 매우 높아졌으며, 물 때로 인한 A/S율은 점차 낮아지고 있다. 또한 현재 각종 정수시스템의 보급으로 수질오염에 관한 1일 필수관리(물 빼기 또는 prep operation 전 수 초간 물빼기 등) 중 병원에서의 수질관리는 복잡한 기능성보다는 정기적으로 필터교환 및 세정(20리터 물탱크) 외에는 특별한 방법이 없다. 치과용수 오염의 원인은 물이 아니라 수관 내에 형성된 미생물막을 기저로 세균이 증식되기 때문이다. 마시는 물은 생수를 권하지만, 치과에서 사용되는 물은 화학적으로 소독된 물질(잔류 염소)이 함유되어야만 세균 증식을 억제시킬 수 있으므로 생수보다 더욱 안전하다고 사료된다.

### (1) 기계적 교차감염 예방의 해결방안

① 워터 전환 밸브를 의무적(옵션)으로 워터 입력측에 장착하여 핸드피스를 사용할 때만 워터 밸브를 개방하는 방식이다. 근본적으로 원내 배관에 차있는 바이오 필름은 제거할 수 없다.

② 타임(저항)방식으로 일정시간이 지나면 유니트 내부(워머 탱크 포함)에 고여있는 모든 물

을 자동으로 하수관에 흘려 폐수처리 하는 방식이다. 워터 배관에 공기가 찰 경우 급수대에서 물이 튀는 문제가 발생할 수 있다.

③ 정수기워터 입력측에서 전환 밸브를 장착하여 석션 모터에서 일시적으로 잔류수를 흡입시키는 방식이다. 테이블측 핸드피스로 테이블 내 잔류되어 있는 워터를 석션하도록 한다.

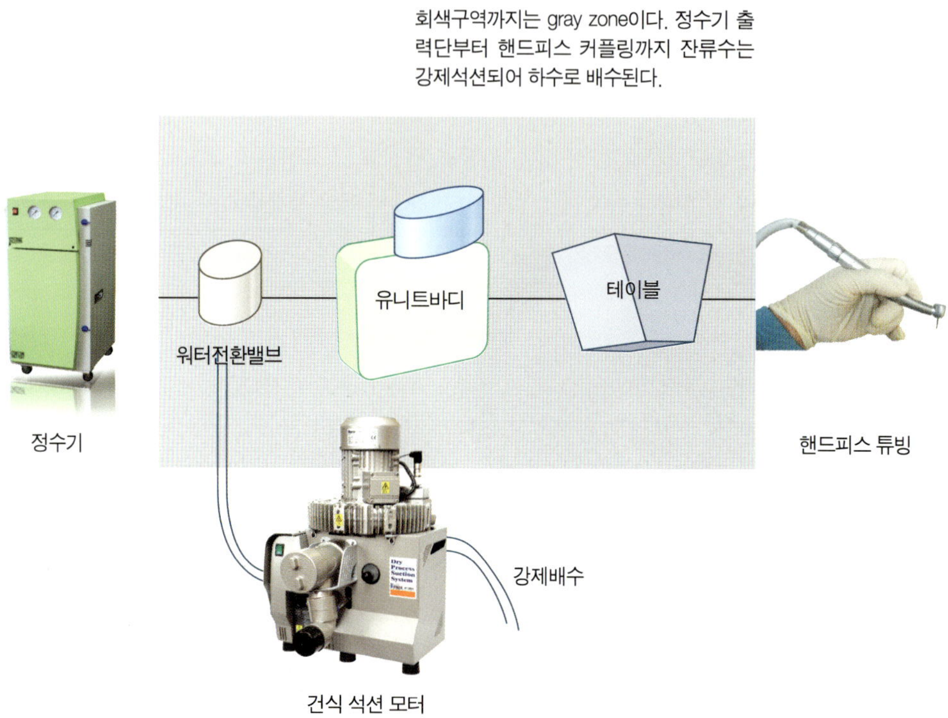


### ⚠ 고려사항

- 유니트 제조업체에서의 오염방지 시스템을 진보적으로 개선할 의지가 있는지의 여부와 추가적인 기능으로 인한 전자적 제어를 부담할 것인가이다.
- 상기 그림은 모형도이며 테이블 내부에 진공 석션 펌프를 내장하여 핸드피스 커플링까지만 잔류수를 배수할 수도 있다(이럴 경우 추가적인 A/S 비용과 시스템 외적인 문제로 장애가 발생할 경우 그 책임여부를 규명하기 어려워진다).
- 가장 중요한 것은 유니트 바디 내부에 설치된 '워머 탱크'에 고여 있는 잔류수는 인체온도와 알맞게 데워져 있어서 일일 진료가 끝나면 식게 된다(박테리아가 증식하기 아주 좋은 조건을 갖추고 있다). 용도는 온수공급용으로 각 3-way 시린지와 급수대로 공급하여 삭제 후 시린 치아에 민감한 반응을 완화하기 위한 목적이다.

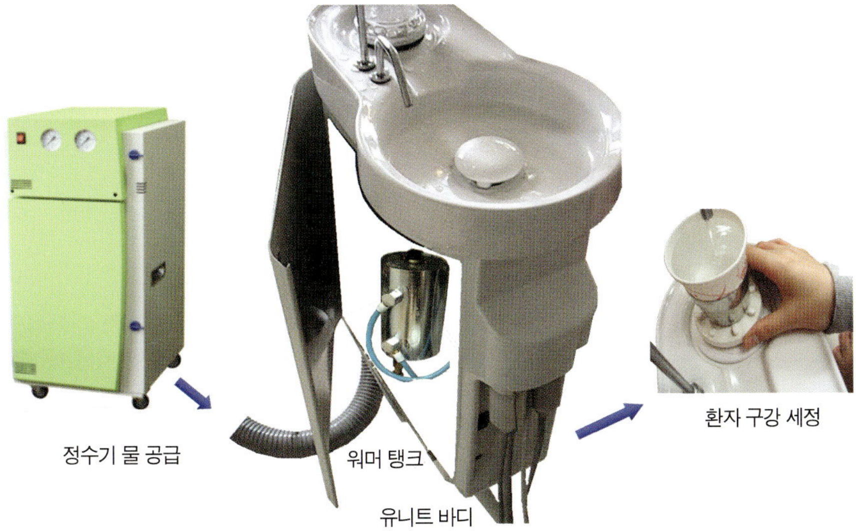


워머탱크 배관도

워머탱크 내부의 오염물질이 관찰되었으며 제조사의 탱크재질과 온도조건, 수질환경에 따라 증식된 오염물은 다를 수 있다. 오염물을 억제할 수 있는 항균재질로 제작되기를 권장하며, 수 년 간격으로 교체하는 것이 바람직하다.

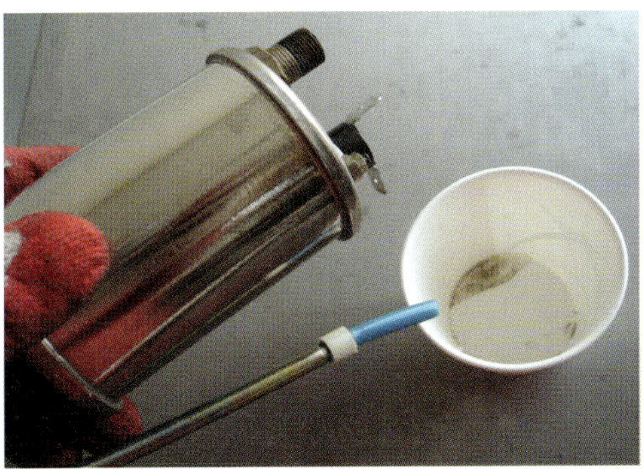

워머탱크 내 침전이물질

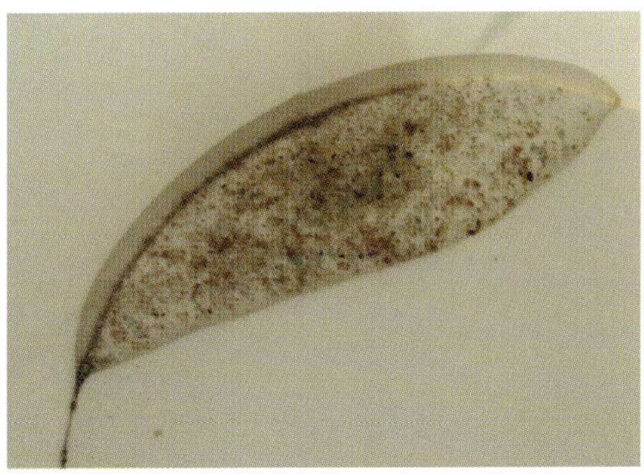

이물질

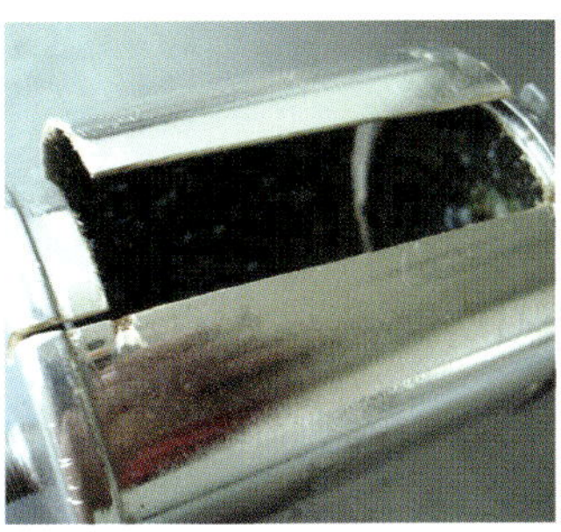

워머탱크 절단면

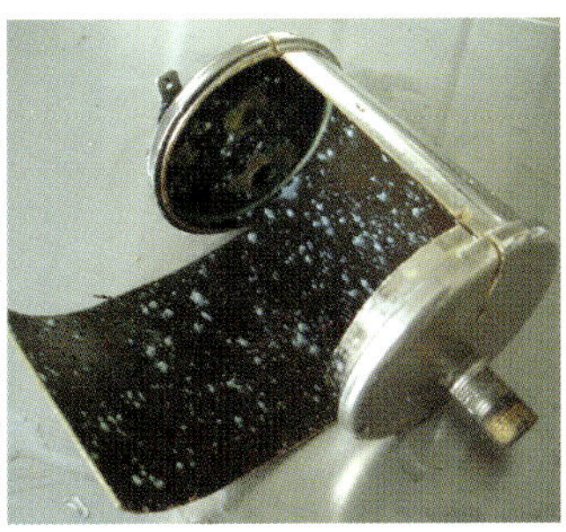

워머탱크 내부1

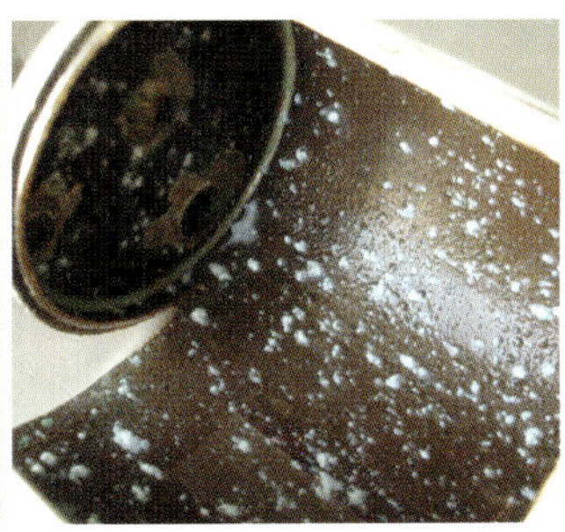

워머탱크 내부2

(상기 그림은 제조사 성능 및 이미지와는 관련이 없음)

# 5. 멸균기(sterilization)

## 1) 치과 진료실에서의 멸균법

### (1) 고열 멸균법(heat sterilization)

① **고압증기멸균법**(pressure steam sterilization)

a. 고압증기멸균의 정의

증류수가 챔버 내에 설정된 일정량으로 급수되어 챔버 하부에 부착된 전열기(밴드히터)로 가열되어 온도를 높이며 포화증기(1.0~2.06 kg/cm$^2$)를 생성시켜 챔버 내부 온도가 상승된다. 그 포화증기를 이용하여 챔버 내부에 있는 비멸균물을 멸균하게 된다.

b. 일반적인 고압증기멸균의 작동원리

- 저수통에서 증류수 경로인 차단밸브를 개방하여 챔버로 이동한다.

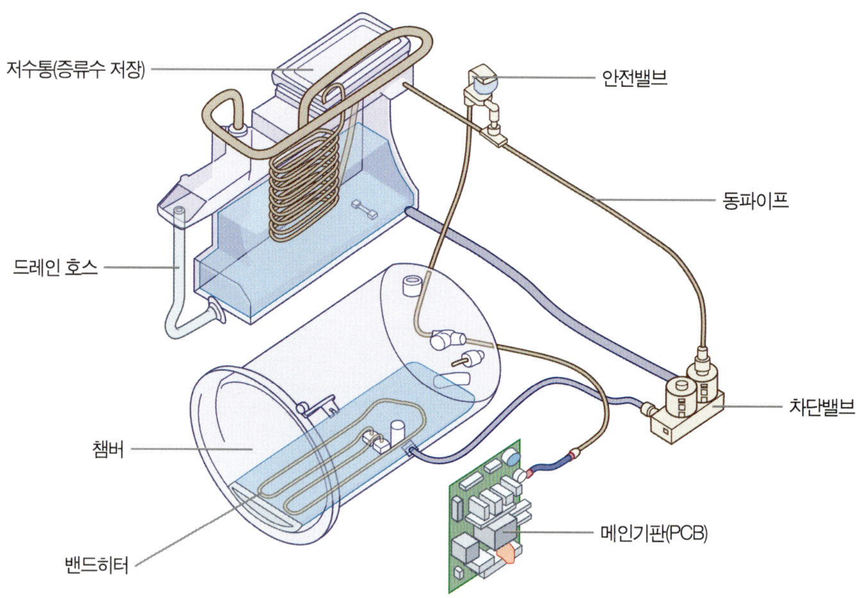

• 일정량의 증류수를 챔버에 저장하면 전열기(밴드히터)가 가열한다.

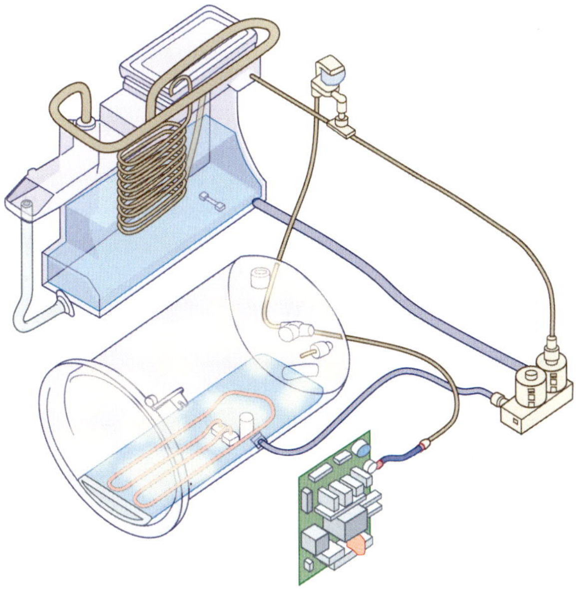

• 챔버 내부에 신속하게 포화증기를 충전할 수 있도록 설정온도에 도달하면 자동 예압 기능으로, 챔버 내 공기를 강제배기시키는 단계이다. 선진공방식으로 작동시간은 보통 10~15분 사이(제조사마다 다름, 옵션)이다.

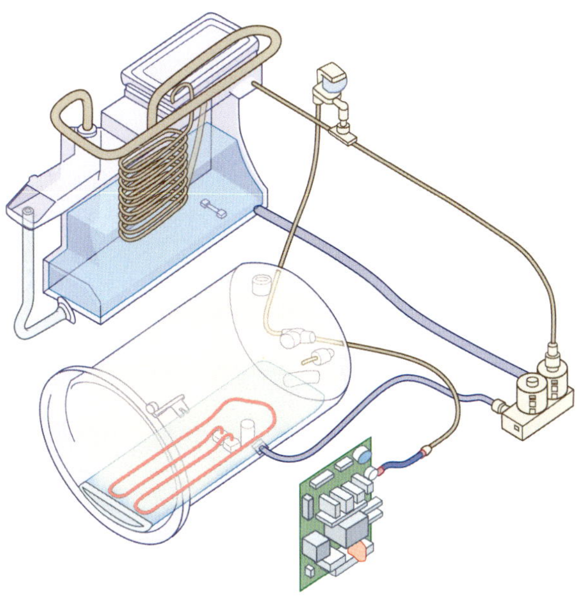

• 각 가열모드별 시간은 다르나 보통 상온에서 0에서 131℃에 도달하기까지 가열시간이 20~25분 정도가 소요된다.

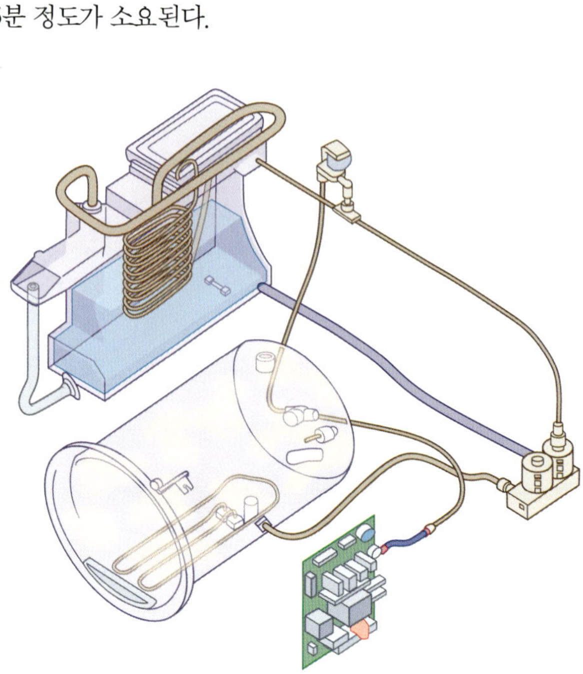

• 132~135℃로 도달하여 멸균과정 시간이 보통 5~7분 이내로 소요된다.
• 포화증기를 만들고 남은 증류수는 저수통으로 역류한다.
• 멸균 완료 후 자동 후압 기능으로 챔버 내 미세하게 발생된 공기를 강제로 배출한다.
• 기계적 특성으로 밴드히터를 2, 3회 작동 반복하며 드라이 과정을 거친다.

**〈선진공 고압증기멸균기(prevacuum sterilization)〉**

**• 선진공 고압증기멸균기의 작동원리**

일반 고압증기멸균기와 과정은 동일하나 처음 시작(끝날 때)할 때 챔버 내부에 차 있는 오염된 공기를 진공펌프 모터를 이용하여 강제(인공적)로 외부로 배출하는 기능이 추가되어 있다.

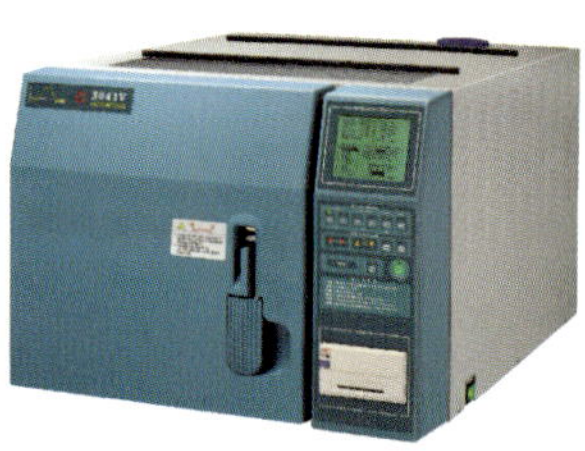

HS-3041V

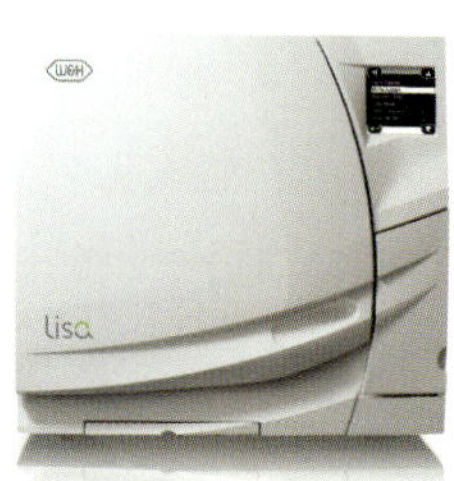

LisQ

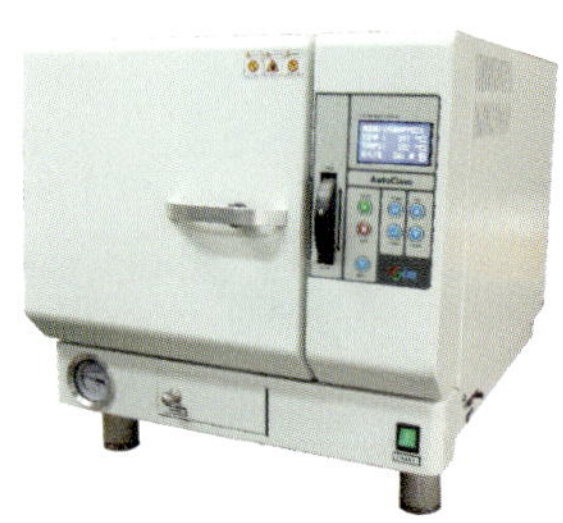

SIM

• 선진공(후진공) 고압증기 멸균기 구분방법

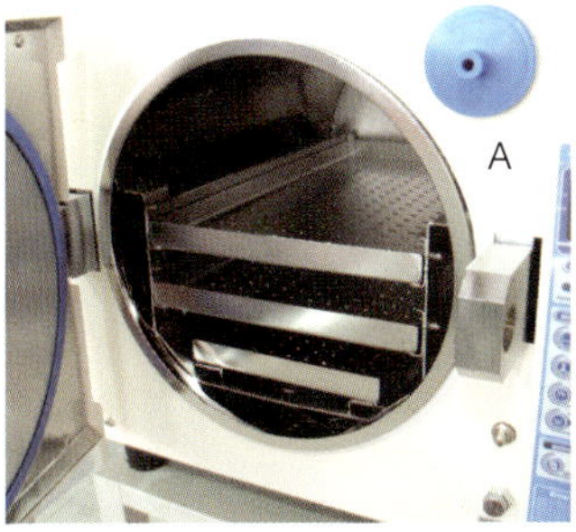

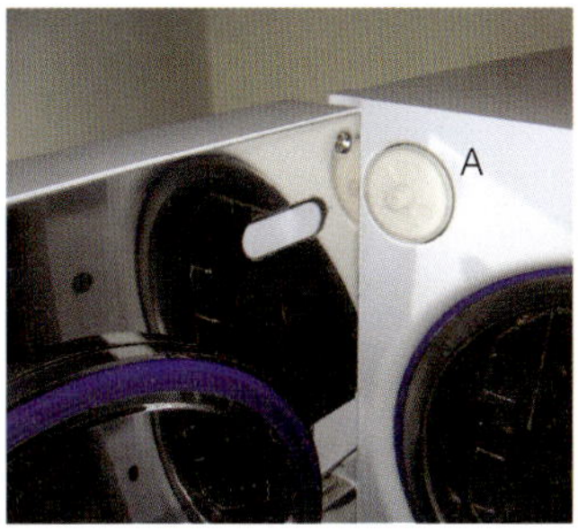

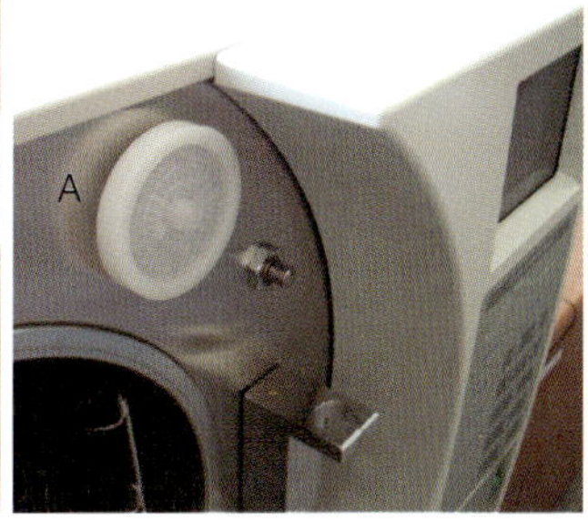


문을 열면 원형으로 'A' 같은 해파필터가 좌, 우 상단 또는 하단에 있으며, 색상이나 모양은 제조사마다 각기 다르다.

〈급속 고압증기멸균(quick pressure esteam sterilization)〉

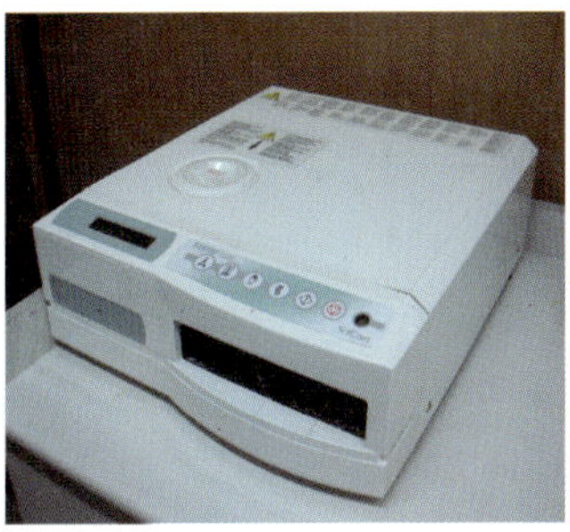
급속고압증기멸균

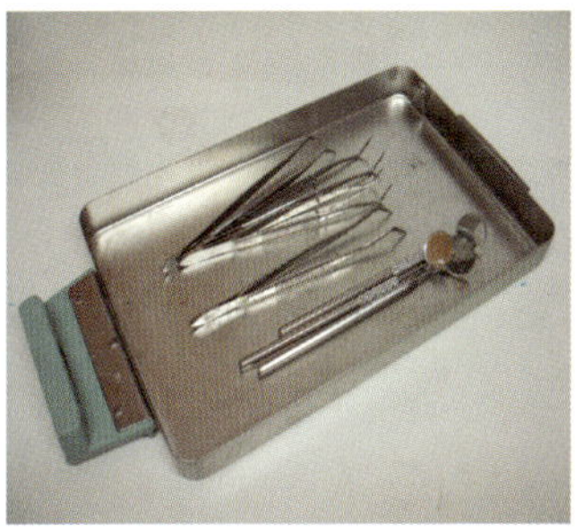
비정상

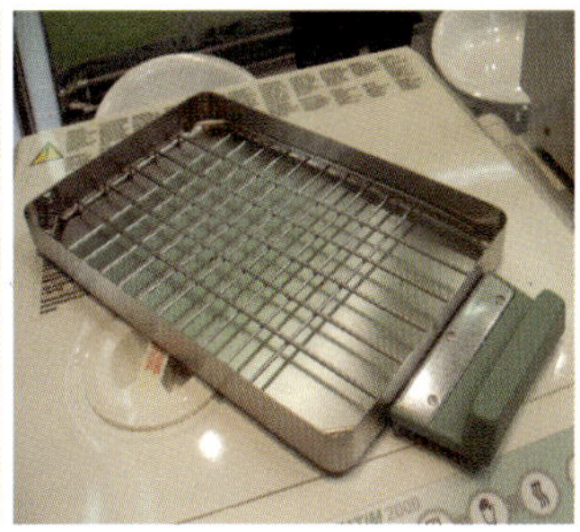
트레이 사용(정상)

• 짧은 시간에 소기구를 멸균하는데 적당하며 비교적 취급이 용이하다.
• 카세트에 기구를 담을 때는 반드시 트레이를 이용하여야 하며, 증류수는 1개월에 1회 교체하여야 한다.
• 카세트를 삽입하는 사각구멍 내부를 정기적으로 세척하도록 한다.

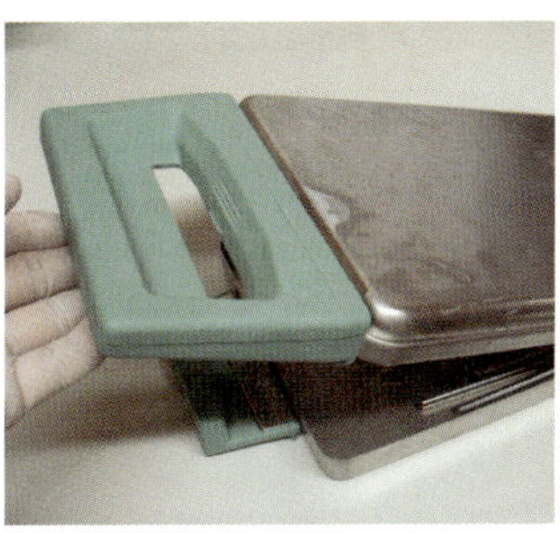
닫는 단계

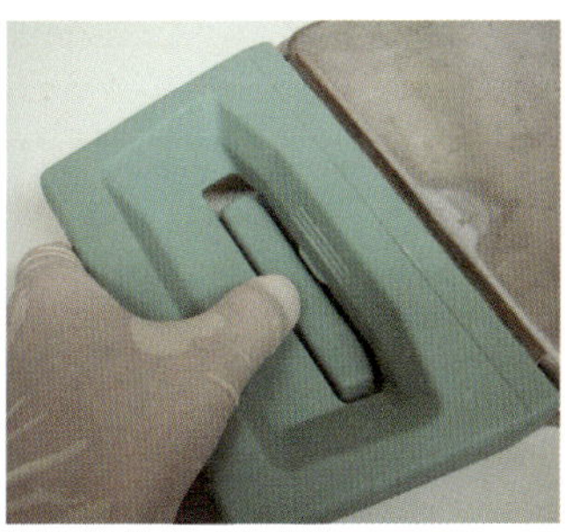
손잡이 잠금 확인

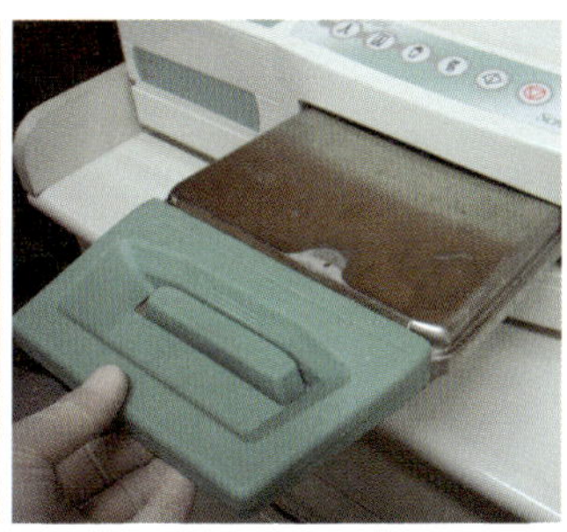
멸균기 챔버 삽입단계

② **불포화 화학증기 멸균기**(unsaturated chemical vapor sterilization)

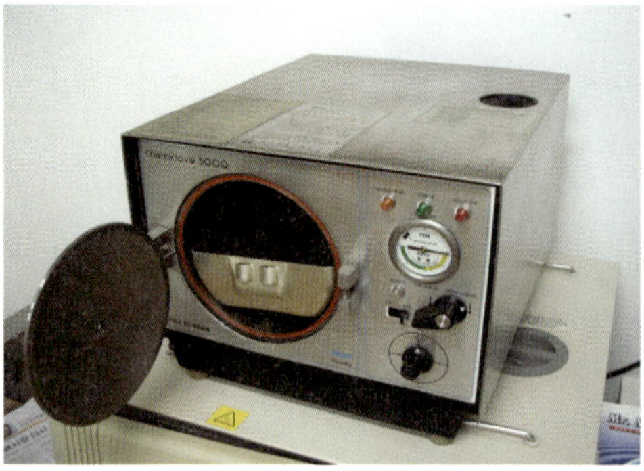

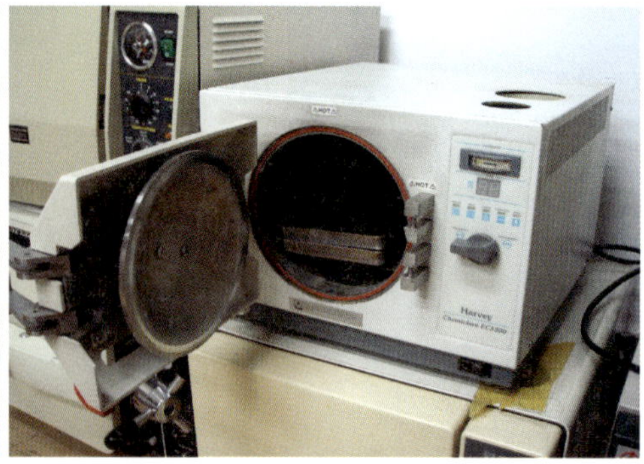

2004년 이후에는 수입되지 않고 있으며, 고압증기멸균기의 대중적인 보급으로 일반치과병원에서는 사용되지 않고 있다.

③ **건열멸균기**(dry heat sterilization)

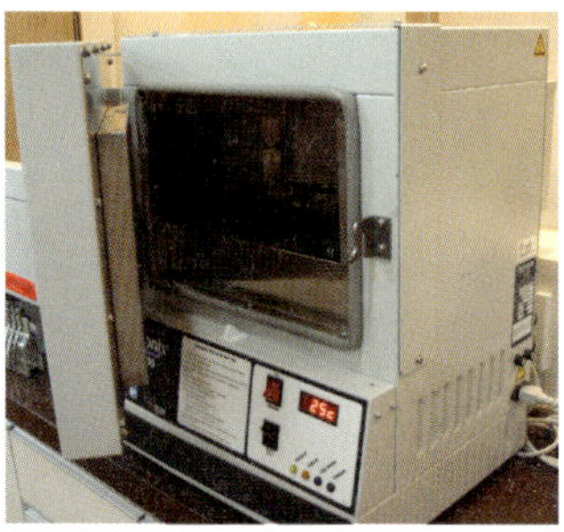

DDS-7000

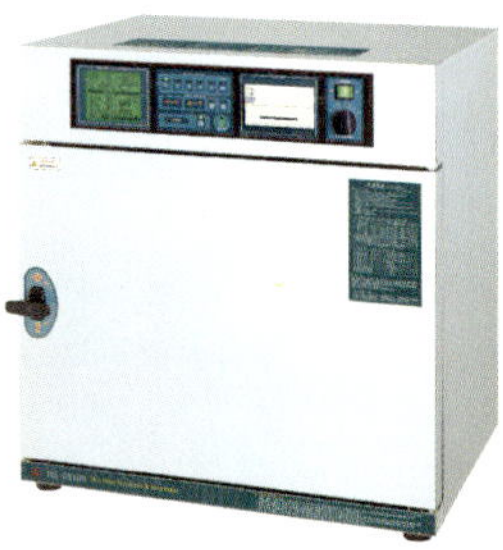

HS-5610S

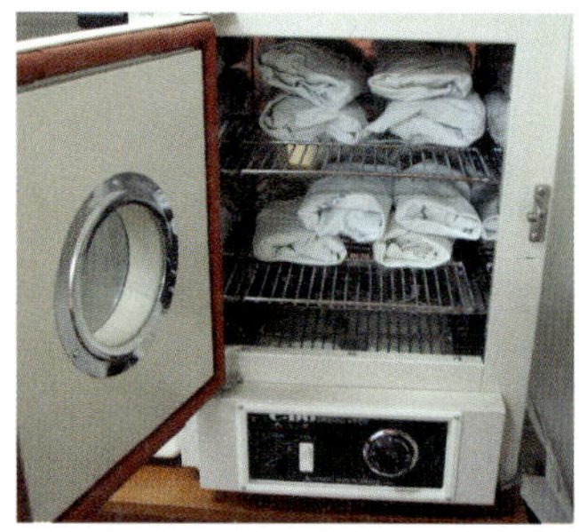

C-D0 drying

건열멸균법은 특정 멸균품목과 기구를 위한 선택적인 멸균과정이다. 뜨거운 바람으로 세포성분을 산화시킴으로써 미생물을 사멸시킨다.

a. 처리 가능한 품목 : 내열성이 좋은 금속기구, 절삭기구, 바늘, 주사기, 유리제품, 분말, 오일 등이 가능하다.

b. 멸균 사이클(cycles)

| 사이클 | 온 도 | 멸균 시간 | 냉각 시간 |
|---|---|---|---|
| sterilization | 160~200℃ | 60~120 min | 60 min |

④ **전기 멸균기**(electrical sterilization)

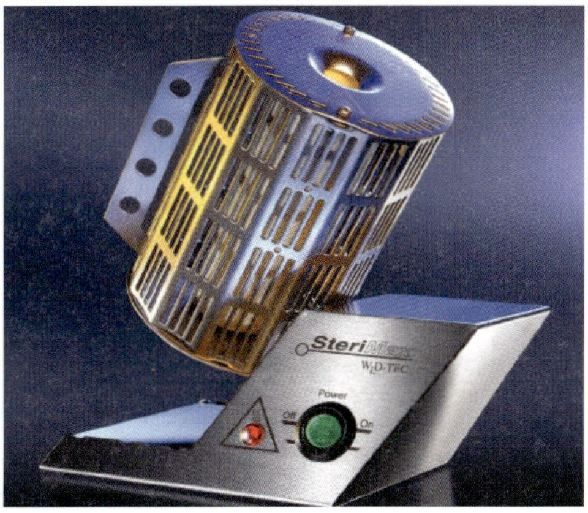

주로 임상병리에 검체를 시험할 때 사용되는 기구를 급속 전기가열하여 멸균한다.

⑤ **산화에틸렌가스멸균기**(ethylene oxide gas sterilization)

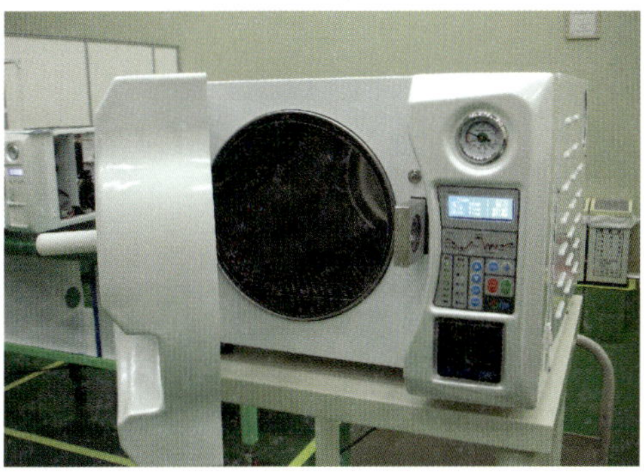

V-cat E. O-47

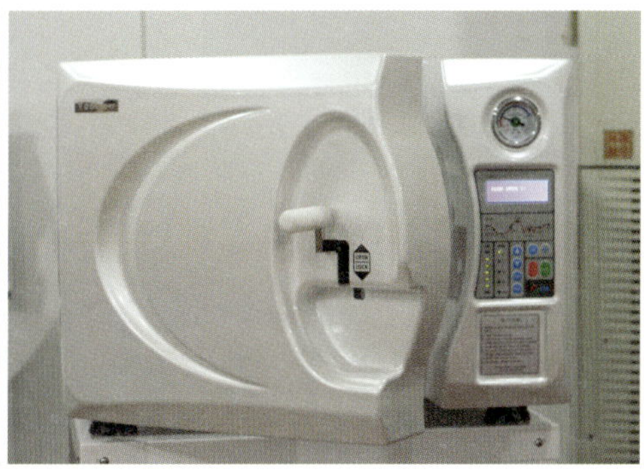

V-cat E. O-47

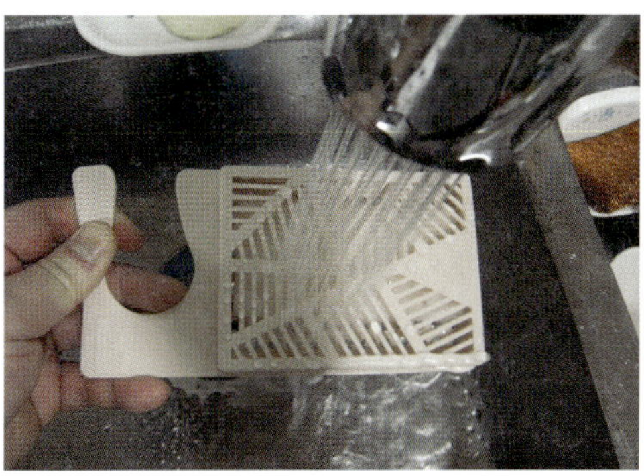

습도 조절용 트레이

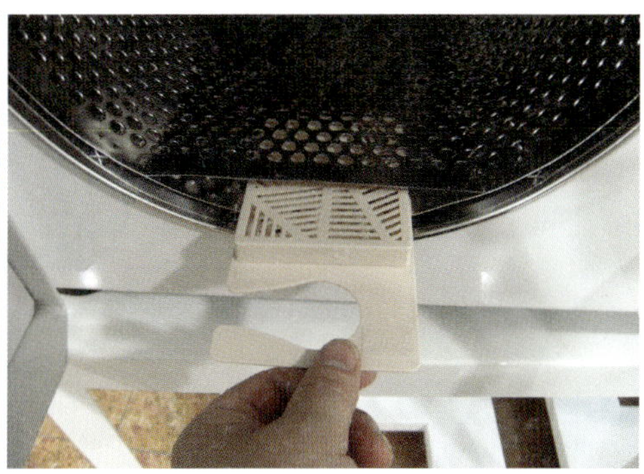

습도 트레이 삽입

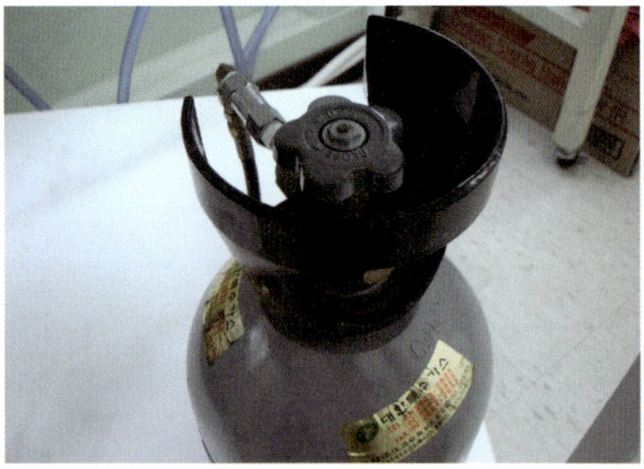

EO 20% + $CO_2$ 80% 충전 가스통

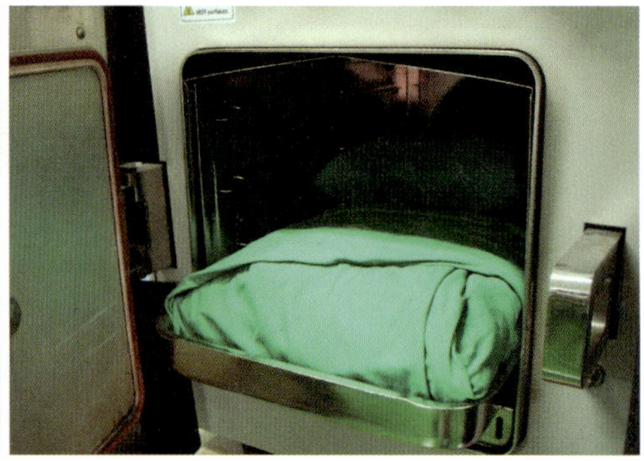

멸균 완료품

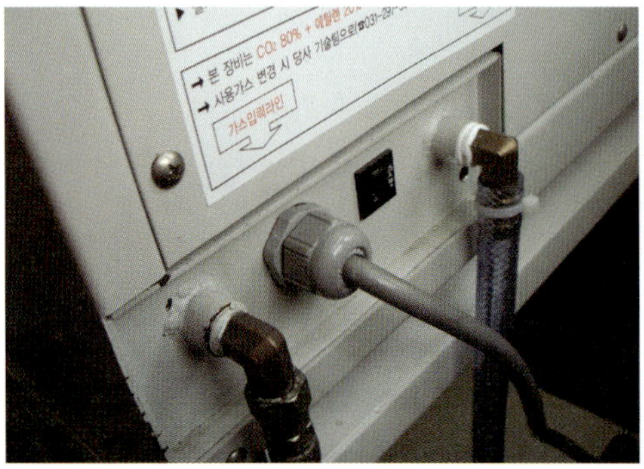

에어 드라이(air dry)용 호스 관찰하기

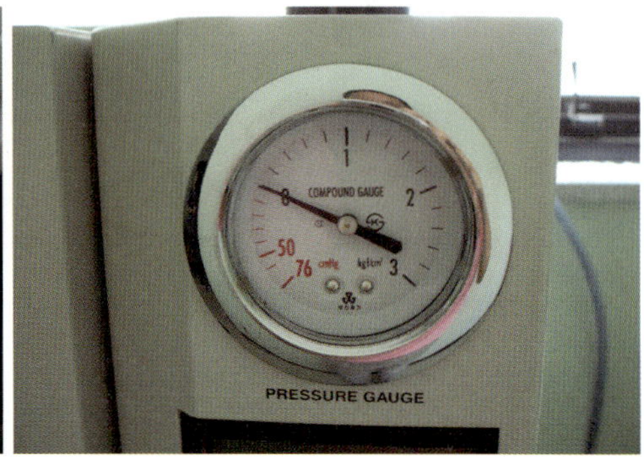


압력게이지 '0' 확인하기

### (2) 화학멸균법(chemical vapor sterilization)

#### ① EO 가스 멸균(ethylene oxide gas sterilization)

a. EO 가스의 특성

- 멸균기에 사용할 수 있는 멸균매체는 3종류의 에틸렌옥시드 혼합가스로써 그 비율은 중량비로 EO 12% + CFC 88% , EO 10% + HCFC9 0%, EO 20% + $CO_2$ 80%로 분리한다.
- 멸균매체로 사용하는 에틸렌옥시드는 가연성 및 유독성 물질이므로 취급할 때 안전사고에 대비하여야 한다.

b. EO 가스 멸균의 주의사항

- 에틸렌옥시드에 대한 물리적, 화학적 특성이 검증되지 않은 멸균물은 반드시 제조업체가 명시하는 근거에 따르도록 한다.
- 사용자는 작동중인 멸균기를 수시로 관찰하여야 하고, 경보나 가스탐지기를 설치하여 안전사고에 대비하여야 한다.
- 가스용기의 밸브는 챔버에 가스를 공급하는 시간, 즉 가스충전과정과 멸균과정 중에만 개방하여야 한다.
- 멸균실에서 가스를 흡입하여 두통이나, 메스꺼운 증상이 있을 때는 즉시 신선한 공기를 쐬도록 한다.
- 기타 사항은 제조사의 권고사항을 따른다.

c. EO 가스 멸균의 필수 선택사항

- 가스 잔량을 감지하여, 전량이 소모되기 최소 5회 전부터 사용자에게 알려주는 제품이 멸균 성공의 안전성을 확보할 수 있다.
- 멸균작업 도중 발생할 수 있는 건물 내 정전으로 인한 '에러' 발생으로 연속적인 멸균작업이 중단되는 것을 방지하고, 자동으로 문제점을 해결해주는 기능이 있는 멸균기를 권장한다.

### ② 플라즈마 멸균기(plasma sterilization)

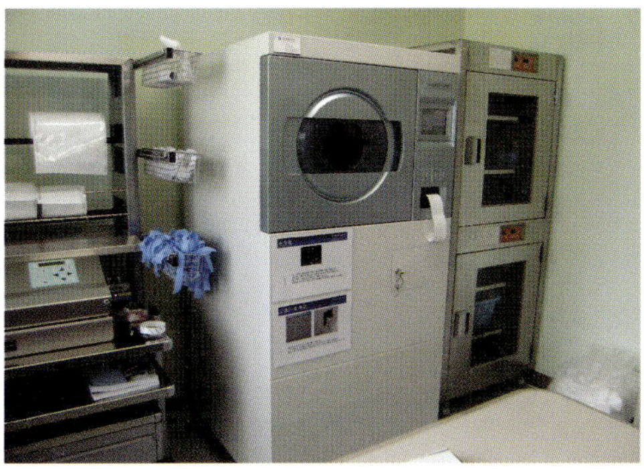
플라즈마 멸균기

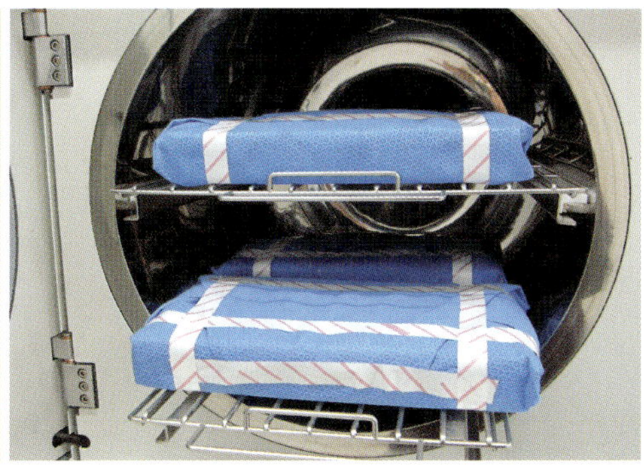
챔버 내부

a. 플라즈마 멸균의 정의

플라즈마란 물리학 용어로, 처음 사용한 사람은 미국의 물리학자 Langmuir(랑뮈어)이다. 전기적인 방전으로 인해 생기는 전하를 띤 양이온과 전자들의 집단을 플라즈마라고 하고 그 물리적인 성질을 연구하는 것이 플라즈마 물리학이다.

플라즈마란 소위 '제 4의 물질상태' 라고 알려져 있으며, 우주의 99%가 플라즈마 상태로 이루어져 있다는 사실 또한 이미 잘 알려져 있다.

물질 중 가장 낮은 에너지 상태는 고체이다. 이것이 열(에너지)을 받아서 차츰 액체로 변하고 그 다음에는 기체로 전이를 일으킨다. 계속적인 에너지를 받으면 양과 음의 총 전하수는 거의 같아서 전체적으로는 전기적인 중성을 띄는 플라즈마 상태로 변환된다.

b. 플라즈마 멸균과정

두개의 전극을 갖는 플라즈마 발생용기 속으로 멸균반응을 하고 남은 과산화수소 증기가 유입되면, 앞에서 설명한 네온싸인과 같이 고전압 에너지가 가해진 두개의 전극사이에서 플라즈마가 발생되어 빛을 발산하게 된다. 이렇게 빛을 발산하는 것 이외에도 역시 앞에서 설명한 공기청정기와 같은 원리에 의해 플라즈마 발생기 속으로 유입되는 과산화수소 증기가 고전압 에너지를 받아 물과 산소로 분해되어 배출하게 된다.

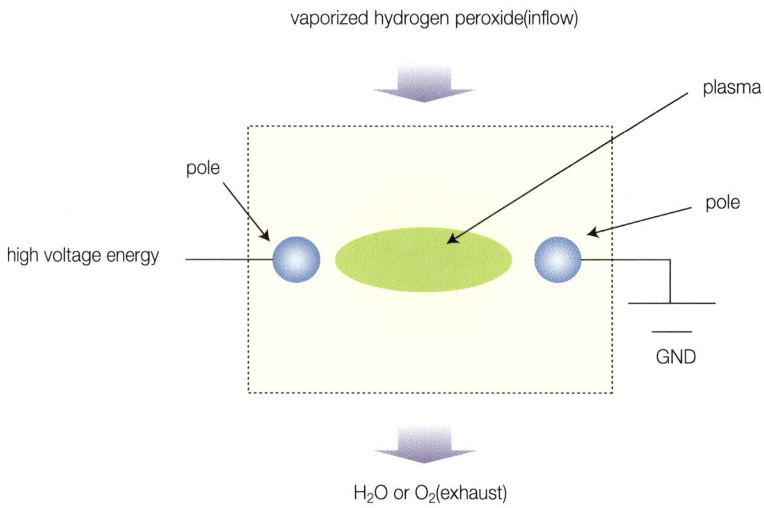


c. 멸균 원리

과산화수소 용액을 수증기화하여 멸균하고자 하는 물품을 적재되어 있는 진공상태로 존재하는 멸균용기 내부로 유입시키면, 강력한 침투력(penetration force)에 의해 과산화수소 증기가 파우치(pouch)를 뚫고 멸균물품 속으로 유입되어 멸균물품에 존재하는 미생물들과 표면 산화반응을 일으키게 된다. 여기서 산화반응은 피부가 산화되어 즉, 노화되어 죽어가는 것과 같은 원리이다. 미생물들과의 표면산화반응에 의해 아포를 둘러쌓고 있는 벽이 깨지면서 침투되어 결국 미생물을 죽이게 되는 원리이다.

## (4) 감마멸균법

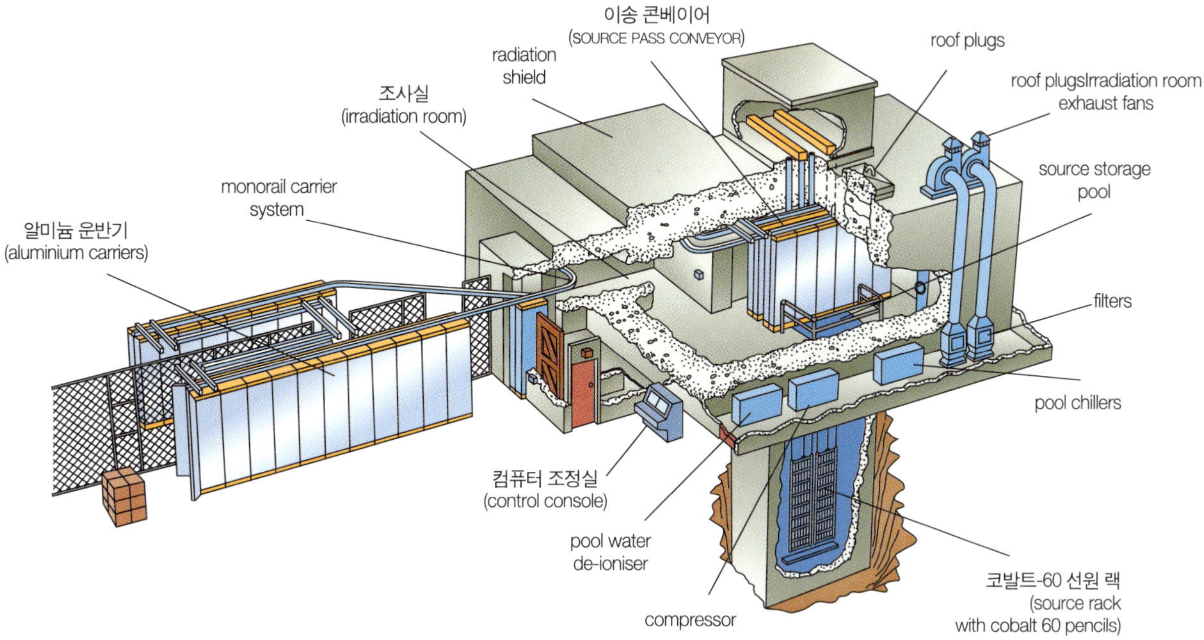


### ① 감마멸균의 정의

a. 대상 제품에 감마선을 쬐어 유해한 세균을 제거하는 것이 목적이다.

b. 감마선을 발생하는 방사선동위원소(co-60)가 부착된다.

**방사선의 종류**

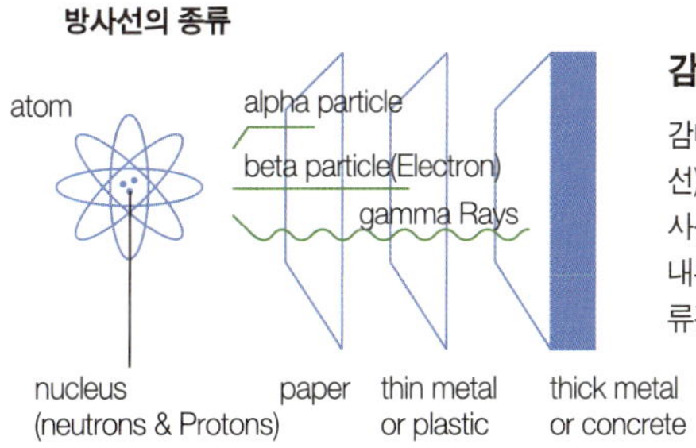


### 감마선 조사 기술이란?

감마선은 코발트 60에서 방출되는 전자파 에너지로서 태양광선(가시광선), 전자레인지의 마이크로웨이브, 병원의 진단 X-선과 같은 종류의 방사선이다. 감마선은 강력한 투과력이 있어 밀봉포장된 어떠한 제품도 내부까지 투과해 유해한 미생물이나 해충을 살균 · 살충시키면서도 인류건강에 해로운 어떠한 물질도 남기거나 생성하지 않는다.

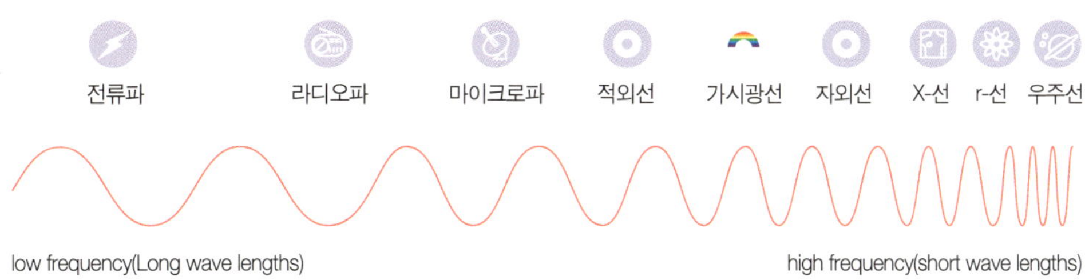

### ② 감마멸균의 특징

a. 물을 끓일 필요가 없어 온도 상승이 거의 없으며, 완전 밀봉된 완포장제품의 내부까지 고르게 멸균한다.

b. 고침투력의 단파장만이 제품에 투과되어 잔류되는 물질없이 멸균물에 오염된 세균과 곰팡이 등과 같은 유기체들만 사멸한다.

c. 고압증기법의 기술적 한계점을 극복할 수 있다.

d. 환경에 오염된 배출가스를 발생시키는 EO를 사용하지 않는다.

e. 세계보건기구(WHO)와 국제식량농업기구(FAO) 등에서 적극 권장하는 기술이다.

f. 제품의 온도상승 없이 처리할 수 있기 때문에 완제품 포장상태로 유지한다.

g. 미국 등 선진국에서 급식사업에 첨단멸균방법으로 적용되고 있다.

### ③ 감마멸균의 단점

a. 대용량 감마선 조사시설이 필요하다.

b. 수출입에 용이하며 또한 완전 밀봉한 대용량의 파렛트 규모로 처리할 수 있기 때문에 대단위 멸균에 적합하다.

c. 15시간에서 길게는 28시간 정도 걸린다(멸균물에 따라 다름).

〈UV 소독기〉

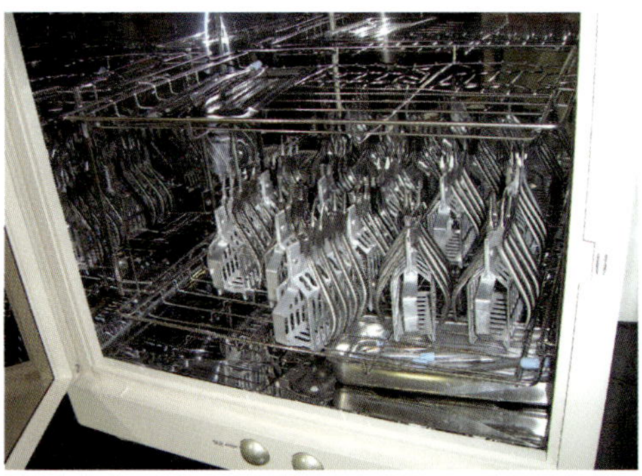

일반 가전제품용 A

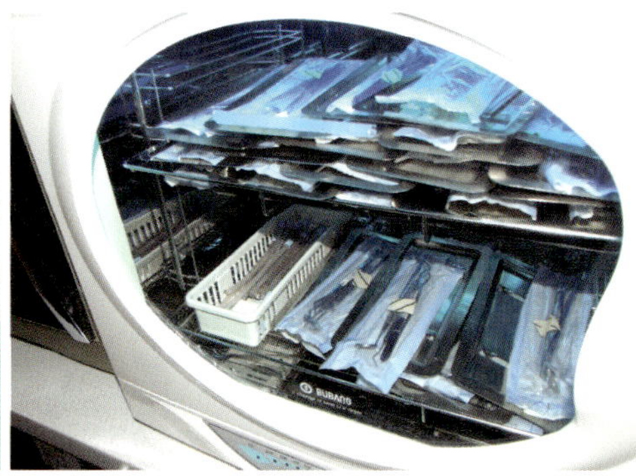

일반 가전제품 B

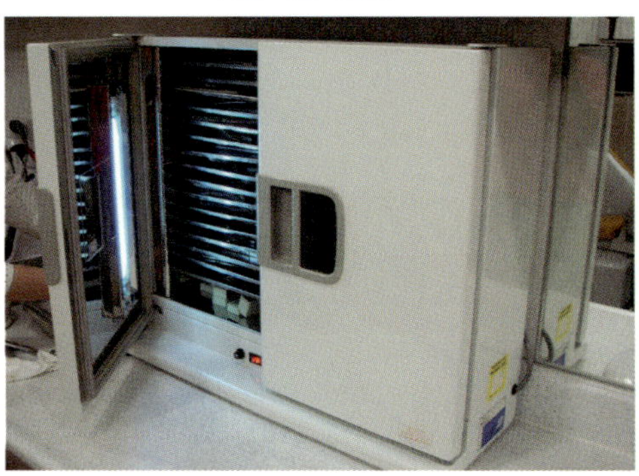

디소

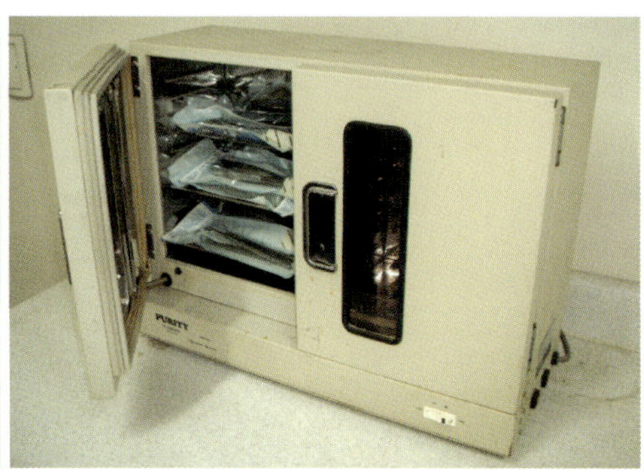

산다

〈기구 세척기〉

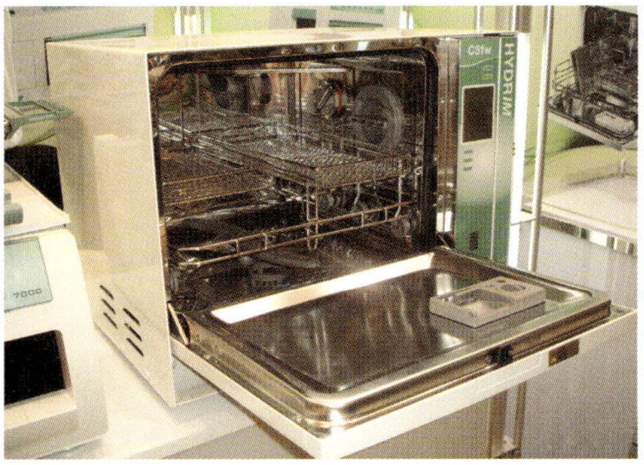


Hydrim

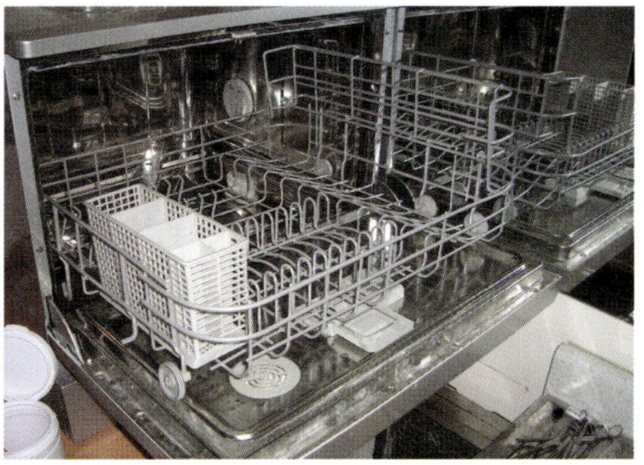

Miracle

〈핸드피스 오일 세척기〉

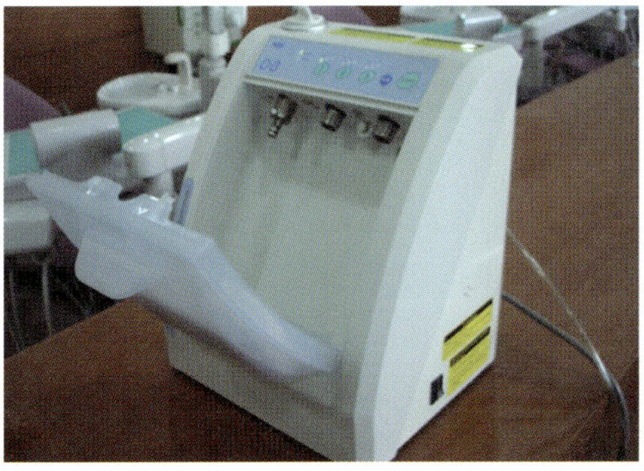

Care3

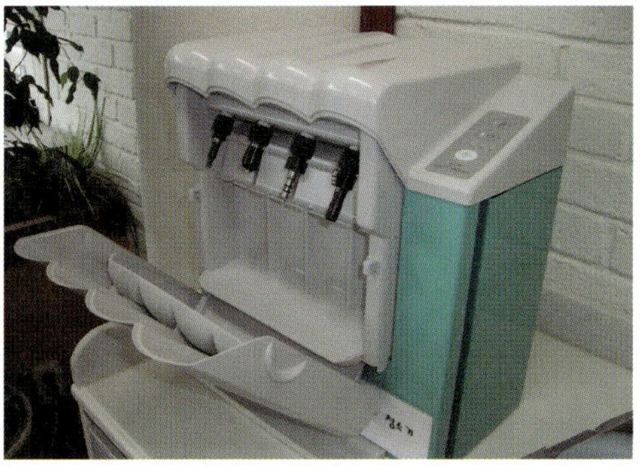

Quattro care

〈핸드피스 멸균기〉

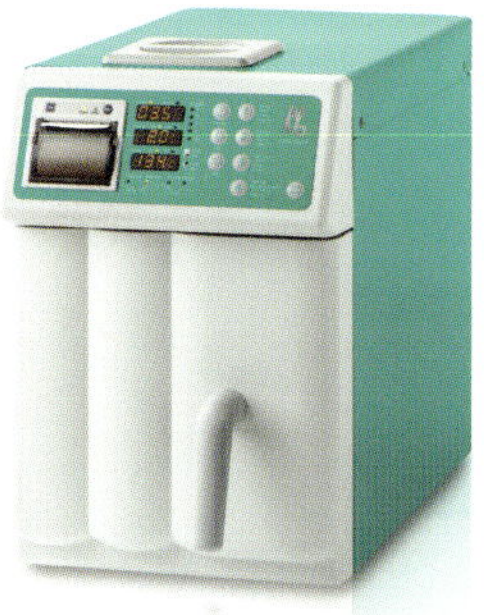

Set

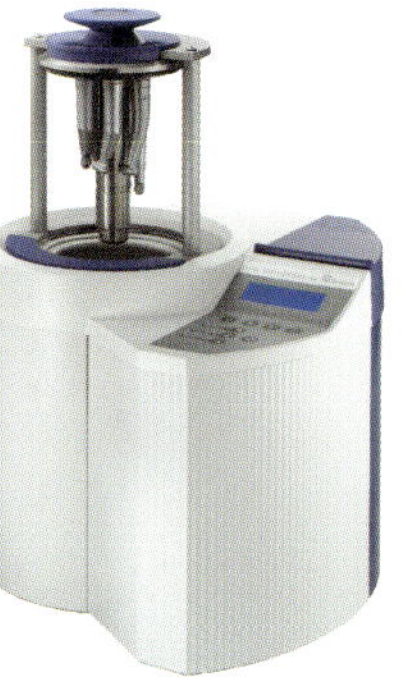

Nitram

CHAPTER 11

| PART 02 | 치과감염관리의 적용

# 소독과 멸균

## 1. 소독과 멸균의 개념

### 1) 멸균

sterilization

멸균이란 물리적, 화학적인 방법을 이용하여 아포를 포함한 모든 형태의 미생물을 파괴하는 과정으로, 완전한 무균상태를 의미한다. 환자의 입에 들어가는 모든 기구는 기구가 반복되는 고열에 견딜 수 있는 한 가압 멸균되어야 한다. 그래서 '멸균이 가능한 상황이라면 반드시 멸균을 해야 하며, 소독만으로는 안된다' 는 것이 원칙이다. 중요한 기구일수록 멸균되어야 한다. 멸균은 모든 미생물을 사멸시키기 위한 최고 수준의 처리이다. 멸균과정이 실제로 모든 미생물을 사멸시키는지 확인하기 위해 고도의 저항력을 가진 미생물을 검증 표본으로 선택한다. 그 처리가 모든 미생물을 죽인다면 멸균처리로 간주한다. 세균의 내생포자(endospore)는 열과 화학물질에 높은 저항력을 갖기 때문에 이를 죽일 수 없다면 멸균이라 할 수 없다. 어떤 멸균의 형태이든, 멸균의 단계는 아래 다섯 가지가 일반적이다.

- 가열단계(heat-up period) : 일정한 온도까지 오르도록 하는 단계이다.
- 진공단계(vacuum period) : 챔버 내부의 오염된 공기를 강제로 방출시키는 단계이다.
- 멸균단계(exposure period) : 아포를 포함한 모든 형태의 미생물이 파괴되는 단계이다.
- 건조단계(cool-down period) : 여분의 습기가 마르도록 하고 충분히 건조시키는 단계이다.
- 보관단계(store period) : 건조된 멸균포장물품을 'clean zone' 에 대기시키는 단계이다.

#### (1) 멸균법의 종류

① **열에 의한 멸균법(고압증기 멸균)** : 고압증기멸균(autoclaving), 불포화화학증기멸균(chemical vapor sterilization), 건열멸균

② **화학 멸균법(액체 화학제 멸균)** : 산화에틸렌가스멸균법, 글루타알데하이드멸균법

## 2) 소독

disinfection

소독은 멸균과 비교했을 때 미생물에 치명적이지 못하며, 비교적 약한 살균력을 이용하여 병원성 미생물의 성장을 억제하거나 죽여서 생활력을 파괴함으로써 감염의 위험성을 제거하는 조작으로, 대체로 병원성 영양형만을 사멸시킨다. 주로 화학제를 사용하는데, 사용한 약제에 따라 소독 능력에 많은 차이를 보인다. 세균의 내생포자를 제외한 미생물을 사멸시키기 위한 것이다. 일반적으로 소독은 평상의 실내 온도에서 물체의 표면에 존재하는 미생물을 죽이기 위한 액체 화학제의 사용을 의미하며, 덜 중요한 기구나 오랫동안 반복되는 고열에 견디지 못하는 기구들에 사용된다. 이들 화학 소독제가 치과 진료실에서 어느 정도로 실질적인 미생물 사멸 효능이 있는지는 확인하기는 어렵다.

| 소독과 멸균의 차이 | |
|---|---|
| 멸균(sterilization) | 모든 형태의 미생물을 파괴하여 없애는 것이다(고압증기, 건열, 프라즈마, EO, 방사선). |
| 소독(disinfection) | 낮은 단계의 수단이다. 내생포자는 못 죽인다(화학적 수단). (멸균이 불가능한 기구에) |

※ 멸균 > 소독 > 방부(미생물 살균력)

## 3) 소독제

disinfectant

병원미생물을 사멸시키기 위해 인체의 피부, 점막의 표면이나 기구, 환경의 소독을 목적으로 사용하는 화학물질의 총칭이다. 기구 등에 부착한 균에 대해 사용하는 약제를 소독제라 부르며 엑스선이나 자외선도 소독효과가 있다. 이들은 포자까지는 사멸시키지 못한다. 몇몇 액체화학제는 특정 조건 하에서는 포자멸균이 가능한 멸균제가 될 수 있지만, 그렇지 않은 조건에서는 포자멸균이 되지 않는다. 예를 들어 글루타알데하이드의 경우 2.0~3.4%의 농도에서 잘 세척된 기구를 10시간 동안 적용하였을 때에만 멸균제로서의 효과가 있다. 더 낮은 농도나 짧은 시간동안 사용되었을 때에는 단지 소독 작용만이 가능하다.

## 4) 방부제

antiseptic

방부제란 물질의 부패 즉, 그 물질을 대사기질로 미생물이 발육하는 것을 지속적으로 억제함으로써 미생물의 성장이나 활동을 방해 또는 정지시키는 물질을 말한다. 그리고, 일반적인 살균작용은 불충분하더라도 그 효과가 지속적이며, 경우에 따라 가장 일어나기 쉬운 형식의 부패를 억제시키는 것을 말한다.

### 5) 보존제

preservative

보존제는 일반적인 항곰팡이제, 항산화제 등을 말하며 병원미생물의 생육작용억제 및 정지시키는 것을 말하며 특히 식품의 변질, 부패를 방지한다.

### 6) 위생화

sanitization

멸균과 구별하기 위해 Walter가 제안한 소독법으로, 화학제품, 세척 또는 끓인 물을 이용한 방법 등이 있으며, 미생물 균총(microbial flora)을 안전한 공중위생의 수준으로 유지하는 과정을 일컫는다.

## 2. 치과기구의 위험도 수준에 의한 분류

### 1) 고 위험기구

critical instrument

인체의 조직이나 혈관에 직접 접촉하는 품목으로 수술기구나 주사바늘, 임플란트 기구 및 나사류와 고속 및 저속 핸드피스, endo용 핸드피스, 스케일러 핸드피스, 페리오 스틸 엘리베이터, 치주용 큐렛, 본파일, 오스테오톰 기구류, 수술용 버, 각종 파일류, 수술용 석션 팁(surgical suction tip) 등 다양한 기구류가 포함된다.

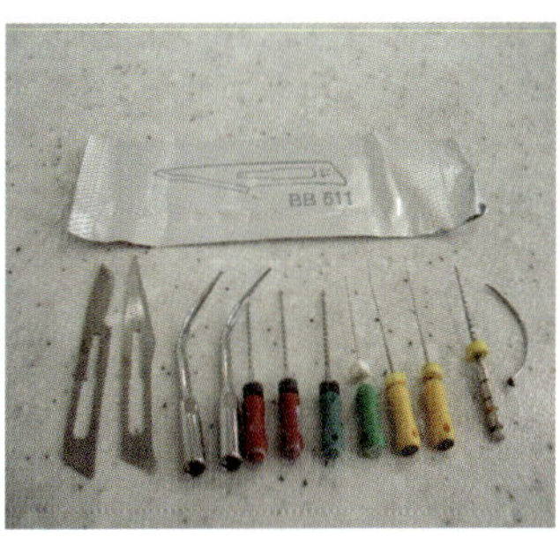

스케일러 팁, 파일류, 각 · 환침

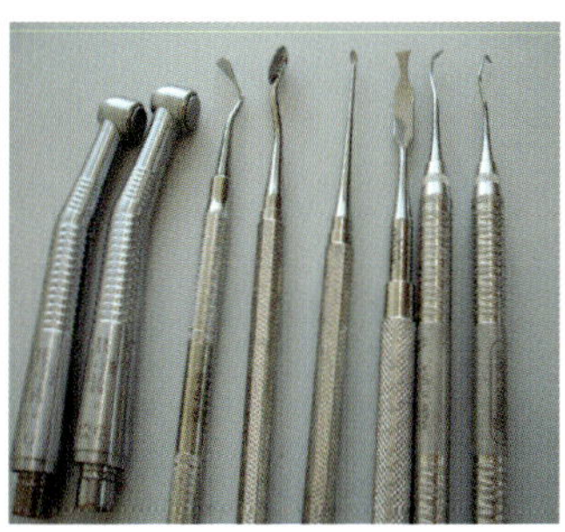

고속핸드피스, 본파일, 큐렛

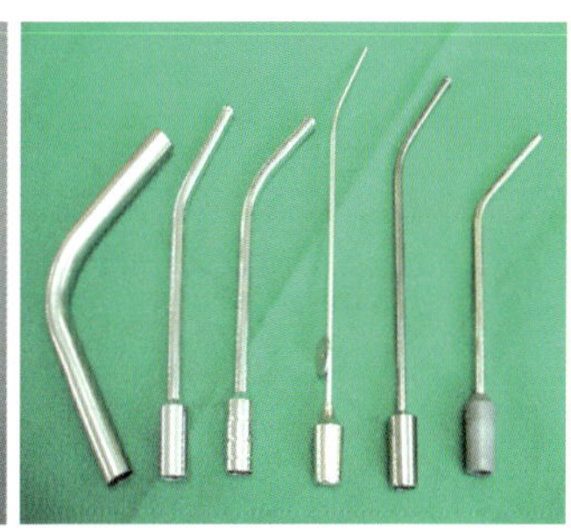

각종 메탈 석션 팁

### 주의사항

- 치과감염관리 감독자(치과위생사 및 장비감염관리자)는 멸균물의 세정과정부터 건조과정까지의 진행을 매뉴얼에 의해 감독 · 지시하고, 멸균 전에 포장상태가 양호한지, 멸균용 인디케이터는 키트 내부에 삽입되어 있는지, 유효기간의 여부와 멸균기 상태를 확인하여야 한다.
- 선진공 고압증기멸균기(prevacuum sterilization) 사용일 경우 일정시간 예열하고 bowie-dick 테스트를 시행하여 팩 내부의 인디케이터 색상변화를 판독한 후 멸균을 진행한다.
- 일반고압증기멸균기(pressuresteam sterilization)와 산화에틸렌가스멸균기 사용은 반드시 생물학적 인디케이터(biological indicator) 및 화학적 인디케이터(chemical indicator)를 동시에 테스트 후 48시간 이내에 아포(배양)검사에서 음성반응 판정을 받아야 한다. 만약 양성반응 판정을 받았다면 사용하는 멸균기는 해당제조사의 A/S 및 정비를 받아 다시 인디케이터 테스트를 하여야 한다. 또한 감독자는 상기 모든 진행을 서류로 작성하거나 전산으로 자료를 저장하여야 한다.

## 2) 준 위험기구

semicritical instrument

높은 수준의 소독개념을 적용하며 피부나 점막에 접촉하지만 인체조직을 뚫고 들어가지 않는 기구류로 해석할 수 있다. 단, 피부 및 점막을 뚫고 들어갈 경우는 멸균을 하여야 한다. 일반적으로 레진용 기구, 아말감용 기구, 메탈 석션 팁, 미러, 핀셋, 3-way 팁, 인젝 시린지 본체 등으로 분리할 수 있다. 세균의 아포를 제외한 모든 형태의 미생물을 파괴시키는 '높은 수준' 의 소독이 요구된다.

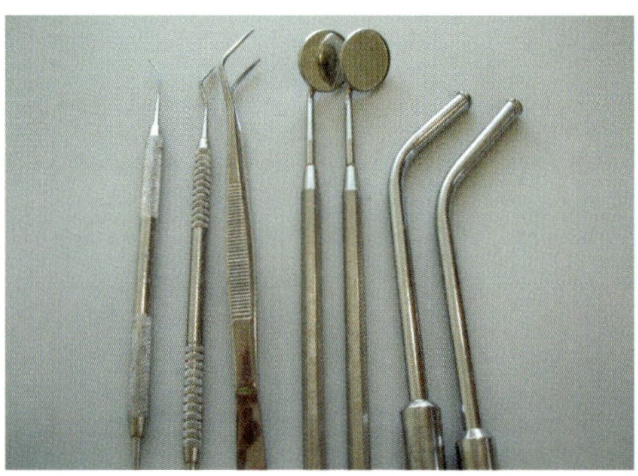

아말감 콘덴서, 미러, 핀셋

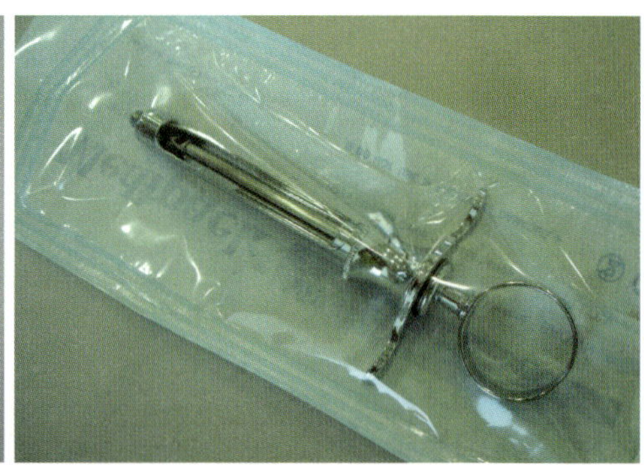

인젝 시린지 본체

### 주의사항

- 수준 높은 교차감염 예방을 위해서 멸균을 할 수도 있으며, 고도의 소독능력을 갖은 소독제로 침전한 후 멸균용 증류수로 깨끗하게 헹구어 건조한다. 만약 증류수를 사용할 수 없는 경우는 일반 수돗물로 헹군 후 알코올로 세정하고 건조시킨다.
- 병원 내 저장되는 물은 미생물 증식(바이오필름)을 막기 위해서 염소처리하여야 한다.
- 소독용액으로 글루탈알데히드, 과산화수소, peraceticacid 등이 사용된다.

### 3) 비 위험기구

noncritical instrument

인체와 점막에 닿지 않고 진료에 사용되는 기구로 해석할 수 있다. 일반적으로 시멘트 및 알지네이트용 스파튤라, 러버 볼(rubber bowl), 고글이나 쉴드, 방사선 촬영용 카세트, 혈압측정기 등으로 분리할 수 있다.

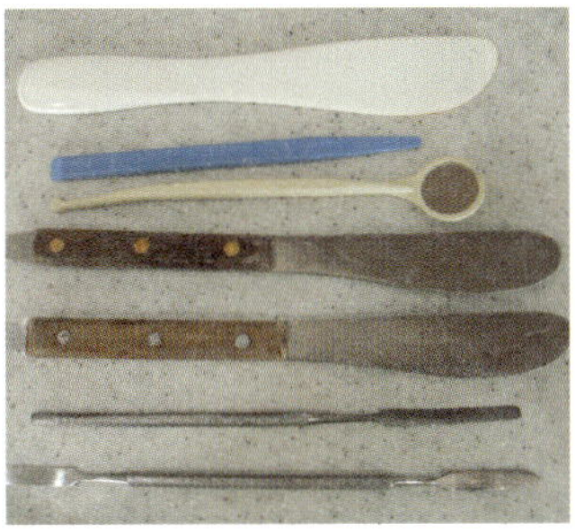
시멘트 및 알지네이트용 스파튤라

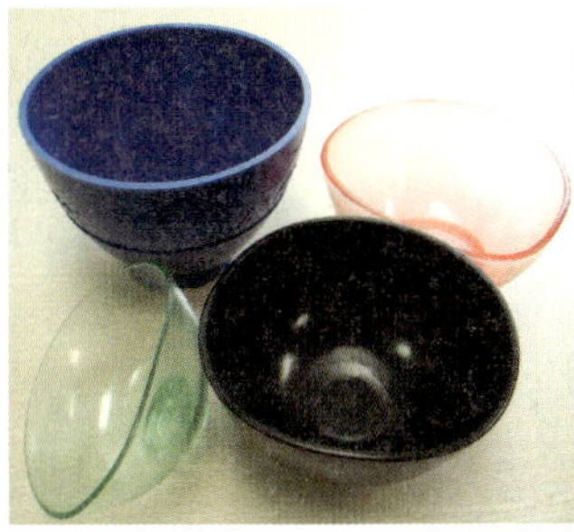
러버 볼

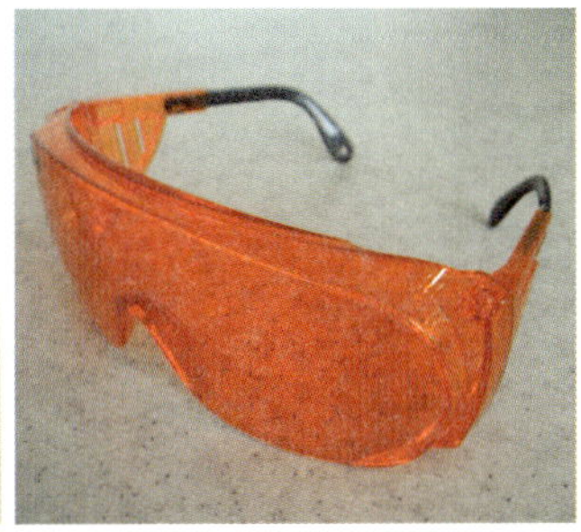
고글

## 3. 환자보호를 위한 멸균 검증

### 1) 멸균기 신뢰성 테스트의 배경

멸균과정에서 발생할 수 있는 비 신뢰성(멸균기 젖음, 파우치 내 안개현상, 응축수 고임 등) 요소들과 치과 병 · 의원에서 참고할만한 표준관리의 부재로 어려움이 있었다.

본 멸균관리의 신뢰성 검사방법을 표준화하여 멸균장비를 취급하는 과정에서 올바르게 적용하고 성공적인 멸균 확인을 강화하여 병원의 무결점 품질관리와 의료기관 가치평가를 한 단계 격상하기 위한 것이 목적이다.

본 표준은 국내 KSP(의료기기용구 규격) 6116-8, 4항, 6130과 보건복지가족부의 소독 및 멸균 지침 개정(2010년 8월 입법고시)내용과 국제규격의 EN, ISO11140-1, ANSI ST8, AAMI ST7.9 등에 의한 참고문헌과 권고사항을 기준으로 작성되었으므로 각 병 · 의원(치과위생사, 장비 감염관리자)의 담당 관리자는 병원의 체질과 생리에 맞게 적용할 수 있으며, 시스템을 개발하고 실행할 것을 권장한다. 본 표준에 제시된 권장사항은 치과 위생과 멸균관리의 위기의식과 멸균물의 효율성, 치과위생사의 실무수준과 장비의 수명, 지역사회의 구강보건 관리의 배경에서 점진적인 발전에 부응하기 위하여 주기적인 분임토의와 개량이 요구된다.

진보적인 멸균 소독실의 멸균관리가 시대적으로 요구되고 있으며 철저하고 완벽한 친환경 멸균관리를 준수하여 병원 재량에 맞는 의료기관 가치평가 제도를 적용하고, 국제적 요건충족에도 이바지하여야 한다.

## 2) 멸균기 신뢰성 인디케이터 테스트 방법

### (1) 고압증기멸균기용 BI(biological indicator, 생물학적 인디케이터) 검사

**① 시험 목적**

생물학적 인디케이터는 멸균방법에 있어서 가장 내성이 큰 표준화된 생존 미생물(micro organism)의 균주를 활용한 멸균과정 감시방법(sterilization process monitoring method)으로 멸균과정에서 확인할 수 있는 가장 확실하고 신뢰할 수 있는 방법이다.

**② 시험 적용**

생물학적 인디케이터는 세균아포(bacterial spore)를 포함하여 모든 미생물의 생존여부를 육안으로 확인함으로써 성공적인 멸균여부를 증명하기 위해 사용된다.

**③ 시험 순서**

a. 감염 및 멸균관리자(치과위생사 또는 장비감염관리자)는 bacillus stearother-mophilus의 생물학적 인디케이터를 선택하여야 한다. 구입할 때는 생물학적 인디케이터의 보편성, 안전성, 신뢰성을 고려하며 성능 상의 특성, 보관 및 사용에 관한 참고자료를 확보한다.

b. 멸균의 신뢰성을 테스트하기 위해서는 최소 일주일에 1회 정도 하는 것이 좋으며, 가능한 매일 하는 것을 권장한다.

c. 특히 임플란트(implant) 또는 서지컬 키트(surgical kit), 골절단(osteotome)이 있을 경우 매 회 검사를 하고 결과가 음성반응으로 판독될 때까지 사용하지 않는 것이 바람직하다.

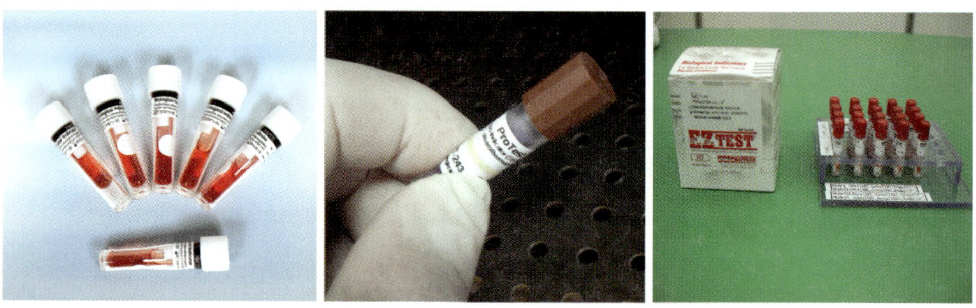


생물학적 인디케이터의 종류

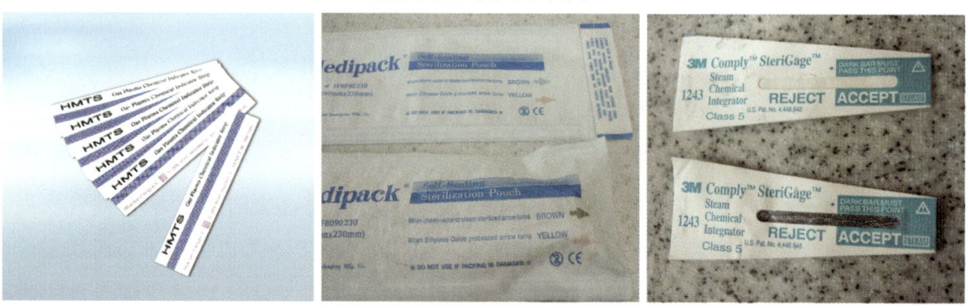


화학적 인디케이터의 종류

d. 최근에는 생물학적 인디케이터 검사를 1시간 이내에 인큐베이터링을 통해 판독하는 장비가 판매되고 있다. 종전 48시간의 대기시간을 단축할 수 있는 장점은 있으나, 구입비용과 특정 제조업체의 인디케이터만 판독할 수 있어 낮은 호환성이 단점이다.

### 생물학적 인디케이터(biological Indicator) 테스트 사례 1

• 멸균의 신뢰성을 테스트하기 위해서는 최소 일주일에 1회 정도하는 것이 좋으며, 가능한 매일 하는 것을 권장한다.

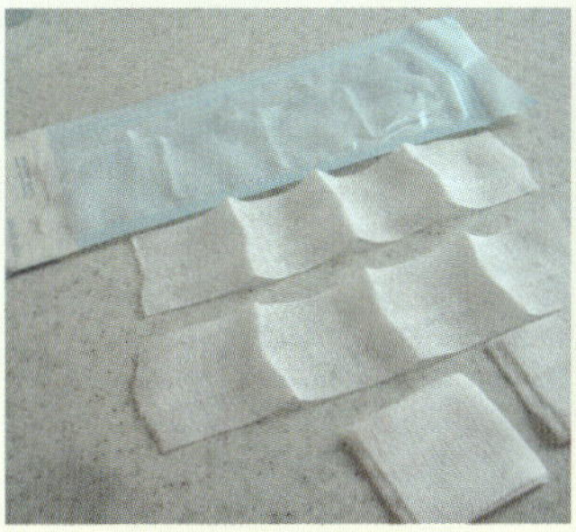
파우치와 약전 거즈

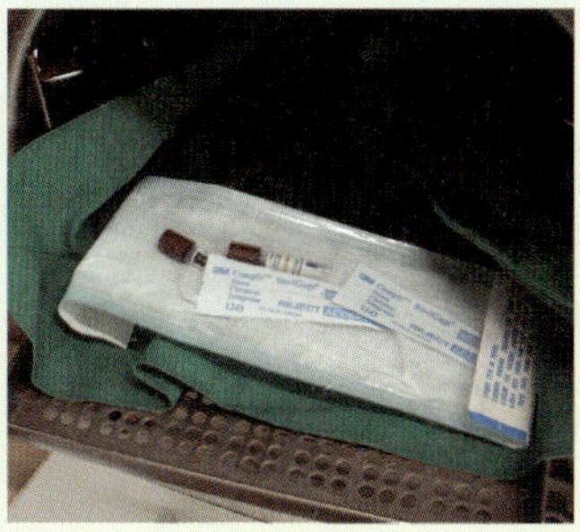
테스트 대기 상태

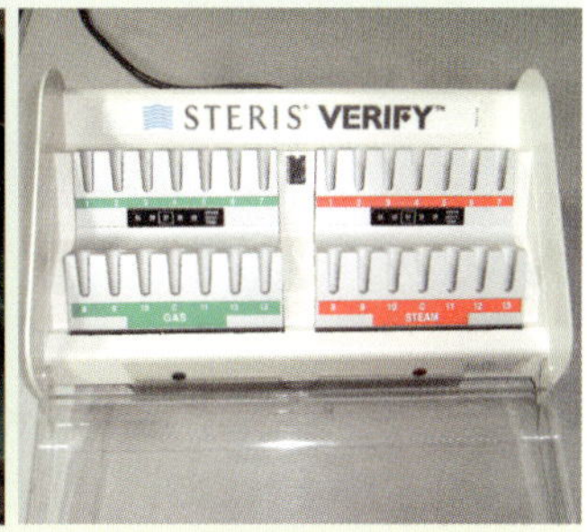

인큐베이터(카세트)

• Pouch(90×230 mm)에 대한약전 치과용 일반거즈 규격의 거즈를 1장 이상을 겹치고, 거즈 중심 부분에 2개의 생물학적 인디케이터와 2개의 화학적 인디케이터를 밀봉 포장한다.

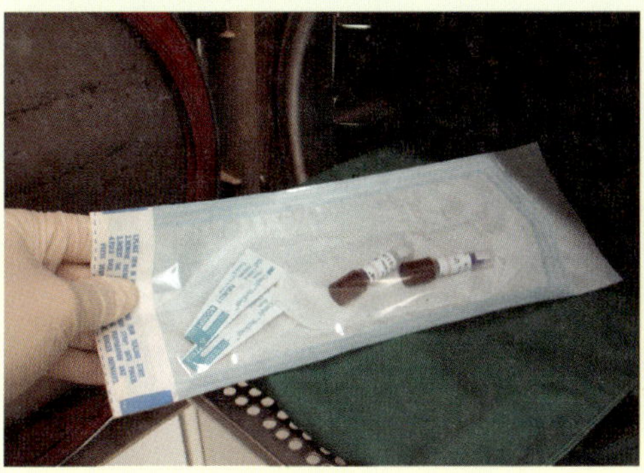
멸균 신뢰성 테스트

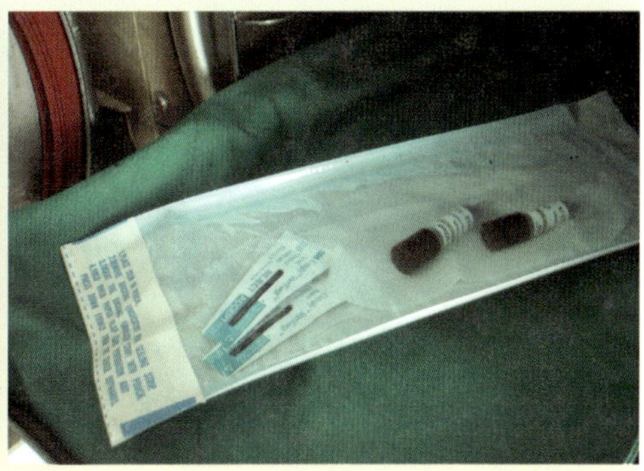
멸균 완료 후 화학적 인디케이터 색상변화 확인

• 멸균 신뢰성 테스트 후 2개의  생물학적 인디케이터를 파우치에 꺼낸다.
• 생물학적 인디케이터를 배양 할 때는 2개는 시험용으로 멸균을 하고 box에 있는 다른 1개는 표준 대조군으로 멸균하지 않고 배양한다.
• 생물학적 인디케이터를 인큐베이터에 1시간 또는 48시간 내 균주변화를 확인하도록 한다.
• 색상 변화가 없을 경우 음성이므로 치과위생사 또는 장비감염관리자는 그 이후부터 멸균기를 정상적으로 사용할 수 있는 판단을 한다.
• 특히 임플란트 또는 서지컬 키트(surgical kit), 골절단(osteotome)이 있을 경우 매 회 검사를 하고 결과가 음성반응으로 판독될 때까지 멸균기를 사용하지 않는 것이 바람직하다.

④ 주의

a. 멸균검사일지에 검사일자와 시간 및 검사완료 시간 등을 세부적으로 기록하도록 한다.

b. 인큐베이터를 외부로 위탁할 경우 '검사 의뢰서' 와 접수대장을 준비하도록 하며, 서명을 받도록 한다.

c. 멸균기의 기계적(관능검사로써 압력계 정상작동 유무, 증류수 공급, 증기 누기여부, 압력변화 주기, 실내온도 등) 검사 일지를 자체 제작하여 정기적으로 점검하도록 한다.

d. 치과 위생사 또는 장비감염관리자는 주기적으로 교차감염의 중요성, 교육, 훈련을 정기적으로 개최하여 전체 감염관리의 중요성을 확대하도록 노력 하여야 한다.

### 생물학적 인디케이터(biological Indicator) 테스트 사례 2

- 바닥에 60×60 cm 크기의 린넨(surgical towel, 기구포) 2장을 펼쳐 놓는다.
- 40×66 cm 크기의 흡수가 잘 되는 린넨 16장을 준비한다. 준비한 16장의 린넨의 긴 면을 3번 접고 다시 반으로 접어 6등분이 되도록 접는다.
- 린넨은 100% 면으로, 깨끗하고 다림질을 하지 않은 것으로 준비한다.

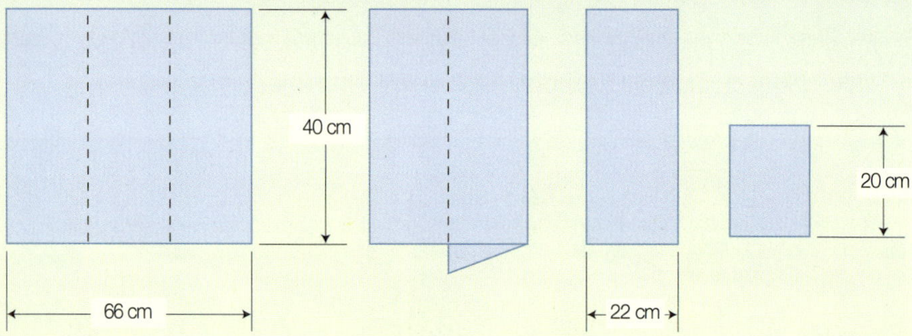


기구포 접는 순서

- 7번째나 8번째 린넨 위에 생물학적 인디케이터 2개와 화학적 인디케이터 4장 정도를 올려놓는다.
- 접은 린넨은 반으로 접힌 쪽과 반대쪽을 서로 엇갈리게 쌓도록 하고 높이는 대략 15 cm에 가로 20 cm, 세로 22 cm 정도로 접는다.
- 테스트 멸균물을 포장한 뒤 챔버 문 앞부분, 가장 아래 부분에 놓도록 한다.
- 포장은 대각형 포장법을 권장한다.

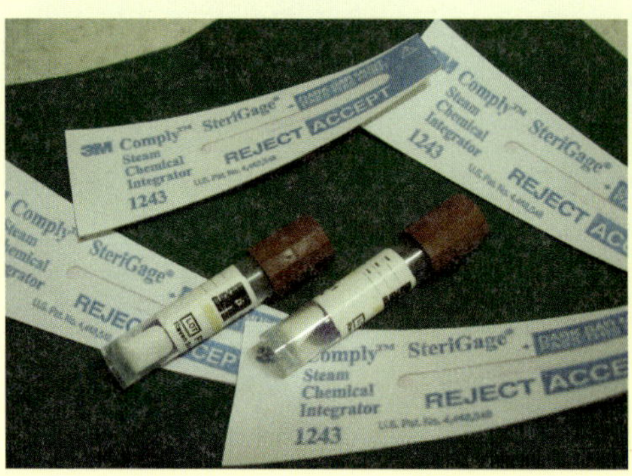


생물학적 인디케이터와 화학적 인디케이터

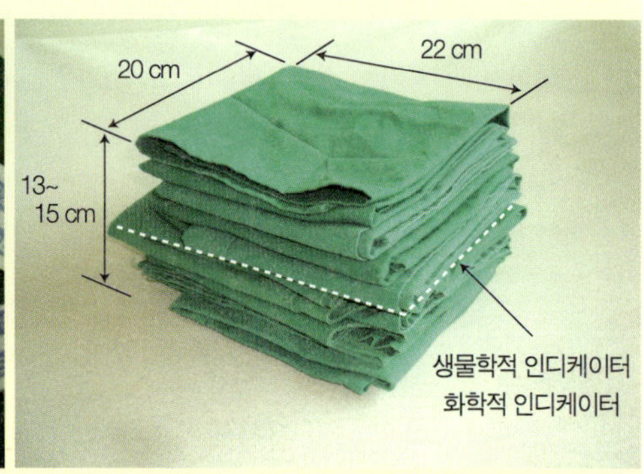

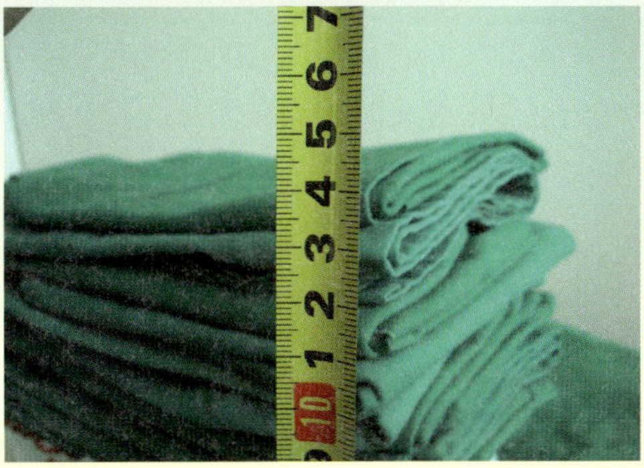

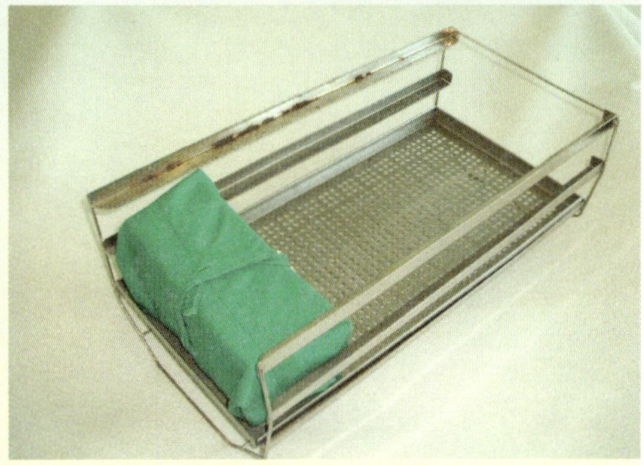

챔버 앞쪽에 놓는다

⑤ **참고사항**

a. 상기 검사방법의 대상은 EO 가스 멸균기, 건열 멸균기, 일반 고압스팀 멸균기, 플라즈마 멸균기에 동일하게 적용한다.

b. 생물학적 인디케이터를 배양할 때는 1개는 시험용으로 멸균하고 같은 상자에 있는 다른 1개는 표준 대조군으로 멸균하지 않고 배양한다.

c. 24시간 배양 후 세균의 성장도를 관찰한다.

d. 공기침투가 없으면 색깔이 변하지 않고, 공기침투로 양성반응이 일어날 경우 인디케이터는 노란색으로 변한다.

e. 실험한 생물학적 인디케이터는 다시 한 번 멸균한 후 적출물(의료폐기물)로 분리한다.

f. 모든 멸균기는 1주일에 1회 정도 생물학적 인디케이터와 화학적 인디케이터 테스트를 하여 성공적인 멸균 효과를 측정한다. (EN, ISO, ANSI ST8, AAMI 근거)

g. 멸균기 종류별 균주 테스트 주기

| 멸균기 종류 | 테스트 균주 | 테스트 주기 | 멸균기 내 지표위치 |
|---|---|---|---|
| 고압스팀 멸균기 | bacillus stearothermophilus | 주 1회 (가능한 매일) | 챔버 아래쪽 및 문 앞에 놓는다. |
| EO 가스 멸균기 | bacillus subtilis | 주 1회 | 챔버 중앙에 놓는다. |
| 플라즈마 멸균기 | bacillus subtilis | 주 1회 | 챔버 문 앞에 놓는다. |
| 건열 멸균기 | bacillus stearothermophilus | 주 1회 | 챔버 문 앞에 놓는다. |

### (2) 선진공 고압증기멸균용 bowie-dick 테스트검사

① **시험 목적**

선진공 멸균기(prevacuum sterilization)는 챔버 내에 차있는 공기를 강제로 배출시켜 진공상태로 만드는데 이때 공기주머니 현상(air pocket)이 발생하였는지를 검사하여 멸균의 효과적인 신뢰성을 확인 · 검사하는 방법이다.

② **시험 적용**

a. 진공 사이클을 사용하기 위해서는 매일 bowie-dick test 사이클을 실행하여 실행 전에 멸균기의 진공성능을 확인해야 한다(ANSI St8,5.6.1항 참고 / AAMI St79 참고/ KSP 참고).

b. 매일 멸균물을 멸균하기 전에 첫 번째로 시행하여야 한다(사이클에 의한 예열 후에 테스트를 하여야 한다).

c. 단, 일반고압증기멸균기의 사이클을 사용하는 경우는 불필요하다(ANSI ST8, 5, 6, 1항 참고).

d. 주사바늘이나 튜브와 같은 기구의 작은 관에 잔류하는 증류수는 증기멸균에 도움이 되는 것으로 건조시키지 않아도 무방하다.

### Bowie-dick 테스트 사례 1

- Bowie-dick 팩을 챔버의 문 앞쪽, 맨 아래에 놓는다.
- 멸균 완료 후 Bowie-dick을 수집하여 그림 A 부분의 색이 변했는지 확인한다.
  ※ 겉표지의 인디케이터 색상변화는 단순한 시각적 표시이며 또한 다소의 색상차이가 있으므로 문제 삼지 말 것
- 개봉 레일을 이용하여 내부 bowie-dick의 색상변화를 판독한다.

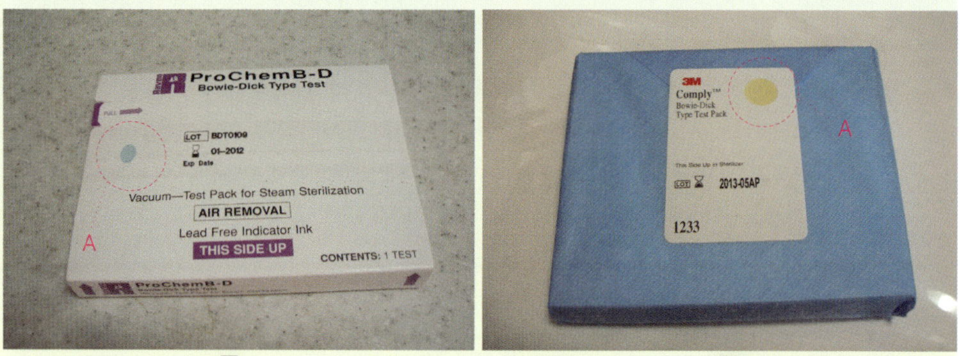


Bowie-dick 원형

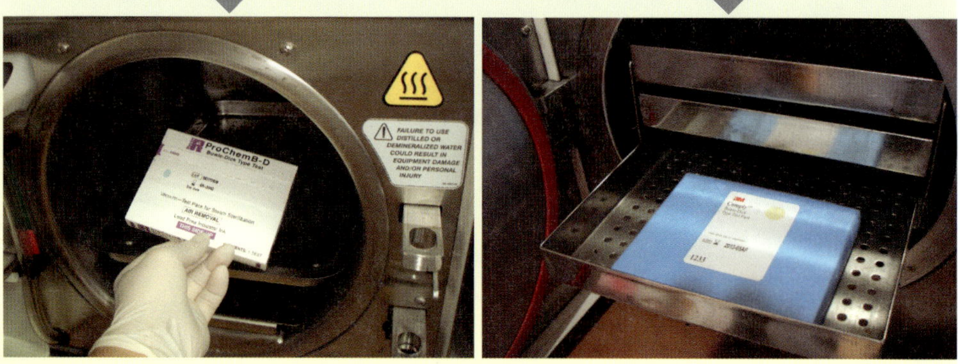


Bowie-dick 넣기

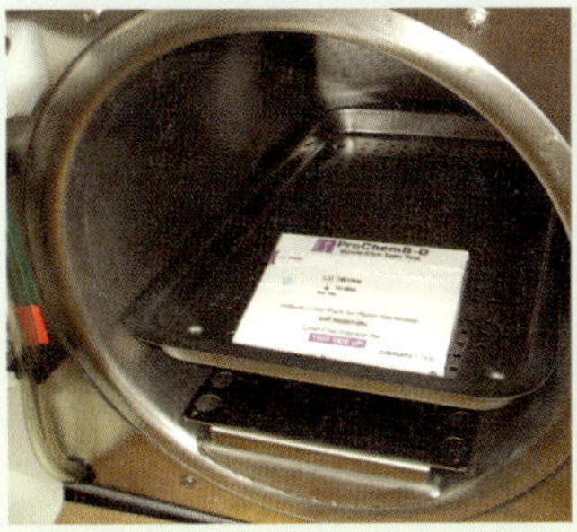

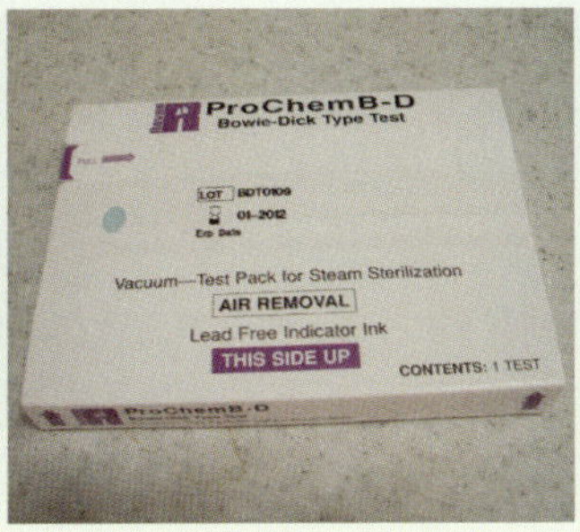


테스트 전

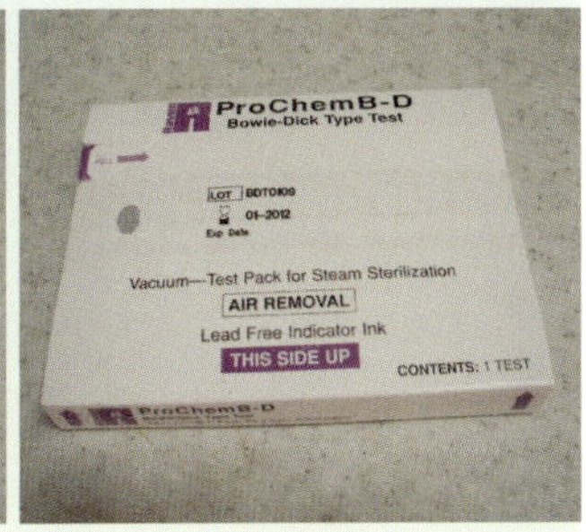


테스트 후

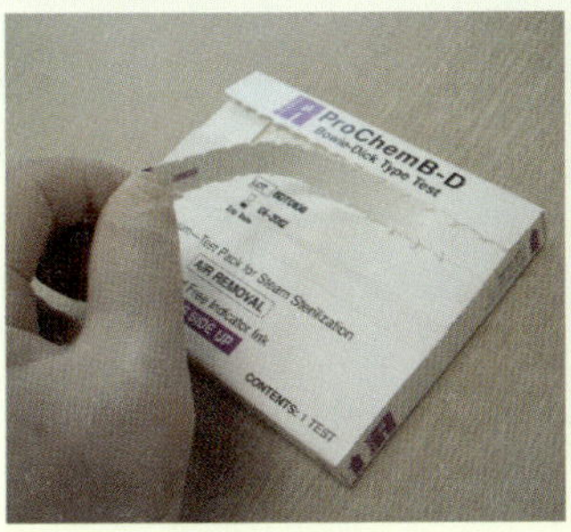

멸균 후 개봉 과정

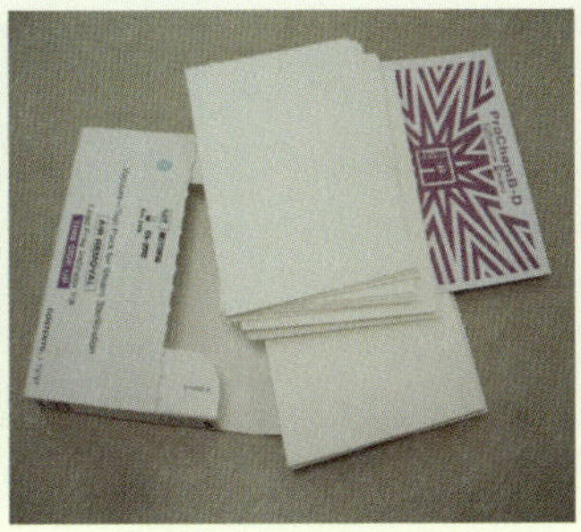

멸균 테스트 전 색상

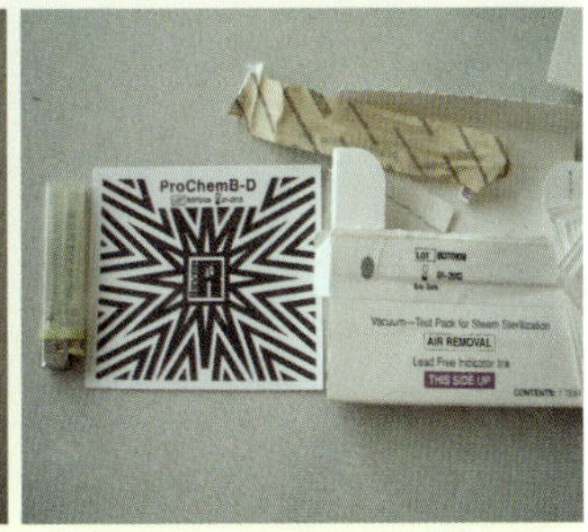


멸균 후 성공적인 색상변화

- 실패한 bowie-dick 테스트는 책임자에게 보고하여 사후 조치를 취한다.
- 테스트한 결과는 기본적인 serial No와 멸균물 상태를 문서화하여 기록하도록 한다.
- 문서양식 : 15장 치과에서의 친환경오염관리와 유지관리 4-11 참조

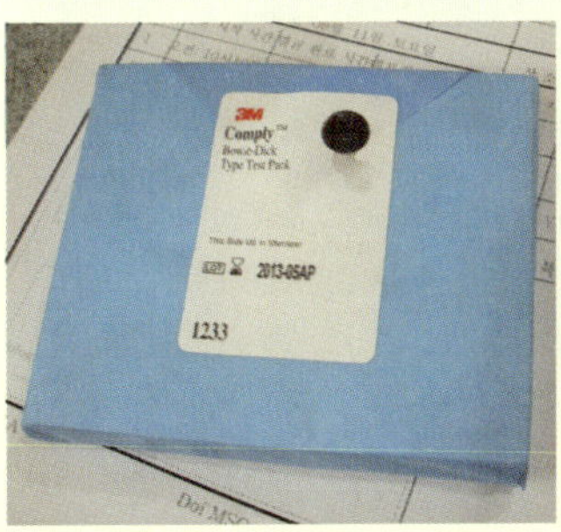


멸균 완료 후 색상변화(겉표면)

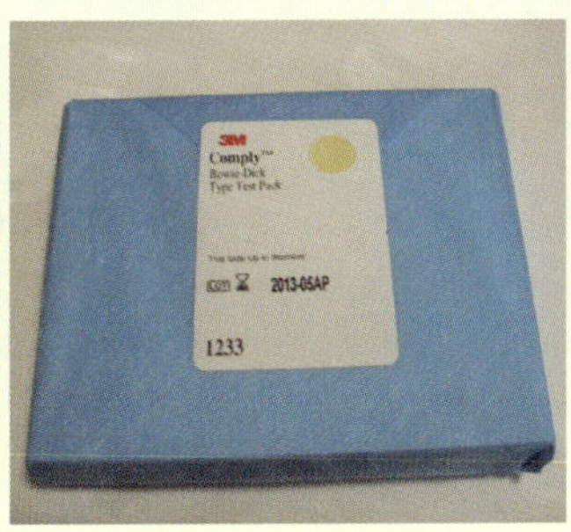


멸균 전 색상(겉표면)

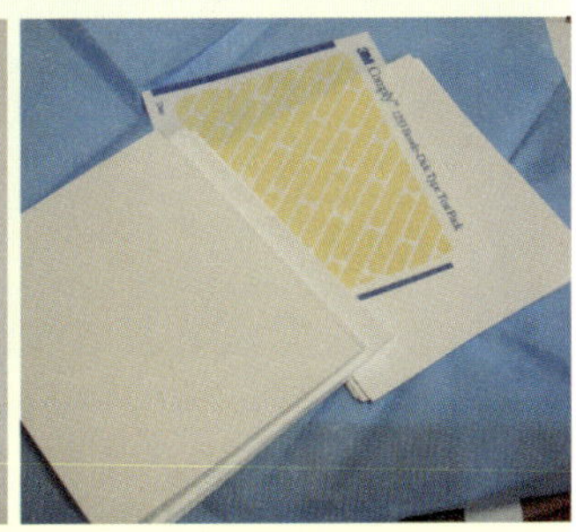

멸균 전 bowie-dick

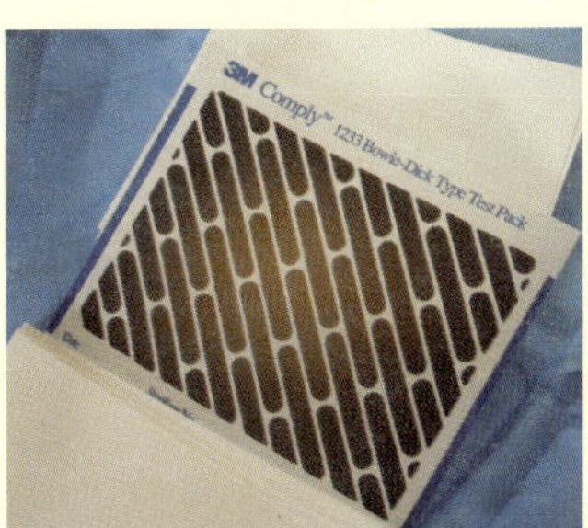


실패한 bowie-dick 색상

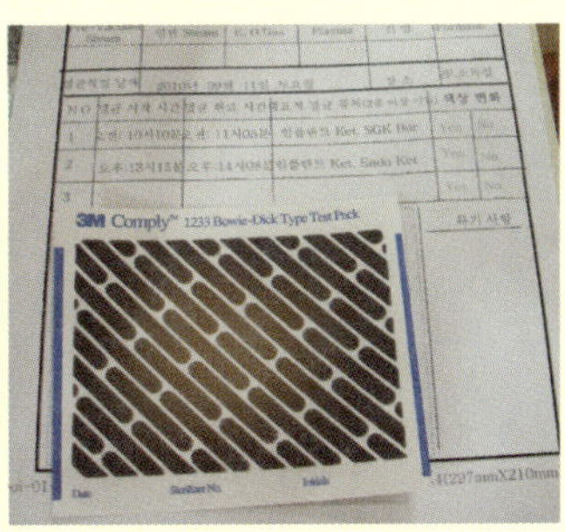


멸균작업 일지에 부착하기

## Bowie-dick 테스트 사례 2

- Bowie-dick 테스트 팩을 준비한다.
- 흡수력이 있는 린넨을 준비한다.
- 바닥에 60 × 60 cm 크기의 린넨 2장을 펼쳐 놓는다.
- 펼쳐진 린넨 중앙부분 위에 린넨을 23 × 30 cm 규격으로 접어서 쌓도록 한다.
- 린넨의 높이는 평균 25~28 cm 높이로 쌓는다. 린넨의 장수는 두께(구겨짐, 유격, 공간)에 따라 높이가 달라질 수 있으나 가능한 28 cm를 넘지 않도록 한다.

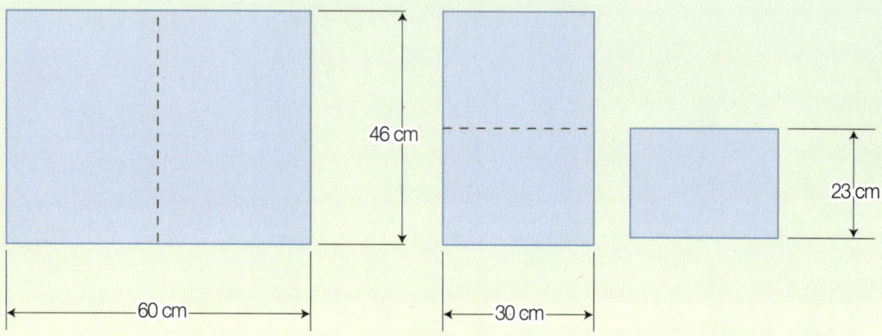


린넨 접는 순서

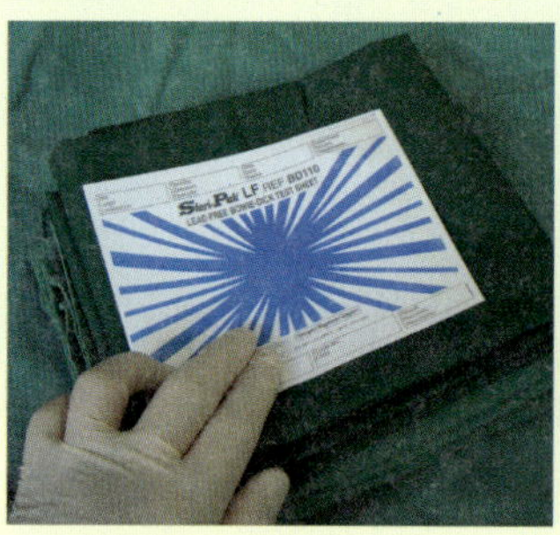

린넨 중간층에 설치한 bowie-dick

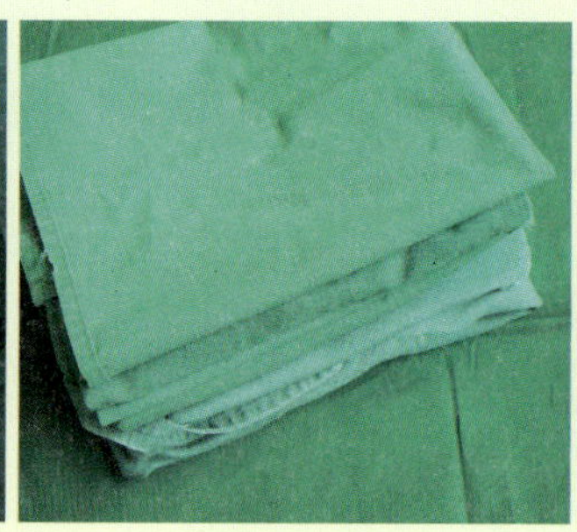

나머지 린넨 포개기

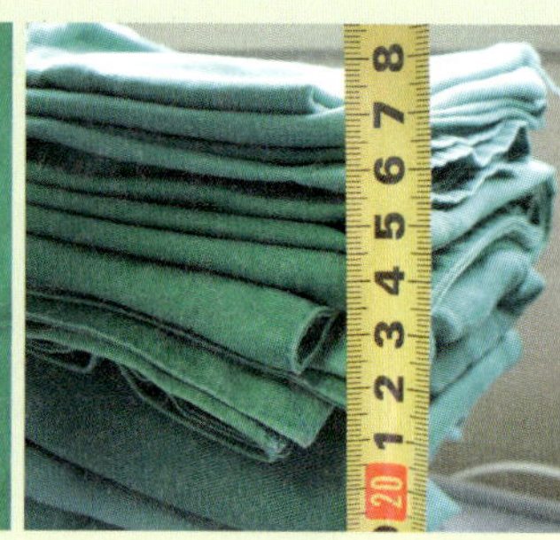

높이 측정하기

- 린넨 중간에 bowie-dick을 놓고 그 위에 나머지 린넨을 얹는다.

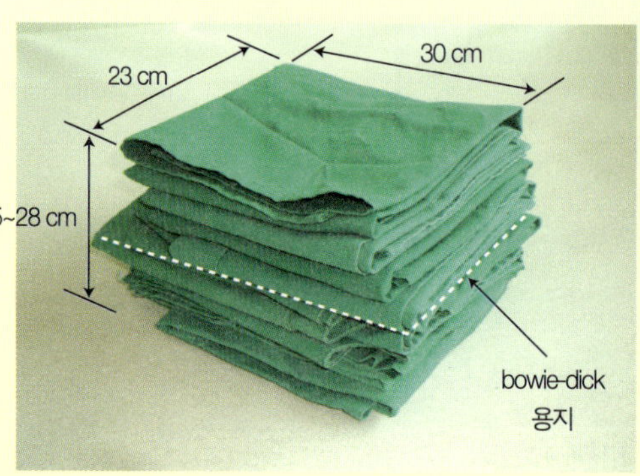


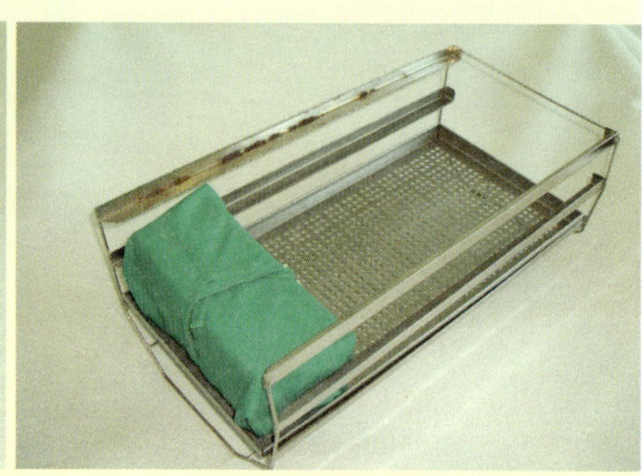

챔버 앞쪽에 놓는다

- 테스트 멸균물을 포장한 후 챔버 문 앞부분, 가장 아래 부분에 놓도록 한다.
- 포장은 대각형 포장법을 권장한다.
- 멸균시간은 3분 30초이며 세팅이 어려우면 4분으로 설정하도록 한다(무부하상태 즉, 멸균기를 예열한 사이클을 동작시킨 후 테스트하여야 한다).
- 테스트 용지를 꾸러미 속에서 꺼내 결과를 판독한다.
- 멸균 및 건조 완료 후 bowie-dick의 색깔이 진한 검정색으로 변하는 것이 정상이며 중앙부분이 완전하게 변색되었는지 확인하도록 한다.
- 만약 중앙 부분이 엷은 검정색이나 회색, 처음과 같은 노란색을 조금이라도 띄고 있으면 성공적인 멸균으로 간주할 수 없으며 불량, 즉 진공이 안됨을 뜻한다.

  ※ 선택한 bowie-dick은 제조사마다 색상과 크기가 다르다.

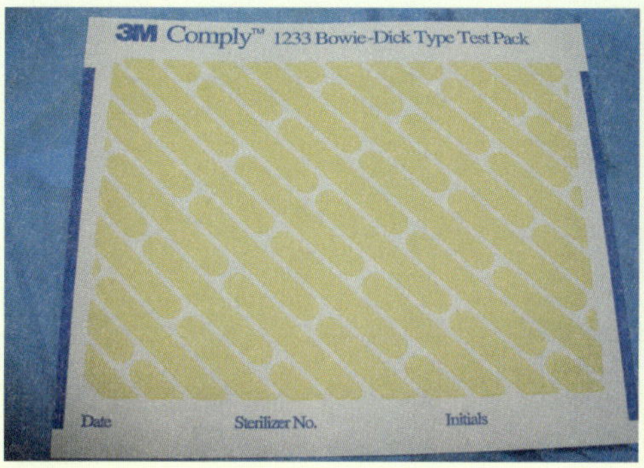


테스트 전 보이딕 색상

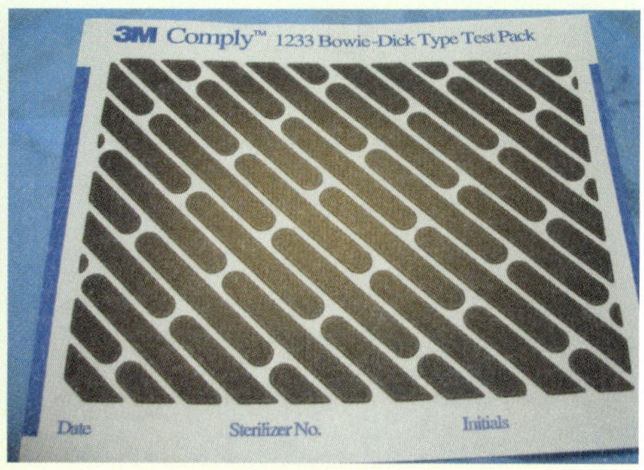


멸균 실패한 보이딕 1

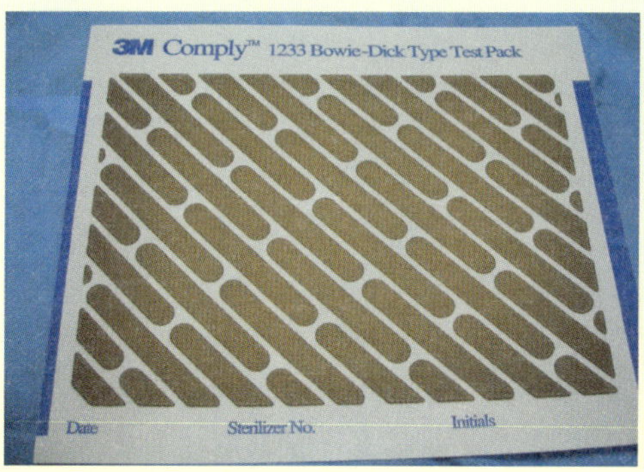


멸균 실패 한 보이딕2

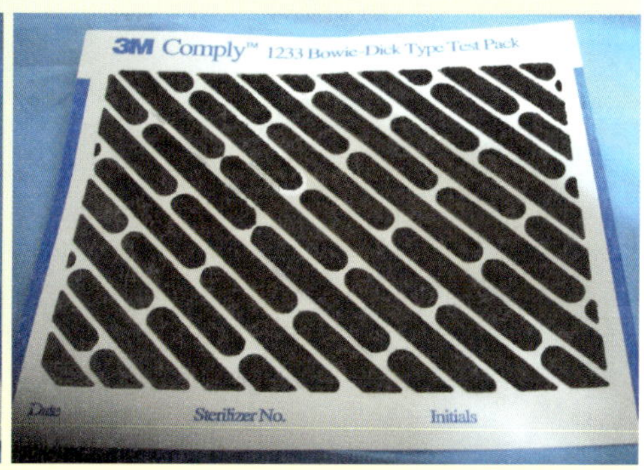


멸균 성공한 보이딕

- 실패한 bowie-dick 테스트는 책임자에게 보고하여 사후 조치를 취한다.
- 테스트한 결과는 기본적인 Serial No.와 멸균물 상태를 문서화하여 기록하도록 한다.

③ **참고사항**

a. Bowie-dick 테스트는 챔버 내 공기누출을 감지하고 선진공 스팀멸균기에서 공기가 강제로 배출된 후 스팀이 주입될 때 공기주머니(air pocket) 현상이 일어나지 못하도록 하고 진공을 만드는 능력을 평가하기 위해 개발된 테스트 방법이다. 만일 배큠 펌프(vacuum pump) 작동이 불량하여 공기배출이 불충분하면, 결과적으로 스팀은 주위에 공기를 다시 스며들게 되고, 완벽한 멸균을 하려는 물품 속으로 몰아져서 공기주머니 현상을 일

으키고, 결국 멸균조건에 도달하지 못하게 된다.

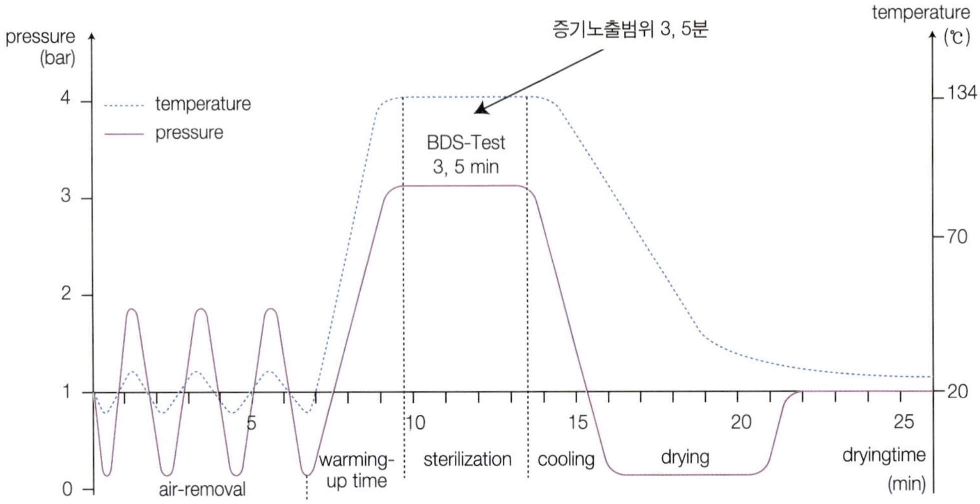


설정된 시점에서의 실제압력은 증기노출에 허용된 허용오차를 통해 결정되는 구간이다(KSP ISO 11140-4:2009).

b. 공기노출 또는 불충분한 공기제거는 진공멸균을 실패시킬 수 있고 멸균되지 않은 채 (외과용 임플란트, 서지컬 키트, 골절단기) 다량으로 발생 할 수 있다.

c. 테스트 팩의 재료, 크기, 구조는 공기 누출을 감지하도록 화학적으로 제작되었으며 테스트 이외의 목적으로는 사용하지 않는다.

d. 멸균 테스트 시간이 4분 이상이면 무의미하다. 즉, 4분을 초과하면 테스트 팩 안에 있는 테스트용 인디케이터 잉크색의 민감도가 과잉반응하여 성공적인 멸균 결과에 영향을 주게 되어, 진공과 관련된 문제가 있는지 구분할 수 없기 때문이다.

e. Bowie-dick 테스트의 결과가 좋지 않을 경우 멸균 시간을 연장하여서는 안 된다.

### ④ 시험용 멸균물의 포장방법

a. 대각형 포장방법

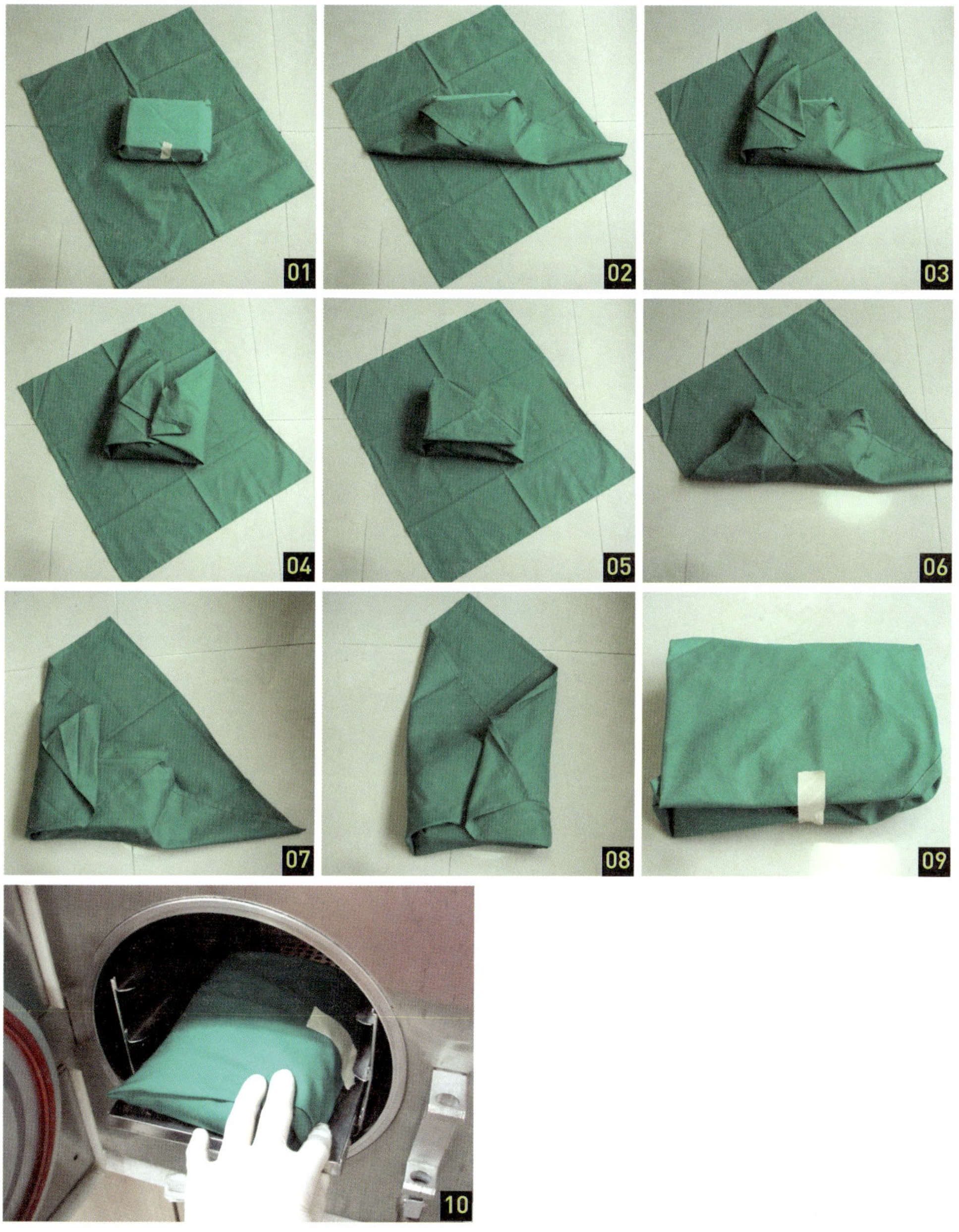

b. 대변형 포장방법

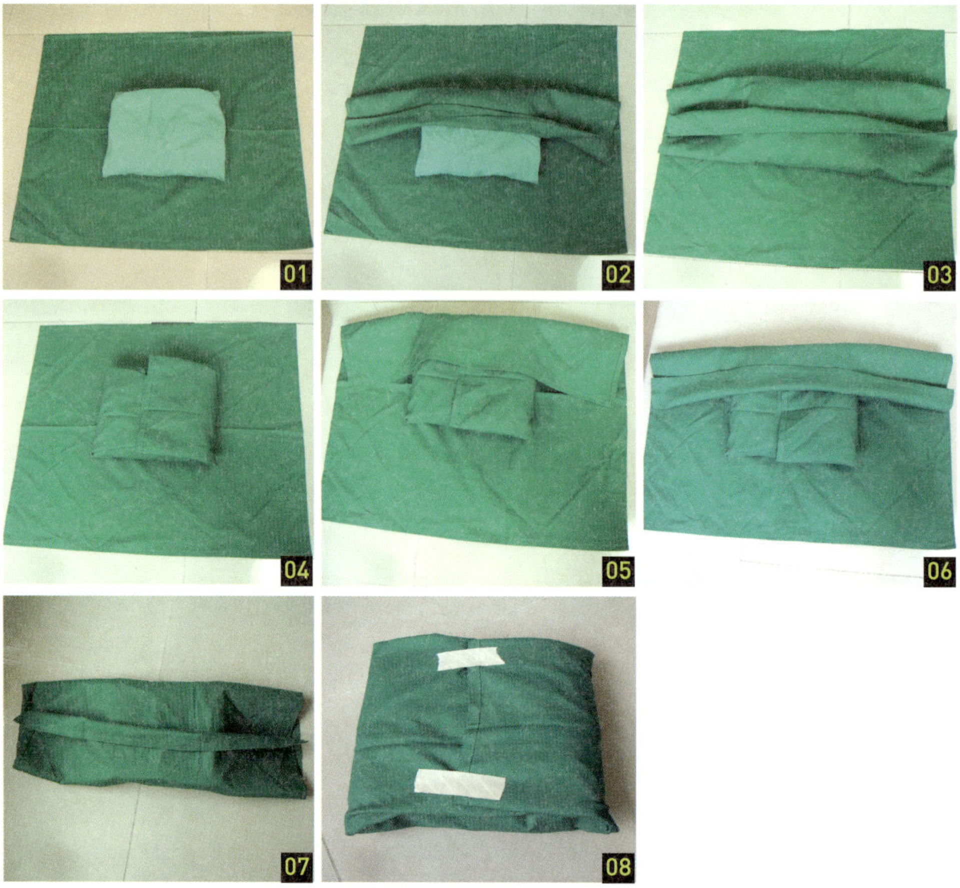


c. 멸균물 운반요령

- 운반 요령은 장재된 멸균물 위에 린넨으로 덮고 이동시킨다.
- 일반스팀 멸균기에서 완성된 멸균 꾸러미 이동은 아래 그림 B와 같이 장재차(cart)를 밀면서 진행한다.

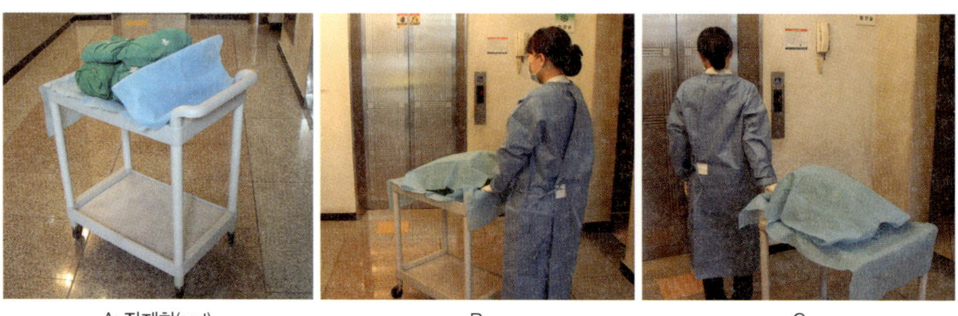

A: 장재차(cart) B C

- EO 가스 멸균기에서 15분 간 방치된 후 꺼내진 멸균물은 반드시 그림 B와 같이 밀지 말고 그림 C와 같이 끌어야 한다. 이는 혹시 제거되지 않은 EO 가스의 잔류량이 밀면서 이동하는 작업자 방향으로 불 수 있기 때문에 이로 인해 발생할 수 있는 안전사고를 방지하기 위함이다.

  ※ 기본복장 : 마스크, 모자, 실내화, 지정복장
- 일반 진료실의 장재(멸균물) 이동과 관리

  멸균 완료된 물품을 트레이 통째로 들고 이동 및 운반하는 것은 매우 위험한 행동이다. 일반 진료실은 비좁고 여러 동선이 겹치기 때문에 경우에 따라 미끄러지거나 동료간 부딪치는 문제가 발생할 수 있으므로 안전사고를 예방하여야 한다. 가능한 모빌카트(mobil cart)로 이동하는 것이 바람직하다.

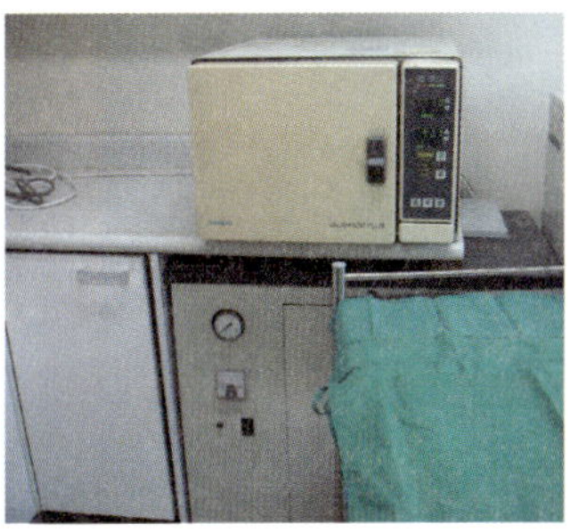
모빌카트 대기과정

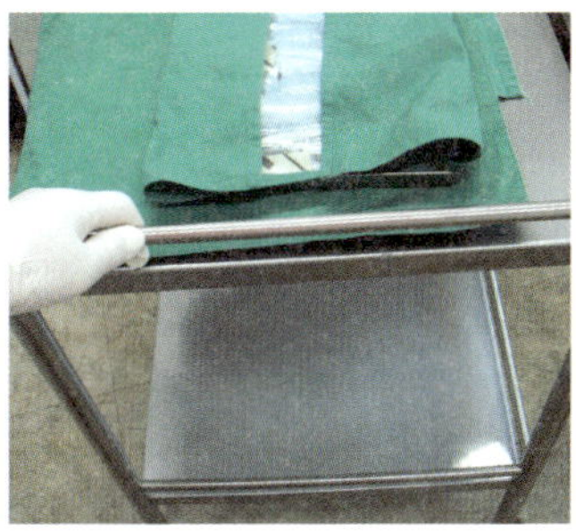
멸균기구 장재과정

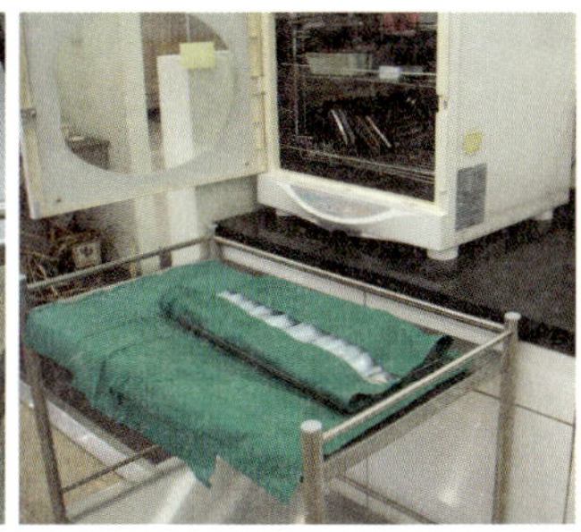
진료실 이동 및 UV건조기 적재

### (3) EO 가스 멸균기용 BI(biological indicator) 검사

① **시험 목적**

생물학적 인디케이터는 세균아포(bacterial spore)를 포함한 모든 미생물의 생존여부를 확인함으로써 멸균여부를 증명하기 위한 목적이다.

② **시험 적용**

멸균감독자(치과위생사)는 미세세균아포(bacterial subtilis spore)로 구성된 생물학적 인디케이터를 선택하여야 한다. 구입할 때는 생물학적 인디케이터의 보편성, 안전성, 신뢰성을 고려하여 성능 상의 특성, 보관 및 사용에 관한 참고자료를 확보한다.

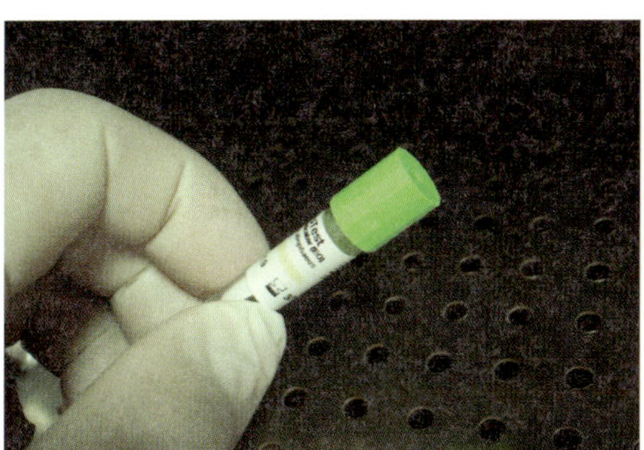
생물학적 인디케이터(EO 가스용)

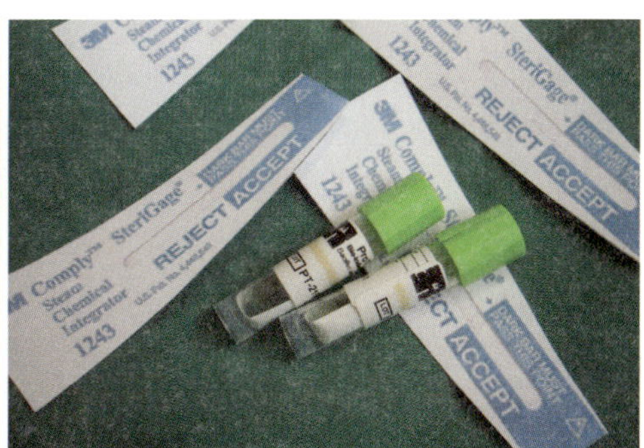

생물학적 인디케이터와 화학적 인디케이터

## 생물학적 인디케이터 테스트 사례 1

- 멸균의 신뢰성을 테스트하기 위해서는 최소 일주일에 1회 정도 시행하는 것이 좋으며, 가능한 매일 하는 것을 권장한다.
- 특히 임플란트 또는 서지컬 키트, 골절단기가 있을 경우 매 회 검사를 하고 결과가 음성반응으로 판독될 때까지 사용하지 않는 것이 바람직하다.

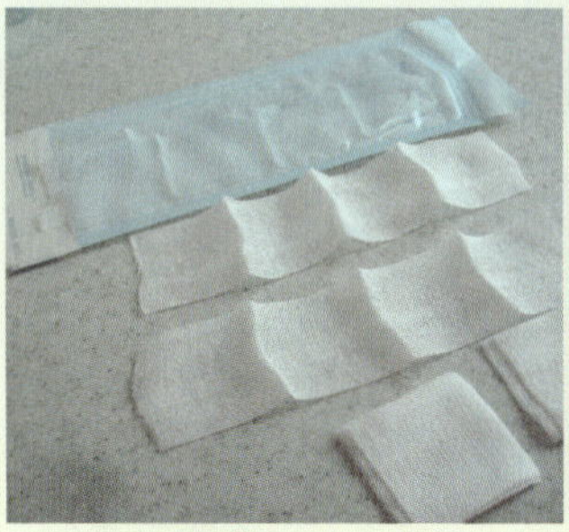

파우치와 약전 거즈

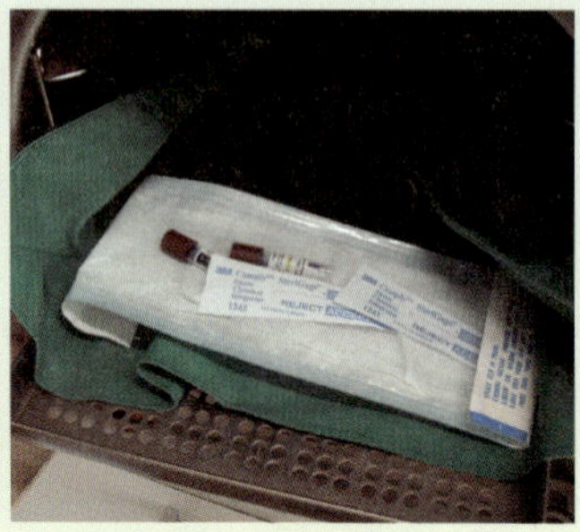

테스트 대기 상태

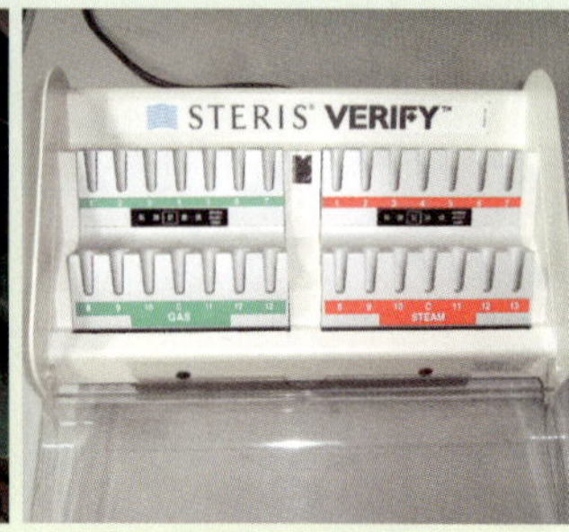


인큐베이터(카세트)

- 대한약전거즈 30 × 10 cm 규격의 거즈를 2장 겹치고, 거즈 중심부분에 2개의 EO 가스용 생물학적 인디케이터와 4개의 화학적 인디케이터를 넣고 폴리에틸렌멸균용 파우치로 밀봉 포장한다. 파우치 투명부분은 30 × 10 cm 규격을 사용한다.
- 또 하나는 파우치 멸균 팩에 생물학적 인디케이터 2개를 넣고 내경 4 mm × 길이 1 m의 염화비닐제 튜브를 지름 약 25~30 cm로 감고 밀봉포장한다.

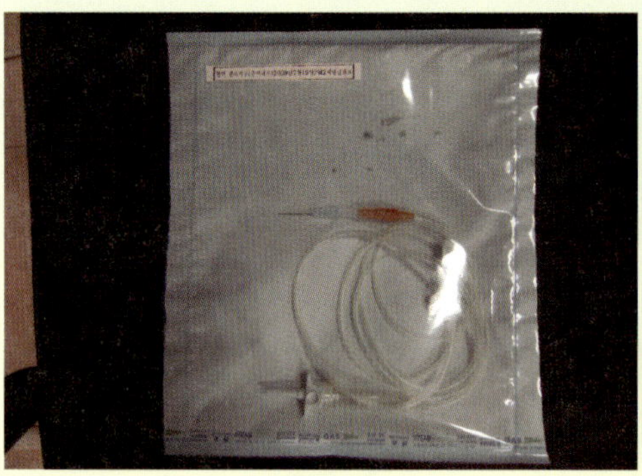

튜브 실험

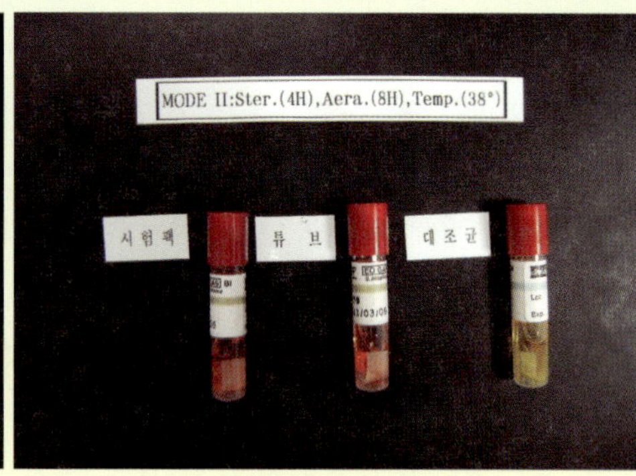


배양 완료 후 비교

- 시험이 완료되면 생물학적 인디케이터 제조사의 지정에 따라 배양하도록 한다.
- 생물학적 인디케이터를 멸균(EO 가스 멸균법) 후 37℃의 인큐베이터에서 24~48시간 배양 후, 테스트 포자 및 미생물 성장이 없어야 한다.

### 생물학적 인디케이터 테스트 사례 2

- 바닥에 60 × 60 cm 크기의 린넨 2장을 펼쳐 놓는다.
- 린넨은 100% 면으로, 깨끗하고 다림질을 하지 않은 것을 준비한다.
- 46 × 75 cm 크기의 흡수가 잘 되는 린넨 9장을 준비한다. 준비한 9장의 린넨의 긴 면을 세 겹으로 접고 다시 3번 접어서 9등분이 되도록 접는다.

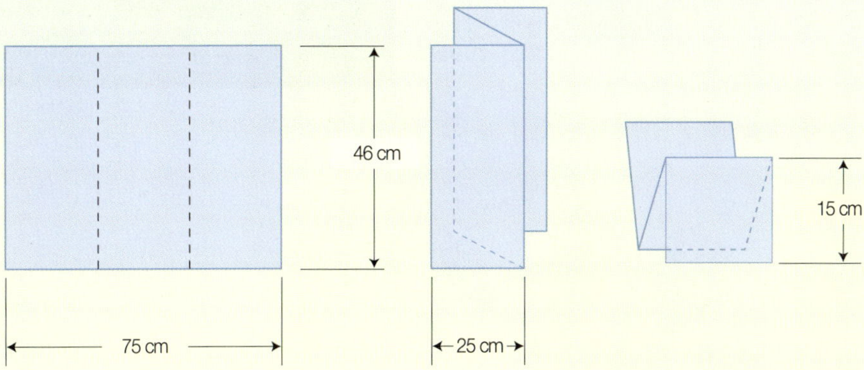


기구포 접는 순서(EO 가스용)

- 한 개의 생물학적 인디케이터를 충분한 크기의 일회용 주사기 안에 넣는다. 주사기 내관을 넣을 경우 내관이 생물학적 인디케이터에 닿거나 밀착되지 않도록 주의하고, 니들(needle) 연결부위는 개방되어야 한다.

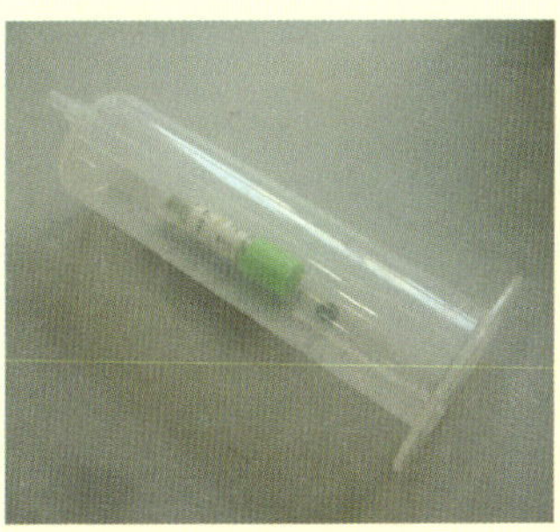
내관이 없는 상태

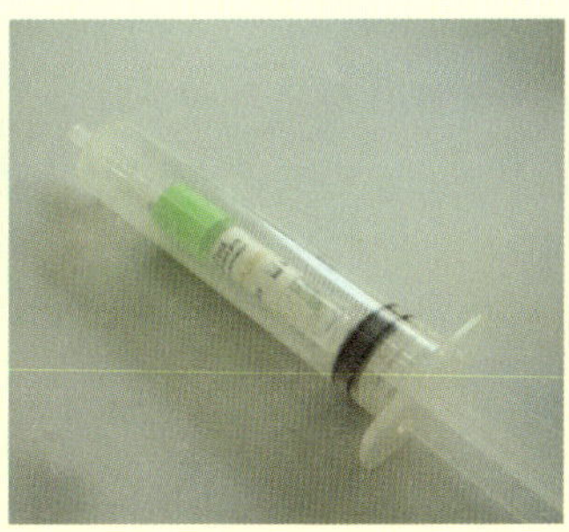
내관이 있는 상태

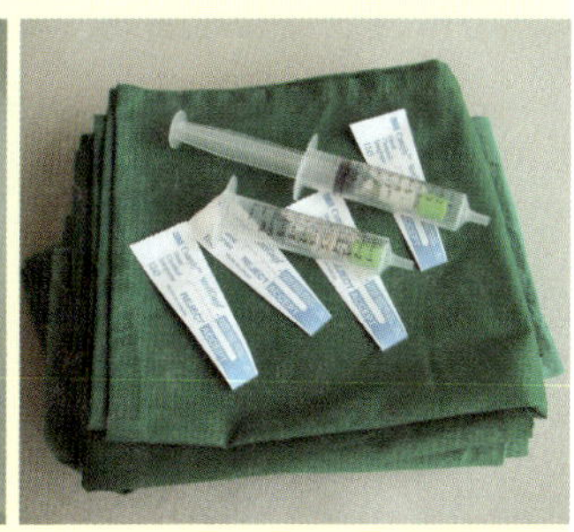
린넨 위에 놓인 인디케이터

- 4번째나 5번째 린넨 위에 생물학적 인디케이터가 삽입된 시린지를 올려놓고 나머지 린넨으로 덮는다.

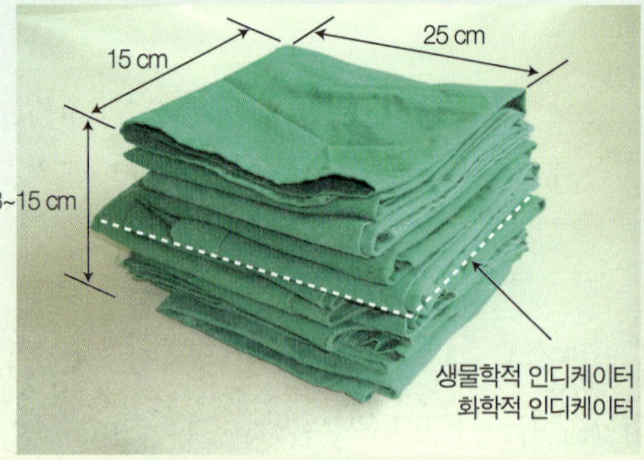


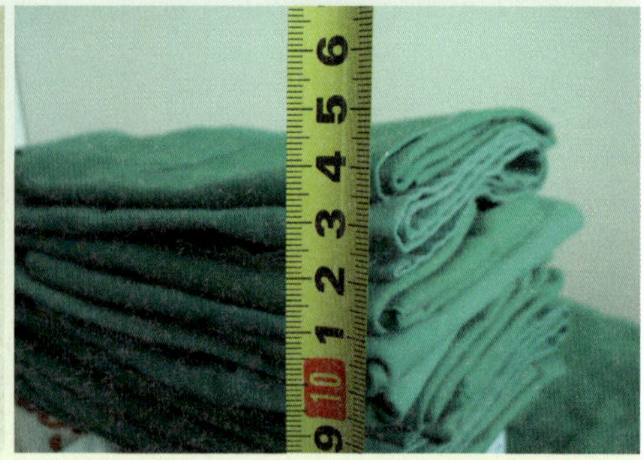

• 테스트 멸균물을 포장한 후 챔버 중앙의 가장 아래 부분에 놓도록 한다.

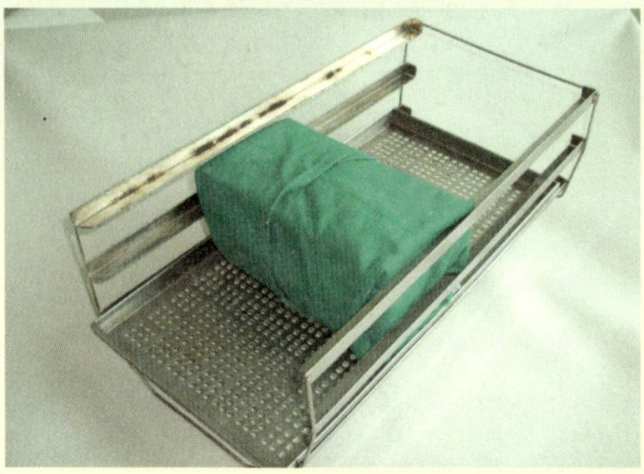

챔버 중앙에 놓는다

③ **참고사항**

a. 생물학적 인디케이터를 배양할 때 2개는 시험용으로 멸균하고, 같은 상자에 있는 다른 1개는 표준 대조군으로 멸균하지 않고 배양한다.

b. 24시간 배양 후 세균의 성장도를 관찰한다. 이상이 없으면 48시간 배양한다.

c. 공기침투가 없으면 색깔이 변하지 않고, 공기침투가 있어 양성반응일 경우 인디케이터는 노란색으로 변한다.

d. 실험한 생물학적 인디케이터는 다시 한 번 멸균한 후 적출물로 분리한다.

e. 모든 멸균기는 1주일에 1회 정도 생물학적 인디케이터와 화학적 인디케이터 테스트를 하여 성공적인 멸균 효과를 측정한다(EN, ISO, ANSI ST8, AAMI 근거).

f. 1번째 시험방법은 KS P 6116, 8.4항 4의 기준근거에 의한다.

### (4) 화학적 인디케이터(chemical indicator) 검사

① **시험 목적**

멸균기의 오류나 고장, 멸균 물품의 포장이나 장재방법의 부적절함을 식별하기 위해 사용한다.

② **시험 적용**

a. External 인디케이터용 : 멸균품의 표면에 부착시켜 식별하는 방법으로 테이프가 이에

해당한다.

b. Intemal 인디케이터용 : 멸균될 팩 내부에 사용한다. Endo box, 서지컬 키트 등 특히 임플란트 키트는 반드시 넣는 것을 원칙으로 하며 멸균과정에서 포화증기 또는 EO 가스 등이 침투하기 어려운 곳에 놓는다.

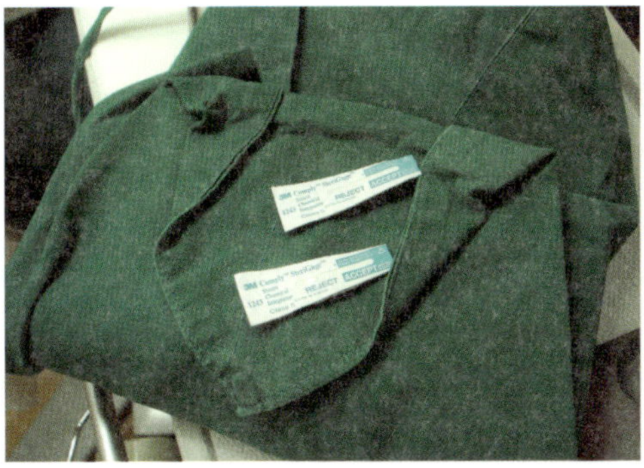

화학적 인디케이터 부착

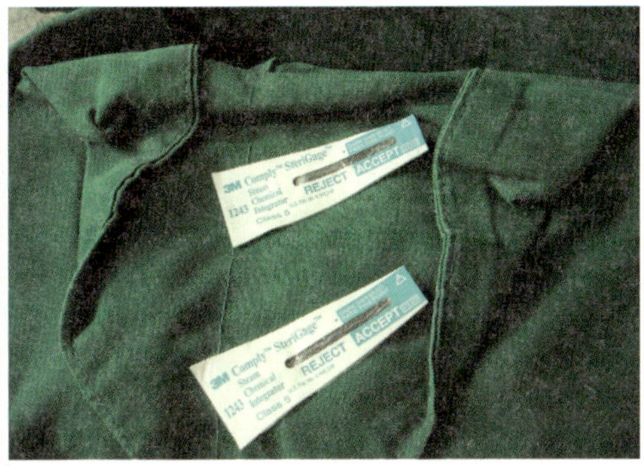


화학적 인디케이터 부착 후 성공적 색상변화

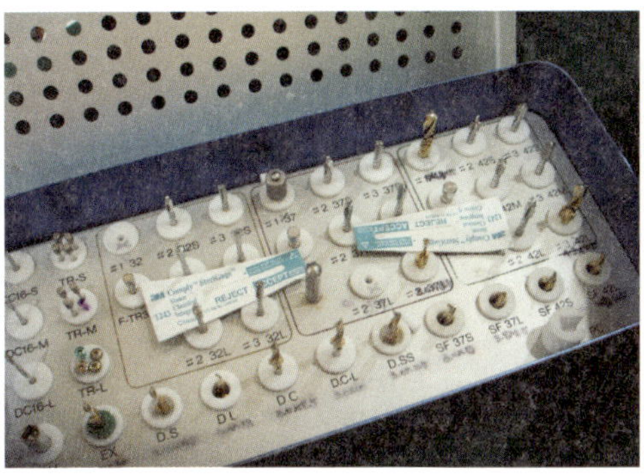

멸균 전 색상

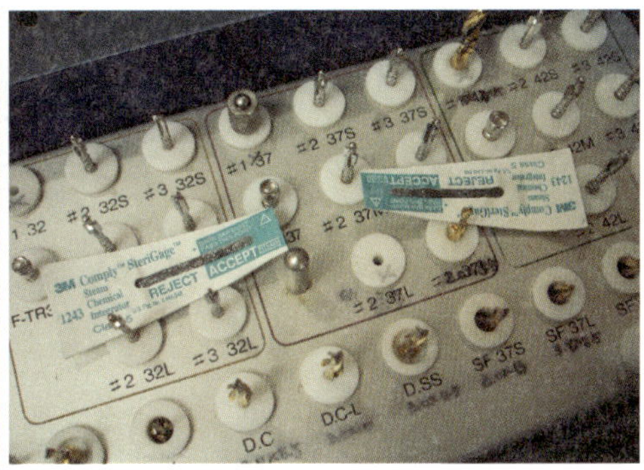


멸균 후 색상변화(성공)

### ③ 시험 판독기준

화학적 인디케이터는 멸균 물품을 사용할 때 즉시 판독되어야 한다. 감독자(치과위생사)는 판독에 대한 적절한 내부교육과 연수 및 훈련을 이수하여야 한다. 만약 화학적 인디케이터에 색변화가 없거나 신뢰성이 떨어진다면 멸균과정을 비정상으로 판단하고 물품을 사용하지 않는다. 멸균 예정과 준비 및 멸균과정, 완료에 관한 내용을 문서화 한다.

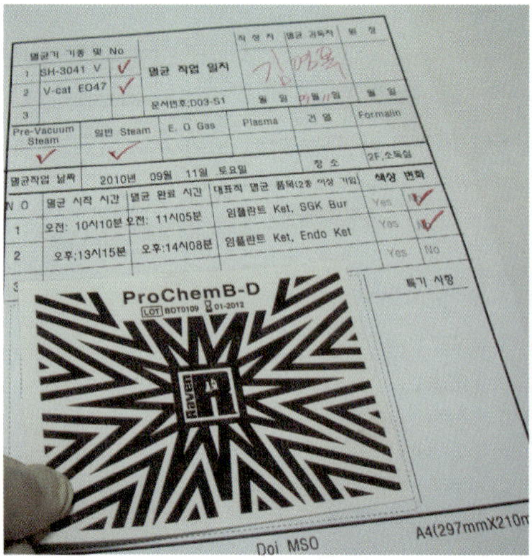

실패한 근거자료 부착

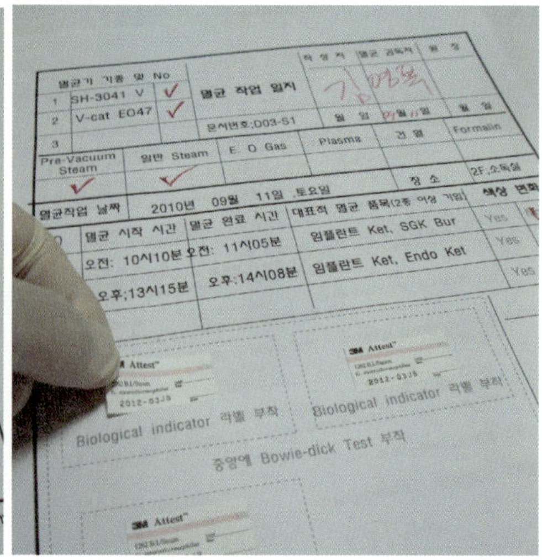

생물학적 인디케이터 라벨 부착

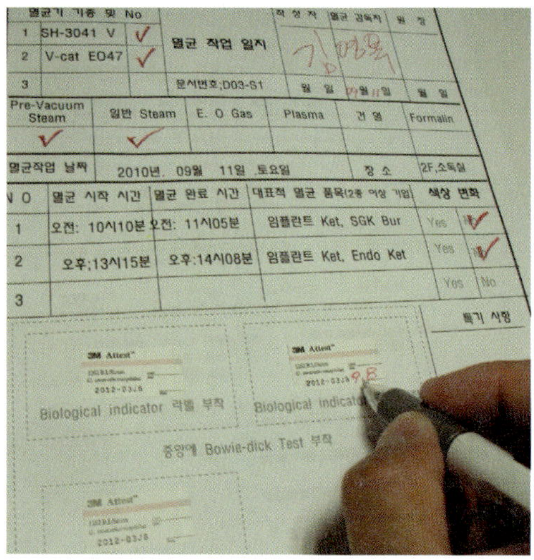

생물학적 인디케이터 라벨 날짜 기입

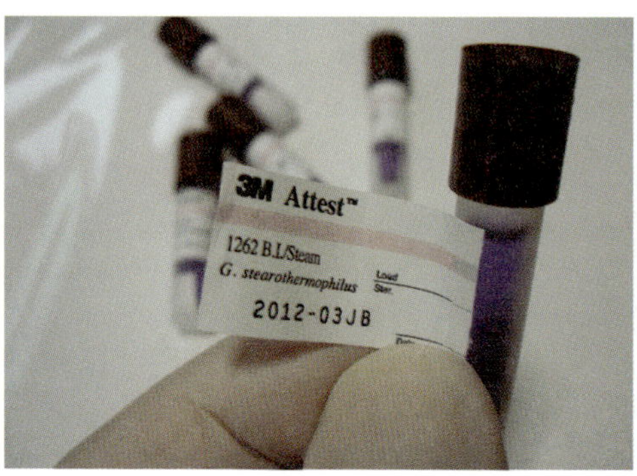

생물학적 인디케이터 라벨(model : 1262)

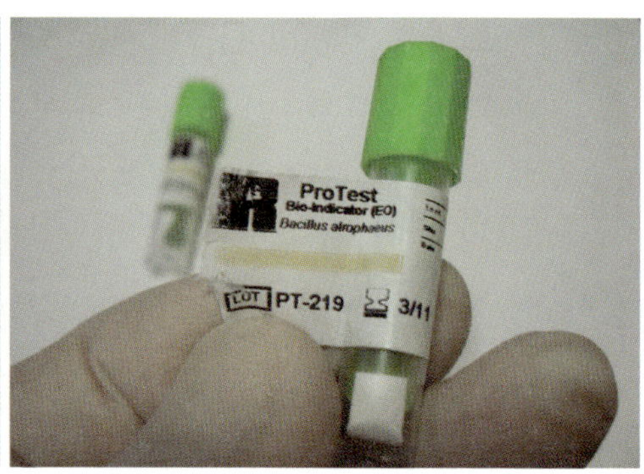

생물학적 인디케이터 라벨(Raven-05ci)

④ **참고자료**

a. 화학적 인디케이터는 멸균기와 멸균 사이클을 화학적으로 식별하기 위해서이다.

b. 화학적 인디케이터는 모양과 크기, 제조사마다 각 다른 색깔을 보유하고 있으므로 국제

인증의 요건에 맞는 것을 선택하여야 한다(ANSI/AAMI/CE).

c. 챔버에 여러 개의 멸균물 중 한 멸균(꾸러미)물이 부착된 화학적 인디케이터의 색깔변화가 의심스럽다고 해서 나머지 모든 멸균물이 같은 증상이 나타나는 것은 아니다. 화학적 인디케이터는 단지 멸균 사이클을 검증하는 하나의 과정일 뿐이며, 이것으로 성공적이고 신뢰하는 멸균을 결정할 수는 없다.

d. 멸균물(꾸러미) 표면과 카세트 내부에 2중으로 부착하여 멸균 신뢰성을 확인할 필요가 있다.

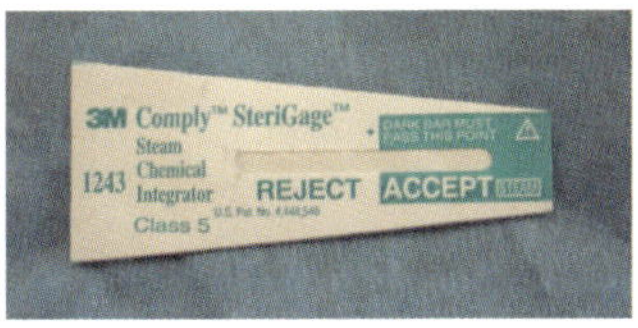

멸균 전 상태

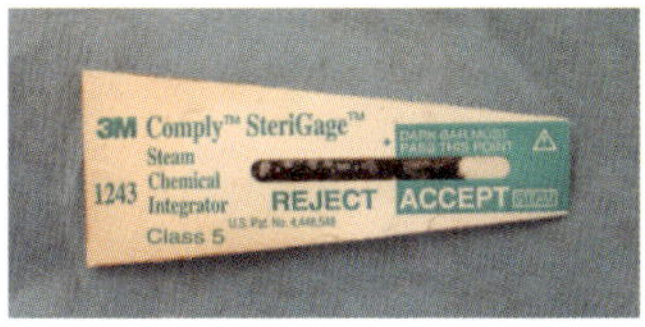

멸균 완료 상태

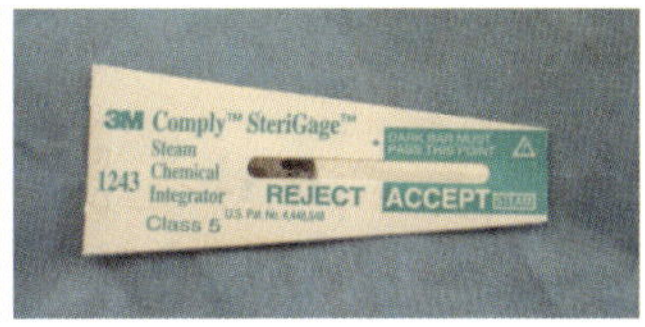

멸균 실패 상태

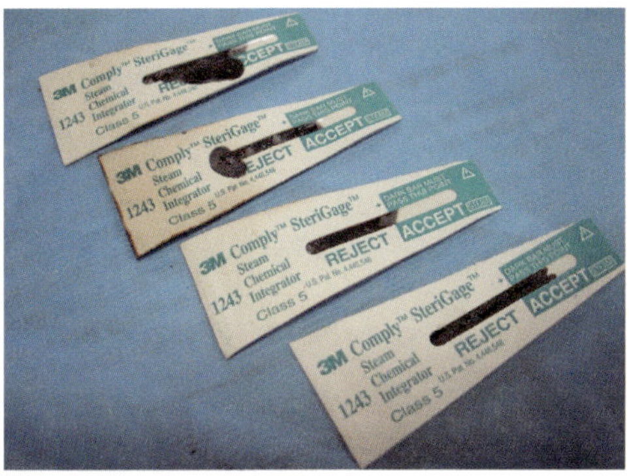

상위 3종류 멸균실패 상태와 맨 아래 멸균성공 상태

## (5) 효과적인 멸균방법

### ① 트레이 포장의 장재방법

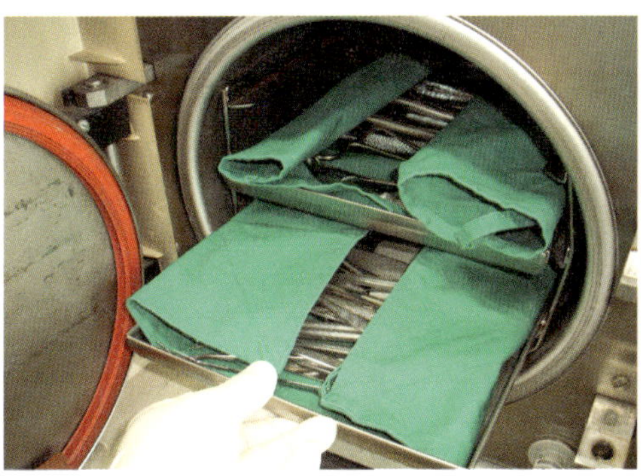
Open-type 기구멸균

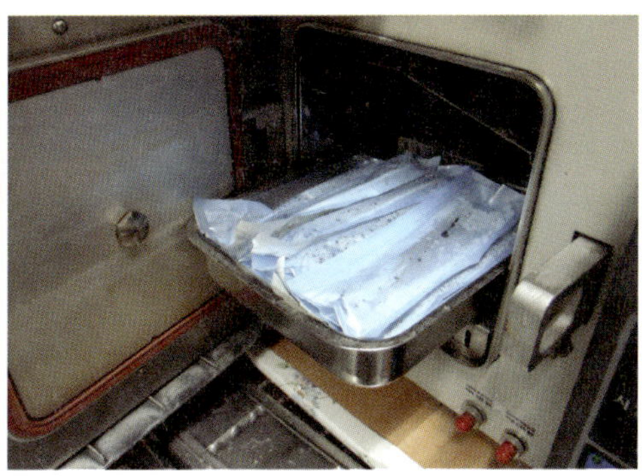
파우치 기구멸균

② 카세트 포장의 장재방법

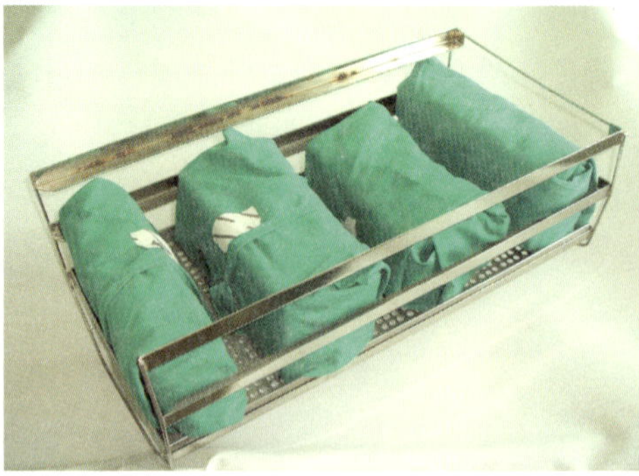

멸균물 간격유지

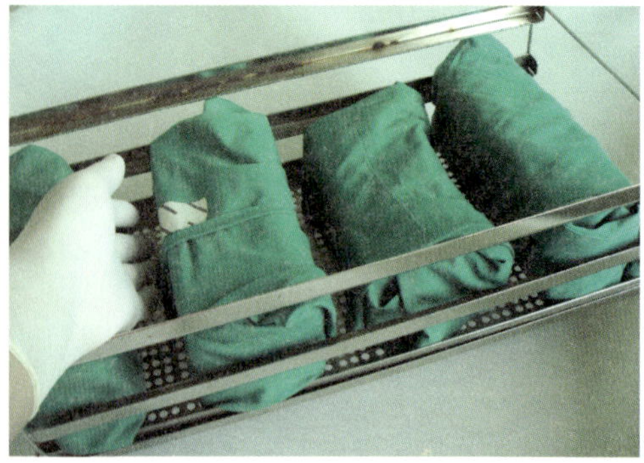

손바닥 두께만큼의 간격

③ 멸균물 장재 간격유지

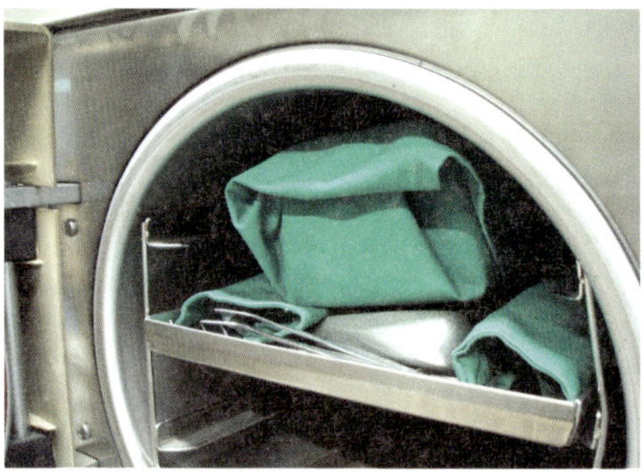

과도한 장재는 멸균 효율 저하

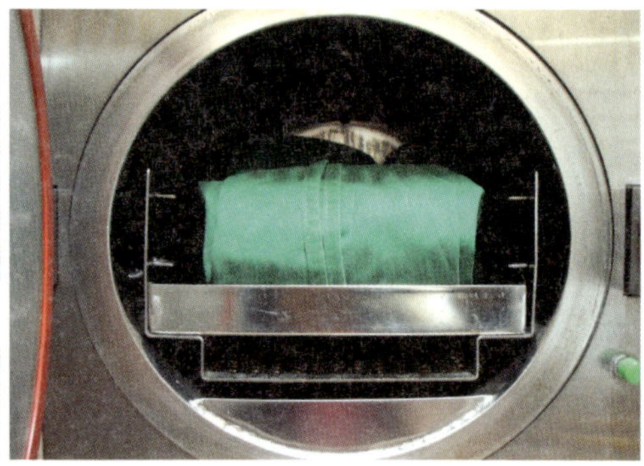

천장으로부터 5~7 cm 간격 유지

④ 멸균기의 수평과 간격유지

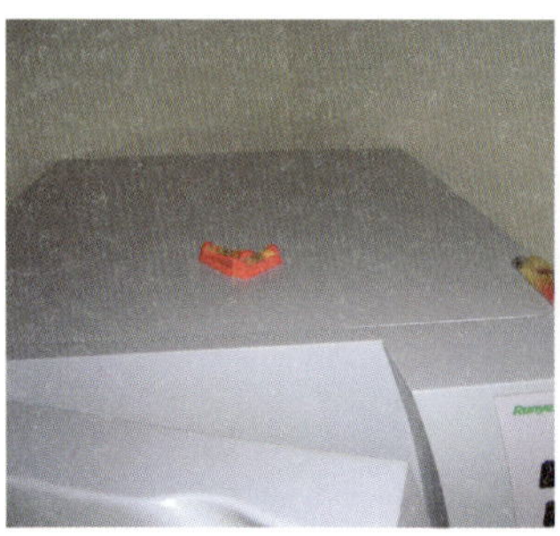

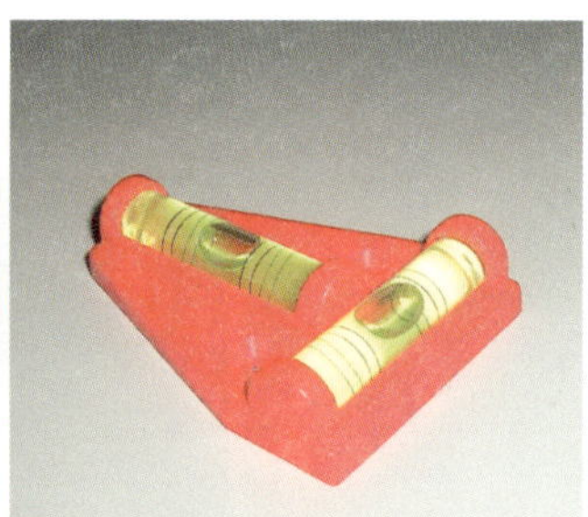

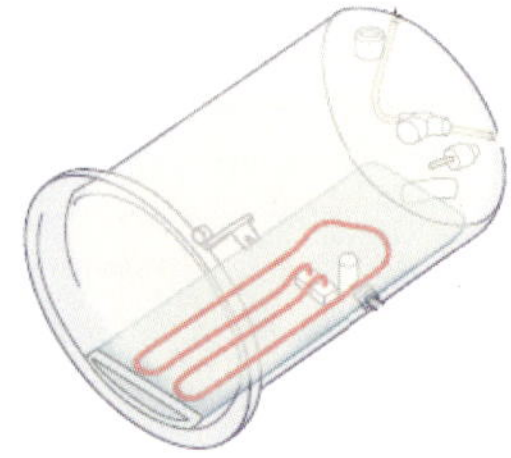

본체커버 상단에 수평계 측정

a. 챔버 하부에 부착된 밴드히터는 면적에 알맞게 체적 설계되어 있다.

b. 열전도 및 전류, 저항 등을 고려하였으나, 본체 기울기가 발생할 경우 밴드히터 기능과 멸균의 효과적인 시간이 연장되어 고장의 원인이 된다.

### ⑤ 챔버 내부 세척 및 부유물질 제거

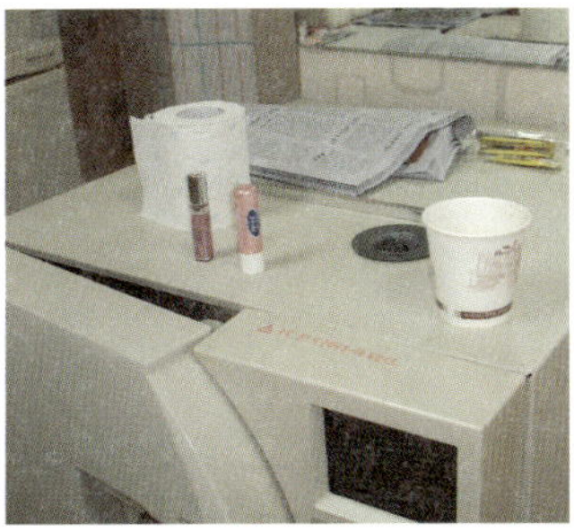

상부커버 위 청결상태 유지

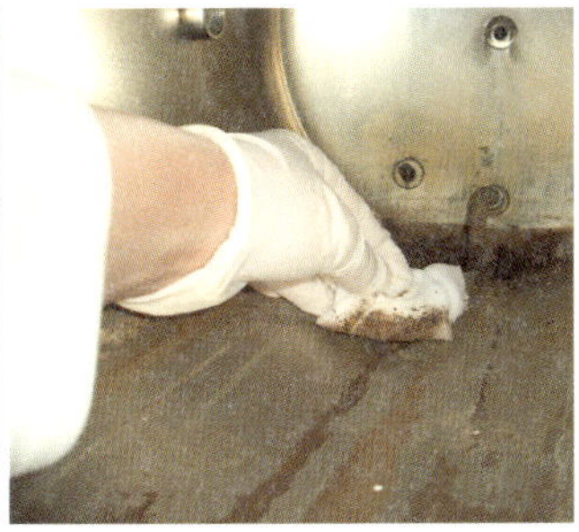

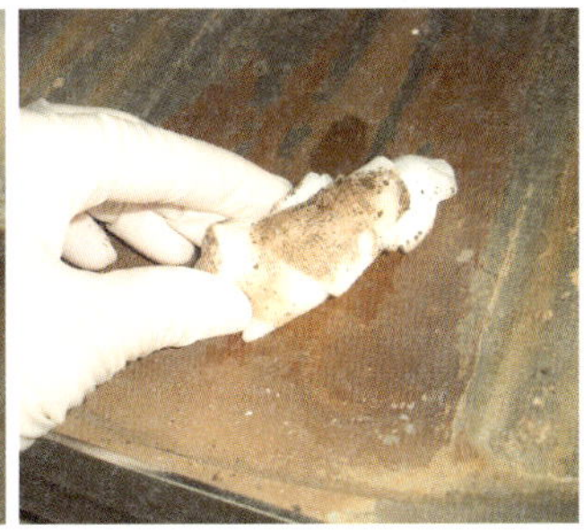

챔버 내부 증류수 세척

a. 챔버 내부 세척할 때는 증류수를 흡착시켜 거즈나 타월을 사용한다.
(챔버 전용세제 사용가능, 가능한 제조사 추천품 사용)

b. 수세미 또는 철수세미의 사용을 금지한다.

c. 멸균기 상부에 기타 물품을 올려놓을 경우 저수통으로 이물질이 낙하하여 오염시킬 우려가 매우 높다.

### ⑥ 챔버 내부 금속 이물질 제거

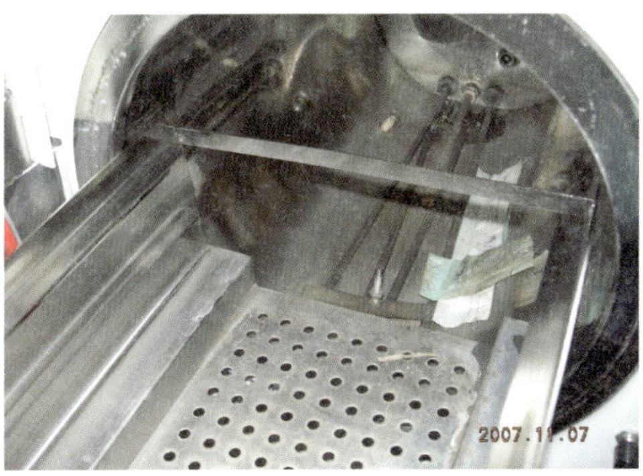


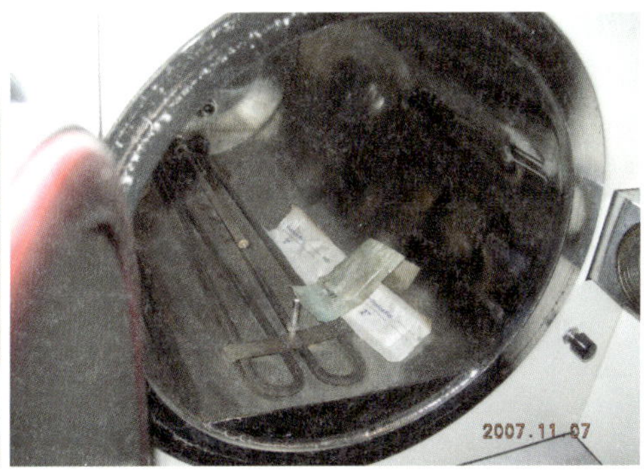


일반 기구류 및 버, 파일 누락

a. 엘리베이터, 포셉류 등 비중이 높은 기구류가 챔버 하부에 놓일 경우 밴드히터의 극부 현상과 전기적 저항이 발생하므로 주의하여야 한다.

### ⑦ 저수통 증류수 정기적 보충

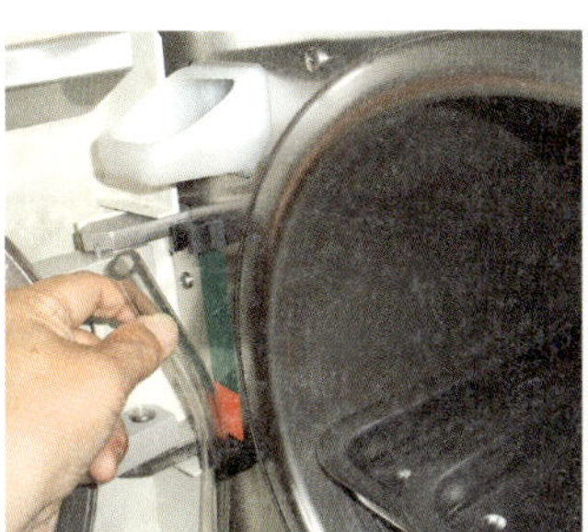

드레인 호스 고정 유무

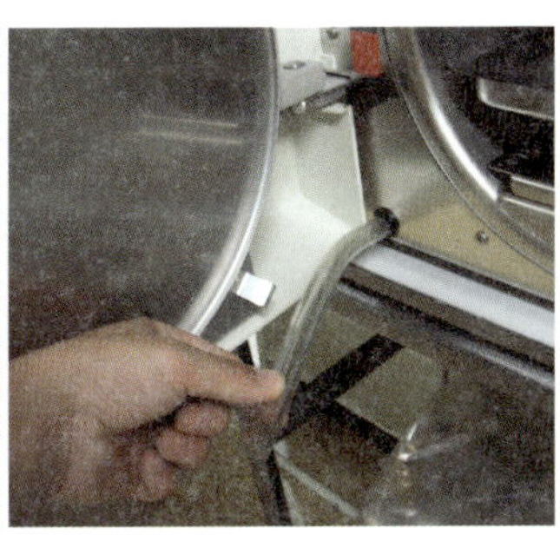

저수통의 증류수 제거

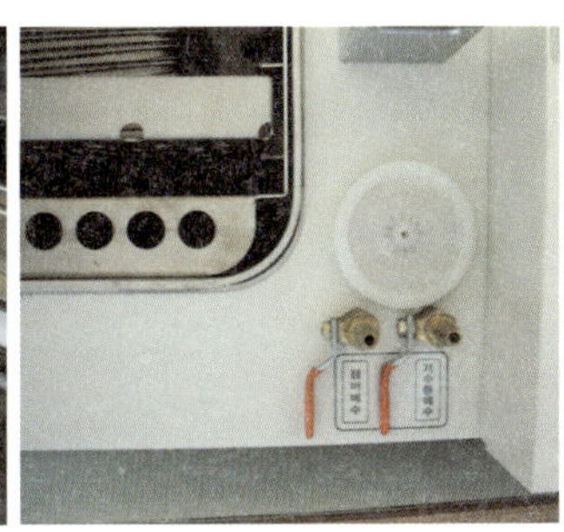

드레인 밸브 잠금상태 확인

a. 1개월에 1회 저수통 증류수를 교환하여야 한다.

b. 기타 구체적인 내용은 각기 제조사마다 관리사항이 다르므로 상품설명서를 참고하여야 한다.

c. 일반수돗물, 식염수, 정수기에서 정제된 물은 멸균기에 부적합하므로 반드시 증류수를 사용하도록 한다(챔버에 부식을 유발시키고 각 구간별 기능에 문제점을 발생시킨다).

**주의**

① 챔버의 부식과 구간별 기능의 문제는 약국에서 유통되는 식염수 통과 증류수 통의 크기와 모양이 비슷하여 육안으로 정확히 구분하지 못하는데서 발생한다.

② 치과위생사와 장비감염 관리자는 일반스텝들에게 상기내용부터 정확히 인식시키도록 하여야 한다.

### ⑧ 체계적인 기구관리와 추적성

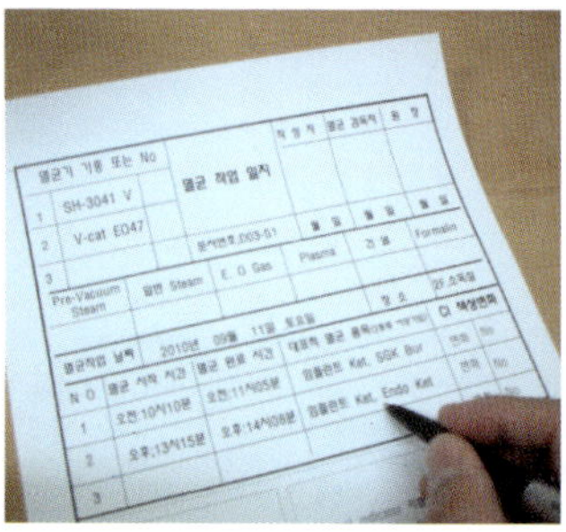

대표적인 기구품목 기입

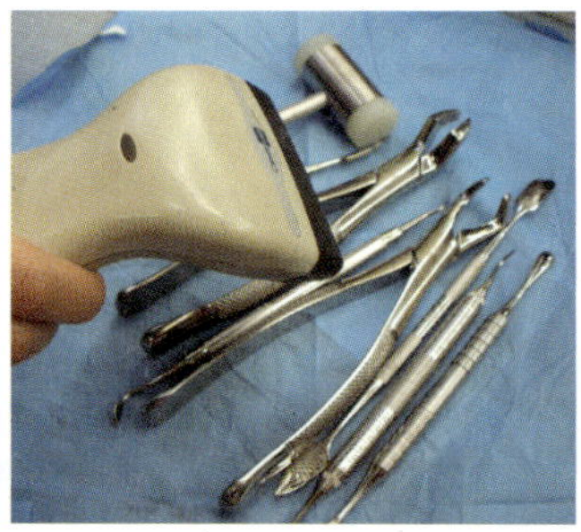

핸들리더기 인식 1

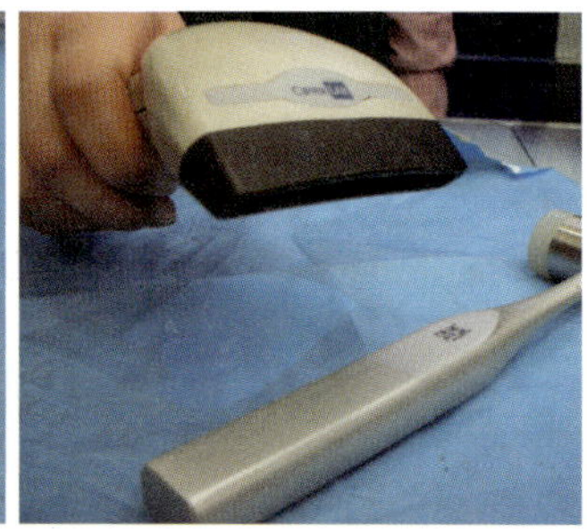

핸들리더기 인식 2(말렛)

a. 외과용 수술 기구류의 사용여부와 완전 멸균된 기구류 및 비 멸균된 기구사용 여부를 추적하기 위해 멸균업무일지에 최소 2품목을 기입한다.

b. 향후 수년 이내에는 RFID 시스템이 발달되어 리더기 사용으로 모든 기구류의 멸균공정을 확인할 수 있으며, 재고파악 및 공정관리등에 유용하게 적용될 전망이다.

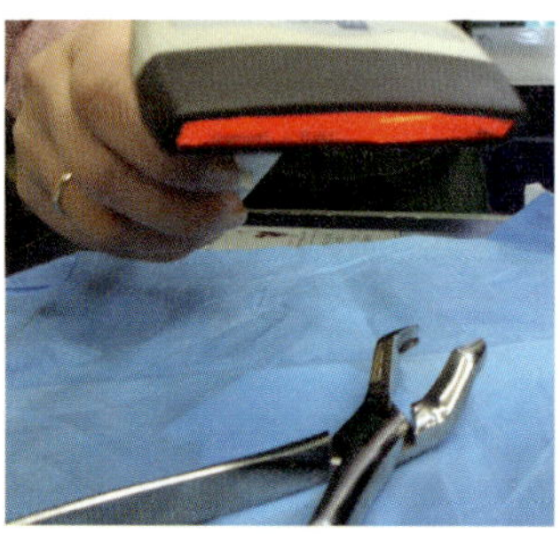

핸들리더기 인식 3(포셉)

1차원 바코드

Aztec DataMatrix QR

2차원 바코드

c. 현재 의료폐기물 관리와 수거, 운반에는 RFID 시스템을 의무적으로 적용하고 있다(12장 의료폐기물의 관리 및 처리 참고).

d. 외과용 기구류 표면에 2차원 바코드를 레이저마킹하여 상용화된다면 상품구입시기와 입 · 출고, 사용횟수, 적용대상자 추적성 등 과학적인 통합관리가 가능하게 된다.

## (6) 가스켓의 교환

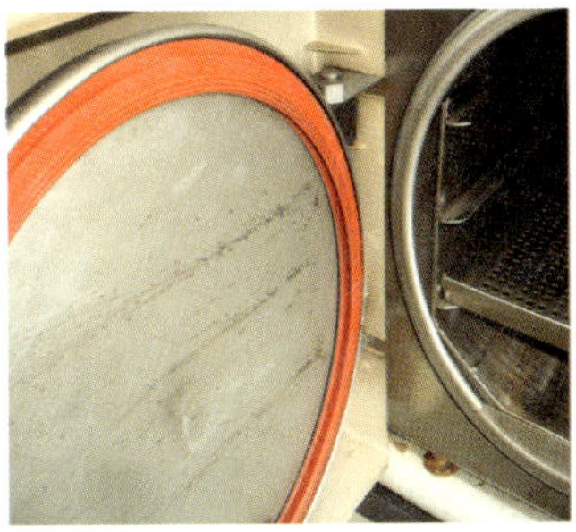

일반 스팀 멸균기 패킹 A

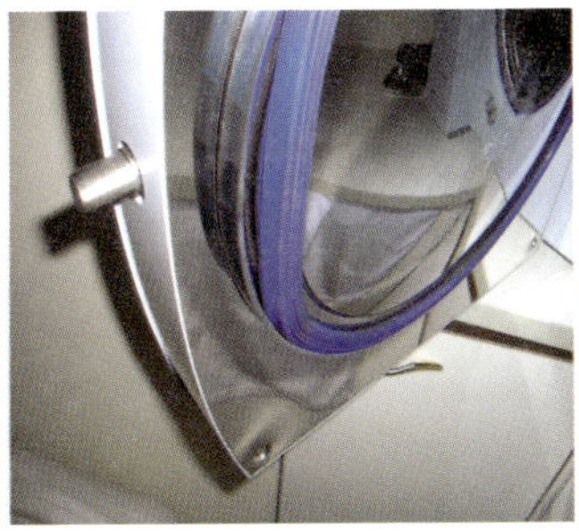

일반 스팀 멸균기 패킹 B

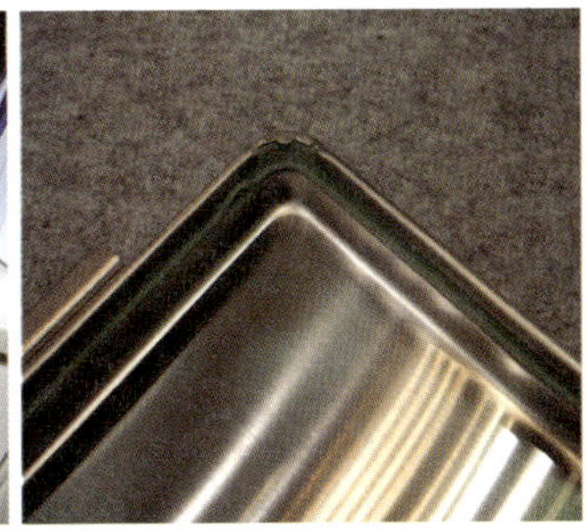

급속 스팀 멸균기 패킹

고압증기멸균기는 높은 열과 포화증기를 이용하여 멸균이 이루어지며 패킹을 중요시한다.

그 역할인 가스켓은 변형의 항복점을 최소화 할 수 있는 실리콘 계열의 재질로 제작되지만 성공적인 멸균과 안전을 위해 정기적인 교체를 해 주어야 한다. 국부적인 변형이 있을 경우 밀폐기능이 저하되며 포화증기 압력과 멸균 순환시간 연장으로 멸균의 신뢰성에 문제를 발생시킬 수 있다. 제조사마다 다르지만 평균 500~1,000회 정도에서 교환하는 것을 권장한다.

## (7) 멸균기 등급과 기준

① B class

포화증기를 이용하여 포장된 무공물질(고체), 중공물질(관), 다공물질(천) 등 침투성을 가진 제품을 멸균할 수 있는 등급이다.

② S class

포화증기를 이용하여 포장하지 않은 고체류의 제품과 제조자에 의해 특별히 명시된 제품을 멸균할 수 있는 등급이다.

③ N class

포화증기를 이용하여 포장하지 않은 고체류의 제품을 멸균할 수 있는 등급이다.

### 참고 설명

- 중공물질 : **핸드피스류**, 내시경 등 가늘고 길고 속이 비어있는 튜브형태로 된 의료기자재
- 다공물질 : **섬유류**, 스폰지, 붕대, 거즈, 마스크 등 린넨류된 의류품
- 무공물질 : **기구류**, 포셉류, 버, 파일, 스케일러 팁 등 금속형 고체의 의료기자재

## (8) Helix test란

공기제거가 안 되는 증기멸균기로는 엄격한 멸균성공의 기준을 충족시킬 수 없다. 멸균처리 후 미생물의 생존가능 개체수를 일백만분 일(sterility assurance level of $10^{-6}$ CFU/part) 이하로 규정하고 있다. 이 정도의 악조건에서 멸균효과를 얻기 위해서는 챔버나 멸균물 내부에 오염된 공

기 또는 비 응축성(no-condensable)기체가 남아있으면 일반적인 멸균(고압스팀, EO 가스)기능으로는 제거가 불가능하기에 진공장치를 사용하여 오염된 공기를 제거해야 한다.

① **중공부하(hollow lond A) 시험에 대한 규정**

중공기구(hollow lond)의 내부공기 존재여부를 시험하는 기구명칭은 PCD(process challenge device) 및 인디케이터 시스템은 유럽표준(EN867-1, EN867-5:2001, 4.5 및 EN13060:2004,8.9)에 규정되어 있다.

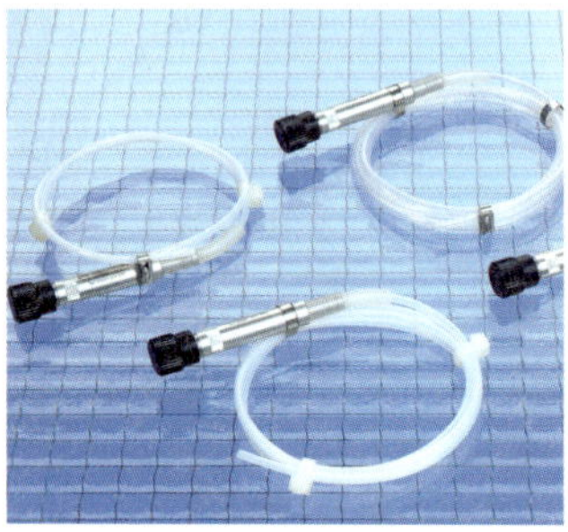

PCD 테스트 1

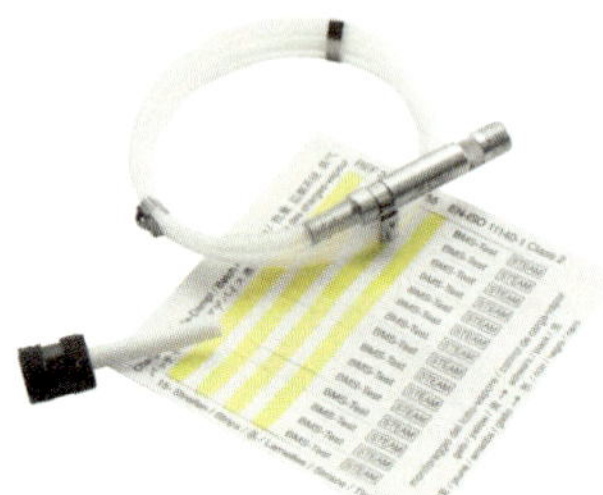

PCD 테스트 2

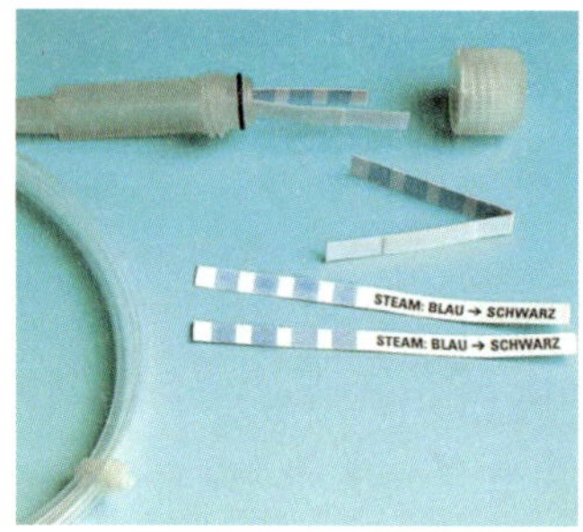


PCD 캡슐과 인디케이터

② **중공부하(hollow lond A) 시험규격**

PCD(process challenge device)는 PTFE(polytetrafluorethylene) 재질의 튜브(내경 2 mm × 길이 1.500 mm)에 인디케이터 시스템을 담는 금속제 캡슐을 연결한 장치이다.

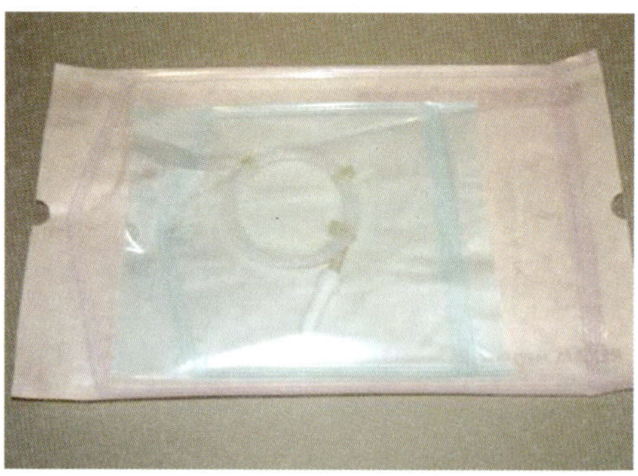

PCD test 준비과정

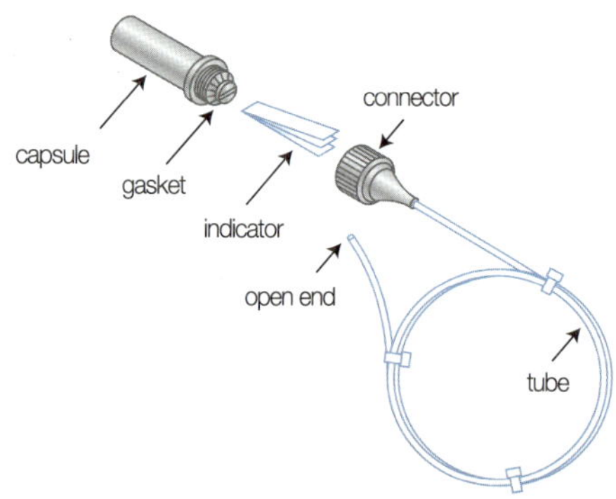


PCD 각부 명칭

③ **PCD test의 판정기준**

화학적 인디케이터 시스템은 공기제거 및 증기침투를 확인하고, 멸균성을 보증하는 기준이 된다.

a. 인디케이터 색상이 전부 노랑색에서 검정색으로 변하면 '합격' 판정한다.

b. 인디케이터 색상이 일부 노랑색이 남아있거나, 다갈색일 경우 오염된 공기나 비응축성 가스가 존재하는 것으로 판단하고 '불합격' 판정한다.

④ PCD test의 온도와 시간조건

최소한 134℃/3분, 121℃/15분의 조건에서 멸균과정을 진행한다.

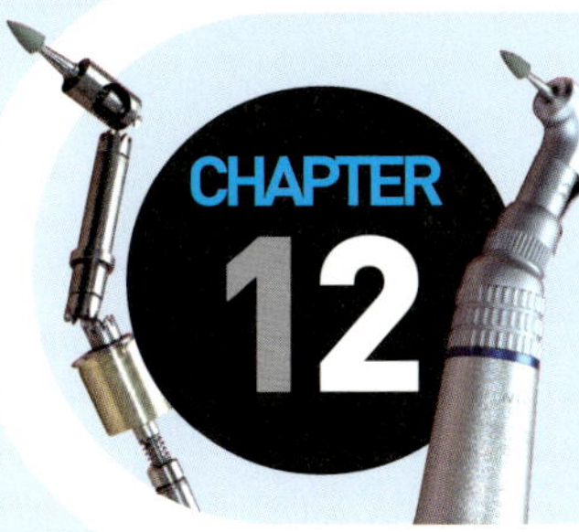

CHAPTER 12

| PART 02 | 치과감염관리의 적용

# 의료폐기물의 관리 및 처리

## 1. 의료폐기물관리의 환경보전을 위한 필수요건

전국에서 발생하는 의료폐기물이 부적절하게 처리될 경우 수질, 토양오염 및 생태계 파괴 등으로 2차 환경오염을 유발할 수 있다. 특히 인체에 직접 감염 위해를 줄 우려가 있는 심각한 의료폐기물의 경우, 유출되어 오염되었을 때를 생물학전에 비유할만큼 국민건강 및 주변 동·식물, 생태계에 미치는 영향이 치명적이므로 이에 보관, 운반, 유통, 처리가 보다 강력한 법적마련과 관리가 요구된다.

## 2. 의료폐기물의 관리

### 1) 폐기물관리법에 따른 정의

#### (1) 의료폐기물이란

보건, 의료기관, 동물병원, 시험 및 검사기관 등에서 배출되는 폐기물 중 인체조직 등 적출물 또는 동물의 사체 등 공중보건과 환경보호에 특별한 관리가 필요하다고 인정되는 폐기물로써 대통령령으로 정하는 폐기물(환경부, 폐기물 관리법 제2조 제5호 참고)을 말한다.

※ 의료폐기물은 지정폐기물의 하나임(지정폐기물이란 : 사업장 폐기물 중 폐유, 폐수 등 주변 환경을 오염시킬 수 있거나 의료 폐기물 등 인체에 위해를 줄 수 있는 유해한 물질).

## 2) 폐기물 분류와 구성

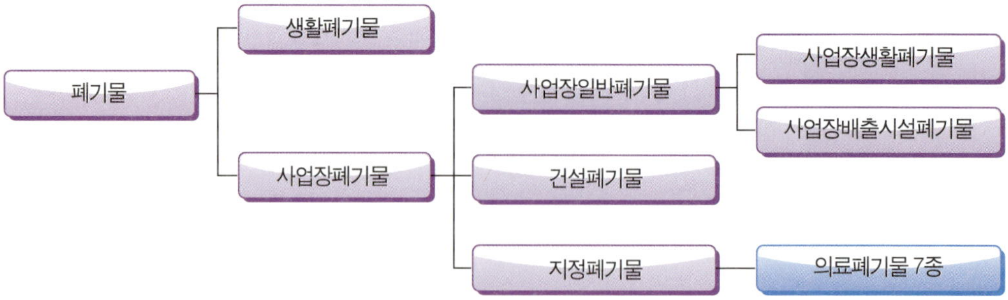


## 3) 의료폐기물의 종류와 해석

의료폐기물은 폐기물관리법 제4조 관련 시행령에 의해 '격리의료폐기물, 위해의료폐기물, 일반 의료폐기물' 의 세 가지로 구분한다.

### (1) 격리의료폐기물

전염병관리법 제2조제1항에 의한 전염병으로부터 타인을 보호하기 위하여 격리된 사람에 대한 의료행위에서 발생한 일체의 폐기물을 말한다.

### (2) 위해의료폐기물

① **조직물류폐기물** : 인체 또는 동물의 조직, 장기, 기관, 신체의 일부, 동물의 사체, 혈액, 고름 및 혈액 생성물(혈청, 혈장, 혈액제제)을 말한다.

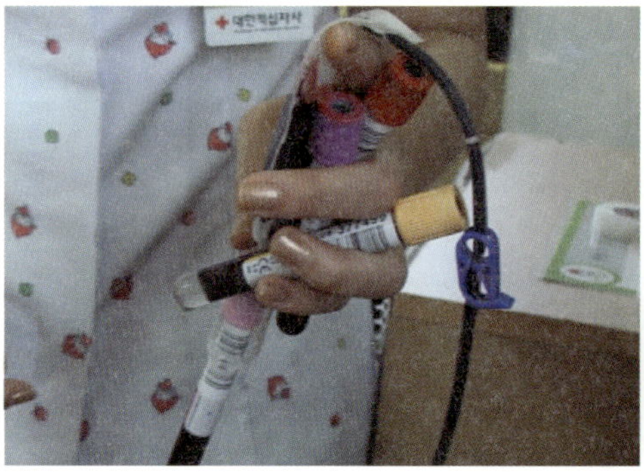

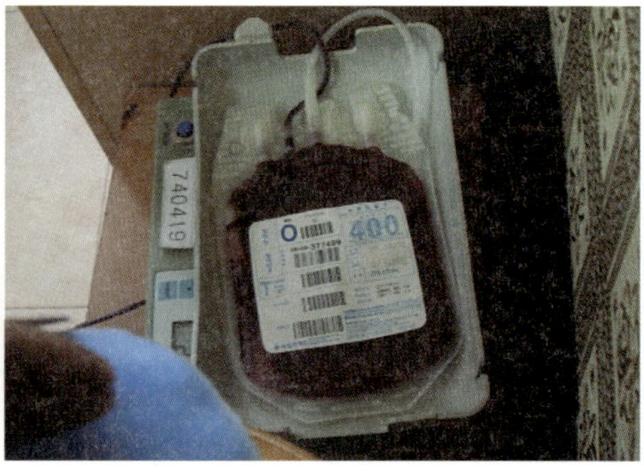

② **병리계폐기물** : 시험, 검사 등에 사용된 배양액, 배양요기, 보관균주, 폐시험관, 슬라이드, 커버글라스, 폐배지, 폐장갑을 말한다.

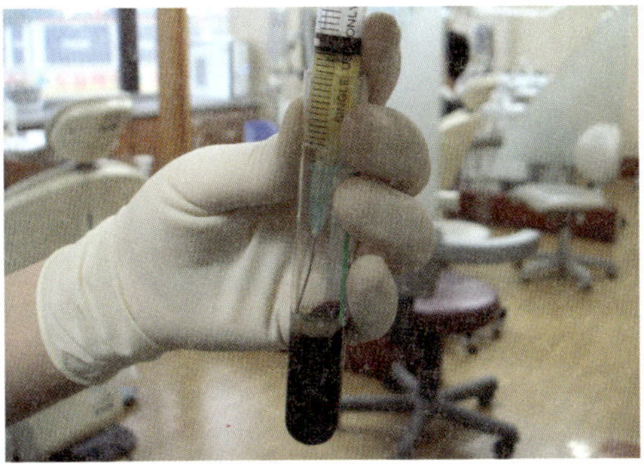
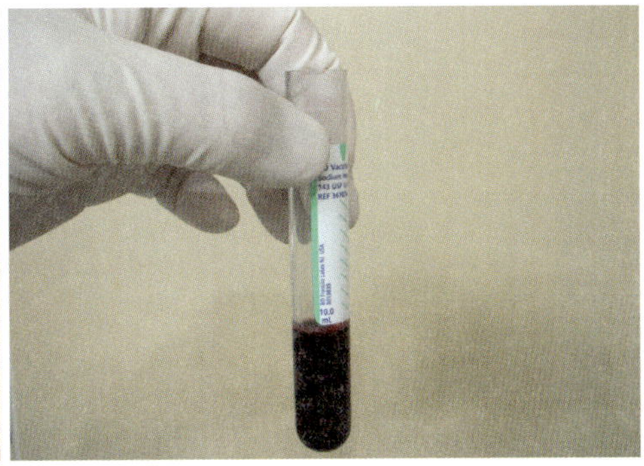

③ **손상성폐기물** : 주사바늘, 봉합바늘, 수술용 칼날, 한방침, 치과용 침(file류), 파손된 유리재질의 시험기구를 말한다.

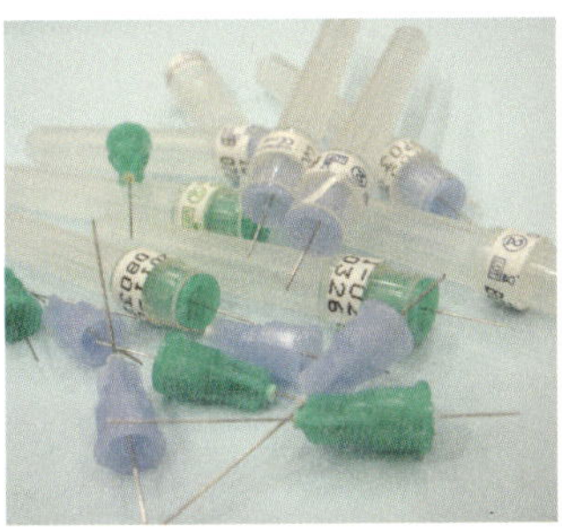
치과용 주사침

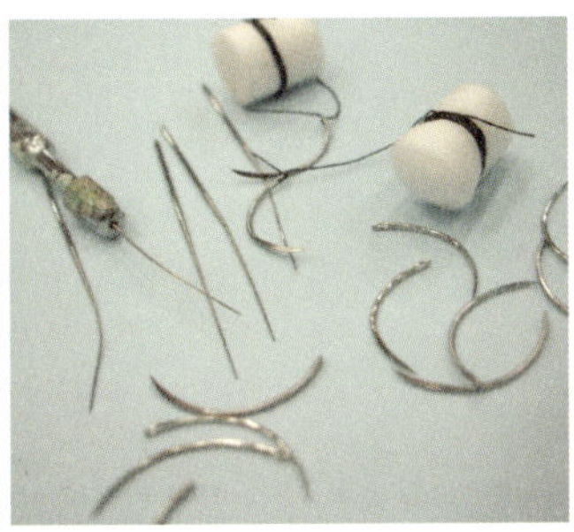
봉합바늘(환, 각침)

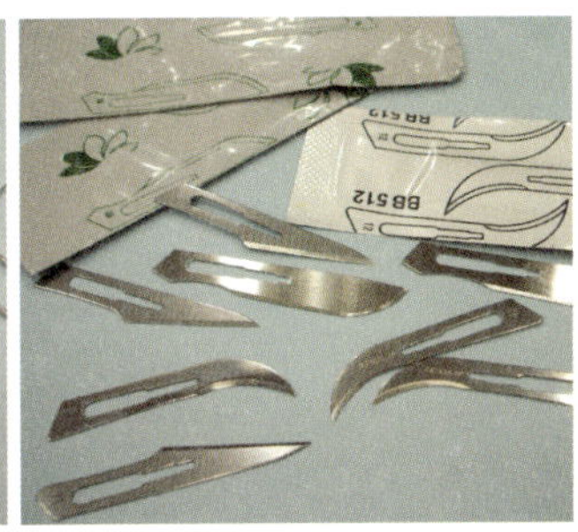

수술용 칼날

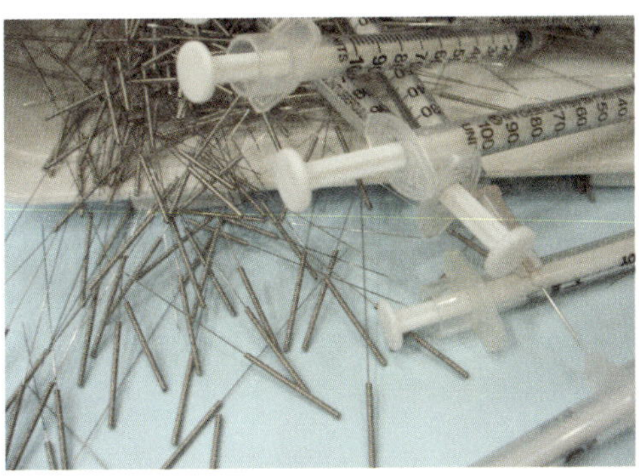
한방용 침 및 주사기

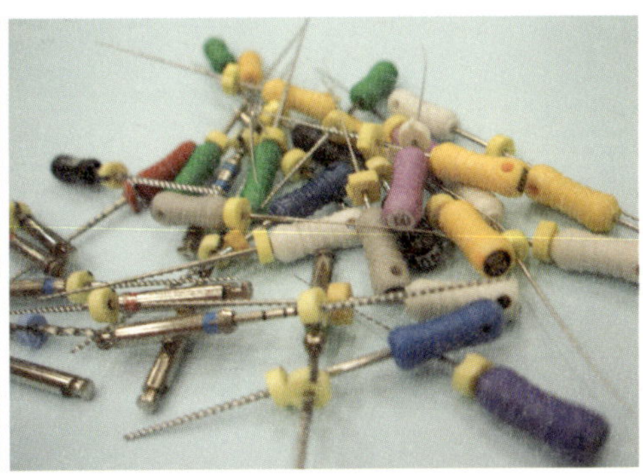
각종 파일류

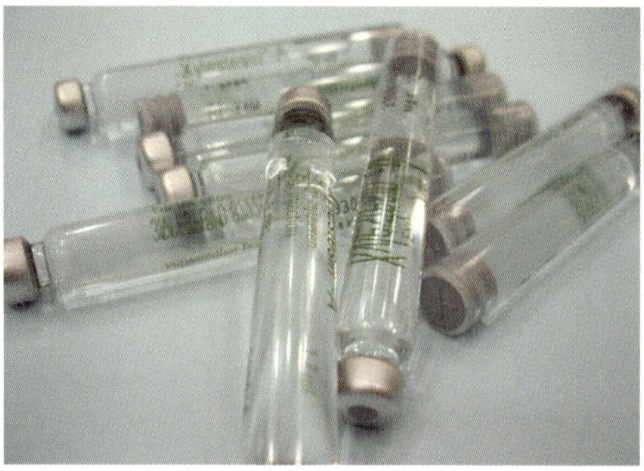

치과용 리도카인

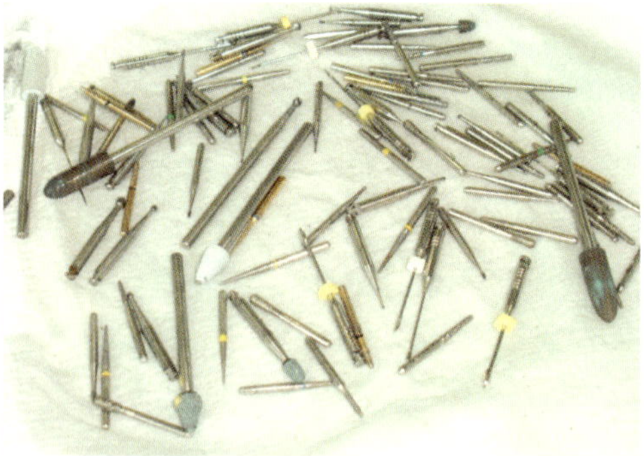

각종 버

④ **생물, 화학폐기물** 폐백신, 폐항암제, 폐화학 치료제 등이다.

⑤ **혈액오염폐기물** 폐혈액백, 혈액투석 시 사용된 폐기물, 그 밖에 혈액이 유출될 정도로 포함되어있어 특별한 관리가 필요한 폐기물 이다.

### (3) 일반의료폐기물

혈액, 체액, 분비물, 배설물이 함유되어 있는 탈지면, 붕대, 거즈, 일회용 기저귀, 생리대, 일회용 주사기, 수액세트 등이다.

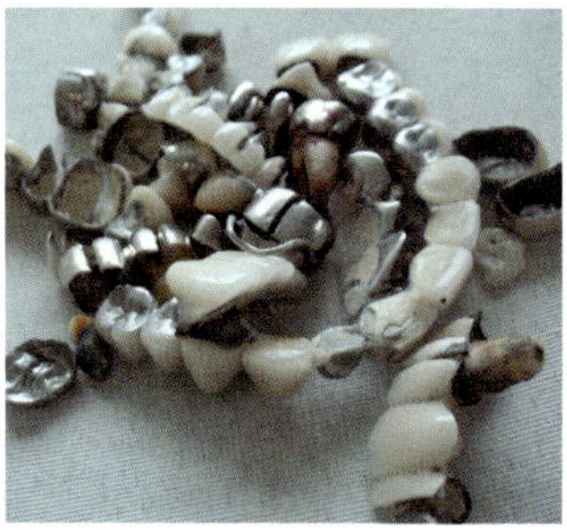

발치된 폐 보철

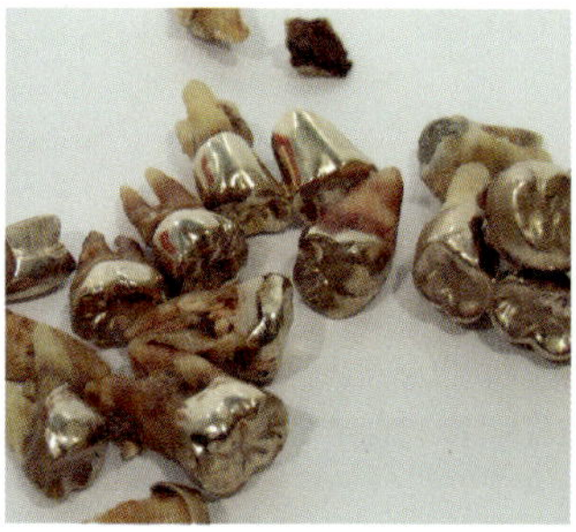

발치된 폐 보철

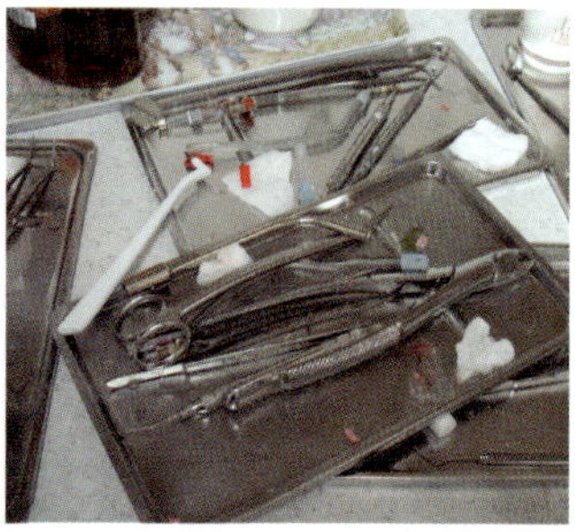

거즈, 탈지면, 커튼롤

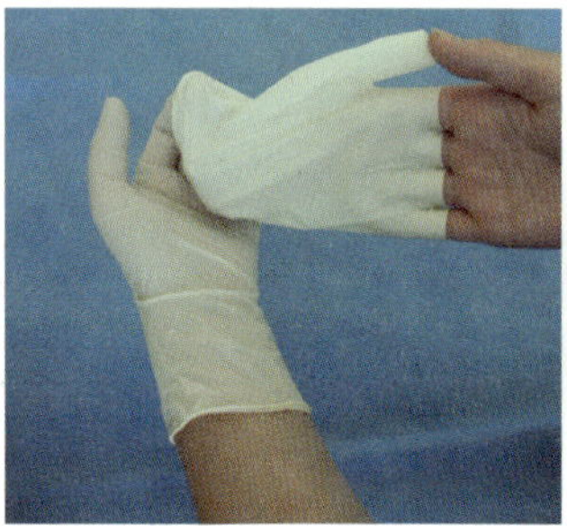

수술용 및 일반 글러브

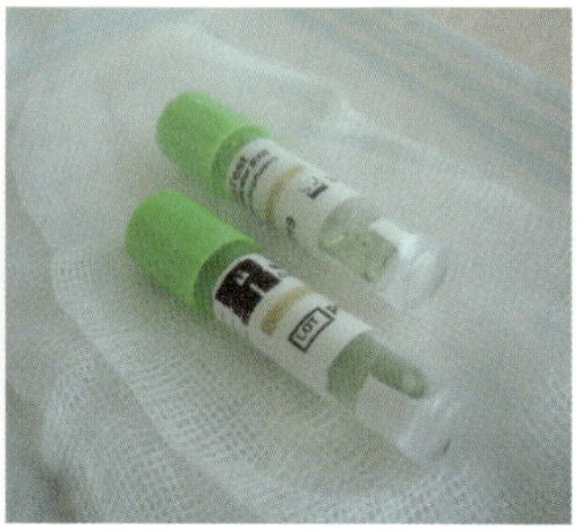

생물학적 인디케이터

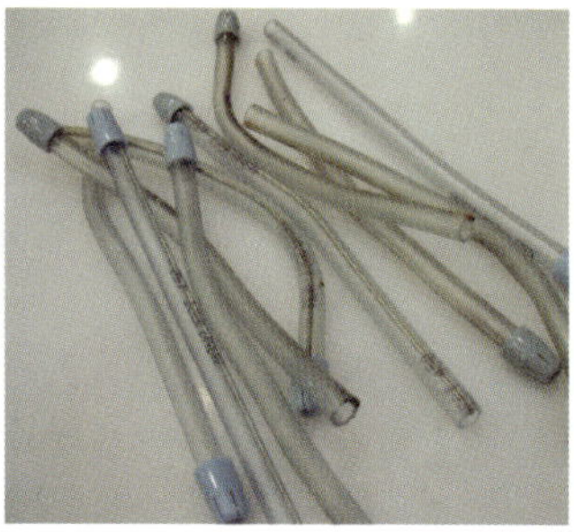

1회용 석션 팁

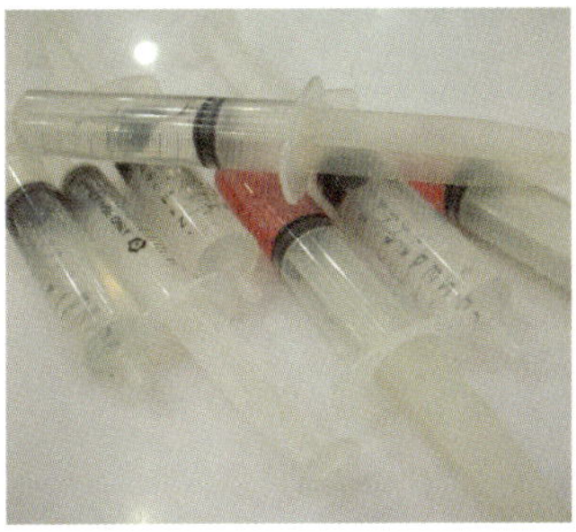

1회용 주사기

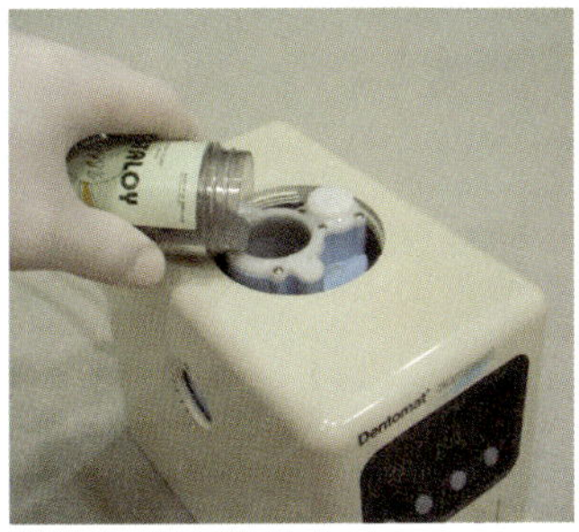

아말감 파우더

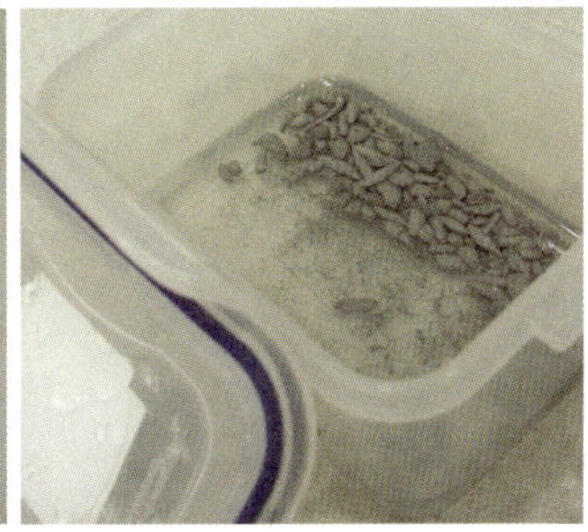

폐 아말감 덩어리

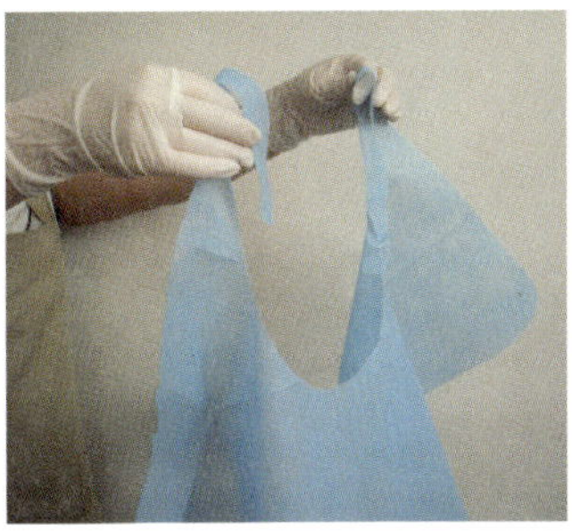

1회용 에이프런

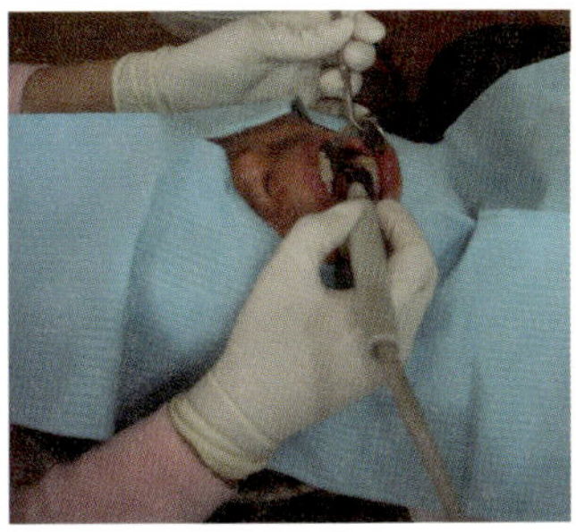

1회용 구멍포

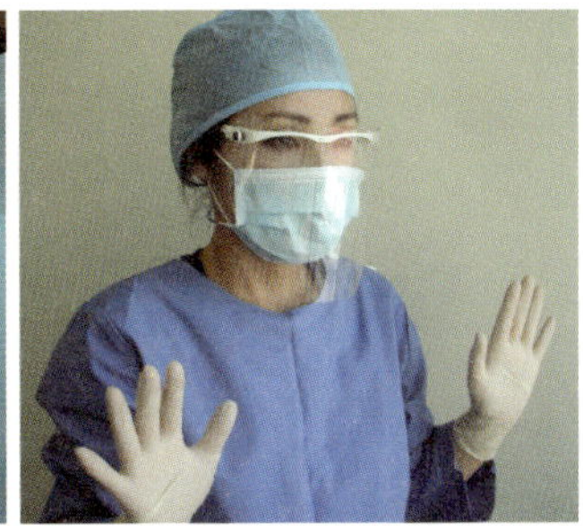

1회용 마스크, 헤어캡

### 참고

- 생물학적 인디케이터(biological indicator)는 생물학적 지시제로 균주성장반응을 판독한 후 멸균기에 사멸한 후 폐기물처리 하도록 한다.
- 의료폐기물이 아닌 폐기물이 의료폐기물과 혼합되거나 접촉되었을 경우 의료폐기물과 동등하게 간주한다.

## 4) 의료폐기물의 발생기관이란

① 「의료법」 제3조에 따른 의료기관

② 「지역보건법」 제7조 및 제10조에 따른 보건소 및 보건지소

③ 「농어촌 등 보건의료를 위한 특별조치법」 제15조에 따른 보건진료소

④ 「혈액관리법」 제6조에 따른 혈액관리업무를 하는 혈액원

⑤ 「검역법」 제28조에 따른 검역소 및 「가축전염병예방법」 제30조에 따른 동물 검역기관

⑥ 「수의사법」 제2조제4호에 따른 동물병원

⑦ 국가나 지방자치단체의 시험 · 연구기관(의학 · 치과의학한의학 · 약학 및 수의학에 관한 기관을 말한다)

⑧ 대학 · 산업대학 · 전문대학 및 그 부속시험 · 연구기관(의학 · 치과의학 · 한의학 · 약학 및 수의학에 관한 기관을 말한다)

※ 생명과학 · 생명의학 등의 유관학과는 의료폐기물 발생기관에서 제외

⑨ 학술연구나 제품의 제조 · 발명에 관한 시험 · 연구를 하는 연구소(의학 · 치과학 · 한의학 · 약학 및 수의학에 관한 연구소를 말한다)
⑩ 「장사 등에 관한 법률」 제25조에 따른 장례식장
⑪ 「행형법」 제2조의 교도소 · 소년교도소 · 구치소 등에 설치된 의무시설
⑫ 「의료법」 제35조에 따라 설치된 기업체의 부속의료기관으로서 면적이 100 m² 이상인 의무시설
⑬ 「군통합병원령」에 따라 사단급 이상 군부대에 설치된 의무시설
⑭ 「노인복지법」 제34조 제1항 제1호에 따른 노인요양시설
⑮ 법 제46조에 따라 의료폐기물 중 태반의 재활용 신고를 한 사업장
⑯ 「인체조직안전 및 관리 등에 관한 법률」 제13조제1항에 따른 조직은행
⑰ 그 밖에 환경부장관이 정하여 고시하는 기관

## 3. 의료폐기물 보관기준 및 기간

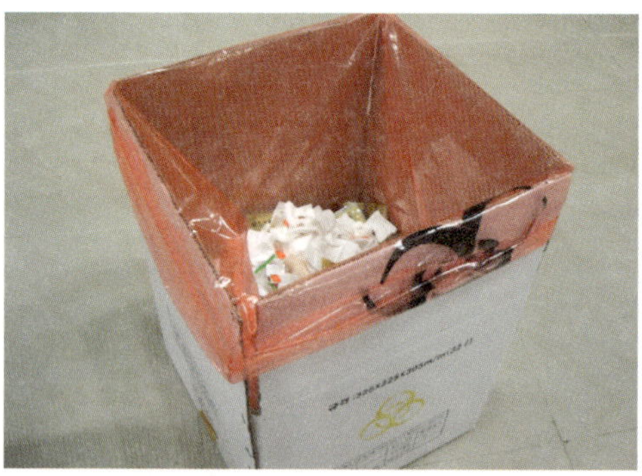

32리터(325×325×305 mm) : 일반 의료폐기물함

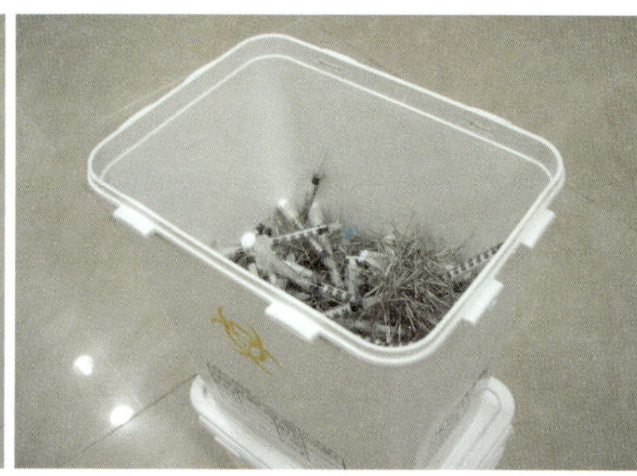

5리터 : 손상성 폐기물함

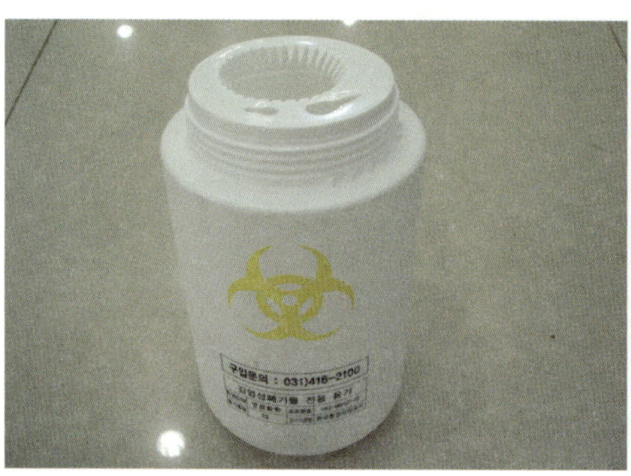

2리터 : 손상성 폐기물함

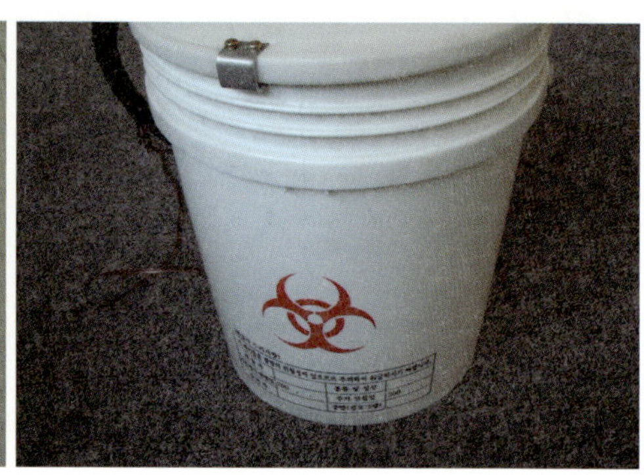

10리터 : 격리의료폐기물

| 폐기물 종류 | | 전용용기(도형색상) | 보관시설 | 보관기간 |
|---|---|---|---|---|
| 격리의료폐기물 | | 상자형 합성수지류(붉은색) | 성상이 조직물류일 경우 : 전용보관시설(4℃ 이하) | 7일 |
| 위해 의료 폐기물 | 조직물류폐기물 | 상자형 합성수지류(노란색) | 전용보관시설(4℃ 이하) | 15일(치아는 60일) |
| | (재활용하는 태반) | 상자형 합성수지류(녹색) | 전용보관시설(4℃ 이하) | 15일 |
| | 손상성 폐기물 | 상자형 합성수지류(노란색) | 전용보관시설(4℃ 이하) 또는 전용의 보관창고 | 30일 |
| | 병리계 폐기물 | 합성수지류, 골골판지류 또는 봉투형(노란색) | 전용보관시설(4℃ 이하) 또는 전용의 보관창고 | 15일 |
| | 생물화학 폐기물 | 합성수지류, 골골판지류 또는 봉투형(노란색) | 전용보관시설(4℃ 이하) 또는 전용의 보관창고 | 15일 |
| | 혈액오염폐기물 | 합성수지류, 골골판지류 또는 봉투형(노란색) | 전용보관시설(4℃ 이하) 또는 전용의 보관창고 | 15일 |
| 일반의료폐기물 | | 합성수지류, 골골판지류 또는 봉투형(노란색) | 전용보관시설(4℃ 이하) 또는 전용의 보관창고 | 15일 |

## 4. 의료폐기물의 관리와 RFID 시스템

### 1) 의료폐기물의 수집과정 및 처리단계

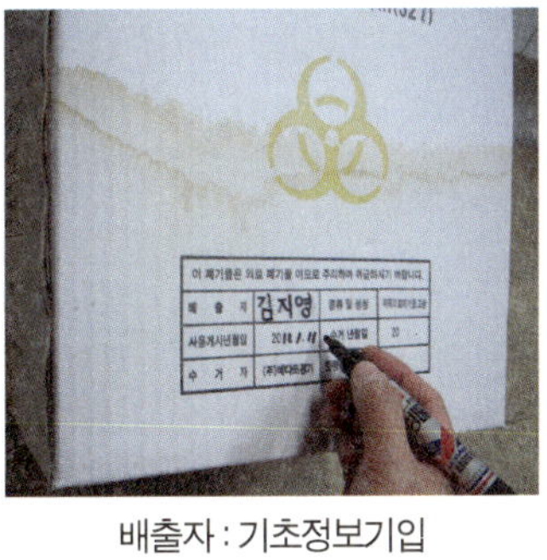


배출자 : 기초정보기입
병(의)원명, 배출 날짜 등

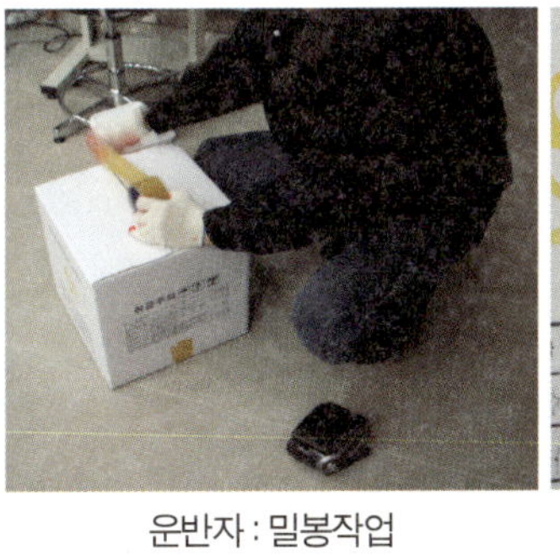

운반자 : 밀봉작업

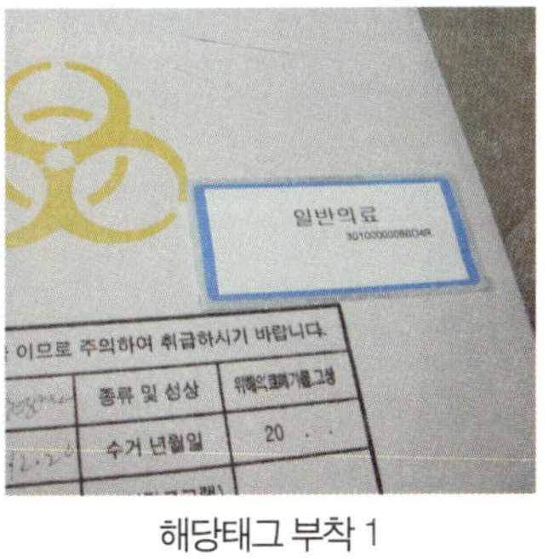


해당태그 부착 1
(일반폐기물)

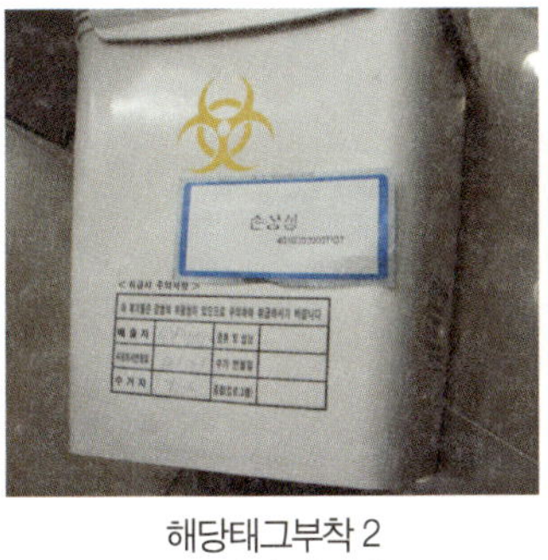


해당태그부착 2
(손상성 폐기물)

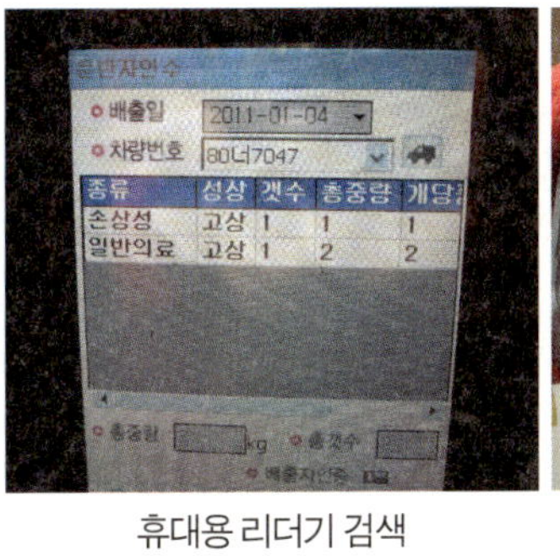


휴대용 리더기 검색
(RFID 접속과정)

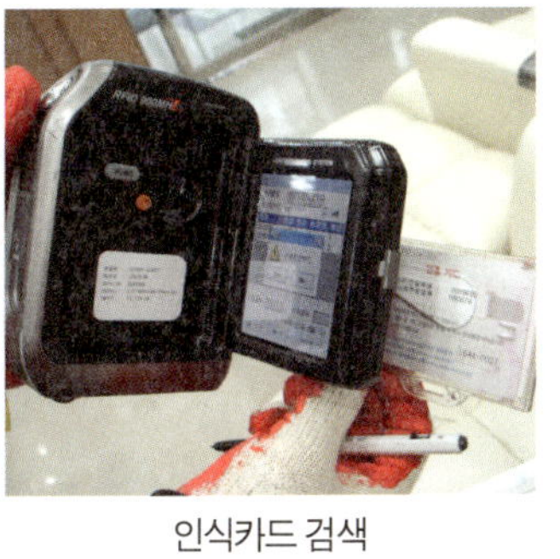

인식카드 검색
(운반차량 인식확인)

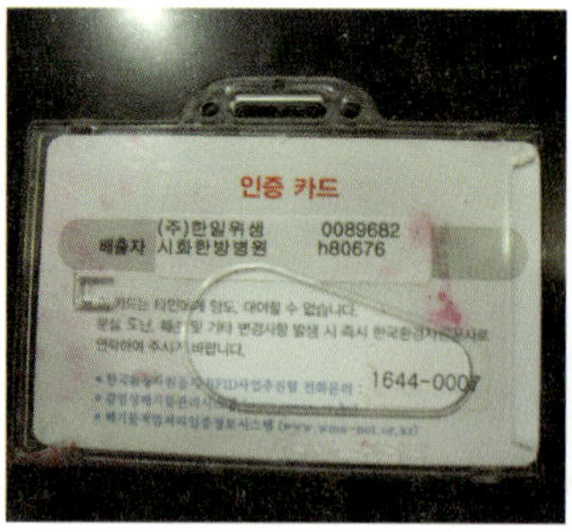

인식카트

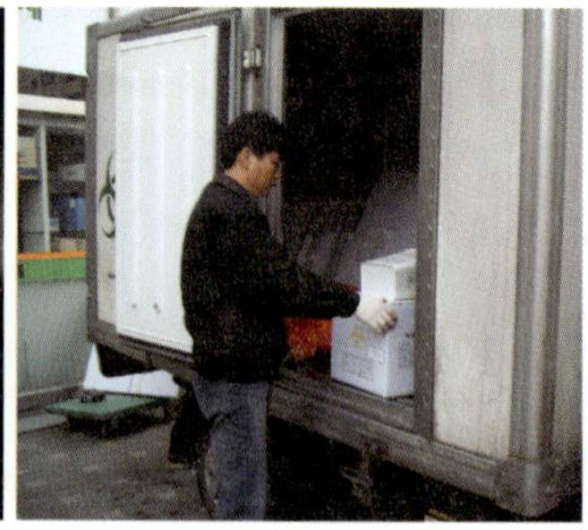
차량이동 및 적재

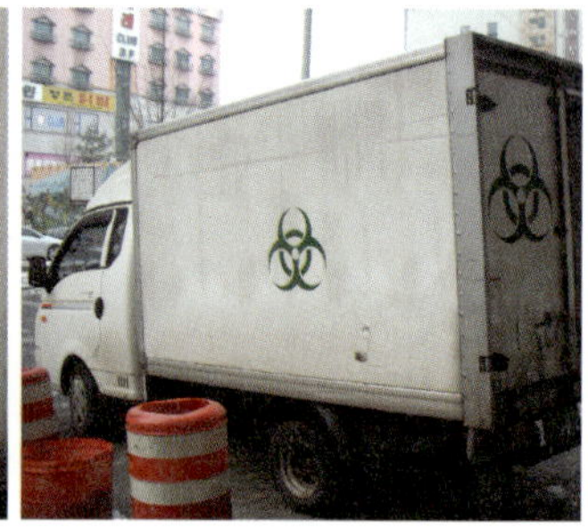
폐기물적재창고 이동

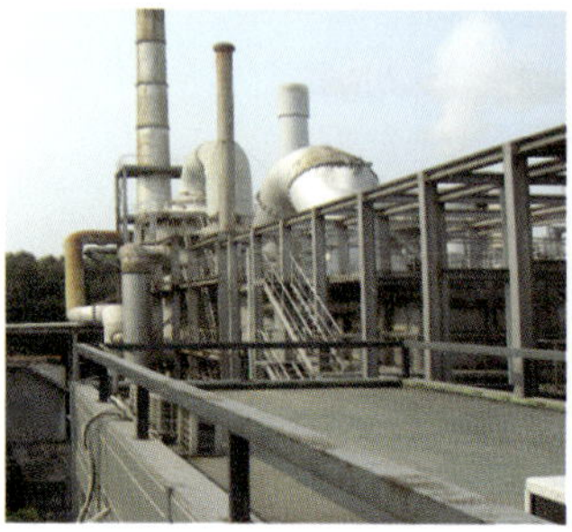
폐기물장소

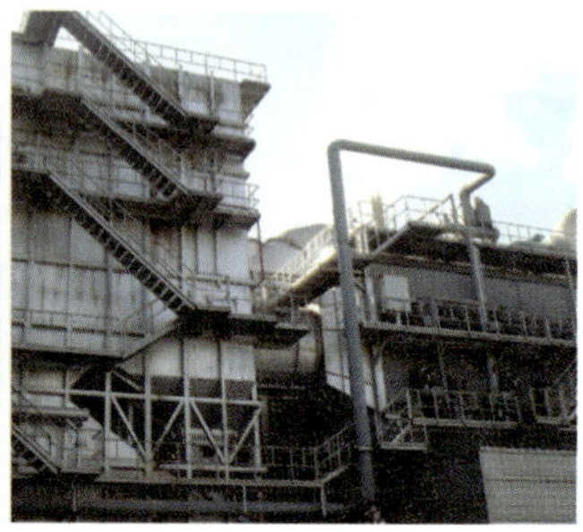
폐기물 및 소각단계

## 2) RFID 시스템 개요

### (1) 정의

전자태그 및 전자태그 리더기(reader)에 의료폐기물의 배출, 인수, 운반, 소각 등의 모든 진행 과정을 입력하여 그 정보를 한국환경자원공사에 중앙전산시스템(www.allbaro.or.kr)으로 실시간 전송하는 시스템이다.

### (2) RFID(radio frequency identification)

무선주파수 인식기술로 전파를 쏘고 되돌아오는 신호를 인식하여 물체의 종류를 구분하던 방법이다. 2차 세계대전부터 응용되었는데 기술의 진보로 상품을 관리하는 기술로 진화하게 되었다. 대표적인 예로 고속도로 '하이패스' 기능과 흡사하다. RFID는 사람을 포함한 모든 사물에 붙이는 전자태그(tag)에 고유의 정보를 입력하고, 리더기를 통해 정보를 인식하고 유비쿼터스 인터넷 발전으로 인공위성이나 이동통신망, 인터넷 망과 연계하여 정보시스템과 통합할 수 있다.

### (3) RFID 사용 의무화

① RFID 의료폐기물 관리시스템 법적의무화 시행(2008년 8월 4일부터)

② 폐기물관리법 제18조3항 규정

③ 환경부령으로 정하는 사업장폐기물을 배출, 운반 또는 처리하는 자는 그 폐기물을 배출, 운반 또는 처리할 때마다 폐기물의 인계, 인수에 관한 내용을 환경부령으로 정하는 바에 따라 제45조제2항에 따른 전자정보처리 프로그램에 입력하여야 한다.

### (4) RFID 사용 목적

① 의료폐기물 유통과정을 투명하고 신속하게 통합처리한다. 무선으로 정보를 인식할 수 있으며, 실시간 보고, 적정처리 여부를 신속하게 처리할 수 있다.

② 의료폐기물 관리의 효율성을 극대화시키며 인수, 인계에 관한 사항을 별도의 입력없이 무선으로 보고할 수 있어 관리비용을 최소화시킬 수 있다.

③ RFID 기반 의료폐기물 관리시스템의 성과로 타 폐기물 관리에도 확대 적용가능하다.

### (5) 법적근거 및 주요내용

| 분류 | 구분 | 법('08. 8. 4 시행) | 관련 시행규칙('08. 8. 4 시행) |
|---|---|---|---|
| 시스템 운영전반 | 관련조항 | 제18조 제3항 | 제20조 제2항 |
| | 주요내용 | 의료폐기물은 무선주파수인식방법(RFID)을 이용하여 전자정보처리프로그램에 입력 | 고시의 법적 근거 명기 |
| 폐기물운반 중 휴대서류 | 관련조항 | 제19조 제1항 제2호 | 제24조 제3항 |
| | 주요내용 | 운반 중 지녀야 하는 서류 환경부령으로 정하는 무선주파수인식기구 | 운반 중 지녀야 하는 무선주파수 인식기구는 휴대형리더기(단, 단말기가 고정형인 경우 전자정보처리 프로그램 확인으로 갈음) |

| 분류 | 구분 | 법('08. 8. 4 시행) | 관련 시행규칙('08. 8. 4 시행) |
|---|---|---|---|
| 시스템 미사용 시 벌칙조항 | 관련조항 | • 제66조(벌칙) 제5호(2년 이하의 징역이나 1천만원 이하의 벌금) : 폐기물의 인계 · 인수에 관한 내용을 입력하지 아니하거나 환경부령으로 정하는 방법에 따라 입력하지 아니한 자 또는 거짓으로 입력한 자<br>• 제66조(과태료) 제2항 제4호(300만원 이하의 과태료) : 폐기물의 인계 · 인수에 관한 내용을 제때에 전자정보처리프로그램에 입력하지 아니하거나 부실하게 입력한 자 | – |

### (6) 의료폐기물 인수인계의 처리체계

**① 대형 병원급(종합병원) : 고정형 리더기 설치**

a. 전자태그를 구매한 후 태그발행기에 의해 태그를 발행하여 의료폐기물별, 성상별로 분리

b. 의료폐기물 배출용기 또는 종이박스에 기초자료 기입

c. 의료폐기물 배출용기 또는 종이박스에 전자태그 부착

〈취급 시 주의사항〉

| 이 폐기물은 감염의 위험성이 있으므로 주의하여 취급하시기 바랍니다. | | | |
|---|---|---|---|
| 배 출 자 | | 종류 및 성질과 상태 | |
| 사용개시 연월일 | | 수 거 연 월 일 | |
| 수 거 자 | | 종량(킬로그램) | |

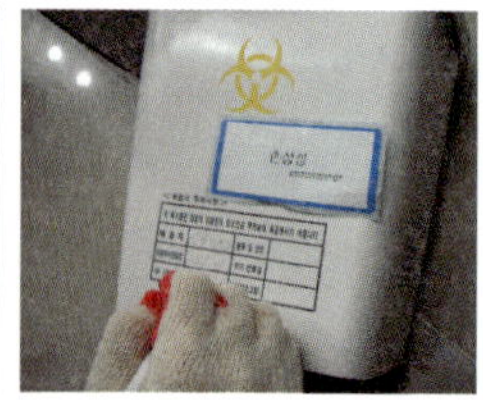

〈도형 및 색상〉

|  | 재활용 태반 | 격리 | 위해 | |
|---|---|---|---|---|
| | 녹색 | 붉은색 | 노란색 | |

d. 의료폐기물 보관창고에 입고

※ 고정형 리더기와 연결된 전자저울에 중량을 계근한다.

e. 의료폐기물 보관창고에서 출고

※ 고정형 리더기 통과 후 운반자 카드를 리더기에 접촉 및 인증확인

### ② 소형 병 · 의원급

a. 의료폐기물별, 성상별 발매된 전자태그 구매

b. 의료폐기물 배출용기 또는 종이박스에 기초자료 기입

c. 의료폐기물 배출용기 또는 종이박스에 전자태그 부착

d. 의료폐기물 운반자는 휴대용 리더기를 이용하여 RFID 진행 및 인증

e. 의료폐기물 배출자(병 · 의원)는 진행여부 확인 후 인식카드로 인증

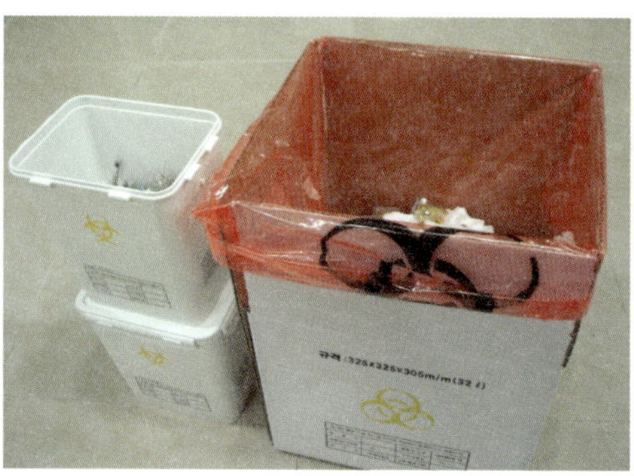

운반대기

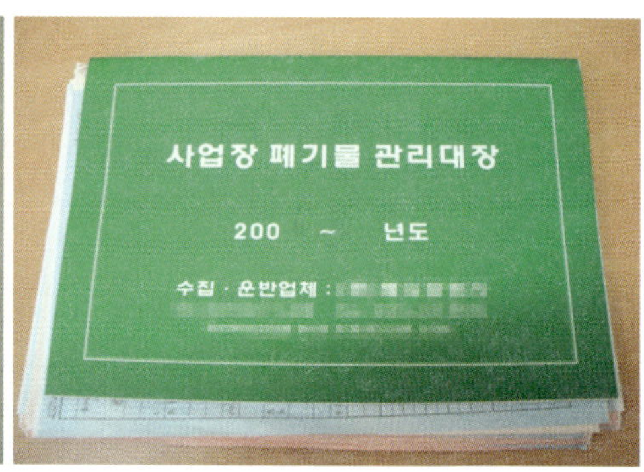


과거(폐기물관리대장)

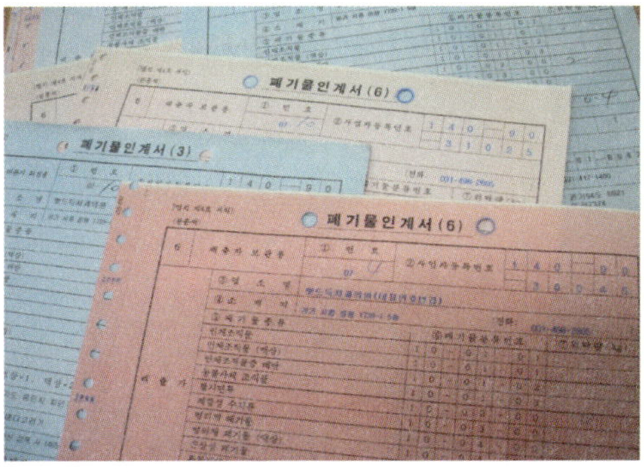

과거(폐기물인계서 작성)

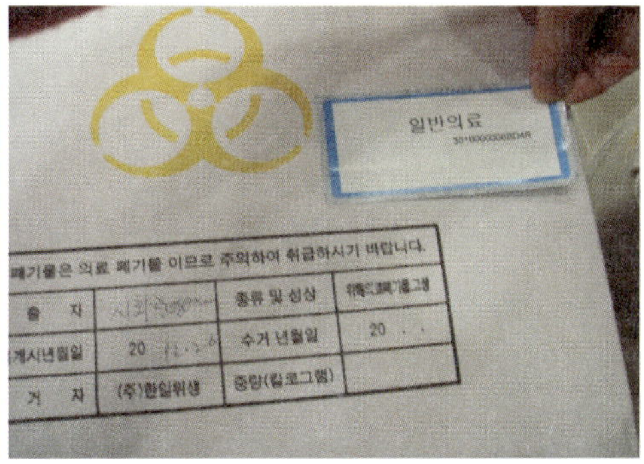

전자태그 부착과정

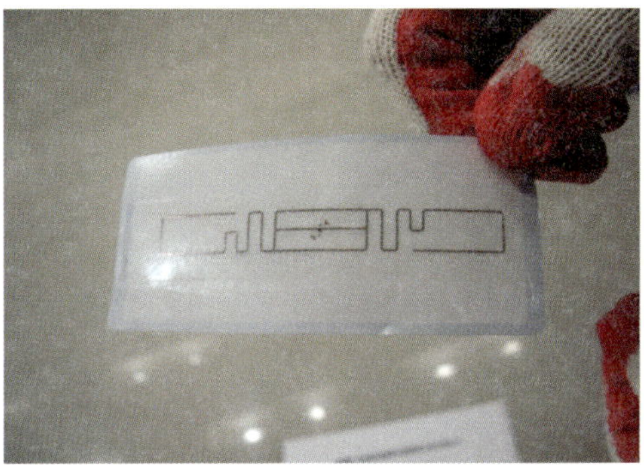
RFID tag 1(뒷면)
908.5~914 MHz(주파수) -25℃~+65℃(적응온도)

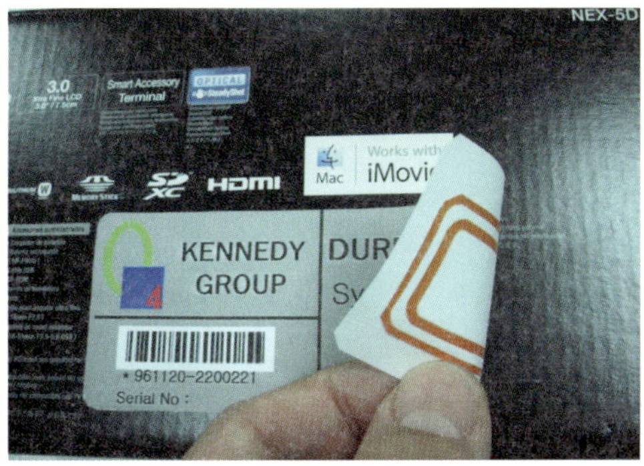

RFID tag 2(뒷면)

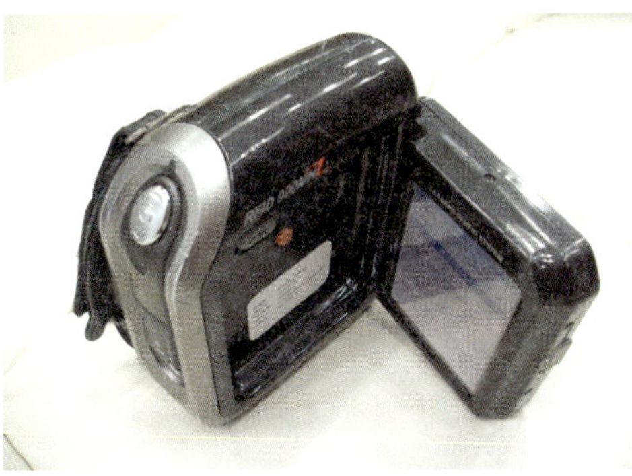
휴대용 리더기(RFID 900MH)

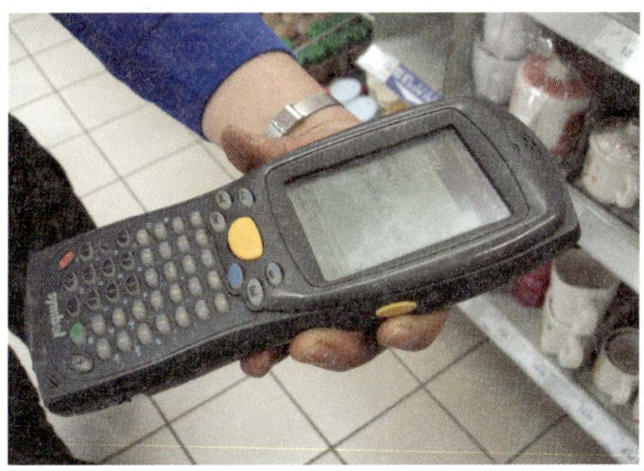
휴대용 리더기(AT570MH)

### (7) 전용용기별 혼합 가능한 의료폐기물

① **골판지류 용기** : 고상 분리(병리계, 생물, 화학, 혈액오염, 일반의료 폐기물)

② **합성수지류 용기** : 액상 분리, 합성수지류 용기에 보관하는 격리, 조직물류, 손상성, 액상폐기물은 서로 혼합을 금지한다(상호 보관기관 및 처리방법이 다르다).

※ 단 수술실과 같이 조직물류, 손상성류(수술용 칼, 주사바늘 등), 일반의료(탈지면, 거즈류) 등이 함께 발생할 경우는 혼합보관을 허용한다.

# 5. 세계보건기구[WHO(World Health Organization)]의 권고사항

## 1) 지침서의 목적

1999년 세계보건기구는 환경과 보건을 위한 WHO 유럽센터(WHO's European Center for Environment and Health)와 함께 의료관계 활동에서 발생하는 폐기물의 안전한 관리(Safe management of waste from health-care activities)라는 의료폐기물 관리실행 가이드라인을 만들었다.

이 가이드라인의 목적은 의료폐기물의 관리에 있어서 안전한 접근방법과 적절한 기술이용을 촉진하고, 의료폐기물의 부적절한 관리로 초래할 수 있는 건강상의 위험을 인식시키는 것이다.

## 2) 정의 및 분류체계

### (1) 의료폐기물의 정의 및 분류체계

WHO에서는 의료폐기물을 '의료행위 및 이와 관련한 연구실험에서 발생하는 모든 폐기물'로 정의하고 있다. 또한 일반 가정에서 투석이나 인슐린 주사 등 재택치료로 발생하는 폐기물은 발생량은 적지만 역시 의료폐기물에 포함시키고 있다.

### (2) 감염성폐기물의 정의

감염성폐기물은 '박테리아, 바이러스, 기생충 등과 같은 병원균이 질병의 원인이 될 수 있을 정도의 충분한 농도 및 양을 포함하고 있는 것으로 의심되는 폐기물' 을 의미한다. 실험연구과정에서 발생한 감염성 병원체의 배양액이나 균주들, 감염성질환 환자의 수술에서 발생하는 해부폐기물(혈액이나 체액에 접촉된 조직, 물건 또는 기구류), 격리병동의 감염성질환 환자로부터 배출된 폐기물(배설물, 감염 및 수술상처 드레싱 용품, 혈액이나 체액에 심하게 오염된 의류), 혈액투석을 요하는 감염성 질환을 앓고 있는 환자와 접촉함으로써 발생한 폐기물(튜브와 필터 등의 투석 용품, 일회용 타월, 가운, 앞치마, 장갑, 실험용 외투), 감염성 질환에 감염된 실험용 동물, 감염된 사람이나 동물과 접촉된 기구나 물건 등이 감염성폐기물에 해당된다.

### (3) WHO가 제안하는 의료폐기물의 명칭 및 종류

① **감염성폐기물**(infectious waste)

- 병원체가 포함되어 있을 것으로 의심되는 폐기물
- 실험실 배양액, 감염성 질환을 앓고 있는 격리병동
- 환자와 접촉한 폐기물

② **병리계폐기물**(pathological waste)

- 인체조직이나 체액
- 인체일부, 혈액과 체액, 태아(임신 3개월 후)

• 해부폐기물로 인간 또는 동물의 장기로 확인된 폐기물

③ **손상성폐기물**(sharps)

• 베거나 찔릴 위험이 있는 날카로운 형태의 폐기물 주사침, 외과용 메스, 칼날, 면도날, 파손된 유리류

④ **약제폐기물**(pharmaceutical waste)

• 유효기간이 지났거나 사용하지 않는 오염된 상태의 약품, 백신 그리고 혈청 등의 약제폐기물, 또는 조제 시 사용하는 장갑, 마스크, 약제잔여물이 남아 있는 박스, 시약병, 바이알 등이 포함

⑤ **유전독성폐기물**(genotoxic waste)

• 유전독성이 있는 물질이 포함된 폐기물
• 세포증식(분열)억제제(종종 암치료에 사용)가 포함된 폐기물, 유전독성 화학물질류

⑥ **화학독성폐기물**(chemical waste)

• 화학물질이 포함된 폐기물
• 실험실 시약류, 사진현상액, 내구연한이 지났거나 더 이상 사용하지 않는 소독제류, 용제류

⑦ **고농도 중금속폐기물**(waste with high contentof heavy metals)

• 배터리, 파손된 온도계, 혈압계 등

⑧ **폭발성폐기물**(pressurized containers)

• 가스통(gas cylinders), 가스 카트리지(gas cartridges)
• 분무기통(aerosol cans)

⑨ **방사성폐기물**(radioactive waste)

• 방사성 물질이 포함된 폐기물
• 방사선 치료나 실험연구과정에서 사용하고 남은 액체류, 오염된 유리기구류, 포장용기류나 흡수용지류 확증되지 않은 방사성 핵종의 치료나 시험을 거친 환자의 뇨와 배설물
• 봉인된 방사선 원료(sealed sources)

### (4) WHO 지침서의 시사점

WHO는 의료폐기물을 '의료관련기관, 연구기관 및 시험실에서 발생되는 모든 폐기물' 로 정의하고 총 9개의 분류군을 제시하고 있다.

일반가정에서 투석이나 인슐린 주사와 같은 재택치료로 발생하는 폐기물도 의료폐기물로 정의된다. 감염성폐기물은 9개의 분류군 중 하나이며 '박테리아, 바이러스, 기생충 등과 같은 병원균이 질병의 원인이 될 수 있을 정도의 충분한 농도 및 양을 포함하고 있는 것으로 의심되는 폐기물' 로 정의되고 있다.

① 실험연구과정에서 발생된 감염성 병원체의 배양액이나 균주들
② 감염성질환 환자의 수술에서 발생하는 해부폐기물
③ 격리병동의 감염성질환 환자로부터 배출된 폐기물
④ 혈액투석을 요하는 감염성 질환을 앓고 있는 환자와 접촉함으로써 발생한 폐기물
⑤ 감염성 질환에 감염된 실험용 동물
⑥ 감염된 사람이나 동물과 접촉된 기구나 물건 등

WHO 의료폐기물 관리지침서는 폐기물의 종류별 위해성을 명확하게 기술하고, 이를 분류체계 내에서 체계적으로 구분할 수 있도록 권고하고 있다는 점에서 시사하는 바가 크다.

## 3) 바젤협약

### (1) 지침서의 목적

바젤협약 전문가그룹의 의료폐기물의 적절한 관리를 위한 기술지침서(2000)는 공중보건 기반시설 및 능력을 갖춘 국가들을 대상으로 의료폐기물로 인한 환경오염 및 건강영향과 관련하여 도움을 주기 위하여 작성되었다.

이 지침서는 의료폐기물에 대한 엄격한 정의와 분류, 폐기물 발생원의 격리, 폐기물에 대한 최상의 정보를 제공할 수 있는 접근방법 등에 초점을 맞추고 있다.

또한 지침서가 제공하는 정보 및 권고안이 경제적 합리성과 현장 적용성을 중시한다는 점을 강조하고 있다.

### (2) 효과적인 의료폐기물 관리항목

① 발생량 감소
② 발생원의 엄격한 분리 및 격리
③ 폐기물의 정확한 확인 및 분류
④ 배출 및 보관
⑤ 포장 및 표시
⑥ 발생원 밖으로의 이송
⑦ 처리
⑧ 잔여물의 처리
⑨ 산업보건학적 안전과 공중의 건강 및 환경

⑩ 지역사회에 대한 경각심 고취 및 교육

⑪ 보다 발전적이고 환경 친화적 기술개발을 위한 연구

### (3) 의료폐기물 관리전략

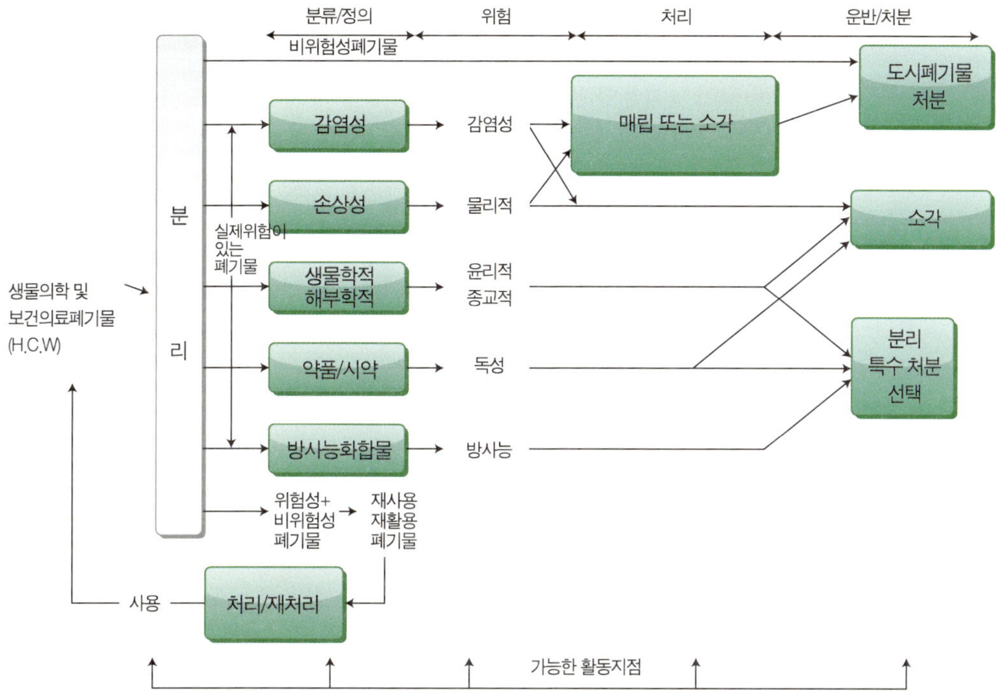


### (4) 바젤협약 지침서의 시사점

바젤협약 지침서는 WHO와 유사하게 감염성폐기물을 의료폐기물의 한 종류로 구분하고 '인간이나 동물에게 감염성 병균을 전파할 잠재성이 큰 것으로 알려져 있거나 의료(수의)전문인들에 의해 감염성이 있을 것으로 평가된 모든 의료폐기물' 로 정의하고 있다.

바젤협약 지침서의 특징은 감염성 질병 목록을 작성하여 감염성폐기물 여부에 대한 판단을 돕고 있다는 점이다. 또한 의료폐기물의 위험에 노출될 가능성이 있는 집단을 구분하고, 감염성, 독성, 정신적 문제 등 위해성의 성격에 따라 노출 위험도 및 예방활동과 정보제공과 같은 위험저감방안을 제안하고 있다. 이와 함께 농장, 사냥터 등 동물을 사육하거나 포획하는 곳, 미용목적으로 이용되는 문신이나 피어싱 장소, 약국 등을 위해 의료폐기물의 배출기관으로 정하여 관리할 것을 제안하고 있는 점도 주목할 만하다.

# 6. 의료폐기물 종류와 배출에 대한 규정

- 동물병원에서 발생한 동물사체나 동물의 피, 고름은 조직물류에 해당
- 배양용기, 시험관, 슬라이드, 커버글라스, 수술용 칼날, 한방침, 치과용침은 1회용 이외에는 자체 소독 · 멸균 등을 거쳐 재사용은 가능하나, 최종적으로 버릴 경우 의료폐기물로 처리
- 의료기관세탁물관리규칙을 적용받는 의료기관 세탁물(침구류, 의류, 린넨류 등)과 오염된 세탁물(수술용 장갑 등)을 재사용하기 위해 세탁하는 세탁물은 의료폐기물이 아니나, 사용 중 찢어지거나 훼손되어 재사용이 불가능한 세탁물은 일반 의료폐기물로 처리
- 치과 병 · 의원에서 발생되는 치아는 조직물류, 석션용 1회용 튜브는 폐합성수지류, 치과용 아말감은 일반의료폐기물로 분류
- 의료행위에 따라 발생된 액상의 피 · 고름, 분비물은 의료폐기물 처리 시설에서 처리하여야 하나 「수질 및 수생태계 보전에 관한 법률」 제2조제12호에 의한 수질오염방지시설에 유입처리하는 경우로써 배출시설의 설치허가권자 등이 인정하는 경우는 예외로 처리방법으로 인정
- 재택환자로부터 발생되는 탈지면류, 폐합성수지류 및 손상성 폐기물 등은 생활폐기물에 해당
- 치아교정용 보철물 및 피 · 고름 · 분비물이 묻어 있지 아니한 인상재(알지네이트, 러버 등) 등은 의료폐기물에 해당되지 않음
- 치아 치료 후 환자의 치아를 세척하는 과정에서 발생되는 세척수나 의료기기 등을 세척한 세척수는 의료폐기물에 해당되지 않음
- 동물병원이 아닌 장소에서 발생되는 동물사체는 발생량에 따라 생활 또는 사업장일반폐기물로 분류

  ※ 전염병 등에 의한 폐사동물은 가축전염병예방법 적용
- 동물병원에서 발생되는 것이라도 미용을 위해 깎은 동물의 털, 손 · 발톱이나 건강한 동물의 배설물 제거용으로 사용된 일회용 기저귀, 패드, 휴지 등은 의료폐기물이 해당되지 않음.
- 임상 병리실에서 발생하는 의료폐기물(조직물류 등)과 혼합되어 발생하는 포르말린은 의료폐기물로 분리
- X-ray 촬영과정에서 발생되는 액체류(현상, 정착액)는 폐수에 해당되어 의료폐기물에 해당하지 않음

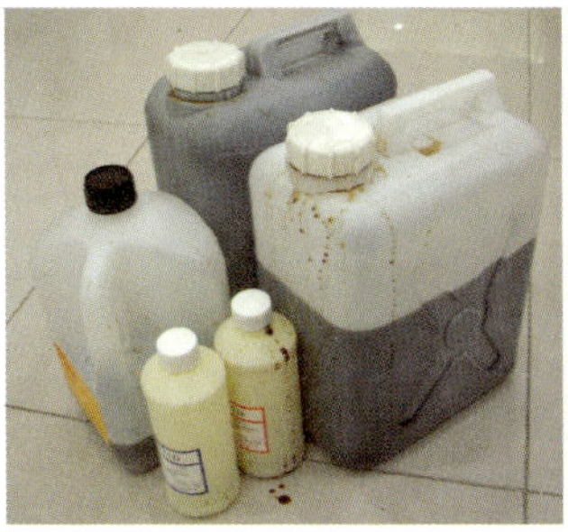
현상액, 정착액 수집

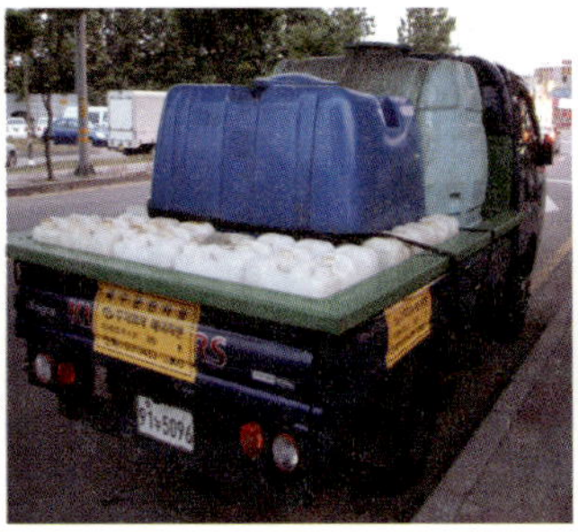
폐수운반차량

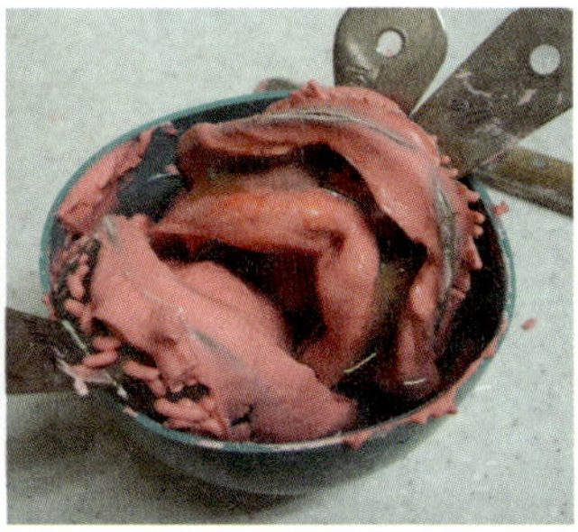
알지네이트

### (1) 의료폐기물 위반과 처벌기준

① 의료폐기물의 종류에 해당하는 전용용기를 사용하지 않을 경우 1,000만원 이하의 벌금

② 의료폐기물을 일반폐기물(생활폐기물)과 혼합 보관하는 경우 1,000만원 이하의 벌금

③ RFID 사용 의무 위반(2008년 8월 4일 시행)

④ 폐기물 인계, 인수에 관한 내용을 입력하지 아니하거나 환경부령으로 정하는 방법에 따라 입력하지 않을 경우 1,000만원 이하의 벌금 또는 2년 이하의 징역

⑤ 거짓으로 입력하거나 전자태그를 부착하지 않을 경우 1,000만원 이하의 벌금 또는 2년 이하의 징역

⑥ 폐기물의 인계, 인수에 관한 내용을 제때에 전자정보프로그램에 입력하지 아니하거나 부실하게 입력한 경우 300만원 이하의 벌금

⑦ 의료폐기물을 버리거나 매립 또는 투기하는 경우 7년 이하의 징역 또는 5,000만원 이하의 벌금(폐기물금지법 제8조 1항 및 2항 규정적용)

⑧ 의료폐기물을 수집, 운반, 보관 또는 처리하는 과정에서 주변 환경 오염을 시키는 경우 2년 이하의 징역 또는 1,000만원 이하의 벌금(폐기물 처리기준법 제13조 규정적용)

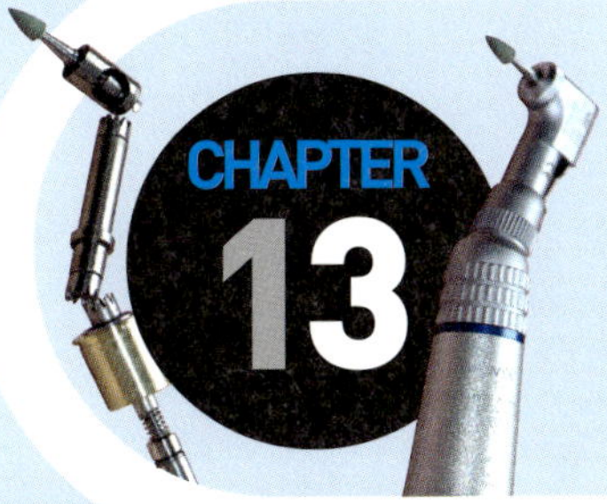

CHAPTER 13

I PART 02 I 치과감염관리의 적용

# 의료기관 세탁물 관리규칙

환자로부터 혈액이나 체액 등으로 오염된 세탁물은 병원체를 전염시키는 근원이 될 수 있다.

전염성이 강한 병원체인 바이러스성 출혈열 환자의 혈액이나 체액으로 오염된 세탁물, 크로이츠펠트-야콥병 및 변종 크로이츠펠트-야콥병(vCJD, 인간에게 나타나는 유사 광우병 증상) 확진 또는 의심환자의 중추신경계 조직으로 오염된 세탁물이 새롭게 이슈화되었다. 따라서 수집, 보관, 관리, 운송하는 과정에서 변질 및 오염되거나 병원체를 옮기는 감염원으로 확산되지 않도록 섬세한 주의가 요구된다. 특히 세탁물은 교차감염의 대상이며, 객체별 분리를 통해 처리되어야 한다.

가능한 린넨류는 오염가능성이 적은 방법으로 보관 및 이동하여야 하고, 건조한 곳 또는 클린존(clean zone)에 보관되어야 한다.

## 1. 의료기관세탁물 관리규정과 목적

의료법 제16조제2항 및 제3항에 따라 의료기관(병상을 갖춘 의료기관)에서 발생하는 세탁물의 처리방법, 의료기관세탁물 처리업의 신고 및 세탁물의 관리에 관하여 필요한 사항을 규정한다.

## 2. 의료세탁물의 종류

### 1) 의료기관 세탁물

의료기관에서 종사하는 자 및 진료 받는 환자에게 시용되는 것으로써 세탁과정을 거쳐 재사용하는 세탁물

① 침구류 : 이불, 담요, 시트, 베개, 베갯잇 등

② 의류 : 환자복, 신생아복, 수술복, 가운 등

③ 린넨류 : 수술포, 기계포, 마스크, 모자, 기타 린넨류

④ 기타 : 커튼, 씌우개류, 수거자루 등

### 2) 오염 세탁물

의료기관 세탁물 중 전염성 물질에 오염되거나 오염의 우려가 있는 세탁물

① 전염병 예방법에 의한 전염병 환자가 사용한 세탁물과 같은 병원균의 오염이 우려되는 세탁물

② 환자의 피, 고름, 배설물, 분비물 등에 오염된 세탁물

③ 동물실험을 할 때 감염증에 걸린 동물의 배설물 또는 분비물에 오염된 세탁물

④ 기타 전염성 병균에 오염된 세탁물

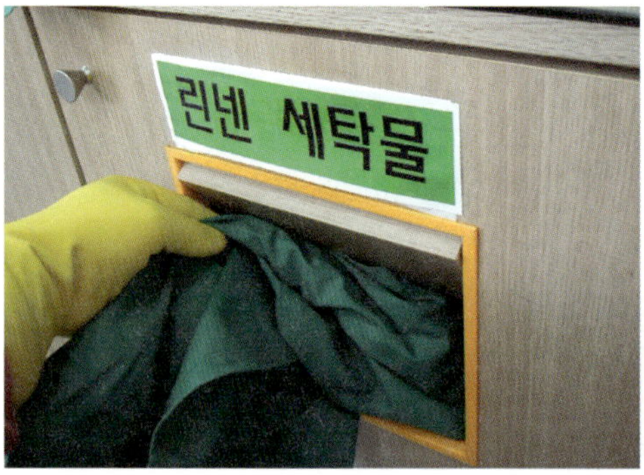


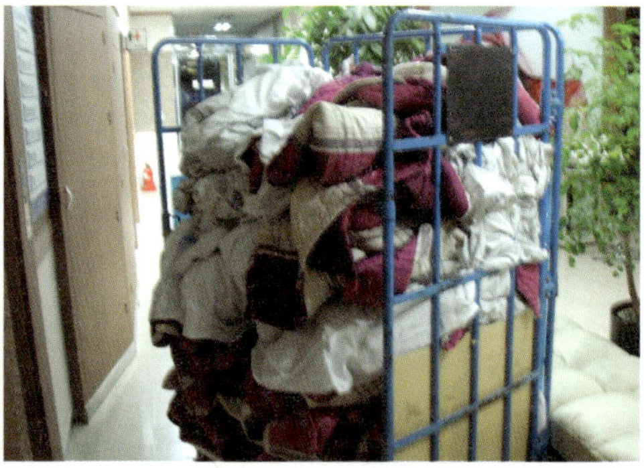

## 3) 기타 세탁물

① 의료기관 세탁물 중 오염세탁물 외의 세탁물

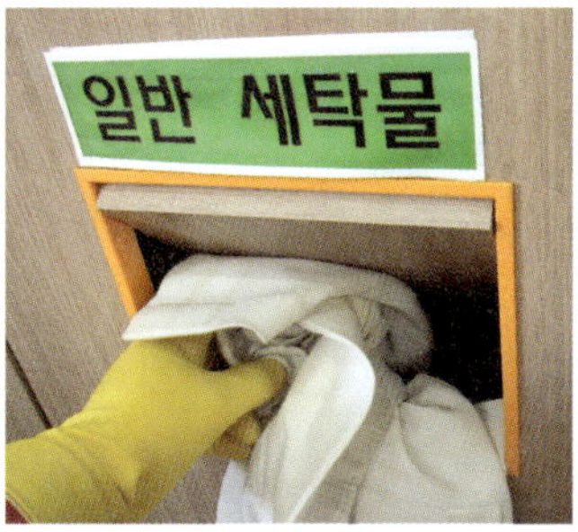

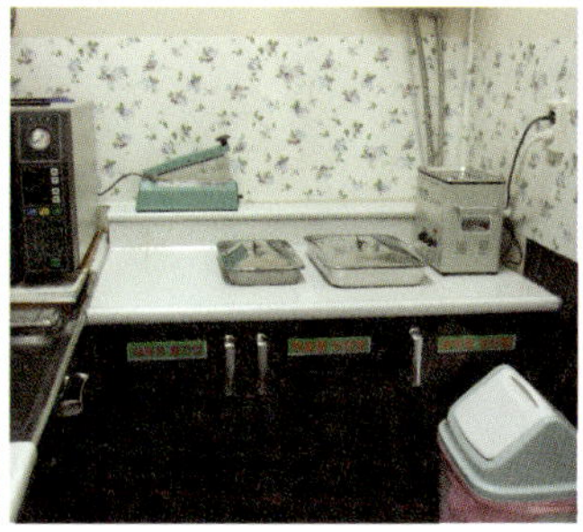
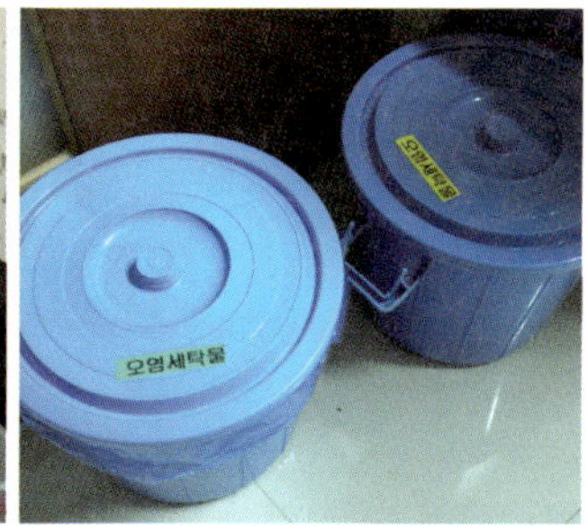


- SS운동 철학의 배경에서 시작할 수 있으며, 정리와 정돈의 개념이다.
- 가능한 명찰은 크기와 높이가 일정하며, 색상을 통일하는 것이 좋으며 산만하지 않다.
- SS란? 정리 · 정돈 · 청소 · 청결 · 습관화

# 3. 의료세탁물의 처리방법

## 1) 일반세탁물

① 유색 햄퍼(hamper)에 넣어서 세탁 대기 및 위탁처리한다.

② 일반 린넨과 일반 세탁물을 혼용하여 세탁하지 않는다.

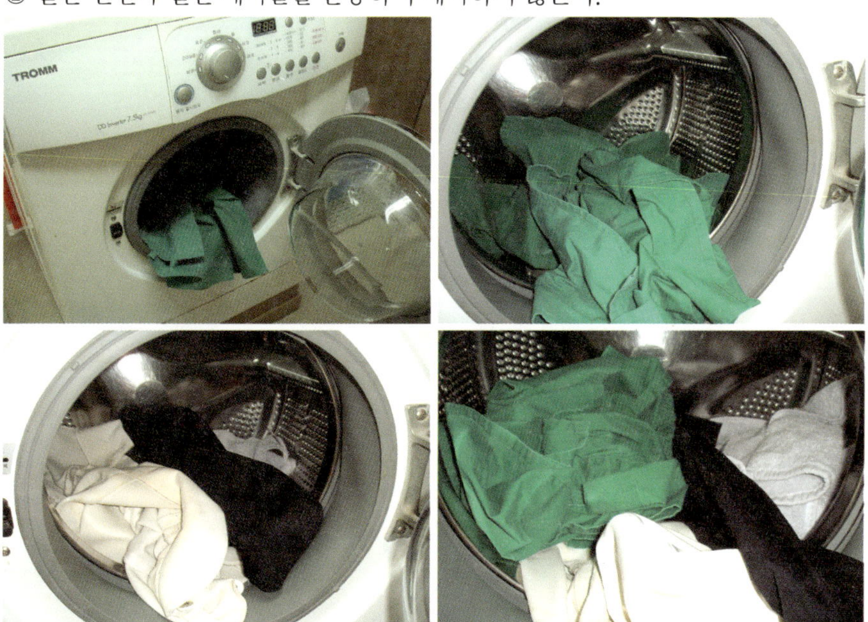


일반세탁물과 린넨이 혼합된 상태(위험)

### 2) 오염세탁물

① 격리환자는 침상 옆에 별도의 수거용 오염세탁물통을 준비하여 린넨을 수집한다.

② 오염세탁물질이 통 밖으로 새지 않도록 한다.

③ 오염세탁물통 위에 '오염세탁물' 표기를 한다.

## 4. 세탁금지 세탁물

피, 고름이 묻은 붕대, 거즈(외과용 패드 제외), 마스크, 수술포 등 1회용 제품류는 재사용의 목적으로 세탁할 수 없으며, 전문업체가 소각처리 하여야 한다.

① 바이러스성 출혈열신증후군(유행성출혈열), 출혈열, 황열, 뎅기열, 마버그열, 에볼라열 및 라싸열의 경우에 해당되어 환자의 혈액이나 체액으로 오염된 세탁물

② 크로이츠펠트-야콥병(CJD) 및 변종 크로이츠펠트-야콥병(vCJD)확진 또는 의심환자의 중추신경계 조직으로 오염된 세탁물

## 5. 의료기관의 세탁물관리 준수사항

① 일반 세탁물과 오염세탁물로 분리한다.

② 세탁물의 관리책임자를 선임한다.

③ 위탁 처리할 경우 세탁물은 수집자루(백색, 주황색) 또는 밀폐된 용기에 넣어서 관리한다.

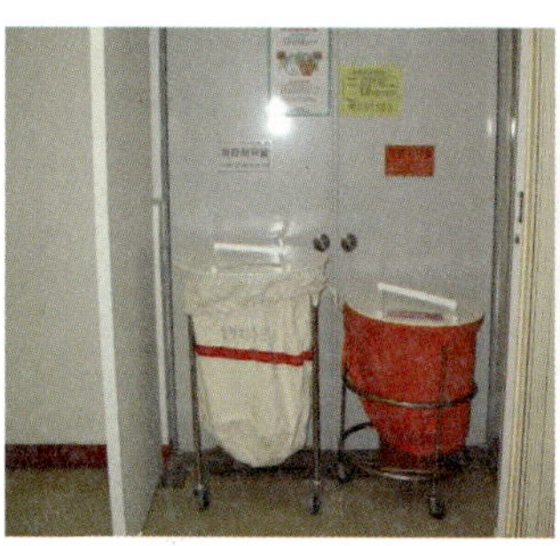

백색햄퍼와 주황색 햄퍼

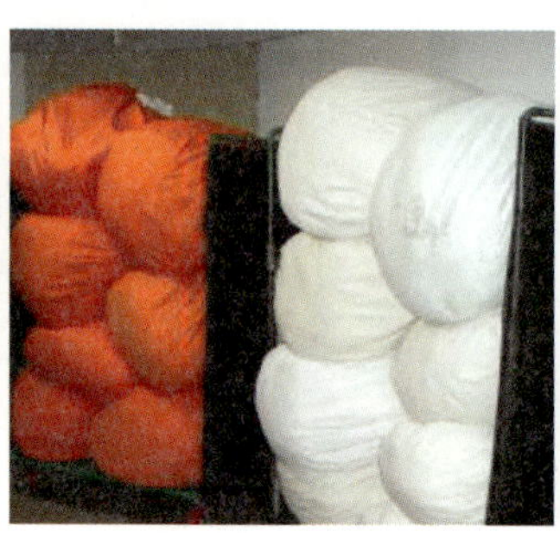

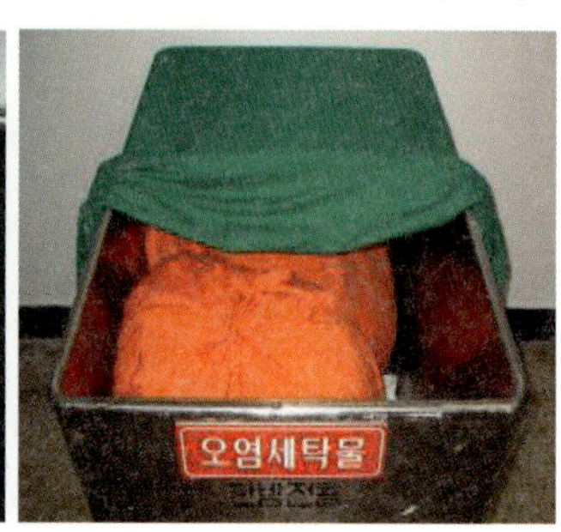


햄퍼

④ 세탁처리 구역은 항상 청결을 유지하고, 주 2회 이상 소독한다.

⑤ 위탁처리업자 외에게 세탁물의 처리를 위탁하지 않는다.

⑥ 보관 장소 외의 장소에서 세탁물을 분리하거나 내용물을 해치는 작업을 하지 않는다.

⑦ 세탁물의 분류기준 및 교환주기를 장부에 기록한다.

a. 의료기관 세탁물 자체처리대장(별지서식 참고)

b. 의료기관 세탁물 위탁처리대장(별지서식 참고)

⑧ 사용한 린넨은 1일 이상 수거하여야 한다.

## 6. 일반적인 린넨 처리방법

① 사용한 모든 린넨은 공기오염이나 취급자에게 피해가 없도록 먼지가 날리지 않게 주의한다.

② 모든 린넨은 세탁물 대기함 또는 햄퍼에 분리 수거한다.

a. 혈액이나 체액이 흡착되었을 경우 비닐 백에 넣어서 묶은 다음 햄퍼에 수거한다.

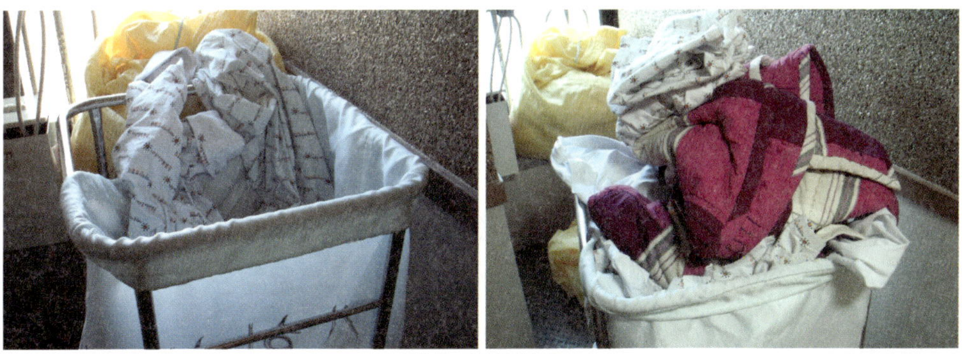

백색 이동형 햄퍼

③ 세탁물 종류에 따른 햄퍼의 종류

| 햄퍼색상 | 구분 | 세탁물내용 |
|---|---|---|
| 백색 | 일반 세탁물 | 오염되지 않은 세탁물 |
| 주황색 | 오염세탁물 | 환자의 피, 고름, 배설물, 분비물에 오염되었거나 오염의 우려가 있는 세탁물 |
|  | 감염세탁물 | 전염병 예방법에 규정된 법정전염병 환자가 사용하였던 세탁물 |

# 7. 감염방지 및 신변안전 보호 실시

병원 세탁물 취급으로 인한 감염원의 전파를 최대한 억제하기 위해 정기적인 교육을 진행한다.

① 감염예방교육 실시 : 연 1회 이상, 4시간 이상

② 세탁물 수거직원 신체검사 및 예방접종 : 연 1회 이상, 건강검진

③ 세탁물 수거 및 분리 시 : 작업복, 덧가운, 모자, 마스크, 고무장갑 착용

④ 직원의 건강보호를 위해 위생용품 착용 및 오염이 심할 경우 실행업무 종료 후 샤워를 하도록 권장

# 8. 의료세탁물의 처리 공정도

## 1) 일반세탁물

- 린넨 소독 : 연막소독
- 차량 : 연막소독
- 종류별 분류 및 수령파악
- 먼지 및 오물제거
- 소요시간 : 10분 이상
- 소요시간 : 35분 이상(삶는 소독 10분)
- 세제 : 주세제, 농축 첨가제, 중화제, 산소계 살균표백제
- 온도 : 80~100℃
- 방법 : 삶음, 헹굼, 탈수가 반복적으로 3회 이상 실시
- 표준온도 : 100~150℃ 스팀 건조방식(건조 시까지 또는 자외선 소독)
- 시트, 환의, 베갯잇, 카바류 기타
- 린넨의 종류별로 분리 및 정리
- 재세탁은 2일 이내 완성 및 납품

## 2) 오염세탁물

- 린넨소독 : 연막소독
- 차량 : 연막소독
- 종류별 분류 및 수령파악 및 세척
- 먼지 및 오물제거

- 소요시간 : 15분 이상
- 소요시간 : 40분 이상(삶는 소독 10분)
- 세제 : 주세제, 농축 첨가제, 중하제, 산소계 살균표백제
- 온도 : 80~100℃
- 방법 : 삶음, 헹굼, 탈수가 반복적으로 3회 이상 실시
- 표준온도 : 100~150℃ 스팀건조방식(건조 시까지 또는 자외선 소독)
- 시트, 환의, 베갯잇, 카바류 기타
- 린넨의 종류별로 분리 및 정리
- 재세탁은 2일 이내 완성 및 납품

## 9. 의료기관의 세탁실 설치기준

① 위치는 입원실, 환자와 외래인의 통행이 적고, 필요한 시설과 다수의 인원이 모이는 장소와 떨어진 곳으로 한다.
② 내벽은 내수성 자재로 표면이 매끄럽고, 밝은색 페인트로 마감 처리한다.
③ 물을 사용하는 바닥은 타일, 콘트리트 및 인조석깔기로 마무리하고, 배수가 잘되어야 한다.
④ 물을 사용하지 않는 바닥은 타일, 인조석깔기 및 리놀륨 등의 재질로 마무리한다.
⑤ 충분한 조명 및 환기시설을 설치한다.
⑥ 쥐나 해충이 서식할 수 없도록 한다.

[별지 제5호서식]

# 세탁물 자체처리대장(의료기관용)

| 구분<br>월 일 | 세탁물명 | 처리량(kg) | 처리책임자 | 비고 |
|---|---|---|---|---|
| | | | | |

〈작성요령〉

1. 대장은 해당 의료기관에서 발생하는 세탁물의 종류별(침구류 · 의류 · 리넨류 · 기타)로 구분하여 작성합니다.
2. 세탁물 처리실적이 기간별(월 · 분기 · 연)로 집계될 수 있도록 기간별 말일을 기준하여 처리량의 누계를 기록합니다.

210 mm×297mm
[인쇄용지(2급) 60g/㎡]

[별지 제6호서식]

# 세탁물 위탁처리대장(의료기관용)

| 구분<br>월 일 | 세탁물명 | 위탁수량(kg) | 인계자서명 | 인수자 서명 | 비고 |
|---|---|---|---|---|---|
| | | | | | |

〈작성요령〉

1. 대장은 해당 의료기관에서 발생하는 세탁물의 종류별(침구류 · 의류 · 리넨류 · 기타)로 구분하여 작성합니다.
2. 세탁물 처리실적이 기간별(월 · 분기 · 연)로 집계될 수 있도록 기간별 말일을 기준하여 처리량의 누계를 기록합니다.

210 mm × 297 mm
[인쇄용지(2급) 60g／㎡]

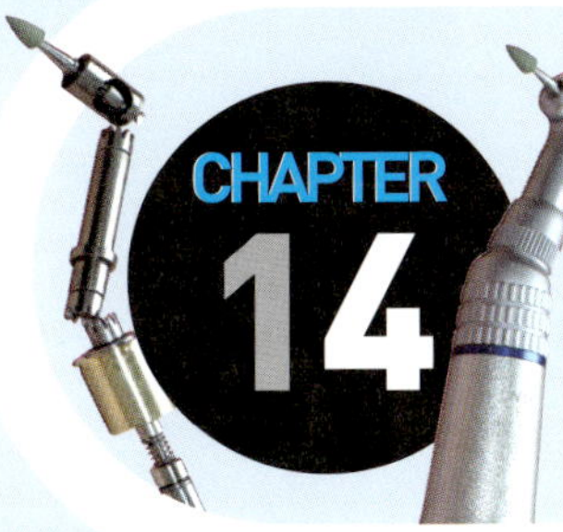

CHAPTER 14



# 방사선방어와 감염관리지침

## 1. 방사선방어와 감염관리지침

X-ray 진단이나 방사선 촬영법은 치과영역에서 널리 사용되는 핵심적인 진단방법이다. 그러나 방사선의 위험이 내재되어 있기에 환자와 사용자 모두에게 노출을 최소화할 필요가 있다. 이것을 효과적으로 하기 위해선 시스템의 작동방법과 방사선 검사, 개인방호와 위생관리 등 수준 높은 가치적 전달이 요구된다.

### 1) X-ray실 기본구성

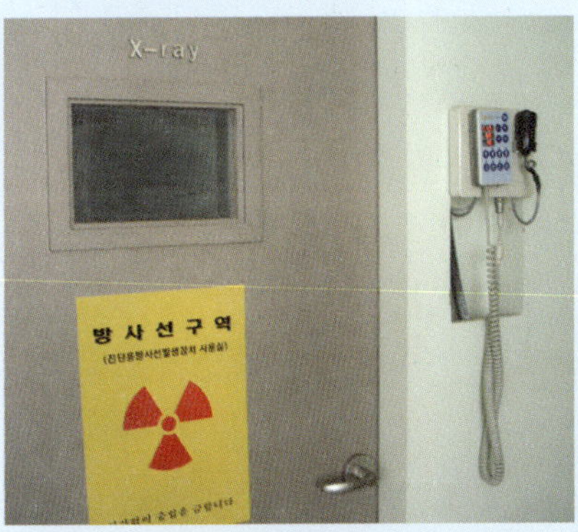


X-ray 도어(차폐기능 내장)

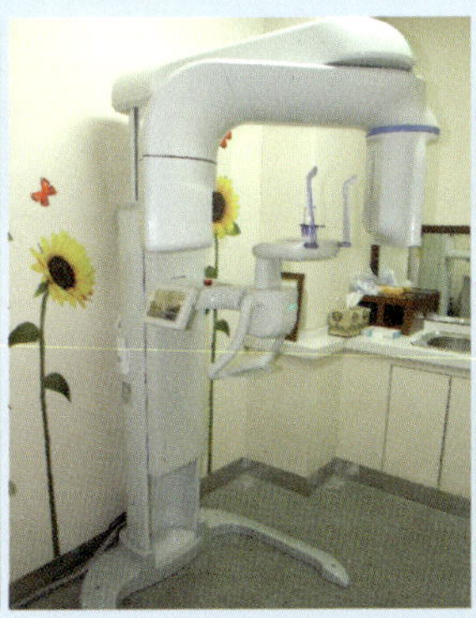

panoramic

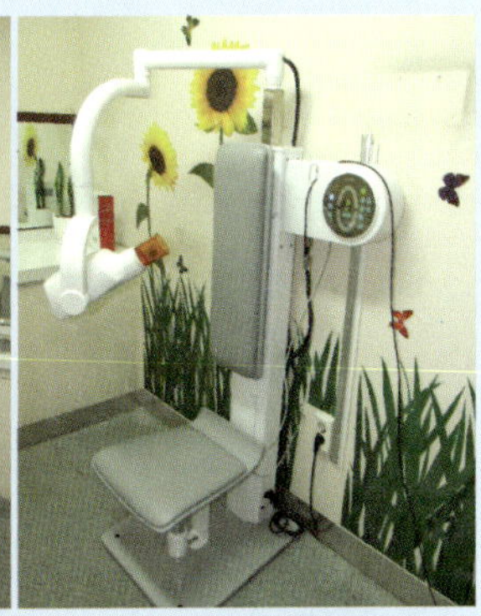

standard X-ray

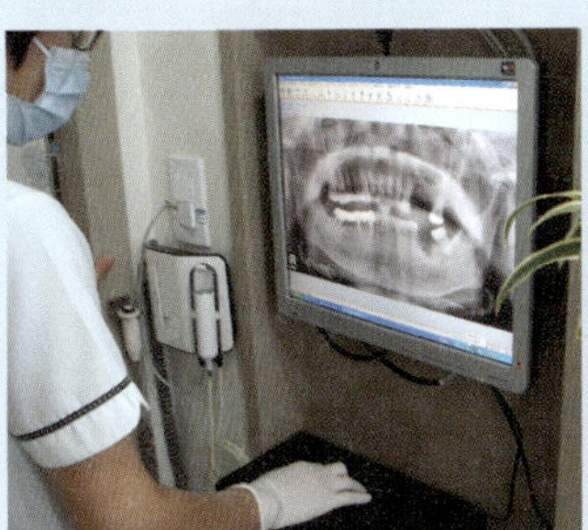

영상출력 및 전송, 저장

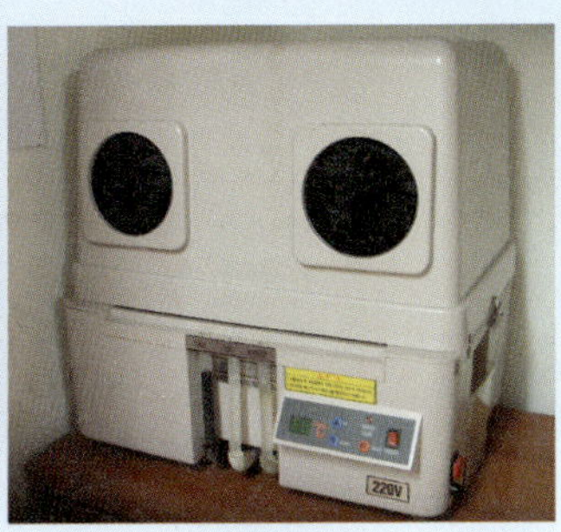


자동현상기

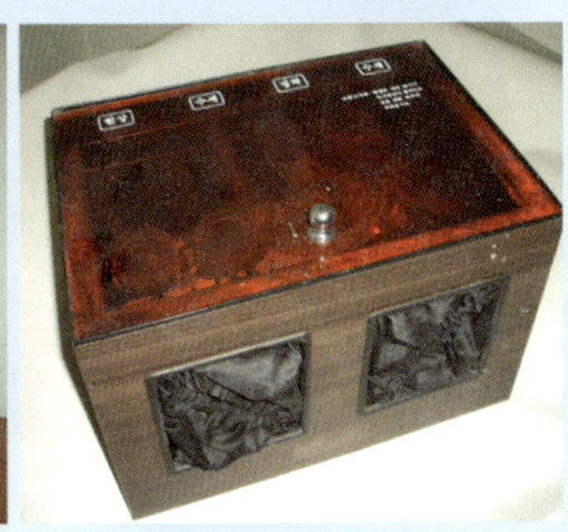

간이현상기

① 진단을 획득하기 위해 환자는 번거로운 방사선실 이동을 한다. 밀폐되고 정체되는 시간이 비교적 짧은 구역으로 공간오염 요소가 내재된 곳이다.

② 이 과정에서 설비(치과위생사) 사용자의 모든 행위는 손에 의한 핸들링만으로 의존하고 환자 역시 일정한 동작과 동일한 부위에 피부노출과 접촉이 이루어진다.

③ 반복적인 문제점을 예방하기 위해 환자의 손이 닿는 부분을 소독제 세정 또는 비닐커버나 비닐튜브를 마감하여 오염전파를 억제할 수 있다.

## 2) 파노라마 손잡이

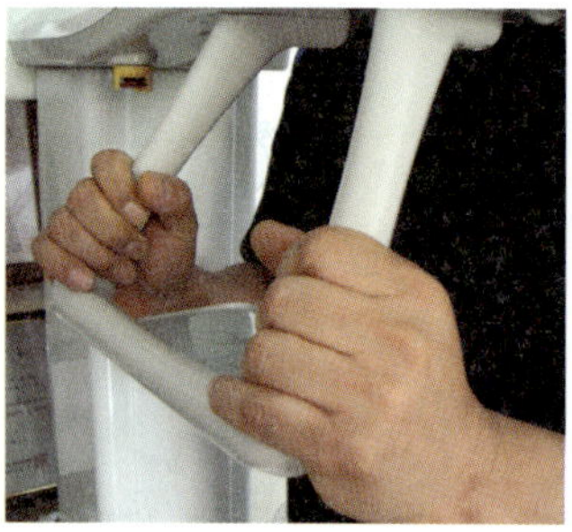
손잡이 접촉

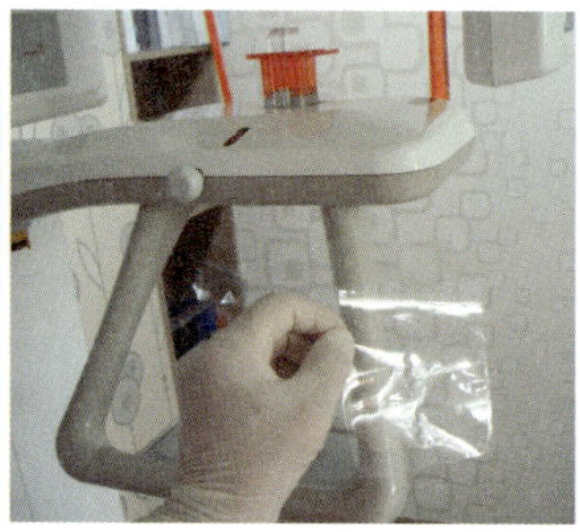
손잡이 비닐접착커버 부착

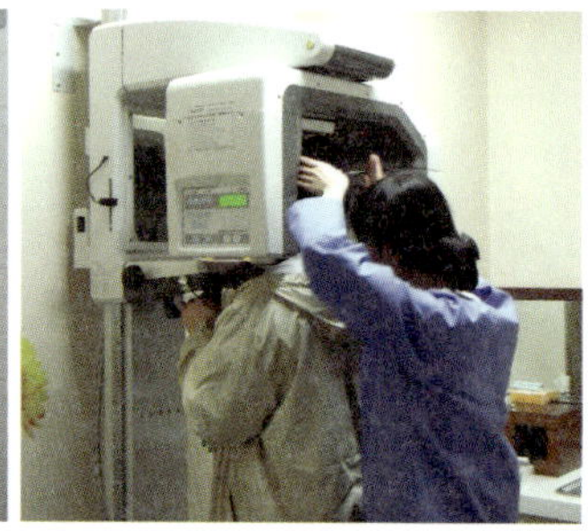
환자두상 및 신체교정 과정

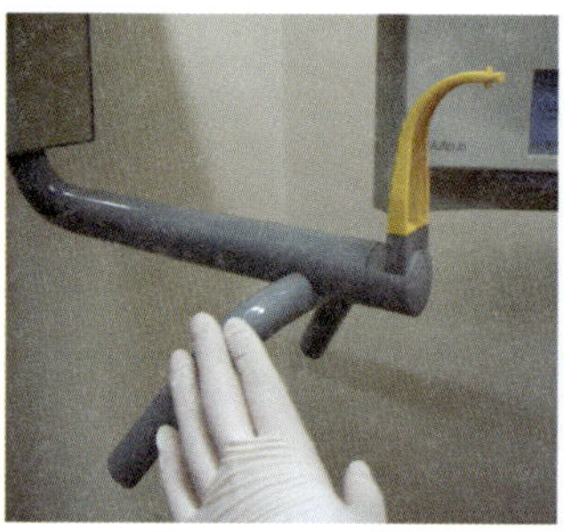
손잡이 접촉

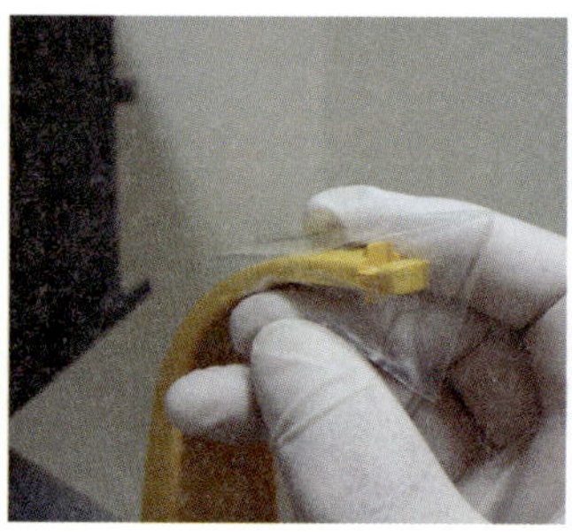
마우스피스 & 바이트 블록 삽입

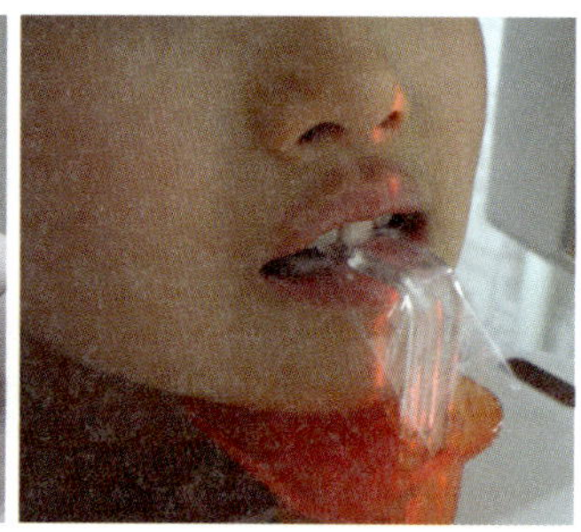
마우스피스 고정

## 3) 각종 X-Ray 장비 비닐커버 마감 및 부착

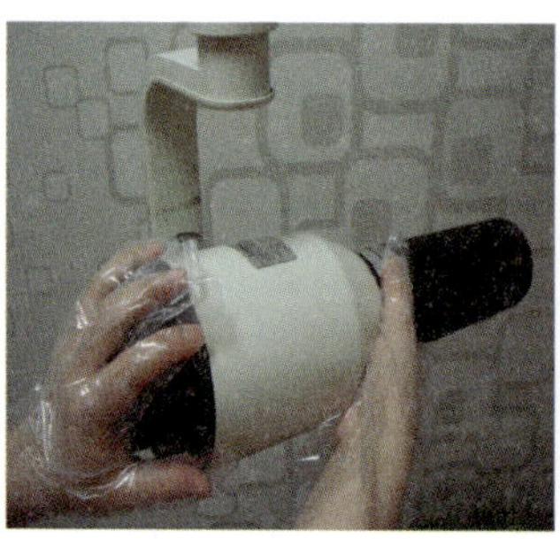
촬영자 비닐장갑 착용

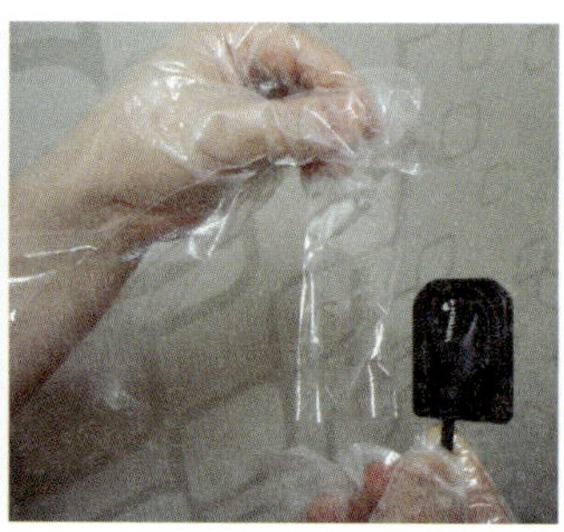
센서비닐 삽입과정

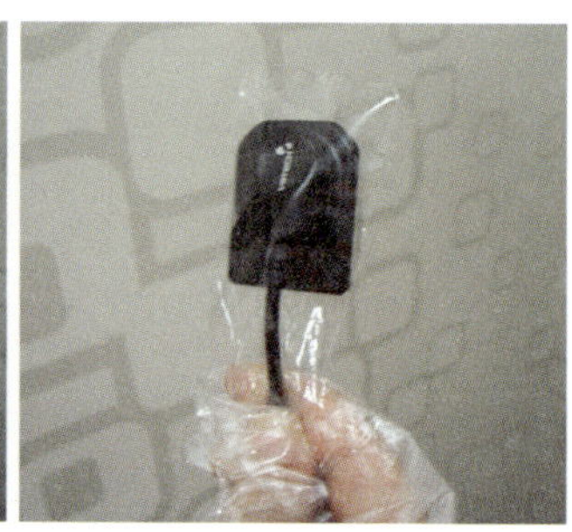
센서비닐 삽입

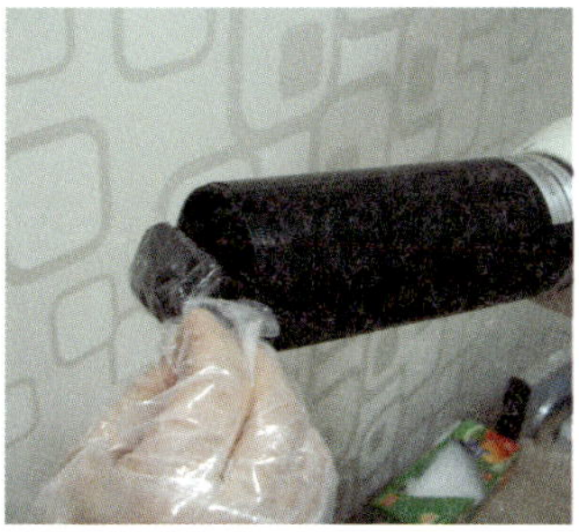

촬영준비

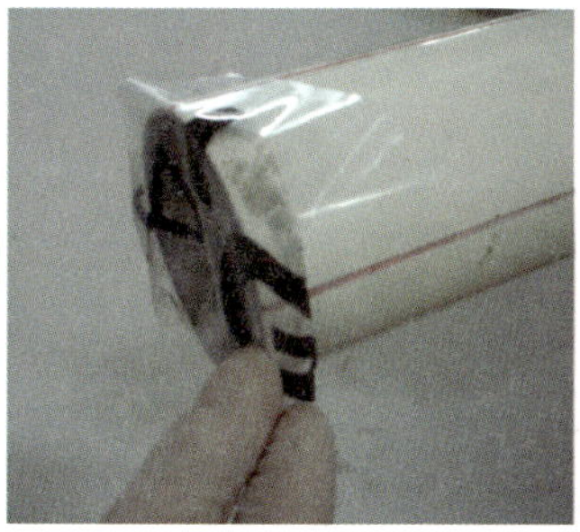

관두부(cone) 비닐접착커버 부착

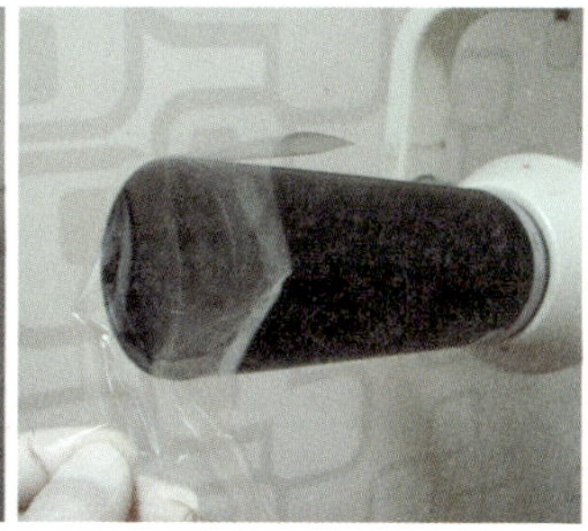

비닐접착커버 부착 2

### (1) 관두부(cone)에 비닐커버 마감

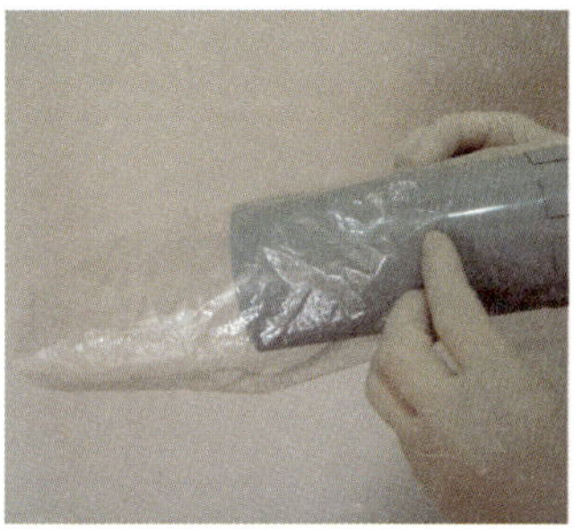

제우스 cone 1

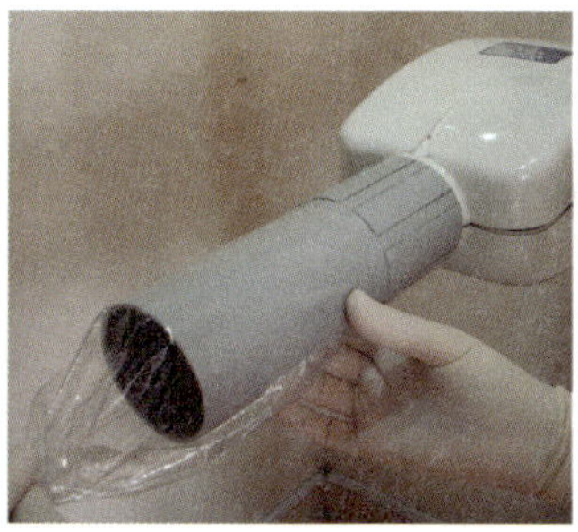

제우스 cone 2

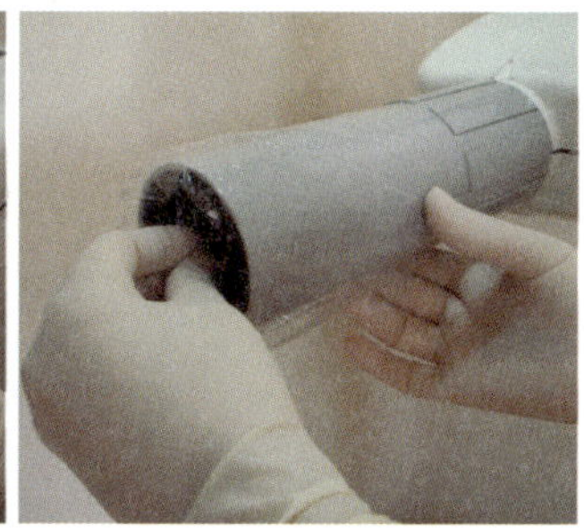

제우스 cone 3

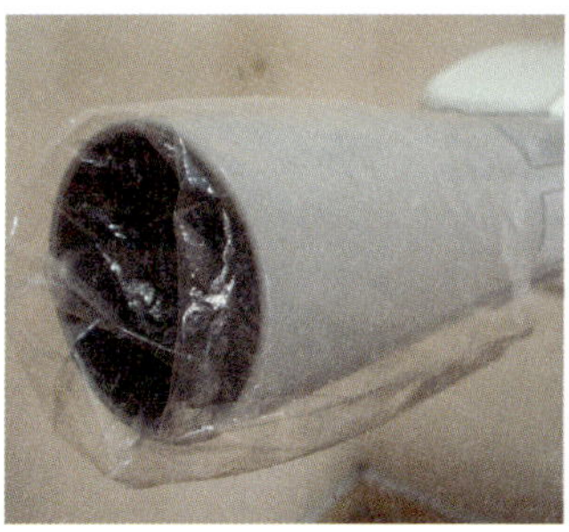

제우스 cone 4

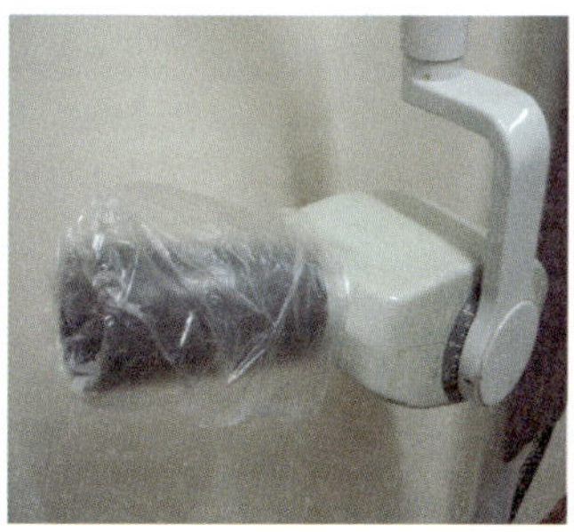

Max-GLS cone 5

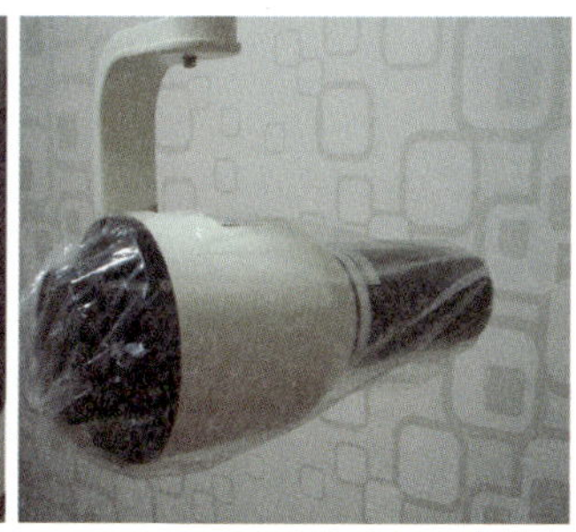

X-ray 헤드 전체비닐커버 마감

### (2) 등받이 시트 및 스툴

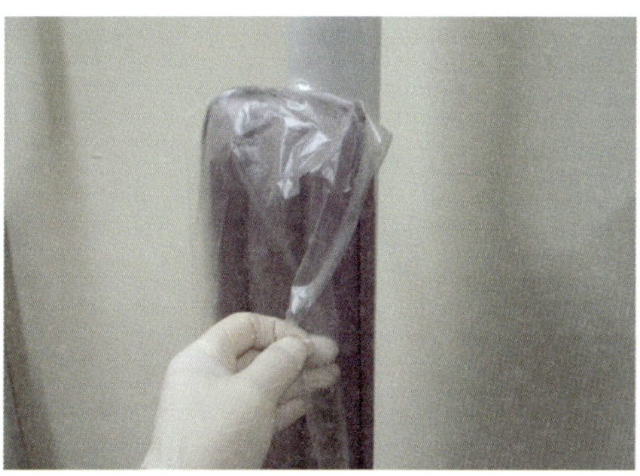

등받이 비닐접착커버 부착

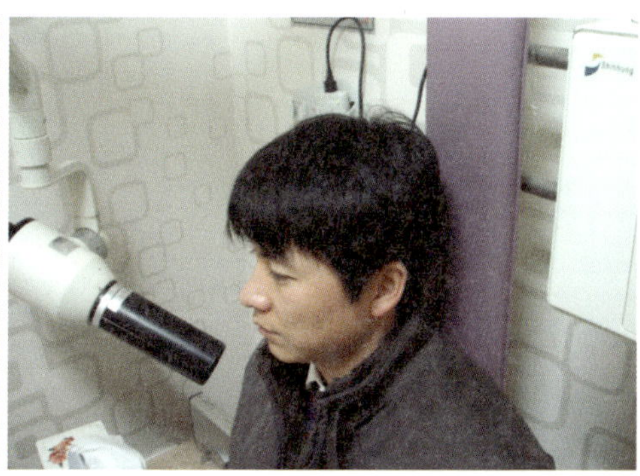

두피 접촉

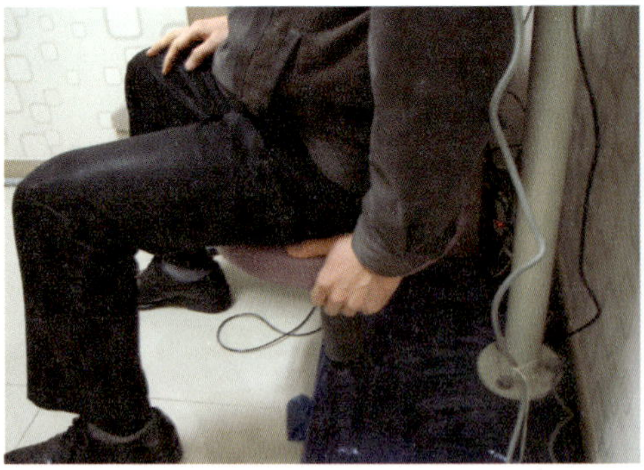

인체피부 접촉

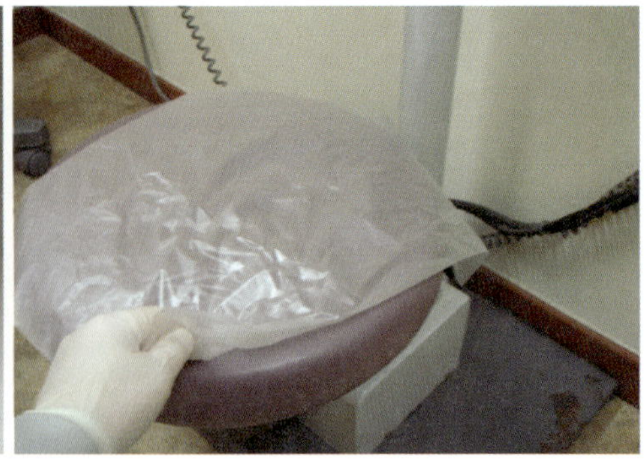

스툴 비닐커버 마감

## 4) 일반주의사항

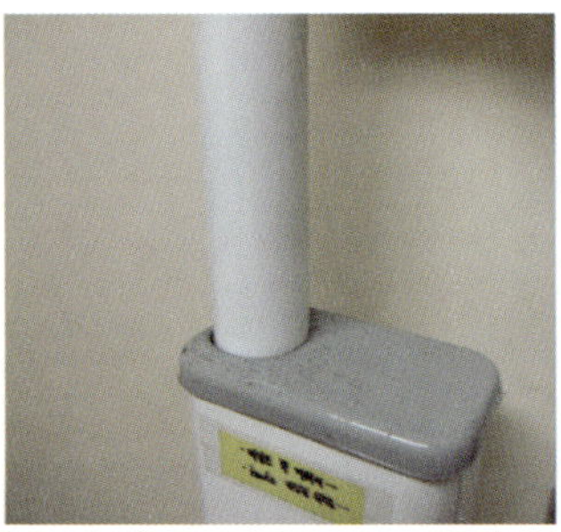

이물질 낙착 A

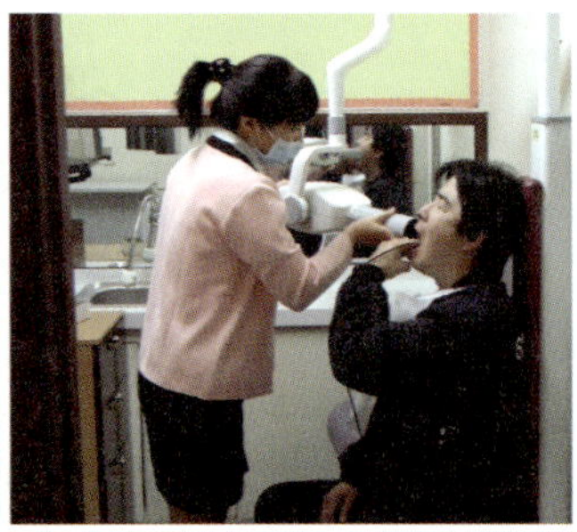

맨손으로 센서접촉(환자) B

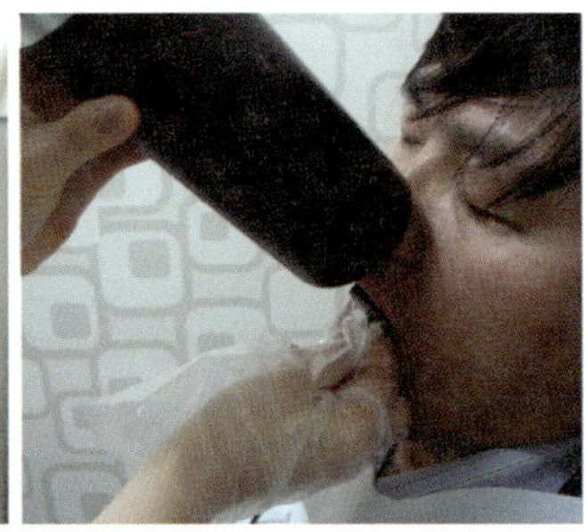

타액분비 유출 C

① X-ray arm의 잦은 움직임과 회전부위 마찰로 미세한 금속 가루나 이물질이 커버 상부에 낙착된다. 이는 환자가 앉는 과정에서 노출되는 부위이므로 청결상태를 유지하도록 한다(그림 A).

② 환자에게도 폴리글러브를 제공하여 인출되는 과정에서 타액이 손과 의복, 피부에 접촉되지 않도록 촬영협조를 얻도록 한다(그림 B).

③ 근관길이 촬영의 경우는 짧은 시간인 듯하지만 환자 입장에서는 이물감과 불안감으로 타액분비가 증가한다. 타액유출을 예방하기 위해 미리 환자에게 티슈나 종이컵을 받치도록 고지하여야 한다(그림 C).

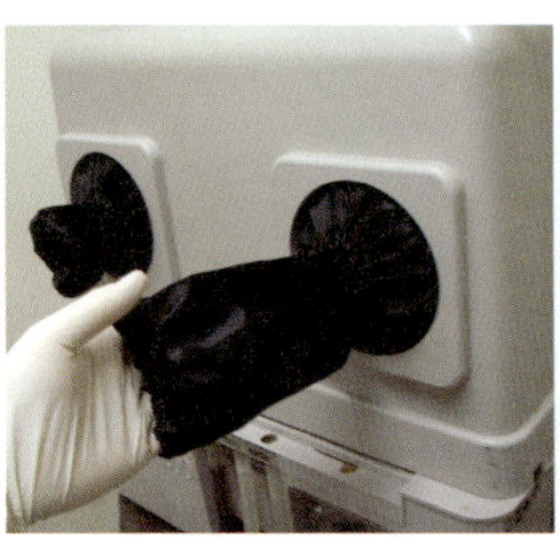

암막차단용 토시 A

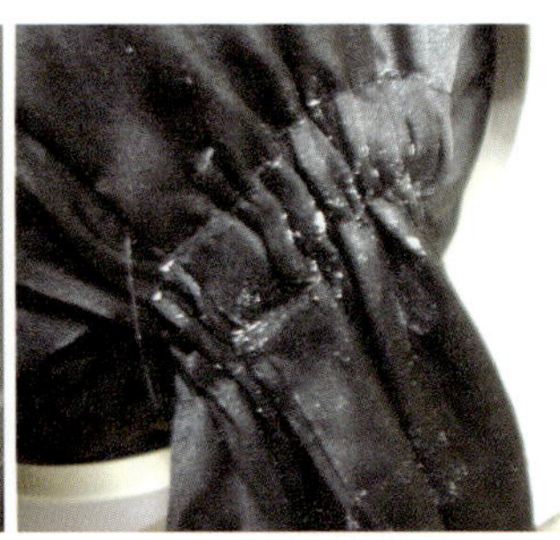

피부각질 및 이물질 B

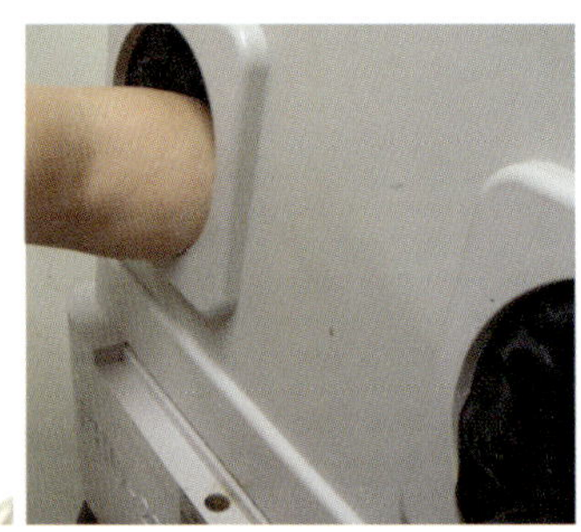

피부접촉과 투입구 삽입 C

④ 암막차단용 토시는 내부로 조사될 수 있는 빛을 철저히 차단하기 위해 견고히 되어있으나, 탈부착이 불가능하여 세탁이 어렵다(그림 A).

⑤ 오랜 사용으로 토시 내부에는 이물질과 여러 각질이 침습되어 있어 개인 방호에 사각지대로 방치되고 있다(그림 B).

⑥ 반팔 의복착용과 현상기 투입구 경납과정에서 불가피한 피부접촉이 발생하고, 내부의 습한 온도와 혼합성 화학물질(현상액, 정착액)이 기화되어 간접적으로 태선양 접촉피부염을 유발시킬 수 있다(대한피부과학회지 2000;38(1):151~153).

⑦ 이를 예방하기위해선 치과위생사와 일반종사자의 인식이 무엇보다도 중요하고, 병원의 의복착용이 긴팔 또는 반팔인 점을 감안하면 서로의 장 · 단점을 지니고 있다.

⑧ 노출된 부피 또는 옷감소매에 비닐토시를 착용하여 직접적 접촉을 방어하여야 한다.

⑨ 현상액 기본 성분 : 알칼리 물질과 물, 침투력 향상을 위한 계면 활성제 및 알콜류로 구성된다.

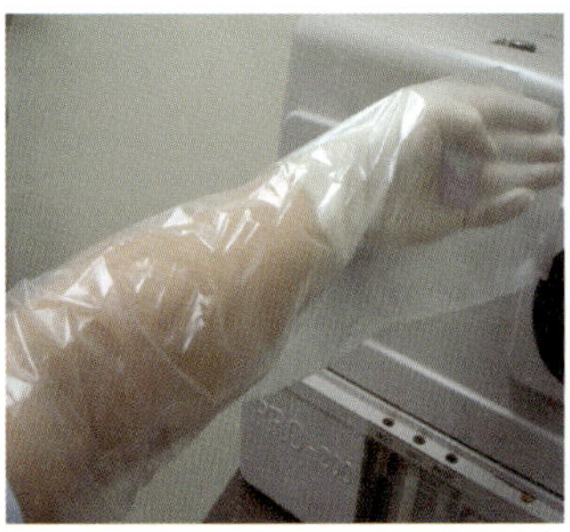
비닐토시 마감

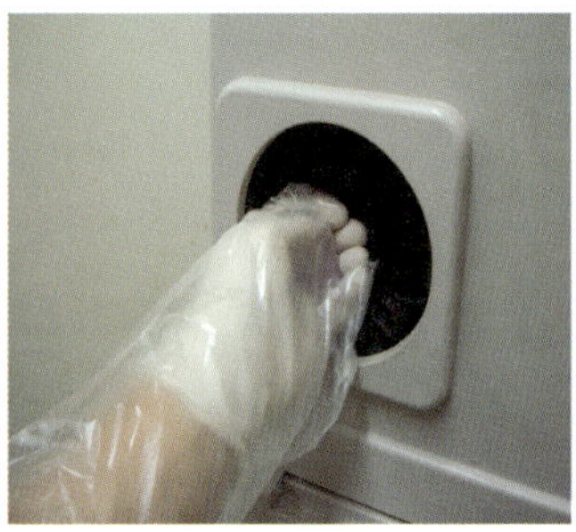
투입구 삽입
비닐토시 고정방법 1

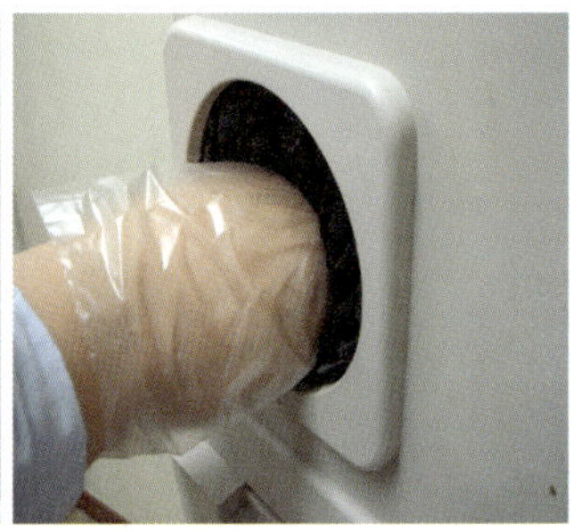
필름 개봉 및 카세트 핸들링

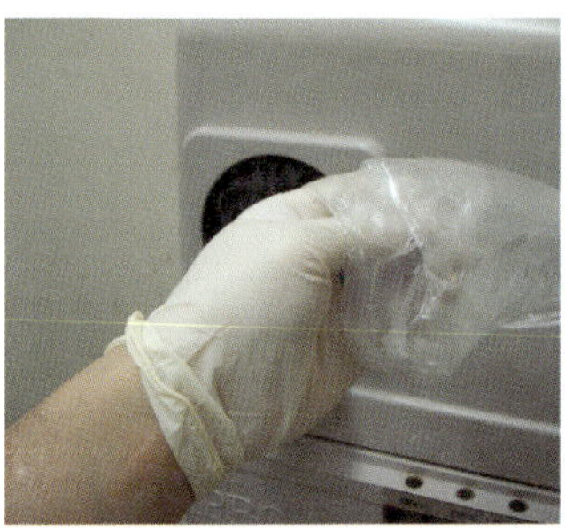
인출 후 뒤집어서 폐기처리

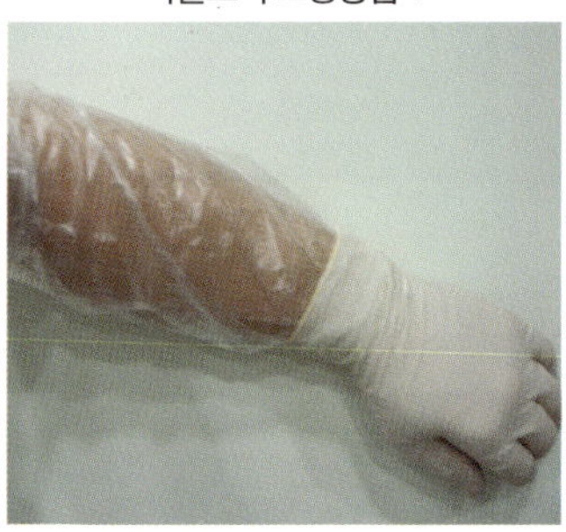
비닐토시 고정방법 2

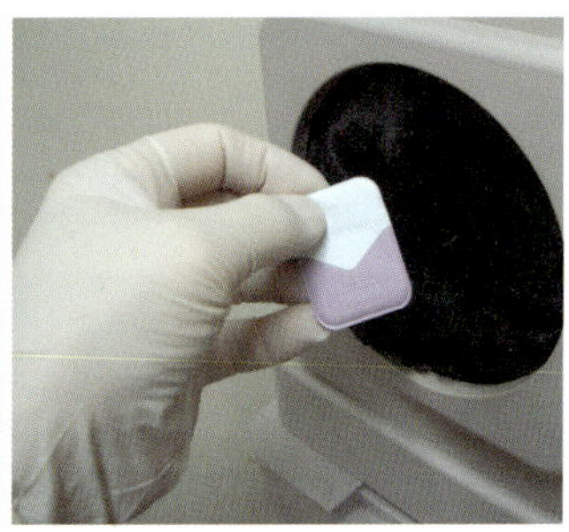
타액 및 분비물 흡착의 경우
암막 차단용 토시에 흡착

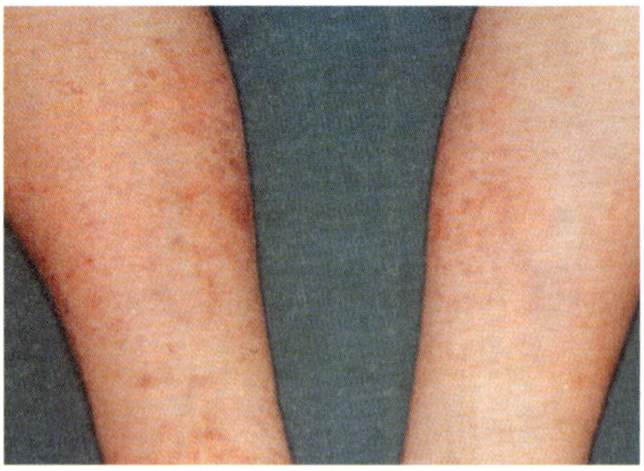

태선양 접촉피부염
Slight brownish to erythematous plaque and papules on both forearms

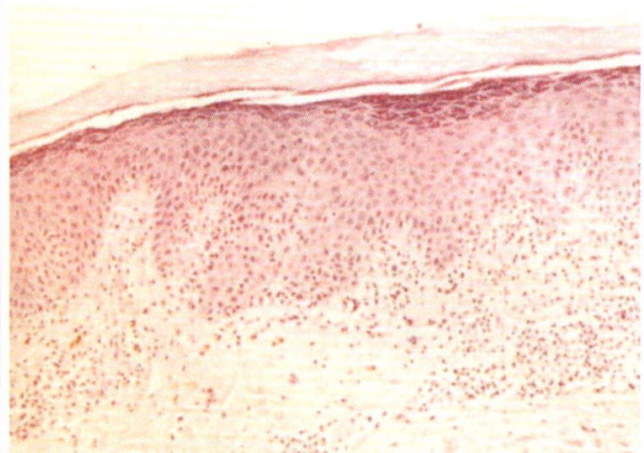

상부진피와 염증세포 침윤
Histopathologic feature shows irregular acanthosis, wedge-shaped hypergranulosis, dense inflammatory cell infiltrates and some melanophges in the upper dermis(H&E, × 100).

(상기 관찰자는 5개월 전부터 영화 필름현상액 취급 및 업무에 종사함)
내용참고. 근거자료: 대한피부과학회지, 2000년

## 5) 각종 컨트롤 패널 감염방지 부착 및 마감지침

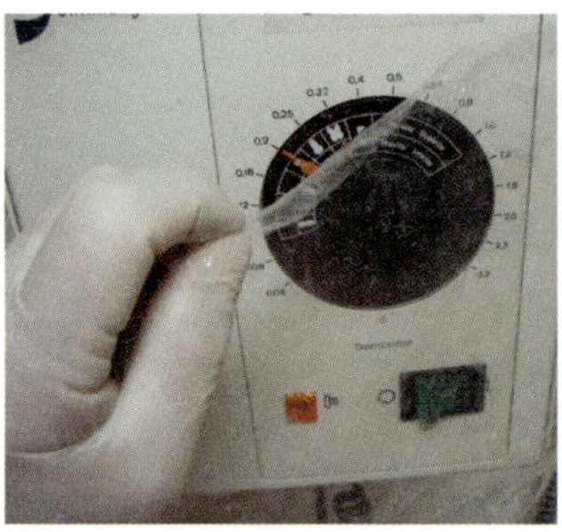

컨트롤 패널 비닐커버 부착

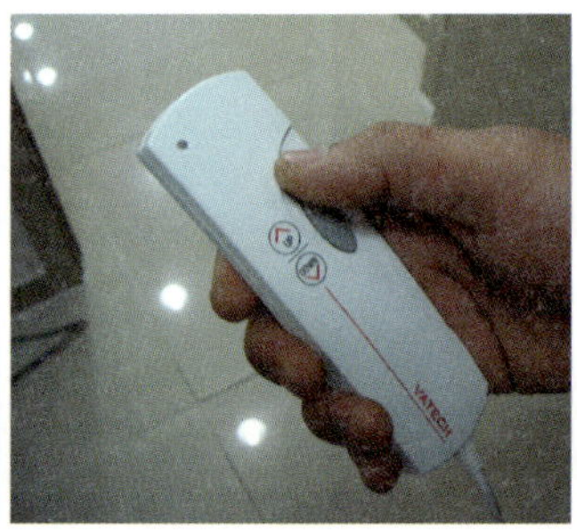

컨트롤 스위치 마감1

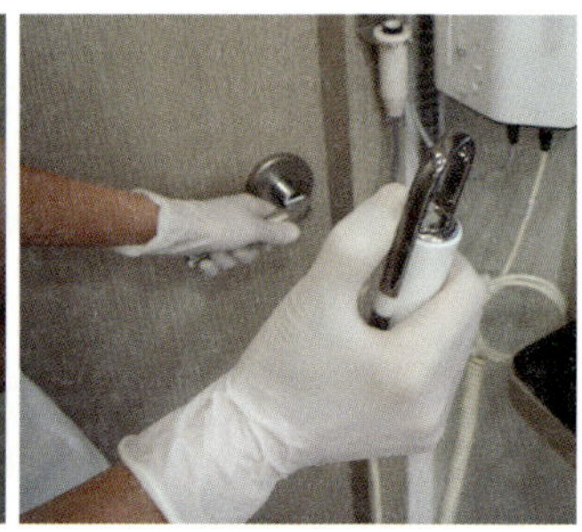

컨트롤 스위치 마감2

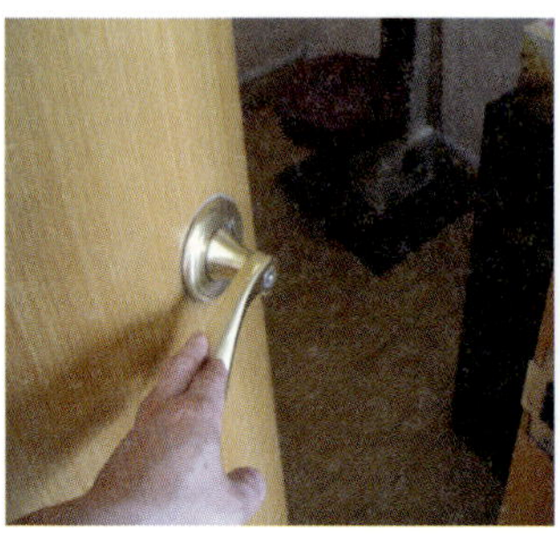

X-ray실 손잡이 마감

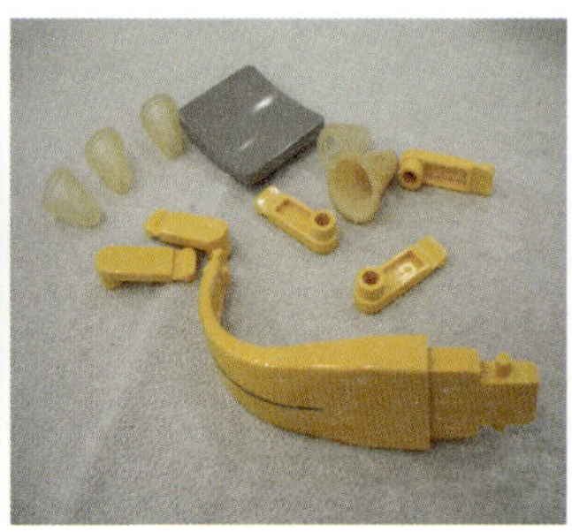

스페어 액세서리(멸균처리)

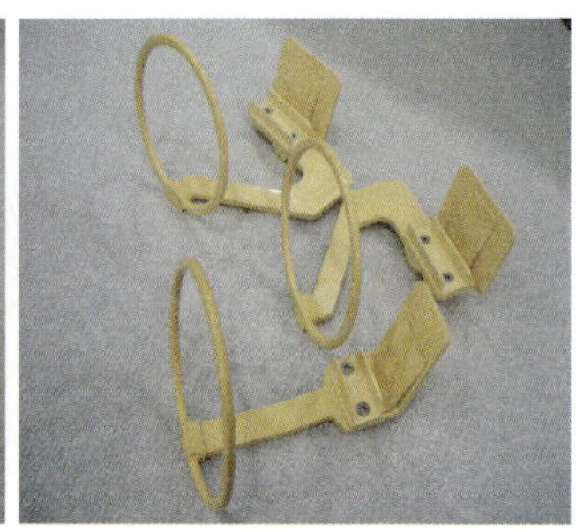

XCP행거 멸균

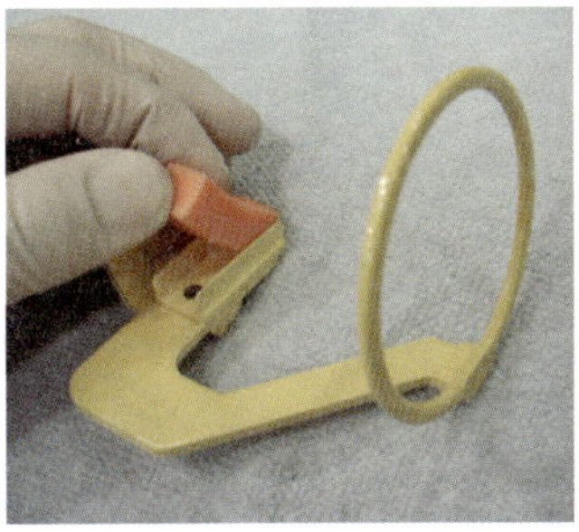

XCP 행거용 쿠션(소독처리)

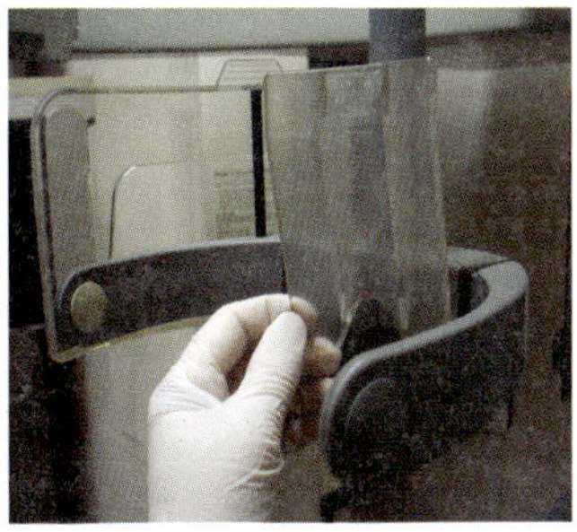

forehead, earing(소독처리)

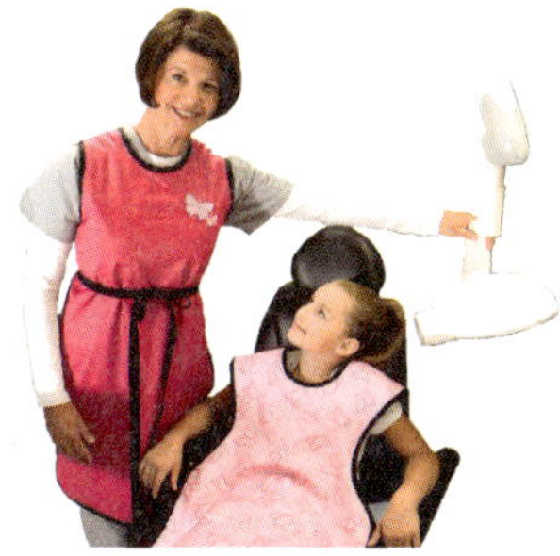

환자용 납복 앞치마 제공

① 액세서리(forehead, earing cap, mouthpiece, XCP)는 상품구입 시 스페어로 보충할 수 있으며, 멸균처리할 수 있도록 되어 있다.

② XCP 행거용 쿠션은 소독처리 및 리필 구입이 가능하다(기타 방법으로는 putty 성형 또는 거즈를 두껍게 말아 사용할 수 있다).

③ 휴대용 X-ray 촬영 때는 반드시 방사선 피폭을 방지하기 위해 환자보호용과 촬영 당사자용 납복 앞치마를 착용하고, 방사선 차폐막을 설치하도록 권장한다.

※납복 앞치마는 착용 횟수에 따라 다르나 정기적으로 '알코올' 세척을 하여야 한다.

④ 일부 휴대용 X-ray 장비의 성능과 경량화, 환자 이동의 번거로움 제거, 취급 간소화 등의 특징들을 부각하여 쉽게 취급되고 있으나, 방사선 조사 후 피사체로부터 산란되어 피폭에 관한 핵심이 간과되고 있다.

⑤ 2003년 미국의 National Council on Radiation Protection and Measurements(NCRP)의 치과에서의 방사선 방어에 대한 권고안(NCRP report No.145)에 따르면 최대의 산란 방사선은 일차 방사선이 환자에 조사될 때 후방으로 향하게 하고, 최소 노출을 위한 술자(치과위생사)의 좋은 위치는 45도 각도에 관두부(cone)로부터 최소한 2 m 이상일 것이라고 권고한다.

## 6) 보조 장비의 감염과 위생관리 지침

### (1) 자동현상기 위생관리

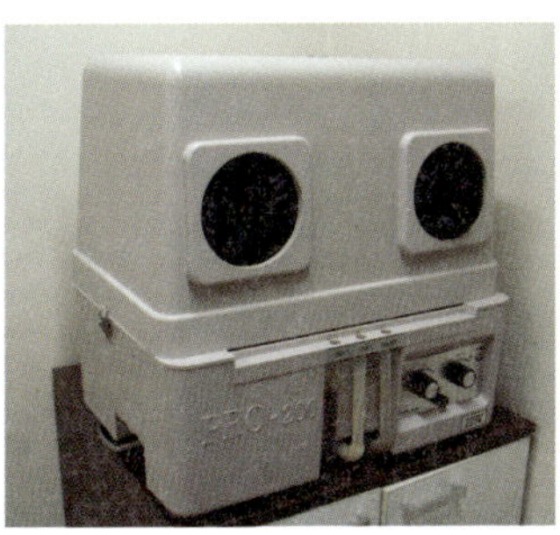

자동 현상기

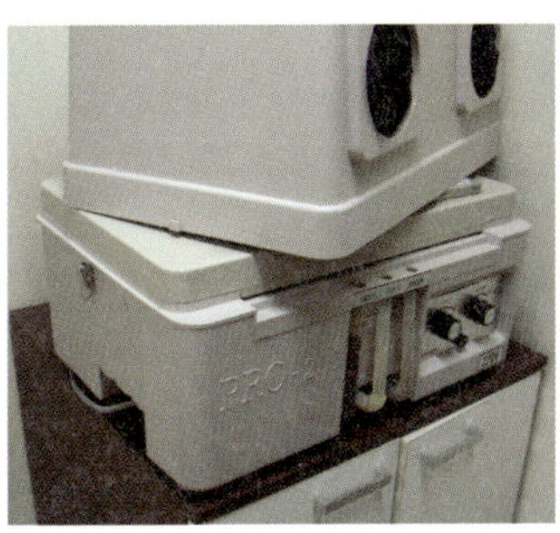

본체커버 분리

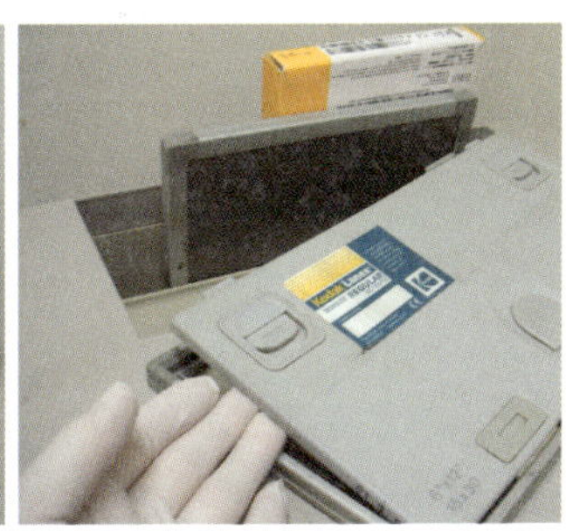

카세트 개방여부 확인

① 본체커버를 분리하기 전에 내부에 놓인 카세트 내부에 현상되지 않은 필름이 남아있는지 확인 후에 분리하도록 한다.

② 이 단계까지는 전원을 끄지 않도록 한다.

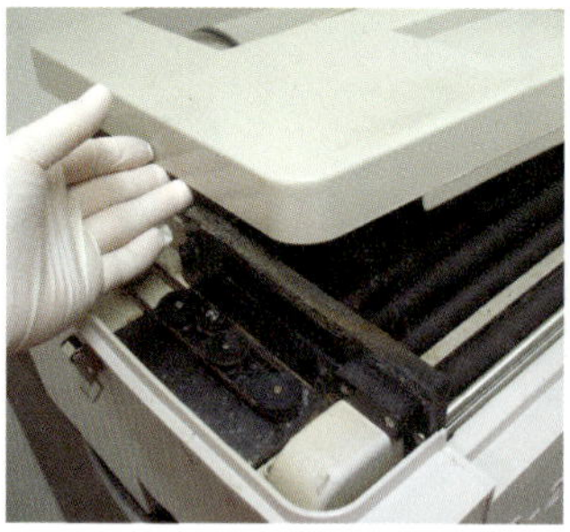

상부커버 분리

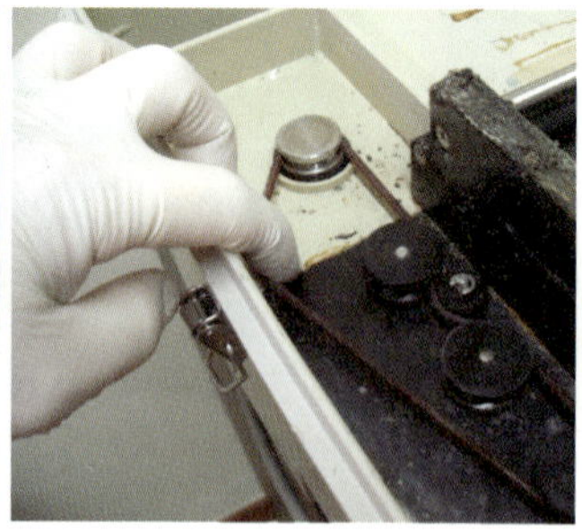

밸트 탄력 검사

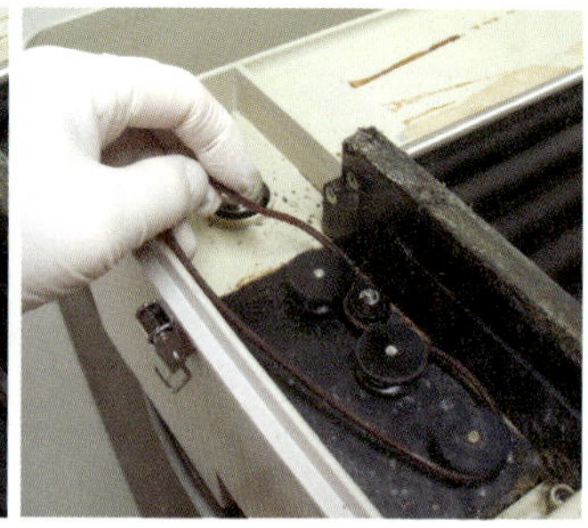

밸트 분리

③ 밸트가 회전하고 있는지, 전원을 끄고 밸트 가볍게 당겨보며 탄력을 가늠한다.

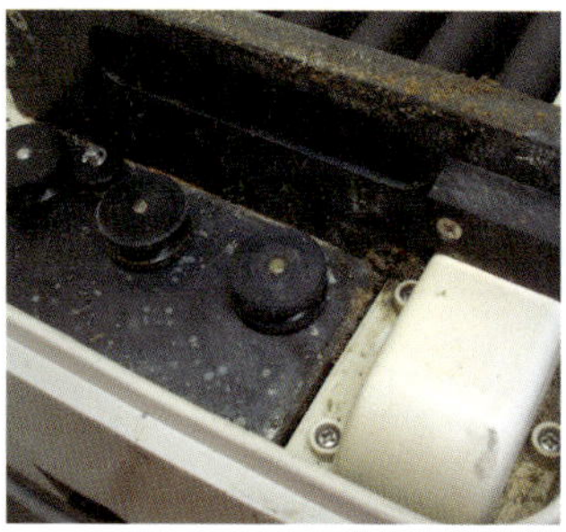

손잡이 홈 확인

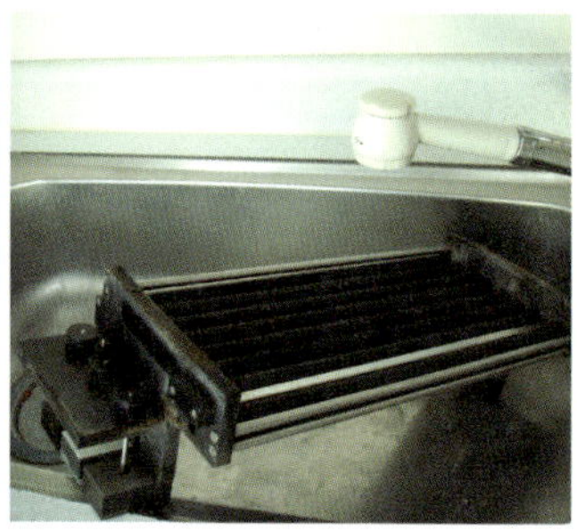

세척 단계 1

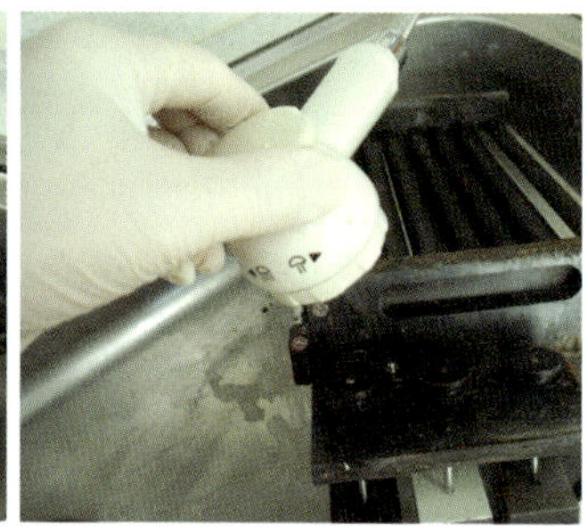

세척 단계 2

④ 세척할 때는 가능한 찬물로 세척하도록 하고, 스펀지를 이용하여 롤러 표면을 닦는다(세제 사용 금지).

⑤ 브러시를 이용하여 벽면과 구석진 곳에 흡착된 이물질을 제거한다.

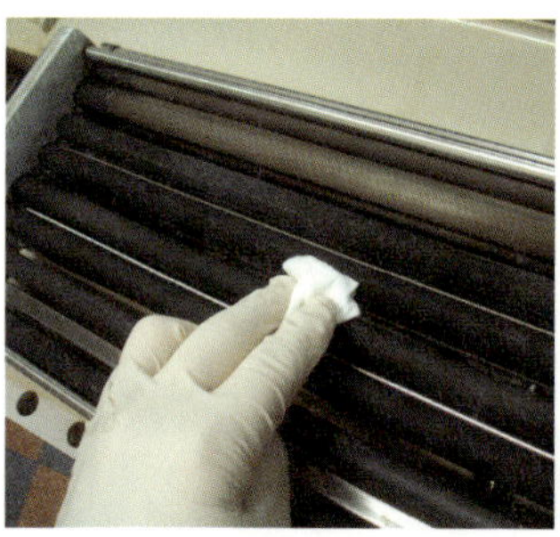

롤러 표면 세척

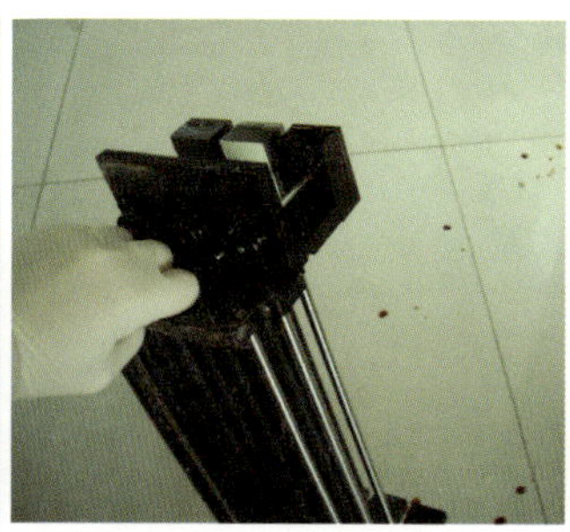

롤러하우징 분리

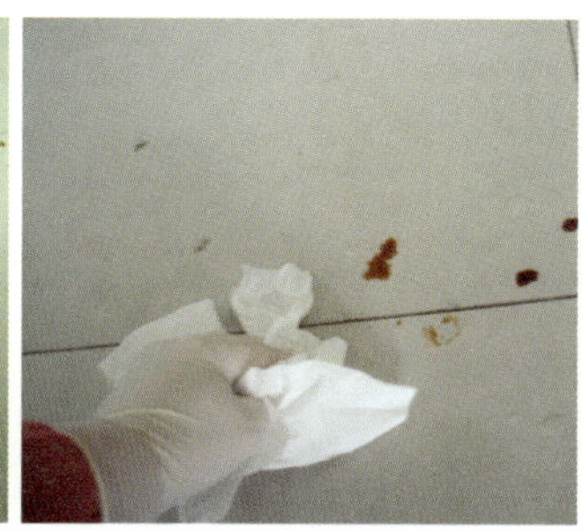

현, 정착액 흐름방지

⑥ 롤러 표면을 세척할 때는 무리한 압력을 주지 않도록 주의한다.

⑦ 롤러하우징을 분리할 때 내부에 고인 용액(현상액, 정착액, 물)이 바닥으로 떨어지므로 폐지나 신문 등을 활용하여 바닥에 깔도록 한다.

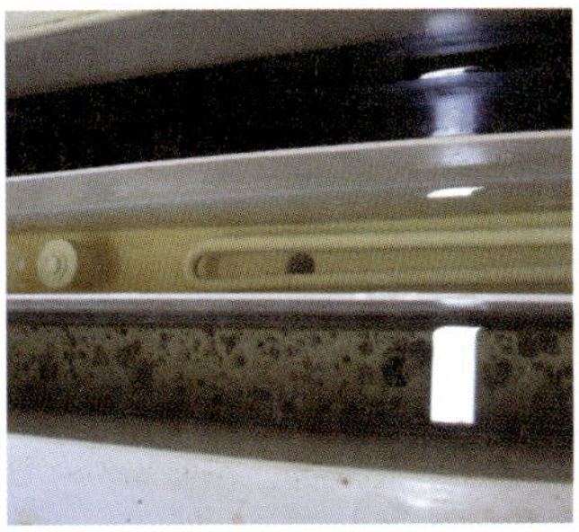
내부 용액 저수조

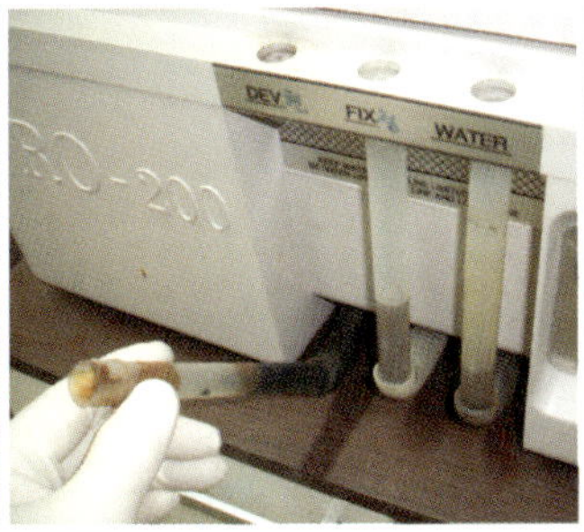

현상액 제거단계

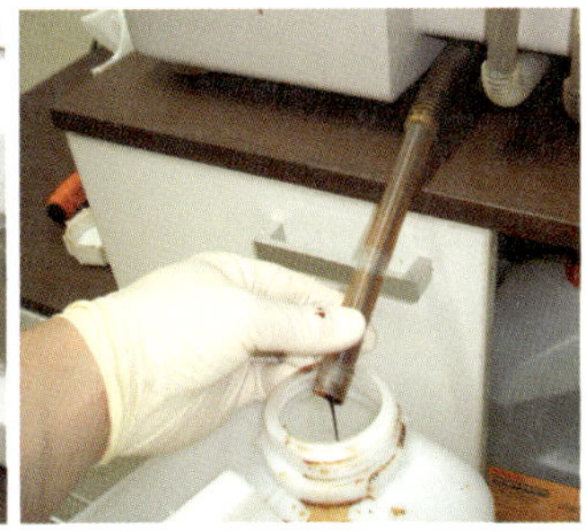
폐 현상액 옮기기

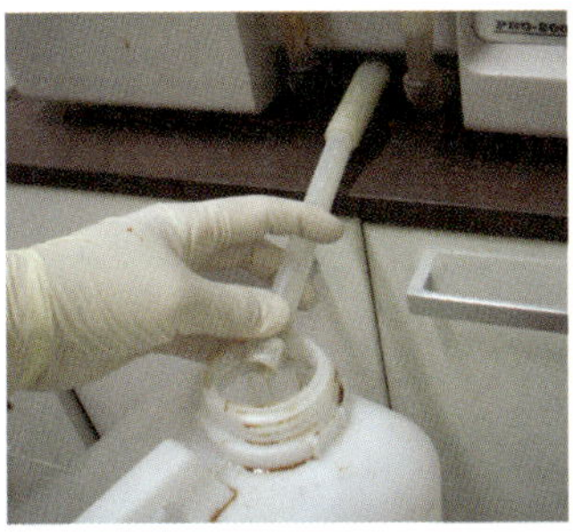
폐 정착액 옮기기

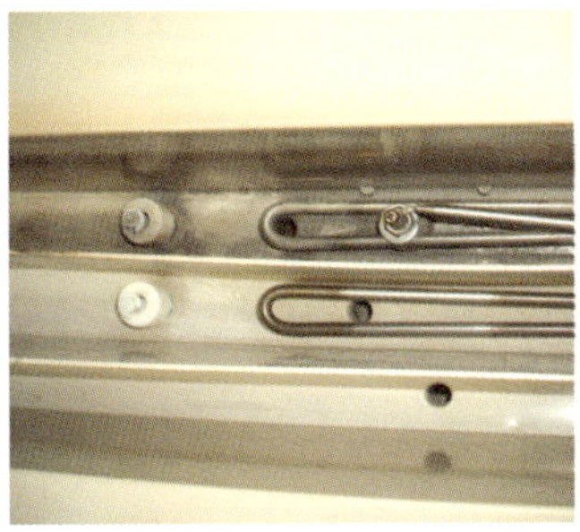
정상적인 용액 저수조

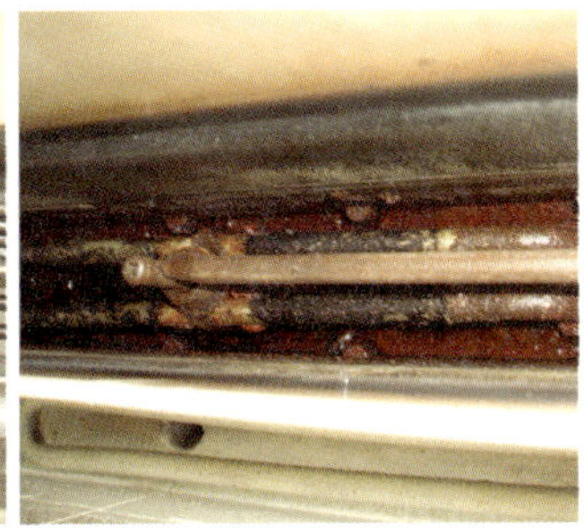
용액으로 오염된 저수조

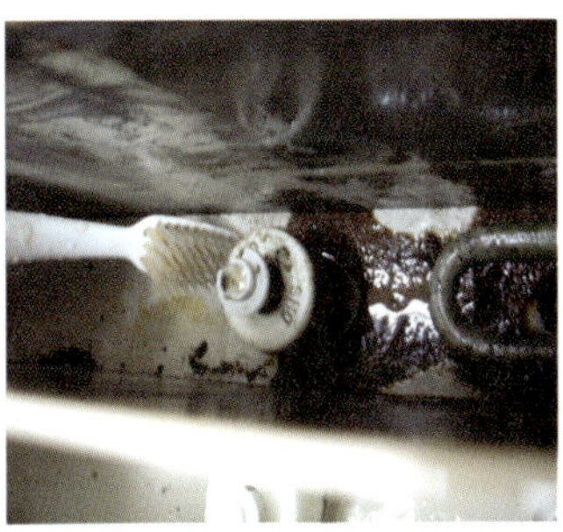
센서에 합착된 용액찌꺼기

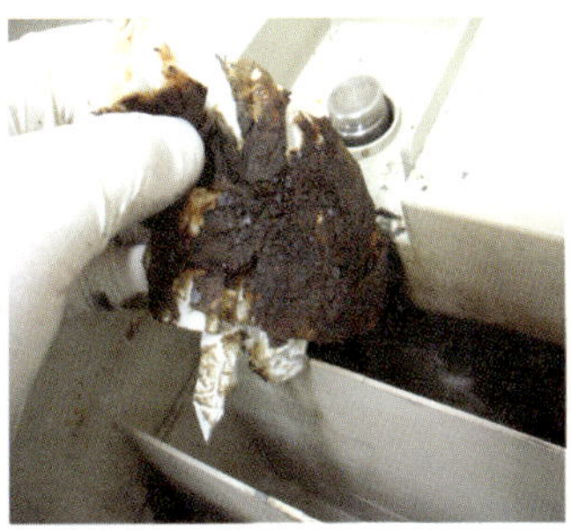
이물질 세척과정(현상액 저수조)

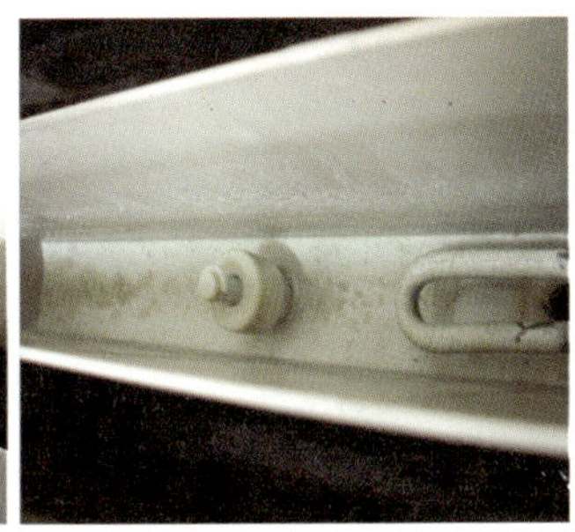
합착된 이물질(정착액 저수조)

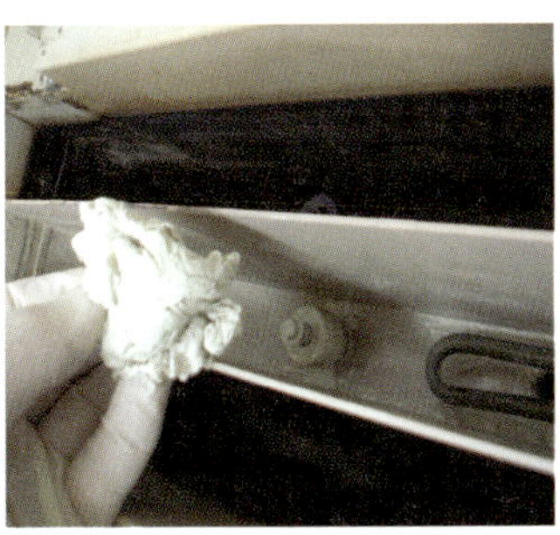
이물질 세척과정(정착액)

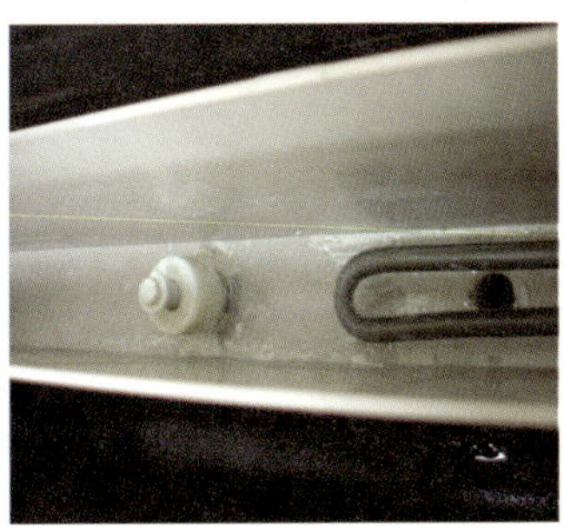
세척 완료

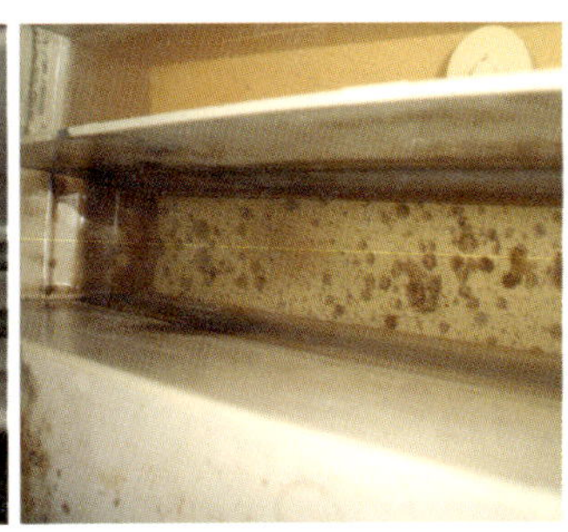
수세용 저수조(바이오 필름)

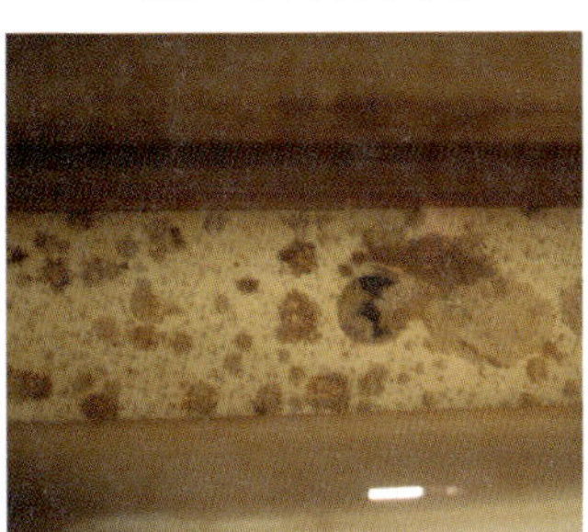
바이오 필름(물때)

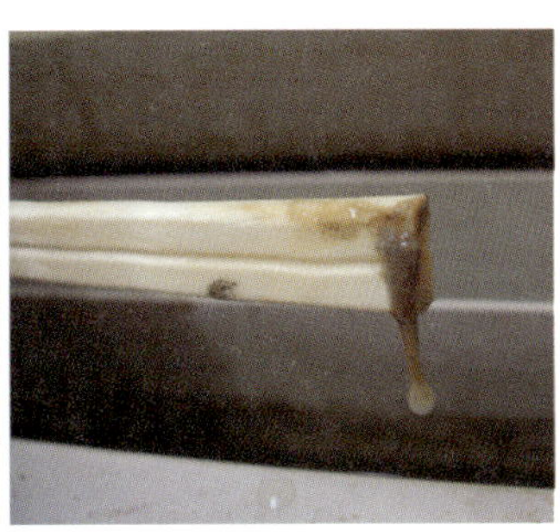
바이오 필름 1

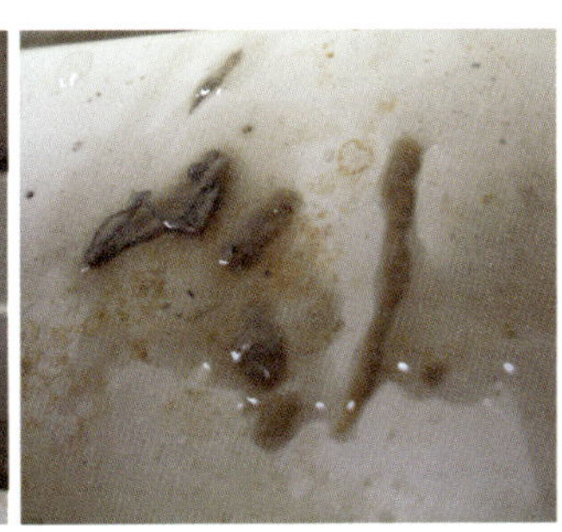
바이오 필름 2

⑧ 현상액과 정착액의 화학적 숙성과 성능을 유지하기 위해 평균 27~40℃ 보온을 유지하고 외부의 빛이 침투하지 않는 물리적 조건으로 수세용 저수조에는 많은 바이오 필름이 증식하게 된다.

⑨ 이를 방지하기 위해 최소 1일에 1회 찬물을 보충하여야 바이오필름을 억제할 수 있다(제10장 장비감염관리 중 정수기 참고).

⑩ 청결한 수세와 건조가 부적절하면 필름 표면의 화학적 용액이 미세하게 남아 부식을 유발시키고, 영상의 명암이 흐려지게 된다.

⑪ 영구적인 기록보존을 위해 필름을 2차적으로 세척하고 건조시켜 안전하게 보관한다.

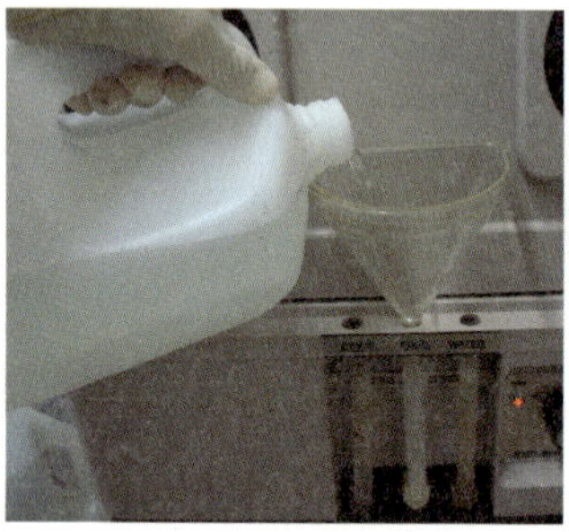

용액보충(현, 정착액, 수세)

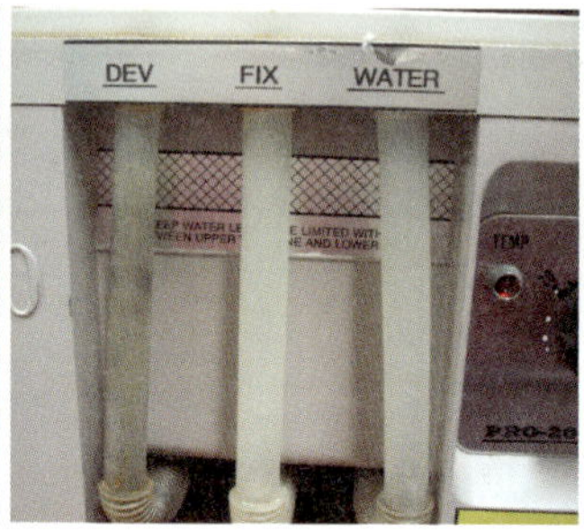


수위계(그물망)중간위치

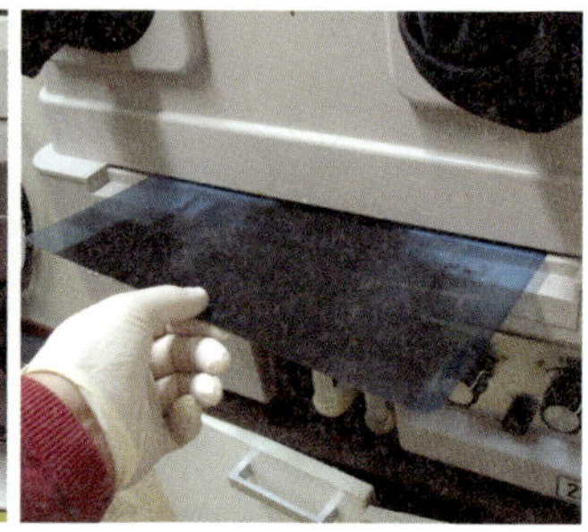

필름 인출

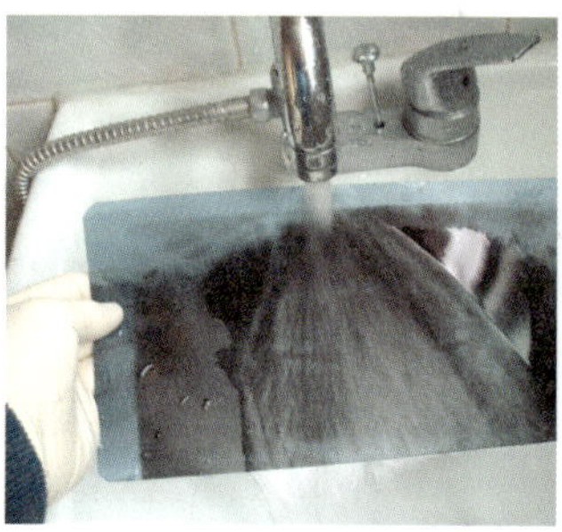

필름 세척

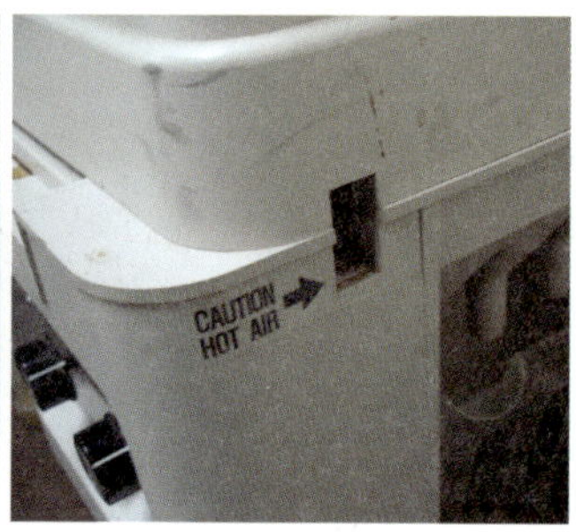


드라이 배기구

⑫ X-ray실 내부에서 현상액, 정착액 냄새가 차있는 이유는 자동현상기 측면에 필름건조 후 열을 배출하는 곳에서 1차적으로 냄새가 유출되기 때문이다. 또한 실내 환풍기가 설치되지 않거나, 실내 전등을 켜야 동시에 환풍기가 작동하는 불합리한 시스템조건 등이다.

## (2) 간이 현상기 위생관리지침

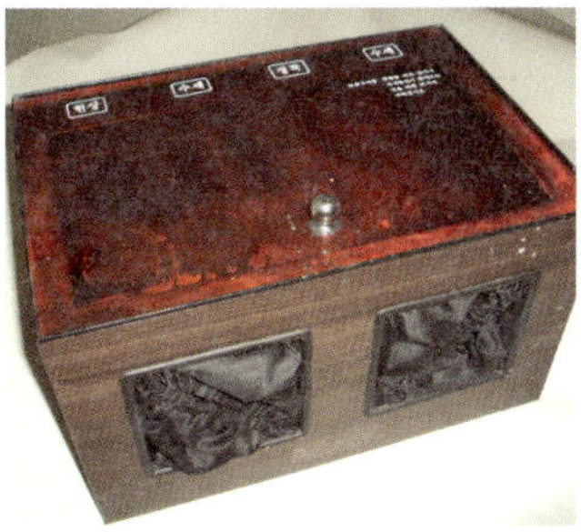
간이 현상기

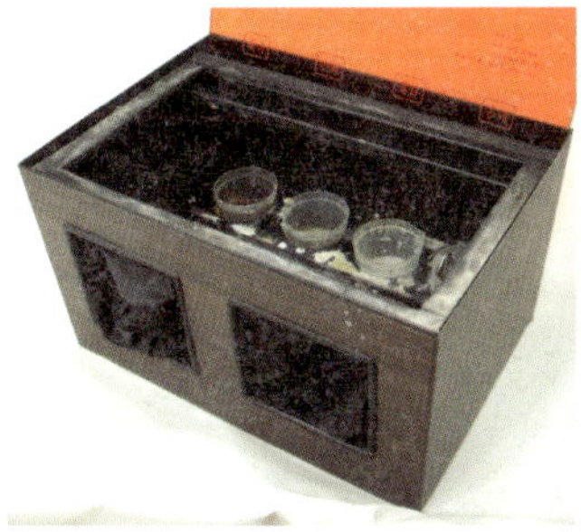
간이 현상기 내부

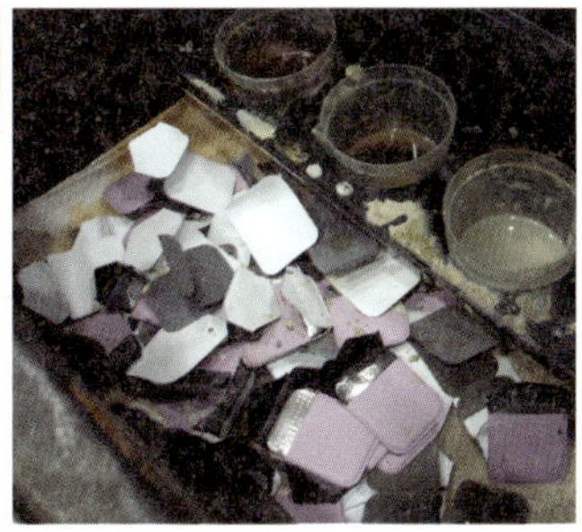
필름커버(타액 오염물)

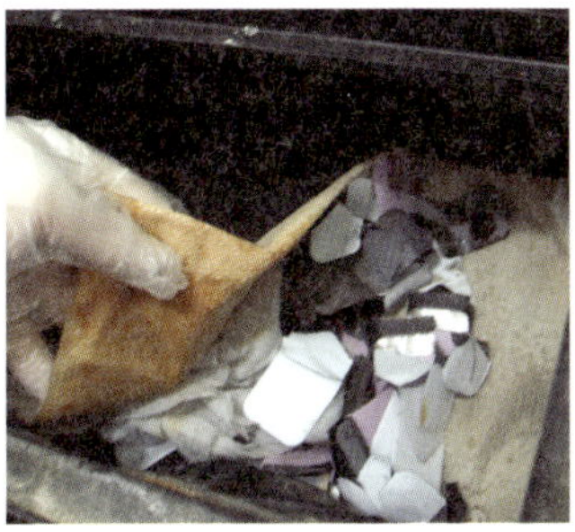
내부 오염물 제거

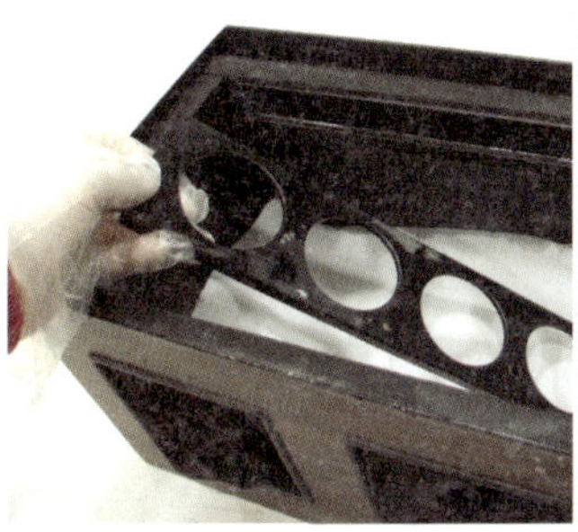
용액 행거 분리

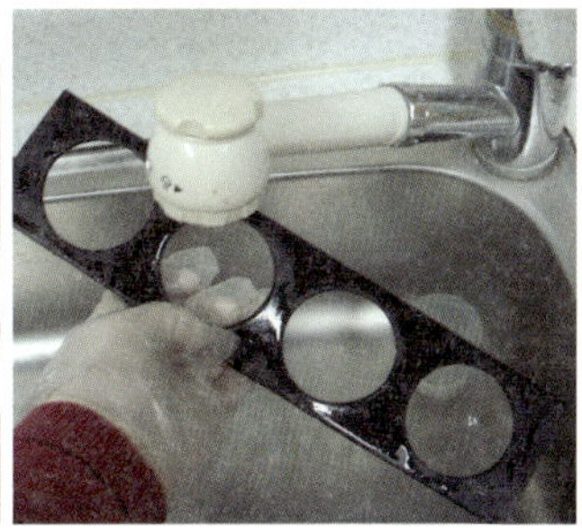
행거 세척

① 필름커버에는 여러 환자의 분비물과 타액이 흡착되어 비위생적이다.

② 현상기내부에서 개봉된 필름커버는 착용한 장갑 내부에 싸서 의료폐기물처리하도록 한다.

③ 최소한 1개월 1회 내부 소독제 세척을 권장한다.

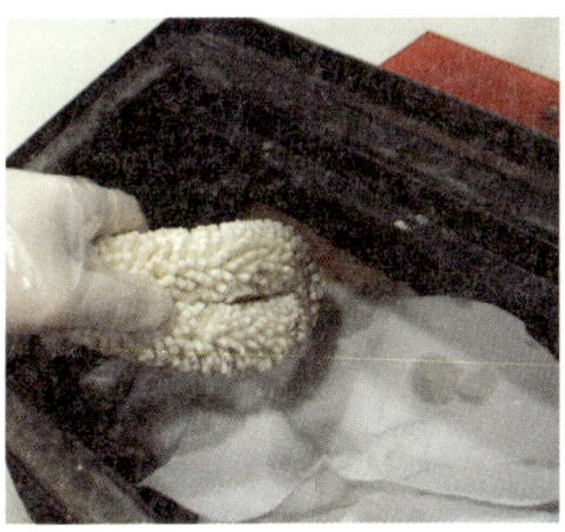
내부 세척

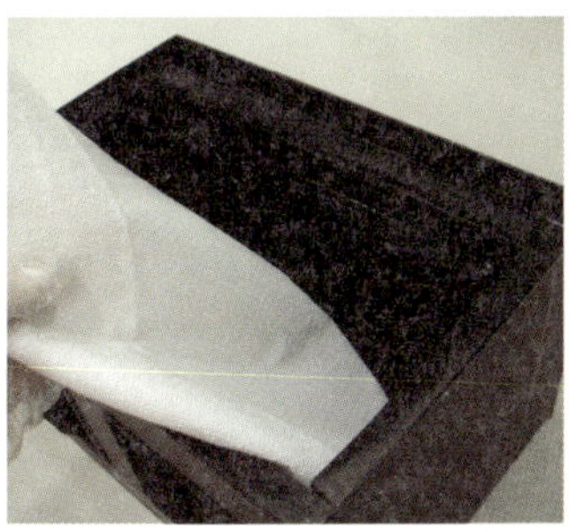
에이프런 마감

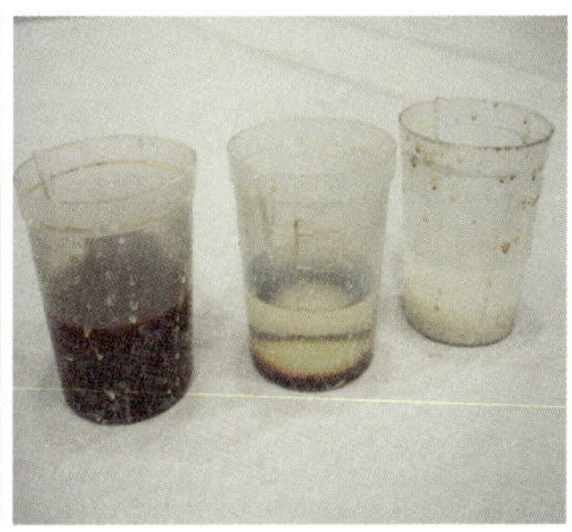
용액 컵 세척

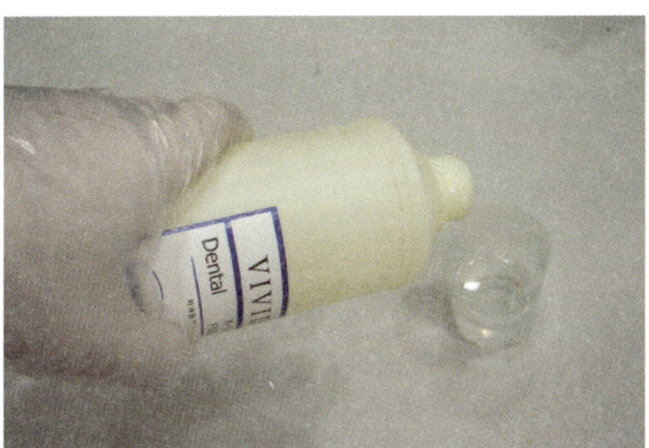

용액 보충(현상액, 정착액, 물)

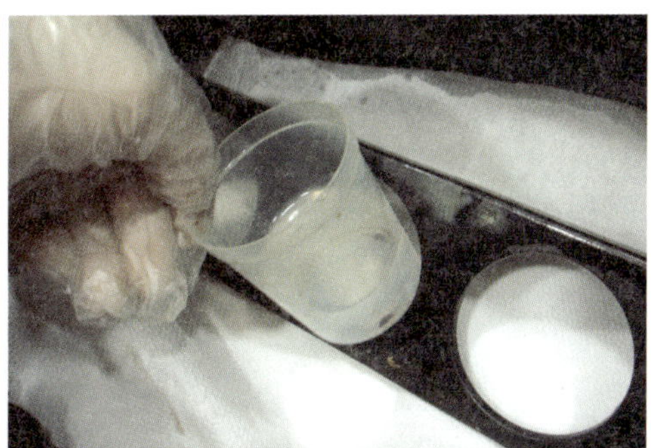
행거 및 컵 고정

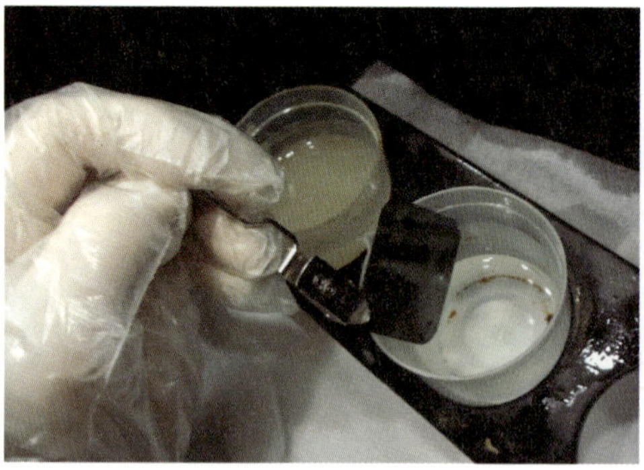

현상 테스트

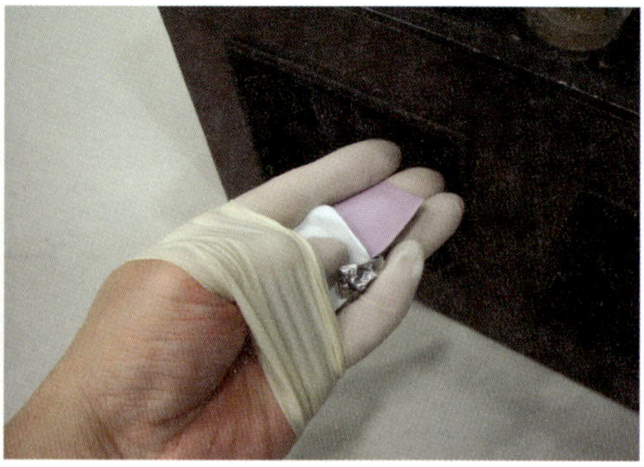

필름커버 제거

## 권고

급격한 디지털 보급으로 점차 현상기 사용이 감소하는 추세이나, 과거 익숙하고 당연하다고만 여겼던 요소를 다시 한 번 인지하고 무지를 일깨워 무방비로 노출된 환경적 공해요소를 줄이고자 한다. 우리 주변에 소홀히하고 외면했던 공간과 구역에 잠복해 있는 비위생적 요소들이 침습적이었다는 점을 새삼 일깨우고자 함이며, 이로 인해 우리들이 근본적이고 기초적인 곳부터 세심한 관심을 갖고 점진적인 친환경 오염방지와 개선, 이로 인한 궁극적인 원내 교차감염관리로 확대하여야 한다.
체계적인 병원 관리와 감독, 개량은 오랜 경험과 교육, 훈련의 수양이 요구된다. 이러한 충분한 경험이 바탕이되어야 통합적인 원내교차 감염관리가 성공적이고 진보적으로 성숙할 수 있다.

# PART 03

# 부록

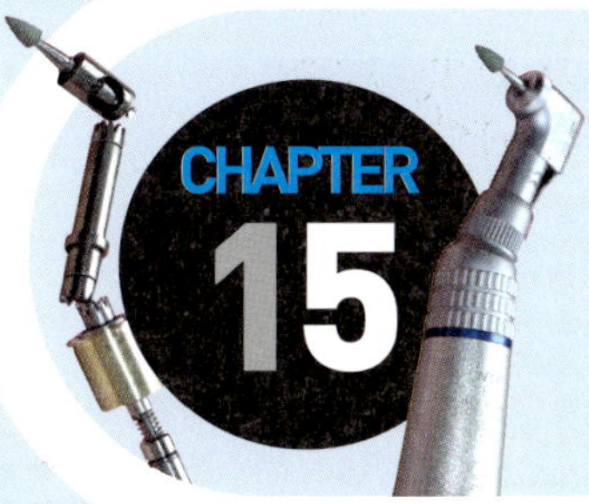


I PART 03 I 부록

# 치과에서의 친환경 오염관리와 유지관리

## 1. 치과 설비관리 체크리스트

### 1) 1회 사용 후 세정, 오일링 및 멸균품

① 고속 핸드피스류, 전체세정 및 오일 스프레이(임플란트용, 서지컬 핸드피스 포함)

② 콘트라앵글류, 전체세정 및 오일 스프레이(앤도앵글 포함)

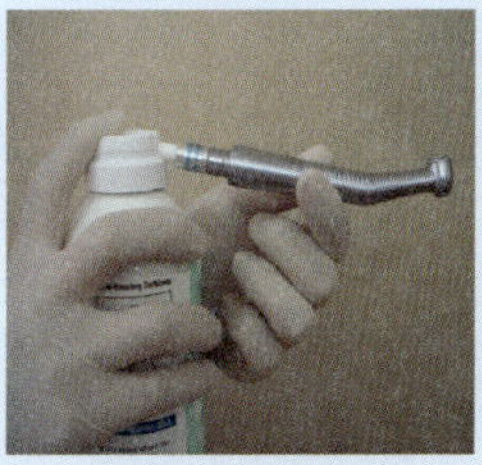
high handpiece

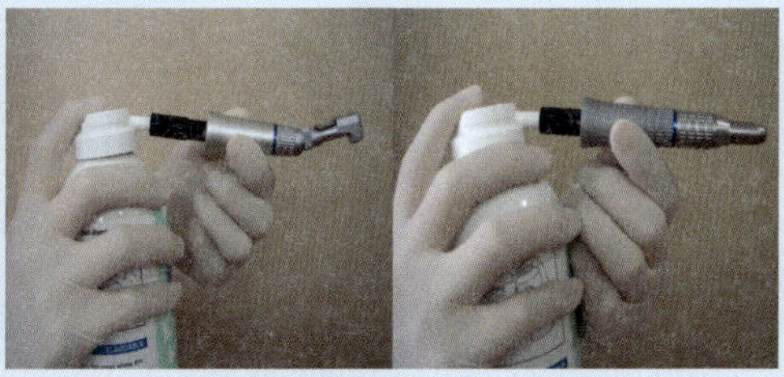
low handpiece C/A, S/M

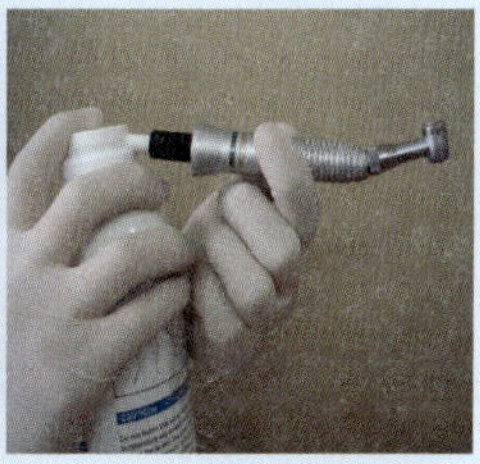
endo angle

③ 스케일러 핸드피스 및 팁

④ 3-way 시린지 팁

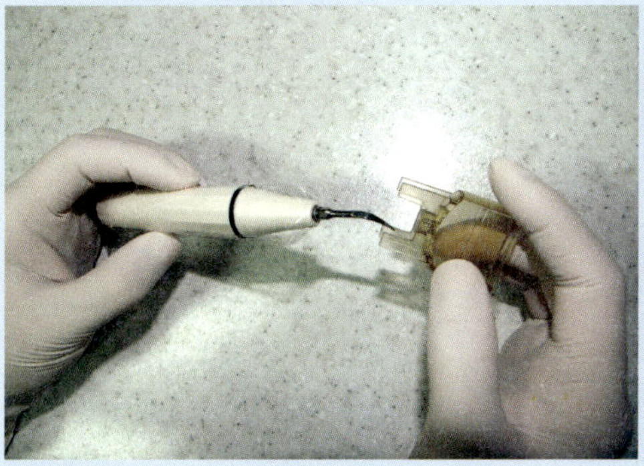
스케일러 팁 분리

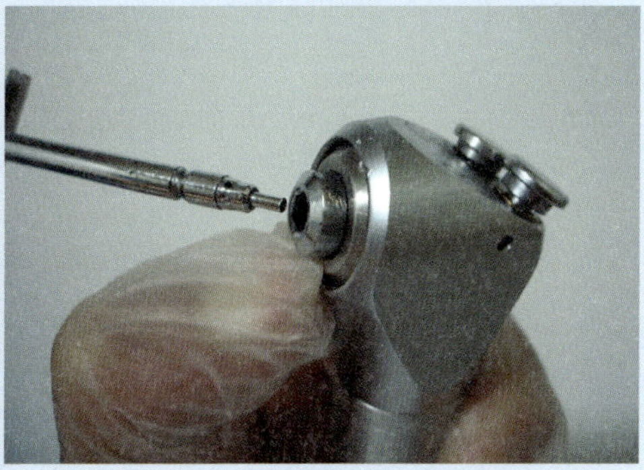
3-way 팁 분리

⑤ 기본 기구 및 트레이

⑥ 타구 세정 및 세정액 스프레이

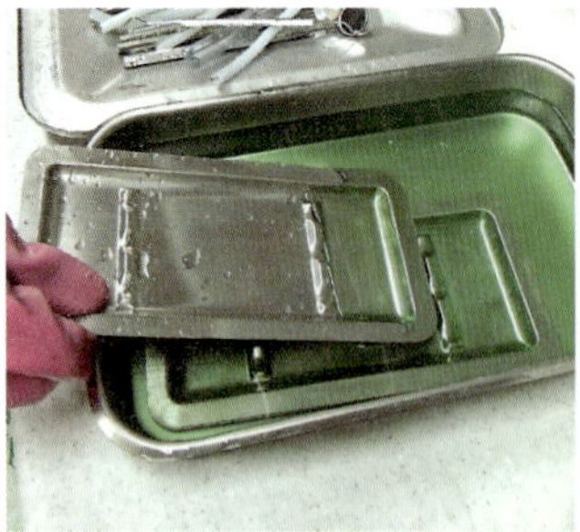
기본 트레이 세정

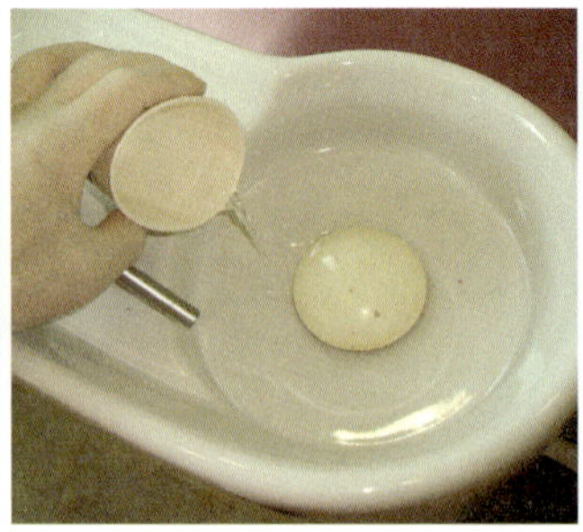
물컵으로 세정방법 A

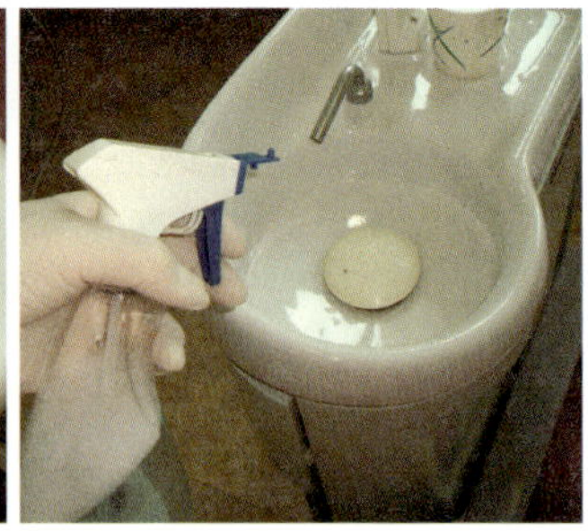
세정제 분무 방법 B

## 2) 1일 1회 세척품목

① 배큠 필터 케이스(vacuum filter case) 내부의 필터 세정

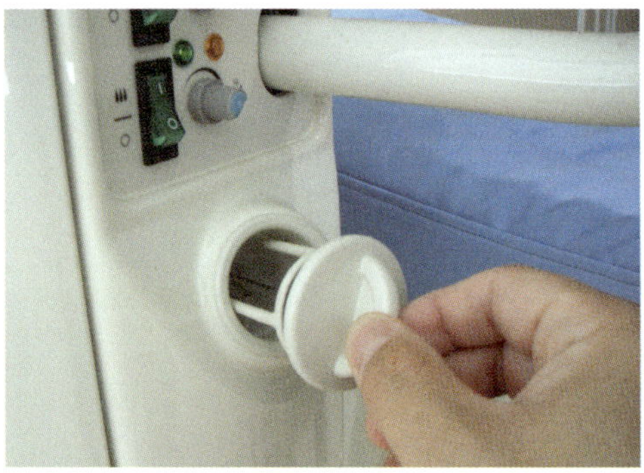
unit : S1

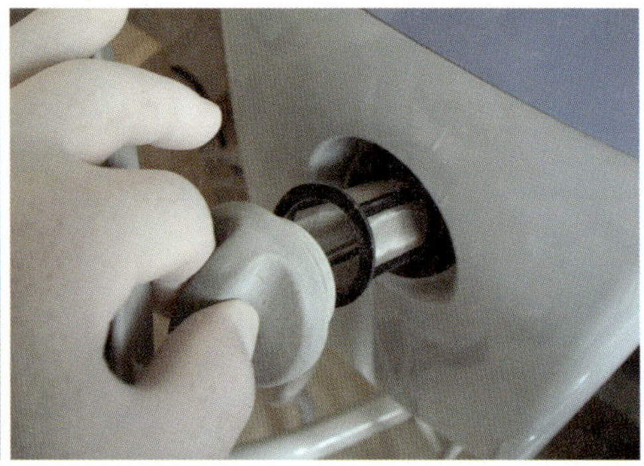
unit : 2080

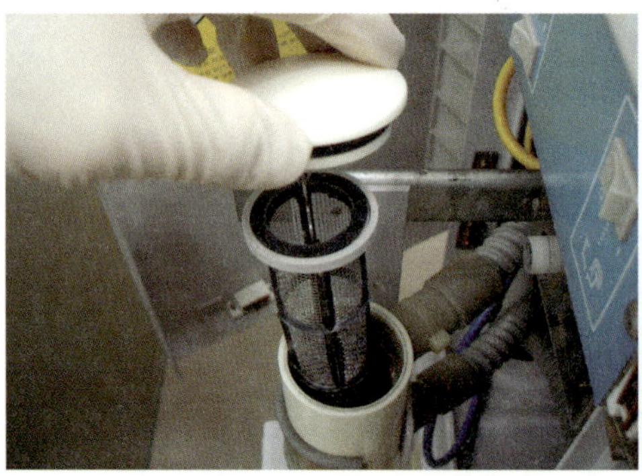
unit : taurus

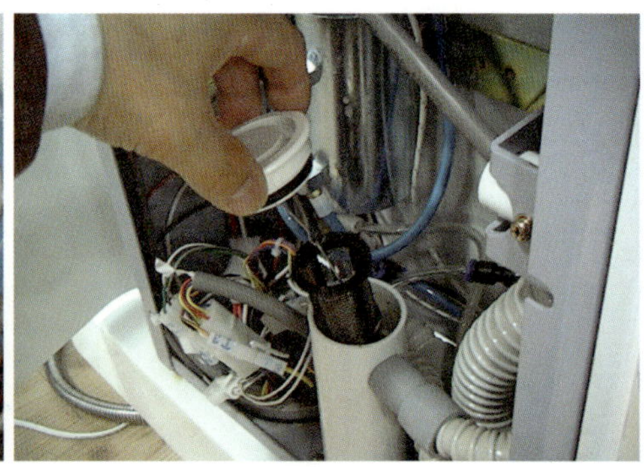
unit : grasia

② 보조원측 시린지(각종 배큠 시린지류, 3-way 시린지)도 멸균이 가능함(제조사마다 다름)

③ 타구 내부 필터 세정

④ 각종 석션 튜빙(suction tubing)류 배관 세정

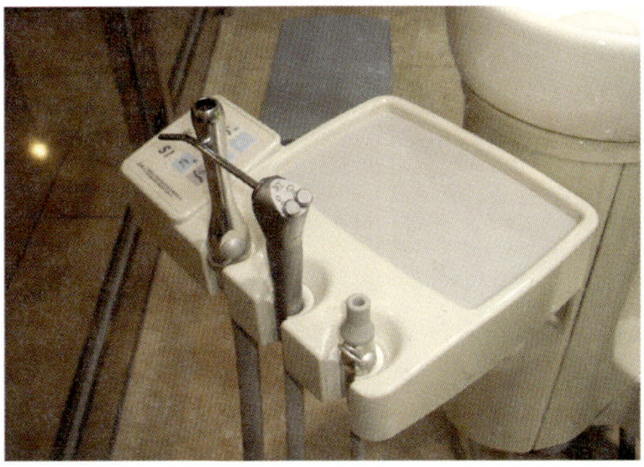

unit : s1

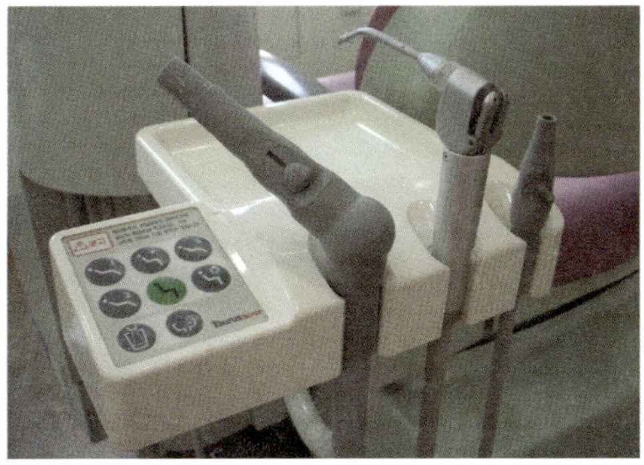

unit : sante

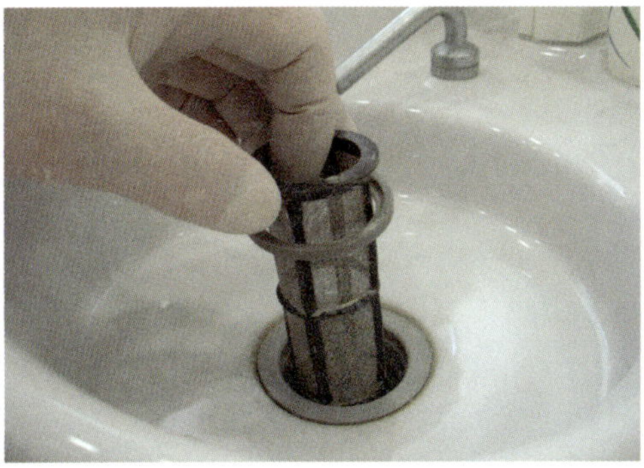

unit : sante

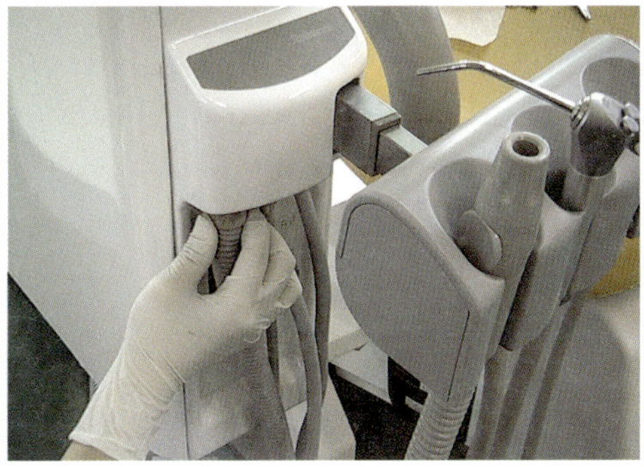

unit : clesta

## 3) 1일 1회 check point

① 콤프레셔(compressor) 배기용 볼(ball) 밸브 개폐 여부

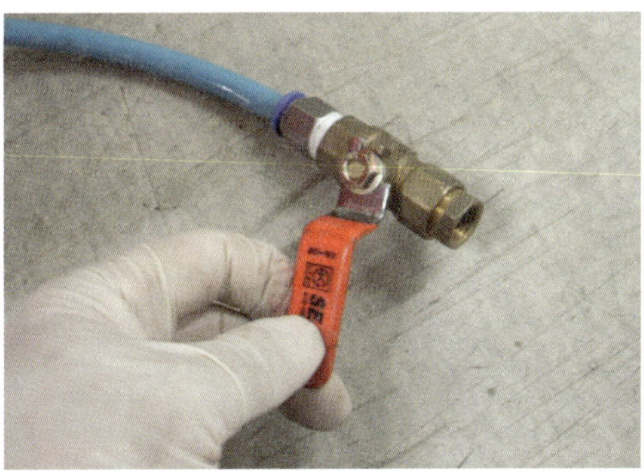

응축수 밸브 개방 전

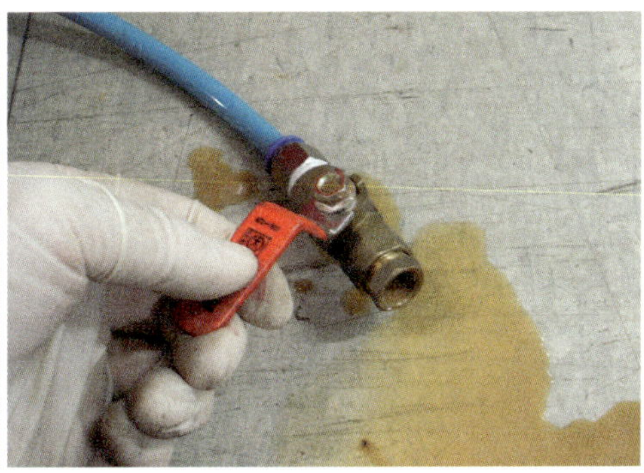

응축수 밸브 개방 후

② 정수기 급수 밸브 차단 여부(제조사마다 다름)

③ 기계실 환풍기 확인

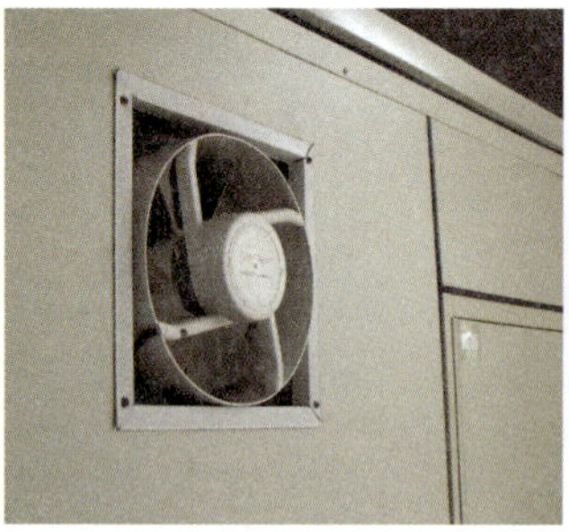
기계실 외부 환풍기

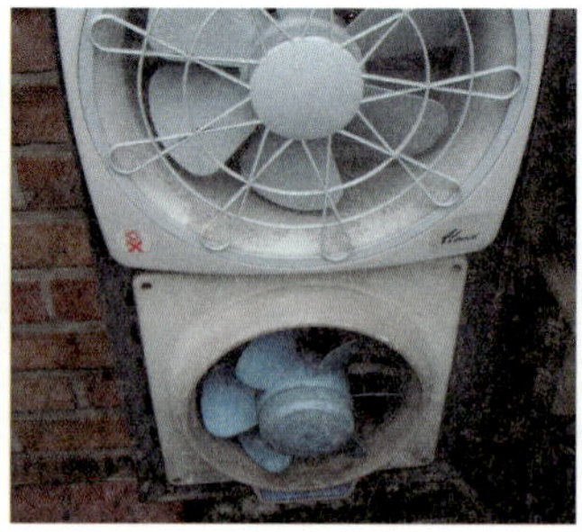
옥외 환풍기

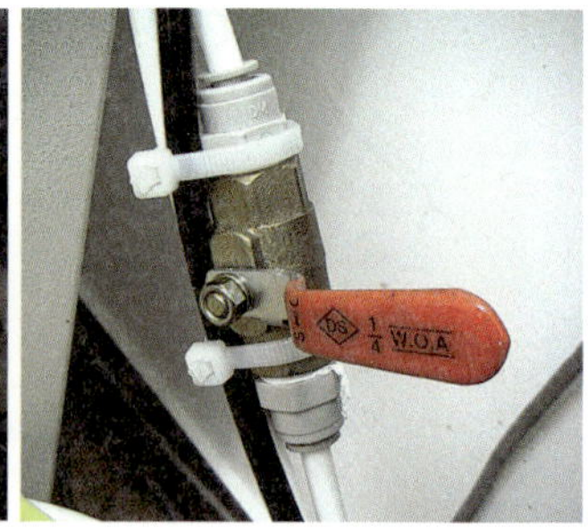

정수기 급수 밸브

④ 선진공 고압증기 멸균기 bowie-dick 인디케이터 측정

⑤ 일반 고압증기 멸균기 생물학적 인디케이터 측정(화학적 인디케이터 포함)

⑥ EO 가스용 멸균기 생물학적 인디케이터 측정(화학적 인디케이터 포함)

⑦ 멸균기 배양 보고서 및 문서작성 확인(전산처리등록)

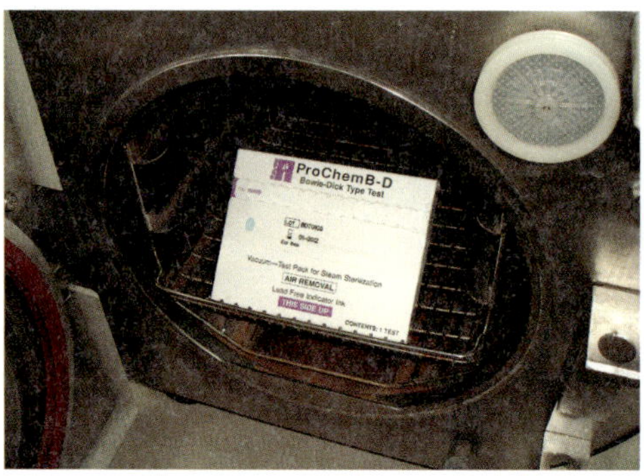

Bowie-dick

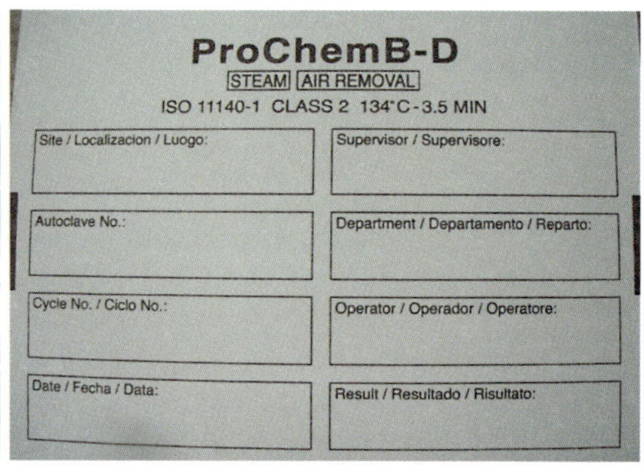

멸균 차트

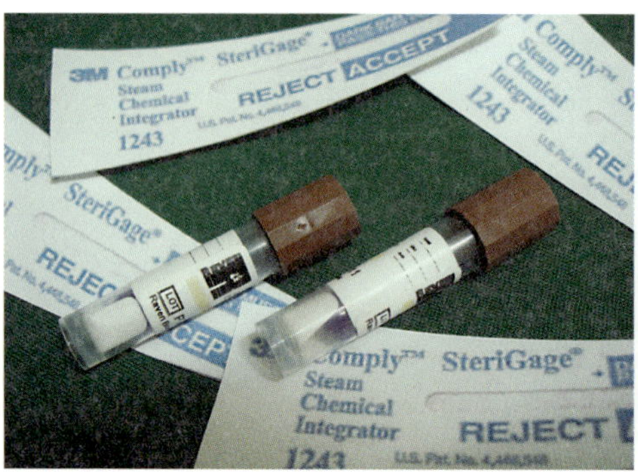

생물학적 인디케이터

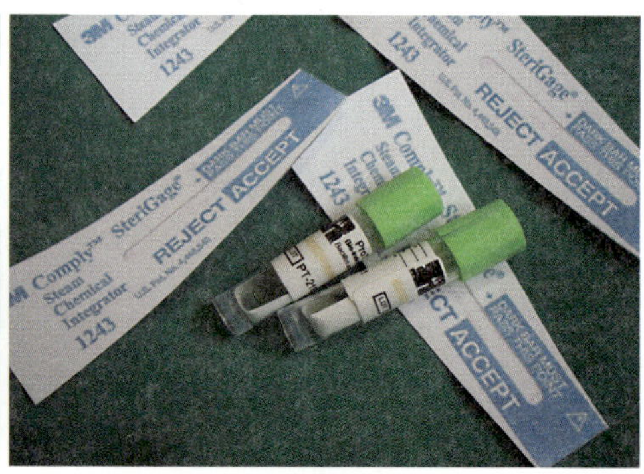

EO 가스 생물학적 인디케이터

## 4) 1일 14회 이상 check point

① 냉 · 난방기 실내 환기(진료실, 대기실)

## 5) 주 1회 세정품

① 각종 핸드피스 튜빙 알코올 세정 후 파운데이션 처리

② 배큠 모터(vacuum motor)측 필터 케이스

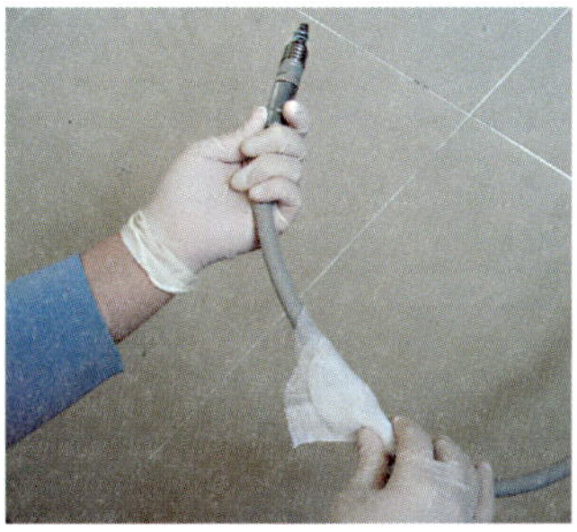

핸드피스 튜빙 세정

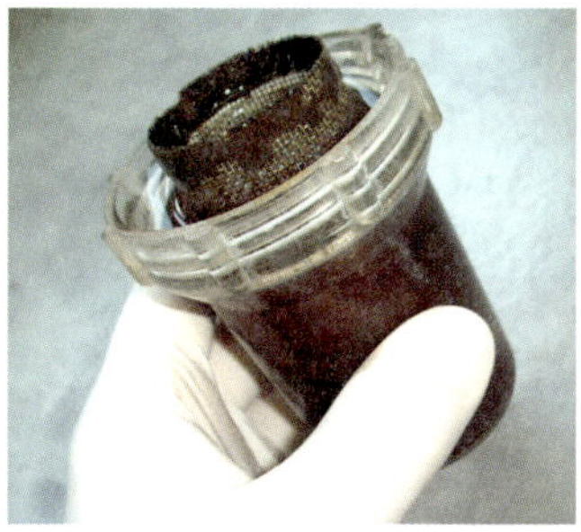

습식 필터 케이스

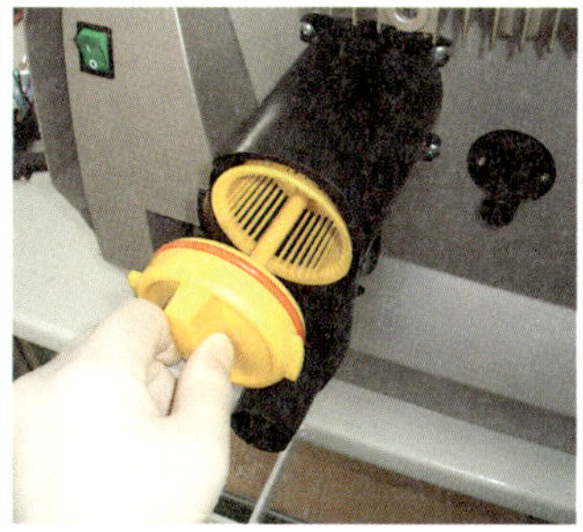

건식 필터

③ 시트류 등받이 세정(치과 장비감염 관리담당자 재량에 따라 다름)

④ 핸드피스측 버 삽입 홀브러쉬 세정

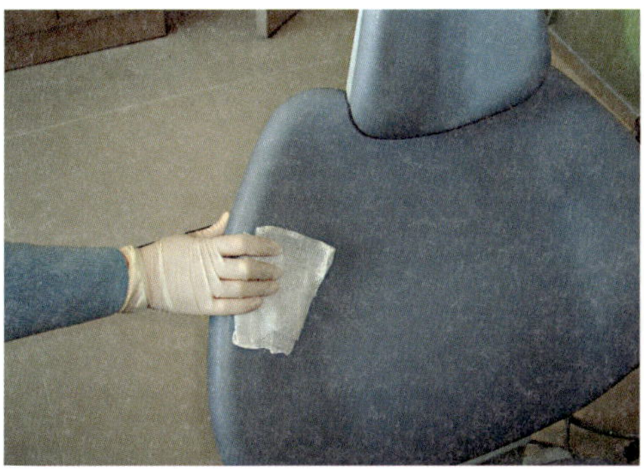

등받이 세척

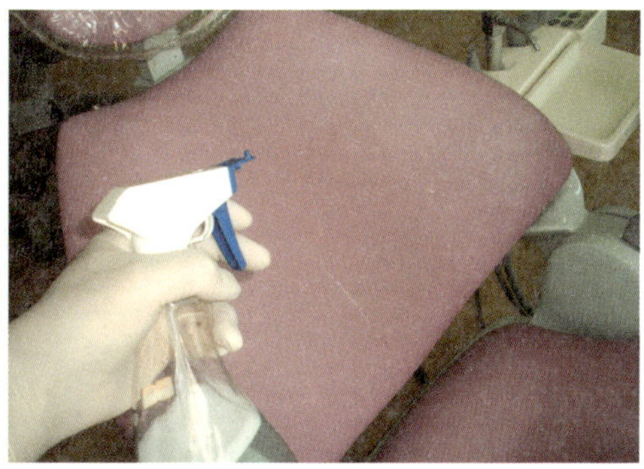

등받이 분무 세정

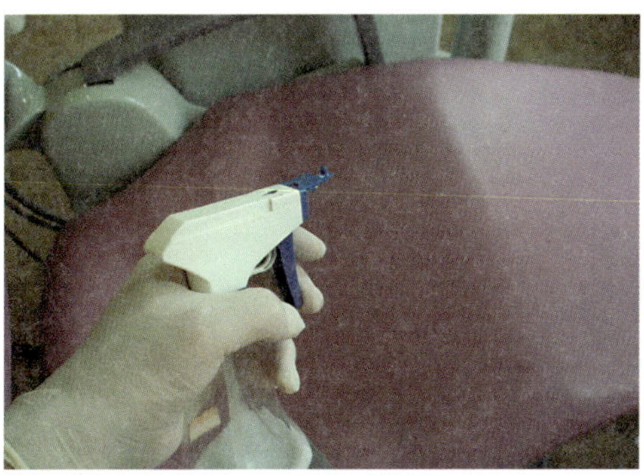

시트 분무세정

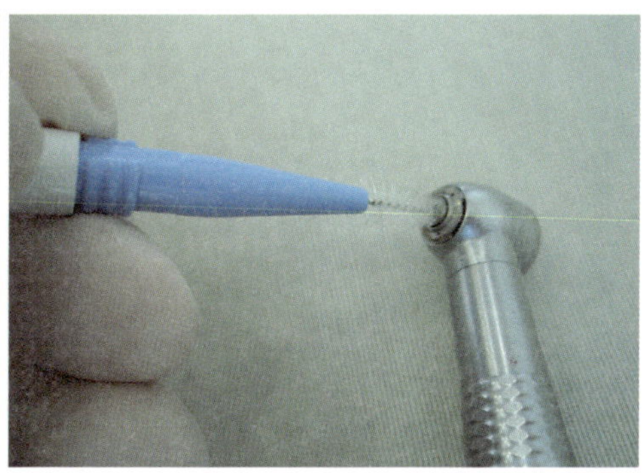

브러쉬 세정

## 6) 주 1회 교체품

① 자동 현상기 현상액 및 수세용 용액교체(제조사 용액 및 치과환경에 따라 다름)

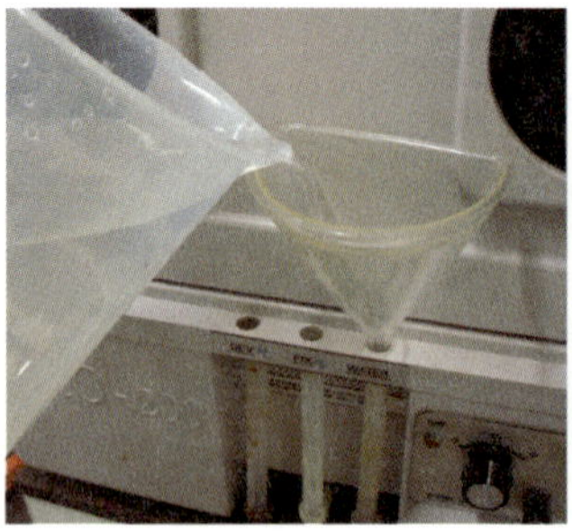

수세용 물 보충

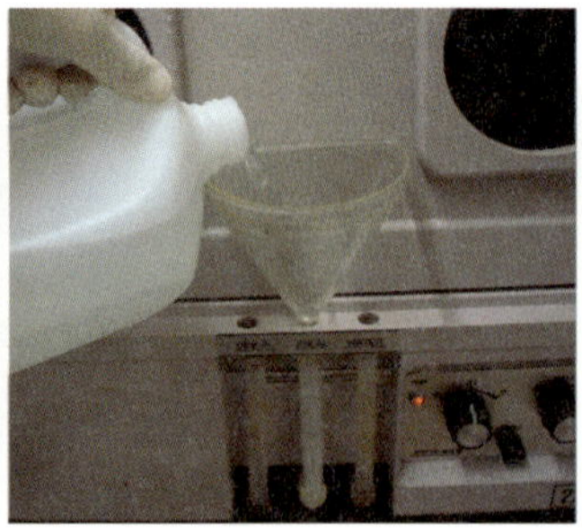

정착액 보충

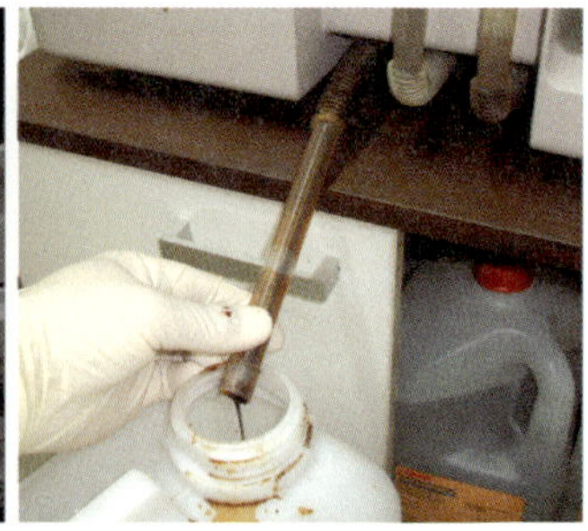

현상액 교체 전 드레인

## 7) 1개월 1회 교체품

① 멸균기 저수통의 증류수 교체

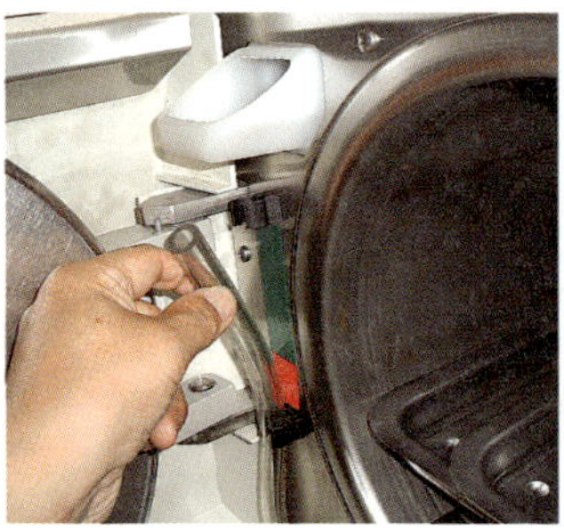

증류수 드레인 호스 A

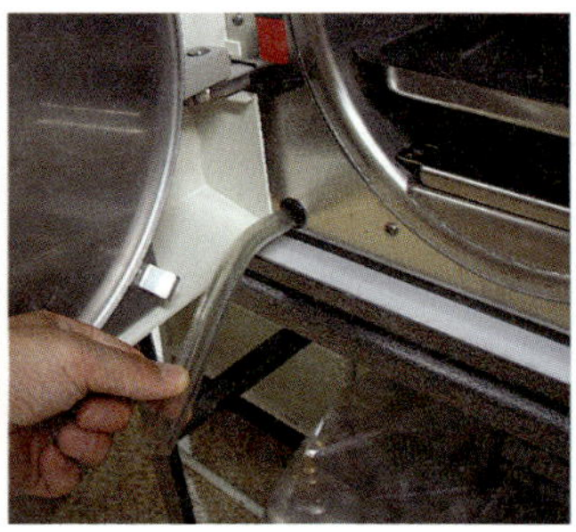

증류수 드레인 B

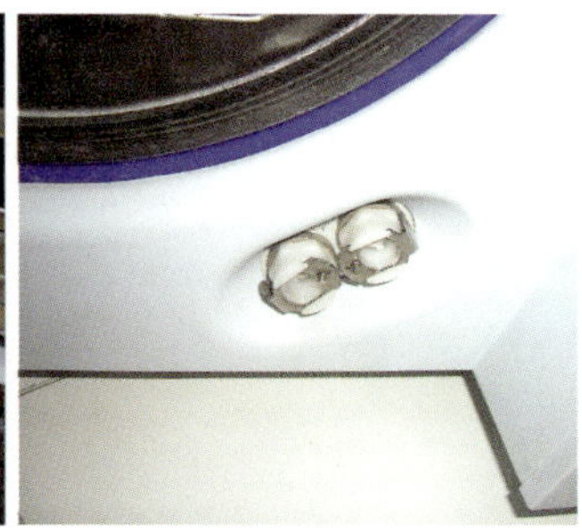

드레인 코크

## 8) 1개월 1회 세정품

① 멸균기 챔버 내부 세정(트레이 및 레일제거 필수)

② 마이크로 모터 노즐에 터빈오일 세정

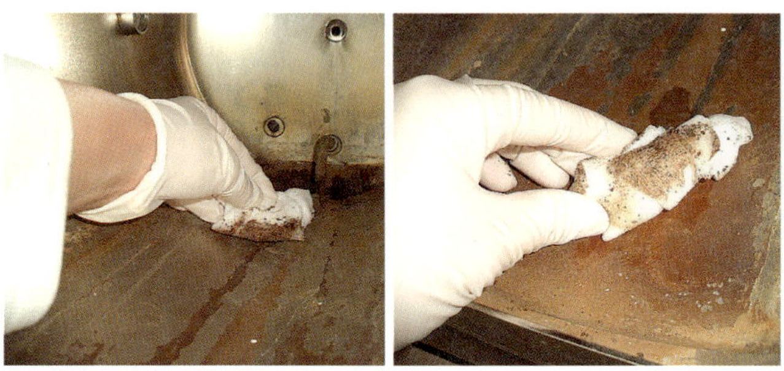

챔버 내부 세정(중성세제 또는 철수세미 사용금지)

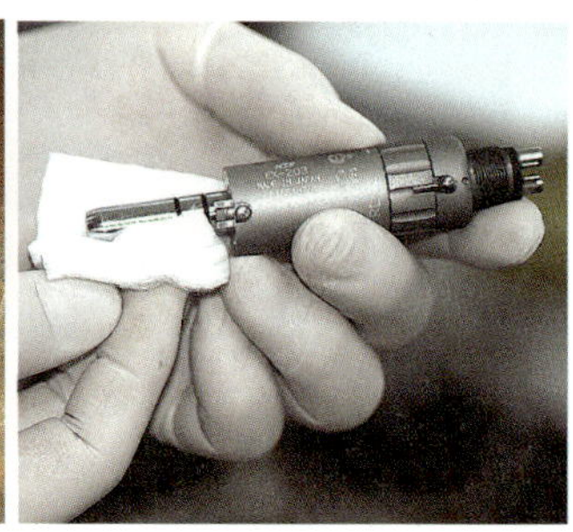

터빈오일 도포

③ 라이트 램프측 반사경(reflector) 전구(lamp) 세정
(각별한 주의요망 : 반드시 완전히 식은 후 실시해야 하며, 글러브, 보안경 착용)

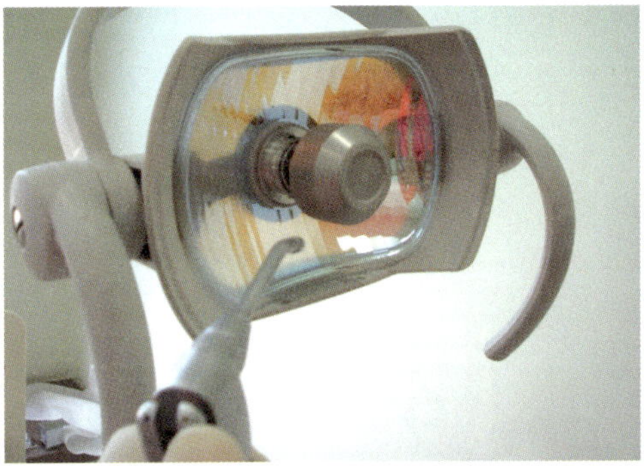
3-way 에어로 먼지불기

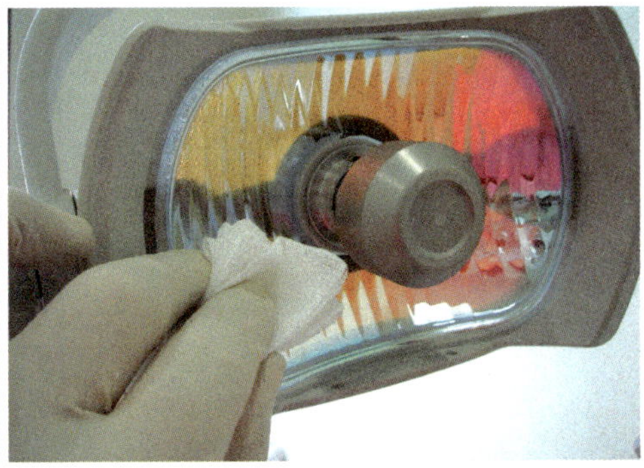
반사경 세정

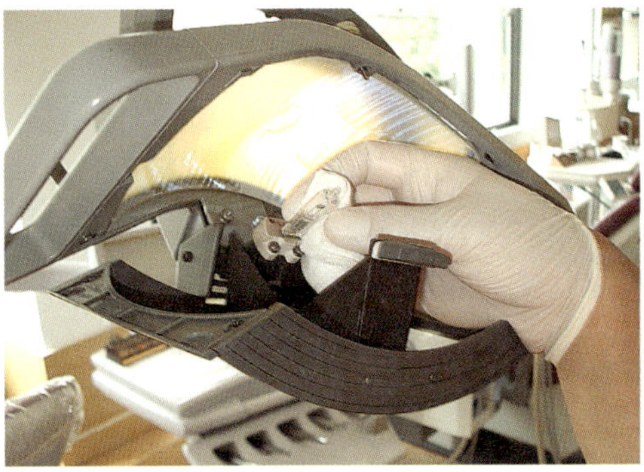
램프 세정(주의)

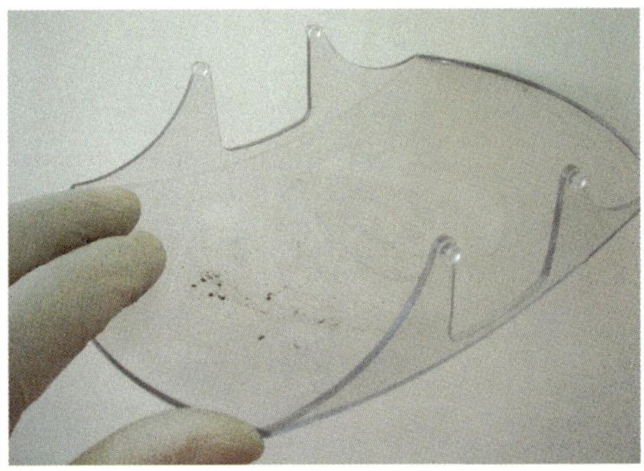
보호 커버 세정

④ 자동현상기 드럼 세정 : 용액을 바닥에 흘릴 수 있으므로 폐지를 활용할 것(보안경, 글러브, 마스크 필수 착용)

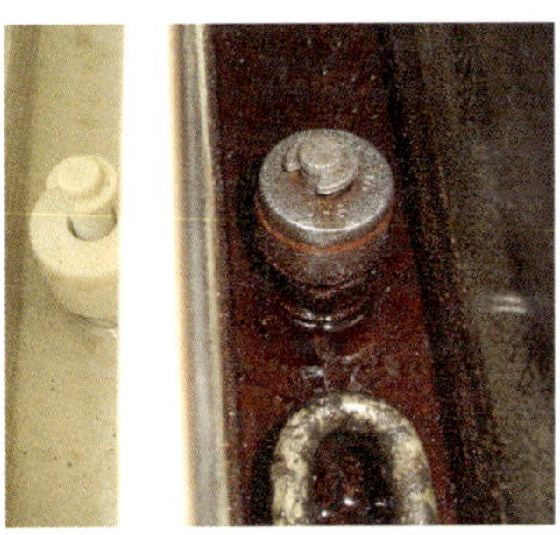
현상기 쪽 노폐물

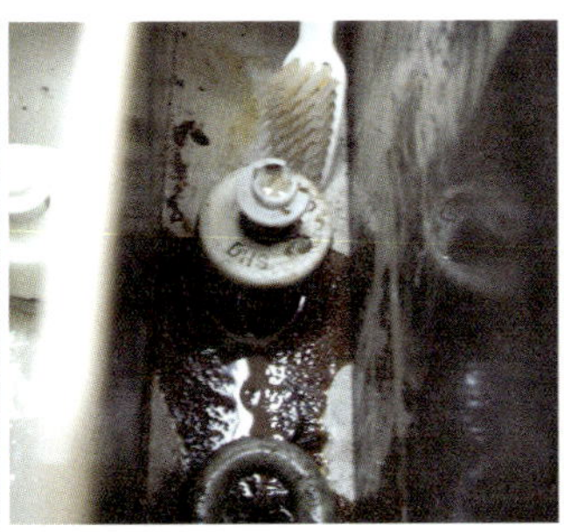
침전된 노폐물 세척

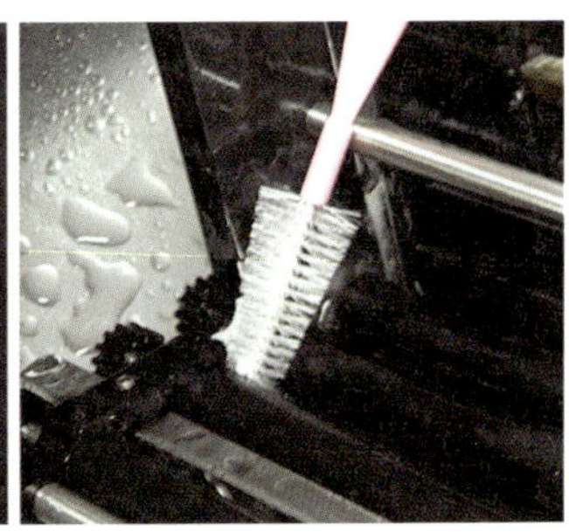
드럼 세정

## 9) 1개월 1회 오일 세척

① 콘트라앵글 '로터샤프트' 세척(터빈오일 사용, 메탈 브러시 사용금지)

② 핸드피스 카트리지의 내부이물질 확인여부 및 세정(일부 카트리지의 경우)

③ 콘트라 앵글 카트리지의 내부이물질 확인여부 및 세정(일부 카트리지의 경우)

④ 3-way 시린지 헤드부 세척(버튼부분 포함)

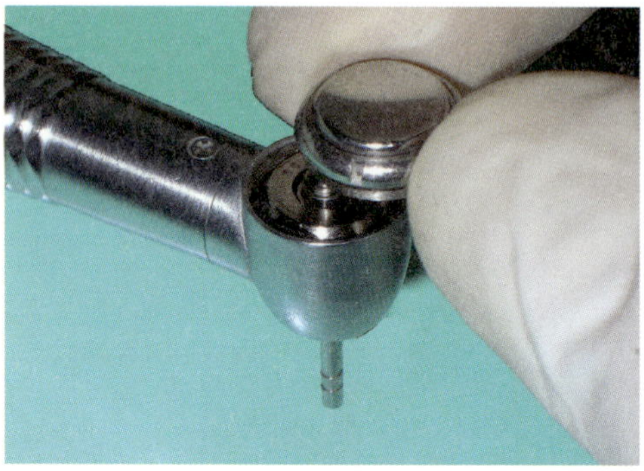

고속용 카트리지 분해

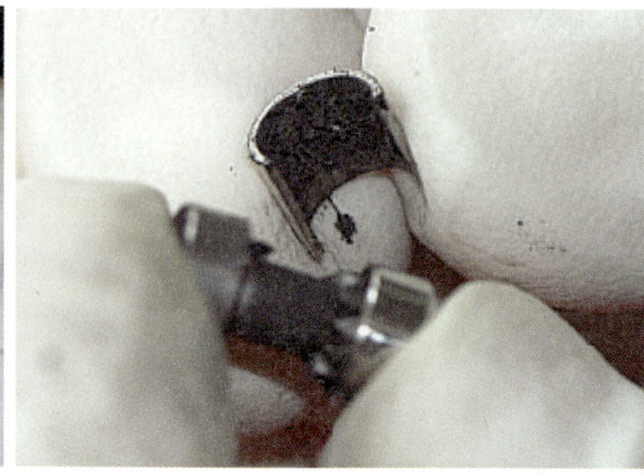

저속용 카트리지 분해

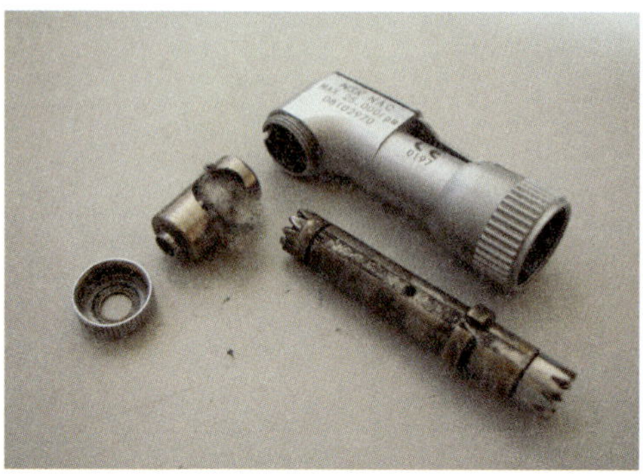

로터샤프트 세정

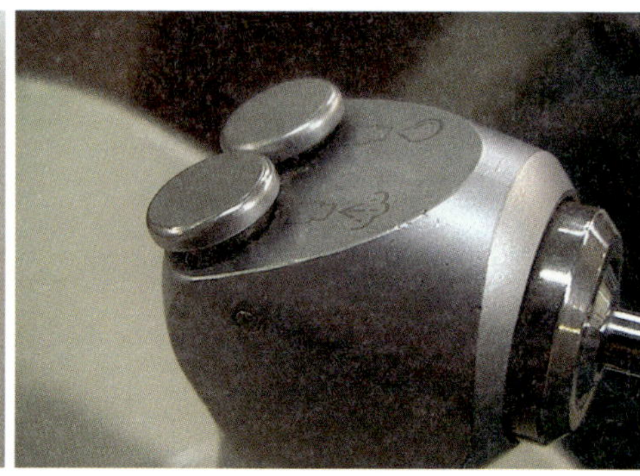

3-way 시린지

## 10) 1개월 1회 check point

① 테이블측 공기압력(손실수두 차) 점검(게이지 압력 3.5 kgf/cm² 이내)

② 정비구(chair)측 공기감압기 압력 점검(게이지 압력 5.5~6 kgf/cm² 이내)

③ 콤프레셔 토출 공기압력 점검(게이지 적정압력 8 kgf/cm² 이내)

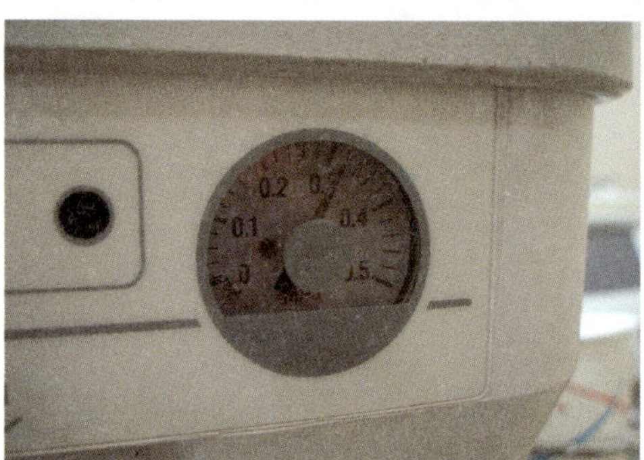

table air 압력게이지 A

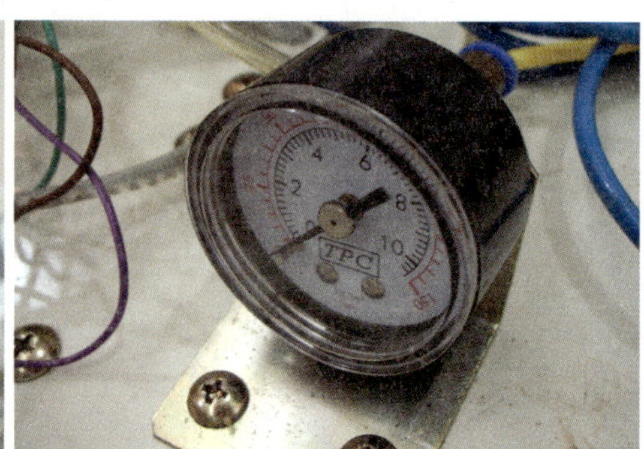

table air 압력게이지 B

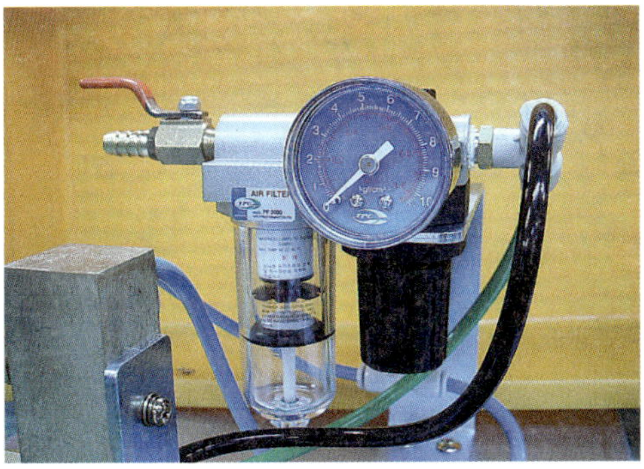

정비구 air 게이지

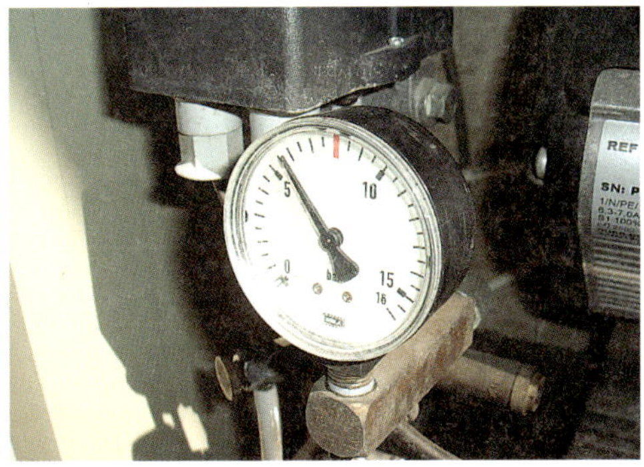

콤프레셔 압력 게이지

④ 유니트 바디측 트랩 청소 여부(제조사마다 다름)

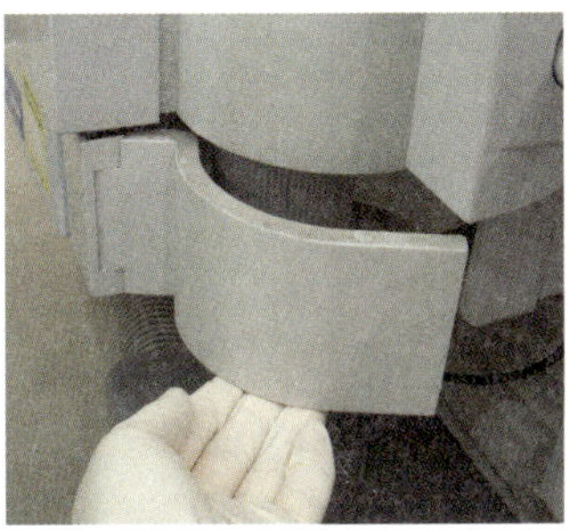

트랩 커버 개방

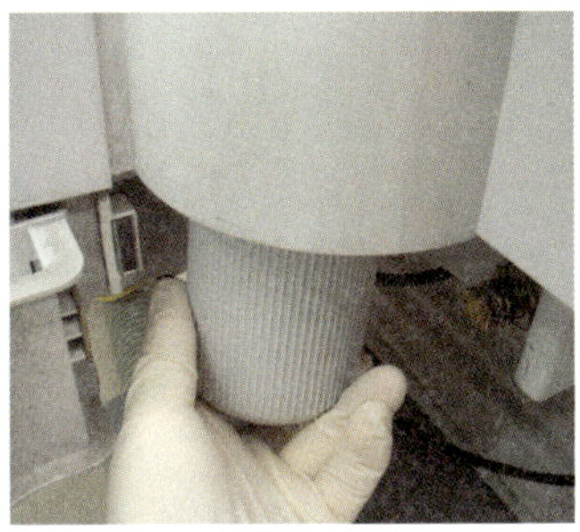

트랩 본체 분리 중

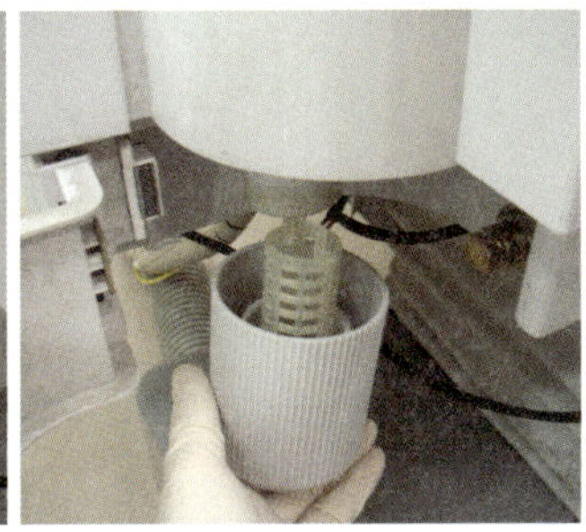

트랩 본체 분리

⑤ 콤프레셔 각 접속부 공기누기 점검

⑥ 초음파 세척기 챔버내부 오염상태 점검

⑦ 핸드피스 어댑터와 커플링 사이 세정

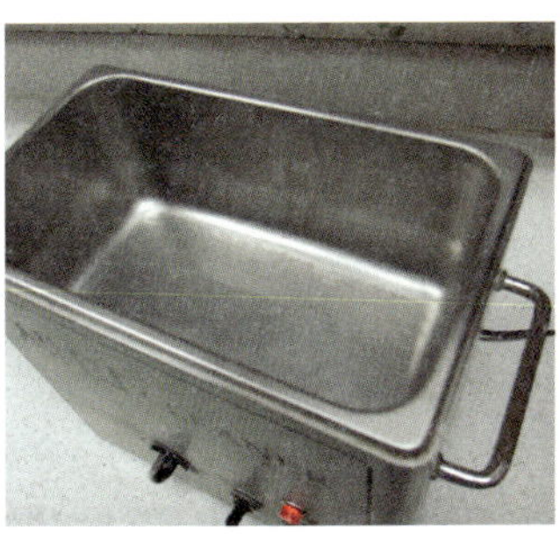

초음파 세척기 챔버

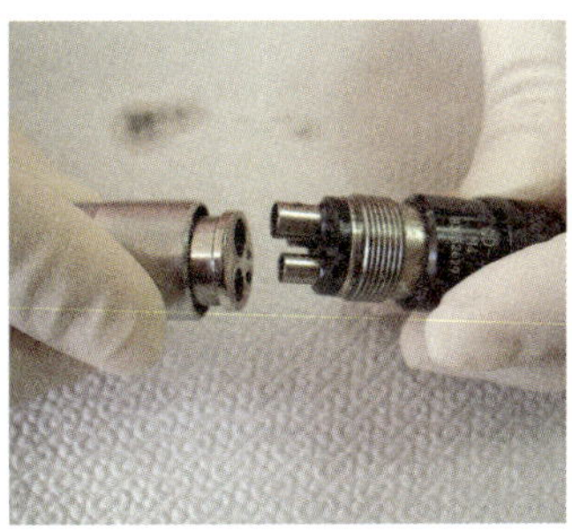

어댑터와 커플링 분리

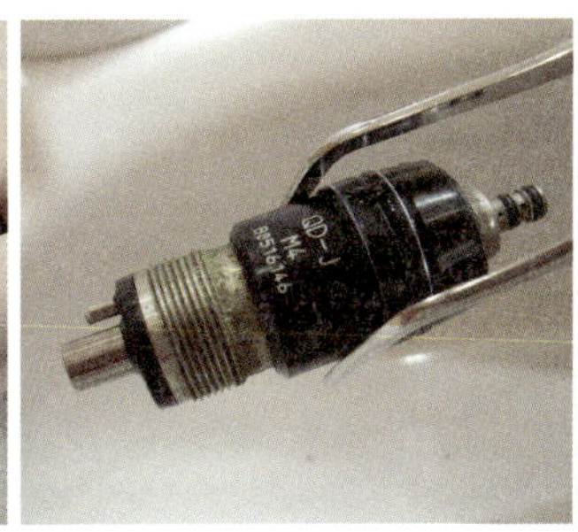

커플링 분리

## 11) 2개월 1회 세정품

① Curing light lamp 세정(할로겐램프 포함)

② UV 소독기 내부

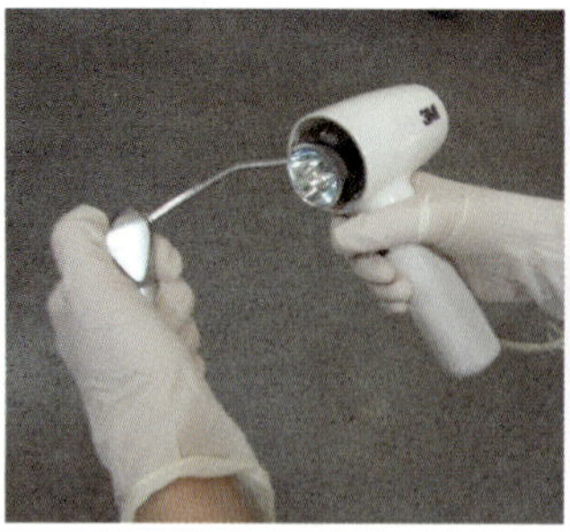

에어로 흡착된 먼지제거

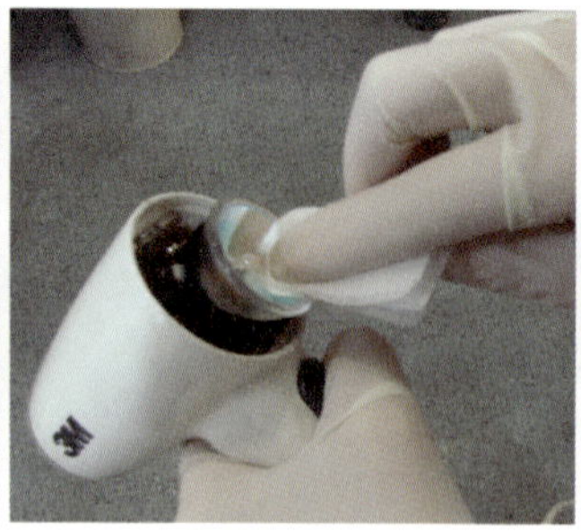

거즈로 램프 세정

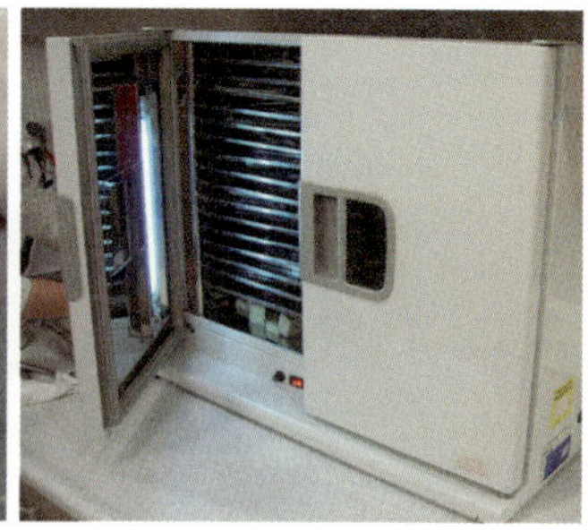

U.V 소독기 내부세정

## 12) 2개월 1회 check point

① 콤프레셔 cut in, cut off 게이지 육안점검(무부하상태, 부하상태)

- cut in : 탱크 내부에 공기가 비어있고 설정압력까지 도달하는 압력(8 kgf/cm² 이내)
- cut off : 탱크에 공기가 꽉 차있는 동안(이때 모터는 작동하지 않는다) 공기를 소모하는 과정에서 압력이 내려가고 부족한 공기를 보충할 때의 압력(평균 5~5, 5 kgf/cm²에서 정지된 모터가 재작동한다)

② 기계실 누전 점검(전문가 의뢰)

③ Curing light lamp 조도 점검

④ 자동 현상기 band 탄력검사

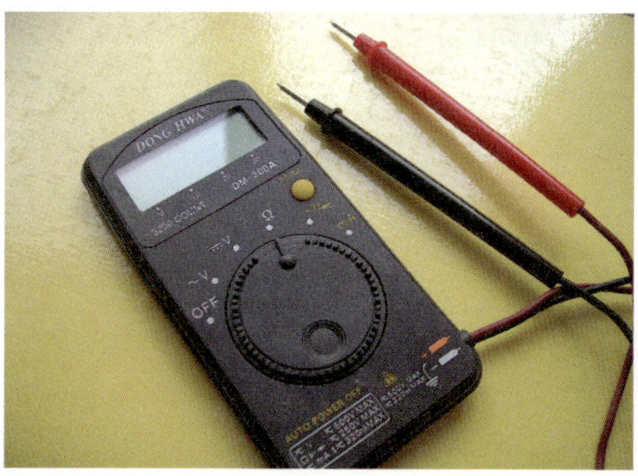


전압(누전) 측정기

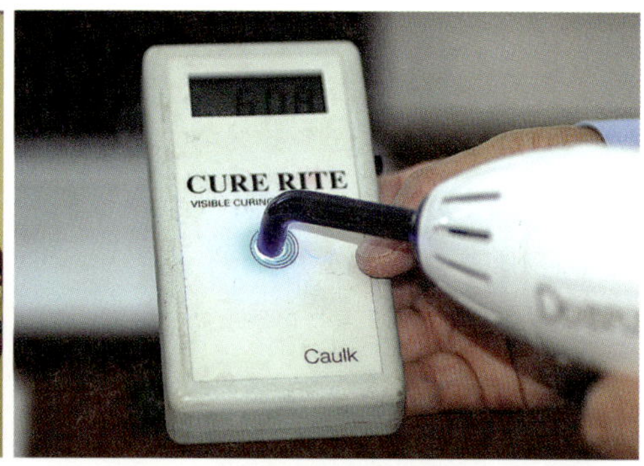


할로겐 램프 조도 측정

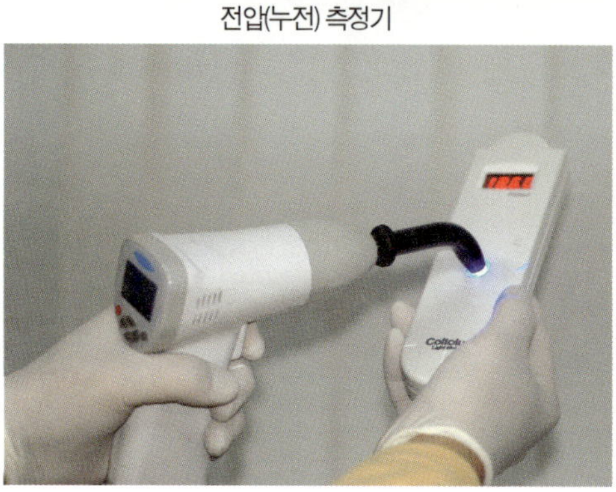

LED 조도 측정

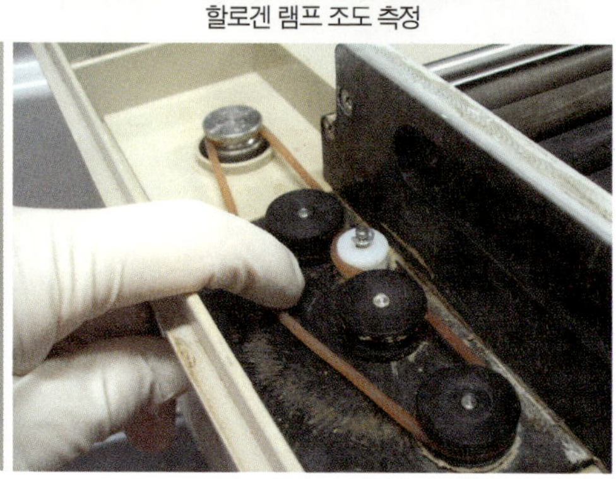

band 탄력검사

## 13) 2개월 오일 급유품

① 마이크로 모터(공압식) 공기배기구 파이프에 터빈오일 급유(미량)

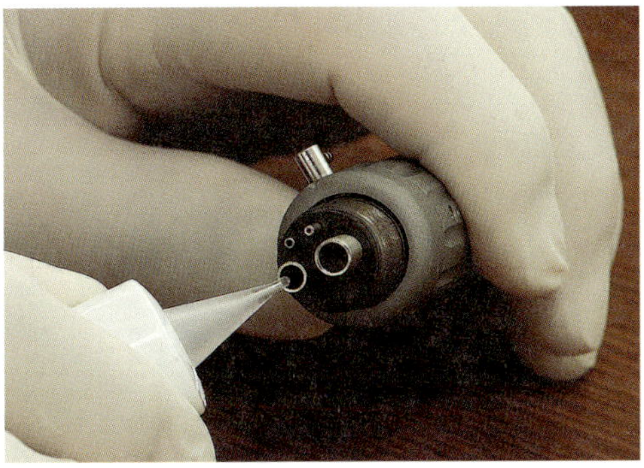
터빈오일로 미량 주입(2~3방울)

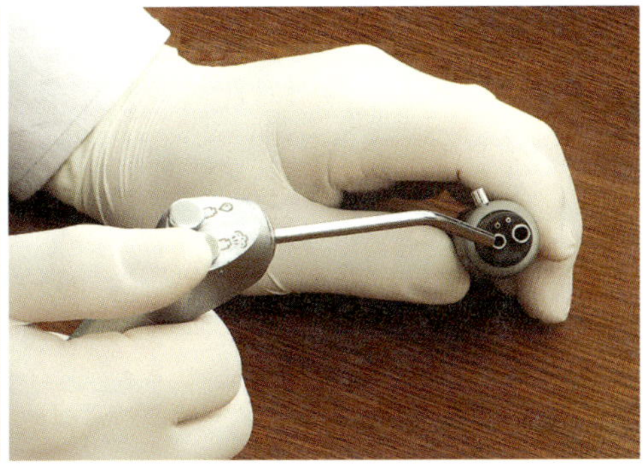
3-way air로 분사

## 14) 3개월 1회 세척품

① 싱크대 내부 트랩 세척

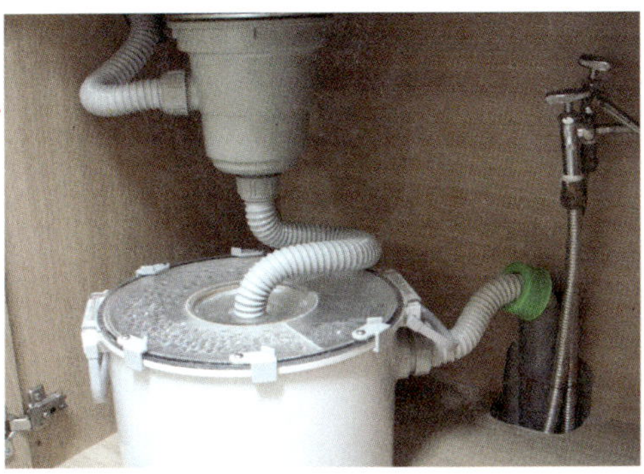
트랩 본체

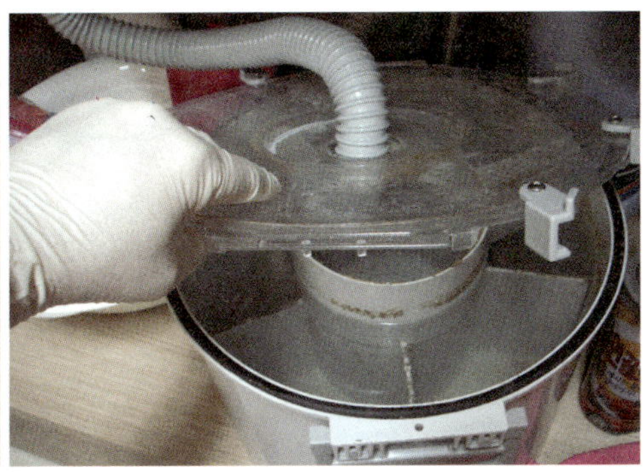
트랩 커버 개방

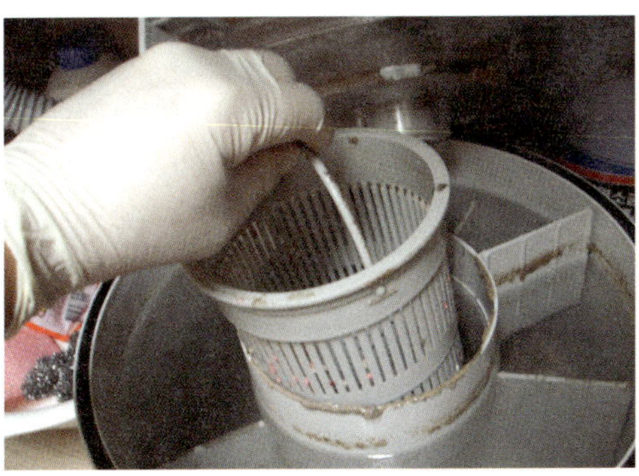
트랩 필터 분리

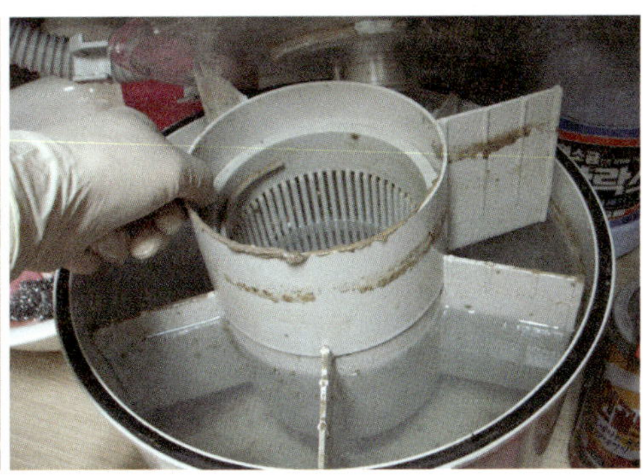
트랩 가이드 분리

## 15) 3개월 1회 check point

① Unit light lamp 조도측정

② 정수기 water 필터류 교체시기 가늠(제조사 및 지역 수질에 따라 다름)

③ 콤프레셔 드라이 시스템 기능 점검(전문가 의뢰)

④ 각종 멸균기 비정기 검사(BI, CI, bowie-dick indicator)

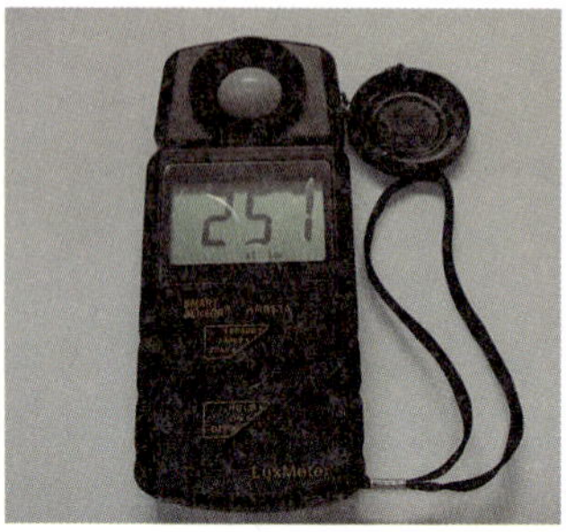

Light 조도 측정기

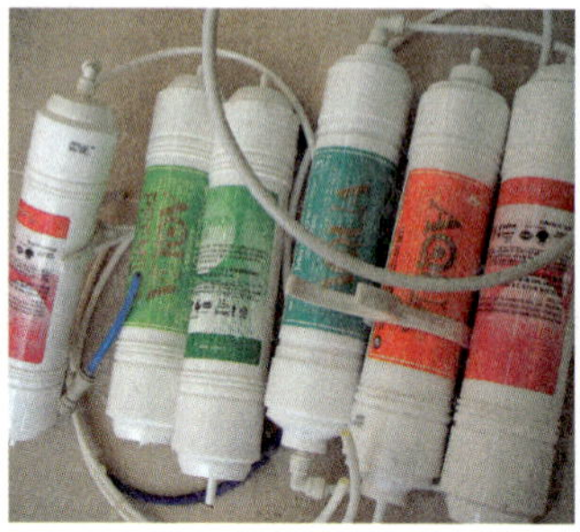

정수기 워터필터

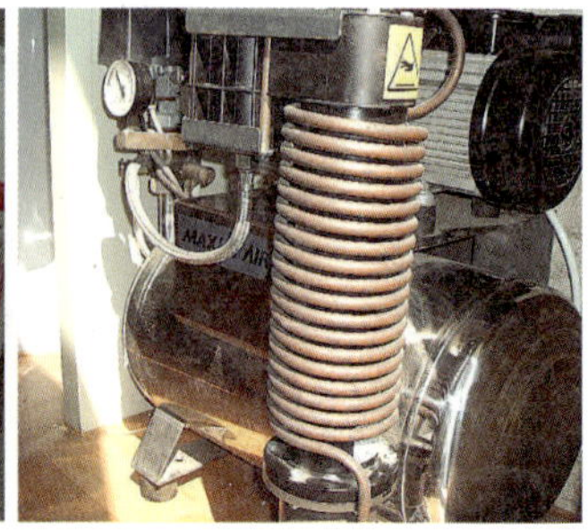

드라이 시스템 본체

⑤ 초음파 세척기 성능검사(호일 이용)

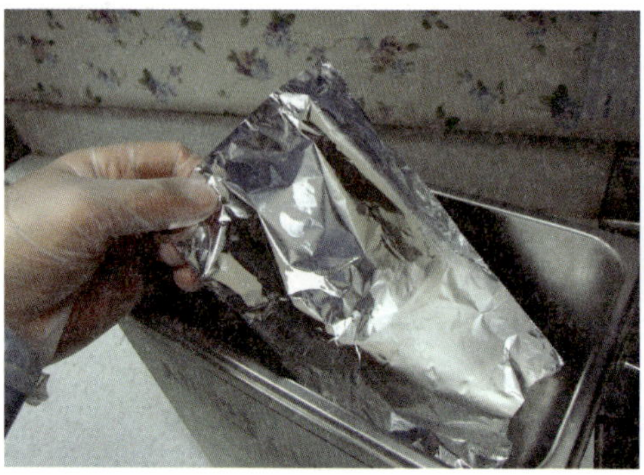

챔버 규격에 맞추기

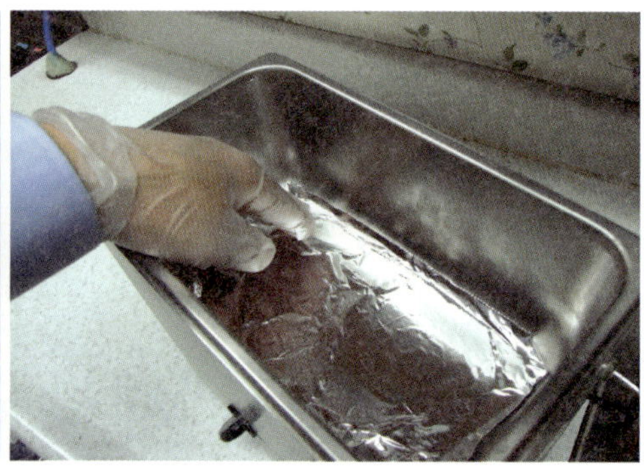

호일 깔기

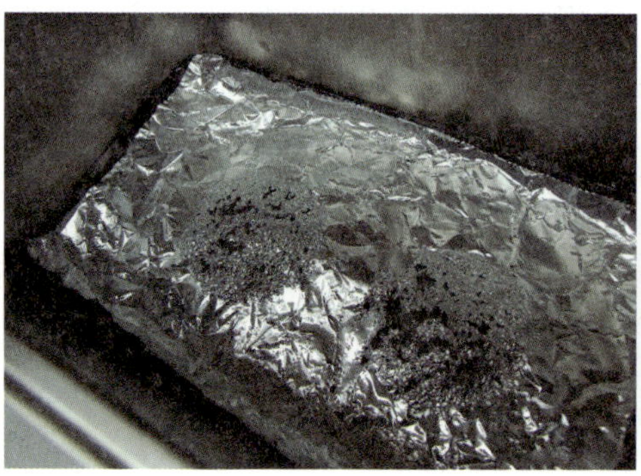

물 붓기

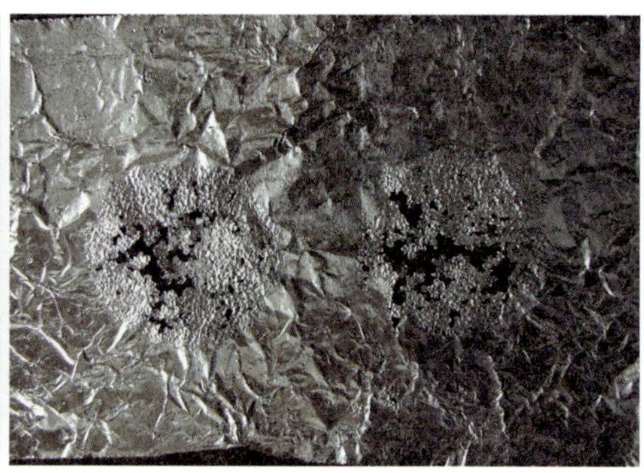

타공 검사

⑥ 병원 방역(병원 재량에 따라 다름. 전문 업체의뢰)

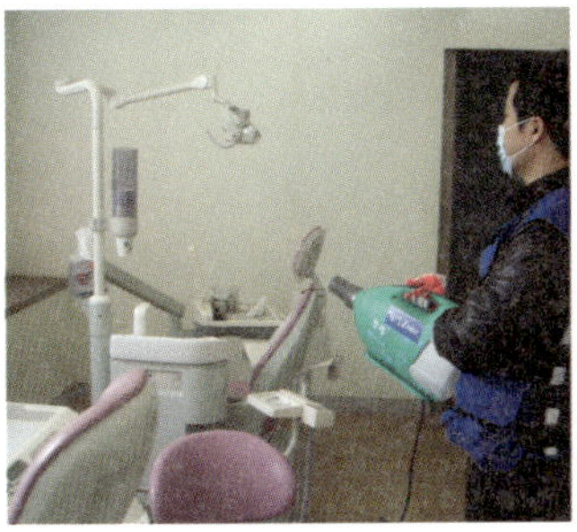
진료실 방역 1

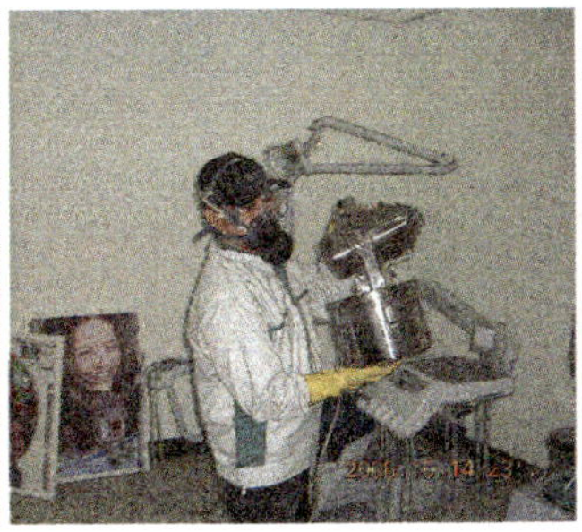
진료실, 대기실 방역 2

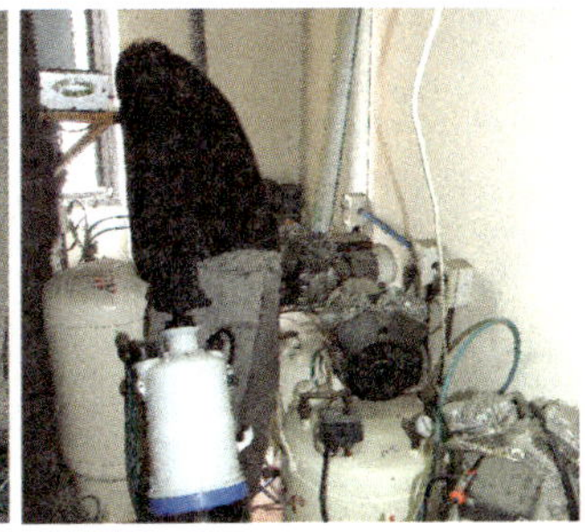
기계실, 기공실 방역

## 16) 6개월 1회 check point

① 콤프레셔 헤드부 필터 관능검사 또는 교체

② 석션 모터(suction motor) 진공게이지 관능검사(게이지 바늘 확인, 40 mmHg)

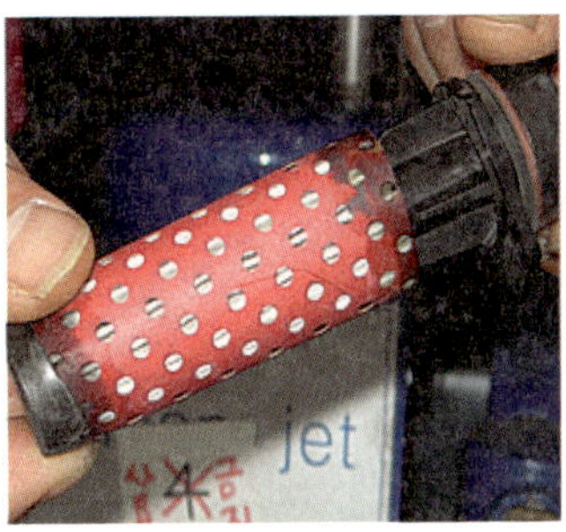
녹아버린 급기용 필터

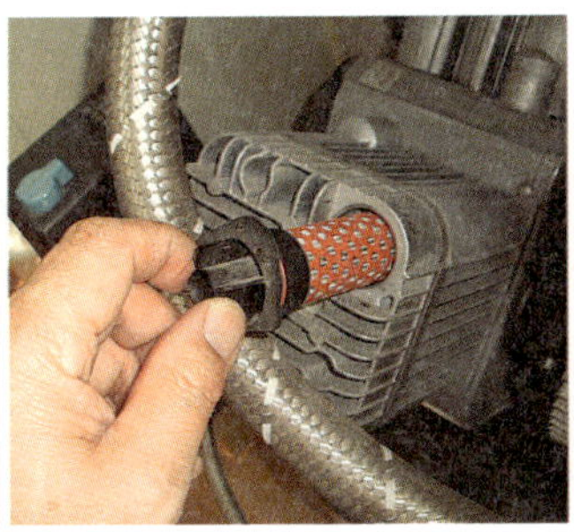
필터 검사 1

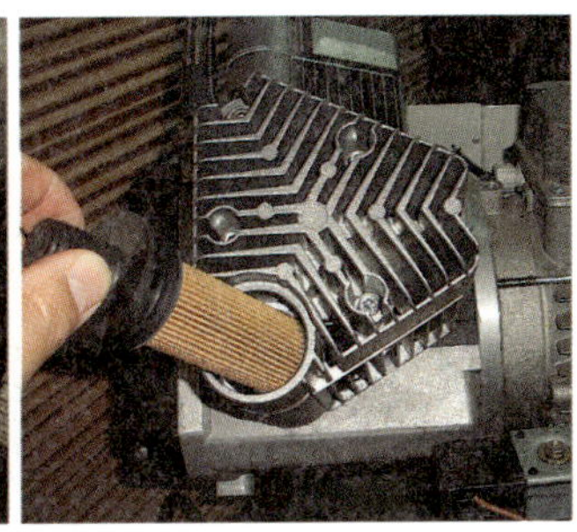
필터 검사 2

③ 테이블측 공기배기용 필터 육안검사 및 교체 또는 세정(제조사마다 다름)

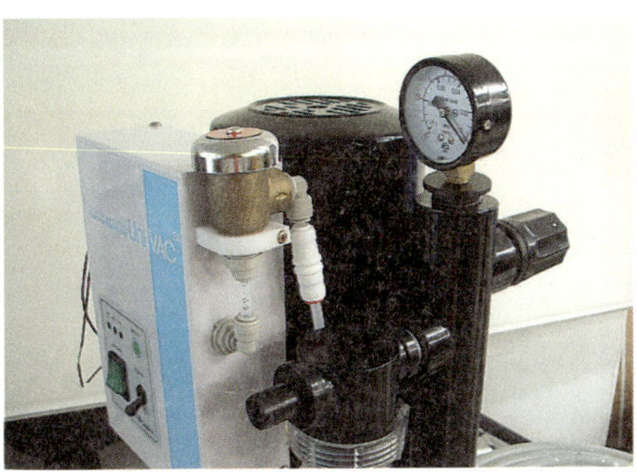
모터 진공 게이지

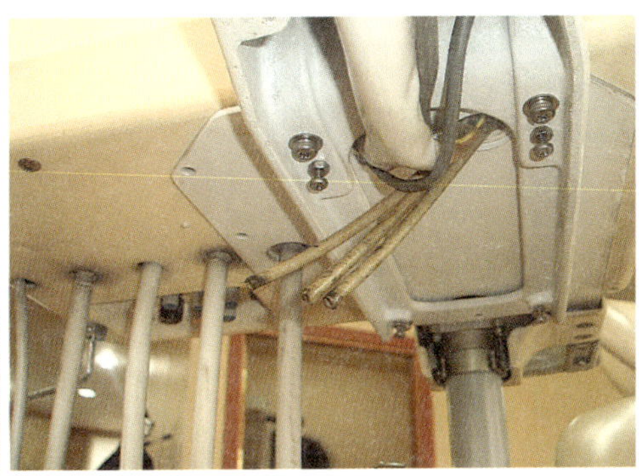
자연배기(환경오염), 진료실 내 방출(위험)

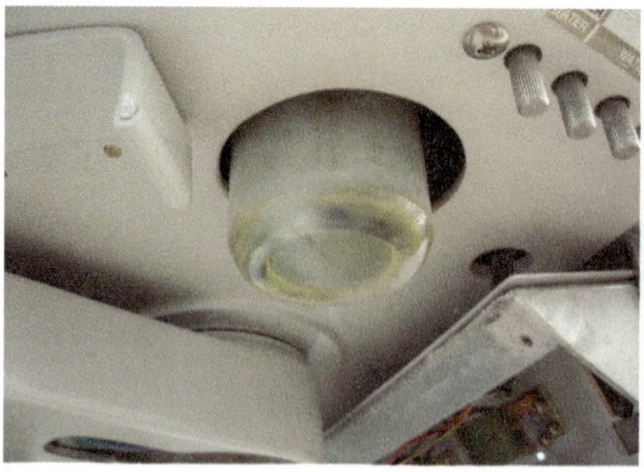

자연배기필터(오일 통, 내부오염 확인)

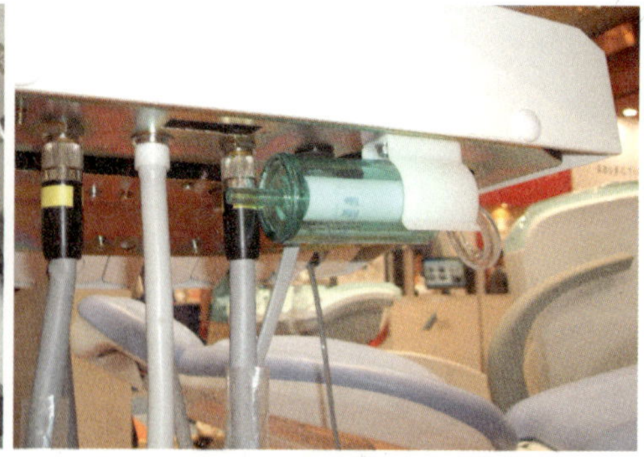

자연배기필터(바이오 필터 부착형)

## 17) 1년 1회 교체품

① 체어 내부 유압모터용 오일 교체여부 확인(관능검사, 증발확인, 전문가의뢰)

② 체어 정비구 내부 에어 필터측 elements의 오염여부 및 교체판단(콤프레셔 기능과 기계실 환경에 따라 달라짐)

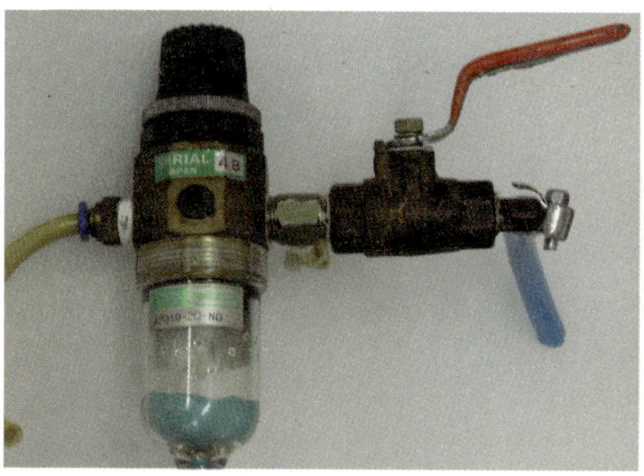

에어 필터가 오염된 상태

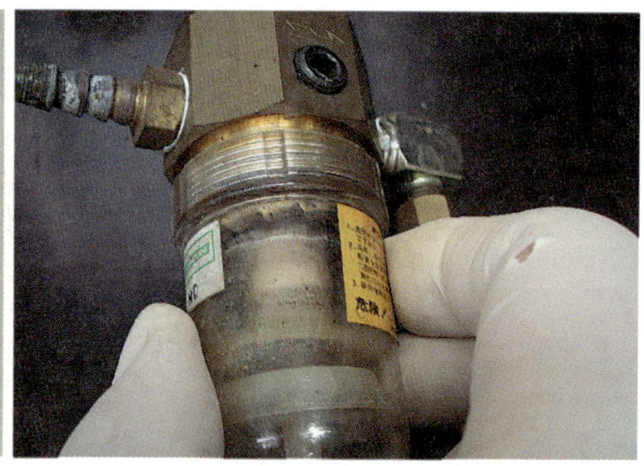

케이스 분리

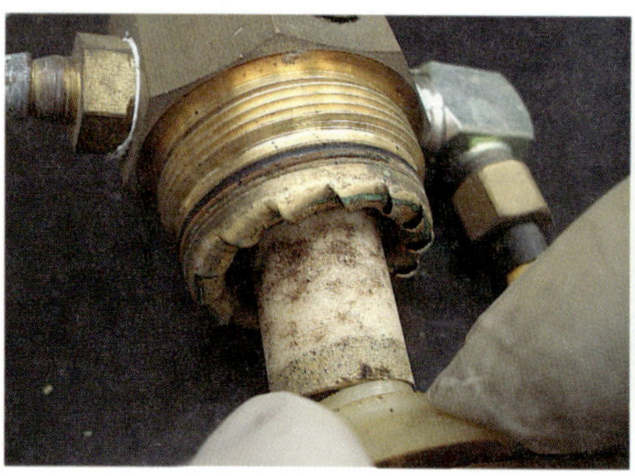

elements 분리

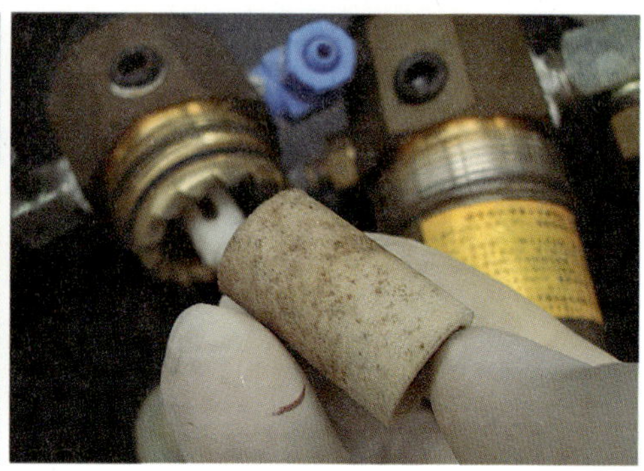

elements

③ 타구(스피툰)내부 악세사리(방진기) 교체여부

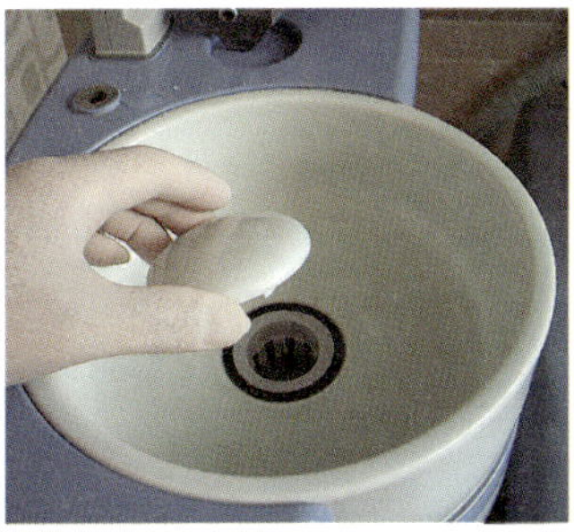

타구 방진기

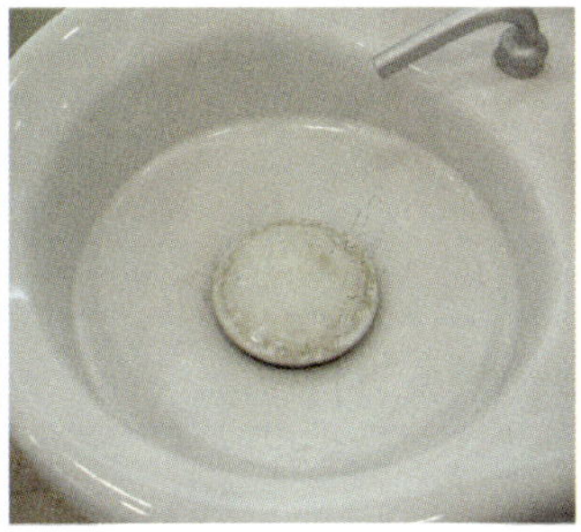

오염된 방진기 1

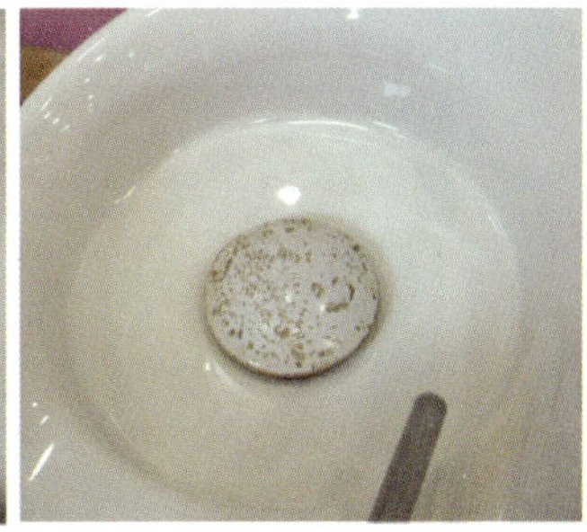

오염된 방진기 2

## 18) 1년 1회 check point

① 병원 워터배관 세척(정수기 출력에서부터 유니트 출력부분까지 전문가 의뢰)

## 19) 1년 6개월 1회 교체품

① UF 중공사막 필터 교체여부(제조사마다 다르고 지역 수질에 따라 다름)

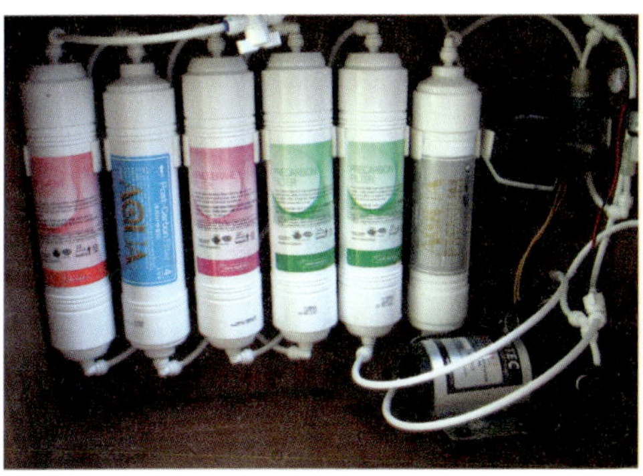

기능별 필터

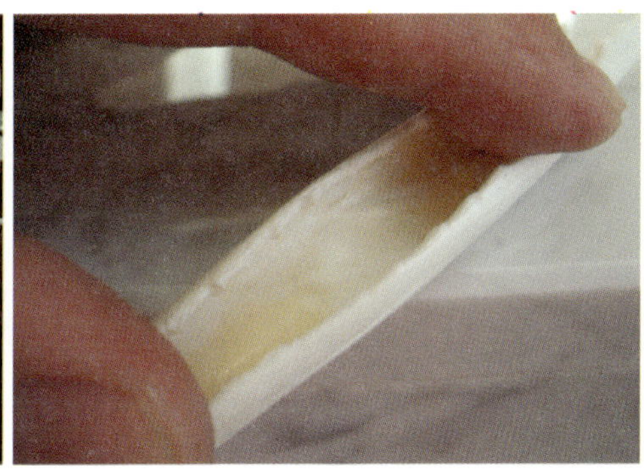

워터 배관 내 이끼

## 20) 3, 4년 1회 교체품

① 콤프레셔 드라이 시스템 내부의 수분 흡수재 교체여부 점검(제조사마다 다름, 옵션사항)

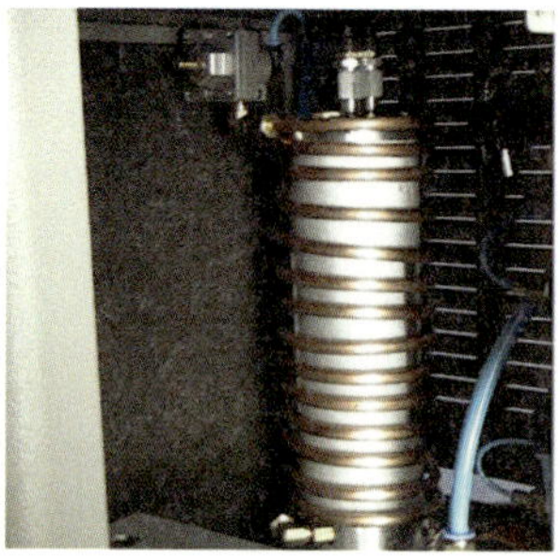

드라이 시스템

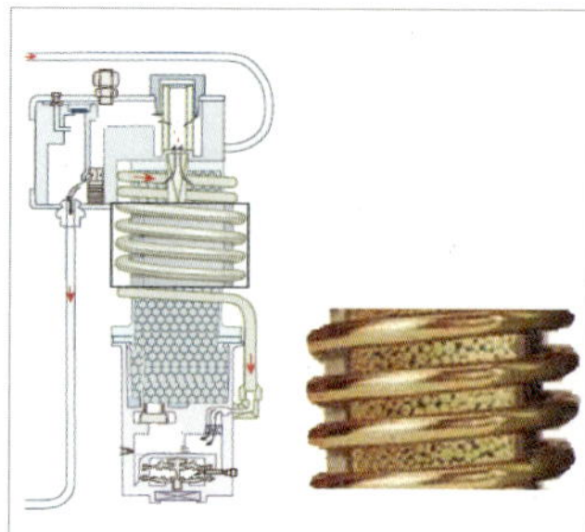

드라이 시스템 단면도

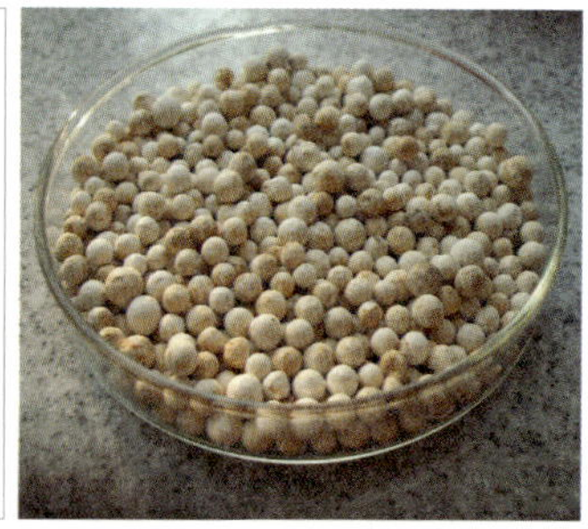

수분 흡수재

## 21) 상시 감시 및 감지

① 누수, 누기, 누전, 소음, 괴음, 불안전 상태를 주기적으로 사전에 예방관리한다.

② 장비관리자인 치과위생사 및 장비감염 관리자(기사)는 치과 재량에 따르되 상기 매뉴얼을 바탕으로 장비보존 연장과 돌발적인 장비고장으로 인한 경비상승 절감 및 친환경 교차 감염예방에 노력하여 차별화된 병원을 만들도록 선행하여야 한다. 또한 여성의료전문가, 관리자로써의 근로 연장측면을 고려하고, 지역의 대민 의료서비스에 건설적인 사명으로 이바지하여야 한다.

## 22) 주의

① 기타 세부적인 사항은 치과병원의 기초품질과 의료기관 가치평가에 의해 규정될 수 있으며 병원 재량에 따라 달라질 수 있다.

② 상기 내용은 각 제조사의 제품 품질 향상과 계량에 따라 기능이나 특성이 예고없이 변경될 수 있다.

# 2. 휴가철 장비관리 체크리스트

- **(여름 휴가철) 각종 세면대와 싱크대에 물 받아놓기** : 여름철 장기간 실내 온도가 건조해지는 것을 방지할 수 있다.
- **(겨울 휴가철) 각종 세면대와 싱크대에 미량으로 물 틀어놓기** : 병원 내 수도관 결빙가능성을 예방할 수 있다.

• **(여름 휴가철) 유니트 타구(스피툰) 둘레에 랩 씌우기** : 바디 내부 트랩(제조사에 따라 다름)에 물이 증발하여 하수배관을 관통하여 오염된 가스나 악취가 역류하는 것을 방지할 수 있다.

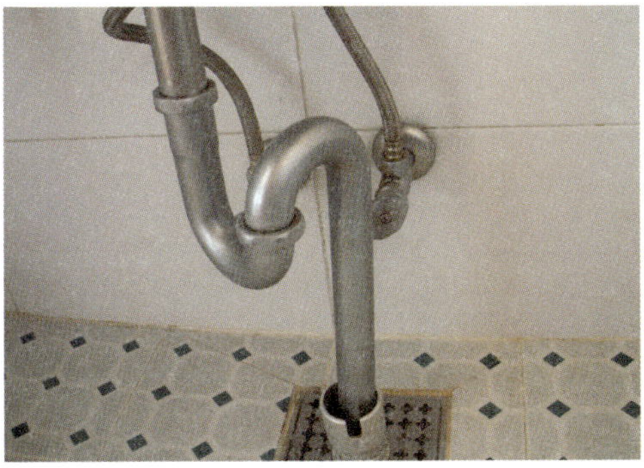

일반 세면대 배수관

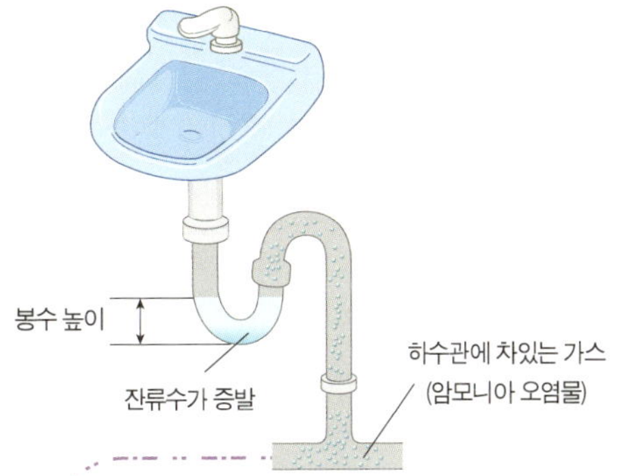


내부 상세도 N/S

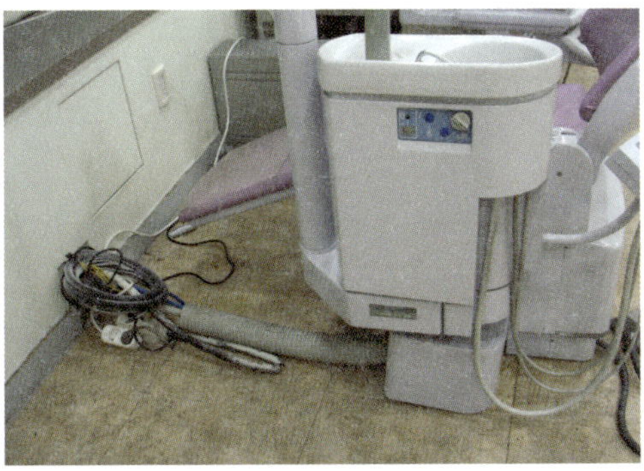

유니트 바디

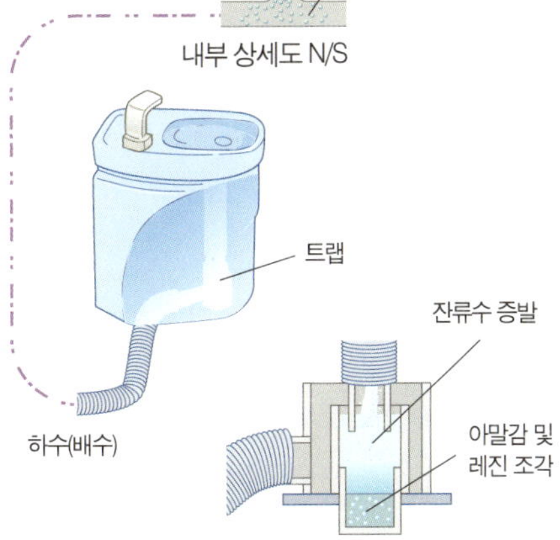


내부 상세도 N/S

• **(겨울 휴가철) 유니트 바디 내부의 워머 기능 확인하기** : 워머 탱크가 결빙되어 온도 유지가 어려울 수 있거나, A/S사례가 있을 수 있다.

• **유니트와 체어는 하강시켜 놓기(원래상태)**

• **배큠 필터 청소 및 분리하기**

• **콤프레셔 에어 방출 후 볼 밸브 잠그기**

• **석션 클리너로 배관세정하기** : 모터 내부에 침전물로 인한 응고현상을 방지하고, 전체적인 배관내부의 오염물질을 세정하는 목적이다.

• **(겨울 휴가철) 석션이 작동되는지 확인하기** : 모터 내부가 결빙되어 작동되지 않는 경우가 있다(습식모터의 경우).

• **기계실 전원 플러그를 뽑기(콤프레셔, 석션 모터)**

• **멸균기 내부의 증류수 제거하기**

• **정수기 관리 및 수관 밸브 잠그기(제조사에 따라 다름)**

• **적출물 비우기**

• **휴가 안내문 부착 및 협진병원 연락처 고지하기**

• **보완업체 및 기공소에 휴가 기간임을 알리기**

• **전화 착신하기**

# 3. 병원의 환경오염과 친환경 설계

## 1) 안전관리

의료기술의 비약적인 발전에도 불구하고 갈수록 민감해지는 치과병원 내 교차감염의 문제점들은 인력과 자원의 낭비, 경상비상승, 의료비용의 상승을 초래하고 있다. 장비교차감염의 중요성을 심층적이고 객관적으로 제시하여 우리병원의 무결점 교차감염구역의 솔루션을 제공하고자 한다.

### (1) 병원 내 하수관 배기가스의 환경오염과 예방법

우리 인간이 호흡하는 공기, 마시는 물, 먹을 것을 얻는 땅과 우리가 생활하고 즐기는 대상인 모든 객체가 대상이며, 근무하는 공간, 교통수단 등 실로 다양한 것들이 환경에 포함된다.

환경오염은 환경정책기본법 제3조 제4항의 규정에 의하면 사업 활동, 기타 사람의 활동에 따라 발생되는 대기오염, 수질오염, 토양오염, 해양오염, 방사능오염, 소음, 진동 등으로 사람의 건강이나 환경에 피해를 주는 상태를 말한다.

그 어느 때보다도 환경문제가 날로 심각해지면서 지구의 위기로 인식되기 시작하였다. 일반적으로 범지구적 차원의 환경문제와 지역 국가 간의 국지적인 환경문제로 구분할 수 있다.

우리사회에서는 1978년 10월 자연보호현장 선포 후, 자연보호운동이 점차 확산되어 일반인의 의식구조에 크게 변화를 가져왔다. 그러나 '나 한사람쯤 어때?' 하는 이기적인 생각과, '설마 그렇게 되겠어?' 하는 안전 불감증에 적당주의까지 겹친 우리사회의 풍조가 환경오염의 원인이 되고 있다. 이 모든 현상은 안일함에 점철된 우리의 실수에서 오는 것이다. 지금 우리의 환경정책은 점차 경제 문제화되고 있는 환경문제를 어떻게 효과적으로 해결할 것인가라는 과제와 함께 경제에 긍정적으로 작용할 수 있는 환경정책을 적극 개발하는 것이라고 생각한다. 또한 우리 병원의 브랜드가치의 콘텐츠를 창출, 차별화하여 입지적으로 우위점을 선점하고, 타병원의 롤모델이 되어야 할 것이다.

그러기 위한 환경문제에 대한 현상과 해결방안의 우선은 환경오염의 실태를 정확히 파악하는 일이 우선일 것이다. 그리하여 병원 내 교차감염과도 직선적인 관계를 갖고 있는 그 근원지를 발견 · 예방하여 무결점 치과병원으로 면모를 갖추고 수혜자인 의료 종사자(의사, 치과위생사, 스탭 등)와 고객, 환자의 생명과 안전을 추구하여야 한다.

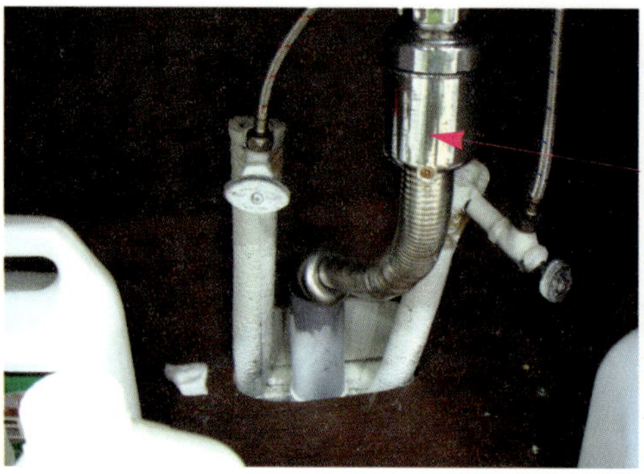

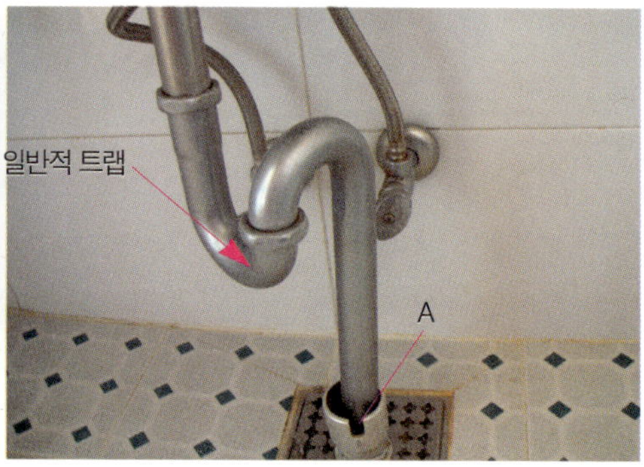

상기와 같이 트랩의 용도는 세면대 하부에 부착되어 내려가는 공기와 이물질을 하수구로 연결하면서 오물을 1차적으로 걸러주는 것으로 매우 이상적인 설비이다.

그러나 'A' 와 같은 부분은 대다수 개방되어 있어 관내 하수구에 차 있는 악취나 가스가 역류하여 주변 기물을 부식시키고, 교차감염성 물질이 비산될 가능성이 높은 경로이다.

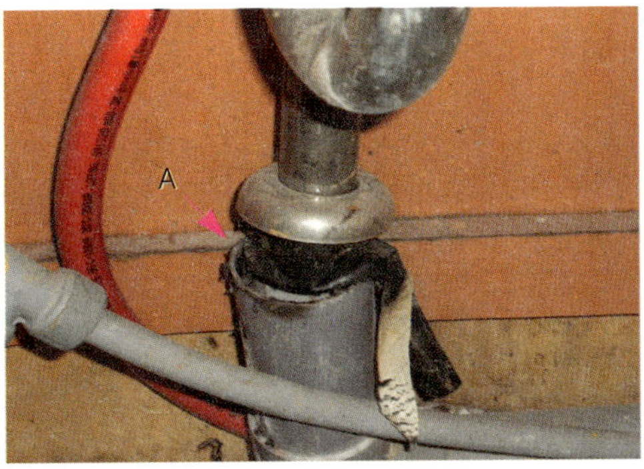


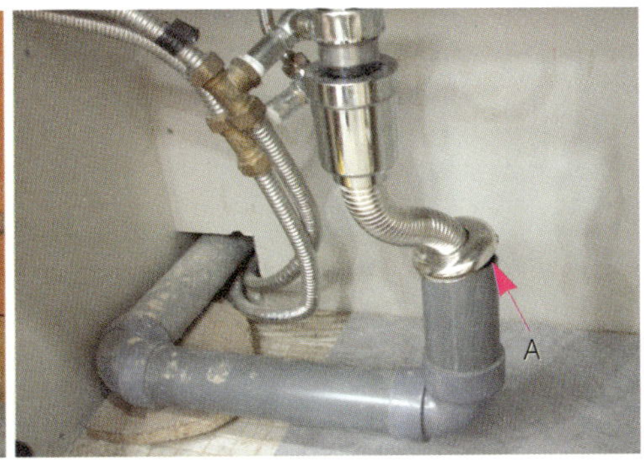


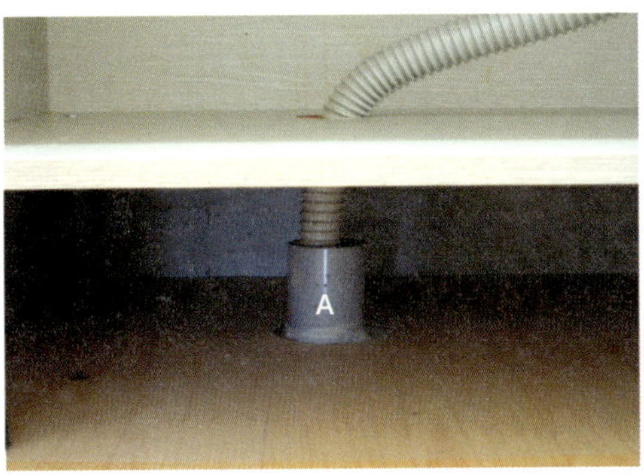


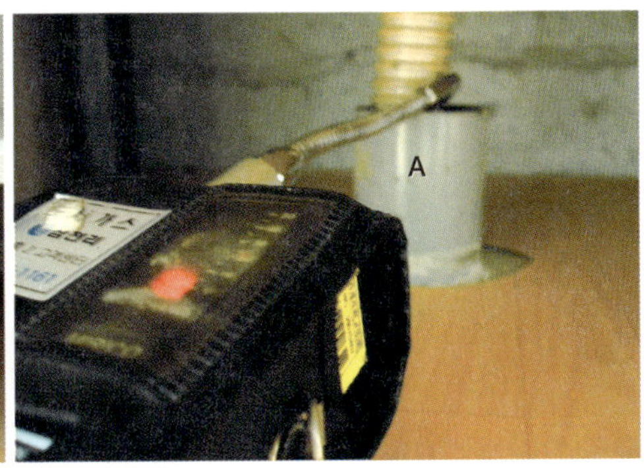


상기 그림은 개방된 하수관 입구에 가스누설탐지기를 측정하여 표준검출 기준치를 측정하였다. 검출된 가스는 대표적인 악취원인 물질로 혼합성 무기 악취물질로 황화수소($H_2S$)로 하수도와 관련된 가장 대표적인 물질로 배관 및 주변금속을 부식시키는 주범이며, 그 특징으로는 도금된 금속 손잡이나 경첩 등의 부식상태로 식별할 수 있다.

또한 암모니아($NH_3$)로 질소를 함유한 유기물의 미생물학적 분해를 통해서 부산물로 생성되는 요소이다. 이는 예민한 사람과 둔감한 사람의 악취감지 차이는 최대 10배 정도의 차이가 나며, 병원 내 온도 및 습도의 상대성(의존성)에 따라, 악취는 일반적으로 25~30℃ 정도의 환경조건에서 자생한다(온도가 낮을수록 악취는 저하한다). 상대습도에서 인체는 악취에 민감하게 반응한다(60~80%).

인체에 미치는 영향으로는

**① 호흡기계의 영향**

호흡리듬의 변화와 호흡 중추영향 및 회복기능 저해

② **순환기계의 영향**

혈압이 하강 후 상승하여 맥박, 심장혈관 기능변화

③ **소화기계 영향**

식욕 감퇴, 수분섭취 저하, 소화기능 악화

④ **정신상태의 영향**

두통, 토기를 야기하며 판단력 및 기억력 저하

⑤ **내분비계의 영향**

a. 내분비계통의 기능 및 유기체의 대사기능에 영향

b. 지속적인 노출로 대뇌 억제기능 혼란초래 등을 도출

아침에 병원 출근 후 첫 문을 여는 순간 눅눅하고, 맵고, 케케한 냄새를 맡아 본 경험은 누구나 한 번쯤은 있을 것이다. 하루 8~10시간 이상 제한된 공간에서 진료에 임하는 의료종사자의 입장에서 해석해 본다면 환경적 오염요소와 교차감염의 범위를 다시 한 번 시사해 볼 필요가 있다.

## 4. 준비(소독)실 환경관리

### 1) 에어건(air gun) 설치

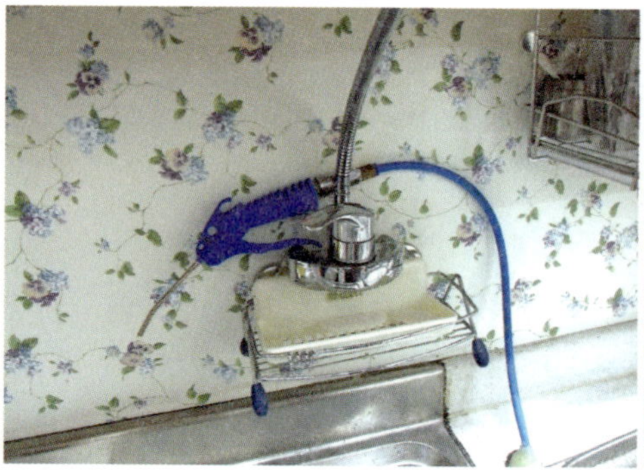

에어건 설치

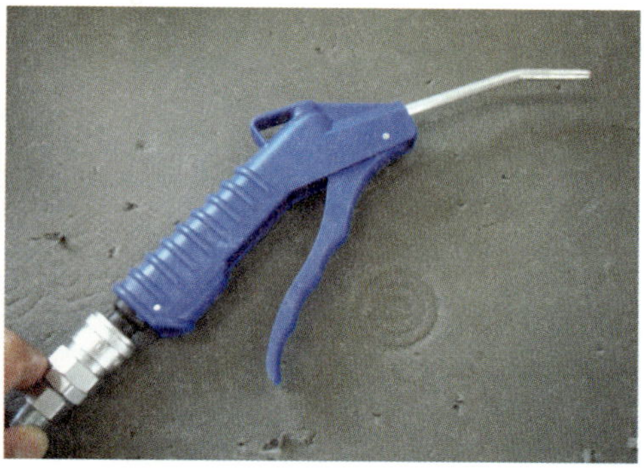

에어건

## 2) 멸균팩 관리

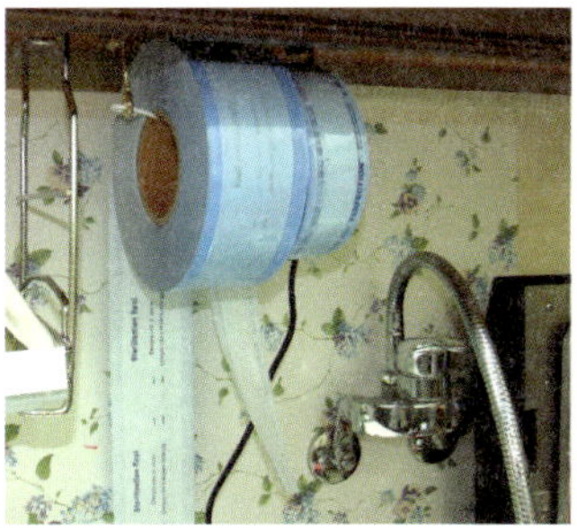

롤 멸균팩 A

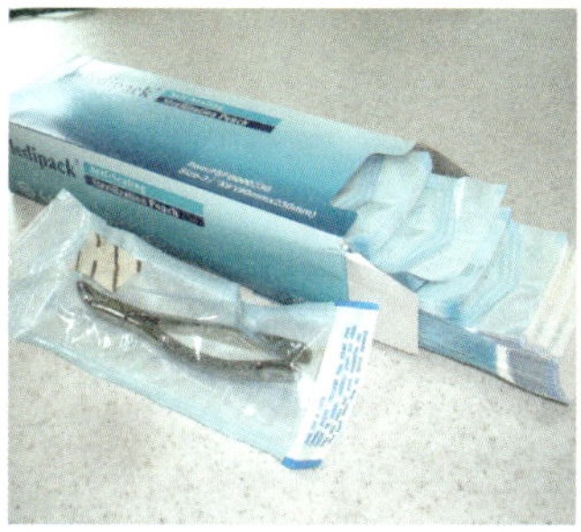

1회용 멸균팩 B

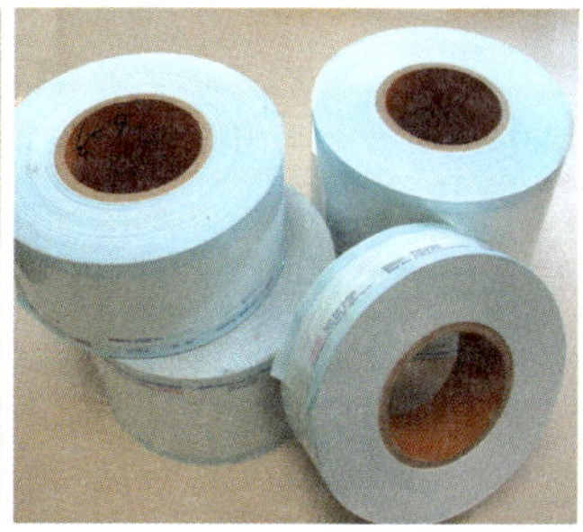

종류별 멸균팩 C

## 3) 각종 인디케이터 및 bowie-dick 인디케이터 관리

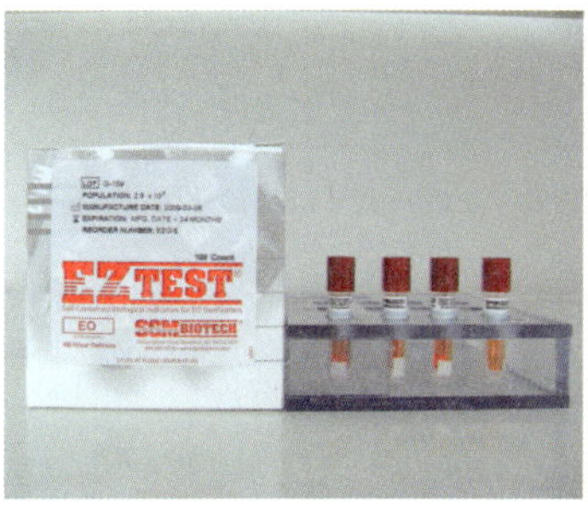


생물학적 인디케이터 box

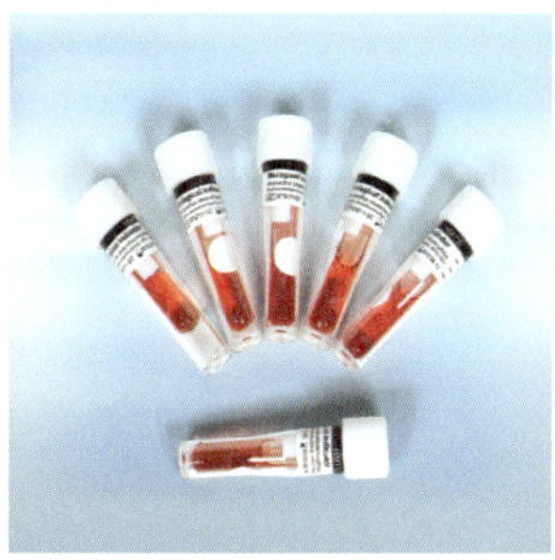

생물학적 인디케이터

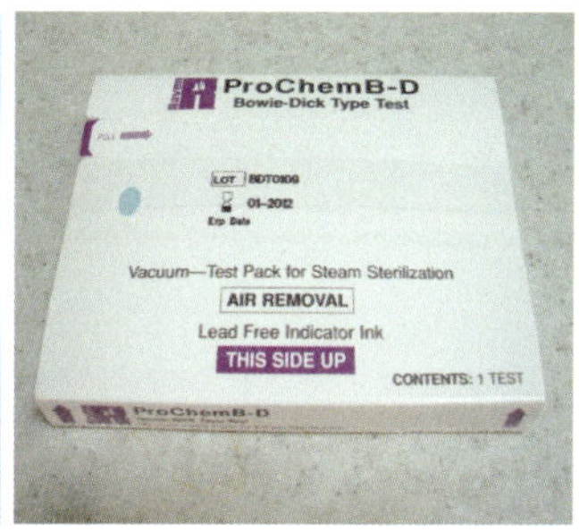


bowie-dick 인디케이터

## 4) 멸균기록의 전산처리 관리

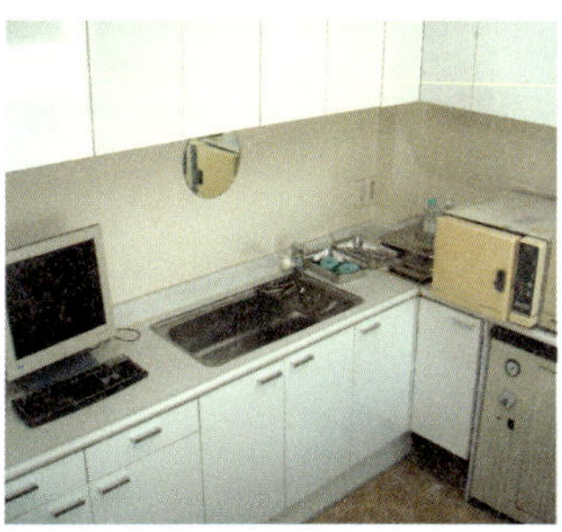

소독실(유균실) 전산 네트워크

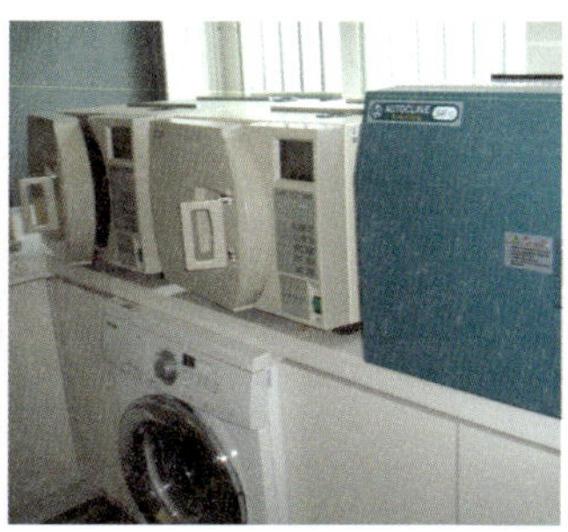

종류별 고압증기멸균기

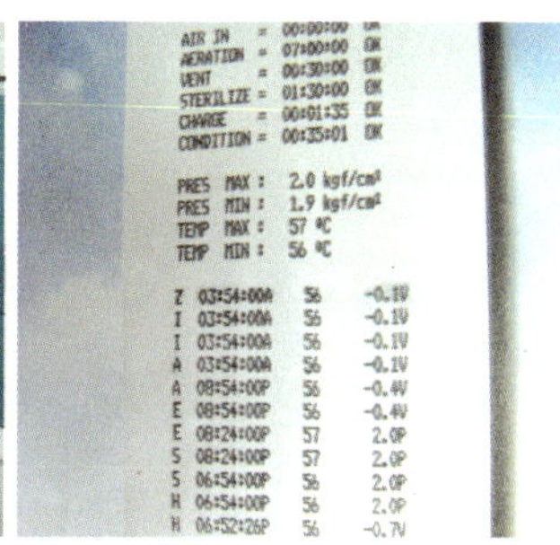


멸균 완료 자료

## 5) 린넨(surgical towel) 및 개인 보호복관리

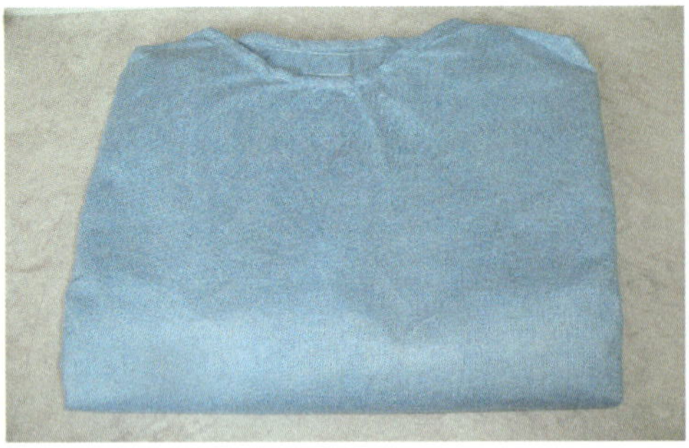
1회용 수술복

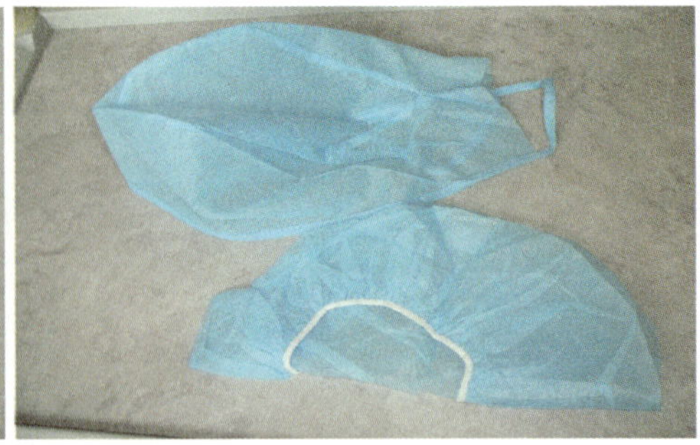
헤어 캡

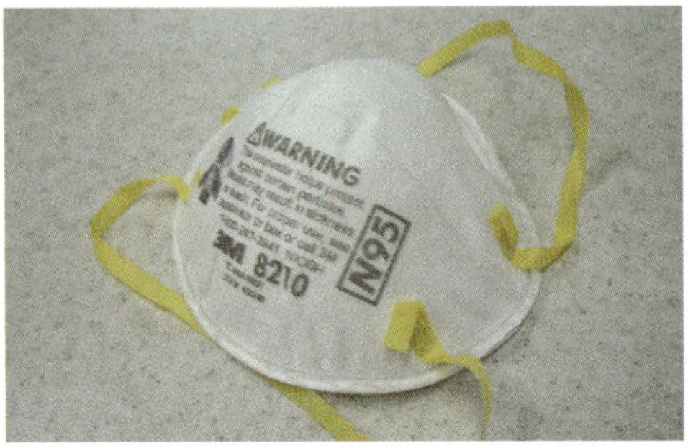

마스크

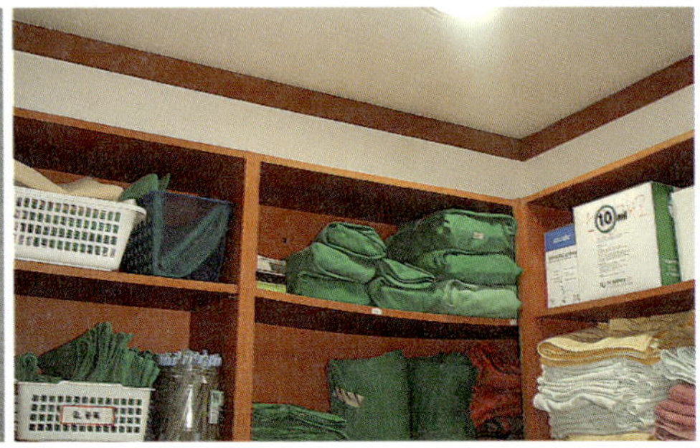
린넨 진열

## 6) 트랩 세정관리

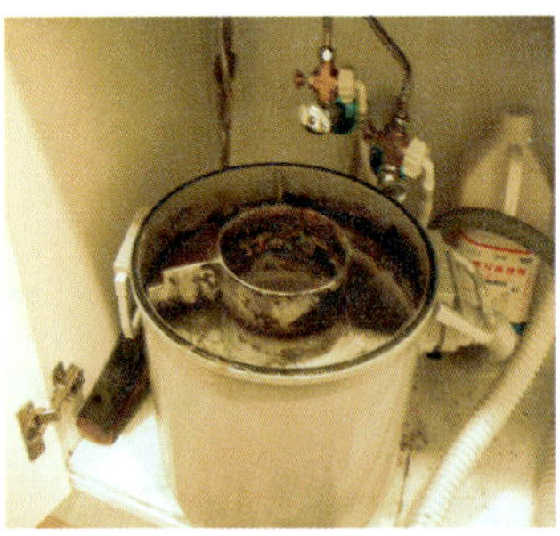
트랩 본체

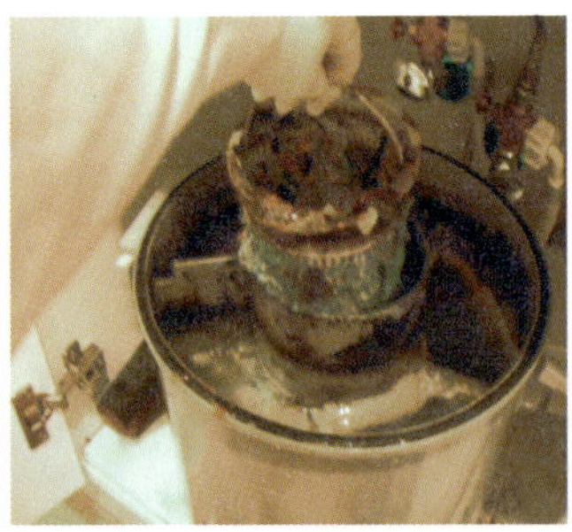
트랩 필터

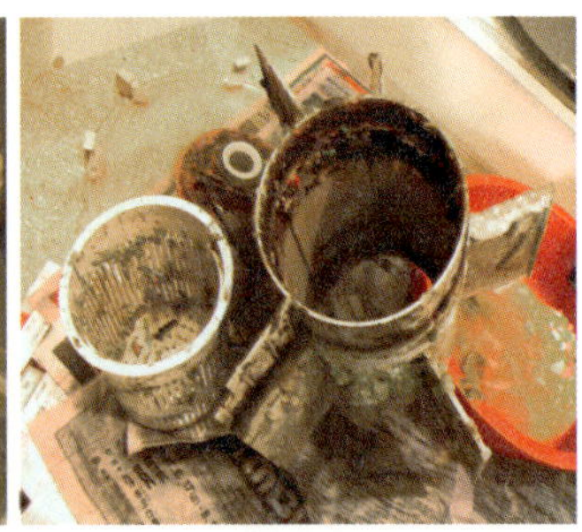
필터 세정

## 7) 원내 및 소독실 방역관리

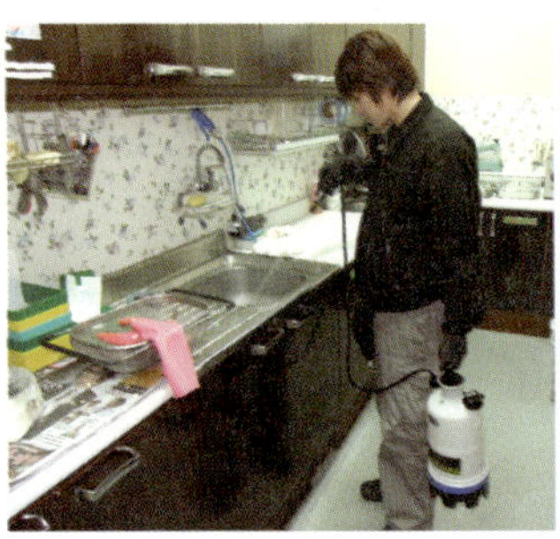
소독실 방역

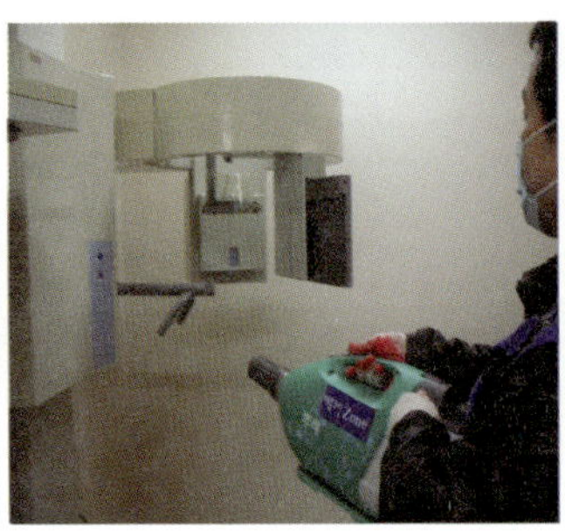
X-ray실 방역

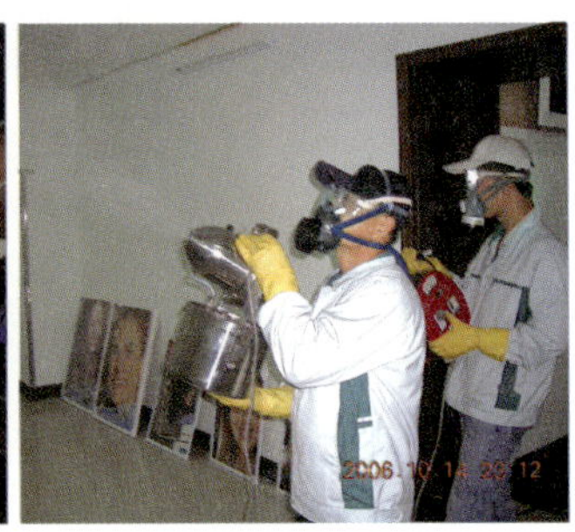
진료실 방역

## 8) 소독실 안전관리

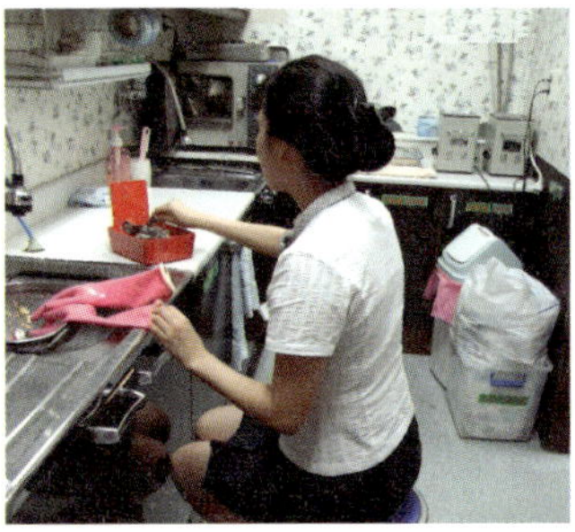
앉아서 작업하기

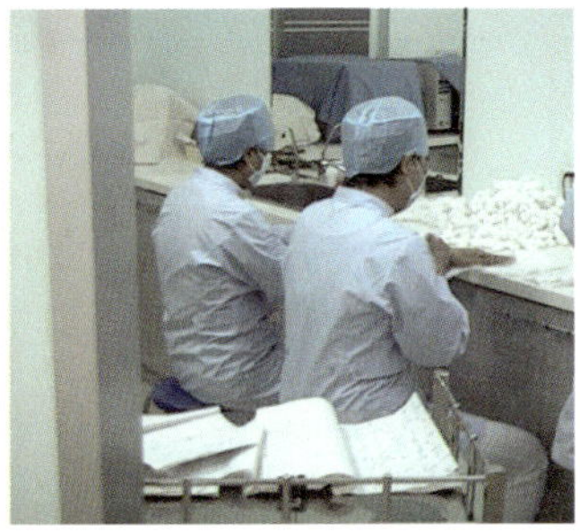
무균실 A

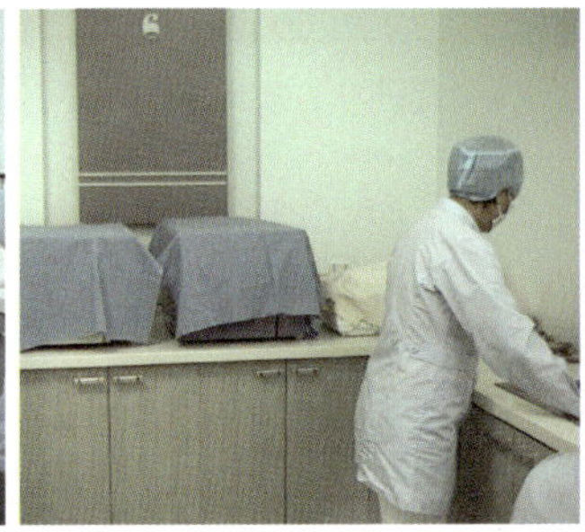
무균실B

## 9) 원내 청소 및 비품관리

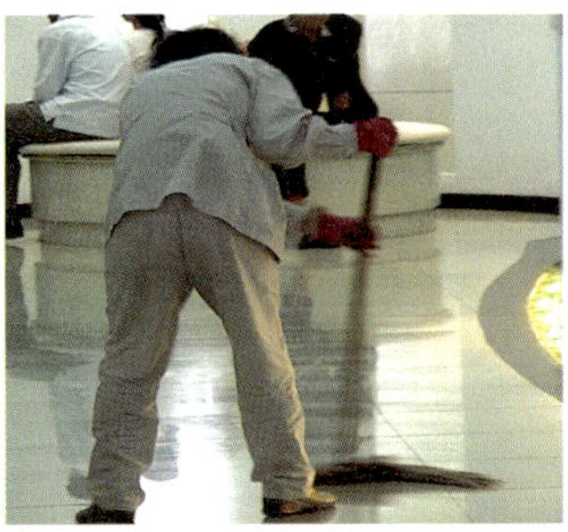

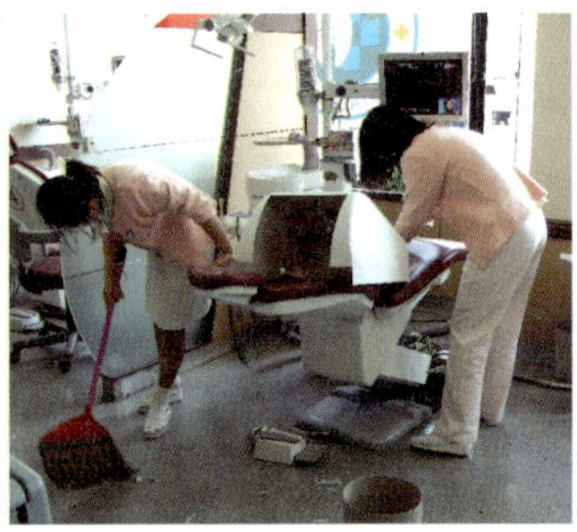

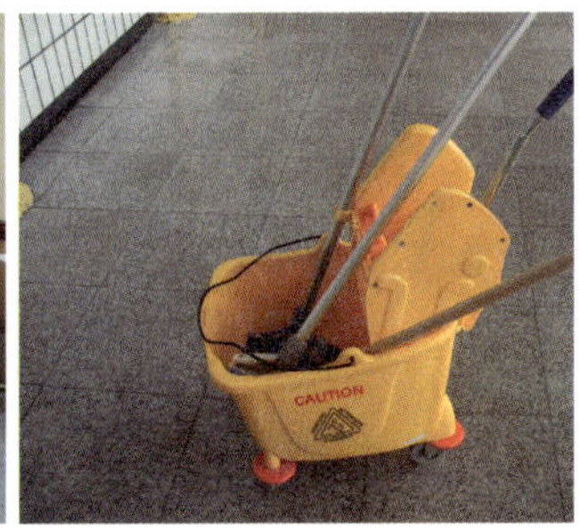


## 10) 세탁물 관리

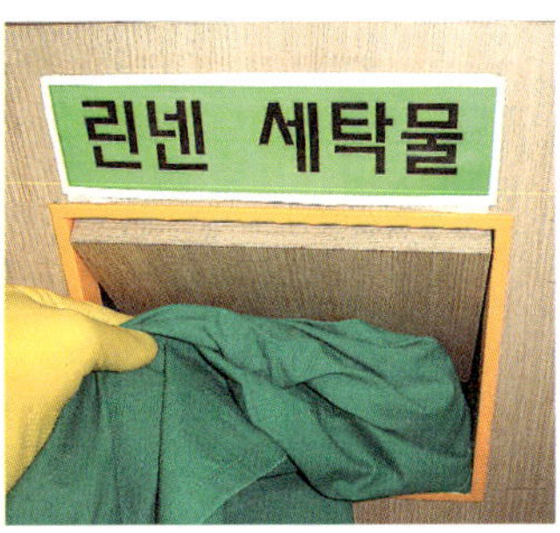

기구포, 구멍포 별도관리

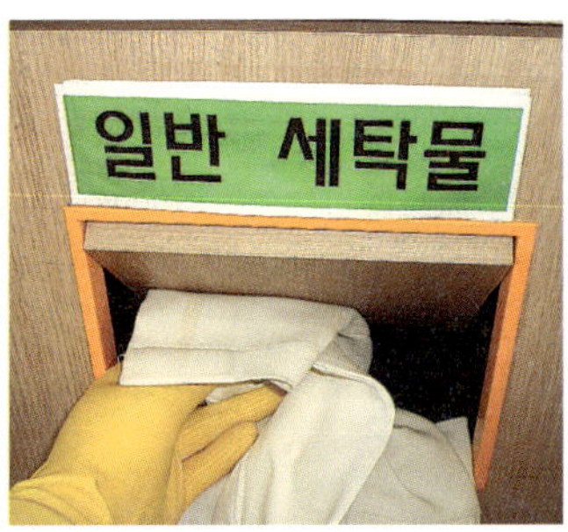

일반 세탁물 별도관리

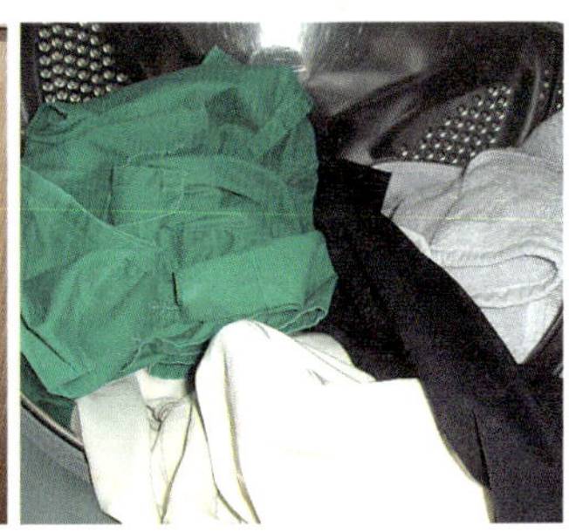
세탁물 혼합금지

## 11) 멸균작업 일지

| 멸균기 기종 또는 No | | | 멸균 작업 일지 | 작성자 | 멸균감독자 | 원 장 |
|---|---|---|---|---|---|---|
| 1 | SH-3041V | | | | | |
| 2 | V-cat EO47 | | | | | |
| 3 | | | 문서번호: D03-S1 | 월 일 | 월 일 | 월 일 |

| Pre-vacuum steam | 일반 steam | EO Gas | Plasma | 건 열 | Formalin |
|---|---|---|---|---|---|
| | | | | | |
| 멸균작업 날짜 | 2010년 9월 11일 토요일 | | | 장 소 | 2F, 소독실 |

| NO | 멸균시작시간 | 멸균완료시간 | 대표적 멸균품목(2종류 이상 기입) | CI 색상변화 | |
|---|---|---|---|---|---|
| 1 | 오전 : 10시 10분 | 오전: 11시 05분 | 임플란트 키트, SGK 버 | | |
| 2 | 오후: 13시 15분 | 오후: 14시 08분 | 임플란트 키트, Endo 키트 | | |
| 3 | | | | | |

| | 특기사항 |
|---|---|
| Chemical indicator 라벨 부착<br>Biological indicator 라벨 부착    Chemical indicator 라벨 부착<br>Biological indicator 라벨 부착<br><br>중앙에 Bowie-dick Test 부착<br><br>Chemical indicator 라벨 부착<br>Biological indicator 라벨 부착 | |

Doi-01-009-01A　　Doi MSO　　A4(297 × 210 mm)

## 참고 문헌


1. 강은주 외 14명. 치과감염관리학 2판. 대한나래출판사 2009년.
2. 경희대학 방사선안전관리규정. 기획조정실. 2005년.
3. 교육과학기술부. 방사선 안전관리 등의 기술기준에 관한 규칙. 2008년.
4. 국제방사선방호위원회 간행물 105.의료에서 방사선방호. 2003년.
5. 국제방사선방호위원회 간행물 84.임신과 의료방사선. 2003년.
6. 국제방사선방호위원회 간행물 86.방사선치료 환자의사고피폭 예방. 2003년.
7. 국제방사선방호위원회 간행물 93.디지털 방사선의학에서환자선량 관리. 2003년.
8. 국회입법조사처. 보건의료기관의 의료폐기물처리 관련검토 2008년.
9. 기문봉. 유해폐기물. 신광문화사 2008년.
10. 기술표준원 지식경제부. 의료용 소형 산화에틸랜 가스멸균기KSP6116. 2009년.
11. 기술표준원 지식경제부. 의료용품의 멸균 화학적지시제. 2009년.
12. 김경미 외. 감염방지 및 안전기준. 고문사 2007년.
13. 김광수 외 공역. 치과위생사를위한 감염방지와 무균술식. 고문사 2010년.
14. 김광수 외. 감염방지와 무균술식. 고문사 2010년.
15. 김미혜 · 전미순. 공중보건학. 백산 2007년.
16. 김세환 · 박종일 · 김영효. 배수의 종류 · 시공상 주의사항. 건축설비배관공학. 건기원 2006년.
17. 김영권 외 24명. 병원감염관리학. 고려의학 2005년.
18. 김영복 외. 치과진료의 이해. 참윤퍼플리싱 2006년.
19. 김영복. 핸드피스와 장비감염방지매뉴얼. 군자출판사 2010년.
20. 김은경(단국대학교 구강악안면방사선교실). 이동용 치과X선 발생장치의 누설 및 산란선량에 관한 연구. 2007년.
21. 김장권 · 조영빈 외 1명. RFID. 북두출판사 2010년.
22. 노주석. 배수통기 설비의 중요성. 건축급배수 위생설비. 건기원 2007년.
23. 대치협. 치과의료기관 감염관리프로그램. 2007년.
24. 대한병원감염관리학회. 병원감염관리. 한미의학 2006년.
25. 라영남. 폐기물관리총람. 환경시사일보사 2008년.
26. 류현성. IT신화는 계속된다. 휴먼비즈니스 2008년.
27. 박병우. 배수통기와 습도. 배관설비공학 3판. 일진사 2008년.
28. 박종안. 환경보건학. 동화기술교역 2004년.
29. 백승완 외 2명. 수술실 감염관리. 군자출판사 2004년.
30. 백승완 · 전성숙 · 박순미. 수술실 감염관리. 군자출판사 2004년.
31. 벨리데이션 규격집 EN867-1. EN 13060:2004
32. 보건복지부 의료자원과. 진단용 방사선 발생장치의 안전관리에 관한 규칙. 2010년.
33. 보건복지부 한국보건산업진흥원. 의료기관 평가결과분석보고서. 2007년.
34. 빌글리머 · 서환수. 실무자를위한 RFID. 한빛미디어 2007년.
35. 서영민. 호흡용보호구 · 청력보호구 · 전체환기 적용조건 및 설치원칙. 산업위생관리 3판. 성안당 2010년.
36. 서울아산병원 감염관리실. 감염관리와 예방지침. 군자출판사 2009년.
37. 서정민. 대기공학설계. 동화기술 2007년.
38. 성낙순 외 2명(삼성서울병원 영상의학과 혈관조영실). 방사선 작업 종사자의 적극적인 차폐 시 방사선량 측정에 대한 고찰. 2006년.
39. 시민환경연구소. 감염성폐기물관련제도의 실태 및 사 · 개선방안연구. 2005년.
40. 식품의약품안전청. 의료기기 멸균 밸리데이션 가이드라인. 2007년.
41. 식품의약품안전청. 의료기기 품질과 의료기기 위험관리 품목별 가이드라인. 2009년.
42. 식품의약품안전청. 진단용 방사선안전관리 규정. 2005년.

43. 식품의약품안전평가원 방사선안전과. 방사선보건 행정간행물 17권. 2010년.
44. 신항식 역. 폐기물처리공학. 동화기술 2006년.
45. 양흥서 외 3명. 치과용 기기와 신기술. 나래출판사 1999년.
46. 영산강유역환경청 환경관리과. 의료폐기물 관리실무. 2008년.
47. 원자력안전전문위원회. ICRP60권고의 국내제도와 현황. 2003년.
48. 위경희. 전염병의 개요와 예방. 산업안전. 서원각 2008년.
49. 유동호. 불쾌한 냄새. 2차 세균감염을 일으키고…. 환경오염의 정의. 범론사 2009년.
50. 유봉현. 치과위생학개론. 연세대학교출판부 2007년.
51. 유윤정 외. 구강미생물학. 군자출판사 2007년.
52. 윤오섭. 유해폐기물. 동화기술 2009년.
53. 윤정빈 · 이무형 · 허충림(경희대학교 의과대학 피부과학교실). 천연색 필름현상액에 의한 태선양 접촉피부염1예. 2000년.
54. 이병수(한국원자력안전기술원 방사선평가부). 최신 ICRP 권고동향. 2008년.
55. 이성호 · 김오식. 기술사악취의세기.악취물질의 관리. 실내환경 오염물질. 환경영향평가. 홍문관 2010년.
56. 이철구 · 윤동원. 배관의 수격작용 · 통기관의 목적. 트랩의 중요성과 감염성 3판. 크라운 2010년.
57. 임남웅 · 신영규. 폐기물처리실기. 감염성 폐기물. 일진사 2008년.
58. 정광섭 · 김수빈 · 이연생 · 김영일. 조명설비의 최적제어. 그린빌딩과설비시스템. 성안당 2009년.
59. 최금란. 환경학개론. 동화기술 2009년.
60. 최석창 · 조용준 외 1명. 건축법규해석. 광문각 2009년.
61. 최영식. 간접배수도표와 의료 · 연구용기기. 건축설비설계계획 4판. 세진사 2009년.
62. 파킹스J.J. 멸균원리와 실재. 현문사 1983년.
63. 하성환(서울대학교 의과대학 치료방사선과). 방사선사고에 있어서의 선량 평가. 2008년.
64. 한국방사성동위원소협회. 방사선장해방어. 2009년.
65. 한국자원재생공사. 생활계 유해폐기물이 환경에 미치는 영향. 1998년.
66. 한신부설연구소. 멸균기술지침서. 한신메디컬. 2008년.
67. 환경부 산업폐기물과. 감염성폐기물 관리요령. 2005년.
68. 환경부 산업폐기물과. 의료폐기물관리 제도안내 2008년.
69. 환경부 자원순환정책과. 폐기물관리법 시행규칙. 환경부령 제382호. 2008년.
70. 환경부 환경보전협회. 폐기물관리. 2007년.
71. 환경부. 의료폐기물발생의료기관 및 시험 검사기관 등 의료폐기물제2조3항법령. 2008년8월4일.
72. 환경부. 의료폐기물전용용기의 검사기관 및 검사기준 고시. 2009년.
73. 환경부. 폐기물관리법. 2008년.
74. 환경부. 폐기물의 수집 · 운반 · 보관 · 처리에 관한 구체적기준 및 방법 의료폐기물제14조법령. 2010년10월18일.
75. 환경부. 폐기물인계 · 인수내용의 입력방법 및 절차 제20조2항 관련 의료폐기물제14조 법령. 2010년10월18일.
76. Dental magazine. 일본 (주)모리다.
77. ICRP 보조지침 2.방사선과 당신의 환자:의료인을 위한 지침. 2003년.
78. Indicator 멸균관리한국표준: 임상간호사회 중앙 공급실 분회. 2008년.
79. ISO/CIE 10526:2009. CIE standard illuminants for colorimetry
80. ISO5-1. Photography-Density measurements-Part1
81. KS P ISO 17665-1. 보건 · 의료멸균. 제1부: 의료기기의 멸균과정 개발 · 확인 및 일상관리
82. KS Q ISO 9001. 품질경영시스템: 요구사항
83. National Council on Radiation Protection and Measurements (NCRP).Report No. 145: radiation protection in dentistry. Bethesda. Md.:NCRP; 2003년.
84. RFID 저널코리아. 아이티엠지 2010년.

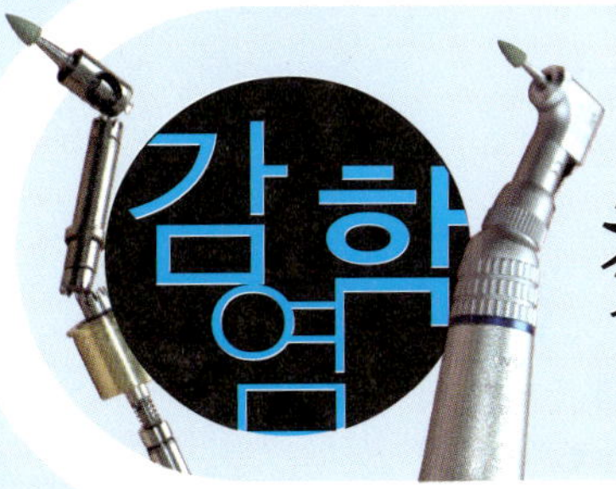


# 찾아보기

## W



## X



## 1